受験生の皆さんへ

　過去の問題に取り組む目的は、(1)出題傾向(2)出題方式(3)難易度(4)合格点を知り、これからの受験勉強に役立てることにあります。出題傾向などがつかめれば目的は達成したことになりますが、それを一歩深く進めるのが、受験対策の極意です。

　せっかく志望校の出題と取り組むのですから、本番に即した受験対策の場に活用すべきです。どうするのか。

　第一は、実際の入試と同じ制限時間を設定して問題に取り組むこと。試験時間が六十分なら六十分以内で挑戦し、時間配分を感覚的に身に付ける訓練です。

　二番目は、きっちりとした正答チェック。正解出来なかった問題は、正解できるまで、徹底的に攻略する心構えが必要です。間違えた場合は、単なるケアレスミスなのか、知識不足が原因のミスなのか、考え方が根本的に間違えていたためのミスなのか、きちんと確認して、必ず正解が書けるようにしておく。

　正答が手元にある過去問題にチャレンジしながら、正解できなかった問題をほったらかしにする受験生もいます。そのような受験生に限って、他の問題集をやっても、間違いを放置したまま、次の問題、次の問題と単に消化することだけに走っているのではないかと思います。過去問題であれ問題集であれ、間違えた問題は、正解できるまで必ず何度も何度も繰り返しチャレンジする。これが必勝の受験勉強法なことをお忘れなく。

入試問題検討委員会

【本書の内容】

1. 本書は過去10年間の問題と解答を収録しています。医学科の試験問題です。
2. 英語・数学・物理・化学・生物の前期及び後期の問題と解答を収録しています。(29年度は後期試験未実施) 尚、大学当局より非公表の問題は掲載していません。
3. 当社の本書解説執筆陣は、現在直接受験生を教育指導している、すぐれた現場の先生方です。
4. 本書は問題と解答用紙の微細な誤りをなくすため、実物の入試問題を各大学より提供を受け、そのまま画像化して印刷しています。

　尚、本書発行にご協力いただきました先生方に、この場を借り、感謝申し上げる次第です。

藤田保健衛生大学

平成30年度

〔前期〕	問題	解答	〔後期〕	問題	解答
英　語	1	72	英　語	37	75
数　学	13	79	数　学	47	83
物　理	16	89	物　理	50	92
化　学	20	95	化　学	55	98
生　物	27	103	生　物	61	105
解答用紙		108			

平成29年度

	問題	解答
英　語	1	35
数　学	11	38
物　理	14	41
化　学	19	44
生　物	26	47
解答用紙		50

平成28年度

〔前期〕	問題	解答	〔後期〕	問題	解答
英　語	1	61	英　語	30	64
数　学	9	68	数　学	38	70
物　理	12	73	物　理	41	76
化　学	18	79	化　学	46	81
生　物	23	85	生　物	54	86

平成27年度

〔前期〕	問題	解答	〔後期〕	問題	解答
英　語	1	62	英　語	32	65
数　学	10	68	数　学	41	70
物　理	13	73	物　理	44	76
化　学	17	79	化　学	49	83
生　物	24	85	生　物	56	87

平成26年度

〔前期〕	問題	解答	〔後期〕	問題	解答
英　語	1	66	英　語	32	69
数　学	9	73	数　学	41	76
物　理	12	78	物　理	44	81
化　学	16	84	化　学	48	87
生　物	22	90	生　物	56	93

目 次

平成25年度

〔前期〕	問題	解答	〔後期〕	問題	解答
英　語	1	60	英　語	32	63
数　学	11	66	数　学	39	67
物　理	13	69	物　理	42	71
化　学	17	73	化　学	46	75
生　物	22	78	生　物	52	79

平成24年度

	問題	解答
英　語	1	26
数　学	9	29
物　理	11	31
化　学	15	33
生　物	19	35

平成23年度

	問題	解答
英　語	1	27
数　学	10	30
物　理	12	32
化　学	16	34
生　物	21	37

平成22年度

	問題	解答
英　語	1	28
数　学	9	31
物　理	11	33
化　学	16	35
生　物	21	36

平成21年度

	問題	解答
英　語	1	28
数　学	9	31
物　理	11	33
化　学	15	35
生　物	20	36

平成30年度

問 題 と 解 答

英　語

問題

前期試験

30年度

第1問から第3問では、問題文の中の [　　] 内の数字はマークシートの問番号を示している。該当する問番号の解答記入欄に答をマークしなさい。

第1問　次の問 1〜6 の空所 [　1　]〜[　6　] に入れるのに最も適切なものを (1)〜(4) から1つ選び、その番号をマークしなさい。

問1.　The body was burned [　1　] recognition, so investigators have not yet identified who died in the incident.

(1) above　　　　　(2) beyond　　　　　(3) over　　　　　(4) without

問2.　The bus [　2　] from this station to Fujita Health University is 210 yen.

(1) charge　　　　　(2) cost　　　　　(3) fare　　　　　(4) fee

問3.　These breathing problems tend to occur late at night, which makes them even more [　3　] for parents who have never had the problems.

(1) fright　　　　　(2) frighten　　　　　(3) frightened　　　　　(4) frightening

問4.　There are many mountains around the world the exact heights [　4　] remain unknown.

(1) in which　　　　　(2) of which　　　　　(3) that　　　　　(4) which

問5.　In this country, physicians will be [　5　] to more government regulation and oversight.

(1) controlled　　　　　(2) followed　　　　　(3) likely　　　　　(4) subject

問6.　The wine in your glass doesn't [　6　] with the cheese you're eating.

(1) get　　　　　(2) go　　　　　(3) make　　　　　(4) take

第2問　次の問 1〜4 においては、それぞれ日本語の意味に合うように下の (1)〜(7) の語句を並べかえて空所を補い、最も適切な文を完成させなさい。解答は [7]〜[14] に入れるものの番号のみをマークしなさい。ただし文頭にくる文字も小文字にしてある。

問1.　真実を語ることは彼には耐えがたいことであった。

_____ _____ [7] _____ _____ [8] _____ to tell the truth.

(1) bear　　　　(2) could　　　　(3) he　　　　(4) it
(5) more　　　　(6) than　　　　(7) was

問2.　栄養士は、子供の肥満が本当に砂糖のせいかを確かめる必要があると言っている。

The dietitian says he needs to see if sugar really _____ _____ [9] _____ _____ [10] _____.

(1) blame　　　　(2) children　　　　(3) for　　　　(4) in
(5) is　　　　(6) obesity　　　　(7) to

問3.　私たちはどの経路をとるか彼らに任せた。

We _____ [11] _____ _____ [12] _____ _____ we should take.

(1) it　　　　(2) left　　　　(3) route　　　　(4) them
(5) to　　　　(6) up　　　　(7) which

問4.　私が転んだとき多くの人は一瞥もくれずに通り過ぎていった。

When I fell down, many people _____ [13] _____ _____ _____ [14] _____.

(1) a glance　　　　(2) as　　　　(3) by　　　　(4) much
(5) so　　　　(6) walked　　　　(7) without

第3問 次の英文を読み、後の問いに答えなさい。

A Victorian teenager was recently reported to be suffering from a Buruli ulcer, an infection caused by the "flesh-eating" bacterium *Mycobacterium ulcerans*. She was said to have caught it on Victoria's Mornington Peninsula, where cases seem to be on the rise. Buruli ulcer, also known as Bairnsdale ulcer, occurs in many areas of the world, including Victoria. Besides the Mornington Peninsula, Australian cases have also been reported in tropical areas, including north of Mossman in Queensland, and the Capricorn Coast of Queensland near Yeppoon. In Victoria, the number of reported cases has definitely increased over the past two years. （　あ　）September 2017, 159 cases have been reported, compared with 182 for the whole of 2016, 107 in 2015, and 89 in 2014. Buruli ulcer is a major public health problem in West Africa, where cases have been described in many countries and untreated ulcers can result in significant disfigurement and disability, particularly in children.

The hallmark of this infection is a non-healing sore, usually on the leg or arm, which slowly enlarges over weeks to months. In the very early stages, the infection may start as a red lump. The edges of the ulcer are often medically described as "undermined", which means the dead tissue may appear to extend far beyond the actual ulcer on the skin surface. Ulcers are usually single, but they can be multiple or recurrent. Some patients can get a lot of swelling of the infected area, and sometimes this may affect a whole limb. Extensive tissue damage requiring amputation is rare in Australia.

M. ulcerans is a distant relative of organisms that cause tuberculosis (*Mycobacterium tuberculosis*) and leprosy (*Mycobacterium leprae*). It seems that this organism can evade the body's immune system by producing a toxin called mycolactone, which destroys immune cells. Without control by the immune system, the infection can proceed unchecked and cause progressive tissue death. When we look down the microscope at tissues infected with other bacteria, we usually see lots of white blood cells which cause inflammation. But in the case of *M. ulcerans*, the telltale absence of white blood cells is often an important clue to diagnosis.

M. ulcerans infection was first recorded in patients in eastern Victoria in the 1930s. But over the past 15 years, cases have been moving westwards along the coast to the Bellarine Peninsula south of Geelong. Since 2012, cases have reversed back to the Mornington Peninsula southeast of Melbourne. Although cases can present at any time of year, more tend to present between June and November. A few patients report very transient exposure, such as a weekend trip to the Bellarine Peninsula. From these patients, it is thought the incubation period (the period between getting infected and the ulcer appearing) is around three to five months.

The reasons for where and in whom *M. ulcerans* infection occurs aren't clear. Circumstantial evidence seems to implicate mosquitoes, as the bacteria can be found in mosquitoes; the infection occurs on exposed parts of the body where mosquitoes tend to bite, and seems to be associated with outdoor activities. So (い) and using mosquito repellents would seem to be the best preventive measures.

Oddly, cases seem to occur in very specific areas – on the Bellarine Peninsula some towns seem to be "hotspots" whereas others are relatively spared. An intriguing lead that may partly explain this is the discovery that possums, and more specifically possum faeces, appeared to be infected, and sometimes without the possum apparently being unwell. Positive "possum poo" seems to occur where human cases occur.

This suggests that *M. ulcerans* infection may be zoonotic infection — this is where human cases occur as a "spillover" from what is otherwise an animal infection. Clearly this isn't the whole story, as *M. ulcerans* infection occurs in regions of the world with different mosquito and animal species.

https://theconversation.com/explainer-what-is-the-flesh-eating-bacterium-that-causes-buruli-ulcer-and-how-can-i-avoid-it-84432 （改変あり）

注　ulcer: 潰瘍　　　　　　　　disfigurement: 外観損傷　　　　hallmark: 特徴
　　recurrent: 再発性の　　　　amputation:（四肢の）切断　　tuberculosis: 結核
　　leprosy: ハンセン病　　　　inflammation: 炎症　　　　　　telltale: 明らかな
　　intriguing: 興味深い　　　　possum: ポッサム（有袋類の動物）　faeces: 糞便

問1．空所　（　あ　）　に入れるのに最も適切なものを (1)～(4) から1つ選び、その番号を
　　[　15　] にマークしなさい。

(1) As if　　　　　　(2) As of　　　　　　(3) As soon as　　　(4) As with

問2．ブルーリ潰瘍が発生している地域について、本文の記述と合致するものを (1)～(5) から2つ選び、その番号を [　16　]、[　17　] にそれぞれマークしなさい（順不同）。

(1) In Victoria, cases of Buruli ulcer are less common between December and May than in the rest of the year.

(2) In Victoria, the number of cases of Buruli ulcer in 2016 was twice as large as that of a year earlier.

(3) In West Africa, cases of children suffering from Buruli ulcer have not been recorded yet.

(4) In West Africa, the problem of Buruli ulcer is quite serious because many people die of it there.

(5) People who stay for a few days in places where Buruli ulcer occurs can suffer from it later.

問3. 空所　（　い　）に入れるのに最も適切なものを (1)〜(4) から 1 つ選び、その番号を [　18　] にマークしなさい。

(1) covering up　　　(2) drawing up　　　(3) shutting up　　　(4) signing up

問4. 下線部の ‘spillover’ はどのようなことをたとえている表現か。最も適切なものを (1)〜(4) から 1 つ選び、その番号を [　19　] にマークしなさい。

(1) M. ulcerans に感染しているポッサムが大量に発生すること
(2) M. ulcerans に感染しているポッサムが人間の住んでいる地域まで侵入すること
(3) ポッサムが M. ulcerans の感染源であるという噂が広まること
(4) ポッサム間に限定されていた M. ulcerans 感染が人間にまで及ぶこと

問5. 本文の記述と合致するものを (1)〜(5) から 2 つ選び、その番号を [　20　]、[　21　] にそれぞれマークしなさい（順不同）。

(1) ブルーリ潰瘍の患部に医療処置が施されずに身体の機能障害につながる症例が西アフリカでは観察されている。

(2) M. ulcerans に感染すると、腕や脚にしこりができ、そのしこりが 1 週間も経たないうちに大きくなる。

(3) オーストラリアでは、四肢を切断しなければならないようなブルーリ潰瘍の症例が頻繁に観察されている。

(4) 潰瘍の患部における白血球の有無を確認することは、ブルーリ潰瘍かどうかを診断するのに有益である。

(5) ブルーリ潰瘍の症状は、M. ulcerans に感染したあと、少なくとも半年以上経ってから現われる。

第4問　次の英文を読み、後の問いに答えなさい。

I don't remember my first language anymore, or at least not most of it. When I was 2, I immigrated with my family into the United States from South India, and we all spoke Tamil. I didn't know any English before I started school, so when my teachers noticed I was behind, my parents decided to stop speaking to me in Tamil. This was a common approach in the 1980s. Now, educators are more aware of the value of bilingualism.

I haven't completely lost my connection to it. I still hear my parents using it all the time. I can watch and get the gist of a Tamil movie or newscast. I can understand my Tamil-speaking relatives and respond to them in English. Talking, though, remains impossible. Why was I better at understanding than producing?

【　あ　】

Monika Schmid, a linguist at the University of Essex and a leading expert on language loss, gives me an explanation: It's always easier to listen than to produce. 《A》The cognitive energy it takes to come up with words is more intense.

This concept stems from something called the activation threshold hypothesis. Michel Paradis, an expert in neurolinguistics who is associated with McGill University in Montreal, came up with it in 1987, based on years of neuroimaging studies. The idea is that each time someone recognizes a word, the brain needs fewer neural impulses to access it than last time. If a person goes a long time without hearing a word, the activation levels needed to retrieve that word are higher. And producing a word is even more difficult because the excitatory impulse isn't a response to an external stimulus — it needs to come from within.

【　い　】

According to Arturo Hernandez, a psychologist at the University of Houston and author of *The Bilingual Brain*, age is critical for learning language. While experts long thought there was a single golden age, now the general consensus is that there are several. One occurs around age 3 to 5, precisely when I lost my Tamil.

【 う 】

In a 2015 paper, Hernandez and his colleagues studied 66 Spanish-English bilinguals — early learners who started English before age 9 and late learners who started after age 10 — and compared them with 16 people who spoke only English. Their goal was to see what has the biggest impact on how bilingual brains process sounds from their second language: proficiency, socioeducational status or how old they were when they learned their new language. It turns out the bilinguals' age when they acquired English was most vital. Brain scans using fMRI showed that, when listening to English phonetic sounds, monolinguals, early bilinguals and late bilinguals' brains lit up in different areas respectively. In particular, early bilingual learners had more activity in prefrontal cortex regions involved with working memory and distinguishing between the sounds of two languages.

Familiarity with a language's sounds can help people learn it more rapidly, even when they, like me, don't have regular practice, Hernandez says. I explain I can certainly tell when someone passing me on the street is speaking Tamil. But what I need to figure out is whether I can sound out the words myself. He suggests having someone say a sentence to me in Tamil so I can repeat it. Someone never exposed to Tamil would have a near-impossible time performing this exercise.

【 え 】

Another key window for learning language appears to happen around our teen years. Before this time, kids are great at learning words more quickly than the rest of us. But they don't hold on to long-term memories of many of those words. In this later phase, something solidifies, and we form lasting memories of vocabulary, grammar and language structure. That's why if someone who knows a language never speaks it again after age 7, there's a good chance they'll forget most of it. ⟪B⟫But if you yank them away around age 12 or older and reintroduce them to it 30 years later, there's a good chance they won't miss a beat, Hernandez says.

【 お 】

Experts are still debating the exact age when language cements, but they're getting «(C)»<u>a better idea</u>. For example, in a study published in 2002, Schmid examined 35 oral testimonies of German Holocaust survivors who fled to England. They generally were given the choice to speak German or English in their interviews. Almost no one who left Germany before age 10 gave the interview in German. But many who left after age 11 did prefer German.

【 か 】

Hernandez tells me I'm in a gray area because, though I only used Tamil early in life, I was still exposed to it after I stopped speaking it. My prolonged exposure has likely let me retain a good amount of what little I did learn.

So I do have some foundation upon which to rebuild my use of Tamil. How long would it take to become fluent again? Hernandez is hesitant to give me an answer. True fluency would require total immersion, and likely five to 10 years of it to really get there. There are so many variables, such as my level of proficiency when I was little and how much I've been exposed to it since. I also have to consider how good I am at learning languages in general and how hard I want to work.

【 き 】

Schmid, the language loss expert, agrees, but also points me to a case study in which a Frenchman remembered speaking Mina, the language of the West African country of Togo, when he was a young boy. While born in France, he and his family, native Togolese, spent three and half years living in Togo, where he became fluent in Mina. But after returning to France when he was 6, his family was told not to use Mina with him anymore because it would hinder his French. When he was interviewed as an adult, he had forgotten most of the Mina he used to know. But after several sessions of age-regression hypnosis, he was able to speak full sentences in his childhood language.

【 く 】

"I think it will be a case of forcing yourself to say the first sentences," she says. "Once that has been achieved, I'm not going to promise you anything, and I'm really only going with my gut feeling. But I suspect you will feel 《D》the flood gates open."

I hope she's right. I've since joined an online community to find people to converse with and look forward to speaking my first full Tamil sentences in a long, long time.

http://discovermagazine.com/2017/nov/my-forgotten-language（改変あり）

注　gist: 主旨　　　　　　　proficiency: 堪能さ　　　　　prefrontal cortex: 前頭葉前部皮質
　　total immersion: 没入法（学習中の言語を使って生活しながらその言語を習得する学習法）
　　hypnosis: 催眠術　　　　gut feeling: 直感

問 1. 下線部《A》の理由を本文の内容に即して日本語で答えなさい。

問 2. Hernandez は、9 歳以前に第二言語の学習を始めた二言語話者は 10 歳以降に学び始めた二言語話者やそもそも第二言語を学んでいない単一言語話者とどのような点で異なると述べているか、本文の内容に即して日本語で答えなさい。

問 3. 下線部《B》が述べている内容を日本語で答えなさい。

問 4. 下線部《C》の 'a better idea' が表している考えとその根拠を本文の内容に即して日本語で答えなさい。

問 5. 下線部《D》はどのようなことをたとえた表現か、本文の内容に即して日本語で答えなさい。

問 6. 次の (1) と (2) の段落はそれぞれ本文のどの位置に置くのが最も適切か、【あ】～【く】
の記号で答えなさい。

(1)   OK, so it seems I lack the brainpower to go from understanding to speaking. But the
limited Tamil I still know could help me to get there, right?

(2)   So I try it — sort of. I watch a YouTube clip at home, since I'm self-conscious. Still,
I'm happy to find I can easily mimic the video.

藤田保健衛生大学（医）30 年度（11）

第5問 次の英文を読み、下線部 (1)〜(4) の日本語の内容を英語にしなさい。

On a par with celebrating the New Year's holidays in terms of importance and meticulous preparations, *obon* — which usually lasts for four to five days around August 15 — is one of the most important family events of the year in Japan. (1)お盆は、本質的にも実質的にも異なるのにもかかわらず海外のハロウィン(Halloween)にたとえられることもあるが、先祖や亡くなった親しい人に敬意を払う日本の伝統行事である。

It won't appear in red on your yearly calendar because it's not an official national holiday, but in practice, *obon* is a summer holiday for everyone and most companies will take a few days off.

Obon begins with the so-called *mukaebi* practice (welcoming fires), during which people make a small bonfire in front of their houses to guide spirits upon their return back home. Decorating the deceased's altar with small memorial tablets, fruits, flowers and Japanese sweets is also part of the early preparation stage — a practice used to offer late loved ones objects they enjoyed in their lifetime.

While practiced mostly in countryside areas recently, some regions will also prepare horses made of cucumbers and cows made of eggplants with wooden sticks for legs. (2)それには、魂が馬に乗ってできるだけ早く家に帰ってくることができ、祭礼が終われば牛に乗ってゆっくりと天国へ戻っていけるようにという思いが込められている。Most Japanese people also start *obon* with a visit to the cemetery to clean up the family's grave and pray for their peaceful existence wherever they are. This practice is called *ohaka-mairi*.

During the second and third days of *obon*, families following the tradition will invite a Buddhist priest to their homes (or visit a temple or shrine) to recite a sutra and perform a memorial service, which are called *hoyo* or *kuyo* in Japanese. After the recital, they have lunch together, recalling old stories of their beloved deceased. The meal, called *shojin ryouri*, is purely vegetarian, and usually includes stewed beans, spinach with soy sauce and sesame, or pickled cucumbers.

Obon concludes with another bonfire lighting up the sky, meant to see the ancestors' spirits off to the netherworld. (3)盆踊り(*bon-odori*)は、日本の多くの地域で行われており、最近では夏祭りの象徴となっているが、もともとは亡くなった人のために行われるものであった。One of the most famous bonfire festivals as part of this tradition is the *Gozan Okuribi* (or *Daimonji*) in Kyoto, which attracts thousands of visitors every year.

In many parts of Japan, people will also write messages on paper lanterns and float them in rivers or the sea to guide the spirits away. Some of the most famous such festivals take place in Hiroshima and Asakusa in the *Toro Nagashi* festival.

While Japanese people are known for being rather non-religious and festivals have become more related to entertainment rather than tradition, (4)お盆は、親しかった人の魂と家族が時間

を共有し、自らのルーツに立ち戻ることの大切さを示す数少ない年中行事のひとつである。

https://savvytokyo.com/obon-the-japanese-festival-of-the-dead/

meticulous: 細部に気を配った　　bonfire: かがり火　　　　deceased: 故人
altar: 仏壇　　　　　　　　　recite: 読む　　　　　　　sutra: お経
netherworld: あの世

数　学

問題

前期試験

30年度

問題1　次の問いに答えよ.

(1) 半径 12 の円を底面とする高さ 15 の円柱がある. この円柱において, 底面の円の中心からの距離が 15 以下の部分の体積は $\boxed{アイウエ}\,\pi$ である.

(2) $f(x) = \dfrac{e^x - e^{-x}}{e^x + e^{-x}}$ のとき, $f'(\log 2) = \dfrac{\boxed{オカ}}{\boxed{キク}}$ である.

(3) a を実数の定数とする. 関数 $f(x) = \dfrac{\sqrt{ax-4}-9}{x-5}$ が $x \to 5$ のとき収束するように a の値を定めると, $\displaystyle\lim_{x \to 5} f(x) = \dfrac{\boxed{ケコ}}{\boxed{サシ}}$ である.

(4) 複素数 $z = \left(\dfrac{1+(\sqrt{2}-1)i}{1+i}\right)^n$ が実数になるような最小の正の整数 n は $\boxed{スセ}$ である.

(5) 2018^{2018} を 30 で割った余りは $\boxed{ソタ}$ である.

(6) 三角形 ABC は AB=AC, $\angle$BAC$= 120°$ である. 辺 BC 上に BD : DC=1 : 4 となるように内分する点 D をとると, 1 辺が AD の長さの正三角形の面積は, 三角形 ABC の面積の $\dfrac{\boxed{チツ}}{\boxed{テト}}$ 倍である.

(7) 点 O$(0,0)$ を原点とする座標平面上の点 A$(14, 35)$ と点 P(m, n) を考える. ただし, m, n は整数で, 3 点 O, A, P は同一直線上にないものとする. OA, OP を 2 辺とする平行四辺形の面積の最小値は $\boxed{ナニ}$ である.

(8) 数列 $\{a_n\}$ が $a_1 = 9, \ a_{n+1} = \dfrac{30a_n - 32}{a_n + 12}$ $(n = 1, 2, 3, \cdots)$ で定義されているとき, $\displaystyle\lim_{n \to \infty} a_n = \boxed{ヌネ}$ である.

(9) $2a + 3b + 5c = 40$ を満たす正の整数 a, b, c の組の個数は $\boxed{ノハ}$ 個である.

(10) 10 名に対してそれぞれ 10 問からなる 2 種類の試験 A, B を行ったところ, A の正答数の平均は 5.5, B の正答数の平均は 5, A の正答数と B の正答数の共分散は 2.7 であった. この結果に対して,

$$（\text{A の得点}) = 10 \times (\text{A の正答数}) - 5$$
$$（\text{B の得点}) = 11 \times (\text{B の正答数}) - 7$$

として得点を定めるとき, A の得点と B の得点の共分散は $\boxed{ヒフヘ}$ である.

問題 2

$x = \cos\dfrac{\pi}{180}$ とおく．次の問いに答えよ．

(1) $\cos\dfrac{\pi}{60}$ を x の 3 次式で表せ．

(2) 任意の正の整数 n に対し，$\cos\dfrac{n\pi}{180}$ は x の n 次式で表されることを証明せよ．

(3) x は無理数であることを証明せよ．ただし，素数の平方根が無理数となることを証明なしに用いてもよい．

問題 3

座標空間に，点 $(0,0,1)$ を中心とする半径 1 の球面 S，定点 A$(0,-1,2)$，および動点 P$(t, t^2, 0)$ $(-\infty < t < +\infty)$ がある．次の問いに答えよ．

(1) 任意の t に対して，直線 AP と球面 S とが異なる 2 つの交点を持つことを示せ．

(2) (1) の 2 つの交点を点 Q，点 R とする．2 点 Q，R 間の距離を $\ell(t)$ とおくとき，$\ell(t)$ の極値と，そのときの t の値を求めよ．

物　理

問題
前期試験

30年度

第１問

右図のように、水平で粗い床の上に、滑車が2個取り付けられた台をおく。この台の上面は水平である。滑車は摩擦なく回り、質量は無視できるとする。丈夫で軽いひもの両端におもりA、おもりBを取り付け、このひもを図のように滑車にかけて、おもりBを台の上に置き、おもりAをぶら下げる。台の質量をM、おもりAの質量をm_A、おもりBの質量をm_Bとする。また、台の上面は粗く、台の上面とおもりBとの間の動摩擦係数をμ'、重力加速度の大きさをgとする。

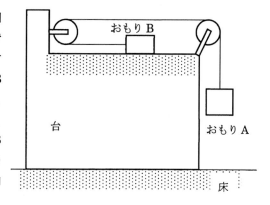

おもりAとおもりBと台を静止させてから、ひもがたるまないようにして、静かに手をはなす。台は床に対して動かなかったが、おもりAは鉛直方向に落下しはじめ、おもりBは台の上をすべりはじめた。

問1　ひもの張力をT、おもりAの加速度の大きさをαとして、おもりAとおもりBの運動方程式をかけ。

問2　ひもの張力Tをm_A、m_B、μ'、gを用いて表せ。

問3　台が床から受ける垂直抗力をM、m_A、m_B、μ'、gの中から必要な記号を用いて表せ。

問4　台が床から受ける静止摩擦力の大きさをM、m_A、m_B、μ'、gの中から必要な記号を用いて表せ。また、その向きを解答欄の図の中に矢印で示せ。

問5　床の静止摩擦係数はいくら以上か。M、m_A、m_B、μ'を用いて表せ。

第2問

図のように紙面上に xy 座標軸を設定する。$y \geq 0$ の範囲に、紙面に垂直で裏から表向きに磁束密度の大きさ B の一様な磁界があるとする。座標軸の原点 O $(x=0, y=0)$ から y 軸正の向きに、電荷 q $(q>0)$ を持つ質量 m の質点 P を速さ v_0 で磁界の中に入射させる。以下の問いにおいて、質点は xy 平面上のみを動くものとする。

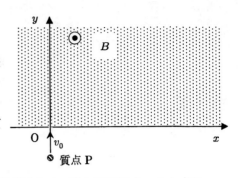

問1 磁界の中に入った後、座標 (x_1, y_1) で質点 P の速度が初めて x 軸と平行になったとする。x_1 と y_1 を各々 B、q、m、v_0 を使って答えよ。

電荷がゼロで質量が不明な質点 Q が**問1**で求めた座標に静止していて、質点 P と Q が完全弾性衝突する場合を考える。

いま、この衝突で質点 P が x 軸負の向きにはね返った後、半径 r の円運動をしたとする。

問2 衝突後の質点 P の速さを B、q、m、v_0、r のうち必要な文字を使って答えよ。

問3 衝突後の質点 Q の速さを B、q、m、v_0、r のうち必要な文字を使って答えよ。

問4 質点 Q の質量を B、q、m、v_0、r のうち必要な文字を使って答えよ。

第3問

起電力 E の直流電源 E と2つの抵抗 R_1、R_2、3つのコンデンサー C_1、C_2、C_3 および2つのスイッチ S_1、S_2 で図のような回路をつくった。2つの抵抗 R_1、R_2 の抵抗値を各々 R_1、R_2 とし、3つのコンデンサー C_1、C_2、C_3 の電気容量を各々 C_1、C_2、C_3 とする。

以下の問1から問7では、E、R_1、R_2、C_1、C_2、C_3 の中から必要な記号を用いて答えよ。

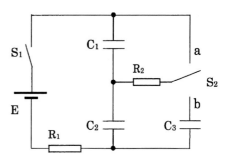

はじめに、すべてのコンデンサーに電荷がたまっていない状態にして、S_1 と S_2 を開いておく。
まず、スイッチ S_1 を閉じる。

問1 スイッチ S_1 を閉じた直後、抵抗 R_1 に流れる電流の大きさを求めよ。

問2 スイッチ S_1 を閉じて十分に時間が経った後、コンデンサー C_1 に蓄えられている電気量の大きさを求めよ。

次に、スイッチ S_1 を閉じたままスイッチ S_2 の操作を行う。

問3 スイッチ S_2 を a 側に入れた直後、抵抗 R_2 に流れる電流の大きさを求めよ。

スイッチ S_2 を a 側に入れて十分に時間が経った後、

問4 コンデンサー C_1 に蓄えられている電気量の大きさを求めよ。

問5 コンデンサー C_2 に蓄えられている電気量の大きさを求めよ。

続いて、スイッチ S_2 を切り、a 側にも b 側にも接続されていない状態に戻す。

問6 コンデンサー C_1 の極板間の電位差を求めよ。

さらに続いて、スイッチ S_2 を b 側に入れて十分に時間が経った後、

問7 3つのコンデンサー C_1、C_2、C_3 の各々に蓄えられている電気量の大きさを各々 Q_1、Q_2、Q_3 とするとき、Q_1、Q_2、Q_3 を求めよ。

以下の問8と問9では、コンデンサーの電気容量を $C_1=C$、$C_2=2C$、$C_3=3C$ とし、E と C を用いて答えよ。

はじめに問1でスイッチ S_1 を閉じてから問7でスイッチ S_2 を b 側に入れて十分に時間が経つまでの一連のスイッチ切りかえ操作を行う間に、

問8 直流電源がした仕事を求めよ。

問9 2つの抵抗 R_1 と抵抗 R_2 で生じたジュール熱の合計を求めよ。

第4問

[A] 3種類の媒質1、媒質2、媒質3の屈折率を各々 n_1、n_2、n_3 とする。媒質1、2の境界面と媒質2、3の境界面が互いに平行になるようにして、媒質2を媒質1と媒質3ではさむ（図1）。媒質1側から光線を入射角 θ_1（$0° \leq \theta_1 < 90°$）で入射させる。

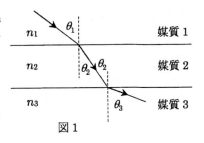

図1

問1 媒質1、2の境界面での屈折角を θ_2 として、$\sin\theta_2$ を θ_1、n_1、n_2 を用いて表せ。

問2 媒質1から入射した光線が媒質3に入る場合、$\sin\theta_1$ の許される値の上限を n_1、n_3 を用いて表せ。

[B] 厚みのあるガラス越しに水槽の中の魚を見ることを考えよう。水槽のガラス面は平行で平らな面になっていて、ガラスの厚さを D とする。空気の屈折率を1、水の屈折率を n_1、ガラスの屈折率を n_2（$n_2 > n_1 > 1$）とする。観察者（観察している人）の位置からガラスに垂直方向に x 軸をとり、その原点 O と正の向きを図2に示すように定める。以下の問いにおいて、観察者の位置は、水槽の

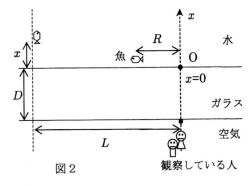

図2

外側でガラス面に十分近く、観察者とガラス面との間の距離は無視できるものとする。また、観測者と魚の大きさは無視でき、点として扱ってよいものとする。

問3 魚の x 軸からの距離 R がある値より大きくなると、水槽の外にいる観察者から見えなくなる。このときの R の値を R_c とする。魚は水槽内のガラス面に沿って移動し、魚とガラス面との間の距離は無視できるものとして、R_c を D、n_2 で表せ。

問4 魚の x 軸からの距離が L（$L > R_c$）の位置で、ガラス面に垂直な方向にまっすぐ離れはじめた。魚のガラス面からの距離 x がある値より大きくなったところで、再び観察者から見えるようになった。このときの距離 x の値を x_c とする。x_c を D、L、n_1、n_2 で表せ。

問5 実際には、魚に大きさがある。問4において、魚の長さ（進行方向の長さ）を $2h$（$2h < x_c$）とし、魚の中心が x_c にあるとき（魚の口先が x_c の位置より h だけ進行方向に出たとき）、観察者にはどのように見えるか、魚の見かけの形を定性的に説明しなさい。必要があれば図を用いて説明してもよい。

化　学

問題
前期試験
30年度

原子量は，H = 1.0, C = 12.0, O = 16.0, Cl = 35.5, Cu = 64.0, I = 127.0 とせよ。
なお，標準状態では，1 mol の気体の体積は 22.4 L とする。

第 1 問　以下の問い（問 1 ～ 7）に適する答えを，それぞれの①, ②, ③・・・のなかから一つ選び，記号で答えよ。

問 1　0.30 mol/L の硫酸銅(II) $CuSO_4$ 水溶液を入れた容器の中で電気分解を行った。2 枚の銅板を電極として，起電力 1.5 V の乾電池を用いて一定の電流 I〔A〕を時間 t〔秒〕流したところ，一方の電極上に銅が m〔g〕析出した。下の**問い**（a，b）に答えよ。

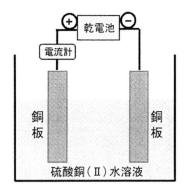

a　上記の実験に関する記述として**誤りを含むもの**はどれか。

① 電流を流す時間を $2t$〔秒〕にすると，析出する銅の質量は $2m$〔g〕になる。
② 電流を $2I$〔A〕にすると，時間 t〔秒〕の間に析出する銅の質量は $2m$〔g〕になる。
③ 陰極では $Cu^{2+} + 2e^- \rightarrow Cu$ の反応によって銅が析出する。
④ 陽極では H_2O が還元されて H_2 が発生する。
⑤ 実験の前後で溶液中の SO_4^{2-} の物質量は変化しない。

b　実験から，電子 1 個がもつ電気量の絶対値〔C〕を求める式として**正しいもの**はどれか。ただし，アボガドロ定数を N_A〔mol^{-1}〕とする。

① $\dfrac{mtI}{32N_A}$　② $\dfrac{32tI}{mN_A}$　③ $\dfrac{mtI}{64N_A}$　④ $\dfrac{64tI}{mN_A}$

⑤ $\dfrac{mtI}{128N_A}$　⑥ $\dfrac{128tI}{mN_A}$

問2 アボガドロ定数 N_A [mol^{-1}] を求めるために，次の実験を行った。ステアリン酸分子（C$_{17}$H$_{35}$COOH）は，図1に示すように親水性のカルボキシ基と疎水性のアルキル基をもつ。0.0142 g のステアリン酸をベンゼンに溶かし，250 mL の溶液にした。この溶液 0.100 mL を水面に滴下した。ベンゼンが蒸発すると，ステアリン酸分子は，図2のように，カルボキシ基を水中に，アルキル基を空気中に向けて重なり合うことなく配列し，膜となって水面上に広がった。このとき，水面に形成された膜の面積は，A cm^2 であった。なお，水面に広がった膜の中で，1 個のステアリン酸分子が占有する面積は B cm^2 であることがわかっている。この実験の結果から得られる N_A [mol^{-1}] の値として**正しいもの**はどれか。ただし，ステアリン酸分子間のすきまは無視できるものとする。

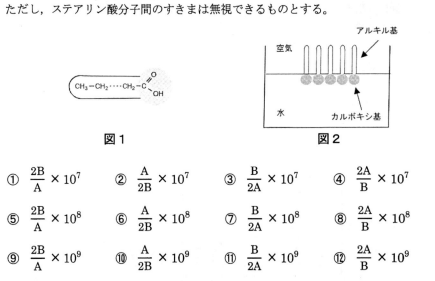

図1　　　　　図2

① $\dfrac{2B}{A} \times 10^7$　　② $\dfrac{A}{2B} \times 10^7$　　③ $\dfrac{B}{2A} \times 10^7$　　④ $\dfrac{2A}{B} \times 10^7$

⑤ $\dfrac{2B}{A} \times 10^8$　　⑥ $\dfrac{A}{2B} \times 10^8$　　⑦ $\dfrac{B}{2A} \times 10^8$　　⑧ $\dfrac{2A}{B} \times 10^8$

⑨ $\dfrac{2B}{A} \times 10^9$　　⑩ $\dfrac{A}{2B} \times 10^9$　　⑪ $\dfrac{B}{2A} \times 10^9$　　⑫ $\dfrac{2A}{B} \times 10^9$

問3　硫黄のコロイド粒子は，電気泳動に際して陽極側へ移動する。このコロイドを凝析させるのに最も有効なものはどれか。ただし，各物質は，それぞれ 0.1 mol/L の水溶液にしてある。

① 塩化カリウム　　　② グルコース(ブドウ糖)　　③ 硝酸アルミニウム
④ 硝酸カルシウム　　⑤ スクロース(ショ糖)　　　⑥ ヨウ化ナトリウム
⑦ 硫酸アンモニウム

問4　ある非電解質 0.776 g をベンゼン 10.0 mL に溶かしたところ，この溶液の凝固点は 2.46 ℃であった。この物質の分子量はいくらか。ただし，ベンゼンのモル凝固点降下は 5.12 K・kg/mol，凝固点は 5.53 ℃，密度は 0.880 g/mL とする。

① 30　　② 42　　③ 53　　④ 82　　⑤ 90　　⑥ 147　　⑦ 198

問5　0.050 mol/L の硫酸 40 mL に 0.050 mol/L の水酸化ナトリウム水溶液 60 mL を加えたとき，この水溶液の pH の値はいくらか。

① 1　　② 2　　③ 3　　④ 4　　⑤ 7
⑥ 10　　⑦ 11　　⑧ 12　　⑨ 13

問6　一定量の酸素を 1.0 × 10⁵ Pa のもとで 20 ℃から 100 ℃まで加熱し，引き続き 100 ℃のもとで圧力を低下させながら体積の変化を測定した。この実験に該当するグラフはどれか。

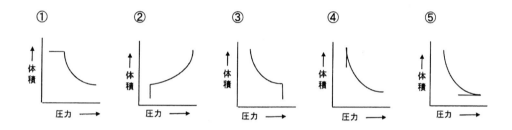

問7　次の①～⑤の化学変化のうち，下線の化合物が<u>酸化剤</u>として作用しているものはどれか。

① <u>クロム酸カリウム</u>水溶液に硫酸を加えると，赤橙色になる。
② 硫酸酸性の過マンガン酸カリウム水溶液に<u>過酸化水素水</u>を加えると，赤紫色が消える。
③ <u>二酸化ケイ素</u>に炭酸ナトリウム水溶液を加えると，気体が発生する。
④ 硫化水素の水溶液に<u>二酸化硫黄</u>を通じると，白濁する。
⑤ 硫酸酸性の<u>ヨウ化カリウム</u>水溶液に過酸化水素水を加えると，褐色になる。

第2問 6種類の金属イオン Ag^+，Al^{3+}，Ca^{2+}，Cu^{2+}，Pb^{2+}，Zn^{2+} のうち，いずれか1種類を含む6つの水溶液A～Fがある。これらの水溶液について下記の**実験1～4**を行った。以下の**問い（問1，問2）**に答えよ。

実験1 A～Fに塩酸を加えると，AとBに沈殿を生じた。

実験2 A～Fに希硫酸を加えると，AとCに沈殿を生じた。

実験3 A～Fに少量のアンモニア水を加えると，A, B, D, E, Fに沈殿を生じた。さらに過剰のアンモニア水を加えると，B, E, Fに生じた沈殿が溶解して均一な溶液になった。

実験4 A, B, D, E, Fに少量の水酸化ナトリウム水溶液を加えると，いずれも沈殿を生じた。さらに過剰の水酸化ナトリウム水溶液を加えると，A, D, Fに生じた沈殿が溶解して均一な溶液になった。

問1 水溶液A～Eに含まれる金属イオンをそれぞれ答えよ。

問2 実験3において，下線部のFの沈殿が溶解した反応を化学反応式で書け。また，生じた陽イオンの形状を，次の① ～ ⑤のなかから一つ選び，記号で答えよ。

① 直線形　　② 折れ線形　　③ 正方形　　④ 正四面体形　　⑤ 正八面体形

第3問 呼気中の二酸化炭素の濃度を調べるために，下記の**操作1，2**を行った。以下の**問い（問1 ～ 3）**に答えよ。数値は**有効数字2桁**で答えよ。

操作1 標準状態にした呼気 1.0 L を密閉容器にとり，気体がもれないようにして 0.050 mol/L 水酸化バリウム水溶液 100 mL を密閉容器に入れてよく振り混ぜると，白色沈殿を生じた。

操作2 十分に放置した後，上澄み液 10 mL をとり，フェノールフタレイン溶液を1～2滴加えて 0.10 mol/L 塩酸で中和すると，6.6 mL を要した。

問1 操作1で白色沈殿となった化合物の溶解度積を 1.0×10^{-8} $(mol/L)^2$ とすると，この化合物の飽和水溶液のモル濃度〔mol/L〕はいくらか。

問2 二酸化炭素はすべて白色沈殿になったものとすると，水酸化バリウムと反応した二酸化炭素の物質量〔mol〕はいくらか。

問3 二酸化炭素はすべて白色沈殿になったものとすると，標準状態における呼気中の二酸化炭素の体積百分率〔%〕はいくらか。

第4問 分子式 $C_5H_{12}O$ をもつアルコールの構造異性体は（　ア　）種類あり，そのうち（　イ　）種類については光学異性体が存在する。一方，分子式 $C_5H_{12}O$ をもつエーテルの構造異性体は 6 種類あり，そのうち 1 種類については**光学異性体**が存在する。分子式 $C_5H_{12}O$ をもつアルコールのうちアルコール X は過マンガン酸カリウムにより酸化されなかった。アルコール X を濃硫酸と加熱すると（　ウ　）反応の一種である脱水反応を起こして水分子がとれ，C_5H_{10} のアルケン Y が主に生成した。なお，この反応において，ヒドロキシ基のある炭素原子に隣接した炭素原子のうち，水素原子の数が少ない炭素原子との間で二重結合を形成するアルケンの生成が優先されることが知られている。アルケン Y を硫酸酸性の過マンガン酸カリウムで酸化すると，酢酸と（　エ　）が生成した。なお，この反応において，二重結合が切れてカルボン酸やケトンが生成されることが知られている。以下の**問い（問1 〜 4）**に答えよ。構造式は下の例にならって書け。

構造式の例：　$CH_3-CH_2-O-CH_3$

問1　上の文章中の下線部の光学異性体について，構造式を記せ。

問2　過マンガン酸カリウムにより酸化されなかったことから，アルコール X の構造について，何が言えるか。15 字以内で記せ。

問3　アルコール X の構造式を記せ。

問4　上の文章の中の（　ア　）〜（　エ　）の空欄を埋めよ。

第5問　グリシンは最も構造の簡単な α–アミノ酸であり，アラニンはグリシンよりも炭素数が 1 つ多く不斉炭素原子をもつ α–アミノ酸である。以下の**問い（問1 〜 3）**に答えよ。

問1　アラニンのカルボキシ基とグリシンのアミノ基が縮合してできたジペプチド（アラニルグリシン）について，**第4問**の例にならって構造式を記せ。ただし，ペプチド結合については**簡略化しないで価標を明示**すること。

問2　アラニンとグリシンを含む混合物を人工的に縮合させた。生成されるジペプチドとして最大何種類が予想されるか。なお，アラニンは不斉炭素原子をもつ α–アミノ酸であることを考慮すること。

問3　十分量の塩酸に溶かしたアラニルグリシン 14.6 g を，加熱して加水分解させた。これを濃縮して過剰の塩化水素と水を完全に除くと，何 g のアミノ酸塩酸塩が残るか。なおグリシンの分子量は 75.0 とする。数値は**有効数字 3 桁**で答えよ。

第6問 高級脂肪酸とグリセリンとのエステルを油脂という。油脂がどのくらい炭素–炭素二重結合を含むかを示す目安として，ヨウ素価が用いられる。ヨウ素価とは，対象となる油脂 100 g 中に含まれる炭素–炭素二重結合に付加するヨウ素の質量を，グラム単位であらわしたものである。以下の**問い（問1 〜 4）**に答えよ。

問1 高級脂肪酸を一般式 R–COOH と表したとき，高級脂肪酸 3 分子とグリセリン 1 分子からなる油脂の一般式を記せ。ただし，エステル結合の部分は<u>簡略化しないで価標を明示</u>すること。

問2 油脂 A はステアリン酸のグリセリンエステルであり，油脂 B はリノレン酸のグリセリンエステルである。室温における，それらの性状について，<u>正しいもの</u>を次の① 〜 ④のなかから一つ選び，記号で答えよ。

　① 油脂 A と油脂 B は共に液体　　② 油脂 A と油脂 B は共に固体
　③ 油脂 A は固体，油脂 B は液体　　④ 油脂 A は液体，油脂 B は固体

問3 油脂 X（分子量 M）のヨウ素価を i とする。この油脂 X の 1 分子当りの炭素–炭素二重結合の数 n 個を求めよ。数値とアルファベットを用いて答えよ。

問4 ヨウ素価と油脂の分子量あるいは炭素–炭素二重結合の数との関係について，<u>正しいものを</u>① 〜 ④のなかから一つ選び，記号で答えよ。

　① ヨウ素価は二重結合の数が同じであれば，油脂の分子量に比例し，油脂の分子量が同じであれば，二重結合の数に比例する。
　② ヨウ素価は二重結合の数が同じであれば，油脂の分子量に反比例し，油脂の分子量が同じであれば，二重結合の数に比例する。
　③ ヨウ素価は二重結合の数が同じであれば，油脂の分子量に比例し，油脂の分子量が同じであれば，二重結合の数に反比例する。
　④ ヨウ素価は二重結合の数が同じであれば，油脂の分子量に反比例し，油脂の分子量が同じであれば，二重結合の数に反比例する。

第7問 スチレンと p-ジビニルベンゼンを共重合させ，さらに置換反応を行うことにより，陽イオン交換樹脂や陰イオン交換樹脂を生成することができる。図の **X** 部分は陽イオン交換樹脂では-SO_3H，陰イオン交換樹脂では-$CH_2N^+(CH_3)_3OH^-$などが用いられる。以下の**問い（問1 ～ 3）**に答えよ。

問1 p-ジビニルベンゼンの構造式を記せ。

問2 塩化カルシウム水溶液を，十分量のイオンを交換できる陽イオン交換樹脂が詰まったカラム（筒型の容器）に通し，さらにその流出液を十分量のイオンを交換できる陰イオン交換樹脂が詰まったカラムに通したところ，純水が得られた。それぞれのカラムで起こるイオン交換の化学反応式を記せ。

ただし，イオン交換樹脂の一般式は $R-SO_3H$，$R-CH_2N^+(CH_3)_3OH^-$とせよ。

問3 濃度不明の塩化カルシウム水溶液 20 mL を，十分な量の陽イオン交換樹脂が詰まったカラムに通した。流出した溶液を 0.050 mol/L の水酸化ナトリウム水溶液で滴定したところ，40 mL が必要であった。塩化カルシウム水溶液の濃度は何 mol/L か。

生 物

問題
前期試験

30年度

第1問 シグナル物質に関する次の文を読み，以下の各問いに答えよ。

　体内や体外の環境変化に対応するため，(1) 細胞はさまざまなシグナル物質を血液中に放出し，体内を循環させて多くの細胞と連絡を取り合っている。体内にはそれぞれのシグナル物質に対応する受容体をもった（　ア　）細胞が存在しており，そのシグナルに対して特定の反応を示す。たとえば，思春期を迎えた女性の体内では (2) 脂溶性のシグナル物質であるエストロゲンが増加し，乳腺細胞や子宮内膜細胞に働きかけ，これらの細胞の増殖を促す。

　一方，エストロゲン自体の合成・分泌も他のさまざまなシグナル物質によって調節されている。脳の（　イ　）から分泌される (3) 性腺刺激ホルモン放出ホルモン（LH-RH）は，（　ウ　）の細胞に働きかけ，濾胞刺激ホルモン（FSH）を放出させる。FSH は卵母細胞を取り囲んでいる濾胞を刺激し，濾胞を成長させるとともに濾胞からのエストロゲン分泌を促進する。濾胞の成長とともにエストロゲンの分泌量も増加してくるが，濾胞が十分に成長するまでの期間（濾胞期），(4) エストロゲンは LH-RH の過剰な分泌を抑制している。

　ところが，濾胞が十分に発達して，血液中のエストロゲン量が一定値を超えると，一転してエストロゲンは LH-RH の分泌を促進するようになる。LH-RH の顕著な増加は FSH に加え，（　ウ　）からの黄体形成ホルモンの急激な放出を促進し，成熟した濾胞からの（　エ　）を引き起こす。

　このような LH-RH の働きを模した LH-RH 製剤を作製し，不妊症の患者に投与すれば，（　エ　）を誘発できるのではないかと期待された。しかし，意図に反して強力な LH-RH 製剤の長期投与は，逆に（　ア　）細胞での LH-RH 受容体の発現を抑えてしまい，結果的にエストロゲン濃度を低下させることが明らかになった。そこで，この結果を利用して，(5) LH-RH 製剤は一部の乳がんの治療薬として使用されるようになった。

問1　文中の（　ア　）～（　エ　）に適語を記せ。

問2　下線部（1）について，
　ⅰ）このようなシグナル物質を放出する器官を一般に何とよぶか，名称を記せ。
　ⅱ）一般に血液中に放出されるシグナル物質を何とよぶか，名称を記せ。

問3　下線部（2）について，
　ⅰ）エストロゲンと結合した受容体は細胞のどの部分で作用するか。次の ① ～ ⑤ から最も適当なものを1つ選び，番号で記せ。

　　① 細胞質基質　　② 細胞膜　　③ 核　　④ 粗面小胞体　　⑤ 滑面小胞体

　ⅱ）エストロゲンと結合した受容体は，ⅰ）においてどのように働くか，簡潔に記せ。

問4　下線部（3）について，

i ）LH-RH のように，10 個程度のアミノ酸が -CO-NH- で表される結合によってつながった分子を何とよぶか，名称を記せ。

ii）LH-RH 受容体が多く存在しているのは細胞のどの部分か。次の ① 〜 ⑤ から最も適当なものを 1 つ選び，番号で記せ。

① 細胞質基質　　② 細胞膜　　③ 核　　④ 粗面小胞体　　⑤ 滑面小胞体

問5　下線部（4）について，このような調節機構を何とよぶか，名称を記せ。

問6　下線部（5）について，

i ）LH-RH 製剤の効果を予測するために検討すべき項目は何か。次の ① 〜 ⑤ から適当なものを 2 つ選び，番号で記せ。

① 乳がん組織の LH-RH 受容体発現状態
② 乳がん組織のエストロゲン受容体発現状態
③ 乳がん組織の FSH 受容体発現状態
④ 基礎体温の変化
⑤ 月経の有無

ii）この治療によるエストロゲン量の低下は，骨折を起こしやすくする疾患を誘発することがある。この疾患の名称を記せ。

第2問 真核生物のDNAの複製と転写，翻訳に関する次の文を読み，以下の各問いに答えよ。

　細胞分裂によってできたばかりの娘細胞が，再び2つの細胞に分裂するまでの周期的な過程を細胞周期という。DNAは細胞周期の特定の時期に正確に複製される。複製ではDNAの相補的な二本鎖が部分的に開裂し，1本ずつのヌクレオチド鎖になる。次にそれぞれのヌクレオチド鎖を鋳型として新たなヌクレオチド鎖が合成される。DNAの2本のヌクレオチド鎖は互いに逆向きに配列している。DNAの複製ではこの2本の両方が鋳型となり，新たなヌクレオチド鎖はDNAポリメラーゼによりヌクレオチドの5'側から3'側の方向へのみ合成される。したがって開裂した部分で新たに合成されるヌクレオチド鎖では，(1)一方は開裂が進む方向と同じ向きに合成されるのに対し，他方は開裂が進む方向とは逆向きに不連続に合成される。このように，(2)複製が終了したDNAにはもとのDNAのヌクレオチド鎖も受け継がれる。(3)DNAの遺伝情報はmRNAに転写され，最終的にタンパク質に翻訳される。転写に際しては，(4)DNAの二本鎖が部分的に開裂した後，RNAポリメラーゼによりRNAが合成される。

問1　細胞周期はどのような順に進むか。G_1期に続く形で次の ① ～ ⑩ を適切な順に並べよ。ただし，すべての番号を用いなくてもよい。

　　① 中期　　② G_4期　　③ S期　　④ 結期　　⑤ 前期
　　⑥ G_2期　⑦ 後期　　⑧ G_3期　⑨ 終期　　⑩ G_1期

問2　下線部 (1) について，次の図は複製が進行中のDNA鎖を示しており，矢印は二本鎖の開裂が進む方向を表す。
　ⅰ）開裂が進む方向と逆向きに合成されるヌクレオチド鎖は（ア）と（イ）のいずれか，記号で記せ。
　ⅱ）（ア）と（イ）の名称をそれぞれ記せ。

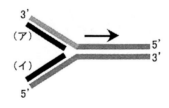

問3　下線部（2）について，このような複製の様式を何とよぶか，名称を記せ。

問4　下線部（3）について，この一連の概念を何とよぶか，名称を記せ。

問5　下線部（4）について，
　 i ）RNA の合成を示す図として，次の ① ～ ④ から最も適当なものを1つ選び，番号で記せ。ただし，灰色の線は DNA 二本鎖を表しており，左から右に開裂が進むものとする。また黒色の矢印は RNA を表し，矢の向きは合成が進む方向を表す。

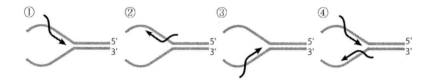

　 ii ）転写に使われる DNA のヌクレオチド鎖を特に何とよぶか，名称を記せ。

問6　転写に関する次の文 ① ～ ⑪ のうち，適当なものを3つ選び，番号で記せ。

① 染色体の DNA の二本鎖のうち，どちらのヌクレオチド鎖が転写されるかは遺伝子ごとに決まっている。
② 染色体の DNA の二本鎖のうち，複製の際に新たに合成されたヌクレオチド鎖のみが転写される。
③ DNA から遺伝子が転写されるのは，細胞周期につき1回のみである。
④ 転写は DNA の塩基の ATG から始まる。
⑤ 転写の開始には，DNA 複製時と同様にプライマーを必要とする。
⑥ ヒトの赤血球は酸素を全身に運ぶのに大量のヘモグロビンが必要なため，盛んに転写を行っている。
⑦ 細胞分裂を停止している神経細胞でも転写は行われる。
⑧ RNA は DNA を鋳型に短い断片として転写され，リガーゼにより連結されて長くなる。
⑨ DNA のイントロンは転写されない。
⑩ mRNA の他に tRNA と rRNA も DNA を鋳型に転写される。
⑪ リボソームが RNA を鋳型にして，相補的な DNA を合成することを逆転写という。

問 7 翻訳に関する次の文 ① ～ ⑥ のうち，適当なものをすべて選び，番号で記せ。

① mRNA 中には塩基の AUG の並びは 1 回しか出現しない。
② mRNA は塩基の AUG から始まる並びからタンパク質へ翻訳される。
③ 1 本の mRNA がタンパク質に翻訳されるのは 1 回だけである。
④ 1 本の mRNA に複数のリボソームが結合できる。
⑤ tRNA はアミノ酸と同じく 20 種類存在する。
⑥ 翻訳されたタンパク質は分解されることはない。

問 8 染色体の DNA からの転写と翻訳に関し，
ⅰ）DNA から mRNA が転写される細胞小器官の名称を記せ。
ⅱ）mRNA がタンパク質に翻訳される細胞小器官の名称を記せ。

問 9 細胞質中のある mRNA について，開始コドンから終止コドンまでは 300 塩基からなっていたが，翻訳直後のタンパク質は 100 アミノ酸より短かった。その理由について，簡潔に記せ。

第3問 哺乳類の精子形成に関する次の文を読み，以下の各問いに答えよ。

　動物の体を構成している細胞は大きく分けると体細胞と生殖細胞の2種類からなる。将来の生殖細胞を生み出す始原生殖細胞の決定は胚発生の早い段階で起きる。分化した始原生殖細胞は将来生殖腺になる場所まで胚体内を移動する。最終的に精巣にたどり着いた始原生殖細胞は精子に分化し，卵巣にたどり着いたものは卵へと分化する。

　精巣にたどり着いた始原生殖細胞は体細胞分裂を繰り返し，その後，（　ア　）へと分化する。（　ア　）のうちのいくつかのものは精子幹細胞として一生涯分裂を続ける。体細胞分裂を終えた（　ア　）は（　イ　）に分化し減数分裂に入る。体細胞分裂と異なり減数分裂では第一分裂中期に (1) 相同染色体が対合し，その後，一対の相同染色体は両極に分離し (2) 別々の細胞に分配される。分裂した（　イ　）は（　ウ　）とよばれ，（　ウ　）はその後，さらにもう1回の分裂を経て（　エ　）になる。（　エ　）は細胞質の多くを捨て去り，特徴的な形態の精子に分化する。

問1　文中の（　ア　）～（　エ　）に適語を記せ。

問2　下線部（1）について，この状態の染色体を特に何とよぶか，名称を記せ。

問3　下線部（2）について，ヒトでは体細胞に46本の染色体が存在するが，減数分裂の際に父親由来の染色体と母親由来の染色体が，相同染色体ごとにランダムに分配されているとすると，計算上何種類の生殖細胞が生み出されることになるか，数値を記せ。

問4　実際には相同染色体の間で乗換えが起こり，両親由来の染色体は途中で入れ替わるため，問3での結果以上にほぼ無限の組み合わせをもつ生殖細胞が生み出される。
　ⅰ）染色体の交差が起こっている部分を何とよぶか，名称を記せ。
　ⅱ）染色体の乗換えが起こるのは細胞周期のどの時期か，名称を記せ。
　ⅲ）染色体の乗換えがさまざまな場所で起こったあとでも，染色体の長さがもととほとんど変わらないのはどうしてか，簡潔に記せ。

問5　染色体の乗換えによって，同一染色体上で連鎖していた2種類の遺伝子が別々の染色体に別れる組換えという現象が起こる。2種類の遺伝子の間で起こる組換えの頻度を組換え価とよび，組換え価の大きさは2つの遺伝子間の距離に依存する。一方，減数分裂では少なくとも1か所で相同染色体間の乗換えが起こることがわかっている。すなわち染色体の乗換えが起こらないと減数分裂は完了しない。
　ⅰ）対合した相同染色体間で染色体の乗換えが1回だけ起こったとき，染色体の両端に存在していた2つの遺伝子の組換え価はいくらになるか，数値を記せ。

ⅱ）2つの遺伝子の間で組換え価が50%を示すとき，2つの遺伝子は連鎖しておらず別々の染色体上に存在しているものと見なされる（独立の法則）。ⅰ）の結果をもとに，連鎖している2つの遺伝子間の組換え価が50%を超えない理由を簡潔に記せ。

問6　減数分裂では染色体の数を半減させる他に，両親由来の染色体の組み合わせを変更したり，染色体の乗換えをしたりするため間違いが起こりやすい。その代償を払ってまで減数分裂を行う理由は何だと考えられるか，簡潔に記せ。

第4問 個体群に関するⅠとⅡの文を読み，以下の各問いに答えよ。

Ⅰ．ある地域に生息する同種の個体のまとまりを個体群という。個体群の大きさを表す指標の1つとして，(1)単位空間あたりの個体数を表した個体群密度があげられる。

個体群における個体数が増加することを個体群の成長という。たとえば，細菌を培養すると個体数は1→2→4→8→16というように増殖する。しかし，実際の個体群の成長は無限に続くわけではなく，ある環境のもとでは限界がある。このような(2)個体群の成長を表すグラフを成長曲線とよび，図1に実線で示す。

季節によって個体群密度が変動する生物が存在する。一例として，(3)北半球の温帯地域に位置するある湖の表層における植物プランクトンの個体数の季節変動を図2に示す。

同種であっても個体群が異なる場合には，生物は異なった非生物的環境のもとで生活していることが多い。そのため，個体群ごとに形態的な特徴が異なる場合がある。たとえば，(4)ニホンジカは屋久島から北海道まで広く分布しているが，北に行くほど体が大きくなることが知られている。

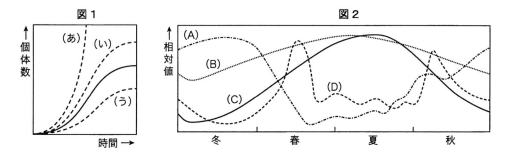

Ⅱ．生物の生存と繁殖に必要となる要素は資源とよばれる。ほぼすべての資源は有限であるため，資源をめぐって競い合う競争が生じる。同種の個体間では同一の資源を利用することが多いため，競争はしばしば起こる。動物の中には1個体が空間を占有し，他の個体がその空間に侵入すると追い払う行動を示すものがある。このような空間を縄張りという。縄張りの大きさについての概念図を図3に示す。(5)最適な縄張りの大きさは，縄張りから得られる利益と縄張りの維持に要する労力によって決まると考えられている。

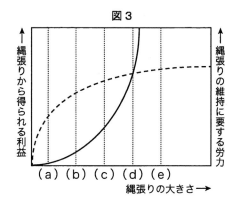

問1　下線部（1）について，

　　ⅰ）一定区域の個体を捕獲した後，標識をつけ個体群に戻す。一定期間のあとに再度個体を捕獲し，その中に含まれる標識された個体の割合から，全個体数を推定する方法がある。この方法を何とよぶか，名称を記せ。

　　ⅱ）ⅰ）の方法を用いて，ある個体群の全個体数を推定するため，3回測定した結果を表1に示す。推定全個体数の平均値を計算し，小数点以下第一位を四捨五入して整数で記せ。

表1

測定	標識をつけた個体数	再捕獲数	再捕獲した中の標識つき個体数
1	40	36	8
2	44	48	12
3	42	40	10

　　ⅲ）ⅰ）の方法で正しい結果を得るためにはどのような条件が必要か。次の　①　〜　⑤　から適当なものをすべて選び，番号で記せ。

　　　　① 初回捕獲と再捕獲の間において，個体の死亡や出生が無視できるほど少ないこと。
　　　　② 初回捕獲と再捕獲の間隔はできるだけ短くすること。
　　　　③ 調査する場所とその他の場所において，個体の出入りがないこと。
　　　　④ 標識をつけることによって個体の行動や生存率が変わらないこと。
　　　　⑤ 再捕獲の際にできるだけ標識つきの個体を捕獲するようにすること。

問2　下線部（2）について，

　　ⅰ）成長曲線が描く上限の個体群密度を何とよぶか，名称を記せ。
　　ⅱ）個体群密度が，個体の生理的・形態的な性質や個体群の成長に変化を生じさせることを何とよぶか，名称を記せ。
　　ⅲ）増加しなくなる要因がすべて取り除かれた場合，図1の成長曲線はどのようになると考えられるか。（あ）〜（う）から最も適当なものを1つ選び，記号で記せ。

問3　下線部（3）について，図2には，（ア）植物プランクトンの個体数の他に，（イ）水温，（ウ）光量，（エ）無機養分量も描かれている。それぞれどの曲線によって表示されているか。最も適当なものを選び，（A）〜（D）の記号で記せ。

問4　下線部（4）について，このように寒冷地に生息する恒温動物の種は，温暖地に生息する同種や近縁種に比べて，体が大きい傾向がある。

　　ⅰ）この法則を何とよぶか，名称を記せ。
　　ⅱ）どうしてこの法則が成立するのか，理由を簡潔に記せ。

問5　下線部（5）について，

　　ⅰ）最適な縄張りの大きさを示すのは図3の（ a ）〜（ e ）のうちどれか。最も適当
　　　　なものを1つ選び，記号で記せ。

　　ⅱ）図3で示された時点より個体数が増加した場合，縄張りの維持に要する労力を示す
　　　　曲線はどのように変化するか，解答欄の図に記入せよ。

英　語

問題

後期試験

30年度

第1問から第3問では、問題文の中の [　　] 内の数字はマークシートの問番号を示している。該当する問番号の解答欄に答をマークしなさい。

第1問　次の問 1〜6 の空所 [　1　]〜[　6　] に入れるのに最も適切なものを (1)〜(4) から1つ選び、その番号をマークしなさい。

問 1.　It can be difficult to tell whether all your efforts are actually [　1　] off.

　　　(1) cutting　　　　(2) paying　　　　(3) setting　　　　(4) turning

問 2.　I'm sorry to have kept you waiting, but it'll take us [　2　] few days to let you know the result of the X-ray examination.

　　　(1) another　　　　(2) less　　　　(3) more　　　　(4) other

問 3.　This preserved food will keep good for [　3　] a long year.

　　　(1) few　　　　(2) little　　　　(3) many　　　　(4) much

問 4.　A joke, if [　4　] too far, can end up hurting someone's feelings.

　　　(1) carried　　　　(2) carries　　　　(3) carry　　　　(4) carrying

問 5.　I would like to [　5　] the larger bill into smaller ones.

　　　(1) break　　　　(2) deposit　　　　(3) exchange　　　　(4) pay

問 6.　John is stuck in a traffic jam, so he is [　6　] to be late.

　　　(1) bound　　　　(2) eager　　　　(3) inclined　　　　(4) reluctant

第2問 次の問 1～4 においては、それぞれ日本語の意味に合うように下の (1)～ (7) の語句を並べかえて空所を補い、最も適切な文を完成させなさい。解答は [7]～[14] に入れるものの番号のみをマークしなさい。

問 1. 彼の言ったことをあまり気にしすぎないほうがよい。

You ＿＿＿ ＿＿＿ [7] ＿＿＿ ＿＿＿ [8] ＿＿＿ what he said.

(1) better   (2) had   (3) make   (4) much
(5) not   (6) of   (7) too

問 2. 彼はまるで医者になるために生まれてきたかのようだった。

He ＿＿＿ ＿＿＿ [9] ＿＿＿ ＿＿＿ [10] ＿＿＿ a doctor.

(1) been   (2) cut   (3) have   (4) out
(5) seemed   (6) to   (7) to be

問 3. 当分はその件にふれないことにしよう。

Let's ＿＿＿ ＿＿＿ [11] ＿＿＿ ＿＿＿ [12] ＿＿＿ being.

(1) as   (2) for   (3) is   (4) it
(5) leave   (6) the matter   (7) the time

問 4. 政府の市場介入はむしろ迷惑であると考える人もいる。

Some consider the government intervention in the market ＿＿＿ [13] ＿＿＿ ＿＿＿ ＿＿＿ [14] ＿＿＿.

(1) a help   (2) a hindrance   (3) be   (4) more
(5) of   (6) than   (7) to

第3問　次の英文を読み、後の問いに答えなさい。

There is one question that most parents seem to dread more than any other when it comes to talking to their kids about money. Can you guess what that might be?

If you say "How much money do you make?", you are exactly right, according to Jayne Pearl, author of several books about what she calls financial parenting.

Pearl said she (A)was caught off guard when her own son, now grown, asked her that question at the age of 8. "I was initially like, Ahhh. I write a lot about personal finance and I wasn't prepared for this question," she said during an interview. She eventually answered her son's question, but focused on the (あ) of the household to make the case (B)that the amount she made covered most of their costs and that the money left over either went into the bank or could be used to pay for additional things they might want or need.

There are two main reasons why more parents don't talk to their kids about money, says Pearl. For one, they're terrified they're not good role models when it comes to money, she says. "Many of us make a lot of mistakes with money, or spend too much, or will say, 'I need a new pair of shoes' when you really don't," she says.

Second, many parents feel like they don't know a lot about money and then don't have the (い) they can teach their kids about it. "We think we need a Ph.D. in finance to be able to teach our kids when it's not true at all. All you have to do is talk out loud about what you're doing as you're going about your business," says Pearl. For instance, when you are at the ATM with little kids, it's a great opportunity to explain how you put money in the bank to keep it safe and to have money there when you need it, and (1)that you can only take out as much as you put in, she says.

Parents can also learn alongside their kids. "You don't have to just say 'I don't know.' You can say, 'I need to learn more about this too, so let's sit down and learn about it,'" says Pearl. If you start with financial literacy web sites that are geared for kids, you're probably going to be learning at your level as well, she adds.

If you get past your insecurities about money and eventually talk to your kids, they'll definitely benefit, says Pearl. Kids are ultimately going to need to know how to handle their own money when they get older so better for them to learn when the stakes are low. "It's better that they should make $20 mistakes than $20,000 mistakes when they're older," she says.

Talking with your kids about money also allows you to impress your financial values on your kids, says Pearl. Those values dictate a lot about how we live and how we interact with the world. They include understanding the differences between wants and needs and learning how to make tradeoffs, she says. "You can't have everything. You can have this or you have that, and these are opportunities to teach your kids how to do (2)that by giving them tradeoffs, discreet decisions (3)that they can make around things that get bought for them."

Pearl says parents shouldn't hesitate to talk to their kids about the mistakes they've made, and (4)that includes talking about the perils of credit card debt, something I will tell my kids I learned about all too well during my 20s when I was working as a reporter and having trouble making ends meet.

She's also a big believer in giving kids allowance, but not connecting the weekly money to grades and behavior. The goal of allowance, she believes, is to start teaching kids about financial responsibility.

Pearl says parents know their kids and know when they are ready to talk about finances. "If your kid is ready to have a conversation, you can try to have a conversation. If it bombs, you can try again in a few months or next year, but I think it's never too early to try . . . and if you miss the boat and your kid is 17 and going off to college next year, don't throw your hands up and say, 'I missed the boat.' Start whenever you can."

http://edition.cnn.com/2017/09/13/health/money-talking-to-kids-parenting/index.html (改変あり)

問 1. 下線部《A》と最も近い意味を表わすものを (1) 〜 (4) から１つ選び、その番号を [　15　] にマークしなさい。

　(1) was arrested　　　(2) was busy　　　(3) was calm　　　(4) was surprised

問 2. 空所（　あ　）に入れるのに最も適切なものを (1) 〜 (4) から１つ選び、その番号を [　16　] にマークしなさい。

　(1) deficits　　　(2) expenses　　　(3) interests　　　(4) loans

問 3. 下線部《B》の'that'と同じ用法の'that'を下線部 (1) 〜 (4) から１つ選び、その番号を [　17　] にマークしなさい。

問 4. 空所（　い　）に入れるのに最も適切なものを (1) 〜 (4) から１つ選び、その番号を [　18　] にマークしなさい。

　(1) confidence　　　(2) excuse　　　(3) responsibility　　　(4) worry

問 5. 親が子どもにお金の話をする時機についての Pearl 氏の見解に合致するものを (1) 〜 (4) から1つ選び、その番号を [19] にマークしなさい。

(1) お金の話ができるほどに子どもが成長したのなら、子どもとその話をしてみてもよい。

(2) 子どもからお金に関する質問をされるまではその話をするのを待つべきだ。

(3) 子どもが高校を卒業する間際になってお金の話をしてもすでに手遅れなので、その話をするのはあきらめるべきだ。

(4) 子どもにお金の話をするのは経済学の博士号を取得できるほどの知識を得てからのほうがよい。

問 6. お金に関して本文で勧められている子育ての方法を (1) 〜 (4) から1つ選び、その番号を [20] にマークしなさい。

(1) 現金を使わずにインターネット上で買い物ができることを子どもに教える

(2) 子どもがよい学業成績を収めたときには、お小遣いを与えてさらに意欲を引き出す

(3) 子どもに小遣い帳をつけさせて、親が子どものお金の使い方を把握できるようにする

(4) 自分が過去に犯したお金に関する過ちもためらわずに子どもに話す

第4問　次の英文を読み、後の問いに答えなさい。

It's a good thing that Neanderthals didn't have tartar-control toothpaste. What looks to us like unsightly buildup has turned out to be a goldmine for microbiologists who study human evolution. Hardened plaque harvested from Neanderthals is loaded with genetic material from plants and animals these prehistoric hominins ate, as well as remnants of microbes that reveal a surprising amount about how they lived and even what made them sick.

《A》Researchers extracted the ancient DNA and bacteria from the jaws of three Neanderthal individuals from Belgium and Spain, and described the results in a paper published today in the journal *Nature*. The Belgian individuals ate a heavily meat-based diet, indicated by DNA from wooly rhinoceros and wild sheep. Meanwhile, the Spanish Neanderthal seemed to have eaten mostly vegetable material, including moss, pine nuts, and mushrooms.

Perhaps more intriguing, though, were the microbial riches Weyrich's team found preserved in the calcified plaques: The team recovered DNA from these prehistoric individuals' microbiomes, communities of bacteria and fungi living on and inside their bodies. "It gives us a picture of a wide variety of things they were exposed to in their daily lives, including diseases and the medicines they were using to treat them," says study leader and University of Adelaide microbiologist Laura Weyrich.

For instance, the individual from El Sidrón, Spain, seems to have had some bacterial strains that gave him a hard time, and it's possible 《B》the hominin turned to botanicals to treat them. The Spanish Neanderthal was suffering from a dental abscess, possibly caused by a subspecies of the bacterium *Methanobrevibacter oralis*. Poplar found in the sample likely provided salicylic acid—the active ingredient in aspirin—for pain relief.

【　あ　】

The idea of looking at tooth plaques for clues about life in ancient times has been around for decades; study co-author Keith Dobney has been working on some form of the technique since the 1980s. But it wasn't until the advent of super high-powered microscopy and precision genetics tools that researchers were able to drill down into prehistoric plaques to really perceive what might be lurking there. Worse, says Weyrich, until the last 10 to 15 years, calcified tartar would routinely be cleaned away from new specimens at museums and labs, because scientists then were more interested in growth and wear patterns on the teeth themselves.

【　い　】

The idea that Neanderthals ate both meat and vegetables or self-medicated with plants isn't strictly new. This study backs up results from earlier examinations of nitrogen isotopes found in tooth enamel and physical plant remains found jammed between their teeth.

【　う　】

What the various groups were eating may be the key to these differences. And with this ancient reference point, scientists can now better track the way diet impacts the microbiome over time, and how those effects have shaped our evolution.

【　え　】

"《C》Looking at how dietary changes cause changes in the microbiome is really hard to do with modern medicine—you'd have to get millions of people eating the same thing for months on end," Weyrich says. "But using Neanderthals as a model—people who are stuck in one place and limited to the food sources those places provide—we can determine what they were doing that might have caused a change in their microbiome."

【　お　】

Dobney, an archaeologist with the University of Aberdeen, says he's hopeful that being able to compare post-agricultural biomes with those of prehistoric people can offer ideas for how to combat modern dietary blights. "Microbiomes have evolved over millions of years with us, and we can't live without them," Dobney says. "Obesity, diabetes—these don't come out of nowhere. This will give us some serious insight on how changes in migration and diet have impacted human society."

【　か　】

The work could even offer fresh clues to why Neanderthals ultimately died out. "The [Belgian] Neanderthals we looked at were some of the last that existed, so if there's a signal in the changes in their microbiome that contributes to their health, then these are the ones we'd want to look in," Weyrich says.

【 き 】

Weyrich's group also sequenced the entire genome of the gum-disease causing *Methanobrevibacter* bacteria—at 48,000 years old, it's by far the oldest bacterial genome sequenced to date. They found that the Neanderthal strain originated around 125,000 years ago, at the time when *Homo sapiens* and Neanderthals are thought to have been interbreeding. The modern form of this bacterium is transmitted from person to person via saliva, so the find raises interesting questions about how humans and Neanderthals may have interacted during such intimate moments.

"Breeding encounters have often been thought of as brash, rough events, but these are oral microorganisms, transferred through kissing or food-sharing," Weyrich says. "That we're finding them in the mouths of these Neanderthals tells us more about how they would have potentially gotten along with humans. And that's just one microorganism in the mouth."

While there's more work to be done to determine exactly how the bacterium moved across populations, the concept intrigues Lawrence Straus, a University of New Mexico anthropologist who has studied European Neanderthals for 45 years. "It would be truly fantastic to see evidence of the passing of specific bacteria from Neanderthals to *Homo sapiens*," says Straus. He is also excited to see the advanced toothy techniques applied to other ancient human relatives: "Maybe someone will try to extract bacteria from the calculus of our Red Lady of El Mirón," the famous skeleton of a woman covered in red pigments who died in northern Spain 18,700 years ago.

http://news.nationalgeographic.com/2017/03/neanderthals-teeth-diet-medicine-microbiome-humans-science/

注　tartar: 歯石　　　　　　　　hominin: ヒト族の個体　　　　intriguing: 興味深い
　　microbiome：細菌叢　　　　fungi: fungus（真菌）の複数形　El Sidrón: エル・シドロン洞窟
　　botanicals: 植物性薬品　　　abscess: 膿瘍　　　　　　　　poplar: ポプラ
　　salicylic acid: サリチル酸　　advent: 出現　　　　　　　　specimen: 標本
　　nitrogen isotope: 窒素同位体　dietary blight: 食生活に起因する健康問題
　　saliva: 唾液　　　　　　　　brash: 荒っぽい　　　　　　　calculus: 結石（歯石）

問 1. 下線部《A》のような研究の実施は最近になってようやく可能になったのだが、それはどのような技術的進歩があったためか、本文の内容に即して日本語で答えなさい。

問 2. 下線部《B》が述べていることの具体的な内容を本文に即して日本語で説明しなさい。

問 3. 下線部《C》が述べている内容を日本語で答えなさい。

問 4. Weyrich らの研究はネアンデルタール人の絶滅についての新たな手がかりになるかもしれない。その理由を本文の内容に即して日本語で答えなさい。

問 5. ネアンデルタール人とホモ・サピエンスとの間には交雑があったと考えられているが、Weyrich らの研究によって、その交雑の在り方について新しい見解が生まれてきた。それはどのような見解か、本文の内容に即して日本語で答えなさい。

問 6. 次の (1) と (2) の段落はそれぞれ本文のどの位置に置くのが最も適切か、【あ】〜【き】の記号で答えなさい。

(1) The individual was also dealing with diarrhea and vomiting caused by a different pathogen, *Enterocytozoon bieneusi*, and may even have turned to antibiotic-producing molds for treatment. Genetic material from *Penicillium rubens* was found on plant matter in this Neanderthal's teeth.
注 diarrhea: 下痢　　vomiting: 嘔吐　　pathogen: 病原体　　mold: カビ

(2) What really grabbed Weyrich and her group in the new data was the fact that the meat-eaters' overall microbiomes differed from the vegetarian's, and that they differed altogether from the microbiomes that live inside modern humans.

第５問　次の英文を読み、下線部 (1)〜(4) の日本語の内容を英語にしなさい。

Seasonings make good food taste better, and Japanese kitchens use many. (1)醤油と味噌の製造技法は、日本が変化に富む気候を持ち、その原料の宝庫であることを利用したものである。 *Kombu* seaweed, dried bonito fish and other nutritious foods are used to make various types of stock that have become essential to Japanese cuisine. Seasonings have a long tradition and are still made with care and respect for the past.

Like soy sauce, miso (fermented soybean paste) is a very common flavoring, so common today that it is still used almost every day to make miso soup. In the old days it was made by hand in many homes. It hides the smell of fish or meat while giving the food more punch, and this is why it is often used in pot dishes cooked at the table and in stews.

Miso is made by steaming soybeans, salting and crushing them, then mixing them with a fermenting agent called *koji* mold.

The *koji* is first cultivated on soybeans, rice, barley or some other grain. The mixture is fermented and aged for several months, or even a year or so.

Miso manufacturing techniques are said to have come from China more than 1,300 years ago, and over the centuries many varieties have been produced throughout Japan. Three major varieties are *kome-miso*, *mugi-miso*, and *mame-miso*.

(2)米味噌は最も広く使われているものだが、地域によって色や味が異なる。 In colder parts of the country people tend to prefer a darker color and a higher salt content, while in the warmer south they go for a lighter color and a milder taste. *Shinshu-miso*, made in many places in Nagano Prefecture, sells throughout Japan and has the highest market share—it accounts for more than 30% of national production. It is favored for its pale color and light taste—lighter than you would expect for a fairly salty miso—and it goes well with other types of miso.

Maruyama Takashi is the fourth-generation owner of Maruyama Miso Manufacturing, a traditional maker in Azumino, Nagano Prefecture. He explains, "People say that Nagano's miso tastes best. I suppose that's because the water and air are pure, and because the climate is ideal—we are at a fairly high altitude and surrounded by mountains, so we have cold winters, warm summers, and excellent spring and fall weather."

His company has followed the same manufacturing techniques since it was founded a century ago. (3)大豆は地元の契約農家から仕入れ、ガスや石油は使わずに、初代が作った竈（かまど）で薪を焚いて蒸す。 "A wood fire gives off a soft, natural heat that lets the soybeans keep their nice flavor. We're just a small business, so I guess that's why we can do it the old-fashioned way," he grins. "(4)私たちは、ずっと変わることのない独自の味の品を作り続けることで、常連のお客様に本当に価値あるものを提供しています。"

http://web-japan.org/nipponia/nipponia36/en/feature/feature05.html

bonito fish: カツオ　　　stew: 煮物　　　mold: カビ　　　altitude: 標高

数　学

問題

後期試験

30年度

問題1　次の問いに答えよ.

(1) $\dfrac{x^2}{32} + \dfrac{y^2}{8} = 1$ 上の点 $(4, 2)$ における法線の y 切片は $\boxed{\text{アイ}}$ である.

(2) 曲線 $C : y = x^2 + x + 1$ に原点から2本の接線を引く. 曲線 C とこれら2本の接線に囲まれた図形の面積は $\dfrac{\boxed{\text{ウ}}}{\boxed{\text{エ}}}$ である. また, この図形を x 軸のまわりに1回転させてできる立体の体積は $\dfrac{\boxed{\text{オカ}}}{\boxed{\text{キク}}}\pi$ である.

(3) $\displaystyle\lim_{n\to\infty} \sum_{k=0}^{n} 3 \cdot 2^{-3k} = \dfrac{\boxed{\text{ケコ}}}{\boxed{\text{サ}}}$ である.

(4) $x + y + z \leqq 16, x > 0, y > 0, z > 0$ を満たす整数の組 (x, y, z) は $\boxed{\text{シスセ}}$ 組ある.

(5) 一辺の長さが2の正五角形 ABCDE の AC の長さは $\boxed{\text{ソ}} + \sqrt{\boxed{\text{タ}}}$ である.

(6) 面積が240の三角形 ABC があり, 辺 BC の中点を M とすると, $\angle$AMC$= 45°$, AC$= 22$ である. このとき, AB$= \boxed{\text{チツ}}$ である.

(7) 複素数平面上の3点 A(6), B$(8i)$, C(z) について, AC$=$BC かつ $\angle$ACB$= \dfrac{\pi}{2}$ であるとき, 点 C を表す複素数 z は $\boxed{\text{テ}} + \boxed{\text{ト}}\,i$ である. ただし $0 \leqq \arg z \leqq \dfrac{\pi}{2}$ とする.

(8) 40個の値からなるデータを A 群 15 個, B 群 25 個の2つに分けたところ, A 群のデータの平均は 12, 分散は 30 であり, B 群のデータの平均は 20, 分散は 38 であった. このとき, 40個の値全体のデータの平均は $\boxed{\text{ナニ}}$ であり, 分散は $\boxed{\text{ヌネ}}$ である.

(9) 赤玉5個, 青玉4個, 白玉3個が入っている袋から2個の玉を同時に取り出すとき, 2個の玉が異なる色である確率は $\dfrac{\boxed{\text{ノハ}}}{\boxed{\text{ヒフ}}}$ である.

(10) $f(x) = \dfrac{d}{dx}\displaystyle\int_0^x (x - t)\sin t\, dt$ のとき, $f\left(\dfrac{\pi}{3}\right) = \dfrac{\boxed{\text{ヘ}}}{\boxed{\text{ホ}}}$ である.

(11) 曲線 $y = \dfrac{e^x + e^{-x}}{2}$ の $y \leqq 7$ の部分の長さは $\boxed{\text{マ}}\sqrt{\boxed{\text{ミ}}}$ である.

問題 2

座標空間内の 2 点 $A(1, 2, 3)$, $B(2, 3, 4)$ を通る直線 l 上の動点を P, x 軸上の動点を $Q(k, 0, 0)$ (k は実数) とするとき, 次の問いに答えよ.

(1) PQ 間の距離が最小となるときの距離 m と, そのときの点 P, Q の座標をそれぞれ求めよ.

(2) PQ 間の距離が最小になるときの線分 PQ の中点を M とすると, 点 M を中心とする半径 m の球面 S は直線 l, x 軸とそれぞれ 2 点で交わる. これら 4 つの交点を頂点とする四面体の体積を求めよ.

問題 3　次の問いに答えよ.

(1) n を 1 よりも大きい整数とする. 任意の三角形は n^2 個の合同な三角形に分割できることを示せ.

(2) $a^2 + b^2 = 2018$ を満たす正の整数 a, b が存在することを示せ.

(3) 2018 個の合同な三角形に分割可能な三角形が存在することを示せ.

物理

問題
後期試験

30年度

第1問

粗い水平な床の上に水平方向と角θをなす粗い斜面をもつ質量 m の台をおく。この床の上方には水平な天井がある。いま、右図のように、半径 R で質量 M の一様な円柱を軸が水平になるようにして斜面の上に置き円柱の重心 G に水平方向（図中の右向き）に大きさ F の力を加えたところ、円柱は天井に接して静止した。また、重力加速度の大きさを g とする。

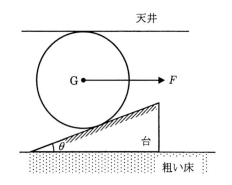

いま、台が床から受ける垂直抗力の大きさを N_1、円柱と台の斜面との間に働く垂直抗力の大きさを N_2、円柱と天井の間に働く垂直抗力の大きさを N_3、台の下面と床の間に働く静止摩擦力の大きさを f_1、円柱と台の斜面との間に働く静止摩擦力の大きさを f_2、円柱と天井の間に働く静止摩擦力の大きさを f_3 として、次の問1と問2に答えよ。

問1 台に働く力のつり合いの式を水平方向、鉛直方向それぞれについて立てよ。

問2 円柱について、点 G のまわりの力のモーメントのつり合いの式を立てよ。

これ以降、問3から問8において、天井がなめらかで、円柱が天井に接して静止している場合を考える。

問3 この場合、f_2 の値はゼロになる。その理由を分かりやすく説明せよ。

問4 円柱が天井に接して静止するためには $F \geqq F_{min}$ でなければならない。このような F_{min} を m、M、F、g、θ のうち必要な文字を用いて表せ。

問5 台が床から受ける静止摩擦力の大きさ f_1 を m、M、F、g、θ のうち必要な文字を用いて表せ。

問6 台が床から受ける垂直抗力の大きさ N_1 を m、M、F、g、θ のうち必要な文字を用いて表せ。

問7 床の静止摩擦係数 μ がある程度小さい場合、F を十分に大きくすると台は床に対してすべる。この場合、台が床に対してすべらないためには $F \leqq F_{max}$ でなければならない。このような F_{max} を m、M、g、θ、μ のうち必要な文字を用いて表せ。

問8 F をどんなに大きくしても台が床に対してすべらないためには、床の静止摩擦係数 μ と角 θ の間にどんな関係式が成り立てばよいか答えよ。最後の結果だけでなくどのように考えたのか分かるように説明を簡潔に書くこと。

第2問

原子核の崩壊と放射性同位体について以下の問いに答えよ。

問1 以下の文章中の空欄 ア ～ カ にあてはまる数値を解答欄に答えよ。

トリウムは安定同位元素を持たないが、トリウム232 ($^{232}_{90}$Th) は半減期が約140億年と長いため、天然に存在している。$^{232}_{90}$Th は α 崩壊をして質量数 ア 、原子番号 イ のラジウムになり、そのラジウムが β 崩壊をして質量数 ウ 、原子番号 エ のアクチニウムになる。その後も引き続き崩壊が起き、最終的に安定な鉛208 ($^{208}_{82}$Pb) に至るまで続く。$^{232}_{90}$Th から $^{208}_{82}$Pb に至るまでに α 崩壊が オ 回、β 崩壊が カ 回起きる。

問2 $^{232}_{90}$Th の崩壊過程で生じるラドン220 (^{220}Rn) は、放射性同位体であるラドン222 とともに、大気中に気体として存在する自然放射線源である。^{220}Rn が α 崩壊してできるポロニウムは、直ちに α 崩壊して鉛の同位体（安定な $^{208}_{82}$Pb とは異なる放射性同位体）となる。^{220}Rn の半減期を T として以下の問いに答えよ。

(1) ^{220}Rn の個数が元の個数の 1/4 になるまでにかかる時間を T で表せ。

(2) ^{220}Rn が時刻 $t=0$ に N 個あるとする。$t=10T$ から $t=11T$ の間に崩壊する ^{220}Rn の個数を表せ。ただし、N は十分に大きいものとする。

(3) 1個の ^{220}Rn が2回崩壊して鉛の同位体になるまでに放出されるエネルギーはいくらか、単位に MeV を用いて有効数字3桁で答えよ。^{220}Rn 原子核の質量を 219.9642 u、鉛の同位体の原子核の質量を 211.9469 u、α 粒子の質量を 4.0015 u とし、1 u をエネルギーに換算すると 931.5 MeV となるとして計算せよ。

第3問

同じ抵抗値 R をもつ抵抗を7個使って組んだ回路（図1）について以下の問いに答えよ。

問1　AB間の抵抗値（合成抵抗の抵抗値）R_{AB} を求めよ。
問2　AC間の抵抗値（合成抵抗の抵抗値）R_{AC} を求めよ。
問3　AD間の抵抗値（合成抵抗の抵抗値）R_{AD} を求めよ。

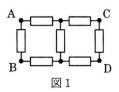

図1

つぎに、起電力 E の電源と抵抗値 R の抵抗と非直線抵抗を図1の回路に接続するとき、非直線抵抗での消費電力の大きさについて考える。非直線抵抗の電流電圧の特性曲線は右のグラフ（図2）のようになっているとする。

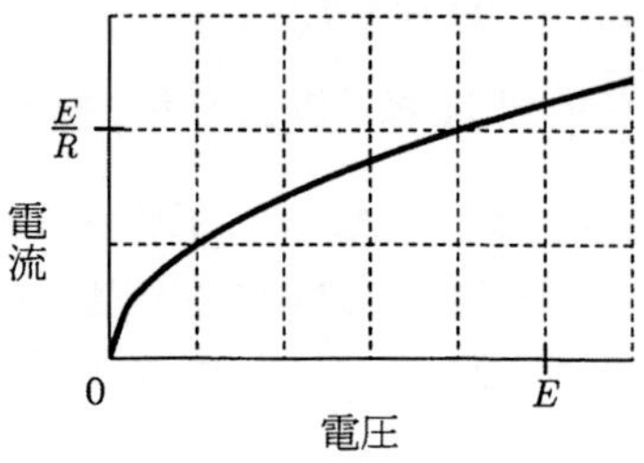

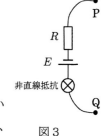

図2

問4　図3のように起電力 E の電源と抵抗値 R の抵抗と非直線抵抗を直列につないだ回路の両端の端子を P、Q とする。この端子 P、Q を以下に示す(a)(b)(c)の3通りに接続した場合の非直線抵抗における消費電力の大きさを比べる。

(a)　端子 P を点 A に、端子 Q を点 B に接続する場合
(b)　端子 P を点 A に、端子 Q を点 C に接続する場合
(c)　端子 P を点 A に、端子 Q を点 D に接続する場合

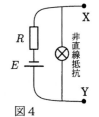

図3

非直線抵抗での消費電力が大きい順に(a)(b)(c)を並べるとすると、正しい順番は以下の選択肢のうちどれか。解答欄に選択肢の記号で答えよ。また、どのように考えて判断したのか解答欄中のグラフを利用して説明せよ。

[問4の選択肢]

(ア)　(a)>(b)>(c)　　(イ)　(a)>(c)>(b)　　(ウ)　(b)>(a)>(c)
(エ)　(b)>(c)>(a)　　(オ)　(c)>(a)>(b)　　(カ)　(c)>(b)>(a)

問5　図4のように起電力 E の電源と抵抗値 R の抵抗と非直線抵抗をつないだ回路の両端の端子を X、Y とする。この端子 X、Y を以下に示す(d)(e)(f)の3通りに接続した場合の非直線抵抗における消費電力の大きさを比べる。

(d)　端子 X を点 A に、端子 Y を点 B に接続する場合
(e)　端子 X を点 A に、端子 Y を点 C に接続する場合
(f)　端子 X を点 A に、端子 Y を点 D に接続する場合

図4

非直線抵抗での消費電力が大きい順に(d)(e)(f)を並べるとすると、正しい順番は以下の選択肢のうちどれか。解答欄に選択肢の記号で答えよ。

[問5の選択肢]

(ア)　(d)>(e)>(f)　　(イ)　(d)>(f)>(e)　　(ウ)　(e)>(d)>(f)
(エ)　(e)>(f)>(d)　　(オ)　(f)>(d)>(e)　　(カ)　(f)>(e)>(d)

第4問

図のように、質量 m のピストンのついた断面積 S のシリンダーが水平な床の上に固定されていて、その中に n [mol] の理想気体が入っている。最初、内部の気体の圧力は大気の圧力 P_0 と等しく、内部の気体の温度は絶対温度で T_0 であるとする。このとき、

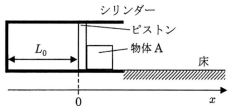

ピストンはシリンダーの底（図中のシリンダー内の左端）から距離 L_0 のところで静止した状態であった（状態0）。このときのピストンの位置を $x=0$ として、図のように水平方向右向きに x 軸をとる。ピストンとシリンダーは断熱材でできており、内部の気体は周囲から断熱されている。ピストンの外側には質量 M の物体Aがピストンに接して置かれている。シリンダーの内側では、ピストンと物体Aはなめらかに動くものとする。ピストンとシリンダーの底の間の距離が L_0 から L_1 ($0<L_1<L_0$) になるまで物体Aを押して、気体をゆっくりと圧縮したのち、静かに手をはなす。

気体定数を R、重力加速度の大きさを g とし、物体Aの大きさは無視できるものとして以下の問いに答えよ。ただし、断熱変化では圧力 P と体積 V の間に $PV^\gamma =$ 一定（γ は比熱比）という関係があることを用いてよい。

[A] まず、物体Aをピストンに固定した場合を考える。このとき、運動はシリンダー内に限定されているとする。

問1 手をはなす直前の内部の圧力を P_0、L_0、L_1、γ を用いて表せ。

問2 手をはなすと、ピストンと物体Aが一体のまま動き出した。ピストンの位置が x にあるときのピストンと物体Aの加速度を P_0 を使わずに表せ。ただし、図中の右向き（x 軸の正の向き）を加速度の正の向きとせよ。

問3 その後、ピストンと物体Aは一体のままシリンダーの中で振動し続けた。この振動の周期を P_0 を使わずに表せ。ただし、$|x/L_0|\ll 1$ として近似せよ。$|\varepsilon|\ll 1$ のときの近似 $(1+\varepsilon)^\alpha \fallingdotseq 1+\alpha\varepsilon$ を使ってよい。

[B] つぎに、物体Aをピストンに固定しない場合を考える。シリンダーの外の床には摩擦があり、床と物体Aの間の動摩擦係数を μ' として次の問いに答えよ。

問4 まず、状態0に戻してから、ピストンとシリンダーの底の間の距離を L_0 から L_1 まで気体をゆっくりと圧縮して、静かに手をはなす。物体Aはシリンダーから出て、床の上を距離 d だけすべって停止した。比熱比 γ を P_0 を使わずに表せ。ただし、問3と同様に近似を用いてよい。

化 学

問題

後期試験

30年度

必要であれば，原子量は H = 1.0, C = 12.0, O = 16.0, Cu = 63.5 を用いよ。

第1問 次の問い（問1 ～ 7）にもっとも適する答えを，それぞれの問いの下にあるものののなかから一つだけ選び，①，②，③，・・・の記号で答えよ。

問1 周期表についての次の記述のうち，<u>正しい</u>のはどれか。

a 原子量は炭素の相対質量を 12 として定められている。
b 周期表は質量数の順に元素を並べたものである。
c 第3族から第12族の元素を遷移元素といい，すべて金属元素である。
d 水，アンモニア，フッ化水素は，それぞれ第3周期の同族の水素化合物よりも沸点が高い。

① aのみ   ② bのみ   ③ cのみ   ④ dのみ   ⑤ aとb
⑥ aとc   ⑦ aとd   ⑧ bとc   ⑨ bとd   ⑩ cとd

問2 次の化学変化のうち，（   ）内の原子の酸化数がもっとも減少しているのはどれか。

① 過マンガン酸カリウム → 硫酸マンガン （マンガン）
② 二クロム酸カリウム → 硫酸クロム （クロム）
③ 二酸化硫黄 → 硫黄 （硫黄）
④ 塩素酸カリウム → 塩化カリウム （塩素）
⑤ 硝酸 → 一酸化窒素 （窒素）

問3 物質の精製法についての記述のうち，<u>誤りを含む</u>ものはどれか。

① 少量のヨウ化カリウムを含むヨウ素の結晶を純粋にするために，昇華を行う。
② 少量の酢酸を含む酢酸エチルを純粋にするために，蒸留を行う。
③ 少量の安息香酸を含む安息香酸メチルを純粋にするために，ジエチルエーテルと希塩酸で振りまぜて，ジエチルエーテルに抽出する。
④ 少量の塩化ナトリウムを含む硝酸カリウムの結晶を純粋にするために，再結晶を行う。
⑤ タンパク質とアミノ酸を含む水溶液からアミノ酸を除くために，透析を行う。
⑥ 海水をイオン交換水にするために，陽イオン交換樹脂と陰イオン交換樹脂に通す。

問4 原子量が 52 の元素 M（M は仮の元素記号）の酸化物がある。その組成が質量パーセントで M 68.4 %，酸素 31.6 %のとき，この酸化物の組成式はどれか。

① MO   ② MO_2 ③ MO_3 ④ M_2O
⑤ M_2O_3 ⑥ M_2O_5 ⑦ M_2O_7 ⑧ M_3O_4

問5　ある弱酸 HA の電離定数は 25 ℃ で 1.0×10^{-6} mol/L とする。次の文章のうち，**誤っている**のはどれか。

a　この弱酸の 1.0 mol/L 水溶液の pH は 3.0 である。
b　この弱酸の 0.010 mol/L 水溶液の電離度は 0.010 である。
c　HA とそのナトリウム塩 NaA をそれぞれ 0.10 mol/L の濃度で含む緩衝液の pH は 4.0 である。
d　反応 $A^- + H^+ \rightarrow HA$ は発熱反応である。したがって，HA の電離定数は温度が高いほど小さくなる。

① a のみ　② b のみ　③ c のみ　④ d のみ　⑤ a と b
⑥ a と c　⑦ a と d　⑧ b と c　⑨ b と d　⑩ c と d

問6　次の物質の 10 g を水に溶かして 1.00 L としたもののうち，浸透圧がもっとも高いのはどれか。ただし，（　）内はその物質の分子量または式量である。なお，電解質については，完全に電離しているものとする。

① エチレングリコール（62）　　② 塩化カリウム（75）
③ 炭酸水素ナトリウム（84）　　④ 塩化マグネシウム（95）
⑤ 硫酸アンモニウム（132）　　⑥ グルコース（180）

問7　一定質量の理想気体の温度を T_1(K) あるいは T_2(K) に保ったまま，圧力 P を変える。このときの圧力 P〔Pa〕の逆数と気体の体積 V〔L〕との関係を表す，もっとも適当なグラフはどれか。ただし，$T_2 > T_1$ とする。

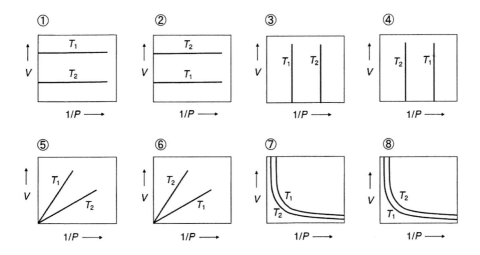

第2問　次の文章を読み，以下の問い（問1 〜 4）に答えよ。

　(1)濃硫酸に純銅の小片を入れて加熱し，二酸化硫黄を発生させる実験を行った。発生した二酸化硫黄は回収し，0.10 mol/L のヨウ素溶液（ヨウ化カリウムを含む）50 mL にゆっくりと通して (2)二酸化硫黄を完全にヨウ素と反応させた。この溶液に (3)0.10 mol/L チオ硫酸ナトリウム $Na_2S_2O_3$ 水溶液を滴下していった。溶液の色が淡くなったところで少量のデンプン水溶液を加え，生じた青紫色が消失する点を終点とした。終点に達するまでに 10 mL の 0.10 mol/L チオ硫酸ナトリウム水溶液を要した。なお，ヨウ素溶液中のヨウ化カリウムはこれらの反応に関係せず，チオ硫酸ナトリウムは水溶液中で還元剤として次のように働くものとする。

$$2S_2O_3{}^{2-} \rightarrow S_4O_6{}^{2-} + 2e^-$$

問1　下線部（1）と（2）の反応を化学反応式で示せ。

問2　下線部（3）の操作にもっとも適した器具の名称を答えよ。

問3　回収した二酸化硫黄の物質量〔mol〕はいくらか。

問4　下線部（1）で溶解した銅の質量〔g〕にもっとも近いものを下のなかから一つ選び，①，②，③，・・・の記号で答えよ。

　　① 0.035　② 0.071　③ 0.14　④ 0.19　⑤ 0.25　⑥ 0.29　⑦ 0.57

第3問　可逆反応 $X_2 + Y_2 \rightleftarrows 2XY$ について，以下の問い（問1 〜 3）に答えよ。ただし，X_2，Y_2 および XY はいずれも気体で，それぞれの結合エネルギーを 432，149 および 295 kJ/mol とする。また，正反応 $X_2 + Y_2 \rightarrow 2XY$ の活性化エネルギー E_a を 174 kJ/mol とする。

問1　熱化学方程式 $X_2 + Y_2 = 2XY + Q$〔kJ〕の Q の値を求めよ。

問2　逆反応 $2XY \rightarrow X_2 + Y_2$ の活性化エネルギー〔kJ/mol〕はいくらか。

問3　ある温度において，この可逆反応の正反応の反応速度 v_1 と逆反応の反応速度 v_2 は，それぞれの速度定数を k_1 と k_2 として，

$$v_1 = k_1[X_2][Y_2] \qquad v_2 = k_2[XY]^2$$

と表すことができることがわかった。この温度において可逆反応が平衡状態にあるとき，平衡定数 K を k_1 と k_2 を用いて表せ。

第4問 芳香族有機化合物A～Fは，分子式C₈H₈O₂をもつ。これらの化合物に関する以下の文章（1）～（4）を読み，化合物A～Hの構造式を例にならって書け。

構造式の例

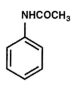

(1) 化合物Aと化合物Bは，炭酸水素ナトリウム水溶液に気体を発生しながら溶解したが，化合物C～Fは反応しなかった。化合物Bを過マンガン酸カリウム水溶液で酸化すると，主に合成繊維として利用されるポリエチレンテレフタラート（ポリエステル）の原料が得られた。

(2) 化合物Aと化合物Cを，それぞれ過マンガン酸カリウム水溶液で酸化すると，どちらからも分子式C₈H₆O₄の化合物Gが得られた。さらに，化合物Gを加熱したところ，水分子が1個とれた化合物Hが生成した。なお，化合物Hはナフタレンを酸化バナジウム(V) V₂O₅を触媒として，空気酸化して得られる化合物と同じであった。

(3) 化合物Dに水酸化ナトリウム水溶液を加えると，容易に溶解した。この溶液にヨウ素を作用させると，特有な臭気をもつ黄色の沈殿が生じた。さらに，この沈殿を除いた反応液に希硫酸を加えると，サリチル酸が得られた。

(4) 化合物Eと化合物Fに，水酸化ナトリウム水溶液を加えても溶解しなかったが，この混合物を加熱したらどちらの化合物も徐々に溶解し，ついには，それぞれ均一な溶液S_EとS_Fになった。ここで，溶液S_Eに希硫酸を加えると，無色の結晶が析出し，これはトルエンを過マンガン酸カリウム水溶液で酸化して得られる化合物と同じであった。一方，溶液S_Fに，塩化ベンゼンジアゾニウム水溶液を加えたところ，橙赤色を呈した。

第5問 次の文章を読み，以下の問い（問1～6）に答えよ。

　二糖類のマルトース，スクロース，セロビオース，トレハロースは，分子式 $C_6H_{12}O_6$ の単糖2分子が（　ア　）結合した構造からなり，分子式（　イ　）で表される。二糖類のなかで α-グルコース1分子と β-フルクトース1分子からなるスクロースと，α-グルコース2分子からなるトレハロースは還元性をもたないが，マルトース，セロビオースは還元性をもつ。これらの2つの二糖類が還元性をもつ理由は，ヘミアセタール構造があることにより，水溶液中でその一部が開環して鎖状構造をとるためである。スクロース水溶液に酵素（　ウ　）を加えて加水分解すると，1分子の α-グルコースと1分子の β-フルクトースが生成される。この等量混合物は（　エ　）とよばれる。下の図に示す α-グルコースおよび β-フルクトースは水溶液中で共に還元性を示すが，この理由は鎖状構造ではグルコース分子に構造Ⅰが，フルクトース分子に構造Ⅱが形成されるためである。

単糖の環状構造（単糖A，単糖Bどちらかが α-グルコース，β-フルクトースに相当する）

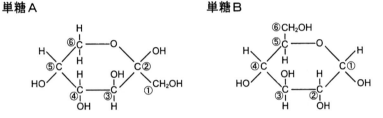

問1　（ ア ）～（ エ ）に適切な言葉もしくは分子式を記せ。

問2　構造ⅠおよびⅡについて，適切な**部分構造**を構造式で記せ。

問3　二糖トレハロースの形成にあずかる α-グルコース分子中の炭素の番号を図から選んで次の例のように記せ。

　　　　　　例：単糖（　C　）の（　③　）と（　⑥　）

問4　β-フルクトースは結晶中では六員環の環状構造をしているが，水溶液中では鎖状構造や，五員環の環状構造と平衡状態にある。β-フルクトースの五員環構造の構造式を，上の図にならって記せ。

問5　α-グルコース水溶液にフェーリング試薬を加えて加熱すると，赤色化合物の沈殿が生じる。その反応式を以下に示す。反応式の右側を記せ。

　　$C_6H_{12}O_6 + 2Cu^{2+} + 5OH^- \rightarrow$

問6　スクロース 17.1 g を 1000 mL の水に溶解し，酵素を反応させて一定時間スクロース
を加水分解させた。この反応液に十分量のフェーリング液を作用させたところ，得られた
赤色化合物は 5.72 g であった。酵素反応において何 % のスクロースが加水分解されたか。
下の ① 〜 ⑨ から選べ。ただし，1 mol の単糖からは 1 mol の赤色化合物の沈殿が生じ
たものとする。

① 10　　　② 20　　　③ 30　　　④ 40　　　⑤ 50
⑥ 60　　　⑦ 70　　　⑧ 80　　　⑨ 90

第6問　次の（1）〜（5）に示す 2 種の化合物を，化学反応を利用して区別するのにも
っとも適した試薬を〔**試薬欄**〕の a 〜 g から一つ選び，選んだ理由を〔**反応の変化欄**〕
の ① 〜 ⑦ から一つ選べ。

（1）メタノールとエタノール　　　　　（2）ジエチルエーテルとメタノール
（3）アセチルサリチル酸とサリチル酸メチル　　（4）ギ酸と酢酸
（5）シクロヘキサンとシクロヘキセン

〔試薬欄〕
a　アンモニア性硝酸銀溶液　　　　b　臭素水　　　　c　金属ナトリウム
d　塩化鉄(Ⅲ)水溶液　　　　　　　e　水酸化ナトリウム水溶液
f　ヨウ素と水酸化ナトリウム水溶液　　g　希塩酸

〔反応の変化欄〕
① 試薬を加えると，黄色の気体が発生する。
② 試薬を加えると，無色の気体が発生する。
③ 試薬を加えると，試薬の色が消える。
④ 試薬を加えると，赤紫色を呈する。
⑤ 試薬を加えると，無色の結晶が沈殿する。
⑥ 試薬を加え温めると，黄色の沈殿物が生成する。
⑦ 試薬を加えると，光沢のある金属が析出する。

生 物

問題
後期試験

30年度

第1問 真核生物の細胞には細胞骨格とよばれる構造体が存在する。細胞骨格には大きく分けて，微小管，中間径フィラメント，アクチンフィラメントの3種類がある。これらの細胞骨格はいずれも構成単位である特定のタンパク質が重合したり解離したりすることによって，長さの調節ができるようになっている。これらの構造体は文字通り細胞の骨格として細胞の形態の維持にはたらいているほか，細胞の移動や変形，細胞小器官の運動，さらには細胞分裂などさまざまな局面において重要なはたらきをしている。細胞骨格に関する以下の各問いに答えよ。解答はそれぞれの指示に従って次の語群から選択し，番号で記せ。

① 微小管　② 中間径フィラメント　③ アクチンフィラメント　④ 該当なし

問1　次の a）〜 d）のタンパク質は，どの細胞骨格の構成単位であるか。① 〜 ④から最も適当なものをそれぞれ1つずつ選び，番号で記せ。

a）ケラチン　b）チューブリン　c）コラーゲン　d）フィブリン

問2　次の a）〜 d）の文は単量体タンパク質が重合した繊維状構造について記したものである。それぞれの構造はどの細胞骨格のものか。① 〜 ④ から最も適当なものをそれぞれ1つずつ選び，番号で記せ。

a）球状の単量体タンパク質が重合して，2本の繊維からなる2重らせん構造を形成する。
b）球状の単量体タンパク質が2量体を形成したあと1列に並んで繊維状になり，これが13本集まって中空の管を形成する。
c）繊維状の単量体タンパク質が連結してさらに長い繊維をつくり，これが8本あつまってロープ状になる。
d）繊維状の単量体タンパク質が3本集まってゆるい右巻きのらせん構造をとる。

問3　多細胞生物がその形態を維持するにあたり，細胞接着装置と細胞骨格との連携は重要な役割を果たす。次の a）～ d）の細胞接着装置はどの細胞骨格と連結しているか。① ～ ④ から最も適当なものをそれぞれ１つずつ選び，番号で記せ。

　　a）デスモソーム　b）ギャップ結合　c）接着結合（接着帯）　d）密着結合

問4　次の a）～ f）の細胞運動や細胞構造と最も関係の深いのはどの細胞骨格か。① ～ ④ から最も適当なものをそれぞれ１つずつ選び，番号で記せ。

　　a）原形質流動　b）繊毛　c）べん毛　d）紡錘糸　e）収縮環　f）核膜

問5　細胞骨格が動的な機能を果たすときには，モータータンパク質とよばれるタンパク質が細胞骨格と協調してはたらく。次の a）～ c）のモータータンパク質と協調してはたらくのはどの細胞骨格か。① ～ ④ から最も適当なものをそれぞれ１つずつ選び，記号で記せ。

　　a）ダイニン　b）キネシン　c）ミオシン

問6　細胞骨格の形成を阻害する薬品は，細胞分裂阻害剤として利用されている。さかんに分裂している培養中の細胞にこのような薬品を加えたところ，すべての細胞が分裂期の中期で分裂を停止した。用いた薬品が作用したのはどの細胞骨格か。① ～ ③ から最も適当なものを１つ選び，番号で記せ。

問7　骨格筋の筋繊維中に含まれている細胞骨格はどれか。① ～ ③ からあてはまるものをすべて選び，番号で記せ。

第2問 ヒトの老廃物の処理と排出に関する次の文を読み，以下の各問いに答えよ。

血液は全身の血管を巡りながら酸素や各種の栄養分などを細胞に供給するとともに，それらの栄養分が代謝された結果生じた二酸化炭素や老廃物を運び去っている。呼吸の結果生じた (1) 二酸化炭素は赤血球中に存在する炭酸脱水酵素のはたらきで重炭酸イオン（HCO_3^-）に変えられ，肺まで運ばれた後，そこで再び二酸化炭素に戻されて呼気として排出される。古くなった赤血球は肝臓や脾臓で壊され，マクロファージに捕食され分解される。(2) ヘモグロビンの成分であるヘムは肝臓で分解され，コレステロールの代謝産物とともに胆汁として十二指腸に分泌されて，最終的に便として排出される。

血液中の老廃物のうち毒性の高いものはいったん肝臓に運ばれて無毒化される。摂取された (3) アルコールは肝臓で毒性の低い酢酸にまで酸化された後，エネルギー源として利用される。激しい運動などをしたときに (4) 骨格筋で生じた乳酸は肝臓でピルビン酸に酸化された後，グルコースに再合成され，再び血液中に戻る。(5) アミノ酸の分解過程で生じたアンモニアは肝臓で毒性の低い物質に変換され，その後この物質は血液によって腎臓へと運ばれる。

腎臓の (6) 糸球体では流入した血液の 10% が原尿としてこし出されるが，体に必要な物質は細尿管で再吸収され，再吸収されなかった物質は尿として排出される。(7) 成人では1日に約 180 L の原尿がつくられ，その 99% は再吸収されている。

問1 体の各臓器で生じた老廃物の処理と排出には肝臓と腎臓が重要な役割を果たしている。図1の模式図は体の各臓器を結ぶ血管と血流の向きを矢印で示している。肝臓と小腸に出入りする血管と血流の向きを解答欄の模式図に矢印で書き加えよ。

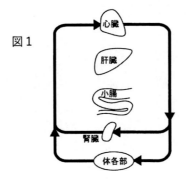

図1

問2　下線部（1）について，

ⅰ）HCO₃⁻を運ぶ血液成分はどれか。次の ① ～ ④ から最も適当なものを1つ選び，番号で記せ。

　　① 赤血球　　② 白血球　　③ 血小板　　④ 血しょう

ⅱ）HCO₃⁻は血液の恒常性を保つ上でも重要な役割をもつ。HCO₃⁻によって調節されている血液の性質はどれか。次の ① ～ ⑤ から最も適当なものを1つ選び，番号で記せ。

　　① 塩濃度　　② 浸透圧　　③ 血糖値　　④ pH　　⑤ 温度

問3　下線部（2）について，

ⅰ）ヘムに含まれる金属を元素記号で記せ。

ⅱ）ヘムが分解されて生じる色素の名称を記せ。

ⅲ）胆汁は排出されるだけではなく，ある栄養素の消化にも役立っている。その栄養素の名称を記せ。

問4　下線部（3）について，アルコールは酢酸になる過程でいったん非常に毒性の高い物質に酸化される。この物質は二日酔いの原因とされている。

ⅰ）この物質の名称を記せ。

ⅱ）アルコールをⅰ）の物質に変換する酵素の名称を記せ。

問5　下線部（4）について，

ⅰ）グルコースから乳酸ができる経路を何とよぶか，名称を記せ。

ⅱ）肝臓で合成されたグルコースは，再び血液中に放出されるまで重合体を形成して肝臓に蓄えられる。この重合体の名称を記せ。

問6　下線部（5）について，

i）肝臓で合成され最終的に腎臓から排出される毒性の低い物質とは何か，名称を記せ。

ii）血中アンモニアの主要な発生源は腸である。腸管内アンモニアの約半分は，食事由来のアミノ酸が小腸上皮細胞で分解される過程で生成するといわれている。残り半分のアンモニアの発生源となっている細胞は何か。

問7　下線部（6）について，健康なヒトの原尿中に含まれない成分を次の ① 〜 ⑧ からすべて選び，番号で記せ。

① グルコース　　② アミノ酸　　③ 血小板　　　④ 尿素
⑤ タンパク質　　⑥ K^+　　　　⑦ Na^+　　　⑧ 赤血球

問8　下線部（7）について，細尿管での再吸収には能動輸送により非常に多くのエネルギーが使われる。腎蔵では，血しょう中に少量しか存在しない不要な物質を取り除いて尿をつくるのではなく，血しょう中に含まれるほとんどの物質をいったん原尿としてこし出しておいて，そこに大量に含まれている必要な物質を再吸収するという，エネルギー的には非常に不利な方法をとっている。そのような方法をとっている理由について，考えられることを簡潔に記せ。

第3問 ヒトの神経系に関する次の文を読み，以下の各問いに答えよ。

　動物は外界からの情報を受容器で得て，外界に対して効果器で反応する。この受容器と効果器を結びつけているのが神経系である。

　ヒトの神経系には，脳と脊髄からなる中枢神経系と，中枢神経系と体の各部との間をつないでいる末梢神経系がある。末梢神経系は，(1)脳から出る脳神経と脊髄から出る脊髄神経に分けられ，機能の上から，運動や感覚に関係した体性神経系と，内臓などを支配している自律神経系とに分けられる。体性神経系は，受容器から中枢へ外界の情報を伝える感覚神経と，中枢からの指令を効果器へ伝える運動神経からなる。一方，(2)自律神経系は，体内環境の維持にはたらいており，交感神経と副交感神経からなる。

　脳は，大脳，間脳，小脳，中脳，延髄に分かれており（図2），(3)それぞれ異なった機能をもっている。ヒトでは大脳の占める割合が大きく，(4)大脳皮質では，感覚野や運動野のように場所ごとに異なる情報処理を分担している（図3）。

　脊髄は上から，頚髄，胸髄，腰髄，仙髄，尾髄に分かれており，手の感覚や随意運動を伝える脊髄神経は，おもに頚髄から出入りし，足の感覚や随意運動を伝える脊髄神経は，おもに腰髄，仙髄から出入りする。脊髄には意識とは無関係におこる反射の中枢が存在する。(5)膝蓋腱反射の反射弓を図4に示す。また，脊髄には，受容器や効果器を大脳とつなぎ，(6)感覚や運動の興奮伝達経路としての機能もある。大脳〜脊髄にいたるまでの興奮伝達経路の一部を図5に示す。

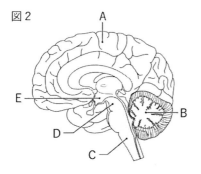

図2

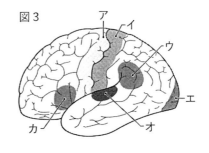

図3

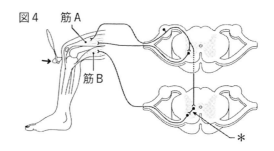

図4

図5

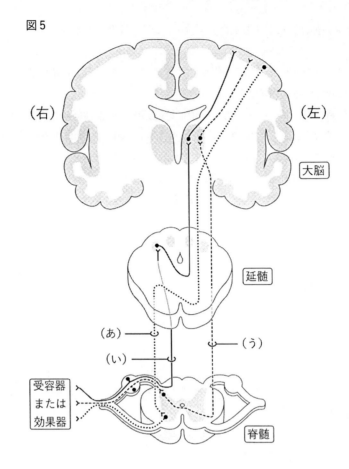

問1　下線部（1）について，脳神経と脊髄神経の数はそれぞれ何対か。次の ① ～ ⑥ から最も適当なものを1つ選び，番号で記せ。

① 脳神経：8対，脊髄神経：31対　　② 脳神経：8対，脊髄神経：37対
③ 脳神経：10対，脊髄神経：31対　　④ 脳神経：10対，脊髄神経：37対
⑤ 脳神経：12対，脊髄神経：31対　　⑥ 脳神経：12対，脊髄神経：37対

問2　下線部（2）について，副交感神経のはたらきによるものはどれか。次の ① ～ ⑤ から適当なものをすべて選び，番号で記せ。

① 瞳孔の拡大　　② 心臓拍動の促進　　③ 膵液の分泌促進
④ 腸管運動の促進　　⑤ 排尿の促進

問3　下線部（3）について，次の a）〜 d）に表す機能をもつ脳の部位はどこか。
図2の A 〜 E から最も適当なものをそれぞれ1つずつ選び，記号で記せ。
a）瞳孔の大きさを調節する。
b）体の平衡を制御する。
c）生命維持に必要な呼吸や循環を調節する。
d）体温，血糖などを調節する。

問4　下線部（4）について，次の a）〜 d）の場所はどこか。図3の ア 〜 カ から最も
適当なものをそれぞれ1つずつ選び，記号で記せ。
a）皮膚感覚の領域
b）随意運動の領域
c）視覚の領域
d）言語の発声の領域

問5　下線部（5）について，図4の「＊」に示す介在神経のはたらきは何か。
次の ① 〜 ⑥ から最も適当なものを1つ選び，番号で記せ。

① 筋Aに接続している運動神経の興奮を促進する。
② 筋Aに接続している運動神経の興奮を抑制する。
③ 筋Bに接続している運動神経の興奮を促進する。
④ 筋Bに接続している運動神経の興奮を抑制する。
⑤ 筋A，筋Bに接続している両方の運動神経の興奮を促進する。
⑥ 筋A，筋Bに接続している両方の運動神経の興奮を抑制する。

問6　下線部（6）について，
ⅰ）痛覚・温度覚を伝える興奮の伝達経路はどれか。図5の（あ）〜（う）から最も適
当なものを1つ選び，記号で記せ。
ⅱ）触覚・圧覚を伝える興奮の伝達経路はどれか。図5の（あ）〜（う）から最も適当
なものを1つ選び，記号で記せ。
ⅲ）ある位置の胸髄の左半分が損傷し，損傷部位の各伝達経路に障害が生じたと仮定す
ると，左右の足の痛覚・温度覚，触覚・圧覚，随意運動はどのようになると考えら
れるか。解答欄の表に正常と考えられるなら「○」を，異常があると考えられるな
ら「×」を記せ。なお，図5には左右どちらか一方だけの伝達経路しか表していな
いが，実際には両側に存在する。また，脊髄が損傷しても意識ははっきりしている
ものとする。

第4問 血液中の酵素に関する次の文を読み，以下の各問いに答えよ。

　生体内で行われている代謝の過程では，1つ1つの化学反応はそれぞれ異なった酵素によって担われている。(1)<u>酵素反応の基質特異性は酵素がもつ特有な立体構造に依存している</u>。各組織や器官ではそれぞれの機能を特徴づける酵素の発現がみられる。たとえばアミノ酸代謝をさかんに行っている肝臓の肝細胞では，アラニンのアミノ基を転移してグルタミン酸を合成するアラニンアミノ基転移酵素（ALT）が大量に発現している。

　健康な肝臓でも一定量の細胞が増殖と壊死を繰り返しているため，壊死した細胞から漏れ出した ALT が血液中にわずかに存在している。肝臓に炎症が生じると壊死する細胞が増えるため，血液中の ALT も増加する。したがって (2)<u>血液中の ALT 濃度を測定することによって肝臓の健康状態を診断することができる</u>。

　血液中に漏れ出してくる ALT はごく微量でその濃度を正確に測定するのは難しい。基質が十分量あるとき酵素の濃度と活性は比例するので，ALT 濃度（g/L）の代わりに最適条件下で測定された ALT 活性の値（国際単位/L）が血液検査の指標として用いられている。

　ALT の活性は基質であるアラニンが単位時間内にどれだけピルビン酸に変化するかで表されるが，ピルビン酸を直接定量するのは難しい。そこで，生じたピルビン酸を乳酸脱水素酵素（LDH）によって乳酸に変化させ，その過程で消費される LDH の補酵素（NADH）の減少速度を測定し，ALT の活性値を求めている。反応溶液中に含まれる NADH の減少速度は，反応液に特定の波長の光を照射し，NADH の濃度変化を測定することによって知ることができる。一連の反応過程を図6に示す。

図6

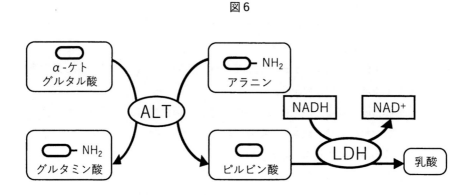

問1 下線部（1）について，
　ⅰ）立体構造をつくる上で基本となる二次構造の名称を2つ記せ。
　ⅱ）立体構造が変化して酵素がはたらかなくなることを何とよぶか，名称を記せ。
　ⅲ）立体構造が正しく折りたたまれるように補助するはたらきをもつタンパク質を何とよぶか，名称を記せ。
　ⅳ）活性部位以外の場所で，特定の物質が結合することによって酵素の立体構造に影響をおよぼす部位を何とよぶか，名称を記せ。

問2 下線部（2）について，血液検査の対象として用いられる酵素はALTのほかにも多数存在する。クレアチンをリン酸化する酵素（クレアチンキナーゼ）やアミラーゼの値が増加した場合に，どのような器官の異常が疑われるか。それぞれ2つずつ名称を記せ。

問3 図6に示した血液中ALT活性の測定について，
　ⅰ）反応液に加える試薬として，アラニンのほかに必要なものを次の①～⑧からすべて選び，番号で記せ。

　　① α-ケトグルタル酸　② グルタミン酸　③ ピルビン酸　④ 乳酸
　　⑤ ALT　　　　　　　⑥ LDH　　　　　⑦ NADH　　　　⑧ NAD$^+$

　ⅱ）酵素濃度が一定の場合の基質濃度と反応速度の関係を図7に示す。反応液に加えるアラニンの濃度として最も適当なものをa～dから1つ選び，記号で記せ。

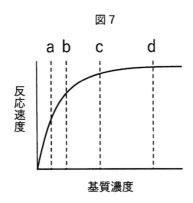

図7

ⅲ）この測定により ALT の活性値を導き出すための反応の要件あるいは酵素の性質として適当なものを次の ① 〜 ⑧ から３つ選び，番号で記せ。

① 基質濃度が一定のとき，反応速度は酵素濃度に比例する。
② 補酵素は反応の前後で変化しない。
③ ALT と LDH の反応速度が一致している。
④ ALT により生成するピルビン酸に対して LDH は十分量存在する。
⑤ 酵素の変性を防ぐために測定は低温（4℃）で行う。
⑥ LDH の反応速度と NADH の減少速度は比例する。
⑦ アラニンがピルビン酸に変化する反応を阻害しないように，添加するα-ケトグルタル酸の量は最小限度に抑える。
⑧ アラニンとピルビン酸の濃度が一致したときに，ALT の反応速度は最大になる。

問４　ある患者が健康な状態から肝炎を発症して死亡するまでの期間における患者の血液中 ALT 活性の推移を図８に示す。この患者が肝硬変になった段階で，血液中 ALT 活性が正常範囲に戻った理由を簡潔に記せ。

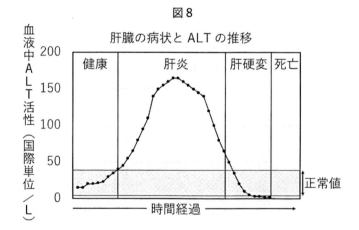

藤田保健衛生大学（医）30年度　（72）

英　語

解答

30年度

〔前　期〕

第1問
〔解答〕
問1　(2)　問2　(3)　問3　(4)　問4　(2)
問5　(4)　問6　(2)

〔出題者が求めたポイント〕
問1　beyond recognition「認識不能、原形をとどめないほど」。
問2　「運賃」という意味なので、fare が正解。
問3　「恐ろしい」という形容詞が入るので、frightening が正解。
問4　the exact heights of them の them を関係代名詞に変えるので、of which が正解。
問5　be subject to ～「～の支配下にある、従属する」。
問6　go with ～「～によく合う」。

〔問題文訳〕
問1　遺体は原形をとどめないほど焼けていたので、捜査官は誰が事故で死んだのかまだ特定できていない。
問2　この駅から藤田保健衛生大学までのバス運賃は 210 円だ。
問3　これらの呼吸障害は夜間に起こりがちなので、障害を持ったことのない親にとって一層恐ろしいものになっている。
問4　正確な標高が分かっていない山は世界中にたくさんある。
問5　この国では、医師はさらなる政府の規制と監督下に置かれるだろう。
問6　あなたのグラスのワインはあなたが食べているチーズとよく合う。

第2問
〔解答〕
問1　[7] (5)　　[8] (2)
問2　[9] (1)　　[10] (4)
問3　[11] (1)　　[12] (4)
問4　[13] (3)　　[14] (2)

〔出題者が求めたポイント〕
正解の英文
問1　(It was more than he could bear) to tell the truth.
問2　The dietitian says he needs to see if sugar really (is to blame for obesity in children).
問3　We (left it up to them which route) we should take.
問4　When I fell down, many people (walked by without so much as a glance).

第3問
〔解答〕
問1　(2)　問2　(1), (5)　問3　(1)

問4　(4)　問5　(1), (4)
〔出題者が求めたポイント〕
問1　as of ～「～の時点で、～現在」。
問2　選択肢訳
　(1) ビクトリア州では、ブルーリ潰瘍の症例は 12 月から 5 月の間の方が、一年の他の月よりも少ない。→ 第 4 段落第 4 文に一致
　(2) ビクトリア州では、2016 年のブルーリ潰瘍の症例数は、前年の 2 倍だった。
　(3) 西アフリカでは、ブルーリ潰瘍に罹る子供の症例はまだ記録されていない。
　(4) 西アフリカでは、多くの人がそれで死ぬため、ブルーリ潰瘍の問題は非常に深刻だ。
　(5) ブルーリ潰瘍が発生している場所に数日滞在する人は、その後それに罹る可能性がある。→ 第 4 段落第 5 文に一致
問3　covering up「身をくるむ」。drawing up「立案する、文書を作成する」。shutting up「黙らせる」。signing up「契約する、登録する」。
問4　what is otherwise an animal infection「それ (spillover) がなければ、動物感染だったもの」から、human cases occur「人間の症例が発生する（= zoonotic infection）」という文脈なので、ポッサムの感染が人間に広まるという趣旨の(4)が正解。
問5　(1) → 第 1 段落最終文に一致
　　　(4) → 第 3 段落最終文に一致

〔全訳〕
　ビクトリア州のあるティーンエイジャーが最近、「肉を食べる」細菌、*Mycobacterium ulcerans*（マイコバクテリウム潰瘍菌）による感染で起こるブルーリ潰瘍に罹患していることが報告された。彼女はビクトリア州モーニントン半島で罹ったと言われ、その地で患者は増加しているようだ。ブルーリ潰瘍はまた、バーンズデール潰瘍の名でも知られ、ビクトリア州を含め世界の各地で発生している。モーニントン半島以外に、クイーンズランド州モスマン北部、イェプーン近郊のクイーンズランド州カプリコーン海岸などの熱帯地域でも、オーストラリア人の患者が報告されている。ビクトリア州では、報告された患者数は過去 2 年間にわたり明らかに増加している。2017 年 9 月現在、159 症例が報告されている。2016 年全体では 182 例、2015 年には 107 例、2014 年には 89 例が報告された。ブルーリ潰瘍は西アフリカの主要な公衆衛生上の問題であり、この地域では多くの国で患者が報告されている。未治療の潰瘍は、特に小児において、著しい外観損傷や身体障害をもたらす可能性がある。
　この感染の特徴は、通常は脚または腕の回復しない痛みであり、数週間から数ヶ月にわたってゆっくり拡大する。非常に早い段階で、感染は赤い塊として始まることがある。潰瘍の周辺は、医学的にはしばしば「穿掘性」と記述され、死んだ組織が皮膚表面の実際の潰瘍をはる

かに超えて広がるように見える。潰瘍は通常ひとつであるが、複数あるいは再発することがある。一部の患者は、感染した部位が大きく腫れることがあり、時にはこれが手足全体に影響を与えることがある。切断手術を必要とする広範な組織損傷は、オーストラリアではまれだ。

M. ulcerans（マイコバクテリウム潰瘍菌）は、結核（結核菌）とハンセン病（ライ菌）を引き起こす有機体の遠い親戚だ。この有機体は、免疫細胞を破壊するミコラクトンと呼ばれる毒素を発生することによって体の免疫系を回避できるようだ。免疫系による制御がなければ、感染は歯止めなく進み、進行性の組織死を引き起こす可能性がある。我々が他の細菌に感染した組織で顕微鏡を見ると、炎症の原因となる白血球が多く見られる。しかし、*M. ulcerans* の場合、白血球細胞の明らかな不在が、しばしば診断の重要な手掛かりとなる。

M. ulcerans 感染は、1930 年代にビクトリア州東部の症例においてはじめて記録された。しかし、過去15年間、症例は海岸沿いに西方のジーロング南部、ベラリン半島へと移動している。2012 年以降、症例はメルボルン南東のモーニントン半島に戻ってきた。症例は1年中いつでも見つかる可能性があるが、6月から11月の間により多く見つかる傾向にある。数人の患者が、週末のベラリン半島旅行のような、ごく一時的な（感染源への）曝露を報告している。これらの患者から、潜伏期間（感染から潰瘍出現までの期間）は約3〜5ヶ月だと考えられる。

M. ulcerans の感染がどこで誰に生じたのかは明らかでない。この細菌が蚊の中で発見されるので、状況証拠は蚊を暗示すると思われる。感染は蚊が噛み易い体の露出した部分で起こり、屋外活動に関連しているように思われる。だから、体をくるみ、蚊用防虫剤を使うのが最良の予防措置のようだ。

奇妙なことに、症例はごく特定の地域で発生しているように思われる ― ベラリン半島では、ある町が「ホットスポット」であるのに対し、他の町は比較的免れているようだ。このことを一部説明する興味深い見出しによれば、ポッサム、特にポッサムの糞便が感染しているらしい。ポッサムの様子には別段具合の悪さはないのだが、陽性の「ポッサムうんち」が、人間の症例が発生する場所に存在するようだ。

これは *M. ulcerans* 感染が、人畜共通感染症 ― つまり、動物感染からの「溢出」として人間の症例が発生する状況 ― である可能性を示唆する。明らかにこれが全容ではない。*M. ulcerans* 感染は、異なる蚊や動物種がいる世界各地で発生しているからだ。

第4問
〔解答〕
問1　単語の認識よりも、脳内での単語の検索の方がより脳の活性化が必要だが、発話にはさらに内的な興奮性インパルスが必要だから。

問2　9歳以前に第二言語の学習を始めた二言語話者は、10歳以降に学び始めた二言語話者や単一言語話者と比較して、第二言語を処理する際に、作業記憶と2つ

の言語の音の区別をする脳の領域がより活性化するという点が異なる。

問3　12歳以降において母語をよく話していれば、その後相当の期間話していなくても再び流暢に話せるようになるということ。

問4　10歳と11歳の間に、生涯母語を話すか、あるいは新たな言語を習得するかの分かれ目があるという考え。その根拠としては、ドイツから英国へ移住した人の追跡調査研究において、10歳までにドイツを去った人はドイツ語を話さなくなったが、11歳以降に去った多くはドイツ語を話し続けたことが挙げられる。

問5　筆者がタミル語を完全な文章で話せるようになること。

問6　(1)【い】　(2)【え】

〔出題者が求めたポイント〕
問1　下線部《A》の次の段落の内容をまとめる。

問2　第7段落の内容をまとめる。

問3　下線部《B》の内容をまとめる。

問4　下線部《C》以下の内容をまとめる。

問5　前段落で、「子供の頃の言語で完全な文章を話すことができた」例を挙げ、これが筆者にも起こりうることを述べた文章であることを考慮する。

問6　挿入文の訳
(1) 分かった。だから、私は理解することから話すことへ進む脳力を欠いているようだ。しかし、私が今でも知っている限られたタミル語はそこへ到達する助けをしてくれる、よね？

(2) だから私はそれに挑戦する ― 少しばかりだが。私は、人目を気にするので、家でユーチューブのビデオクリップを見る。それでも、ビデオを簡単にまねすることができるのを知って嬉しい。

〔全訳〕
　私はもはや自分の母語を覚えていない。あるいは、少なくともその大部分は覚えていない。私が2歳のとき、私は家族とともに南インドから米国に移住した。当時、我々はみなタミル語を話していた。私は学校に入る前、英語を全く知らなかったので、先生が私の遅れに気づいたとき、私の両親はタミル語で私に話しかけるのを止める決心をした。これは 1980 年代には普通のやり方だった。現在では、教育者はバイリンガル（二言語話者）能力の価値をもっと認識している。

　私はそれ（タミル語）との関係を完全に絶ったわけではない。私はまだ私の両親がいつもそれを使っているのを聞く。私はタミル語の映画やニュース番組の要点を見て理解することはできる。私はタミル語を話す親戚を理解し、英語で返答することができる。しかし、話すことは不可能だ。なぜ私は発話よりも理解の方が上手だったのか？

　エセックス大学の言語学者で、言語損失の専門家である Monika Schmid は私に説明してくれる。常に発話するよりも聞く方が簡単なのだ。《A》言葉を思いつくのにはより強大な認知エネルギーが必要なのだ。

　この考えは、活性化閾値仮説と呼ばれるものに由来す

る。モントリオールのマギル大学関係者である神経言語学の専門家 Michel Paradis は、何年もの神経画像解析研究に基づき、1987 年にそれ（活性化閾値仮説）を思いついた。この考えは、単語を認識するたびに、脳は前回よりも脳へのアクセスに必要な神経インパルスが少なくて済むというものだ。もし人がある単語を聞かずに長い時間すごすと、その単語を（脳内で）検索するのに必要な活性レベルは高くなる。そして、単語を生み出すことはさらに難しい。なぜなら、興奮性インパルスは外的刺激に対する反応ではないので、内部から来る必要があるからだ。

> (1)分かった。だから、私は理解することから話すことへ進む脳力を欠いているようだ。しかし、私が今でも知っている限られたタミル語は、そこへ到達する手助けをしてくれる、よね？

ヒューストン大学の心理学者で、『バイリンガルブレイン』の著者である Arturo Hernandez によれば、年齢は言語を学ぶ上で極めて重要だ。専門家は長年、黄金期がただ一度のあると思っていたが、今や一般的な合意では、数回あるということだ。ひとつは、正に私がタミルを喪失した、3 歳から 5 歳くらいに起こる。

2015 年の論文で、Hernandez と彼の同僚は、スペイン語と英語のバイリンガル 66 人（9 歳以前に英語を始めた早期学習者と 10 歳以降に始めた後期学習者）と、英語のみを話す 16 人と比較した。彼らの目的は、バイリンガルの脳が第二言語からの音を処理する際に、最大の影響を与えるものは何かを見ることだった。習熟度なのか、社会教育的立場なのか、あるいは彼らが新しい言語を学んだときの年齢なのか。結局、英語を身につけたときのバイリンガルの年齢が最も重要であることが判明した。fMRI を用いた脳スキャンは、英語の音声を聞くと、モノリンガル（単一言語話者）、早期バイリンガル、後期バイリンガルで、それぞれ脳の異なる領域が明るくなることを示した。特に、早期バイリンガル学習者は、作業記憶と 2 つの言語の音の区別に関与する前頭前部皮質の領域がより活性化した。

言語の音に親しむことで、人はより早く学べるようになる。私のように、定期的な練習をしていなくても、と Hernandez は言う。道で誰かが私のそばを通るとき、タミル語を話しているときは確かに分かる、と私は説明する。しかし、私が知りたいのは、私自身言葉を発することができるかどうかなのだ。彼が提案したのは、私がリピートできるように、誰かにタミル語の文章を私に向かって語らせることだ。タミル語に触れたことのない人がこの練習を行うのはほぼ不可能だろう。

> (2)だから私はそれに挑戦する — ある程度だが。私は、人目を気にするので、家でユーチューブのビデオクリップを見る。それでも、ビデオを簡単にまねすることができるのを知って嬉しい。

言語を学習するための、今一つの重要な好機は十代の頃に起こるように見える。この時期より前、子供たちは他の我々よりも単語をより素早く上手に学ぶ。しかし、

彼らはそれらの単語の多くを長期記憶に保持しない。これより後の段階において、何かが固まり、語彙、文法、言語構造の永続的な記憶が形成される。だから、もしある言語を知っている人が、7 歳以降再びそれを話すことがないなら、ほとんどのことを忘れる可能性が高いのだ。《B》しかし、もしあなたが 12 歳かそれ以降に絶え間なく話していれば、それを 30 年後に再開しても、途切れず会話できる可能性は高いと Hernandez は言う。

専門家は、言語が固まる正確な年齢についてまだ議論しているが、彼らは《C》より良い考えを得つつある。例えば、2002 年に発表された研究で、Schmid はイギリスに逃亡したドイツのホロコースト生存者 35 人の口頭による証言を調べた。彼らはほとんど、インタビューにおいてドイツ語か英語を話す選択を与えられた。10 歳までにドイツを去った人は、ほとんど誰もドイツ語でインタビューをしなかった。しかし、11 歳以降に去った多くの人がドイツ語を好んだ。

Hernandez は、私が灰色の領域にいると言う。なぜなら、私は人生の早い段階ではタミル語だけを使用していたが、それを話すのをやめた後も、まだそれに触れていたからだ。長く触れていたおかげで、私は少ないとはいえ、学んだことの多くを保持できたのだろう。

だから、私はタミル語を再び使うための、ある基盤を持っているのだ。再び流暢になるのにどれくらいの時間がかかるだろうか？ Hernandez は私に答えるのをためらっている。本当の流暢さには没入法が必要で、実際にそこに到達するには 5 〜 10 年かかるだろう。幼い頃の私の熟練度やそれ以降どれくらい触れたかなど、多くの変数がある。また、私は言語学習一般がどれくらい上手か、どれくらい頑張って学びたいか、を考慮する必要もある。

言語喪失の専門家 Schmid は同意するが、同時に私の注意をひとつのケーススタディに向ける。それは、あるフランス人が、西アフリカ共和国トーゴの言語であるミナ語を、子供の頃話していたことを思い出したケースだ。フランス生まれであるが、彼と彼の家族はネイティブのトーゴ人であり、3 年半をトーゴで暮らし、そこで彼はミナ語が流暢になった。しかし、彼が 6 歳のときにフランスに戻った後、彼の家族は、彼のフランス語を妨げるという理由で、彼とはミナ語を使わないように言われた。大人になってインタビューを受けたとき、彼はかつて知っていたミナ語のほとんどを忘れていた。しかし、退行催眠術のセッションを何回か受けた後、彼は子供の頃の言語で完全な文章を話すことができた。

「最初の文章を言うよう、自分に強制することになるのだろうと思う」と彼女は言う。「私はあなたに何か約束するつもりはないし、私は本当に直観で言っているだけですが、いったんこれが達成されれば、あなたは《D》水門が開いたと感じるだろうと思います」。

私は彼女が正しいことを願っている。私はその後、ネット上のコミュニティに参加して、共に会話する人を見つけ、完全なタミル語の文章を本当に久しぶりに話すことを楽しみにしている。

第5問
〔解答例〕

(1) *Obon* is often compared to Halloween abroad, though quite different in essence and practice, but it's the Japanese tradition of paying respects to ancestors and loved ones who have passed away.

(2) The mentality behind it is that the horse will help spirits return home as soon as possible, while the cow will take them back to heaven slowly after the festival is over.

(3) *Bon-odori* is organized in many parts of Japan, and recently it has become a symbol of summer festivals, but originally it was performed for the deceased.

(4) *obon* is one of the few annual events that shows the importance of families sharing time together with the spirits of those who were close to us and returning to our roots.

後　期

第1問
〔解答〕

問1　(2)　　問2　(1)　　問3　(3)　　問4　(1)
問5　(1)　　問6　(1)

〔出題者が求めたポイント〕

問1　pay off「報われる、元を取る」。
問2　another few days「さらに数日」。
問3　for many a long year「長年にわたって」。
問4　if carried too far「度を超すと」。if と carried の間に it is が省略されている。
問5　break A into B「A を B に分ける」。
問6　be bound to V「きっと〜する」。

〔問題文訳〕

問1　あなたの努力の全てが報われているかどうかを判断するのは難しいかも知れない。
問2　お待たせして申し訳ないのですが、X 線検査の結果をお知らせするのに、あと数日かかると思います。
問3　この保存食は長い年月にわたって腐らないだろう。
問4　冗談は、度を超すと結局誰かの感情を傷つけることがある。
問5　私は高額の紙幣を小額の紙幣にくずしたい。
問6　ジョンは交通渋滞につかまったので、きっと遅れるだろう。

第2問
〔解答〕

問1　[7] (5)　　　[8] (4)
問2　[9] (3)　　　[10] (4)
問3　[11] (1)　　　[12] (2)
問4　[13] (3)　　　[14] (6)

〔出題者が求めたポイント〕

正解の英文

問1　You (had better not make too much of) what he said.
問2　He (seemed to have been cut out to be) a doctor.
問3　Let's (leave the matter as it is for the time) being.
問4　Some consider the government intervention in the market (to be more of a hindrance than a help).

第3問
〔解答〕

問1　(4)　　問2　(2)　　問3　(1)　　問4　(1)
問5　(1)　　問6　(4)

〔出題者が求めたポイント〕

問1　was caught off guard「不意をつかれた」。was surprised「驚いた」が正解。
問2　deficits「赤字」。expenses「出費」。interests「利子、利息」。loans「ローン」。
問3　下線部《B》の that は同格名詞節を導く接続詞で、

the case を説明する。下線部(1)は explain の目的語
になる名詞節を導く that。下線部(2)は指示代名詞。
下線部(3), (4)はいずれも関係代名詞。同格名詞節と
普通の名詞節の違いはあるが、どちらも名詞節を導く
接続詞なので(1)が正解となる。
問4　confidence「自信」。excuse「弁解」。
　　responsibility「責任」。worry「心配」。
問5　(1) → 最終段落に一致
問6　(4) → 第9段落第1文に一致

〔全訳〕
　子供たちにお金について話すときに、ほとんどの親が
他の何よりも恐れを感じるひとつの質問がある。それが
何か推測できますか?
　「いくら稼いでいるのか?」という答えなら、あなた
はまさに正しい。フィナンシャルな子育てと自ら呼ぶこ
とについて数著がある Jayne Pearl によれば。
　すでに成人した自分の息子が、8歳の時にこの質問を
したとき、不意を突かれたと Pearl は語った。「私は最初、
あ〜、といった感じでした。個人の金融についてはたく
さん書いていますが、この質問の準備はできていません
でした」と彼女はインタビュー中に語った。彼女は最終
的に息子の質問に答えたが、世帯の出費に焦点を当て、
自分の稼いだ額が出費の大部分をカバーしており、残っ
た金は銀行に行くか、付加的に欲しいものや必要なもの
の支払いに使うと主張した。
　親がお金について子供に話をしない理由は2つある。
1つは、彼らはお金の話となると、彼らは自分が良いロー
ルモデルではないことを恐れる、と彼女は言う。「私た
ちの多くは、お金で多くの間違いを犯したり、浪費した
り、あるいは、本当は必要ないのに『新しい靴が必要だ』
と言ったりする」と彼女は語る。
　第2に、多くの親は自分がお金についてあまり知らな
いと感じており、子供たちにそれについて教えられると
いう自信を持っていないように感じる。「そんなことは
全くないのに、子供に教えるには金融学博士号が必要だ
と思うのだ。やる必要があることは、仕事をこなしてい
るときにやっていることを言葉にして語ることだけだ」
と Pearl は言う。例えば、あなたが幼い子供と ATM に
いるときは、お金を安全に保管し、必要なときにお金が
あるようにするため、お金の預け方を説明し、預けた額
しか引き出せないことを説明する絶好の機会だ、と彼女
は言う。
　親は子供のそばで学ぶこともできる。「あなたは『分
からない』と言う必要は全くない。『もっと学ぶ必要が
あるから、一緒に学びましょう』と言えばよいのです」
と Pearl は語る。子供向け金融能力サイトから始めれば、
あなた自身のレベルも分かるだろう、と彼女は言う。
　もしもあなたがお金に関する不安を乗り越え、最終的
に子供と話すなら、彼らは間違いなく恩恵を受けると
Pearl は語る。子供たちはやがて、大人になって自分の
お金の扱い方を知る必要がある。だから、利害が小さい
ときに学ぶ方が良い。「大きくなって 20,000 ドルのミス
をするより 20 ドルのミスをした方が良い」と彼女は言う。

　あなたの子供たちにお金について話すことで、子供に
あなたの金銭的価値観を印象づけることもできる。この
価値観は、我々の生き方、世界との関わり方に多いに影
響を与える。そこには、欲望と必要性の違いを理解する
ことと、妥協の仕方を学ぶことが含まれる、と Pearl は
言う。「人は全てを持つことはできません。これかあれ
かの選択はできます。これは、子供に選択を委ねる、つ
まり、買ってもらえる物について分別ある意思決定を委
ねることで、妥協の仕方を子供に教えるチャンスなので
す」。
　Pearl は、親が自分の犯した間違いについて、子供に
話すことをためらってはいけないと言う。そしてそれに
は、クレジットカード負債の危機について話すことも含
まれる。これは、私が記者として働きながら、収入内で
やりくりするのに苦労していた 20代にしっかりと学ん
だことで、子供にも話すつもりのことだ。
　彼女はまた、子供に小遣いを与えることは良いと大い
に信じているが、毎週のお金を成績や行動に結びつける
ことはない。小遣いの目的は、子供たちに金銭的責任を
教えることだと彼女は信じている。
　親は子供を知っているし、いつ彼らが金銭について話
す準備ができているかを知っている、と Pearl は言う。
「あなたの子供が話をする準備ができているなら、あな
たは会話を試みることができる。失敗に終わったら、
数ヶ月か明くる年もう一度やり直すことができますが、
試してみるのに早すぎることはないと思います...そし
て、もしあなたがチャンスを逃して、子供が17歳になり、
来年に大学に行くことになっても、降参して、『手遅れ
だ』と言わないように。いつでも可能なときに始めなさ
い」。

第4問
〔解答〕
問1　超高精度の顕微鏡検査と正確な遺伝学的手法の出
　　現という技術的進歩があったため。
問2　スペインのネアンデルタール人は、古細菌が引き
　　起こす歯の膿瘍の治療に、鎮痛作用のあるサリチル酸
　　を供給するポプラを用いていた、ということ。
問3　現代医学において、食生活の変化がどのようにマ
　　イクロバイオームの変化をもたらすかを見るのは極め
　　て難しい。なぜなら、何百万人もの人々に何ヶ月も連
　　続して同じものを食べてもらうのは事実上不可能だか
　　ら。
問4　Weyrich らが調べたベルギーのネアンデルター
　　ル人はほぼ最後の世代のものだったので、そのマイク
　　ロバイオームに変化が見つかれば、それが絶滅の原因
　　となった可能性があるから。
問5　ネアンデルタール人とホモ・サピエンスの交雑
　　は、以前は不快で荒っぽいものと考えられたが、新し
　　い見解では、キスや食べ物の共有を伴う、友好的なも
　　のではなかったかと推測される。
問6　(1)【あ】　(2)【う】

〔出題者が求めたポイント〕
問1　第6段落第2文参照。
問2　下線部《B》の直後の内容をまとめる。
問3　下線部《C》の和訳をまとめる。
問4　第12段落の内容をまとめる。
問5　第14段落の内容をまとめる。
問6　挿入文訳
　（1）個体はまた、異なる病原体である Enterocytozoon bieneusi によって引き起こされる下痢および嘔吐にも対応しており、治療のために抗生物質を作るカビに頼りさえしたかも知れない。Penicillium rubens 由来の遺伝物質が、このネアンデルタールの歯の中の植物質で見つかったのだ。
　（2）新しいデータの中で、Weyrich と彼女のグループの心を真に捕えたのは、肉食のネアンデルタール人の全体的なマイクロバイオームが草食のネアンデルタール人のそれと異なっており、現代人の内部に住むマイクロバイオームとも全く異なっていたという事実だった。

〔全訳〕
　ネアンデルタール人が歯石予防用の歯磨き粉を使っていなかったことは幸いだった。我々には見苦しい堆積に見えるものが、人類の進化を研究する微生物学者にとって金鉱であることが判明した。ネアンデルタール人から収集された硬化した歯垢には、これらの先史時代のヒト族が食べた植物や動物の遺伝物質と、彼らがどのように暮らしたか、何によって病気になったかについて、驚くほど多くのことを明らかにする微生物の遺骸が付着しているのだ。
　《A》研究者らは、ベルギーとスペインのネアンデルタール人3体の顎から古代の DNA と細菌を抽出し、その結果を本日発行の雑誌『Nature』に掲載した。ベルギーの個体は、毛深いサイと野生の羊の DNA が示す肉中心の食事をしていた。一方、スペインのネアンデルタール人は、苔、松の実、キノコなど、大部分野菜を食べていたようだ。
　しかし、おそらくより興味深いことは、Weyrich のチームが、石灰化した歯垢の中に保存されているのを見つけた微生物の豊かさだった。チームは、これら先史時代の個体のマイクロバイオーム（細菌叢）―体の内外に生息する細菌や真菌の群生―から DNA を復元した。「これは、病気やそれを治療するために使っていた薬など、彼らが日常的に触れていた様々なもののイメージを与えてくれる」と、研究のリーダーであり、アデレード大学の微生物学者である Laura Weyrich は言う。
　例えば、スペインのエル・シドロン洞窟の個体は、彼らに厄介をもたらす細菌株を持っていたと思われ、《B》ヒト族はおそらく、その治療に植物を用いたのだろう。このスペインのネアンデルタール人は多分、Methanobrevibacter oralis という古細菌の亜種によって引き起こされた歯の膿瘍に悩まされていた。このサンプルで見つかったポプラが、鎮痛用にサリチル酸―アスピリンの有効成分―を供給していたのだろう。

　（1）個体はまた、異なる病原体である Enterocytozoon bieneusi によって引き起こされる下痢および嘔吐にも対応しており、治療のために抗生物質を作るカビに頼りさえしたかも知れない。Penicillium rubens 由来の遺伝物質が、このネアンデルタールの歯の中の植物質で見つかったのだ。

　古代の生活についての手がかりを得るために歯垢を調べるというアイデアは、数十年前からあった。研究の共同著者、Keith Dobney は、1980 年代からこの技術に何らかの形で取り組んできた。しかし、超高精度の顕微鏡検査と正確な遺伝学的手法が登場してはじめて、研究者は先史時代の歯石を詳しく調べ、そこに潜むものを真に認識できるようになった。Weyrich によれば、悪いことに科学者たちは当時、歯そのものの成長と摩耗のパターンにより興味を持っていたため、ほんの 10 ～ 15 年前まで、博物館や研究室では、新たに発見された歯の標本から、石灰化した歯石はいつも決まって除去されていた。
　ネアンデルタール人が肉と野菜の両方を食べたり、植物を自ら投薬したりした、という考えは厳密に言うと新しいものではない。この研究は、歯のエナメル質に見られる窒素同位体と、歯の間に詰まった自然界の植物の食べかすに関する初期の分析結果を裏付ける。

　（2）新しいデータの中で、Weyrich と彼女のグループの心を真に捕えたのは、肉食のネアンデルタール人の全体的なマイクロバイオームが草食のネアンデルタール人のそれと異なっており、現代人の内部に住むマイクロバイオームとも全く異なっていたという事実だった。

　様々なグループが食べていたものが、これらの違いの鍵となるかも知れない。そして、この古典的な基準点を用いて科学者は、時間の経過とともに、食事がどのようにマイクロバイオームに影響を与えたか、また、こうした影響が我々の進化をどのように形作ったかを、よりよく追跡できるようになった。
　「《C》食生活の変化がどのようにマイクロバイオームの変化をもたらすかを見るのは、現代医学では極めて難しい。何百万人もの人々に何ヶ月も連続して同じものを食べてもらう必要があるからだ」と Weyrich は言う。「しかし、一か所に定住し、その土地が供給するものだけが食糧源だったネアンデルタール人を基準にすれば、彼らの行動の中の何がマイクロバイオームを変化させたのか特定することができる」。
　アバディーン大学の考古学者 Dobney は、農業が始まって以降のマイクロバイオームと、先史時代の人々のそれとを比較することによって、現代の食生活に起因する健康問題への対処法についてアイデアが得られることを期待している、と語る。「マイクロバイオームは我々と共に何百万年も前から進化してきており、我々はそれらなしでは生きていけない」と Dobney は述べている。「肥満、糖尿病―これらはどこからともなく生じることはない。マイクロバイオームの研究は、移住と食生活の

変化がいかに人間社会に影響を与えたかに重大な洞察をもたらすだろう」。

この研究は、ネアンデルタール人が最終的に絶滅した理由について、新たな手がかりを与えるかも知れない。「我々が調べたベルギーのネアンデルタール人は、ほぼ最後の世代のものだ。だから、健康に資するマイクロバイオームに変化の兆候があれば、それこそ我々が調べたいと思うものだ」と Weyrich は言う。

Weyrich のグループはまた、歯周病を引き起こす 48,000 年前の古細菌 Methanobrevibacter の全ゲノム配列を決定した。これは、これまでに配列解析された最も古い細菌ゲノムだ。彼らは、ネアンデルタールの血統が約 12 万 5 千年前に発生していたことを発見した。これは、ホモ・サピエンスとネアンデルタール人の間で交雑が起きていた時期だ。この細菌の現代的な形態は、唾液を介して人から人に伝わるので、今回の発見は、ヒトとネアンデルタール人がこの交雑期間にどのように交流したかについて興味深い疑問を生む。

「繁殖のための遭遇はしばしば不快で荒っぽい出来事と考えられてきた。しかし、口腔内微生物はキスや食べ物を分け合うことで伝わる」と Weyrich は言う。「ネアンデルタール人の口の中にそれが見つかったということは、もしかすると彼らがヒトとうまくやっていたかも知れないということを、我々に教えてくれる。しかも、それは口の中のただひとつの微生物なのだ」。

細菌が個体群の中をどのように移動したかを正確に決定するには、さらなる研究がなされねばならないが、45 年間にわたってヨーロッパのネアンデルタール人を研究してきたニューメキシコ大学の人類学者 Lawrence Straus はこの研究に興味を抱いている。「ネアンデルタールからホモ・サピエンスへの特定の細菌が伝えられた証拠を見るのは本当に素晴らしいことです」と Straus は言う。彼はまた、歯を見る高度な技術が他の初期人類に適用されるのを想像して興奮している。「おそらく、エル・シドロン洞窟の『レッド・レディー』の歯石から細菌を抽出しようとする者も出てくるだろう」。レッド・レディーとは、18,700 年前にスペイン北部で死んだ、赤い顔料で覆われた有名な女性の骨格のことだ。

第5問
〔解答例〕

(1) Soy sauce and *miso* production techniques take advantage of Japan's varied climate and the abundance of basic ingredients for them.

(2) *Kome-miso*, which is most commonly used, comes in different colors and tastes, depending on the region.

(3) The soybeans come from local contracted farmers, and without using gas or oil they are steamed over burning firewood in stoves which were made by the first owner.

(4) "We give true value by offering our regular customers a product that has remained unchanged and has kept our own unique taste for a long time."

数 学

解 答

30年度

前 期

問題1

〔解答〕

ア	イ	ウ	エ	オ	カ	キ	ク	ケ	コ	サ	シ	ス	セ	ソ
1	7	6	4	1	6	2	5	1	7	1	8	0	8	0

タ	チ	ツ	テ	ト	ナ	ニ	ヌ	ネ	ノ	ハ	ヒ	フ	ヘ
4	1	3	2	5	0	7	1	6	2	1	2	9	7

〔出題者が求めたポイント〕

(1) 円柱と半球の交わりの部分の体積を求める問題。回転体の体積とみて求める。

(2) 微分係数を求める単純な計算問題。

(3) $x \to 5$ のとき分母 $\to 0$ となるので，収束するためには分子 $\to 0$ でなければならないことを用いる。不定形の極限の問題。

(4) n 乗なのでド・モアブルの定理を使いたいがすぐに極形式にできないので 2 乗してみる。

(5) 合同式を使って余りを求める問題。但し，1 の累乗にはならないので余りの周期性を利用する。

(6) 頂角 120°の二等辺三角形なので，余弦定理を用いて底辺を求め，これを 1 : 4 に内分すればよい。

(7) 平行四辺形をその 1 つの対角線 OP で 2 つに分けて考える。0, (a_1, a_2), (b_1, b_2) が 3 頂点の三角形で，面積の公式
$$S = \frac{1}{2}|a_1 b_2 - a_2 b_1|$$
を使う。

(8) 分数型の漸化式で表される数列の極限を求める問題。
漸化式で a_n, a_{n+1} をともに x とした 2 次方程式を作り，その解を利用して変形する。

(9) 3 文字の 1 次不定方程式の整数解の個数を求める問題。
c のとりうる値を調べて，その 1 つずつについて適する (a, b) の値の組を数える。

(10) データの分析の変量変換についての問題。
以下の性質を覚えておくこと。
変量 x, y に対して，新しい変量 X, Y を $X = ax + b$
$Y = cy + d$ と定めるとき，
分散について $S_X^2 = a^2 s_x^2$, $S_Y^2 = c^2 s_y^2$
共分散について $S_{XY} = ac S_{xy}$ が成り立つ。

〔解答のプロセス〕

(1) 問題となる立体図形は右上図の太線で示されるもので，円柱と，円柱の底面の円の中心を中心とする半径 15 の半球の共通部分である。これは右下図の斜線部分を，y 軸の周りに 1 回転してできる立体と同一である。

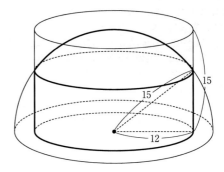

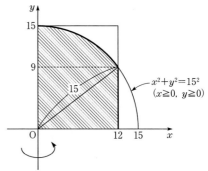

$y \leq 9$ の部分の長方形が 1 回転してできる円柱の体積 V_1 は
$$V_1 = \pi \cdot 12^2 \cdot 9 = 1296\pi$$
$y \geq 9$ の部分の曲線(円 $x^2 + y^2 = 15^2$ の一部)と直線 $y = 9$, y 軸で囲まれる部分が 1 回転してできる立体の体積 V_2 は
$$V_2 = \int_9^{15} \pi x^2 dy = \pi \int_9^{15} (15^2 - y^2) dy$$
$$= \pi \left[225y - \frac{y^3}{3} \right]_9^{15}$$
$$= 468\pi$$
したがって求める体積は
$$V_1 + V_2 = \boxed{1764}\, \pi$$

(2) $f(x) = \dfrac{e^x - e^{-x}}{e^x + e^{-x}}$ より
$$f'(x) = \frac{(e^x + e^{-x})^2 - (e^x - e^{-x})^2}{(e^x + e^{-x})^2}$$
$$= \frac{4}{(e^x + e^{-x})^2}$$
$$\therefore f'(\log 2) = \frac{4}{(e^{\log 2} + e^{-\log 2})^2}$$
$$= \frac{4}{\left(2 + \dfrac{1}{2}\right)^2} = \boxed{\dfrac{16}{25}}$$

(3) $f(x)$ が $x \to 5$ のとき一定の値 α に収束するとすると，

$$\lim_{x\to 5}(\sqrt{ax-4}-9)=\lim_{x\to 5}\left\{\frac{\sqrt{ax-4}-9}{x-5}(x-5)\right\}$$
$$=\alpha\cdot 0$$
$$=0 である。$$
よって $\sqrt{5a-4}-9=0$ より $a=17$

このとき, $\alpha=\lim_{x\to 5}f(x)=\lim_{x\to 5}\frac{\sqrt{17x-4}-9}{x-5}$
$$=\lim_{x\to 5}\frac{17x-4-81}{(x-5)(\sqrt{17x-4}+9)}$$
$$=\lim_{x\to 5}\frac{17(x-5)}{(x-5)(\sqrt{17x-4}+9)}$$
$$=\lim_{x\to 5}\frac{17}{\sqrt{17x-4}+9}=\boxed{\frac{17}{18}}$$

(4) $\alpha=\dfrac{1+(\sqrt{2}-1)i}{1+i}=\dfrac{\{1+(\sqrt{2}-1)i\}(1-i)}{(1+i)(1-i)}$
$$=\dfrac{1+(1-\sqrt{2})i}{\sqrt{2}} とすると,$$
$|\alpha|=\sqrt{\left(\dfrac{1}{\sqrt{2}}\right)^2+\left(\dfrac{1-\sqrt{2}}{\sqrt{2}}\right)^2}=\sqrt{2-\sqrt{2}}$ であるから,
$$\alpha=\sqrt{2-\sqrt{2}}\left(\dfrac{1}{\sqrt{4-2\sqrt{2}}}+\dfrac{1-\sqrt{2}}{\sqrt{4-2\sqrt{2}}}i\right) となるが,$$
$\cos\alpha$ 値が $\dfrac{1}{\sqrt{4-2\sqrt{2}}}$ で, $\sin$ の値が
$\dfrac{1-\sqrt{2}}{\sqrt{4-2\sqrt{2}}}$ ……① となる角は不明なので α^2 について考える。α の偏角を $\theta(0\leq\theta<2\pi)$ として,
$\alpha=\sqrt{2-\sqrt{2}}(\cos\theta+i\sin\theta)$ とおくと
ド・モアブルの定理により
$$\alpha^2=(2-\sqrt{2})(\cos 2\theta+i\sin 2\theta) \quad \cdots\cdots②$$
一方, $\alpha^2=\left\{\dfrac{1+(1-\sqrt{2})i}{\sqrt{2}}\right\}^2=(\sqrt{2}-1)(1-i)$
$$=(2-\sqrt{2})\left(\cos\dfrac{7}{4}\pi+i\sin\dfrac{7}{4}\pi\right) \quad \cdots\cdots③$$
②, ③より $2\theta=\dfrac{7}{4}\pi, \dfrac{15}{4}\pi$ だから
$\theta=\dfrac{7}{8}\pi, \dfrac{15}{8}\pi$ である。

ここで①より α の偏角 θ は $\cos\theta>0$, $\sin\theta<0$ であるから
$\theta=\dfrac{15}{8}\pi$ が適し, α を極形式で表わすと,
$\alpha=\sqrt{2-\sqrt{2}}\left(\cos\dfrac{15}{8}\pi+i\sin\dfrac{15}{8}\pi\right)$ となる。
よって, ド・モアブルの定理により
$$Z=\alpha^n=(\sqrt{2-\sqrt{2}})^n\left(\cos\dfrac{15}{8}n\pi+i\sin\dfrac{15}{8}n\pi\right)$$
となるから Z が実数となる最小の正の整数 n は,
$\sin\dfrac{15}{8}n\pi=0$ となる最小の正の整数 n を求めることなので, $n=\boxed{8}$ である。

(5) $2018=30\times 67+8$ なので
$2018\equiv 8\ (\mathrm{mod}\ 30,\ \text{以下, 合同式の部分は全て同じ})$
よって, $2018^{2018}\equiv 8^{2018}$
ここで $8^2=64\equiv 4$
$8^3=8^2\cdot 8=32\equiv 2$
$8^4=8^3\cdot 8=16$
$8^5=8^4\cdot 8=128\equiv 8$
となり,
$8^n(n=1,\ 2,\ 3,\ \cdots)$ を 30 で割った余りは,
$n=1$ のときから 8, 4, 2, 16 をくり返すことになり,
$8^{4k+2}\equiv 4(k\text{は}0\text{以上の整数})$ である。
よって, $8^{2018}=8^{4\cdot 504+2}\equiv 4$ であるから
$2018^{2018}\equiv 4$ となり, 求める余りは $\boxed{4}$

(6)

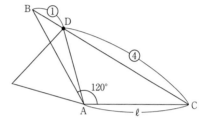

$AB=AC=\ell$ とおくと $\triangle ABC$ で余弦定理により,
$BC^2=\ell^2+\ell^2-2\cdot\ell\cdot\ell\cdot\cos 120°$
$\qquad =3\ell^2$
$\therefore\ BC=\sqrt{3}\ell$

$BD:DC=1:4$ より $DC=\dfrac{4}{5}BC=\dfrac{4\sqrt{3}}{5}\ell$ であり,

$\angle ACB=\angle ABC=\dfrac{1}{2}(180°-120°)=30°$ であるから,
$\triangle ACD$ で余弦定理により,
$AD^2=\ell^2+\left(\dfrac{4\sqrt{3}}{5}\ell\right)^2-2\cdot\ell\cdot\dfrac{4\sqrt{3}}{5}\ell\cos 30°$
$\qquad =\dfrac{13}{25}\ell^2$
$\therefore\ AD=\dfrac{\sqrt{13}}{5}\ell$

したがって, 1辺が AD の長さの正三角形の面積 S_1 は
$S_1=\dfrac{1}{2}\times AD\times AD\times\sin 60°=\dfrac{1}{2}\cdot\dfrac{13}{25}\ell^2\cdot\dfrac{\sqrt{3}}{2}$
$\qquad =\dfrac{13\sqrt{3}}{100}\ell^2$

$\triangle ABC$ の面積 S_2 は
$S_2=\dfrac{1}{2}\times AB\times AC\times\sin 120°=\dfrac{1}{2}\cdot\ell^2\cdot\dfrac{\sqrt{3}}{2}$
$\qquad =\dfrac{\sqrt{3}}{4}\ell^2$

よって, $\dfrac{S_1}{S_2}=\dfrac{\frac{13\sqrt{3}}{100}\ell^2}{\frac{\sqrt{3}}{4}\ell^2}=\dfrac{13}{25}$ より $\boxed{\dfrac{13}{25}}$ 倍

(7)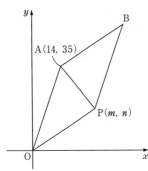

OA, OP を 2 辺とする平行四辺形の残りの頂点を B とすると
▱OABP＝2△OAP であるので
△OAP の面積が最小となる (m, n) を調べる。
O, A, P は一直線上にないので
△OAP $= \frac{1}{2}|14n - 35m| = \frac{7}{2}|2n - 5m|$

m, n が整数のとき $2n - 5m$ も整数なので
$|2n - 5m| = 1$ ……① となる整数 (m, n) があれば, このとき△OAP の面積は最小となる。
①をみたす (m, n) の 1 組として $(1, 2)$ がある。
このとき, O, A, P は一直線上になく,
△OAP $= \frac{7}{2}$ なので 求める面積の最小値は

$2 \times \frac{7}{2} = \boxed{7}$

(8) $a_{n+1} = \frac{30a_n - 32}{a_n + 12}$ ……① で方程式

$x = \frac{30x - 32}{x + 12}$ の解 $x = 2, 16$ を利用する。

①の両辺から 2 を引くと
$a_{n+1} - 2 = \frac{30a_n - 32}{a_n + 12} - 2 = \frac{28(a_n - 2)}{a_n + 12}$ ……②

①の両辺から 16 を引くと
$a_{n+1} - 16 = \frac{30a_n - 32}{a_n + 12} - 16$
$= \frac{14(a_n - 16)}{a_n + 12}$ ……③

ある自然数 n について $a_{n+1} = 16$ とすると $a_n = 16$ となる。
よって, $a_{n+1} = a_n = \cdots = a_1 = 16$ となるので条件, $a_1 = 9$ に反する。ゆえにすべての n について $a_n \neq 16$ だから $a_n - 16 \neq 0$
②÷③により
$\frac{a_{n+1} - 2}{a_{n+1} - 16} = \frac{28}{14} \cdot \frac{a_n - 2}{a_n - 16}$ となるので,

数列 $\left\{\frac{a_n - 2}{a_n - 16}\right\}$ は, 初項 $\frac{a_1 - 2}{a_1 - 16} = \frac{9 - 2}{9 - 16} = -1$,

公比 $\frac{28}{14} = 2$ の等比数列である。

よって, $\frac{a_n - 2}{a_n - 16} = -1 \times 2^{n-1}$

これを a_n について解くと $a_n = \frac{16 \cdot 2^{n-1} + 2}{2^{n-1} + 1}$ となるから,

$\lim_{n \to \infty} a_n = \lim_{n \to \infty} \frac{16 \cdot 2^{n-1} + 2}{2^{n-1} + 1} = \lim_{n \to \infty} \frac{16 + \frac{2}{2^{n-1}}}{1 + \frac{1}{2^{n-1}}} = \boxed{16}$

(9) $2a + 3b + 5c = 40$ ……① より
$2a + 3b = 5(8 - c) > 0$ であるので,
正の整数 c は 1, 2, 3, 4, 5, 6, 7 の 7 個の値をとる。
ア $c = 1$ のとき ① より $2a + 3b = 35$
これをみたす (a, b) は b が奇数でなければならないことに注意して,
　$(a, b) = (16, 1), (13, 3), (10, 5), (7, 7), (4, 9),$
　$(1, 11)$ の 6 組
イ $c = 2$ のとき ① より $2a + 3b = 30$
これをみたす (a, b) は b が偶数でなければならないことに注意して,
　$(a, b) = (12, 2), (9, 4), (6, 6), (3, 8)$ の 4 組
以下, ア, イ と同様にして,
ウ $c = 3$ のとき ① より $2a + 3b = 25$
　$(a, b) = (11, 1), (8, 3), (5, 5), (2, 7)$ の 4 組
エ $c = 4$ のとき ① より $2a + 3b = 20$
　$(a, b) = (7, 2), (4, 4), (1, 6)$ の 3 組
オ $c = 5$ のとき ① より $2a + 3b = 15$
　$(a, b) = (6, 1), (3, 3)$ の 2 組
カ $c = 6$ のとき ① より $2a + 3b = 10$
　$(a, b) = (2, 2)$ の 1 組
キ $c = 7$ のとき ① より $2a + 3b = 5$
　$(a, b) = (1, 1)$ の 1 組
以上 ア〜キ を合わせて求める a, b, c の組の個数は
　$6 + 4 + 4 + 3 + 2 + 1 + 1 = \boxed{21}$ 個

(10) A の正答数 $x_i (i = 1, 2, \cdots, 10)$ を
A の得点 X に $X_i = 10x_i - 5$ と変換し,
B の正答数 $y_i (i = 1, 2, \cdots, 10)$ を
B の得点 Y に $Y_i = 11y_i - 7$ と変換するとき,
共分散 s_{xy} と S_{XY} の関係は
$S_{XY} = (10 \cdot 11) s_{xy} = 110 s_{xy}$ となるので,
A と B の得点の共分散は $S_{XY} = 110 \times 2.7 = \boxed{297}$

問題 2
〔解答〕
(1) $4x^3 - 3x$
(2), (3) 〔解答のプロセス参照〕
〔出題者が求めたポイント〕
(1) $\frac{\pi}{180} \times 3 = \frac{\pi}{60}$ なので余弦の 3 倍角の公式を使う。
(2) チェビシェフの多項式の問題
　加法定理により
　$\cos(n + 2)\theta = 2\cos(n + 1)\theta \cos\theta - \cos n\theta$

を作り，2段階の数学的帰納法で証明する。

(3) 無理数の証明は背理法を使うことが多いが，本問でも同じである。

(2)，(3)は一度解いたことがないと手が出ないかも知れない。

〔解答のプロセス〕

$\dfrac{\pi}{180}=\theta$ とすると，$\cos\theta=x$ である。

(1) $\dfrac{\pi}{60}=\dfrac{\pi}{180}\times 3$ であるので3倍角の公式を用いると，

$$\cos\dfrac{\pi}{60}=\cos 3\theta=4\cos^3\theta-3\cos\theta$$
$$=\boxed{4x^3-3x}$$

(2) 加法定理より

$$\begin{cases}\cos(n+1)\theta=\cos n\theta\cos\theta-\sin n\theta\sin\theta\\\cos(n-1)\theta=\cos n\theta\cos\theta+\sin n\theta\sin\theta\end{cases}$$

辺々を加えて

$$\cos(n+1)\theta+\cos(n-1)\theta=2\cos n\theta\cos\theta$$
$$\therefore \quad \cos(n+1)\theta=2\cos n\theta\cos\theta-\cos(n-1)\theta$$

よって $\cos(n+2)\theta=2\cos(n+1)\theta\cos\theta-\cos n\theta$
$$\cdots\cdots①$$

以下，数学的帰納法により，$\cos\dfrac{n\pi}{180}=\cos n\theta$ が

$n=1, 2, 3, \cdots$ のとき x の整数係数の n 次式で表されることを証明する。

[I] $n=1$ のとき，$\cos\theta=x$ であるので x の整数係数の1次式である。

$n=2$ のとき，$\cos 2\theta=2\cos^2\theta-1=2x^2-1$ であるので x の整数係数の2次式である。

よって，$n=1, 2$ のとき成り立つ。

[II] $n=k, k+1$ のとき成り立つと仮定すると $\cos k\theta, \cos(k+1)\theta$ はそれぞれ x の整数係数の k 次式，$k+1$ 次式である。

このとき①より

$$\cos(k+2)\theta=2\cos(k+1)\theta\cos\theta-\cos k\theta$$
$$=(2x)\cos(k+1)\theta-\cos k\theta \text{ となり，}$$

x の整数係数の $k+2$ 次式である。

[I]，[II]より，任意の正の整数 n に対し，

$\cos\dfrac{n\pi}{180}$ は x の整数係数の n 次式で表されることが証明された。

(3) $x=\cos\dfrac{\pi}{180}$ が無理数であることを背理法を用いて証明する。

x が有理数であるとすると，(2)より任意の正の整数 n に対して $\cos\dfrac{n\pi}{180}$ は x の整数係数の n 次式で表されるので有理数となる。

ところが，$n=30$ のとき $\cos 30\theta=\cos\dfrac{\pi}{6}=\dfrac{\sqrt{3}}{2}$ であり，素数3の平方根は無理数なので $\dfrac{\sqrt{3}}{2}$ は無理数となり矛盾する。

よって，x は有理数でないので無理数であることが証明された。

問題3

〔解答〕

(1) 〔解答のプロセス〕参照

(2) 極大値 $\dfrac{6}{\sqrt{11}}$，t の値 $\pm\dfrac{1}{\sqrt{3}}$

極小値 $\dfrac{4}{\sqrt{5}}$，t の値 0

〔出題者が求めたポイント〕

(1) 直線と球面の交点なので空間ベクトルを用いる。

(2) (1)で調べた2点について，2点間の距離 $\ell(t)$ を求め微分すればよい。この問題は解きたい。

〔解答のプロセス〕

(1)

球面 S の方程式は
$x^2+y^2+(z-1)^2=1$ $\cdots\cdots①$である。

また，直線 AP 上の点を T とすると

$$\overrightarrow{OT}=\overrightarrow{OA}+k\overrightarrow{AP}$$
$$=(0, -1, 2)+k(t, t^2+1, -2)$$
$$=(kt, k(t^2+1)-1, -2k+2)$$

より

T$(kt, k(t^2+1)-1, -2k+2)$ であるから，

直線 AP と球面 S は，

$(kt)^2+\{k(t^2+1)-1\}^2+(-2k+2-1)^2=1$ $\cdots\cdots②$

をみたす実数 k が存在するとき共有点が存在する。

②を整理すると，

$(t^4+3t^2+5)k^2-2(t^2+3)k+1=0$ $\cdots\cdots③$となるが，

$t^4+3t^2+5>0$ により，③は k の2次方程式である。

③の判別式を D とすると，

$$D/4=(t^2+3)^2-(t^4+3t^2+5)1$$
$$=3t^2+4>0$$

であるので，③は t の値に関係なく異なる2つの実数解をもつ。

k が異なるとき点 T は異なる点を表わすので，

任意の t に対して直線 AP と球面は異なる2つの交点を持つことが示された。

(2) ③の2つの実数解を $\alpha, \beta (\alpha<\beta)$ とすると，

2つの交点 Q, R は$(\alpha t, \alpha(t^2+1)-1, -2\alpha+2)$，

$(\beta t, \ \beta(t^2+1)-1, \ -2\beta+2)$ であるので
2点 Q,R 間のきょりを $\ell(t)$ とするとき,
$\{\ell(t)\}^2$
$= (\beta t-\alpha t)^2 + \{(\beta(t^2+1)-1)-(\alpha(t^2+1)-1)\}^2$
$\qquad\qquad\qquad + \{(-2\beta+2)-(-2\alpha+2)\}^2$
$= (\beta-\alpha)^2 t^2 + \{(\beta-\alpha)t^2+(\beta-\alpha)\}^2+4(\beta-\alpha)^2$
$= (\beta-\alpha)^2(t^2+t^4+2t^2+1+4)$
$= (\beta-\alpha)^2(t^4+3t^2+5)$
$\qquad \therefore \quad \ell(t) = (\beta-\alpha)\sqrt{t^4+3t^2+5}$

ここで,$\alpha,\ \beta$ は③の2解だから

$\alpha+\beta = \dfrac{2(t^2+3)}{t^4+3t^2+5}, \ \ \alpha\beta = \dfrac{1}{t^4+3t^2+5}$ であり

$(\beta-\alpha)^2 = (\beta+\alpha)^2-4\alpha\beta$

$\qquad\qquad = \left\{\dfrac{2(t^2+3)}{t^4+3t^2+5}\right\}^2 - \dfrac{4}{t^4+3t^2+5}$

$\qquad\qquad = \dfrac{4(3t^2+4)}{(t^4+3t^2+5)^2}$

$\beta > \alpha$ より

$\qquad \beta-\alpha = \dfrac{2\sqrt{3t^2+4}}{t^4+3t^2+5}$ だから

$\qquad \ell(t) = \dfrac{2\sqrt{3t^2+4}}{t^4+3t^2+5}\cdot\sqrt{t^4+3t^2+5}$

$\qquad\qquad = \dfrac{2\sqrt{3t^2+4}}{\sqrt{t^4+3t^2+5}}$

よって,

$\qquad \ell'(t) = \dfrac{\dfrac{6t\sqrt{t^4+3t^2+5}}{\sqrt{3t^2+4}} - \dfrac{\sqrt{3t^2+4}(4t^3+6t)}{\sqrt{t^4+3t^2+5}}}{t^4+3t^2+5}$

$\qquad\qquad = \dfrac{-2t(3t^2-1)(t^2+3)}{(t^4+3t^2+5)\sqrt{3t^2+4}\sqrt{t^4+3t^2+5}}$

$\ell'(t) = 0$ とすると $t = 0, \ \pm\dfrac{1}{\sqrt{3}}$ だから

$\ell(t)$ の増減は次の通り。

t	$\cdots$	$-\dfrac{1}{\sqrt{3}}$	$\cdots$	0	$\cdots$	$\dfrac{1}{\sqrt{3}}$	$\cdots$
$\ell'(t)$	$+$	0	$-$	0	$+$	0	$-$
$\ell(t)$	↗	極大	↘	極小	↗	極大	↘

したがって $\ell(t)$ の極値は

極大値 $\quad \ell\left(\pm\dfrac{1}{\sqrt{3}}\right) = \dfrac{6}{\sqrt{11}}$

極小値 $\quad \ell(0) = \dfrac{4}{\sqrt{5}}$

後 期

問題1

〔解答〕

(1)

ア	イ
−	6

(2)

ウ	エ	オ	カ	キ	ク
2	3	1	6	1	5

(3)

ケ	コ	サ
2	4	7

(4)

シ	ス	セ
5	6	0

(5)

ソ	タ
1	5

(6)

チ	ツ
3	8

(7)

テ	ト
7	7

(8)

ナ	ニ	ヌ	ネ
1	7	5	0

(9)

ノ	ハ	ヒ	フ
4	7	6	6

(10)

ヘ	ホ
1	2

(11)

マ	ミ
8	3

〔出題者が求めたポイント〕

(1) だ円の法線を求める問題。

だ円 $\dfrac{x^2}{a^2}+\dfrac{y^2}{b^2}=1$ 上の点 $(x_0,\ y_0)$ における接線は

公式により $\dfrac{x_0 x}{a^2}+\dfrac{y_0 y}{b^2}=1$ である。これを用いて,

法線の傾きを得ることができる。微分を利用してもよい。

(2) 放物線と接線が囲む面積および回転体の体積を求める問題。回転体のへこんだ部分は円すいである。

(3) 無限等比級数の問題。和の公式 $S = \dfrac{a}{1-r}$ を使うと

速い。

(4) 不等式の整数解の個数を求める問題。

$x\geq 0,\ y\geq 0,\ z\geq 0$ かつ $x+y+z\leq n$(n は自然数)の

整数解の個数は $w\geq 0$ となる w を導入して,

$x\geq 0,\ y\geq 0,\ z\geq 0,\ w\geq 0$ かつ $x+y+z+w=n$ と

考えることができる。

(5) 正五角形の対角線の長さを求める問題。対角線をかき入れて,三角形の相似を利用する。

(6) 余弦定理により辺の長さを求める問題。与えられた面積の使い方が気づきにくいかも知れない。

(7) 直角二等辺三角形の直角の頂点の位置を調べる問題。複素数平面における回転を使う。

(8) 2グループ合体後の平均と分散を求める問題。

［公式］分散 = (2乗の平均) − (平均の2乗)を使う。

(9) 玉12個から2個取り出すときの確率の問題。易しい。

(10) 関数値 $f\left(\dfrac{\pi}{3}\right)$ を求める問題。$f(x)$ を求めるには

$\dfrac{d}{dx}\displaystyle\int_a^x F(t)dt = F(x)$ を用いるのだが,$F(t)$ の部分に

x が含まれているので x を $\displaystyle\int$ の前に出さないと使え

ない。これもよくある問題。

(11) 曲線の長さを求める問題。曲線 $y=f(x)$ の $a\leq x\leq b$

の部分の長さは,$\ell = \displaystyle\int_a^b \sqrt{1+\{f'(x)\}^2}dx$ である。

〔解答のプロセス〕

(1) $\dfrac{x^2}{32}+\dfrac{y^2}{8}=1$ 上の点 $(4, 2)$ における接線の方程式は，$\dfrac{4x}{32}+\dfrac{2y}{8}=1$ である。

これは $y=-\dfrac{1}{2}x+4$ と変形できるので，接線の傾きは $-\dfrac{1}{2}$。よって，$(4, 2)$ における法線は傾きが 2 なので，$y-2=2(x-4)$
$\therefore\ y=2x-6$
求める y 切片は $\boxed{-6}$

(2)

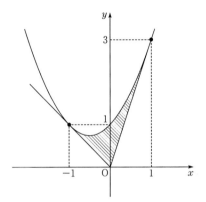

$y=x^2+x+1$ より $y'=2x+1$ である。C 上の点を $(t,\ t^2+t+1)$ として，この点における C の接線を作ると，
$y-(t^2+t+1)=(2t+1)(x-t)$
これが原点を通るとき，$-(t^2+t+1)=(2t+1)(-t)$ が成り立つので，解くと $t=\pm1$。
したがって，2 本の接線の方程式は $y=3x$ と $y=-x$ であり，まず求めるのは上図の斜線部分 D の面積 S である。
よって，
$S=\displaystyle\int_{-1}^{0}\{x^2+x+1-(-x)\}dx$
$\qquad\qquad\qquad+\displaystyle\int_{0}^{1}(x^2+x+1-3x)dx$
$=\displaystyle\int_{-1}^{0}(x+1)^2dx+\displaystyle\int_{0}^{1}(x-1)^2dx$
$=\left[\dfrac{1}{3}(x+1)^3\right]_{-1}^{0}+\left[\dfrac{1}{3}(x-1)^3\right]_{0}^{1}$
$=\boxed{\dfrac{2}{3}}$

次に，C の $-1\leqq x\leqq 1$ の部分と x 軸，および 2 直線 $x=1$, $x=-1$ で囲まれた部分を x 軸の周りに 1 回転してできる立体の体積 V_1 は，
$V_1=\displaystyle\int_{-1}^{1}\pi y^2 dx$
$=\pi\displaystyle\int_{-1}^{1}(x^2+x+1)^2 dx$
$=\pi\displaystyle\int_{-1}^{1}(x^4+2x^3+3x^2+2x+1)dx$
$=2\pi\displaystyle\int_{0}^{1}(x^4+3x^2+1)dx$
$=2\pi\left[\dfrac{1}{5}x^5+x^3+x\right]_{0}^{1}$
$=\dfrac{22}{5}\pi$

C と 2 つの接線の接点は，$(1, 3)$, $(-1, 1)$ である。
2 直線 $y=3x$，$x=1$ と x 軸で囲まれた部分および 2 直線 $y=-x$，$x=-1$ と x 軸で囲まれた部分を x 軸の周りに 1 回転してできる立体(円すい)の体積 V_2, V_3 は，$V_2=\dfrac{1}{3}\pi\cdot 3^2\cdot 1=3\pi$,
$V_3=\dfrac{1}{3}\pi\cdot 1^2\cdot 1=\dfrac{1}{3}\pi$ である。
したがって，D を x 軸の周りに 1 回転させてできる立体の体積 V_1 は，
$V=V_1-(V_2+V_3)=\dfrac{22}{5}\pi-\left(3\pi+\dfrac{1}{3}\pi\right)$
$\qquad\qquad\qquad=\boxed{\dfrac{16}{15}}\pi$

(3) $\displaystyle\sum_{k=0}^{n}3\cdot 2^{-3k}=\sum_{k=0}^{n}3\left(\dfrac{1}{8}\right)^k=3\cdot\dfrac{1\left\{1-\left(\dfrac{1}{8}\right)^{n+1}\right\}}{1-\dfrac{1}{8}}$
$\qquad\qquad\qquad=\dfrac{24}{7}\left\{1-\left(\dfrac{1}{8}\right)^{n+1}\right\}$

であるから，
$\displaystyle\lim_{n\to\infty}\sum_{k=0}^{n}3\cdot 2^{-3k}=\lim_{n\to\infty}\dfrac{24}{7}\left\{1-\left(\dfrac{1}{8}\right)^{n+1}\right\}=\boxed{\dfrac{24}{7}}$

(4) $\begin{cases}x+y+z\leqq 16\\ x,\ y,\ z \text{ は正の整数}\end{cases}$
を満たす整数の組 (x, y, z) の組数 ……㋐
$\Leftrightarrow \begin{cases}x'+y'+z'\leqq 13\\ x',\ y',\ z' \text{ は 0 以上の整数}\end{cases}$
を満たす整数の組 (x', y', z') の組数 ……㋑
である。いま，0 以上の整数値をとる w を考えると
㋑$\Leftrightarrow \begin{cases}x'+y'+z'+w=13\\ x',\ y',\ z',\ w \text{ は 0 以上の整数}\end{cases}$
を満たす整数の組 (x', y', z', w) の組数
であるから，求める組数は，
白丸 13 個を x', y', z', w の 4 組に分ける方法と同じで，
$\dfrac{16!}{13!3!}=\boxed{560}$

(5)

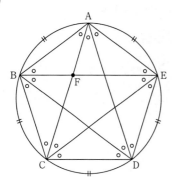

上図中の15個の○印の角は全て等しく、$\dfrac{180°}{5}=36°$ であるから，

$\triangle\text{FAB}\backsim\triangle\text{BAC}$ ……①

また，$\angle\text{CFB}=\angle\text{CBF}(=72°)$ より
$\text{CF}=\text{CB}=2$ であるので
$\text{AC}=x$ とすると，
①より $\text{AB}:\text{AC}=\text{AF}:\text{AB}$ が成り立つので
$\quad 2:x=(x-2):2$
整理すると $x^2-2x-4=0$ だから
$\quad x=1\pm\sqrt{5}$
$\text{AC}=x>0$ より $\text{AC}=\boxed{1+\sqrt{5}}$

(6)

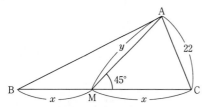

$\text{BM}=\text{CM}=x$，$\text{AM}=y$ とする。

$\triangle\text{AMC}=\dfrac{1}{2}\triangle\text{ABC}=120$ である。

一方，$\triangle\text{AMC}=\dfrac{1}{2}xy\cdot\sin 45°=\dfrac{1}{2\sqrt{2}}xy$ なので，

$\dfrac{1}{2\sqrt{2}}xy=120$ ∴ $xy=240\sqrt{2}$ ……②

$\triangle\text{AMC}$ で余弦定理より，
$\quad 22^2=x^2+y^2-2xy\cos 45°$
∴ $484=x^2+y^2-\sqrt{2}xy$
②を代入して $x^2+y^2=964$ ……③
次に，$\angle\text{AMB}=135°$ であるから，$\triangle\text{ABM}$ で余弦定理より
$\quad \text{AB}^2=x^2+y^2-2xy\cdot\cos 135°$
$\quad\quad\quad =x^2+y^2+\sqrt{2}xy$
②，③を代入して
$\quad \text{AB}^2=964+\sqrt{2}\cdot 240\sqrt{2}$
$\quad\quad\quad =1444$
∴ $\text{AB}=\boxed{38}$

(7)

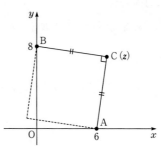

点 C(z) は直角二等辺三角形の直角の頂点であるので2通り考えられるが，解答の枠をみると z の実部，虚部はともに負ではない。
したがって，点Cは図のような位置であるから，点A は点Bを，点Cを中心として $\dfrac{\pi}{2}$ だけ回転した点とみて，

$6-z=(8i-z)\left(\cos\dfrac{\pi}{2}+i\sin\dfrac{\pi}{2}\right)$

つまり，$6-z=(8i-z)i$ を解いて，

$z=\dfrac{14}{1-i}=\boxed{7+7i}$

(8) A群15個のデータは，平均が12なので合計
$S_A=12\times 15=180$
B群25個のデータは，平均が20なので合計
$S_B=20\times 25=500$ となるので，
A，B合わせた40個のデータの平均は
$m=\dfrac{180+500}{40}=\boxed{17}$

次に，A群15個の分散が30だから15個のデータの2乗の合計 T_A は

$\dfrac{T_A}{15}-12^2=30$ ∴ $T_A=15(30+12^2)$

B群25個の分散が38だから
25個のデータの2乗の合計 T_B は

$\dfrac{T_B}{25}-20^2=38$ ∴ $T_B=25(38+20^2)$

よって，40個全体のデータの分散は

$s=\dfrac{T_A+T_B}{40}-m^2$

$=\dfrac{15(30+12^2)+25(38+20^2)}{40}-17^2$

$=\boxed{50}$

(9) 12個から2個の玉を同時に取り出す方法は
${}_{12}C_2=\dfrac{12\cdot 11}{2\cdot 1}=66$ 通り。このうち，2個の玉の色が異なる場合は，
　　　赤青　　赤白　　青白
${}_5C_1\times{}_4C_1+{}_5C_1\times{}_3C_1+{}_4C_1\times{}_3C_1=47$ 通り。

よって，求める確率は $\boxed{\dfrac{47}{66}}$。

(10) $f(x) = \dfrac{d}{dx}\int_0^x (x\sin t - t\sin t)dt$
$= \dfrac{d}{dx}\left(x\int_0^x \sin t\,dt - \int_0^x t\sin t\,dt\right)$
$= \int_0^x \sin t\,dt + x\sin x - x\sin x$
$= \int_0^x \sin t\,dt$
$= \Big[-\cos t\Big]_0^x$
$= -\cos x + \cos 0$
$= 1 - \cos x$

よって，$f\left(\dfrac{\pi}{3}\right) = 1 - \cos\dfrac{\pi}{3} = 1 - \dfrac{1}{2} = \boxed{\dfrac{1}{2}}$

(11)

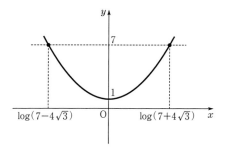

曲線 $y = e^x + e^{-x}$ は上図の太線である。
$y = \dfrac{e^x + e^{-x}}{2} = f(x)$ とすると，
曲線 $y = f(x)$ は下図であり，$f(-x) = f(x)$ が成り立つので，この曲線は y 軸について対称である。

この曲線上で $y = 7$ となる点は
$7 = \dfrac{e^x + e^{-x}}{2}$ より $(e^x)^2 - 14e^x + 1 = 0$
を解くと $e^x = 7 \pm 4\sqrt{3}$ より
$x = \log(7 \pm 4\sqrt{3})$ であるので，
求める長さ ℓ は，
$\ell = 2\int_0^{\log(7+4\sqrt{3})} \sqrt{1 + \{f'(x)\}^2}\,dx$ である。
ここで，$f'(x) = \dfrac{e^x - e^{-x}}{2}$ だから
$1 + \{f'(x)\}^2 = 1 + \left(\dfrac{e^x - e^{-x}}{2}\right)^2$
$= 1 + \dfrac{e^{2x} - 2 + e^{-2x}}{4}$
$= \dfrac{2 + e^{2x} + e^{-2x}}{4}$
$= \dfrac{(e^x + e^{-x})^2}{4}$ である。

よって $\sqrt{1 + \{f'(x)\}^2} = \sqrt{\dfrac{(e^x + e^{-x})^2}{4}} = \dfrac{e^x + e^{-x}}{2}$
なので，
$\ell = 2\int_0^{\log(7+4\sqrt{3})} \dfrac{e^x + e^{-x}}{2}dx$
$= \int_0^{\log(7+4\sqrt{3})} (e^x + e^{-x})dx$
$= \Big[e^x - e^{-x}\Big]_0^{\log(7+4\sqrt{3})}$
$= e^{\log(7+4\sqrt{3})} - e^{-\log(7+4\sqrt{3})} - (e^0 - e^{-0})$
$= 7 + 4\sqrt{3} - \dfrac{1}{7+4\sqrt{3}}$
$= 7 + 4\sqrt{3} - \dfrac{7 - 4\sqrt{3}}{49 - 48}$
$= \boxed{8\sqrt{3}}$

問題2
〔解答〕
(1) $m = \dfrac{\sqrt{2}}{2}$, $P\left(-\dfrac{3}{2}, -\dfrac{1}{2}, \dfrac{1}{2}\right)$, $Q\left(-\dfrac{3}{2}, 0, 0\right)$

(2) $\dfrac{\sqrt{3}}{12}$

〔出題者が求めたポイント〕
空間ベクトル，空間図形
(1) ねじれの位置にある2直線間の距離を求める問題である。ℓ 上の点 P をパラメータ表示し，PQ⊥ℓ，PQ⊥x 軸となるパラメータの値を求めればよい。これは完答したい。
(2) 球面 S の方程式は(1)の結果より得られるから，球面と ℓ，x 軸との交点を求めて体積を求めることができるが，ここでは四面体を直方体にうめ込んで考える。

〔解答のプロセス〕
(1)

直線 AB 上の点 P は $\overrightarrow{OP}=\overrightarrow{OA}+t\overrightarrow{AB}$ (t は実数) をみたすので
$$\overrightarrow{OP}=(1,\ 2,\ 3)+t(1,\ 1,\ 1)$$
$$=(t+1,\ t+2,\ t+3)$$ より

$P(t+1,\ t+2,\ t+3)$ と表せる。
$\overrightarrow{PQ}=(k-t-1,\ -t-2,\ -t-3)$ となるので，PQ 間のきょりが最小となるのは $PQ\perp AB$，$PQ\perp x$ 軸のときだから，
$$\overrightarrow{PQ}\cdot\overrightarrow{AB}=(k-t-1,\ -t-2,\ -t-3)\cdot(1,\ 1,\ 1)$$
$$=0$$
$$\therefore\ k-3t=6\ \cdots\cdots ①$$

x 軸の方向ベクトルの 1 つを $\vec{e}=(1,\ 0,\ 0)$ とすると
$$\overrightarrow{PQ}\cdot\vec{e}=(k-t-1,\ -t-2,\ -t-3)\cdot(1,\ 0,\ 0)$$
$$=0$$
$$\therefore\ k-t=1\ \cdots\cdots ②$$

①，②を連立して解くと，$t=-\dfrac{5}{2}$，$k=-\dfrac{3}{2}$

このとき $\overrightarrow{PQ}=\left(-\dfrac{3}{2}+\dfrac{5}{2}-1,\ \dfrac{5}{2}-2,\ \dfrac{5}{2}-3\right)$
$$=\left(0,\ \dfrac{1}{2},\ -\dfrac{1}{2}\right)$$ より
$$m=|\overrightarrow{PQ}|=\sqrt{0+\dfrac{1}{4}+\dfrac{1}{4}}=\boxed{\dfrac{\sqrt{2}}{2}}$$

また，P の座標は $\boxed{\left(-\dfrac{3}{2},\ -\dfrac{1}{2},\ \dfrac{1}{2}\right)}$

Q の座標は $\boxed{\left(-\dfrac{3}{2},\ 0,\ 0\right)}$

(2) $\overrightarrow{AB}$ と $\vec{e}$ のなす角を θ とすると
$$\overrightarrow{AB}\cdot\vec{e}=(1,\ 1,\ 1)\cdot(1,\ 0,\ 0)=\sqrt{3}\sqrt{1}\cos\theta$$
$$\therefore\ \cos\theta=\dfrac{1}{\sqrt{3}}\ \cdots\cdots ③$$

球面 S と直線 ℓ，x 軸はそれぞれ 2 点で交わるとあるので，交点を図のように C, D, E, F とする。

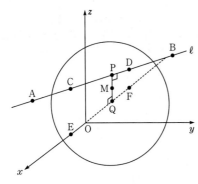

PQ 間のきょりが最小となるとき，$PQ\perp\ell$，$PQ\perp x$ 軸であり，M が PQ の中点なので 4 つの直角三角形 MCP, MDP, MEQ, MFQ は MC＝MD＝ME＝MF＝m より合同である。

よって P，Q はそれぞれ CD, EF の中点であり，
$$CD=EF=2\sqrt{MC^2-MP^2}$$
$$=2\sqrt{m^2-\left(\dfrac{m}{2}\right)^2}$$
$$=2\cdot\dfrac{\sqrt{3}}{2}m$$
$$=\dfrac{\sqrt{6}}{2}\ \left(\because\ m=\dfrac{\sqrt{2}}{2}\right)$$

したがって，4 つの交点 C, D, E, F を頂点とする四面体は図のような，ある直方体から 4 つの三角すい V_1CDE，V_2CDF，V_3CEF，V_4DEF をとり除いたものとみることができる。

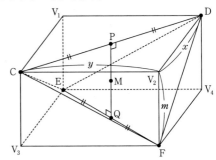

直方体の上面のたて，横の長さを x, y とすると，その面積から $x\times y=\dfrac{1}{2}CD\times EF\times\sin\theta$ が成り立つ。

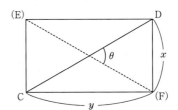

③より $\sin\theta=\sqrt{1-\left(\dfrac{1}{\sqrt{3}}\right)^2}=\sqrt{\dfrac{2}{3}}$ であるので
$xy=\dfrac{1}{2}\times\dfrac{\sqrt{6}}{2}\times\dfrac{\sqrt{6}}{2}\times\sqrt{\dfrac{2}{3}}=\dfrac{\sqrt{6}}{4}$ である。

したがって，求める体積 V は直方体から 4 つの三角すいをとり除いて，
$$V=xy\times m-\left(\dfrac{1}{3}\times\dfrac{1}{2}xy\times m\right)\times 4$$
$$=\dfrac{1}{3}mxy$$
$$=\dfrac{1}{3}\times\dfrac{\sqrt{2}}{2}\times\dfrac{\sqrt{6}}{4}$$
$$=\boxed{\dfrac{\sqrt{3}}{12}}$$

問題 3

〔出題者が求めたポイント〕

三角形を合同分割する問題。

(1) 具体的に考えてみるとよい。

$n=2$ のとき $n^2=4$ 個となるのは？と考えると

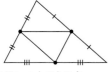

を思いつくであろう。

(2) 2018 以下の平方数で実際に調べてみる。
$45^2 = 2025$ は大きすぎる
$44^2 = 1936$ で, $2018 = 1936 + 82$ なので不適

(3) (2)より $a^2 + b^2 = (\sqrt{2018})^2$ とし, 三平方の定理から直角三角形を思いうかべ, 2018 個に分割されるなら, 1つ分の面積は $\frac{1}{2}ab \div 2018 = \frac{559}{2 \times 2018}$ であり, 直角をはさむ辺が $\frac{13}{\sqrt{2018}}$, $\frac{43}{\sqrt{2018}}$ でその斜辺が1なら …などと考えつくのは入試では難しいだろう。

〔解答のプロセス〕

(1)
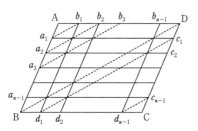

平行四辺形を ABCD とし, 辺 AB, AD, DC, BC の n 等分点($n \geq 2$)をとり, 図のように, a_i, b_i, c_i, d_i とする。
($i = 1, 2, 3, \cdots, n - 1$)

辺 AD に平行な直線 $a_i c_i$, 辺 AB に平行な直線 $b_i d_i$ を引くと, 平行四辺形 ABCD は n^2 個の合同な平行四辺形に分割される。
さらに, 対角線 BD, および BD に平行な直線 $a_i b_i$, $d_i c_i$ を引くと, n^2 個の平行四辺形は全て合同な2つの三角形に分割されるので, 平行四辺形 ABCD は $2n^2$ 個の合同な三角形に分割されるから, △ABD は n^2 個の合同な三角形に分割される。 ……*

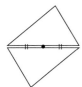

ところで, 任意の三角形は, その1つの辺の中点を中心として 180° 回転した三角形をつけ加えることにより平行四辺形を作ることができる。
この平行四辺形を1つの対角線で分けたはじめの三角形は, *により n^2 個の合同な三角形に分割できるから, n を1より大きい整数とするとき, 任意の三角形は n^2 個の合同な三角形に分割できることが示された。

(2) $43^2 = 1849$, $13^2 = 169$ であり, $1849 + 169 = 2018$ であるので, $2018 = 43^2 + 13^2$ と表せるから, $a^2 + b^2 = 2018$ を満たす正の整数 a, b が存在することが示された。

(3) 直角をはさむ2辺 PR, QR の長さが 43, 13 である直角三角形 PQR を考えると, (2)より
$PQ = \sqrt{43^2 + 13^2} = \sqrt{2018}$ である。
△PQR で, R から PQ に垂線 RH を下すと,
△PQR ∽ △PRH ∽ △RQH であるから,
$RH = \frac{13 \times 43}{\sqrt{2018}} = \frac{559}{\sqrt{2018}}$,
$QH = \frac{13^2}{\sqrt{2018}} = \frac{169}{\sqrt{2018}}$,
$PH = \frac{43^2}{\sqrt{2018}} = \frac{1849}{\sqrt{2018}}$
である。

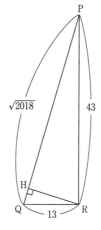

いま, △PQR と相似で斜辺 $P'Q' = 1$ である直角三角形 $P'Q'R'$ を考えると,
$Q'R' = \frac{13}{\sqrt{2018}}$, $P'R' = \frac{43}{\sqrt{2018}}$
である。

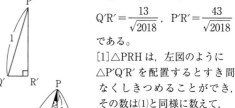

[1] △PRH は, 左図のように △P'Q'R' を配置するとすき間なくしきつめることができ, その数は(1)と同様に数えて,
$\left(\frac{1849}{\sqrt{2018}} \div \frac{43}{\sqrt{2018}}\right) \times \left(\frac{559}{\sqrt{2018}} \div \frac{13}{\sqrt{2018}}\right)$
$= 43 \times 43 = 1849$ 個である。

[2] △RQH は, 下図のように △P'Q'R' を配置するとすき間なくしきつめることができ, その数は
$\left(\frac{169}{\sqrt{2018}} \div \frac{13}{\sqrt{2018}}\right) \times \left(\frac{559}{\sqrt{2018}} \div \frac{43}{\sqrt{2018}}\right)$
$= 13 \times 13 = 169$ 個である。

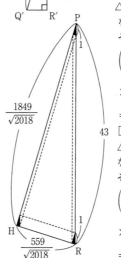

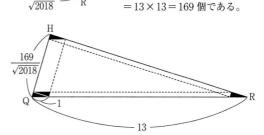

[1], [2]より △PQR は △P'Q'R' を用いてすき間なくしきつめることができ, その数は $1849 + 169 = 2018$ 個である。

以上により 2018 個の合同な三角形に分割可能な三角形は存在することが示された。

物 理

解 答　　30年度

【前　期】

第1問

〔解答〕

問1　A：$m_A \alpha = m_A g - T$
　　　B：$m_B \alpha = T - \mu' m_B g$

問2　$\dfrac{(1+\mu')m_A m_B g}{m_A + m_B}$

問3　$\left\{ M + m_B + \dfrac{(1+\mu')m_A m_B}{m_A + m_B} \right\} g$

問4　$\dfrac{(m_A - \mu' m_B)m_B g}{m_A + m_B}$

問5　$\dfrac{(m_A - \mu' m_B)m_B}{(M+m_B)(m_A+m_B)+(1+\mu')m_A m_B}$

〔出題者が求めたポイント〕

台上で糸につながれた2物体の運動

〔解答のプロセス〕

問1　物体Bが台から受ける垂直抗力をN_Bとすると，鉛直方向の力のつり合いより$N_B = m_B g$であるから，Bに働く動摩擦力の大きさf'は

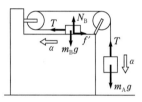

　　　$f' = \mu N_B = \mu m_B g$

物体A, Bに作用する力は上図のようになる。よって，それぞれの運動方程式は

　A：$m_A \alpha = m_A g - T$　………①
　B：$m_B \alpha = T - \mu' m_B g$　………②

問2　①，②式よりαを消去して整理すると

$$T = \dfrac{(1+\mu')m_A m_B g}{m_A + m_B} \quad \cdots（答）$$

問3　台が床から受ける垂直抗力の大きさをN_0，静止摩擦力を左向きを正としてfとおく。台に作用する力は右図のようになるから，台の鉛直方向の力のつり合いより

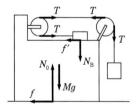

$N_0 - Mg - N_B - T = 0$
∴　$N_0 = Mg + N_B + T$
　　$= \left\{ M + m_B + \dfrac{(1+\mu')m_A m_B}{m_A + m_B} \right\} g \quad \cdots（答）$

問4　台の水平方向の力のつり合いより

$f + \mu' m_B g + T - 2T = 0$
∴　$f = T - \mu' m_B g$
　　$= \dfrac{(m_A - \mu' m_B)m_B g}{m_A + m_B} \quad \cdots（答）$

ここで①，②式より

$\alpha = \dfrac{m_A - \mu' m_B}{m_A + m_B} g > 0$

であるから，$f > 0$であり，静止摩擦力の向きは左向きである。

問5　台がすべらないための条件は，静止摩擦力が最大摩擦力を超えないことだから，静止摩擦係数をμとすると，

　　$f \leqq \mu N_0$

問3, 問4の結果を代入して整理すると

$\mu \geqq \dfrac{f}{N_0} = \dfrac{(m_A - \mu' m_B)m_B}{(M+m_B)(m_A+m_B)+(1+\mu')m_A m_B}$
　　　　　　　　　　　　　　　　　　　　…（答）

第2問

〔解答〕

問1　$x_1 = y_1 = \dfrac{mv_0}{qB}$　　問2　$\dfrac{qBr}{m}$

問3　$v_0 - \dfrac{qBr}{m}$　　問4　$\dfrac{mv_0 + qBr}{mv_0 - qBr} m$

〔出題者が求めたポイント〕

磁場中の荷電粒子の運動，衝突

〔解答のプロセス〕

問1　質点Pの円運動の半径をr_0とおくと，運動方程式は

$$m \dfrac{v_0^2}{r_0} = qv_0 B \quad ∴ \quad r_0 = \dfrac{mv_0}{qB}$$

質点Pは磁界に入射した直後に，x軸正方向にローレンツ力を受ける。速度がはじめてx軸と平行になるのは磁界に入射して$\dfrac{1}{4}$周したときで，このときの座標(x_1, y_1)は

$x_1 = y_1 = r_0 = \dfrac{mv_0}{qB} \quad \cdots（答）$

問2　衝突後の質点Pの速さをv_Pとおく。このときの円運動の半径がrであるから，運動方程式は

$m \dfrac{v_P^2}{r} = qv_P B$

∴　$v_P = \dfrac{qBr}{m} \quad \cdots（答）$

問3　衝突後の質点Qの速さをv_Qとおく。質点Qはx軸正方向に運動し始め，質点Pはx軸負方向にはね返ることから，はね返り係数の式は

$1 = -\dfrac{(-v_P) - v_Q}{v_0 - 0}$

∴　$v_Q = v_0 - v_P = v_0 - \dfrac{qBr}{m} \quad \cdots（答）$

問4　質点Qの質量をm_Qとおくと，運動量保存則より

$mv_0 = m(-v_P) + m_Q v_Q$

$$m_Q\left(v_0 - \frac{qBr}{m}\right) = mv_0 + qBr$$
$$\therefore \quad m_Q = \frac{mv_0 + qBr}{mv_0 - qBr}m \quad \cdots(答)$$

第3問
〔解答〕

問1 $\dfrac{E}{R_1}$ 問2 $\dfrac{C_1C_2}{C_1+C_2}E$

問3 $\dfrac{C_2E}{(C_1+C_2)R_2}$ 問4 0

問5 C_2E 問6 0

問7 $Q_1 = \dfrac{C_1C_3}{C_1+C_2+C_3}E$, $Q_2 = \dfrac{(C_1+C_2)C_2}{C_1+C_2+C_3}E$

$Q_3 = \dfrac{(C_1+C_2)C_3}{C_1+C_2+C_3}E$

問8 $\dfrac{5}{2}CE^2$ 問9 $\dfrac{7}{4}CE^2$

〔出題者が求めたポイント〕
コンデンサーを含む回路

〔解答のプロセス〕
問1 スイッチS_1を閉じた直後は、コンデンサーC_1, C_2の極板間の電位差は0で、抵抗R_1にEの電圧がかかるから、流れる電流I_1は

$$I_1 = \frac{E}{R_1} \quad \cdots(答)$$

問2 十分に時間が経った後、コンデンサーC_1, C_2に蓄えられる電気量は等しい。この電気量をQとして、C_1, C_2の極板間の電位差をV_1, V_2とおくと
$Q = C_1V_1 = C_2V_2$
$V_1 + V_2 = E$
上の2式より

$$Q = \frac{C_1C_2}{C_1+C_2}E \quad \cdots(答)$$

問3 スイッチS_2をa側に入れる前におけるコンデンサーC_1の極板間の電位差V_1は

$$V_1 = \frac{Q}{C_1} = \frac{C_2}{C_1+C_2}E$$

S_2をa側に入れた直後は、抵抗R_2にV_1の電圧がかかるから、R_2に流れる電流I_2は

$$I_2 = \frac{V_1}{R_2} = \frac{C_2E}{(C_1+C_2)R_2} \quad \cdots(答)$$

問4 十分に時間が経った後は、抵抗R_2に流れる電流は0となる。よって、コンデンサーC_1の極板間の電位差も0となり、このときC_1の電気量は0。 $\cdots(答)$

問5 十分な時間後は、コンデンサーC_2の極板間の電位差がEとなるから、C_2に

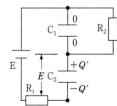

蓄えられている電気量Q'は
$Q' = C_2E \quad \cdots(答)$

問6 スイッチS_2をa側から離しても電気量の移動は起こらないから、コンデンサーC_1の極板間の電位差も0のままである。 $\cdots(答)$

問7 コンデンサーC_1の極板間の電位差をV_1'とおき、また、C_2とC_3の極板間の電位差は等しいから、これをV_2'とおくと
$Q_1 = C_1V_1'$
$Q_2 = C_2V_2'$
$Q_3 = C_3V_2'$
$V_1' + V_2' = E$

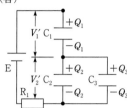

さらに、電気量保存の関係より
$-Q_1 + Q_2 + Q_3 = Q'$
以上の式より

$$Q_1 = \frac{C_1C_3}{C_1+C_2+C_3}E, \quad Q_2 = \frac{(C_1+C_2)C_2}{C_1+C_2+C_3}E$$

$$Q_3 = \frac{(C_1+C_2)C_3}{C_1+C_2+C_3}E \quad \cdots(答)$$

問8 $C_1 = C$, $C_2 = 2C$, $C_3 = 3C$ のとき、各コンデンサーに蓄えられている電気量は

$$Q_1 = \frac{1}{2}CE, \quad Q_2 = CE, \quad Q_3 = \frac{3}{2}CE$$

スイッチS_1を閉じたとき、スイッチS_2をa側に入れたとき、およびスイッチS_2をb側に入れたときに電源から移動した電気量はそれぞれ、Q, $Q'-Q$, Q_1 であるから、一連の操作で電源からコンデンサー側に移動した電気量の合計ΔQは

$$\Delta Q = Q' + Q_1 = 2CE + \frac{1}{2}CE = \frac{5}{2}CE$$

よって、電源がした仕事W_Eは

$$W_E = \Delta Q E = \frac{5}{2}CE^2 \quad \cdots(答)$$

問9 一連の操作を行った後に3つのコンデンサーに蓄えられている静電エネルギーの合計Uは

$$U = \frac{Q_1^2}{2C} + \frac{Q_2^2}{2\cdot2C} + \frac{Q_3^2}{2\cdot3C} = \frac{3}{4}CE^2$$

電源がした仕事W_Eと蓄えられた静電エネルギーUの差が、2つの抵抗で生じたジュール熱W_Rに相当するから

$$W_R = W_E - U = \frac{7}{4}CE^2 \quad \cdots(答)$$

第4問
〔解答〕

[A] 問1 $\dfrac{n_1}{n_2}\sin\theta_1$ 問2 $\dfrac{n_3}{n_1}$

[B] 問3 $\dfrac{D}{\sqrt{n_2^2-1}}$

問4 $\left(L-\dfrac{D}{\sqrt{n_2^2-1}}\right)\sqrt{n_1^2-1}$

問5 魚の口先から中心までの部分が，中心の位置に近いほど引き伸ばされた形で，ガラス面と空気の境界の近くに見える。

〔出題者が求めたポイント〕
光の屈折，全反射

〔解答のプロセス〕
[A] 問1 媒質1，2の境界面での屈折の法則より
$$\dfrac{\sin\theta_1}{\sin\theta_2}=\dfrac{n_2}{n_1} \quad \therefore \quad \sin\theta_2=\dfrac{n_1}{n_2}\sin\theta_1 \quad \cdots\text{(答)}$$

問2 媒質2，3の境界面での屈折の法則より
$$\dfrac{\sin\theta_2}{\sin\theta_3}=\dfrac{n_3}{n_2}$$
$$\therefore \quad \sin\theta_3=\dfrac{n_2}{n_3}\sin\theta_2=\dfrac{n_1}{n_3}\sin\theta_1$$

光線が媒質3に入る条件は，屈折角θ_3が存在することだから
$$\sin\theta_3=\dfrac{n_1}{n_3}\sin\theta_1\leqq 1$$
$$\therefore \quad \sin\theta_1\leqq\dfrac{n_3}{n_1} \quad \cdots\text{(答)}$$

[B] 問3 魚から発せられた光線がガラスから空気中へ入るときの入射角をθ_2，屈折角をθ_3としたとき，屈折の法則より
$$\dfrac{\sin\theta_2}{\sin\theta_3}=\dfrac{1}{n_2} \quad \therefore \quad \sin\theta_3=n_2\sin\theta_2$$

観察者から見えるための条件は，屈折角θ_3が存在することだから，
$$\sin\theta_3=n_2\sin\theta_2\leqq 1 \quad \therefore \quad \sin\theta_2\leqq\dfrac{1}{n_2}$$

ここで，$R=R_c$のとき
$$\sin\theta_2=\dfrac{R_c}{\sqrt{R_c^2+D^2}}=\dfrac{1}{n_2}$$
$$\therefore \quad n_2^2 R_c^2=R_c^2+D^2$$
$$\therefore \quad R_c=\dfrac{D}{\sqrt{n_2^2-1}} \quad \cdots\text{(答)}$$

問4 魚から発せられた光線が観測者から見えるときの水からガラスへの入射角θ_1の上限値は，問2で$n_3=1$として
$$\sin\theta_1=\dfrac{1}{n_1}$$

このとき
$$\sin\theta_1=\dfrac{L-R_c}{\sqrt{x_c^2+(L-R_c)^2}}=\dfrac{1}{n_1}$$
$$\therefore \quad x_c^2+(L-R_c)^2=n_1^2(L-R_c)^2$$
$$\therefore \quad x_c^2=(n_1^2-1)(L-R_c)^2$$

よって
$$x_c=(L-R_c)\sqrt{n_1^2-1}$$
$$=\left(L-\dfrac{D}{\sqrt{n_2^2-1}}\right)\sqrt{n_1^2-1} \quad \cdots\text{(答)}$$

問5 魚から発せられた光線がガラスから空気中へ屈折

角θ_3で出てくるとき，観測者には次図のように角度θ_3の方向から光が進んでくるように見える。魚の中心からの光線の屈折角が90°であるから，魚の後ろ半分は観測者からは見えない。

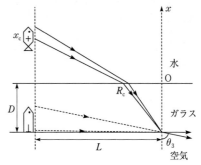

後 期

第1問

〔解答〕

問1 水平方向：$f_2\cos\theta + N_2\sin\theta - f_1 = 0$
　　 鉛直方向：$f_2\sin\theta + N_1 - N_2\cos\theta - mg = 0$

問2 $f_3R - f_2R = 0$

問3 天井がなめらかなとき，円柱が天井から受ける静止摩擦力f_3は0となる。このとき点Gのまわりの力のモーメントがつり合うためには$f_2 = 0$でなければならない。

問4 $Mg\tan\theta$　問5 F

問6 $\dfrac{F}{\tan\theta} + mg$　問7 $\dfrac{\mu mg\tan\theta}{\tan\theta - \mu}$

問8 $\tan\theta \leqq \mu$

〔出題者が求めたポイント〕
円柱のつり合い，力のモーメント

〔解答のプロセス〕
問1 台に働く力は次の図のようになる。

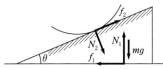

よって，水平方向の力のつり合いの式は
　　$f_2\cos\theta + N_2\sin\theta - f_1 = 0$　……①
また，鉛直方向の力のつり合いの式は
　　$f_2\sin\theta + N_1 - N_2\cos\theta - mg = 0$　……②

問2 円柱に働く力は次の図のようになる。

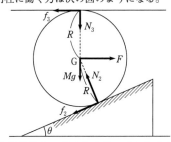

円柱の点Gについての力のモーメントのつり合いの式は
　　$f_3R - f_2R = 0$　…(答)

問3 〔解答〕のとおり。

問4 f_2, f_3が0のとき，円柱に働く力のつり合いの式は
　　水平方向：$F - N_2\sin\theta = 0$　……③
　　鉛直方向：$N_2\cos\theta - N_3 - Mg = 0$……④
上の2式より
　　$N_3 = N_2\cos\theta - Mg = \dfrac{F}{\tan\theta} - Mg$
天井に接して静止するための条件は，天井から受ける垂直抗力N_3が存在することだから
　　$N_3 \geqq 0$
　　$\therefore \ \dfrac{F}{\tan\theta} - Mg \geqq 0$

　$\therefore \ F \geqq Mg\tan\theta$
よって，Fの最小値は
　　$F_{\min} = Mg\tan\theta$　…(答)

問5 ③式より
　　$F = N_2\sin\theta$
一方，①式で$f_2 = 0$のとき
　　$f_1 = N_2\sin\theta$
よって
　　$f_1 = F$　…(答)

問6 ②式で$f_2 = 0$のとき
　　$N_1 = N_2\cos\theta + mg$
また，③式より $N_2 = \dfrac{F}{\sin\theta}$ であるから
　　$N_1 = \dfrac{F}{\tan\theta} + mg$　…(答)

問7 台が床上をすべらないための条件は，静止摩擦力f_1が最大摩擦力μN_1を超えないことだから
　　$f_1 \leqq \mu N_1$
したがって
　　$F \leqq \mu\left(\dfrac{F}{\tan\theta} + mg\right)$
　　$(\tan\theta - \mu)F \leqq \mu mg\tan\theta$　……⑤
ここで，μが小さく，$\mu < \tan\theta$であるとき
　　$F \leqq \dfrac{\mu mg\tan\theta}{\tan\theta - \mu}$
よって，$F_{\max}$ は
　　$F_{\max} = \dfrac{\mu mg\tan\theta}{\tan\theta - \mu}$　…(答)

問8 ⑤式がFによらず成り立つためには
　　$\tan\theta - \mu \leqq 0$
　　$\therefore \ \tan\theta \leqq \mu$　…(答)

第2問

〔解答〕

問1 ア 228　イ 88　ウ 228　エ 89
　　 オ 6　カ 4

問2 (1) $2T$　(2) $\dfrac{N}{2048}$　(3) 1.33×10^1 [MeV]

〔出題者が求めたポイント〕
原子核崩壊，半減期，崩壊で放出されるエネルギー

〔解答のプロセス〕
問1 ア～エ α崩壊では，原子核からヘリウム原子核（α粒子）が放出されるので，質量数が4減少し，原子番号が2減少する。また，β崩壊では，原子核中の中性子が陽子と電子に変換してその電子が放出されるので，質量数は不変，原子番号が1増加する。よって，変換の過程は次のようになる。
　　$^{232}_{90}\text{Th} \rightarrow \ ^{228}_{88}\text{Ra} \rightarrow \ ^{228}_{89}\text{Ac}$

オ，カ α崩壊の回数をx回，β崩壊の回数をy回とすると，質量数の減少分から
　　$232 - 208 = 4x$　$\therefore \ x = 6$ [回]　…オ(答)
また，原子番号の減少分から

$90 - 82 = 2x - y$ ∴ $y = 4$ [回] …カ(答)

問2 (1) ^{220}Rn の元の個数を N 個とすると，時間 t 後の個数 $N(t)$ は

$$N(t) = N\left(\frac{1}{2}\right)^{\frac{t}{T}}$$

とかける。元の個数の $\frac{1}{4}$ になるとき

$$\frac{N(t)}{N} = \left(\frac{1}{2}\right)^{\frac{t}{T}} = \left(\frac{1}{2}\right)^2 \quad ∴ \quad t = 2T \quad …(答)$$

(2) $t = 10T$ および $t = 11T$ の時刻における ^{220}Rn の個数は

$$N(10T) = N\left(\frac{1}{2}\right)^{10} = \frac{N}{1024}$$

$$N(11T) = N\left(\frac{1}{2}\right)^{11} = \frac{N}{2048}$$

よって，$t = 10T$ から $t = 11T$ の間に崩壊する ^{220}Rn の個数 n は

$$n = N(10T) - N(11T) = \frac{N}{2048} \quad …(答)$$

(3) 崩壊で減少した質量分に相当するエネルギーが放出される。崩壊によって2個の α 粒子が出てくるから，全体の質量の減少分 Δm [u] は

$\Delta m = 219.9642 - (211.9469 + 2 \times 4.0015)$
$\quad = 0.0143$ [u]

よって，放出されるエネルギー E [J] は

$E = \Delta m \times 931.5 ≒ 1.33 \times 10^1$ [MeV] …(答)

第3問

〔解答〕

問1 $\frac{11}{15}R$　　問2 $\frac{4}{3}R$　　問3 $\frac{7}{5}R$

問4 （ア）　　問5 （カ）

〔出題者が求めたポイント〕

合成抵抗，非直線抵抗

〔解答のプロセス〕

問1 A，Bに図のように起電力 E の電池をつなぎ，回路全体を流れる電流を I とする。このとき，各抵抗を流れる

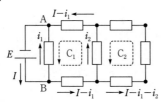

電流を図のように定義すると，閉回路 C_1，C_2 についてキルヒホッフの法則より

$C_1 : R(I - i_1) + Ri_2 + R(I - i_1) - Ri_1 = 0$
$C_2 : 3R(I - i_1 - i_2) - Ri_2 = 0$

以上の2式より i_2 を消去して

$$i_1 = \frac{11}{15}I$$

∴ $E = Ri_1 = \frac{11}{15}RI$

よって，合成抵抗 R_{AB} は

$$R_{AB} = \frac{E}{I} = \frac{11}{15}R \quad …(答)$$

問2 A，Cに図のように起電力 E の電池をつなぎ，回路全体を流れる電流を I とする。回路の対称性を考慮すると図中の*の抵抗には電流は流れない。よって，

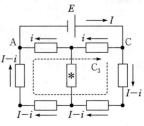

各抵抗を流れる電流を図のように定義すると，閉回路 C_3 についてキルヒホッフの法則より

$4R(I - i) - 2Ri = 0$ ∴ $i = \frac{2}{3}I$

∴ $E = 2Ri = \frac{4}{3}RI$

よって，合成抵抗 R_{AC} は

$$R_{AC} = \frac{E}{I} = \frac{4}{3}R \quad …(答)$$

問3 A，Dに図のように起電力 E の電池をつなぎ，回路全体を流れる電流を I とする。回路の対称性を考慮して，各抵抗を流れる電流を図のように定義す

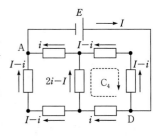

ると，閉回路 C_4 についてキルヒホッフの法則より

$Ri + R(2i - I) - 2R(I - i) = 0$

∴ $i = \frac{3}{5}I$

∴ $E = Ri + 2R(I - i) = \frac{7}{5}RI$

よって，合成抵抗 R_{AD} は

$$R_{AD} = \frac{E}{I} = \frac{7}{5}R \quad …(答)$$

問4 非直線抵抗の両端の電圧を V，流れる電流を I とおく。(a)(b)(c)のそれぞれについて，キルヒホッフの法則より成り立つ関係式は

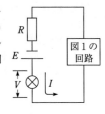

(a)：$E = V + (R_{AB} + R)I$
$\quad = V + \frac{26}{15}RI$

(b)：$E = V + (R_{AC} + R)I$
$\quad = V + \frac{7}{3}RI$

(c)：$E = V + (R_{AD} + R)I$
$\quad = V + \frac{12}{5}RI$

これらの式をグラフに記入すると次図のようになるから，消費電力の大きい順は(a)＞(b)＞(c)となる。

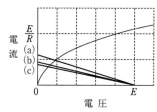

問5 非直線抵抗の両端の電圧をV，流れる電流をIとしたとき，(d)(e)(f)のそれぞれについて，キルヒホッフの法則より成り立つ関係式は

(d)：$E = V + R\left(I + \dfrac{V}{R_{AB}}\right) = \dfrac{26}{11}V + RI$

(e)：$E = V + R\left(I + \dfrac{V}{R_{AC}}\right)$
$= \dfrac{7}{4}V + RI$

(f)：$E = V + R\left(I + \dfrac{V}{R_{AD}}\right)$
$= \dfrac{12}{7}V + RI$

これらの式をグラフに記入すると右図のようになるから，消費電力の大きい順は(f)＞(e)＞(d)となる。

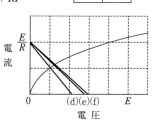

第4問
〔解答〕

[A] 問1 $P_0\left(\dfrac{L_0}{L_1}\right)^\gamma$

問2 $-\dfrac{nRT_0}{(M+m)L_0}\left\{1 - \left(\dfrac{L_0}{L_0+x}\right)^\gamma\right\}$

問3 $2\pi L_0\sqrt{\dfrac{M+m}{\gamma nRT_0}}$

[B] 問4 $\dfrac{2\mu'(M+m)gd}{nRT_0}\left(\dfrac{L_0}{L_0-L_1}\right)^2$

〔出題者が求めたポイント〕
断熱変化，単振動

〔解答のプロセス〕
[A] 問1 ピストンとシリンダーの底の間の距離がL_1のときの内部の気体の圧力をP_1とすると，断熱変化の式より
$P_0(SL_0)^\gamma = P_1(SL_1)^\gamma$
∴ $P_1 = P_0\left(\dfrac{L_0}{L_1}\right)^\gamma$ …(答)

問2 ピストンの位置がxにあるときの内部の気体の圧力をP_xとすると，
$P_0(SL_0)^\gamma = P_x\{S(L_0+x)\}^\gamma$
∴ $P_x = P_0\left(\dfrac{L_0}{L_0+x}\right)^\gamma$

ピストンと物体Aの加速度をaとすると，運動方程式は
$(M+m)a = P_xS - P_0S$
∴ $a = -\dfrac{P_0S}{M+m}\left\{1 - \left(\dfrac{L_0}{L_0+x}\right)^\gamma\right\}$

ここで，状態方程式 $P_0SL_0 = nRT_0$ より
$P_0S = \dfrac{nRT_0}{L_0}$
∴ $a = -\dfrac{nRT_0}{(M+m)L_0}\left\{1 - \left(\dfrac{L_0}{L_0+x}\right)^\gamma\right\}$ …(答)

問3 近似を用いると
$\left(\dfrac{L_0}{L_0+x}\right)^\gamma = \left(1 + \dfrac{x}{L_0}\right)^{-\gamma} \fallingdotseq 1 - \gamma\dfrac{x}{L_0}$
∴ $a = -\dfrac{nRT_0}{(M+m)L_0}\left\{1 - \left(1 - \gamma\dfrac{x}{L_0}\right)\right\}$
$= -\dfrac{\gamma nRT_0}{(M+m)L_0^2}x$

よって，角振動数ωは
$\omega = \dfrac{1}{L_0}\sqrt{\dfrac{\gamma nRT_0}{M+m}}$

したがって，単振動の周期τは
$\tau = \dfrac{2\pi}{\omega} = 2\pi L_0\sqrt{\dfrac{M+m}{\gamma nRT_0}}$ …(答)

[B] 問4 物体Aがピストンから離れるまでは，角振動数ω，振幅$L_0 - L_1$の単振動を行う。離れるのは$x = 0$の位置であるから，離れる瞬間の速さvは
$v = (L_0 - L_1)\omega = \dfrac{L_0 - L_1}{L_0}\sqrt{\dfrac{\gamma nRT_0}{M+m}}$

一方，離れた後に物体Aが床上をdだけすべる間に動摩擦力がした仕事は$\mu'Mg \times (-d)$であるから，仕事とエネルギーの関係より
$\dfrac{1}{2}Mv^2 - \mu'Mgd = 0$
∴ $\dfrac{1}{2}M\left(\dfrac{L_0-L_1}{L_0}\right)^2\dfrac{\gamma nRT_0}{M+m} = \mu'Mgd$
∴ $\gamma = \dfrac{2\mu'(M+m)gd}{nRT_0}\left(\dfrac{L_0}{L_0-L_1}\right)^2$ …(答)

化 学

解答　30年度

前期

第1問

〔解答〕
問1　a ④　b ②
問2　⑥　問3　③　問4　⑥
問5　②　問6　③　問7　④

〔出題者が求めたポイント〕
電池・電気分解, 物質量, 溶液の性質(コロイド, 凝固点降下), 酸・塩基(pH), 気体の性質, 酸化・還元

〔解答のプロセス〕
問1　a　各極板の反応は次の通り。
　　(陰極)　$Cu^{2+} + 2e^- \longrightarrow Cu$
　　(陽極)　$Cu \longrightarrow Cu^{2+} + 2e^-$

①正　$e^- = \dfrac{I \times t}{F}$ より, 電流を流す時間を2倍にすると, 流れる電子も2倍となるため, 銅の析出量は2倍になる。
②正　①同様, 流れる電子は2倍になる。
③正
④誤　陽極板が銅板なので, 極板が溶ける。
⑤正　SO_4^{2-} は反応に関与しないため, 物質量に変化はない。

b　電子1個がもつ電気量の絶対値を電気素量といい,
$\dfrac{F \ (C/mol)}{N_A \ (mol^{-1})}$
により, 求められる。(F：ファラデー定数)
流れた e^- の物質量と析出した Cu との関係から,
$\underbrace{\dfrac{I \times t}{F}}_{e^- \ (mol)} = \underbrace{\dfrac{m}{64.0}}_{Cu \ (mol)} \times 2$

$F = \dfrac{32It}{m}$

よって, 電気素量は,
$\dfrac{F}{N_A} = \dfrac{32It}{mN_A}$

問2　ステアリン酸(分子量 284)のベンゼン溶液のモル濃度は,
$\dfrac{0.0142}{284} \div \dfrac{250}{1000} = 2.0 \times 10^{-4} \ (mol/L)$

よって, 滴下したステアリン酸の物質量は,
$2.0 \times 10^{-4} \times \dfrac{0.10}{1000} = 2.0 \times 10^{-8} \ (mol)$

また, 単分子膜の面積より,
(単分子膜中のステアリン酸の個数) $= \dfrac{A}{B}$ (個)

以上より, 1 mol 中の分子の個数 N_A は,
$N_A = \dfrac{A}{B} \div (2.0 \times 10^{-8})$

$= \dfrac{A}{2B} \times 10^8 \ (mol^{-1})$

問3　陽極へ移動したことから, 硫黄のコロイドは負に帯電していることがわかる。コロイドとは反対符号のイオンで, 価数の大きいイオンほど, 凝析の効果は高いので, ③の Al^{3+} が該当。

問4　$\Delta t = K_f \times m$ より,

$5.53 - 2.46 = 5.12 \times \dfrac{\dfrac{0.776}{M}}{10.0 \times 0.880 \times 10^{-3}}$

$M = 147.0 \fallingdotseq 147$

問5　H^+ (mol)：$0.050 \times \dfrac{40}{1000} \times 2 = 4.0 \times 10^{-3}$ (mol)

OH^- (mol)：$0.050 \times \dfrac{60}{1000} \times 1 = 3.0 \times 10^{-3}$ (mol)

残った $[H^+] = \dfrac{4.0 \times 10^{-3} - 3.0 \times 10^{-3} \ (mol)}{(40+60) \times 10^{-3} \ (L)}$
$= 1.0 \times 10^{-2}$ (mol/L)

∴　$pH = 2$

問6　一定量, 一定圧力(1.0×10^5 Pa)のもとで 20℃ から 100℃ まで加熱するので, シャルルの法則より, 体積は増加する。よって, グラフは, 次のように変化。

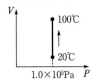

引き続き, 一定量, 一定温度(100℃)のもとで圧力を低下させていくので, ボイルの法則より, 体積は増加する。よって, グラフは, 次のように変化。

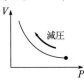

以上より, ③が該当するグラフ。

問7　①　$2CrO_4^{2-} + 2H^+ \rightleftarrows Cr_2O_7^{2-} + H_2O$
　　　　　　黄色　　　　　　　赤橙色
硫酸を加えると, この平衡が右へ移動する。また, この反応は, 酸化還元反応ではない。
②　$KMnO_4$ は酸化剤, H_2O_2 は還元剤としてはたらく。
③　$SiO_2 + Na_2CO_3 \longrightarrow Na_2SiO_3 + CO_2$
酸化数の変化はないため, 酸化還元反応ではない。
④　$2H_2S + SO_2 \longrightarrow 3S + 2H_2O$
SO_2 は酸化剤, H_2S は還元剤としてはたらく。
⑤　$H_2O_2 + 2KI + H_2SO_4 \longrightarrow K_2SO_4 + I_2 + 2H_2O$
H_2O_2 は酸化剤, KI は還元剤としてはたらく。
以上より, ④が該当。

第2問
〔解答〕
問1　A：Pb^{2+}　　B：Ag^+　　C：Ca^{2+}　　D：Al^{3+}
　　　E：Cu^{2+}
問2　$Zn(OH)_2 + 4NH_3 \longrightarrow [Zn(NH_3)_4](OH)_2$
　　　形状：④

〔出題者が求めたポイント〕
無機総合（金属陽イオンの分離）
〔解答のプロセス〕
問1　実験1　HClaqで生じる沈殿は、$AgCl$、$PbCl_2$。
　　　実験2　H_2SO_4aqで生じる沈殿は、$PbSO_4$、$CaSO_4$。実験1とあわせて、A：Pb^{2+}、B：Ag^+、C：Ca^{2+}が含まれていることがわかる。
　　　実験3　過剰のNH_3aqで再溶解する金属イオンは、Ag^+、Cu^{2+}、Zn^{2+}

$Ag^+ \xrightarrow{\text{少量}} Ag_2O\downarrow \xrightarrow{\text{過剰}} [Ag(NH_3)_2]^+$
$Cu^{2+} \longrightarrow Cu(OH)_2\downarrow \longrightarrow [Cu(NH_3)_4]^{2+}$
$Zn^{2+} \longrightarrow Zn(OH)_2\downarrow \longrightarrow [Zn(NH_3)_4]^{2+}$

　　　実験4　過剰のNaOHaqで再溶解する金属イオンは、Al^{3+}、Zn^{2+}、Pb^{2+}

$Al^{3+} \xrightarrow{\text{少量}} Al(OH)_3\downarrow \longrightarrow [Al(OH)_4]^-$
$Zn^{2+} \longrightarrow Zn(OH)_2\downarrow \longrightarrow [Zn(OH)_4]^{2-}$
$Pb^{2+} \longrightarrow Pb(OH)_2\downarrow \longrightarrow [Pb(OH)_4]^{2-}$

　　　実験3とあわせて、D：Al^{3+}、E：Cu^{2+}、F：Zn^{2+}と決定できる。
問2　$[Zn(NH_3)_4]^{2+}$は正四面体形の錯イオンである。

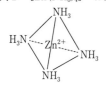

第3問
〔解答〕
問1　1.0×10^{-4} (mol/L)
問2　1.7×10^{-3} (mol)
問3　3.8(%)

〔出題者が求めたポイント〕
電離平衡（溶解度積）、酸・塩基（逆滴定）
〔解答のプロセス〕
問1　$CO_2 + Ba(OH)_2 \longrightarrow BaCO_3\downarrow + H_2O$
生じた白色沈殿は炭酸バリウム$BaCO_3$である。難溶性の塩なので、溶液中では次の平衡状態をとる。
$BaCO_3 \rightleftharpoons Ba^{2+} + CO_3^{2-}$
$BaCO_3$aqのモル濃度をx mol/Lとおくと、溶液中のBa^{2+}、CO_3^{2-}のモル濃度もx mol/Lとなる。
よって、
$[Ba^{2+}][CO_3^{2-}] = 1.0 \times 10^{-8}$ (mol/L)^2
$x \times x = 1.0 \times 10^{-8}$
$\therefore x = 1.0 \times 10^{-4}$ (mol/L)

問2
$\overbrace{}^{Ba(OH)_2 \text{からの} OH^- \text{(mol)}}$
$\underbrace{CO_2 \text{からの}}_{H^+ \text{(mol)}}$ $\underbrace{\text{上澄み中の} OH^- \text{を}}_{\text{中和するのに加えた HClからの} H^+ \text{(mol)}}$

呼気1.0L中のCO_2をx molとおくと、

$\underbrace{\left(0.050 \times \dfrac{100}{1000} \times 2 - x \times 2\right) \times \dfrac{10\ \text{mL}}{100\ \text{mL}}}_{\text{溶液 100 mL 中に残った} OH^- \text{(mol)}}$

$= 0.10 \times \dfrac{6.6}{1000} \times 1$

$x = 1.7 \times 10^{-3}$ (mol)

問3　$\dfrac{CO_2\ (L)}{\text{呼気}\ (L)} \times 100 = \dfrac{1.7 \times 10^{-3} \times 22.4\ (L)}{1.0\ (L)} \times 100$
$= 3.808$
$\fallingdotseq 3.8$ (%)

第4問
〔解答〕
問1　
$\begin{array}{c} CH_3 \\ | \\ CH_3-CH_2-CH-O-CH_3 \end{array}$

問2　第三級アルコールと言える。(13字)
問3　
$\begin{array}{c} CH_3 \\ | \\ CH_3-CH_2-C-CH_3 \\ | \\ OH \end{array}$

問4　ア：8　　イ：3　　ウ：脱離　　エ：アセトン

〔出題者が求めたポイント〕
脂肪族化合物（$C_5H_{12}O$の構造決定）
〔解答のプロセス〕
問1　分子式$C_5H_{12}O$で表されるエーテルは次の①〜⑥に$-O-$を挿入した化合物。

$\begin{array}{ccc}
& C & C \\
& | & | \\
C-C-C-C-C & C-C-C-C & C-C-C \\
\uparrow\uparrow & \uparrow\uparrow\uparrow & \uparrow \\
\boxed{2}\boxed{1} & \boxed{5}\boxed{4}\boxed{3} & C\ \boxed{6}
\end{array}$

このエーテルのうち、
$\begin{array}{c} \boxed{3}\quad C \\ | \\ C-C-C^*-O-C \end{array}$

が不斉炭素原子を有する。

問2〜4　分子式$C_5H_{12}O$で表されるアルコールは次の①〜⑧に$-OH$を結合した化合物。

$\begin{array}{ccc}
& C & C \\
& | & | \\
C-C-C-C-C & C-C-C-C & C-C-C \\
\text{③②①} & \text{⑦⑥⑤④} & | \\
& & C\ \text{⑧}
\end{array}$

よって、構造異性体は$\underline{8}$種類ある。
　　　　　　　　　　(ア)
このうち、②、④、⑥の$\underline{3}$種に光学異性体が存在する。
　　　　　　　　(イ)

②
C-C-C-C*-C
　　　　|
　　　OH

④
　　　C
　　　|
C-C-C-C*-C
　　　|
　　　OH

⑥
　　C
　　|
C-C*-C-C
　|
　OH

また，アルコールXはKMnO₄により酸化されなかったことから，第三級アルコールであることがわかるので，上記の⑤の構造である。

⑤
　　C
　　|
C-C-C-C
　　|
　　OH

濃硫酸を加え加熱すると分子内脱水により，次の2つの化合物が生成。

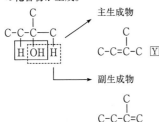

アルケンYをKMnO₄で酸化すると，炭素間二重結合が切れる。

　　CH₃
　　｜
　C=O …酢酸
HO

　　CH₃
　　｜
O=C …アセトン (エ)
　　｜
　CH₃

なお，脱水反応のように，有機化合物から簡単な分子がとれて他の有機化合物に変化する反応の総称を脱離反応という。(ウ)

第5問
〔解答〕
問1
　　　　　　H
　　　　　　｜
H-N-CH-C-N-CH₂-C-OH
　｜　｜　｜　　　　‖
　H　CH₃ O　　　　O

問2　9種類
問3　23.7 g

〔出題者が求めたポイント〕
天然高分子(アミノ酸)

〔解答のプロセス〕
問1　アラニン　　　グリシン
　　H-N-CH-C-OH+H-N-CH₂-C-OH
　　　｜　｜　‖　　｜　　　　‖
　　　H CH₃ O　　H　　　　O

2分子が脱水縮合した化合物がアラニルグリシンであ

る。

問2　グリシンとアラニンからなるジペプチドの異性体には，①グリシン2分子，②アラニン2分子，③グリシン1分子とアラニン1分子からなる，3通りがある。
①は，不斉炭素原子を有さないから1種類
②は，不斉炭素原子を2個有するので2×2=4種類
③は，グリシンかアラニンかのいずれかがカルボキシ基を用いるアミノ酸で，2通り。アラニンの側に不斉炭素原子が2個あるので2×2=4種類
①+②+③=9
∴　9種類

問3
　　　　　H
　　　　　｜
H₂N-CH-C-N-CH₂-COOH + H₂O
　　｜
　　CH₃
アラニルグリシン(分子量146)

→(加水分解) H₂N-CH-COOH + H₂N-CH₂-COOH
　　　　　　　　｜　　　　　　　　　グリシン
　　　　　　　CH₃
　　　　　アラニン

塩酸酸性条件下なので，
アラニンの塩酸塩(分子量125.5)
ClH₃N-CH-COOH
　　　　｜
　　　　CH₃

グリシンの塩酸塩(分子量111.5)
ClH₃N-CH₂-COOH

がそれぞれ1分子ずつ得られる。

アラニルグリシンが $\dfrac{14.6}{146}=0.10$ (mol) あることから，

$125.5 \times 0.10 + 111.5 \times 0.10 = 23.7$ (g)

第6問
〔解答〕
問1
CH₂-O-C-R
　　　　‖
　　　　O
CH-O-C-R
　　　‖
　　　O
CH₂-O-C-R
　　　　‖
　　　　O

問2　③
問3　$n = \dfrac{iM}{25400}$
問4　②

〔出題者が求めたポイント〕
脂肪族化合物(油脂)

〔解答のプロセス〕
問1　油脂はグリセリン1分子と高級脂肪酸3分子とのトリエステルである。

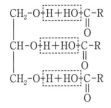

問2 構成脂肪酸が飽和脂肪酸の油脂は分子間力が大きくなるため,常温で固体のものが多い。(脂肪という。)
構成脂肪酸が不飽和脂肪酸の油脂は,常温で液体のものが多い。(脂肪油という。)

問3 炭素間二重結合の物質量は付加するヨウ素の物質量に等しくなる。ヨウ素価 i は,問題文の条件から,

$$i = \underbrace{\frac{100}{M}}_{\text{油脂 }X\text{(mol)}} \times \underbrace{n}_{\text{付加する }I_2\text{(mol)}} \times \underbrace{254}_{\text{(g)}}$$

$$i = \frac{25400n}{M}$$

$$\therefore n = \frac{iM}{25400}$$

問4 問3の立式より,i は分子量 M に反比例二重結合の数 n に比例する。

第7問

〔解答〕

問1 CH=CH₂ と CH=CH₂ (para位)

問2 陽イオン交換樹脂に通したとき:
$CaCl_2 + 2R\text{-}SO_3H \longrightarrow (R\text{-}SO_3)_2Ca + 2HCl$
陰イオン交換樹脂に通したとき:
$HCl + R\text{-}CH_2N^+(CH_3)_3OH^-$
$\longrightarrow R\text{-}CH_2N^+(CH_3)_3Cl^- + H_2O$

問3 0.050 mol/L

〔出題者が求めたポイント〕
合成高分子(イオン交換樹脂)

〔解答のプロセス〕
問3 問2の式より,$CaCl_2$ 1 mol を陽イオン交換樹脂に通すと,2 mol の HCl が流出する。
求める $CaCl_2$aq の濃度を x mol/L とすると,

$$\underbrace{x \times \frac{20}{1000} \times 2}_{\text{HCl (mol)}} \times 1 = 0.050 \times \frac{40}{1000} \times 1$$
$$\underbrace{}_{H^+} \underbrace{}_{OH^-}$$

$\therefore x = 0.050$ (mol/L)

〔後 期〕

第1問

〔解答〕
問1 ⑦   問2 ④   問3 ③   問4 ⑤
問5 ⑩   問6 ④   問7 ⑥

〔出題者が求めたポイント〕
周期表,酸化還元(酸化数),物質の構成粒子(混合物の分離),物質量(組成式),電離平衡,溶液の性質(浸透圧),気体の性質

〔解答のプロセス〕
問1 a 正 原子の相対質量は,質量数 12 の炭素原子の質量を 12 と定め,各原子の質量を相対的に決定した値のことである。
原子量は,同位体の原子の相対質量に存在比をかけた平均値のことである。
b 誤 現在の周期表は原子番号(陽子の数)の順に元素を並べたものである。なお,周期表を考案したメンデレーエフが発表した周期表は,原子を原子量の順に並べている。
c 誤 第 12 族ではなく第 11 族。
d 正 水(H_2O),アンモニア(NH_3),フッ化水素(HF)は,分子間に水素結合を形成するため,沸点が高くなる。

問2 ① $K\underset{+7}{Mn}O_4 \longrightarrow \underset{+2}{Mn}SO_4$ 5 減少
② $K_2\underset{+6}{Cr_2}O_7 \longrightarrow \underset{+3}{Cr_2}(SO_4)_3$ 3 減少
③ $\underset{+4}{S}O_2 \longrightarrow \underset{0}{S}$ 4 減少
④ $K\underset{+5}{Cl}O_3 \longrightarrow K\underset{-1}{Cl}$ 6 減少
⑤ $H\underset{+5}{N}O_3 \longrightarrow \underset{+2}{N}O$ 3 減少

問3 ① 正 ヨウ素に昇華性があるため,分離可能。
② 正 酢酸(沸点:118℃)と酢酸エチル(沸点:77℃)は蒸留により分離可能。
③ 誤 安息香酸は酸性,安息香酸メチルは中性。希塩酸にはいずれも溶けないため,エーテルに溶解。よって,分離不可能。なお,希塩酸ではなく,水酸化ナトリウム水溶液であれば,抽出により分離可能。
④ 正 硝酸カリウムは温度による溶解度の差が大きいため,再結晶により分離可能。
⑤ 正 タンパク質は高分子であるため,半透膜を通り抜けないが,アミノ酸は通り抜ける。よって,透析により分離可能。
⑥ 正 海水中の陽イオンは陽イオン交換樹脂に通すと水素イオンに,陰イオンは陰イオン交換樹脂に通すと水酸化物イオンに交換されるため,純水が得られる。

問4 組成式は原子の物質量比に等しい。この酸化物の組成式を M_xO_y とおくと,

$$x : y = \frac{68.4}{52} : \frac{31.6}{16}$$

藤田保健衛生大学（医）30年度　(99)

$$= 1 : \frac{52 \times 31.6}{68.4 \times 16}$$
$$\fallingdotseq 1 : 1.5$$
$$= 2 : 3$$

問5　$K_a = 1.0 \times 10^{-6}$ (mol/L)

a　正　$C = 1.0$ (mol/L) より，
$$[H^+] = \sqrt{C \cdot K_a} = 1.0 \times 10^{-3} \text{ (mol/L)}$$
pH $= 3.0$

b　正　$\alpha = \sqrt{\dfrac{K_a}{C}} = 1.0 \times 10^{-2}$

c　誤　$[H^+] = \dfrac{[HA]}{[A^-]} \cdot K_a$
$$= \frac{0.10}{0.10} \times 1.0 \times 10^{-6}$$
$$= 1.0 \times 10^{-6} \text{ (mol/L)}$$
$\therefore$　pH $= 6.0$

d　誤　$A^- + H^+ \underset{発熱}{\overset{\cdot}{\rightleftharpoons}} HA (+Q \text{ kJ})$

高温ほど左へ平衡は移動，つまり，電離が進むので，電離定数は大きくなる。

問6　溶液が 1.00 L で共通なので，溶質粒子の物質量に比例。

① $\dfrac{10}{62}$ mol（非電解質）

② KCl $\longrightarrow$ K$^+$ + Cl$^-$ に注意する。
$$\frac{10}{75} \times 2 = \frac{10}{37.5} \text{ (mol)}$$

③ NaHCO$_3$ $\longrightarrow$ Na$^+$ + HCO$_3^-$
$$\frac{10}{84} \times 2 = \frac{10}{42} \text{ (mol)}$$

なお，NaHCO$_3$ の溶解度は大きくないが，完全に電離しているものとする。また HCO$_3^-$ の H$^+$ は電離しないとして解答した。

④ MgCl$_2$ $\longrightarrow$ Mg^{2+} + 2Cl$^-$
$$\frac{10}{95} \times 3 \fallingdotseq \frac{10}{31.7} \text{ (mol)}$$

⑤ (NH$_4$)$_2$SO$_4$ $\longrightarrow$ 2NH$_4^+$ + SO$_4^{2-}$
$$\frac{10}{132} \times 3 = \frac{10}{44} \text{ (mol)}$$

⑥ $\dfrac{10}{180}$ mol（非電解質）

以上より，浸透圧が最も高いのは④

問7　一定質量，一定温度（T_1 あるいは T_2）のとき，P と V は反比例する。（ボイルの法則）

よって，$\dfrac{1}{P}$ と V は比例する。

また，P 一定のとき，T と V は比例する。（シャルルの法則）

よって，$T_2 > T_1$ より，⑥が該当。

第2問

〔解答〕

問1　(1)　Cu + 2H$_2$SO$_4$ $\longrightarrow$ CuSO$_4$ + SO$_2$ + 2H$_2$O
　　 (2)　I$_2$ + SO$_2$ + 2H$_2$O $\longrightarrow$ H$_2$SO$_4$ + 2HI

問2　ビュレット

問3　4.5×10^{-3} mol

問4　⑥

〔出題者が求めたポイント〕

酸化還元（ヨウ素滴定）

〔解答のプロセス〕

問1　(1)　　　　Cu　　　　　 $\longrightarrow$ Cu^{2+} + 2e$^-$
　　 $\underline{\text{H}_2\text{SO}_4 + 2\text{H}^+ + 2\text{e}^- \longrightarrow \text{SO}_2 + 2\text{H}_2\text{O}}$
両辺に SO$_4^{2-}$ を加えてまとめると
　　 Cu + 2H$_2$SO$_4$ $\longrightarrow$ CuSO$_4$ + SO$_2$ + 2H$_2$O

　　 (2)　I$_2$ + 2e$^-$ $\longrightarrow$ 2I$^-$
　　 $\underline{\text{SO}_2 + 2\text{H}_2\text{O} \longrightarrow \text{SO}_4^{2-} + 4\text{H}^+ + 2\text{e}^-}$
式をまとめて，
　　 I$_2$ + SO$_2$ + 2H$_2$O $\longrightarrow$ H$_2$SO$_4$ + 2HI

問3　ヨウ素溶液に SO$_2$ を回収した後，残ったヨウ素をチオ硫酸で滴定。（ヨウ素が消失すると，青紫色も消失。）

I$_2$ が奪う e$^-$

SO$_2$ が　　 Na$_2$S$_2$O$_3$ が
与える e$^-$　与える e$^-$

回収した SO$_2$ を x mol とおく。

$$\underbrace{0.10 \times \frac{50}{1000} \times 2 - x \times 2}_{\text{残った I}_2 \text{が奪う e}^- \text{(mol)}} = \underbrace{0.10 \times \frac{10}{1000} \times 1}_{\text{Na}_2\text{S}_2\text{O}_3 \text{が与える e}^- \text{(mol)}}$$

（Na$_2$S$_2$O$_3$ は1価の還元剤であることに注意。）
$\therefore$　$x = 4.5 \times 10^{-3}$ (mol)

問4　下線部(1)の反応式より，溶解した Cu と発生した SO$_2$ の物質量は等しいので，
$$4.5 \times 10^{-3} \times 63.5 \fallingdotseq 0.29 \text{ (g)}$$

第3問

〔解答〕

問1　$Q = 9$

問2　183 (kJ/mol)

問3　$K = \dfrac{k_1}{k_2}$

〔出題者が求めたポイント〕

反応の速さと化学平衡（活性化エネルギー，反応速度式）

〔解答のプロセス〕

問1　X$_2$ + Y$_2$ = 2XY + Q kJ
（反応熱）＝（生成物の結合エネルギーの総和）
　　　　　　－（反応物の結合エネルギーの総和）
より，
$$Q = 2 \times 295 - (432 + 149)$$
$$= 9 \text{ (kJ)}$$

問2　エネルギー図は次の通り。

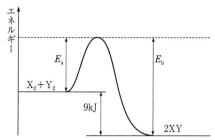

逆反応の活性化エネルギーを E_b とすると,
$$E_b = E_a + 9 = 183 \text{ (kJ/mol)}$$

問3 平衡状態にあるとき,
$v_1 = v_2$ が成立するので,
$$k_1[X_2][Y_2] = k_2[XY]^2$$
$$\underbrace{\frac{[XY]^2}{[X_2][Y_2]}}_{\text{平衡定数}K} = \frac{k_1}{k_2} \quad \therefore K = \frac{k_1}{k_2}$$

第4問
〔解答〕

A: ベンゼン環-COOH, -CH_3 (o位) B: ベンゼン環-COOH, -CH_3 (p位)

C: ベンゼン環-CHO, -CH_2OH D: ベンゼン環-OH, -COCH_3

E: ベンゼン環-COOCH_3 F: ベンゼン環-OCOCH_3

G: ベンゼン環-COOH, -COOH (o位) H: 無水フタル酸構造

〔出題者が求めたポイント〕

芳香族化合物($C_8H_8O_2$ の構造決定)

〔解答のプロセス〕

(1) $NaHCO_3$ で CO_2 を発生したことから, A, B はカルボキシ基を有する。

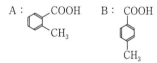

（テレフタル酸）

となったことから, B の構造が決定される。

B: ベンゼン環-COOH, -CH_3 (p位)

(2) A, C $\xrightarrow{KMnO_4}$ フタル酸 (COOH, COOH, o位) ([G]フタル酸：分子式 $C_8H_6O_4$)

$\xrightarrow{\text{加熱}}$ [H]無水フタル酸

よって, A の構造は ベンゼン環-COOH, -CH_3 (o位) と決定される。

また, C の構造はベンゼン環の o 位に直接炭素原子が結合した構造。分子式が $C_8H_8O_2$ であることを考えると考えられる構造は次の通り

ベンゼン環-CHO ← アルデヒド基
-CH_2OH ← アルコール性ヒドロキシ基

(3) D は NaOHaq に溶解したことから, 酸性の官能基であるフェノール性ヒドロキシ基をもつ。((1) より -COOH はもたない。)

また, ヨードホルム反応が起こった後, サリチル酸が得られていることから,

$CH_3-\underset{OH}{\underset{|}{CH}}-$ または $CH_3-\underset{\parallel}{\underset{O}{C}}-$ の構造をもち, かつ, その構造はフェノール性ヒドロキシ基の o 位に結合している。分子式 $C_8H_8O_2$ であることを考えて, D の構造が決まる。

ベンゼン環-OH, $-\underset{\parallel}{\underset{O}{C}}-CH_3$ (o位) ← ヨードホルム反応が起こる構造

[D]

ベンゼン環-OH, $-\underset{\parallel}{\underset{O}{C}}-ONa$ (+$CHI_3\downarrow$) $\xrightarrow{\text{希硫酸}}$ ベンゼン環-OH, -COOH

サリチル酸ナトリウム   サリチル酸

(4) E, F は NaOHaq を加えて加熱したら, 溶解し, 均一な溶液になったことから, 加水分解が起こったことがわかる。よって, E と F はエステル。
S_E から, トルエンの酸化で得られる化合物である安息香酸が得られたことから, E は安息香酸のエステルである。分子式 $C_8H_8O_2$ より, E が決定できる。

ベンゼン環-$\underset{\parallel}{\underset{O}{C}}$+OH + H+O-CH_3 → ベンゼン環-$\underset{\parallel}{\underset{O}{C}}$-O-CH_3 + H_2O

安息香酸(C_7) メタノール(C_1)   [E]

一方, S_F からはカップリング反応が起こるフェノール類が生じたことがわかる。

藤田保健衛生大学 （医） 30 年度 （101）

（左段）

p-フェニルアゾフェノール
（橙赤色）

よって，F が決定できる。

$CH_3-C-\boxed{OH + H}-O-\bigcirc$ ‖ O

$\longrightarrow CH_3-C-O-\bigcirc + H_2O$ ‖ O

$\boxed{F}$

（なお，問題の条件からは，$\boxed{F}$ はギ酸とクレゾール のエステルも考えられるが，酢酸とフェノールの エステルを解答とした。）

第5問

〔解答〕

問1　（ア）　グリコシド　　（イ）　$C_{12}H_{22}O_{11}$
　　　（ウ）　インベルターゼ　　（エ）　転化糖

問2　構造Ⅰ：$-C-H$
　　　　　　　　‖
　　　　　　　　O

　　　構造Ⅱ：$-C-CH_2OH$
　　　　　　　　‖
　　　　　　　　O

問3　単糖 B の①と①

問4

問5　$\longrightarrow C_6H_{11}O_7{}^- + Cu_2O + 3H_2O$

問6　④

〔出題者が求めたポイント〕

天然高分子（糖類）

〔解答のプロセス〕

問2　単糖 A が β-フルクトース（六員環）である。

鎖状構造：

ヒドロキシケトン基（構造Ⅱ）を
有するため還元性を示す

単糖 B が α-グルコースである。

（右段）

鎖状構造：

アルデヒド基（構造Ⅰ）を
有するため還元性を示す

問3　トレハロースは α-グルコースの 1 位（還元性を 示す部分）どうしが縮合した二糖類。
ヘミアセタール構造をもたず鎖状構造をとれないた め，還元性を示さない。

問4　β-フルクトースの六員環は 2 位のカルボニル基 が 6 位のヒドロキシ基と，五員環は 2 位のカルボニル 基が 5 位のヒドロキシ基と環状構造をつくっている。

六員環

五員環

問5　$R-CHO + 3OH^- \longrightarrow R-COO^- + 2H_2O + 2e^-$
　　　アルデヒド基　　　　　　　　　カルボキシ基
　　　　　　　　　　　　　　　　　　（の塩）

$2Cu^{2+} + 2OH^- + 2e^- \longrightarrow Cu_2O \downarrow + H_2O$

$R-CHO + 2Cu^{2+} + 5OH^- \longrightarrow R-COO^- + Cu_2O + 3H_2O$
　　↓　　　　　　　　　　　　　　　　　　　↓
$C_6H_{12}O_6$　　　　　　　　　　　　　　$C_6H_{11}O_7{}^-$

問6

スクロース $\xrightarrow{\text{加水分解}}$ グルコース＋フルクトース
還元性なし　　　　　　　いずれも還元性あり

スクロース 1 mol から還元糖は 2 mol 得られる。
生じた Cu_2O（143 g/mol）が

$$\frac{5.72}{143} = 4.0 \times 10^{-2}\ (mol)$$

であることから，加水分解により得られた還元糖の合 計も 4.0×10^{-2} mol である。
よって，分解されたスクロースは 2.0×10^{-2} mol。
もともと，スクロース（分子量 342）は

$$\frac{17.1}{342} = 5.0 \times 10^{-2}\ (mol)$$

あったので，

分解された割合は

$$\frac{2.0 \times 10^{-2}}{5.0 \times 10^{-2}} \times 100 = 40 (\%)$$

第6問

〔解答〕

	[試薬欄]	[反応の変化欄]
(1)	f	⑥
(2)	c	②
(3)	d	④
(4)	a	⑦
(5)	b	③

〔出題者が求めたポイント〕

脂肪族化合物・芳香族化合物(官能基と検出反応)

〔解答のプロセス〕

(1) メタノール と エタノール
　　CH_3-OH　　CH_3-CH_2-OH

エタノールのみヨードホルム反応陽性。
黄色のヨードホルム CHI_3 が沈殿する。

(2) ジエチルエーテル と メタノール
　　C_2H_5-O-C_2H_5　　CH_3-OH

メタノールのみヒドロキシ基を有するので，
金属ナトリウムを加えると H_2(無色)が発生。

(3) アセチルサリチル酸 と サリチル酸メチル

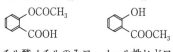

サリチル酸メチルのみフェノール性ヒドロキシ基を有するので，FeCl_3aq を加えると，赤紫色を呈する。

(4) ギ酸 と 酢酸
　　H-C-OH　　CH_3-C-OH
　　　∥　　　　　　∥
　　　O　　　　　　O

ギ酸のみアルデヒド基を有するので，銀鏡反応陽性。
銀が析出する。

(5) シクロヘキサン と シクロヘキセン

シクロヘキセンのみ炭素間二重結合を有するので，臭素水を加えると付加反応がおこる。
このとき，臭素水の赤褐色が消える。

生　物

解答

30年度

前　期

第1問　ホルモン

〔解答〕

問1　㋐　標的　　㋑　視床下部　　㋒　脳下垂体前葉
　　　㋓　排卵
問2　ⅰ）内分泌腺　　ⅱ）ホルモン
問3　ⅰ）③
　　　ⅱ）特定の遺伝子の発現を促進する。
問4　ⅰ）ポリペプチド　　ⅱ）②
問5　フィードバック調節
問6　ⅰ）②⑤　　ⅱ）骨粗しょう症

〔出題者が求めたポイント〕

問1　各種の放出ホルモンは，間脳の視床下部から分泌され，脳下垂体前葉と中葉からのホルモンの分泌を促進する。

問3　エストロゲンは脂溶性ホルモンであるため，細胞膜のリン脂質を透過し，細胞質基質にある受容体に結合する。エストロゲン-受容体複合体は，核に移動して特定の遺伝子の発現を促進する。乳腺細胞ではエストロゲンの作用の結果，増殖が促進される。

問4　ⅱ）LH-RHはペプチドホルモンであるので，細胞膜を透過できないので，細胞膜上に受容体が存在している。

問6　ⅰ）LH-RHの標的細胞は，脳下垂体前葉であり，濾胞刺激ホルモン（FSH）と黄体形成ホルモンの分泌を促進する。この結果，濾胞からのエストロゲンの分泌が増加し，排卵や乳腺細胞の増殖が促進される。このことから，LH-RH製剤の効果を予測するために，乳がん組織のエストロゲン受容体発現状態や月経の有無を検討すればよい。

　　ⅱ）エストロゲンが減少すると，破骨細胞の働きが盛んになり，骨を作る骨芽細胞の働きが追いつかなくなるため骨量が減り，骨がスカスカな状態になる。

第2問　DNAの複製，セントラルドグマ

〔解答〕

問1　③⑥⑤①⑦⑨
問2　ⅰ）㋑
　　　ⅱ）㋐　リーディング鎖　　㋑　ラギング鎖
問3　半保存的複製
問4　セントラルドグマ
問5　ⅰ）①　　ⅱ）アンチセンス鎖
問6　①⑦⑩
問7　②④
問8　ⅰ）核　　ⅱ）リボソーム
問9　終止コドンはアミノ酸を指定しないため。

〔出題者が求めたポイント〕

問1　細胞周期は，間期と分裂期からなる。間期は，G_1期，S期，G_2期，分裂期は前期，中期，後期，終期からなる。

問2　DNAの複製時に，複製起点からDNAの開裂が進む。二重らせんがほどけ，2本の鎖のそれぞれが鋳型となり新たな鎖が合成されるが，DNAポリメラーゼは$5'$から$3'$の方向に鎖を伸長させるため，ほどけた二本鎖で複製方向が逆になる。このため，図中の㋐の鎖は開裂方向に合成された鎖（リーディング鎖），㋑の鎖は開裂方向と逆向きに合成された鎖（ラギング鎖）と考えられる。

問3　複製によって合成された2本のDNAは，ともに鋳型となった鎖（旧鎖）と鋳型鎖をもとに複製された鎖（新鎖）からなる。このためこのようなDNAの複製様式を，半保存的複製という。

問5　転写では，DNAの2本鎖のどちらか一方が鋳型鎖となり，RNAが合成される。プロモーター配列に結合したRNAポリメラーゼは，DNAを開裂して進み，転写開始点からRNAのヌクレオチド鎖を$5'$から$3'$方向に伸長させていく。このとき鋳型鎖となるDNAの鎖をアンチセンス鎖，もう一方の鎖をセンス鎖という。

問6　①②DNAの2本鎖のうち，どちらの鎖がアンチセンス鎖になるかは遺伝子ごとに決まっている。このため1本のDNA鎖全体にはアンチセンス鎖とセンス鎖の両方が存在している。⑤転写には，DNAの複製とは異なり，プライマーを必要としない。⑥成熟赤血球は，脱核しているためDNAがない。③⑦細胞周期からはずれた分化した細胞（G_0にある）では，転写が盛んに行われている。⑧DNAの複製では，岡崎フラグメントと呼ばれる短い断片が合成され，リガーゼにより連結されることで長い鎖（ラギング鎖）が形成される。⑨イントロンも転写される。⑪RNAからDNAを合成する過程を逆転写というが，この時はたらくのはリボソームではなく逆転写酵素である。

問7　①AUGは開始コドンであるが，メチオニンを指定するコドンである。③翻訳の過程で，1本のmRNAに次々にリボソームが結合してポリソームという状態がみられる。⑤tRNAはアミノ酸を指定するコドンの種類に対応しているので，61種類ある。なお，終止コドンには，tRNAではなく，終結因子と呼ばれるタンパク質が結合する。

問9　3つの塩基で1つのアミノ酸を指定するので，300塩基からなるということは，$300 \div 3 = 100$（個）のアミノ酸を指定すると考えられる。しかし，終止コドンはアミノ酸を指定しないので，翻訳直後のタンパク質は99個のアミノ酸からなる。

第3問　精子形成
〔解答〕
問1　(ア) 精原細胞　(イ) 一次精母細胞
　　　(ウ) 二次精母細胞　(エ) 精細胞
問2　二価染色体
問3　2^{23}
問4　i) キアズマ　ii) 減数分裂第一分裂前期
　　　iii) キアズマ部分で交差した相同染色体のそれぞれの染色分体の相同の位置で切れて入れ替わるため，染色体の長さはもとほぼ変わらず維持される。
問5　i) 50%
　　　ii) 組換えは2遺伝子間で乗換えが奇数回生じたときにのみ起こる。そのため，組換え価が最大値をとるのは，2遺伝子が染色体の両端にある場合となるから。
問6　子孫の遺伝的多様性を増すことで，環境の変化に対する適応が高くなる。

〔出題者が求めたポイント〕
問1　哺乳類の精子形成の過程は，始原生殖細胞→精原細胞→一次精母細胞→二次精母細胞→精細胞→精子となる。
問2　減数分裂では，第一分裂前期に相同染色体どうしが対合して二価染色体ができ，後期に二価染色体が対合面で分かれて新たな細胞に分配されるので染色体数が半減することになる。
問3　ヒトの体細胞には，相同染色体のペアが23組ある。減数分裂の第一分裂では，ペアをつくる相同染色体をそれぞれの2つの細胞に別々に分けるので，その組合せは2^{23}通りになる。
問4　二価染色体を作るとき，対合する相同染色体の染色分体間で交差する。交差を起こした位置にはキアズマと呼ばれる連結部分ができる。染色体が分かれるとき，キアズマ部分で染色体が切れて相同部分どうしが交換されるので染色体の長さは変わることはない。
問5　i) 二価染色体において，相同染色体の一方の染色分体どうしでは必ず交差が起きるが，もう一方の染色分体では交差は起きない。このため，染色体の両端に存在する2つの遺伝子に着目した場合，交差が起きた染色分体では組換えは必ず起こり，交差が起きない染色分体では組換えは起こらないので，組換え価は50%となる。
　　　ii) 組換え価(x)は，染色体上の遺伝子間の距離に比例するため，$0<x<50$となる。この問いでは，遺伝子が染色体の両端にあるi)の結果をもとにするよう指定がされている。i)の場合では染色体の交差は2つの遺伝子の間で必ず起こり，この時，交差が奇数箇所で起きた場合は，遺伝子の組換えが必ず起きるため，組換え価は50%になる。しかし，偶数箇所で起きた場合は，遺伝子の組換えは起こらない。

第4問　個体群
〔解答〕
問1　i) 標識再捕法　ii) 175個体
　　　iii) ①③④
問2　i) 環境収容力　ii) 密度効果
　　　iii) (あ)
問3　(ア) (D)　(イ) (C)　(ウ) (B)　(エ) (A)
問4　i) ベルクマンの法則
　　　ii) 体重当たりの表面積が小さいほど，放熱量が減少するので，寒冷地ほど大型化する。
問5　i) (b)
　　　ii)

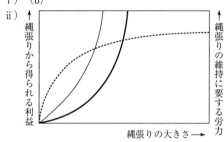

〔出題者が求めたポイント〕
問1　i) 個体群中の個体数を推定する方法として，区画法や標識再捕法などが知られる。移動する生物の個体数を測定する場合は，標識再捕法が用いられる。標識再捕獲法ともいう。
　　　ii) 標識した個体数：求める全体の個体数＝再捕獲した標識個体数：再捕獲した全個体数の関係がある。この関係を利用して，行った3回の測定ごとに推定全個体数を求めると，1回目が180，2回目が176，3回目が168となる。これを平均して$(180＋176＋168)/3≒174.6…≒175$となる。
　　　iii) 次の4点が上げられる。①調査期間中，対象個体群内で個体の死亡や出生が無視できるほど小さい。②対象個体群が他の個体群との間で個体の出入りがない。③標識を付けることで個体の行動や生存率が変わらない。④同じ捕獲条件で行い，個体が捕獲される確率が等しくなるよう配慮する。
問2　個体群密度が高くなると，環境抵抗力が高まり，死亡率が増加したり，産卵数が減少したり，行動や形態が変化することがある。これを密度効果という。特に形態や行動が著しく異なる個体が個体群の中で増加する現象を相変異という。相変異の例として，ワタリバッタが知られる。幼生時に低密度で生育したものは孤独相と呼ばれ，定住に適した形質を持つ。高密度で生育すると集団生活や飛翔移動に適した形質をもつように変化する。このような特徴をもつ個体を群生相という。
問3　光量と水温は，冬に低くなり，夏に高くなるという年周期があり，さらに水温の変化は光量の変化に遅れるので，(B)が光量，(c)が水温と考えられる。水温が低下する冬に値が低くなる(D)は，植物プランクトンの個体数であると考えられる。

問4　生物は環境へ適応して生きている。アレンの規則やベルクマンの規則はその適応に対する法則を示してものと言える。恒温動物のクマの体の大きさを比較すると，ホッキョクグマ＞ツキノワグマ＞マレーグマと，寒冷地に生活する個体ほど体重が重く，体が大きい。体重当たりの表面積が小さくなることで，放熱量が減少するため，体の大きさは気温に対して体温を一定に維持するための適応と考えられる。

問5　ⅰ）最適な縄張りの大きさは，縄張りを維持するために必要なコストと縄張りから得られる利益との差が最大となる大きさである。ⅱ）個体数が増加すれば，例えば縄張りに侵入する個体が増え，それを追い払うためのコストが増加する。つまり，図3の曲線は左側にずれたようなグラフになる。

後　期

第1問　細胞骨格

〔解答〕

問1　a）②　　b）①　　c）④　　d）④
問2　a）③　　b）①　　c）②　　d）④
問3　a）②　　b）④　　c）③　　d）④
問4　a）③　　b）①　　c）①　　d）①
　　　e）③　　f）②
問5　a）①　　b）①　　c）③
問6　①
問7　①②③

〔出題者が求めたポイント〕

問1，2　微小管はチューブリンと呼ばれる球状タンパク質を，アクチンフィラメントはアクチンと呼ばれる球状タンパク質を構成単位とする。中間径フィラメントはケラチンフィラメントやニューロフィラメント（ニューロンに特異的な中間径フィラメント）などの種類があり，構成単位が異なる。コラーゲンは細胞外基質の主な成分である。

問3　ギャップ結合はコネクソンと呼ばれるタンパク質を介した細胞接着である。密着結合はクローディンと呼ばれるタンパク質を介した細胞接着である。

問4　a）細胞質が流動する現象である原形質流動は，アクチンフィラメントに沿ってミオシンが物質を輸送することで起こる。f）核膜は，ラミンと呼ばれる中間径フィラメントからなる核ラミンにより裏打ちされている。

問5　微小管は，＋端でチューブリンの重合が起きて伸長し，－端でチューブリンの解離が起きて短縮する。キネシンは＋端の方向へ，ダイニンは－端の方向へ移動しタンパク質や小胞，細胞小器官などを輸送する。

問6　中期に赤道面に並んだ染色体は，微小管から作られた紡錘糸によって両極に分けられる。このため微小管の形成を阻害する薬品（コルヒチンや8−オキシキノリンなど）により，分裂を停止し，中期の状態にとどめることができる。

問7　筋繊維とは筋細胞のことであり，他の細胞と同様に①～③のすべての細胞骨格をもつ。

第2問　ヒトの老廃物の排出（腎臓と肝臓のはたらき）

〔解答〕

問1　図省略
問2　ⅰ）④　　ⅱ）④
問3　ⅰ）Fe　　ⅱ）ビリルビン　　ⅲ）脂肪
問4　ⅰ）アセトアルデヒド
　　　ⅱ）アルコール脱水素酵素（アルコールデヒドロゲナーゼ）
問5　ⅰ）解糖　　ⅱ）グリコーゲン
問6　ⅰ）尿素
　　　ⅱ）原核細胞（腸内細菌）

問7 ③⑤⑧

問8 再吸収量を調節することで，大幅かつ迅速に尿の量と組成を増減することができる。このため，体液量と体液の浸透圧をスムーズに調節することができる。

〔出題者が求めたポイント〕

問1 肝臓に入る血管は，肝動脈と肝門脈がある。肝動脈は心臓から直接肝臓につながる。一方，肝門脈は小腸や胃を経由して肝臓に入る静脈である。

問2 組織液中の二酸化炭素は，赤血球中に取り込まれて，炭酸脱水酵素の働きにより水と反応して炭酸に変えられる。炭酸は，H^+ と HCO_3^- に電離し，H^+ はヘモグロビンと結合し，HCO_3^- は赤血球から血しょうに移動して運ばれる。

問3 ⅰ）ヘモグロビンは，グロビンと呼ばれるタンパク質とヘムと呼ばれる色素からなる分子である。ヘムの中心に Fe を含む。ⅱ）古い赤血球はおもに脾臓で壊される。ヘモグロビンはグロビンとヘムに分解される。ヘムはさらに分解されるとビリルビンとなる。肝臓でビリルビンはグルクロン酸と抱合した後，胆汁の成分（胆汁色素）として捨てられる。ⅲ）胆汁は十二指腸に分泌され，脂肪を乳化してリパーゼによる分解を助ける。

問6 ⅰ）アンモニアは，肝細胞のオルニチン回路で毒性の低い尿素に変えられる。ⅱ）体内でアンモニアは，タンパク質代謝の過程で，アミノ酸の分解により生じる。ここでは，腸管内アンモニアの残り半分の由来について問われているので，腸内細菌のことを答える。なお，アンモニアの発生は，小腸に次いで腎臓（近位腎細管細胞）が多い。骨格筋や脳でもアンモニアが発生する。

問7 血球と血しょう中のタンパク質はろ過されないため原尿に含まれない。糸球体の毛細血管を作る内皮細胞，糸球体基底膜，足細胞からできるろ過障壁は負に荷電しており，高分子のタンパク質や負に荷電したタンパク質はろ過されない。グルコース，アミノ酸，ビタミン類は原尿に出るが，健康であればグルコースとアミノ酸は100％再吸収される。ビタミン類も過剰でない限り再吸収率は高い。

問8 尿細管でろ過量（約150リットル）の99％が再吸収され，残りの1.5リットル程度が最終的に尿になる。これは，一見無駄に見えるが，尿量と組成を大幅かつ迅速に増減するには最適である。例えば，尿細管の再吸収機能を99％から98％に1％減少させるだけで尿量は2倍になる。

第3問 ヒトの神経系

〔解答〕

問1 ⑤

問2 ③④⑤

問3 a）D b）B c）C d）E

問4 a）イ b）ア c）エ d）カ

問5 ④

問6 ⅰ）（う） ⅱ）（い） ⅲ）

	痛覚・温度覚	触覚・圧覚	随意運動
左足	○	×	×
右足	×	○	○

〔出題者が求めたポイント〕

問1 脳神経：12対，脊髄神経：31対（頸神経：8対，胸神経：12対，腰神経：5対，仙骨神経：5対，尾骨神経：1対）

問2 交感神経は緊張時や興奮時にはたらき，副交感神経は安静時にはたらく。消化や排泄に関わる器官は，安静時に活発にはたらくため，副交感神経により促進される。

問4 図中の大脳皮質のア～カの機能は次の通りである。

ア：筋運動を指令する一次運動野
イ：皮膚や筋肉からの感覚情報を処理する体性感覚野
ウ：話し言葉や書き言葉の理解にはたらくウエルニッケ野
エ：視覚情報を処理する視覚野
オ：聴覚情報を処理する聴覚連合野
カ：言語の発生を司るブローカー野

問5 膝蓋腱反射において，筋紡錘からの刺激により，筋A（伸筋）の収縮が促進され，筋B（屈筋）の収縮が抑制されることで，足先が跳ね上がる。

問6 脊髄は興奮伝達の経路となっているため，胸髄（胸部脊髄）の左半分に損傷があれば，その部位を通る神経による情報伝達は遮断されることになる。触覚・圧覚と随意運動に関する神経は延髄で交叉し，痛覚・温度覚に関する神経は脊髄で交叉するので，胸髄の左半分に損傷があると，左足の触覚・圧覚と随意運動，右足の痛覚・温度覚に異常を生じる。

第4問 酵素

〔解答〕

問1 ⅰ）αヘリックス，βシート ⅱ）失活
　　ⅲ）シャペロン ⅳ）アロステリック部位

問2 クレアチンキナーゼ：骨格筋・心臓
　　アミラーゼ：すい臓・だ液腺

問3 ⅰ）①⑥⑦ ⅱ）d ⅲ）①④⑥

問4 肝硬変では正常な肝細胞の数が減少しているため，ALT の発現が低下している。

〔出題者が求めたポイント〕

問1 ⅲ）シャペロンはヒートショックによって細胞中に増加するタンパク質として発見された。これはシャペロンがタンパク質のフォールディングを助け，正しい立体構造を形成するのにはたらくためである。

問2 クレアチンキナーゼはクレアチンと ATP からクレアチンリン酸と ADP が生成する反応を触媒する酵素である。この反応は ATP の消費が激しい骨格筋や心筋で盛んに行われる。アミラーゼは膵液やだ液に含まれる酵素であり，すい臓やだ液腺の細胞で作られる。それぞれの器官に異常があると，クレアチンキナーゼ

またはアミラーゼが漏出する。

問3　ⅰ）　ALT は GPT とも呼ばれる。ALT はアラニンのアミノ基を α-ケトグルタル酸に転移してグルタミン酸を合成する酵素である。問題文に説明されるように，この反応の活性を測定するのが難しいので，この反応に続くピルビン酸を還元して乳酸を合成する反応における NADH の減少量を測定することで ALT の活性値を求めている。このため，ALT の活性測定の反応系には，ALT の基質となるアラニンと α-ケトグルタル酸，LDH，LDH の補酵素である NADH を加える必要がある。

ⅱ）　基質濃度が低いと，基質濃度が酵素反応の限定要因になりかねないため。

ⅲ）　②補酵素は，還元型から酸化型に変わる。③ ALT と LDH の反応速度は相関関係にある必要があるが，一致する必要はない。⑤ ALT と LDH の最適温度は 40℃ 前後であり，4℃ では酵素活性が低すぎ適切な反応ではない。⑦反応物である α-ケトグルタル酸の濃度は高くする必要がある。⑧ ALT の反応速度は化学平衡で考えると反応物のアラニン濃度が高く，生成物のピルビン酸濃度が低いときに大きくなるので，内容的に誤りである。以上より②，③，⑤，⑦，⑧の選択肢が除かれるため，①には「基質濃度が十分あるときには」の条件がつくが，問3ⅱ）の条件下での質問ととらえて，①，④，⑥が正解となる。

問4　ALT（GPT）の活性を調べる検査は，肝細胞の傷害の有無を推定する検査であり，肝臓の機能を正確に調べていることにならない。肝硬変は，慢性の肝障害の進行によって，肝細胞が死滅，減少して繊維組織によって置換され，肝臓が硬く変化した状態である。つまり，肝機能が著しく衰退した状態であり，ALT 自身の合成が低下している。

藤田保健衛生大学 医学部 **平成30年度 入学試験** **英 語**

① 氏名を記入しなさい。

氏名	

記入上の注意

1. 記入は、◯ の中を正確に塗りつぶして下さい。
2. 書き損じた場合には、プラスチック製消しゴムできれいに消して下さい。
3. 用紙を、折り曲げたり汚さないで下さい。

良い例　悪い例

② 受験番号を記入し、その下のマーク欄にマークしなさい。

受 験 番 号 欄			
千 位	百 位	十 位	一 位

この解答用紙は 124％に拡大すると、ほぼ実物大になります。

藤田保健衛生大学（医）30年度（109）

藤田保健衛生大学医学部

氏　名	受　験　番　号

英　語　記述用解答用紙

第4問

問1	
問2	
問3	
問4	考え：
	根拠：
問5	

問6	(1)	(2)

第5問

(1)	
(2)	
(3)	
(4)	

この解答用紙は153％に拡大すると、ほぼ実物大になります

藤田保健衛生大学 医学部 **平成30年度 入学試験** **数　学**

① 氏名を記入しなさい。

氏名	

記入上の注意

1. 記入は、⬭ の中を正確に塗りつぶして下さい。
2. 書き損じた場合には、プラスチック製消しゴムできれいに消して下さい。
3. 用紙を、折り曲げたり汚さないで下さい。

良い例 ／ 悪い例

② 受験番号を記入し、その下のマーク欄にマークしなさい。

受　験　番　号　欄			
千位	百位	十位	一位
⓪	⓪	⓪	⓪
①	①	①	①
②	②	②	②
③	③	③	③
④	④	④	④
⑤	⑤	⑤	⑤
⑥	⑥	⑥	⑥
⑦	⑦	⑦	⑦
⑧	⑧	⑧	⑧
⑨	⑨	⑨	⑨

この解答用紙は124%に拡大すると、ほぼ実物大になります。

藤田保健衛生大学（医）30年度（111）

氏　名　　受　験　番　号

藤田保健衛生大学医学部

数　学　解答用紙−2
裏面・得点欄には何も書かないこと

得点

問題2

（ 求める手順をわかりやすく説明すること。）

この解答用紙は153％に拡大すると、ほぼ実物大になります

藤田保健衛生大学（医）30 年度（112）

氏　名　　受験番号

藤田保健衛生大学医学部

数　学　解答用紙−3
裏面・得点欄には何も書かないこと

得点

問題3

（ 求める手順をわかりやすく説明すること。）

この解答用紙は 153％に拡大すると、ほぼ実物大になります。

藤田保健衛生大学（医）30 年度（113）

氏　名	受験番号

物　理　解答用紙

第1問

問1	おもりA： おもりB：	問4	大きさ 向き
問2	$T=$		
問3			
問5			

第2問

問1	$x_1=$	$y_1=$	問2	
問3			問4	

第3問

問1		問2		問3	
問4		問5		問6	
問7	$Q_1=$		$Q_2=$		$Q_3=$
問8		問9			

第4問

問1	$\sin\theta_2=$	問2		問3	$R_c=$
問4	$x_c=$				
問5					

この解答用紙は 124％に拡大すると、ほぼ実物大になります

藤田保健衛生大学（医）30年度 （114）

氏　名　　　受　験　番　号

化　学　解答用紙

第1問	問1	a　　　b	問2		問3		問4		問5		問6		問7	

第2問	問1	A		B		C		D		E	
	問2	化学反応式							形状		

第3問	問1		mol/L	問2		mol	問3		%

第4問	問1	構造式		問3	構造式	
	問2					
	問4	ア	イ	ウ	エ	

第5問	問1	構造式	問2	種類
			問3	g

第6問	問1	一般式	問2	
			問3	n =
			問4	

第7問	問1	構造式	問2	陽イオン交換樹脂
				陰イオン交換樹脂
	問3		mol/L	

この解答用紙は124%に拡大すると、ほぼ実物大になります。

藤田保健衛生大学（医）30年度（115）

氏　名　　　受　験　番　号

生　物　解答用紙

第1問

問1	ア	イ	ウ	エ
問2	i)	ii)	問3	i)	ii)
問3			
問4	i)	ii)	問5	
問6	i)	ii)

第2問

問1		問2	i)	ii)ア	ii)イ
問3		問4	
問5	i)	ii)	問6	
問7		問8	i)	ii)
問9	

第3問

問1	ア	イ	ウ	エ
問2		問3		問4	i)	ii)
問4	iii)
問5	i)	%	ii)
問6	

第4問

問1	i)	ii)	iii)
問2	i)	ii)	iii)
問3	ア	イ	ウ	エ	問4	i)	問5	i)
問4	ii)		問5	ii)

↑縄張りから得られる利益
↑縄張りの維持に要する労力
縄張りの大きさ→

この解答用紙は 124％に拡大すると、ほぼ実物大になります

藤田保健衛生大学（医）30 年度（116）

藤田保健衛生大学 医学部 平成30年度 入学試験 　英　語

① 氏名を記入しなさい。

氏名	

記入上の注意

1. 記入は、◯ の中を正確に塗りつぶして下さい。
2. 書き損じた場合には、プラスチック製消しゴムできれいに消して下さい。
3. 用紙を、折り曲げたり汚さないで下さい。

良い例　悪い例

② 受験番号を記入し、その下のマーク欄にマークしなさい。

受　験　番　号　欄

千 位	百 位	十 位	一 位

この解答用紙は 124％に拡大すると、ほぼ実物大になります。

藤田保健衛生大学（医）30年度（117）

藤田保健衛生大学医学部

氏　　名	受　験　番　号

英　語　記述用解答用紙

第4問

問1	
問2	
問3	
問4	
問5	

問6	(1)	(2)

第5問

(1)	
(2)	
(3)	
(4)	

この解答用紙は153％に拡大すると、ほぼ実物大になります

藤田保健衛生大学（医）30 年度 （118）

藤田保健衛生大学 医学部 平成30年度 入学試験 数 学

① 氏名を記入しなさい。

氏名	

記入上の注意

1. 記入は、◯ の中を正確に塗りつぶして下さい。
2. 書き損じた場合には、プラスチック製消しゴムできれいに消して下さい。
3. 用紙を、折り曲げたり汚さないで下さい。

良い例　悪い例

② 受験番号を記入し、その下のマーク欄にマークしなさい。

受 験 番 号 欄

千 位	百 位	十 位	一 位

この解答用紙は124％に拡大すると、ほぼ実物大になります。

藤田保健衛生大学（医）30 年度（119）

氏　名　　受　験　番　号

藤田保健衛生大学医学部

数　学　記述用解答用紙－2
裏面・得点欄には何も書かないこと

得点

問題 2

（ 求める手順をわかりやすく説明すること。）

この解答用紙は 153％に拡大すると、ほぼ実物大になります

藤田保健衛生大学（医）30 年度 （120）

藤田保健衛生大学医学部

氏　名　　受　験　番　号

数　学　記述用解答用紙－3
裏面・得点欄には何も書かないこと

得点

問題 3
（ 求める手順をわかりやすく説明すること。）

この解答用紙は 153％に拡大すると、ほぼ実物大になります。

平成29年度

平成29年度

問　題　と　解　答

英　語

問題

29年度

第1問　次の問 1〜6 の空所 [　1　]〜[　6　] に入れるのに最も適切なものを (1) 〜(4) から1つ選び、その番号をマークしなさい。

問1.　Only a few of them anticipated [　1　] such a great number of people in the party.

(1) being there　　　(2) there being　　　(3) there to be　　　(4) to be there

問2.　I am very ashamed that I mistook him [　2　] his father.

(1) by　　　　　　(2) for　　　　　　(3) from　　　　　　(4) with

問3.　[　3　] you graduated from a famous university doesn't matter at all.

(1) If　　　　　　(2) Unless　　　　　(3) What　　　　　(4) Whether

問4.　In the sky, there was nothing but clouds as [　4　] as the eye could see.

(1) far　　　　　　(2) long　　　　　　(3) many　　　　　(4) much

問5.　I got paid yesterday, but I have [　5　] 100 dollars now.

(1) any more than　　(2) at least　　　　(3) at most　　　　(4) no less than

問6.　Your decision seems quite firm. If you [　6　] your mind, let me know.

(1) changed　　　　(2) had changed　　　(3) should change　　(4) were to change

第2問　次の問 1〜4 においては、それぞれ日本語の意味に合うように下の (1)〜 (7) の語句を並べかえて空所を補い、最も適切な文を完成させなさい。解答は [7]〜[14] に入れるものの番号のみをマークしなさい。ただし文頭にくる文字も小文字にしてある。

問 1.　電子マネーを使えば、小銭を持ち歩かなくても済むようになるだろう。

_____ _____ [7] _____ _____ [8] _____.

(1) carrying　　　　(2) coins　　　　(3) electronic money　　(4) of
(5) people　　　　(6) the trouble　　(7) will save

問 2.　もう少し詳しく話しておいたほうがよかったかもしれない。

I _____ [9] _____ _____ [10] _____ _____ in more detail.

(1) about　　　　(2) as　　　　(3) have　　　　(4) it
(5) might　　　　(6) talked　　(7) well

問 3.　成功をおさめた人は時間を最大限に活用する。

_____ [11] _____ _____ [12] _____ _____ their time.

(1) have achieved　　(2) make　　(3) of　　　　(4) success
(5) the most　　　　(6) those　　(7) who

問 4.　雨が降り出すまで、傘を列車に忘れてきたことに気が付かなかった。

_____ _____ [13] _____ _____ [14] _____ of having left my umbrella on the train.

(1) aware　　　　(2) I　　　　(3) it　　　　(4) not until
(5) raining　　　(6) started　　(7) was

第3問 *Dog Intelligence and What It Can Tell Us about Our Own Intelligence* という表題の次
の英文を読み、後の問いに答えなさい。

If you're a true dog lover, you take it as one of life's simple truths that all dogs are good, and you have no patience for scientific debate over whether dogs really love people. Of course they do. What else could explain the fact that your dog runs wildly in circles when you get home from work, and, as your neighbors report, howls inconsolably for hours on end when you leave? What else could explain the fact that [　X　]? At the same time, there's no denying that some dogs are smarter than others. Not all dogs can, like a border collie mix named Jumpy, do a back flip, ride a skateboard, and weave through pylons on his front legs.

A study published in the journal *Intelligence* by British psychologists Rosalind Arden and Mark Adams confirms as much. Consistent with over a century of research on human intelligence, Arden and Adams found that a dog that excels in one test of cognitive ability (　あ　) in other tests of cognitive ability. In more technical terms, the study reveals that there is a general factor of intelligence in dogs—a canine "g" factor.

For their study, Arden and Adams devised (A)a battery of canine cognitive ability tests. All of the tests revolved around—you guessed it—getting a treat. In the *detour test,* the dog's objective was to navigate around barriers arranged in different configurations to get to a treat. In the *point-following test,* a researcher pointed to one of two inverted beakers concealing a treat, and recorded whether the dog went to that beaker or the other one. Finally, the *quantity discrimination test* required the dog to choose between a small treat (a glob of peanut butter) and a larger one (the "correct" answer). Arden and Adams administered the battery to 68 border collies from Wales; [　Y　].

Just as humans will differ in their scores on intelligence tests, [　Z　]. Some of the dogs aced the tests; others struggled. The maze version of the detour test was especially tricky for some of the dogs. In this test, the dog had to navigate through a maze and then crawl through a plastic tube to get the treat. While the best performer took just 3 seconds to complete this task, the worst took nearly 2 minutes. Moreover, scores on the tests tended to correlate positively with one another, implying the existence of a canine g factor. For example, a dog that did well in the quantity discrimination test, consistently preferring the larger glob of peanut butter to the smaller one, tended to do well in the pointing test, consistently going where the researcher pointed.

This research suggests that neural mechanisms underlying variation in intelligence may be similar across the animal kingdom. Other research has found evidence for a g factor in mice and monkeys; there are even hints of g in insects. On a more practical level, this research is important for understanding the link between intelligence and health in humans. Research has convincingly established that scores on intelligence tests predict health outcomes. A high IQ is associated with good health and a long life. However, interpretation of this finding is complicated by the fact that IQ may also correlate with "confounding" behaviors such as drinking and smoking. Because (B)dogs refrain from these behaviors, research on canine intelligence can give scientists a more accurate estimate of the relationship between health and intelligence. This is yet another way that dogs are our best friends.

http://www.scientificamerican.com/article/dog-intelligence-and-what-it-can-tell-us-about-our-own-intelligence（改変あり）

注　　　howl: 遠ぼえする　　　　　　inconsolably: 悲しげに　　　　border collie: ボーダーコリー（牧羊犬）
　　　　back flip: 後方宙返り　　　　　weave: 縫って進む　　　　　　pylon: コーン（円錐形の標識）
　　　　canine: イヌの　　　　　　　　a battery of: 一連の　　　　　　configuration: 配置
　　　　inverted: 逆さにした　　　　　glob: ひとかけら　　　　　　　ace: 優れた成績を収める
　　　　maze: 迷路　　　　　　　　　 "confounding" behavior:「交絡」行動

問 1.　空所 [　X　]、[　Y　]、[　Z　] には次の①～③のいずれかが入る。最も適切な組み合わせを示しているものを (1)～(6) から 1 つ選び、その番号を [　15　] にマークしなさい。

①　all had been bred and trained to do herding work on a farm, and thus had similar backgrounds

（注　herding work: 牧羊）

②　the dogs differed in their performance on the tests

③　your dog insists on sleeping in your bed, under the covers－in between you and your partner

(1)　X: ①,　Y: ②,　Z: ③　　　　　　　(2)　X: ①,　Y: ③,　Z: ②

(3)　X: ②,　Y: ①,　Z: ③　　　　　　　(4)　X: ②,　Y: ③,　Z: ①

(5)　X: ③,　Y: ①,　Z: ②　　　　　　　(6)　X: ③,　Y: ②,　Z: ①

問 2.　空所(　あ　)に入れるのに最も適切な表現を (1)～(4) から 1 つ選び、その番号を [　16　] にマークしなさい。

(1)　will always excel　　　　　　　　　(2)　will always fall behind

(3)　will likely excel　　　　　　　　　 (4)　will likely fall behind

問 3.　下線部《A》のテストで調査されなかった認知能力を述べているものを (1)～(4) から 1 つ選び、その番号を [　17　] にマークしなさい。

(1)　the cognitive ability to distinguish a larger treat from a smaller one

(2)　the cognitive ability to get to a goal successfully through a complicated route

(3)　the cognitive ability to go to a place indicated by a researcher

(4)　the cognitive ability to lead other dogs along the correct route to a goal

問 4. 下線部《B》と最も近い意味を表すものを (1)〜(4) から 1 つ選び、その番号を [18] にマークしなさい。

(1) dogs do not improve these behaviors

(2) dogs do not show these behaviors

(3) dogs perform these behaviors

(4) dogs repeat these behaviors

問 5. 「犬の知能に関する研究」と「人間の知能と健康の結びつきに関する研究」との関連についての本文の記述を最も適切に述べているものはどれか。 (1)〜(4) から 1 つ選び、その番号を [19] にマークしなさい。

(1) Research on canine intelligence can contribute to scientists' understanding of the link between intelligence and health in humans.

(2) Research on canine intelligence cannot help scientists to understand the link between intelligence and health in humans.

(3) Research on the link between intelligence and health in humans can contribute to scientists' understanding of canine intelligence.

(4) Research on the link between intelligence and health in humans cannot help scientists to understand canine intelligence.

問 6. 本文の内容に合致するものを (1)〜(5) から 2 つ選び、それらの番号をそれぞれ [20]、[21] にマークしなさい（順不同）。

(1) True dog lovers are eager to debate whether dogs really love people.

(2) It is very clear that dogs are not uniform in their level of intelligence.

(3) Through the study done by Arden and Adams, it was revealed that dogs really love people.

(4) In the maze version of the detour test, no dog could get to the goal within 5 seconds.

(5) It was shown that some animals other than dogs have a general factor of intelligence.

第4問　次の英文を読み、後の問いに答えなさい。

If you shatter a bone in the future, a 3D printer and some special ink could be your best medicine. Researchers have created what they call "hyperelastic bone" that can be manufactured on demand and works almost as well as the real thing, at least in monkeys and rats. Though not ready to be implanted in humans, bioengineers are optimistic that the material could be a much-needed leap forward in quickly mending injuries ranging from bones wracked by cancer to broken skulls.

【　あ　】

"This is a neat way to overcome the challenges we face in generating bone replacements," says Jos Malda, a biomaterials engineer from Utrecht University in the Netherlands who was not involved in the work. "The scaffold is simpler to make than others and it offers more benefits."

【　い　】

Surgeons currently replace shattered or missing bones with a number of things. The most common option is an autograft, where a piece of bone is taken from a patient's own body, usually from a hip or a rib, and implanted where it's needed elsewhere in that same patient's skeleton. Surgeons prefer autografts because they're real bone complete with stem cells that give rise to cartilage and bone cells to provide extra support for the new graft. (Humans can't regrow entire skeletons from scratch with stem cells, but existing bone can signal stem cells where to grow and what to grow into.) What's more, because the new bone replacement comes from a patient's own body, there's no risk of immune rejection. But only so much of a person's skeleton is available for grafting, and doing so tacks on another painful surgery and recovery for the patient.

【　う　】

Or, at least, that's how it *should* work—unlike in an autograft, stem cells don't always turn into the needed bone or cartilage because of the scaffolds' material makeup. Researchers have gotten stem cells to grow on a ceramic material called calcium phosphate (CaP), but this scaffold is stiff and brittle, making it difficult to implant into patients. To make matters worse, the immune system occasionally sees these scaffolds as foreign and attacks them, preventing any bone growth at all. And if a scaffold is to be used to regenerate small bones, such as many of those found in the face, for example, doctors worry that it would take too much time and money to make them from CaP.

【　え　】

Researchers at Northwestern University, Evanston, in Illinois are working on a material to remedy all of these issues. Their hyperelastic bone is a type of scaffold made up of hydroxyapatite, a naturally occurring mineral that exists in our bones and teeth, and a biocompatible polymer called polycaprolactone, and a solvent. Hydroxyapatite provides strength and offers chemical cues to stem cells to create bone. The polycaprolactone polymer adds flexibility, and the solvent sticks the 3D-printed layers together as it evaporates during printing. 《A》The three materials are blended into an ink that is dispensed by the printer, layer by layer, into exact shapes matching the bone that needs to be replaced. The idea is, a patient would come in with a nasty broken bone—say, a shattered jaw—and instead of going through painful autograft surgeries or waiting for a custom scaffold to be manufactured, he or she could be x-rayed and a 3D-printed hyperelastic bone scaffold could be printed that same day.

【　お　】

"We're printing flexible scaffolds that will encourage bone to grow through and around them," says Ramille Shah, a material science engineer and co-author on the study.

【　か　】

To test their material, the team first tested their 3D-printed scaffold as a material to fuse spinal vertebrae in rats. Their goal was to see whether their material could lock two adjacent vertebrae in place as well as other scaffolds commonly used to treat spinal injury patients. Eight weeks after the Northwestern researchers implanted the hyperelastic bone, they found that new blood vessels had grown into their scaffold—a necessary step to keep bone-forming tissue alive—and calcified bone started to form from the rats' existing stem cells. The combination fused the vertebrae more efficiently than the controls that received either a bone graft from a donor or nothing at all, the researchers report today in *Science Translational Medicine*.

【　き　】

Because the ink materials—that is, hydroxyapatite along with the polymer and solvent—are commonly used in biomedical engineering labs, Malda says, hyperelastic bone would be cheap to print. What's more, the researchers were able to create the scaffolds lightning-quick by 3D-printing standards, in less than 5 hours for each one. That means future scaffolds could be printed to exact specs, which would be useful in facial reconstruction, or printed into sheets that surgeons could cut and paste into the shape they want. Shah says, "《B》The sky's the limit for this material's applications."

Still, the work needs to be replicated many more times before being implemented in humans, says Scott Hollister, a biomedical engineer at the University of Michigan, Ann Arbor, who was not involved with the study. If it is, that could be a boon for patients around the globe. "The ability to easily print customizable implants is a big advance and would offer a lot of opportunities in areas from plastic surgery to tumor removal and repair."

http://www.sciencemag.org/news/2016/09/print-demand-bone-could-quickly-mend-major-injuries（改変あり）

注 wrack: 壊す　　　　　scaffold: 足場　　　　stem cell: 幹細胞　　　cartilage: 軟骨
　　graft: 移植（片）　　tack on: 追加する　　phosphate: リン酸塩　brittle: もろい
　　hydroxyapatite: 水酸化リン灰石　　　　　solvent: 溶媒　　　　evaporate: 蒸発する
　　nasty: ひどい　　　　fuse: 融合させる　　spinal vertebra: 脊椎骨　adjacent: 隣接した
　　calcify: 石灰化する　control: 対照個体　　replicate: 繰り返す　　boon: 利益
　　plastic surgery: 形成外科手術　　　　　　tumor: 腫瘍

問1.　autograft の２つの利点と２つの欠点を、本文の内容に即して、日本語で答えなさい。

問2.　CaP を用いた scaffold の欠点を３つ、本文の内容に即して、日本語で答えなさい。

問3.　下線部《A》を和訳しなさい。

問4.　Northwestern 大学の研究チームによって hyperelastic bone を移植されたラットには
　　　どのようなことが起こったか、本文の内容に即して、日本語で答えなさい。

問5.　下線部《B》の表す意味を本文で述べられている具体例を挙げて、日本語で答えなさい。

問6. 次の (1) と (2) の段落はそれぞれ本文のどの位置に置くのが最も適切か、【あ】〜【き】の記号で答えなさい。

(1)　　　Another bone replacement option is creating a scaffold for bone to grow on. When inserted into the body, stem cells latch onto the structure and differentiate into cells that start to build bone, much as construction workers assemble walls, floors, and glass around a skyscraper's steel girders.

注　latch onto: つかまえる　　　　differentiate: 分化する　　　　skyscraper: 高層ビル
　　steel girder: 鉄骨

(2)　　　The researchers also used hyperelastic bone to repair a macaque monkey's damaged skull. After 4 weeks with a hyperelastic bone implant, the scaffold was infiltrated with blood vessels and some calcified bone. Equally important, the macaque didn't suffer from any adverse biological effects, such as inflammation or infection, that many synthetic implants can cause.

注　macaque monkey: マカクザル　　　　infiltrate: 侵入させる　　　　inflammation: 炎症

藤田保健衛生大学（医）29年度　（10）

第5問　次の英文を読み、下線部 (1)〜(4) の日本語を英訳しなさい。

Does smoking alleviate stress? That's the question one reader asked, so the Mainichi looked into the issue.

The reader, a Tokyo man in his 50s, asked, "I've heard that smoking reduces stress and it's better for a smoker's health to continue smoking. Is this true?"

To answer this question, the Mainichi Shimbun turned to Masato Kano, a doctor and clinical psychologist specializing in guidance to help people quit smoking at Hoyukai Shinnakagawa Hospital in Yokohama.

The conclusion? Smoking does not reduce stress. (1)喫煙後にストレスが軽減したと感じられるのは単なる幻想に過ぎない。 It is the result of nicotine alleviating withdrawal symptoms like irritation, difficulty in concentrating and restlessness.

How was a cigarette the first time you tried it? Usually, first-time smokers only feel bad and don't derive any pleasurable feelings from it. This is because just introducing nicotine into the body does not improve one's mood. This contrasts with alcohol, which even in the first ingestion can intoxicate a person.

When a person continues smoking, their brain becomes lazy and does not as readily release dopamine, a brain hormone that is involved with feelings of happiness. (2)体内のニコチンが切れると、禁断症状によって食事から仕事に至る生活全般において満足感が得られなくなる。 When the person then smokes, they resupply the nicotine in their body and gain a sense of satisfaction for a time.

(3)これはとてもきつい靴を脱いだ時に得られる解放感に似ている。 But we do not say "tight shoes relieve foot stress."

Rather, if a person stops smoking, the usual stress caused by nicotine withdrawal symptoms will disappear, and their mental health will improve. Kano says he often hears from his patients who quit smoking that they have less trouble in their interactions with other people, and while driving they are kinder toward pedestrians and other drivers.

(4)喫煙者のおよそ半分が喫煙に関わる病気で早く死ぬということが知られているので、喫煙を続けるよりも禁煙した方が健康によい。 Even if smoking did alleviate stress, since it is bad for the health it would be a case of mistaken priorities. Nicotine withdrawal symptoms last only a week at most. You can definitely quit.

http://mainichi.jp/english/articles/20160814/p2a/00m/0na/008000c （改変あり）

注　alleviate: 緩和する　　restlessness: 落ち着きのなさ　　ingestion: 摂取　　intoxicate: 酔わせる

数　学

問題

29年度

問題1　次の問いに答えよ。

(1) 2次方程式 $x^2 - ax + a + 8 = 0$ が異なる2つの負の実数解をもつときの定数 a の値の範囲は $\boxed{アイ} < a < \boxed{ウエ}$ である。

(2) 円に内接する四角形ＡＢＣＤがある。ＡＢ $= 1$，ＢＣ $= 8$，ＣＤ $= 12$，ＤＡ $= 9$ のとき，この四角形ＡＢＣＤの面積 S は $\boxed{オカ}$ である。

(3) $0, 1, 2, 3, 4, 5, 6$ の7個の数字から，異なる4個を選び出して並べ，4ケタの整数を作るとき，3600より大きい奇数は $\boxed{キクケ}$ 個ある。

(4) 不定方程式 $5x + 7y = 2017$ を満たす自然数の組 (x, y) は $\boxed{コサ}$ 組ある。

(5) 複素数 z が $z + \dfrac{4}{z} = 2$ を満たしているとき，$z^{11} + \left(\dfrac{4}{z}\right)^{11} = \boxed{シスセソ}$ である。

(6) $\displaystyle\sum_{k=1}^{\infty} \dfrac{1}{k(k+3)} = \dfrac{\boxed{タチ}}{\boxed{ツテ}}$ である。

(7) 正二十面体の辺の数は $\boxed{トナ}$ である。

(8) 各面が合同な三角形からなる四面体ＯＡＢＣがあり，ＢＣ $= 4$，ＣＡ $= 5$，ＡＢ $= 6$ である。$\overrightarrow{OA}$，$\overrightarrow{BC}$ のなす角を θ とするとき，$\cos\theta = \dfrac{\boxed{ニヌ}}{\boxed{ネノ}}$ である。

(9) 曲線 $y = 4x^4 - 12x^3 + 13x^2 + 7x + 18$ と異なる2点で接する直線は $y = \boxed{ハヒ}x + \boxed{フヘ}$ である。

(10) 数列 $1, 2, 1, 2, 3, 2, 1, 2, 3, 4, 3, 2, 1, 2, 3, 4, 5, 4, \cdots\cdots$ について，第2017項は $\boxed{ホマ}$ であり，初項から第2017項までの和は $\boxed{ミムメモラ}$ である。

問題2　次のように媒介変数表示された xy 平面上の曲線を C とする。

$$\begin{cases} x = \sin t + \dfrac{1}{2}\sin 2t \\ y = \cos t \end{cases}$$

ただし $0 \leqq t \leqq 2\pi$ である。

(1) $\dfrac{dx}{dt}$ および $\dfrac{dy}{dt}$ を計算し，C の概形を図示せよ。

(2) C で囲まれた図形の面積を求めよ。

問題 3　$\alpha = \sqrt[5]{\dfrac{5\sqrt{5}+11}{2}}$, $\beta = \sqrt[5]{\dfrac{5\sqrt{5}-11}{2}}$ のとき, 次の問いに答えよ。

(1) $\alpha\beta$ を求めよ。

(2) $\alpha - \beta - 1$ は正か, 負か, 0 かを判定せよ。

物 理

問題　29年度

第１問

質量 m の物体 A を質量 M の台 B の上にのせ、摩擦のある床の上に置く。床および台 B の上面下面は水平になっている。いま、床と台 B の表面が粗く摩擦がある状況で、台 B に水平方向の力（大きさ F）を図中で右向きに加える場合を考える。この力の大きさ F は変えることができる。物体 A と台 B の間の動摩擦係数を μ_1、静止摩擦係数を μ_{s1} とし、床と台 B の間の動摩擦係数を μ_2、静止摩擦係数を μ_{s2} とし、重力加速度の大きさを g とする。台 B は十分に広く、物体 A が台 B から落ちることはないとする。

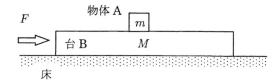

問１　$F=F_0$ のとき、物体 A と台 B が一体になったまま、床の上を等速度ですべらせることができた。F_0 を m、M、g、μ_1、μ_{s1}、μ_2、μ_{s2} の中から必要な記号を使って答えよ。

問２　前問の状態（$F=F_0$ のとき、物体 A と台 B が一体になったまま、床の上を等速度ですべっている状態）から、F を変えてみたところ、$F_0-\Delta F_1 \leqq F \leqq F_0+\Delta F_2$ の範囲内であれば物体 A は台 B と一体になったまま動いた。ここで、$\Delta F_1>0$、$\Delta F_2>0$ である。ΔF_1、ΔF_2 はいくらか。m、M、g、μ_1、μ_{s1}、μ_2、μ_{s2} の中から必要な記号を使って答えよ。

$F=F_0+\Delta F_2$ で台 B を押して、物体 A と台 B が一体になって動いている状態から、F を少しずつ小さくし、$F=0$ まで変化させたところ、$F=0$ になった直後にも台 B は動いていた。このとき、台 B を押す力がゼロ（$F=0$）になるより前の時点で、物体 A が台 B に対して図中で右向きにすべり始めた。

問３　このようにすべり始める条件を μ_1、μ_{s1}、μ_2、μ_{s2} のうち必要な記号を使って式で表せ。

以下の問において、図中の右向きを加速度の正の向きとする。前問で、$F=0$ にした直後に、物体 A が台 B に対して図中で右向きにすべり、かつ台 B が床に対してすべっている場合を考える。

問４　この場合の床に対する物体 A の加速度 α_A、および床に対する台 B の加速度 α_B を求め、m、M、g、μ_1、μ_{s1}、μ_2、μ_{s2} の中から必要な記号を使って答えよ。

問５　物体 A の台 B に対する相対速度が増加するために必要な条件を μ_1、μ_{s1}、μ_2、μ_{s2} の中から必要な記号を使ってかけ。

第2問

2本のレール（レール ab とレール cd）を互いに平行かつ間隔が L になるようにして水平面に固定する。レール ab は抵抗値 R の一様な抵抗線であり、その長さは $2D$ である。一方、レール cd は抵抗の無い導線とする。右図のように、この2本のレールと電源電圧 E の電源2個を導線でつなぎ、導体棒をレールに対して垂直になるようにレールにのせる。2本のレールの間には磁束密度 B の一様な磁場が鉛直方向（図中、紙面に垂直で表→裏の向き）にかけられているとする。また、レールと平行で b→a の向きに x 軸を設定し、x 軸の原点 O ($x=0$) を抵抗線（レール ab）の中点の位置にとる。

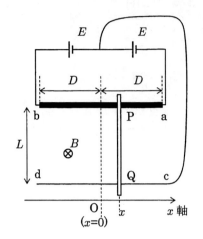

導体棒とレール ab の接点を点 P、レール cd との接点を点 Q とする。導体棒の質量を M とし、導体棒とレールとの間はなめらかで摩擦はなく、導体棒は常にレールに対して垂直を保ったまま動くものとする。回路のインダクタンス、導線や導体棒の抵抗および電源の内部抵抗は無視できるものとして以下の問に答えよ。

問1 導体棒を $x=0$ に置くとき、PQ 間を流れる電流の大きさはいくらか。

導体棒を支えて位置 x ($0<x<D$) で静止させておくとき、

問2 抵抗線（レール ab）の aP 間の抵抗値はいくらか。

問3 PQ 間を流れる電流の大きさはいくらか。また、その電流の向きは P→Q、Q→P のどちら向きか。

問4 導体棒が磁場から受ける力の大きさと向きを答えよ。なお、向きを答える際に、例えば、c→b というように、どこからどこへ向く向きかを解答欄に書くこと。

次に、導体棒を位置 $x=A$（ただし、$0<A\ll D$）に置いてから静かに放す場合を考える。以下の問で、$|z|\ll 1$ のとき、近似式 $z(1\pm z^2)^n \fallingdotseq z$（$n$ は整数）が成り立つことを用いてよい。

問5 $|x|\ll D$ の場合に、導体棒の加速度を表す近似式を求め、L、D、R、E、B、M、x のうち必要な記号を用いて表せ。

問6 導体棒を静かに放した時刻を $t=0$ として、導体棒の位置 x を縦軸に、時間 t を横軸にとったグラフの概形をかけ。

第3問

電子の質量を m、電子の電荷を $-e$、プランク定数を h、真空での光の速さを c とする。

[A]

問1 以下の文章中の空欄に入る適切な式や言葉を答えよ。ア、エ、オ には式が、これ以外の空欄には言葉が入る。また、キ では、あてはまる正しい言葉を選択肢から選び、選択肢の記号を解答欄に答えよ。

X線管は、陰極側で発生させた熱電子を陽極陰極間の電位差で加速し、陽極に衝突させてX線を発生させるものである。加速電圧 V で作られる電場によって電子が陰極から陽極に達するまでにされる仕事は ア と表せ、陽極に達した電子の イ エネルギーはこの仕事に等しい。電子が陽極に衝突して減速する際、この イ エネルギーの一部または全部を光子のエネルギーとして持つX線が発生する。このX線を ウ X線という。振動数 ν のX線の光子1個のエネルギーは ν を使って エ と表せ、加速電圧 V のX線管で発生するX線の最短波長 λ_{min} は オ である(ただし、m、e、h、c、V から必要な記号を用いて表すこと)。ある適当な加速電圧をかけたX線管から発生したX線の強さと波長の関係を図1に示す。図1の中の波長 λ_1、λ_2、λ_3 のように特定の波長に強く現れるX線を カ X線という。カ X線の波長は陽極の物質によって決まっており、加速電圧を キ 。

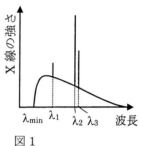

図1

キ の選択肢:(a) 大きくすると長くなる
(b) 大きくすると短くなる
(c) 大きくしても変わらない

問2 加速電圧 2.00×10^4 V のX線管から発生するX線の最短波長を、$e = 1.60 \times 10^{-19}$ C、$h = 6.63 \times 10^{-34}$ J·s、$c = 3.00 \times 10^8$ m/s として、有効数字3桁で求めよ。なお、単位をつけて答えること。

[B]
X線管で発生したX線をスリットを通して結晶に入射させ、結晶で反射したX線をX線検出器で検出する。スリットの向きはスリットの中心を通るX線の経路（図2の実線で表した経路）に対して垂直になっており、スリットの中心位置を変えずに幅が変えられるようになっている。スリットの中心を通るX線と結晶面の間の角度を θ_0 にして結晶を固定する。X線検出器はスリットを通過し、結晶面で反射されたX線を検出できるように設置されている。結晶面の間隔を d として以下の問に答えよ。

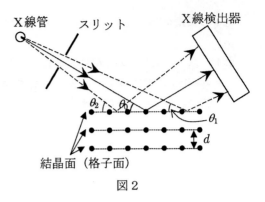

図2

問3 スリットの幅が十分に狭ければ、結晶面に対して角度 θ_0 で入射するX線だけ考えればよい。このとき、検出器で検出されるX線の中で最も長い波長を λ_0 としてX線が結晶面で強く反射される条件をかけ。

実際には、スリット幅を無視できないため、結晶に入射するX線の結晶面に対する角度には $\theta_1 \leq \theta_0 \leq \theta_2$ の幅が生じる（図2）。この結果、**問3**の λ_0 を含むある範囲の波長のX線が検出器で検出される。

いま、図3のように、スリットの幅を t、X線管の陽極からスリットまでの距離を L とする。X線管の陽極の大きさは無視でき、さらに、$t \ll L$ とするとき、

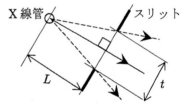

図3 X線管とスリット部分の拡大図

問4 スリットを通るX線と結晶面とのなす角 θ_1 と θ_2 を θ_0、t、L で表せ。

問5 いま、スリット間隔 t を調節して検出器で検出される波長 λ が $|\lambda - \lambda_0| \leq \varepsilon \lambda_0$ の範囲に収まるようにしたい。$\varepsilon = 10^{-4}$ のとき、スリットの間隔 t をいくら以下にすればよいか。θ_0 と L を用いて表せ。
必要に応じて、$|x| \ll 1$ [rad] のときの近似式 $\sin x \fallingdotseq x$、$\cos x \fallingdotseq 1$、$\tan x \fallingdotseq x$ を用いよ。

第4問

図1のように、長さ L の軽くて丈夫な棒の一端に質量 M のおもりをつけ、他端を支点 O に取りつける。棒と支点 O の間には摩擦は無く、棒は支点 O を中心になめらかに回転することができる。おもりの大きさは無視できるとし、重力加速度の大きさを g として以下の問に答えよ。

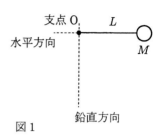

図1

いま、棒が水平になる位置までおもりを持ち上げてから静かに放す。

問1　おもりが支点 O の鉛直真下にきた瞬間の、支点 O を中心にしたおもりの角速度 ω を求めよ。

次に、棒の一端を支点 O につけたまま質量 M のおもりだけ取り外す。その後、この棒に質量 m の小球 N 個を等間隔 d になるように取りつける（図2）。ここで、質量 m および間隔 d は $M=Nm$、$L=Nd$ を満たすとする。以下の問において、支点 O の高さを位置エネルギーの基準にとり、小球の大きさは無視できるものとする。

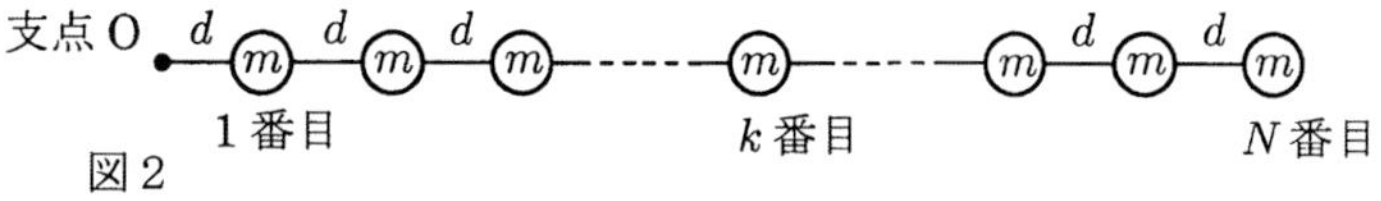

図2

問2　棒が支点 O の真下で鉛直方向に向いた位置にあるとき、k 番目の小球の位置エネルギーはいくらか。m、d、k、g を用いて表せ。

問3　棒が支点 O の真下で鉛直方向に向いた位置にあるとき、N 個の小球の位置エネルギーの総和を M、L、N、g を用いて表せ。

さらに、この N 個の小球を取りつけた棒を水平になる位置まで持ち上げてから静かに放すと、棒が支点 O を中心にして振り子のように落下し始める。

問4　棒を静かに放してから、棒が支点 O の真下で鉛直方向に向くまでの間に、棒の張力が全小球にする仕事はいくらか。

棒が支点 O の真下で鉛直方向の位置にきた瞬間の角速度を ω とする。棒は丈夫なので棒の上のどの点でも角速度は同じである。このことに注意して以下の問に答えよ。

問5　k 番目の小球の速さを ω、d、k を用いて表せ。

問6　N 個の小球の運動エネルギーの総和を ω、M、L、N を用いて表せ。

問7　角速度 ω を L、N、g を用いて表せ。

化 学

問題

29年度

必要であれば H = 1.0，C = 12.0，N = 14.0，O = 16.0，S = 32.1 の原子量を用いよ。

第1問　次の文章（1）〜（6）は A，B のところにそれぞれ適当な元素名または元素記号をあてはめると，化学的事実をあらわすものとなる。該当する元素を下記の【元素名】から選び，<u>元素記号で所定の解答欄に記入せよ</u>。ただし，同じ元素を二度使用してもよい。

【元素名】亜鉛，アルミニウム，硫黄，カリウム，カルシウム，銀，ケイ素，酸素，
　　　　　スズ，炭素，鉄，銅，鉛，マグネシウム，ヨウ素，リン

(1) A と B とは AB の形の塩をつくる。この塩の水溶液に塩素ガスを通じると，液は褐色となる。

(2) A と B との化合物 AB_2 は工業的に大量につくられ，水と容易に反応して気体を発生する。

(3) A は岩石の主成分の一つで，A と B からなる高純度な化合物 AB_2 を融解して繊維状にしたものは光ファイバーと呼ばれ，光通信に利用される。

(4) A，B それぞれの硝酸塩の水溶液に希塩酸を加えると，どちらも白色沈殿を生じる。この沈殿にアンモニア水を過剰に加えると，A の方は溶けるが B の方は溶けない。

(5) 金属 A の塩化物を希塩酸に溶かした液を空気中に放置しておくとだんだん黄褐色に着色してくる。これに金属 B の塩化物を希塩酸に溶かした液を加えるとその色が消える。

(6) セルロースを濃い水酸化ナトリウム水溶液に浸してアルカリセルロースとしたのち，AB_2 と反応させ，これを薄い水酸化ナトリウム水溶液に溶かすと，ビスコースが生成する。

第2問　以下の問い（問1〜5）について，答えは<u>n を含む数式で記せ</u>。

問1　原子 A がイオン A^{2+} になったときに，原子番号 n の原子 B がイオン B^{2-} になったときと同数の電子を持つ。原子 A の原子番号を求めよ。

問2　1 分子あたり n 分子の結晶水を含んでいる無機化合物 X は，結晶水として 36% 含んでいる。この化合物 5 g を水に溶かして 100 mL の水溶液にすると，この溶液のモル濃度〔mol/L〕はいくらか。

問3　pH の値が n である水溶液に水を加えて水酸化物イオン濃度を 1/100 にすると，水溶液の pH の値はいくらになるか。

問4　0.02 mol/L の塩化カルシウム水溶液 100 mL 中に含まれる陽イオンの全電気量を nF とすると，0.01 mol/L のヘキサシアニド鉄(Ⅲ)酸カリウム水溶液 100 mL に含まれる陽イオンの全電気量はいくらか。

問5　0.1 mol/L の硫酸ナトリウム水溶液の凝固点降下の値を n ℃とすると，0.1 mol/L の水酸化ナトリウム水溶液 100 mL に 0.1 mol/L 塩酸 100 mL を加えて生じる溶液の凝固点降下の値はいくらか。

第3問　次の文章を読み，以下の**問い**（**問1～3**）に答えよ。

　物質AとBが反応して物質Cを生じる反応　xA ＋ yB → zC（x, y, z は係数）について，一定温度でAとBの濃度をいろいろ変えて反応初期のCの生成速度を求めると，表の結果が得られた。

実験	Aの濃度〔mol/L〕	Bの濃度〔mol/L〕	Cの生成速度〔mol/(L・s)〕
1	0.20	0.20	6.0×10^{-4}
2	0.20	0.40	2.4×10^{-3}
3	0.20	0.60	5.4×10^{-3}
4	0.40	0.20	1.2×10^{-3}
5	0.60	0.20	1.8×10^{-3}

問1　反応速度を v，反応速度定数を k，物質AとBの濃度をそれぞれ [A] と [B] として，この反応の反応速度式を書け。

問2　反応速度定数 k を有効数字2桁で求め，求めた数値に単位をつけて答えよ。単位がない場合は「単位なし」と記せ。

問3　化学反応で，反応温度を高くしたときにおこるのは a～d のどれか。下にあるもののなかから1つ選び，**ア，イ，ウ，・・・**の記号で答えよ。

　　a　反応熱が増加する。
　　b　活性化エネルギーが低下する。
　　c　分子の衝突回数に比例して反応速度が増加する。
　　d　活性化エネルギー以上のエネルギーをもつ分子の割合が増加する。

　　ア aのみ　**イ** bのみ　**ウ** cのみ　**エ** dのみ
　　オ aとb　**カ** aとc　**キ** aとd　**ク** bとc
　　ケ bとd　**コ** cとd

第4問 次の文章を読み，以下の**問い（問1〜3）**に答えよ。

物質量 M〔mol〕の N_2O_4 を容積が自由に変えられる気密容器に入れ，容積を V〔L〕，温度を T〔K〕に保ったところ，次式の可逆反応が平衡に達して N_2O_4 が A〔mol〕になった。気体定数は R〔Pa・L／(mol・K)〕である。なお，N_2O_4 と NO_2 は理想気体としてふるまうものとする。

$$N_2O_4（気）\ \rightleftarrows\ 2NO_2（気）$$

問1 平衡状態における気密容器内の圧力〔Pa〕を文中の記号を使って表せ。

問2 気体物質が平衡状態の場合，各成分気体の濃度の代わりに，濃度に比例する分圧を用いて平衡定数を表すことができ，これを圧平衡定数 K_P という。T〔K〕における圧平衡定数 K_P〔Pa〕を文中の記号を使って表せ。

問3 次の ① と ② の操作を行うと平衡はどうなるか。下の表から正しい組合せを 1 つ選び，**ア，イ，ウ**，・・・の記号で答えよ。

① 温度 T〔K〕と気密容器の容積 V〔L〕を保ってアルゴンを加える。
② 温度 T〔K〕と平衡に達したときの圧力を保ってアルゴンを加える。

記号	①	②
ア	右へ移動する	右へ移動する
イ	右へ移動する	移動しない
ウ	右へ移動する	左へ移動する
エ	移動しない	右へ移動する
オ	移動しない	移動しない
カ	移動しない	左へ移動する
キ	左へ移動する	右へ移動する
ク	左へ移動する	移動しない
ケ	左へ移動する	左へ移動する

第5問 分子式 C_9H_{10} をもつ芳香族化合物は，いくつかある。そのうち，化合物 A は過マンガン酸カリウムで酸化するとテレフタル酸を生じる。一方，化合物 B～D は過マンガン酸カリウムで酸化すると安息香酸を生じる。化合物 B と C はオゾン分解によりベンズアルデヒドとアセトアルデヒドを生じる。一方，化合物 D はオゾン分解により化合物 E とホルムアルデヒドを生じ，水素を付加するとクメンを生じる。なお，オゾン分解とは，アルケンの二重結合が切断されて，2 つのカルボニル化合物を生じる反応である。化合物 B と C に臭素を作用すると，いずれからも同じ構造式をもつ化合物 F を生じる。これらの化合物について，以下の問い（問 1 ～ 3）に答えよ。なお，構造式は下の例にならって書け。

構造式の例

問 1 化合物 A，E，F の構造式を答えよ。

問 2 化合物 B と C の関係を何と言うか。

問 3 化合物 A～F のうち，不斉炭素原子をもつものはどれか。そして，不斉炭素原子はいくつあるか。

第6問

ペプチドXは下図に示すように5種類のアミノ酸が9個つながったペプチドで、1つのジスルフィド結合が存在している。これについて 実験1）～10）を順次行った。実験に関する記述を読んで、以下の**問い**（**問1～9**）に答えよ。下記にペプチドXに含まれる各アミノ酸の名称，略号，分子量，側鎖構造を示す。

ペプチドX

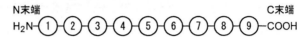

切断と分離

実験1）ペプチドXのジスルフィド結合を、チオグリコール酸アンモニウムを用いて還元した。（このような還元はパーマネントウェーブなど毛髪のケラチンタンパク質に対しても利用されている）

実験2）**実験1**）で還元処理したペプチドXの水溶液を、pH 8で芳香族アミノ酸のC末端側を切断する酵素で分解したところ、ペプチドAとBに分かれた。

実験3）さらに、**実験2**）で酵素処理を行った水溶液のpHをそのままにして、塩基性アミノ酸のC末端側を切断する酵素で分解したところ、ペプチドAはペプチドCとDに分かれた。

実験4）イオン交換樹脂を詰めたカラムを用いて分離することにより、**実験3**）で酵素処理を行った水溶液から3つのペプチドB、C、Dが得られた。

実験5）還元していないペプチドXを **実験2**）で用いた酵素で分解後、**実験4**）と同じ方法で分離しようとしたが2つのペプチドは得られなかった。

アミノ酸分析

実験6）ペプチドXを還元した後、アミノ酸組成を解析すると、ペプチドXには1個のアスパラギン酸、1個のリシン、1個のチロシン、2個のシステインおよび4個のグリシンが含まれていた。

実験7）N末端のアミノ酸を解析すると、ペプチドB、C、DのN末端はいずれもグリシンであった。

藤田保健衛生大学（医）29年度（24）

質量解析
実験8）質量分析を行うとペプチド B の分子量は 293 であった。

定性分析
実験9）ペプチド B，C もしくは D を含む 3 つの水溶液に，水酸化ナトリウム水溶液を加えて塩基性にした後，薄い硫酸銅（Ⅱ）水溶液を少量加えた。その呈色反応はペプチド B または C を含む水溶液では陽性となったが，ペプチド D を含む水溶液では陰性となった。

実験10）ペプチド B，C もしくは D を含む 3 つの水溶液に，濃硝酸を加えて加熱した後，一度冷却してからアンモニア水を加えたところペプチド D を含む水溶液では呈色反応が陽性となった。

問1　実験3）で使用された酵素は次のどれか。
　　　カタラーゼ，セルラーゼ，トリプシン，ペプシン，リパーゼ

問2　実験5）で得られた結果から，わかることは何か。30 字以内で記せ。

問3　実験9）の反応を何というか。また反応が陽性の場合何色になるか。その色を黒色，青色，赤紫色，白色，橙黄色，緑色から選べ。

問4　実験10）の呈色反応の結果から，ペプチド D にはペプチド X を構成するどのアミノ酸が含まれていると判定できるか。

問5　ペプチド D の構造を構造式で記せ。なお，構造式は**第5問**の例にならって書け。

問6　等電点より酸性側でのグリシンの構造式を記せ。

問7　陽イオン交換樹脂に中性付近でもっとも結合しやすいペプチドは B，C，D のうちどれか。

問8　ペプチド X の分子量はいくつか。

問9　この実験結果から，還元したペプチド X の配列として考えられるものの番号をすべて選べ。

　　　1）Gly-Cys-Gly-Lys-Gly-Tyr-Gly-Cys-Asp
　　　2）Gly-Cys-Lys-Gly-Gly-Tyr-Gly-Cys-Asp
　　　3）Gly-Gly-Cys-Lys-Gly-Tyr-Gly-Cys-Asp
　　　4）Gly-Gly-Tyr-Cys-Gly-Asp-Gly-Cys-Lys
　　　5）Gly-Tyr-Gly-Gly-Cys-Lys-Gly-Cys-Asp
　　　6）Gly-Tyr-Gly-Cys-Gly-Asp-Gly-Cys-Lys

第7問 有機化合物の性質や反応についての下記の（1）～（4）の文章を読み，以下の**問い（問1，2）**に答えよ。

（1） 有機化合物の沸点には，分子間の相互作用が大きく影響する。例えば，1-ブタノールの沸点は 117℃であるが，その異性体であるジエチルエーテルの沸点は（ **ア** ）である。この差は前者では分子間で（ **イ** ）が形成されるが，後者では形成されないからである。

（2） フェノールやアニリンは，ベンゼン自身に比べて臭素化反応などの（ **ウ** ）反応を起こしやすい。例えば，フェノールに臭素水を十分に加えると，化合物 A が容易に生成する。この反応は，フェノールの検出に利用することができる。

（3） ケトンを還元すると（ **エ** ）アルコールが生成する。例えば，エチルメチルケトンを還元すると化合物 B が生成する。

（4） アルコールとカルボン酸の間から水分子が取れる（ **オ** ）反応によりエステルができる。この時，生成した水分子の中の酸素原子は（ **カ** ）に由来する。

問1 **ア** ～ **カ**の（ ）内にもっとも適する語句を，下記の**【語群】**のなかから選べ。

【語群】
　10℃　　34℃　　78℃　　酸化　　還元　　付加　　置換　　脱離　　縮合
　重合　　共有結合　　イオン結合　　水素結合　　ファンデルワールス力
　1 価　　2 価　　3 価　　第一級　　第二級　　第三級　　アルカン
　アルキン　　アルケン　　アルコール　　アルデヒド　　エーテル　　エステル
　カルボン酸　　ケトン

問2 化合物 A と B の構造式を答えよ。なお，構造式は**第5問**の例にならって書け。

生　物

問題　　　29年度

第1問　神経伝導に関する次の文を読み，以下の各問いに答えよ。

　20世紀初頭から，神経の興奮伝導が細胞の電気的な変化に依存することは推測されていたが，その分子的な背景が明確に証明されるのは1970年代である。しかしすでに1948年には，ホジキンらが神経細胞の (1) 活動電位がナトリウムイオンに依存することを，イカの巨大軸索を用いて示していた。彼らは (2) 軸索を浸す外液成分を海水から，海水：ショ糖溶液＝1：4の混液に置き換えたとき，人為的な電気刺激により近傍に起きる活動電位がどのように変化するか観察したのである。

　イカは軸索の直径を太くして伝導速度を速くし，獲物をとらえるための瞬発的な動きを実現している。しかし，ヒトは約1/40の直径の軸索でもイカより速い伝導速度を達成している。その方法は (3) スフィンゴミエリンという脂質を利用して，ある場所の活動電位が少しでも遠くまで波及するようにし，さらに続く活動電位が (4) スフィンゴミエリンでおおわれていない隙間(すきま)をとびとびに進んでいくというものである。このようにして速い伝導速度を実現しているので，（　ア　）という受容器の急激な伸展で起こる膝蓋腱(しつがいけん)反射や，危険なものに触れたときの（　イ　）反射のようなすばやい動きができる。これらの反射では感覚神経が（　ウ　）を通って脊髄に情報を伝え，運動神経が脊髄から（　エ　）を通って筋肉に指令を伝える。(5) 運動神経と筋肉が接するシナプスでは，神経終末からの神経伝達物質が筋細胞の興奮を引き起こしている。同様のことは昆虫でも起こる。コオロギなどの逃避行動では，(6) 外敵が接近したことによる気流の変化を尾葉にある感覚毛で感知して（　オ　）で情報を統合し，運動神経の興奮を起こしている。

問1　文中の（　ア　）～（　オ　）に適語を記せ。

問2　下線部（1）について，

　ⅰ）図1に示すように，軸索の途中Sで電気刺激をしたところ，Bでは図1左下枠内のような活動電位を記録した。AとCではそれぞれどのような電位変化が観察されるか。最も適当なものを ① ～ ⑥ から1つずつ選び，番号で記せ。ただし，横軸は時間，縦軸は電位を表し，A，S，B，Cは等間隔に並んでいるものとする。

　ⅱ）図1のXの値として最も適当なものを次の ① ～ ⑤ から1つ選び，番号で記せ。

　　① 1ミリ秒　　② 10ミリ秒　　③ 100ミリ秒　　④ 1秒　　⑤ 10秒

　ⅲ）図1のYの値として最も適当なものを次の ① ～ ⑤ から1つ選び，番号で記せ。

　　① −10 mV　　② −70 mV　　③ −150 mV　　④ −30 V　　⑤ −70 V

問3　下線部（2）について，

　ⅰ）水ではなくショ糖溶液を用いたのは何のためか，簡潔に記せ。

　ⅱ）どう変化したのか，理由とともに簡潔に記せ。

　　ただし，いずれも実験中の静止電位に有意な変化はないものとする。

問4　下線部（3）の脂質を使ってシュワン細胞は脂質二重層からなる構造体を形成している。
　　ⅰ）この構造体の名称を記せ。
　　ⅱ）ⅰ）の機能は何か。その電気的な作用を記せ。

問5　下線部（4）について，
　　ⅰ）この伝導の仕方を何とよぶか，名称を漢字で記せ。
　　ⅱ）この隙間にどのような膜タンパク質が必要か，名称を記せ。
　　ⅲ）生体では，神経細胞体からの活動電位は終末側へ伝導して途中で逆行しない。
　　　　そのためにⅱ）のタンパク質が持つ性質は何か，簡潔に記せ。

問6　下線部（5）について，
　　ⅰ）神経伝達物質は何か，名称を記せ。
　　ⅱ）神経伝達物質を受容して，筋細胞では大きな細胞の深くまで興奮がすばやく広がる必要がある。そのために筋細胞が持つ構造は何か，名称を記せ。
　　ⅲ）細胞全体に広がった興奮が筋細胞の収縮を引き起こすのに必要なイオンは何か，元素記号を使って記せ。
　　ⅳ）ⅲ）のイオンは筋細胞内のどこに蓄えられているか，名称を記せ。

問7　下線部（6）について，食物網の中では特に何とよばれるか，名称を記せ。

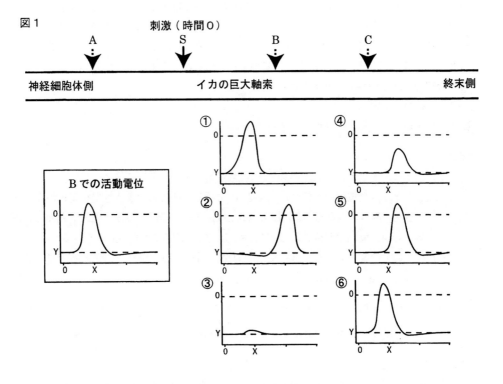

第2問 ミトコンドリアに関する次の文を読み，以下の各問いに答えよ。

　ミトコンドリアは2枚の膜からなっている。内側の膜は内部にひだ状に伸びており，この構造を（　ア　）とよぶ。解糖系やクエン酸回路で（　イ　）や（　ウ　）という形で取り出した還元力は（　ア　）に存在する（　エ　）で酸化され，その過程で水素イオンが（　オ　）から膜間腔へくみ出され，濃度勾配を形成する。水素イオンは（　オ　）へ戻る過程でATP合成酵素を回転させATPを合成する。この（　エ　）を介したATP産生を（　カ　）とよぶ。これに対して，解糖系でのATPの産生は（　キ　）とよばれる。

　(1) ミトコンドリアはある種の原核生物が真核生物の元になった細胞に共生したことに由来すると考えられ，内部に核のDNAとは異なるミトコンドリアDNAを持つ。ミトコンドリアDNAには（　エ　）に関与するタンパク質をコードする遺伝子が複数存在し，転写・翻訳されている。しかし，ミトコンドリアに存在するタンパク質の多くは核のDNAにコードされていて，転写・翻訳された後に細胞質からミトコンドリアへ運ばれる。このタンパク質輸送にもミトコンドリア内外での水素イオンの濃度勾配が必要である。出芽酵母は薬剤処理などによりミトコンドリアDNAを失わせても生育が可能である。これは (2) 出芽酵母はミトコンドリアに依存せずにATPを継続的に産生できるためである。しかし，(3) ミトコンドリアはATPの産生以外にも生存に必要なさまざまな機能を担っているので，ミトコンドリアDNAがない状態でもミトコンドリア自体は出芽酵母の生存に必要である。

　ミトコンドリアは分裂により増殖し，細胞分裂や生殖の際に受けつがれる。(4) マウスのミトコンドリアDNAの遺伝について調べるため，マウスの個体AとBを交配させ，子CとDを得た。これらの個体の尾からDNAを抽出し (5) PCR法によりミトコンドリアDNAを増幅して塩基配列の解析を行った。このうち，領域1と領域2の塩基配列の一部を表1に示す。

表1

個体	領域1	領域2
A	····TAGCATTG····	····CGTCTATG····
B	····TAGTATTG····	····CGTCTATG····
C	····TAGCATTG····	····CGTCTATG····
D	····TAGCATTG····	····CGTCTATG···· ····CGTATATG····

問1 文中の（　ア　）～（　キ　）に適語を記せ。

問2 下線部（1）について，ミトコンドリア内に存在しないものを次の ① 〜 ⑤ から
すべて選び，番号で記せ。

① リボソーム　　② 小胞体　　③ RNA ポリメラーゼ
④ tRNA　　⑤ rRNA

問3 下線部（2）について，継続的な ATP 産生のために出芽酵母が行っている反応経路
は何か，名称を記せ。

問4 下線部（3）について，（ エ ）が機能していないときに ATP 合成酵素は逆回転し
ていた。これは何のためか，簡潔に記せ。

問5 下線部（4）について，誤っているものを次の ① 〜 ⑤ からすべて選び，番号で記せ。

① 環状である。
② １本鎖である。
③ 塩基の C と G は同数存在する。
④ 核 DNA と同調して複製される。
⑤ 酢酸カーミンにより細胞を染色すると光学顕微鏡で観察できる。

問6 下線部（5）について，
ⅰ）PCR 法によるミトコンドリア DNA の増幅について，誤っているものを次の
① 〜 ⑥ からすべて選び，番号で記せ。

① tRNA を必要とする。
② ２種類のプライマーを必要とする。
③ A，G，C，T，U を含む５種のヌクレオチドを必要とする。
④ 岡崎フラグメントを連結するための DNA リガーゼを必要とする。
⑤ DNA の増幅領域として終止コドンを含まない領域を選ぶ必要がある。
⑥ DNA を 100 万倍に増やすためには，温度の上昇と下降を少なくとも 20 サイク
ル繰り返す必要がある。

ⅱ）個体 A 〜 D では表１に示すように領域１の塩基配列に１塩基の違いがあった。
これはマウスにおいてミトコンドリア DNA の遺伝に関してどのような性質があ
るからか。この性質について簡潔に記し，個体Aの性別に関して解答欄の適当と思
われる選択肢に〇印をつけよ。
ⅲ）個体 D では表１に示すように領域２の塩基配列に CGTCTATG と CGTATATG
の２種類が存在した。この理由について考えられることを簡潔に記せ。

第3問 生物間の攻防に関する次の文を読み，以下の各問いに答えよ。

　細菌は絶えずウイルスによる感染の脅威にさらされており，細菌に感染するこれらのウイルスのことをバクテリオファージ（以後，ファージ）とよぶ。ファージは細菌に結合すると，タンパク質でできた殻の中にある自身のDNAを菌体内へ送り込む。一般にウイルスは宿主となる細胞のDNA複製システムを利用して，送り込んだ自身のDNAを大量に複製させるとともに，宿主のタンパク質合成システムを乗っ取り自身のタンパク質を大量に合成させる。このようにしてつくられたDNAとタンパク質から多数のウイルス粒子が組み立てられる。(1) 宿主の細菌の中で増殖した子孫ファージは，菌体を破壊することで菌体外に放出され，また別の細菌へ感染する。これをファージの感染サイクルとよぶ。

　一方，細菌はファージなどの感染から身を守るために，侵入してきた外来DNAを切断する酵素を細胞内に持っている。たとえば大腸菌の (2) ある酵素はDNA中の "GAATTC" という配列を認識して，この配列部分でDNA二本鎖を切断することで外来DNAを破壊する。

　細菌はファージだけでなく生息場所を共有するカビ（真菌）からの脅威にもさらされている。従属栄養生物である細菌と真菌は互いに栄養を奪い合う関係にあるため，(3) 真菌の中には細菌の増殖を抑える物質（抗生物質）を産生するものがある。これらの抗生物質は真核生物には作用せず，原核生物に特異的に作用するものが多いので，われわれは感染症の治療に役立てている。

　(4) 肺炎双球菌はヒトに肺炎を引き起こす細菌であるが，感染力が強く，ヒトの免疫力だけでは肺炎双球菌の増殖を抑えきれないことも多いので，過去において肺炎は死亡率の高い恐ろしい病気であった。しかしながら，抗生物質の力を借りることで，この菌による肺炎を著しく減少させることができた。肺炎にはこれ以外にも (5) インフルエンザウイルスの感染が原因で起こるウイルス性肺炎もあるが，この場合，抗生物質は効果がない。

問1　下線部（1）について，
　　i ）1個のファージから1回の感染サイクルで生じるファージの個数をバーストサイズとよぶ。宿主の大腸菌が十分に存在し，バーストサイズが100，感染サイクルが30分であるとすると，1個のファージは計算上2時間のうちに最大で何個に増えるか，整数で記せ。
　　ii ）大腸菌は細胞分裂により増殖する。大腸菌の分裂が20分ごとに起きるとすると，1個の大腸菌は2時間で何個に増えるか，整数で記せ。ただし，この場合の大腸菌にファージの感染はなく，増殖中は死滅しないものとする。

問2　下線部（2）について，

　　ⅰ）このような酵素を何とよぶか，名称を記せ。

　　ⅱ）T2ファージのゲノムDNAの大きさは 1.7×10^5 塩基対である。この酵素により
　　　　T2ファージのDNAは計算上何箇所で切断されるか。小数点以下を切り捨てて整
　　　　数で記せ。

　　ⅲ）この酵素で大腸菌自身のゲノムDNAは切断されない。そのしくみについて考えら
　　　　れることを簡潔に記せ。

　　ⅳ）ファージ感染に対する防御を考えるうえで，細菌がこの酵素を細胞外へ分泌して
　　　　ファージに先制攻撃を仕掛けるのではなく，細胞内でDNAの侵入を待ち受けてい
　　　　ることの合理性を簡潔に記せ。

問3　下線部（3）について，

　　ⅰ）最初に発見された抗生物質の名称は何か。最も適当なものを次の ① ～ ⑤ から
　　　　1つ選び，番号で記せ。

　　　　① アンピシリン　　　② カナマイシン　　　③ ネオマイシン
　　　　④ ペニシリン　　　　⑤ ストレプトマイシン

　　ⅱ）ⅰ）の発見者は誰か。最も適当なものを次の ① ～ ⑤ から1つ選び，番号で記
　　　　せ。

　　　　① フレミング　② ジェンナー　③ コッホ　④ パスツール　⑤ 野口英世

問4　下線部（4）について，1928年にグリフィスは肺炎双球菌のS型菌とR型菌を用い
　　た実験結果を報告した。両者の違いは肺炎双球菌がヒトの免疫からのがれる力と関係
　　している。S型菌とR型菌の違いを簡潔に記せ。

問5　下線部（5）について，病原体のインフルエンザウイルスに対して抗生物質が効か
　　ない理由を簡潔に記せ。

第4問 タンパク質の品質管理に関する次の文を読み，以下の各問いに答えよ。

　タンパク質は生命の根源をなす物質であり，生命活動のほとんどはタンパク質の構造と機能に依存している。タンパク質の種類は非常に多く，ヒトでは10万種類程度存在しているといわれている。これらすべての (1) タンパク質の情報はゲノムDNA上に塩基配列として記されており，遺伝子とは親から子に伝えられるタンパク質の情報であるということもできる。タンパク質はDNAから転写されたmRNAのコドンの順序にしたがって，リボソーム上で20種類のアミノ酸をつないでいくことにより合成される。

　タンパク質の構造は分子内の原子間で働くさまざまな相互作用によって決定されるが，最終的には細胞内でエネルギー的に最も安定な状態をとり，その形はアミノ酸の並び方によって一義的に決まる。すなわちタンパク質の構造は遺伝子によって決められているといえる。

　ところが (2) さまざまな状況でこの立体構造が崩れることがあり，これをタンパク質の変性とよんでいる。アンフィンセンは尿素の溶液で酵素を変性させた後に尿素を取り除くと，酵素は再び元の形に折りたたまれて活性を取り戻すことを発見し，いったん変性したタンパク質も元の形に戻れることを証明した。多くのタンパク質は水溶液中で働いているが，そこでは疎水性のアミノ酸と親水性のアミノ酸の分子内での配置がタンパク質の安定性に大きく影響する。しかし，細胞の中はタンパク質が密集しているために，タンパク質の変性が起きた場合に他のポリペプチドとの相互作用などにより折りたたみに不都合を生じることがある。リボソーム上でタンパク質が新規に合成される場合にも同様な問題が起きる。そのようなときに細胞内では (3) シャペロンとよばれる一群のタンパク質が，ポリペプチドの凝集しやすい部分に結合して正常な折りたたみを補助する。このような補助を受けても正常な立体構造をつくれなかったタンパク質は，細胞内に存在するプロテアソームというタンパク質分解酵素複合体によって分解される。実際，細胞が新たに合成するタンパク質の約1/3は正しい高次構造をとることができずに分解されてしまう。シャペロンは小胞体の中にも存在している。(4) 粗面小胞体のリボソームで合成され小胞体に送り込まれたタンパク質が，シャペロンの助けを借りても正しく折りたたまれなかった場合には，小胞体の外に引き出されてやはりプロテアソームで分解される。(5) 細胞内の変性タンパク質を除去するこのようなしくみがうまく働かないことでさまざまな病気が起こることが知られている。

　ミトコンドリアなどの細胞小器官が古くなって傷んだりしたような場合にはプロテアソームでは対応できず，(6) 傷んでしまった細胞小器官などを小胞の膜で取り囲んだ後，リソームと融合することにより分解する自食作用が起きることもある。この自食作用は細胞が飢餓状態になったときにも起こり，細胞にとってアミノ酸の重要な供給源にもなっている。また，細胞内に病原体が侵入したときにも同様のやり方で病原体を殺している。

問1 下線部（1）について，遺伝子とは DNA から転写される単位のことをさすが，このうちタンパク質のアミノ酸情報がコードされていない遺伝子を2つ記せ。

問2 下線部（2）について，タンパク質の変性によって引き起こされるさまざまな現象をわれわれは身近に経験している。次の ① ～ ⑦ にあげた物質の性質の変化のうち，タンパク質の変性によらないものをすべて選び，番号で記せ。

    ① 卵を熱湯に浸しておくとゆで卵になる。
    ② 牛乳をあたためると表面に膜が張る。
    ③ 溶かした寒天を冷やすと固まる。
    ④ あたためた豆乳に "にがり" を入れると豆腐になる。
    ⑤ 新鮮なサバの切り身を酢に漬けると身が白くなったシメサバになる。
    ⑥ 水でといた片栗粉をあたためると "とろみ" がつく。
    ⑦ 牛乳にレモン汁を入れると固まる。

問3 下線部（3）について，シャペロンは細胞を高温で処理したときに大量に発現が誘導されるタンパク質として発見された。当時はその働きがわからずにヒートショックプロテインとよばれていた。
    ⅰ）このときシャペロンが大量に発現する理由を簡潔に記せ。
    ⅱ）シャペロンはタンパク質の親水性の部分と疎水性の部分のどちらに結合しやすいか。解答欄の適当と思われる選択肢に〇印をつけよ。

問4 下線部（4）について，リボソームには細胞質基質に存在するものと，小胞体に結合して粗面小胞体を形成するものの2通りがある。合成されたタンパク質が最終的にどこで働くかに応じて，これらのリボソームは使い分けられている。粗面小胞体で合成されるタンパク質が働く場所を2つ記せ。

問5 下線部（5）について，変性したタンパク質の凝集によって引き起こされる深刻な病気に，牛海綿状脳症（BSE）がある。これは何というタンパク質によって引き起こされるか，名称を記せ。

問6 下線部（6）について，
    ⅰ）植物細胞や酵母でも自食作用は起きているが，これらの生物にリソソームは存在しない。これらの生物でリソソームの代わりに働く細胞小器官の名称を記せ。
    ⅱ）自食作用のことを英語で何とよぶか。カタカナもしくはアルファベットで記せ。
    ⅲ）リソソームに含まれる分解酵素は，万が一リソソームが壊れて細胞内に放出されたとしても細胞内のタンパク質を分解しないようにできている。そのしくみについて簡潔に記せ。

問7 ミトコンドリアが自食作用によって分解される様子として最も適当なものを，次の模式図 ① ～ ④ から１つ選び，番号で記せ。ただし，図に描かれた曲線はすべて脂質二重層の膜を表しているものとする。

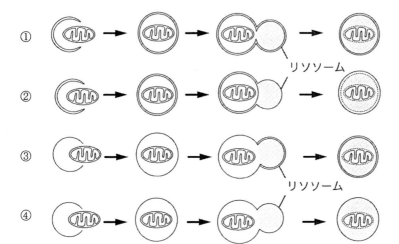

英 語

解答

29年度

第1問

〔解答〕

問1.（2）　　問2.（2）　　問3.（4）　　問4.（1）

問5.（3）　　問6.（3）

〔出題者が求めたポイント〕

問1. anticipate Ving「Vすることを予想する」。there は being の意味上の主語になっている。

問2. mistake A for B「A を B と間違える」。

問3. 名詞節を導く whether を選択する。if も名詞節を導くことができるが、文頭では用いることができない。

問4. as far as the eye can see「見渡す限り」。

問5. at most「多くてもせいぜい」。

問6. 主節が命令文となることができるのは、if 節に should を含む仮定法のみである。

第2問

〔解答〕

問1.［7］(5)　　　［8］(1)

問2.［9］(2)　　　［10］(6)

問3.［11］(7)　　　［12］(2)

問4.［13］(6)　　　［14］(2)

〔出題者が求めたポイント〕

以下に完成した英文を示す。

問1. Electronic money will save (people) the trouble of (carrying) coins.

問2. I might (as) well have (talked) about it in more detail.

問3. Those (who) have achieved success (make) the most of their time.

問4. Not until it (started) raining was (I) aware of having left my umbrella on the train.

第3問

〔解答〕

問1.（5）　　問2.（3）　　問3.（4）　　問4.（2）

問5.（1）　　問6.（2）(5)

〔出題者が求めたポイント〕

問1. 全訳参照

問2. excel「優れている」。fall behind「遅れる」。always とは言えないので(3)が正解。

問3.（1）大きな褒美を小さな褒美と区別する認知能力 （2）複雑な通路を通り抜けてゴールに到達することができる認知能力 （3）研究者によって示された場所に行くことのできる認知能力 （4）正しい通路に沿ってゴールまで他の犬を導く認知能力

問4.（1）犬はこれらの行動を向上させない （2）犬はこれらの行動を示さない （3）犬はこれらの行動を行う （4）犬はこれらの行動を繰り返す

問5.（1）犬の知能に関する研究は、研究者が人間の知能と健康の関係を理解するのに貢献することができる。（2）犬の知能に関する研究は、科学者が人間の知能と健康の関係を理解するのを助けることができない。（3）人間の知能と健康に関する研究は、研究者が犬の知能を理解するのに貢献することができる。（4）人間の知能と健康に関する研究は、研究者が犬の知能を理解するのを助けることができない。

問6.（1）本当に犬が好きな人は、実際に犬が人を愛するかどうかを議論したがる。（2）犬が知能の水準において均一でないということはとても明白である。（3）Arden と Adams が行った研究を通じて、犬は本当に人を愛することが明らかになった。（4）遠回りをする迷路版の試験では、どの犬も5秒以内にゴールに達することはできなかった。（5）犬以外のいくつかの動物が一般知能の要因を持つことが示された。

〔全訳〕

　もしあなたが真の犬好きならば、すべての犬が善良であることを生活上の単純な真実の一つと考えており、犬が本当に人を愛するかどうかについての科学的な議論には我慢がならないだろう。もちろん、犬は人を愛する。あなたが仕事から帰宅するときに、犬が激しく輪になって走り、隣人が報告するように、あなたが家を離れるときには、何時間も悲しげに遠吠えするという事実を他の何が説明するのだろうか。あなたの犬があなたのベッドで、カバーの下で、あなたとパートナーの間に入りたがるという事実を他の何が説明するのだろうか。でもやはり、他の犬よりも賢い犬がいるということを否定することはできない。Jumpy という名のボーダーコリーの雑種のように、すべての犬が後方宙返りをし、スケートボードに乗り、前足でコーンを縫って進めるわけではない。

　イギリスの心理学者である Rosalind Arden と Mark Adams によって Intelligence 誌に掲載されたある研究は同様のことを確証している。人間の知性に関する一世紀を超える研究と一致することだが、Aden と Adams は、認知能力を試すある試験で優れている犬は、認知能力のその他の試験でも優れて可能性があることを発見した。より専門的な用語では、犬の知能の一般的な要因である、犬の一般知能の要因(a canine "g" factor)が存在することが明らかになっている。

　研究のために、Arden と Adams は一連の犬の認知能力を測る試験を考案した。これらの試験のすべては、あなたが推測したように、褒美を得ることを中心に展開した。the detour test(遠回りをする試験)では、犬の目的は、褒美に到達するために、異なる配置に並べられた障壁の周りを移動することだった。the point-following test(指示した場所に従う試験)では、研究者が褒美を隠している二つの逆さにしたビーカーのうちの一つを指し示し、犬がそのビーカーへと向かうのか、もう一つのビーカーに向かうのかを記録した。最後に、the quantity discrimination test(量を識別する試験)では、犬は小さな褒美(ひとかけらのピーナッツバター)とより大きな褒美(正しい答え)を選ぶように求められた。ArdenとAdamsは試験をWales生まれの68匹のボーダーコリーに実施した。これらすべての犬は、農場での牧羊の仕事のために繁殖され、訓練されており、したがって、同じような経歴を持っていた。

人間が知能テストの点数において異なるのと同様に、犬も試験の成績において異なっていた。何匹かの犬は試験で優れた成績を修め、他の犬は苦戦した。the detour testの迷路版は、何匹かの犬にとってはとりわけコツが必要だった。この試験では、犬は迷路を通過して進まなければならず、褒美を得るには、プラスチックのチューブを這って進まなければなかった。この作業を遂行するには、最も優秀な犬は三秒かかったのに対し、最も成績の悪い犬は二分近くかかった。さらに、試験の成績には互いに正の相関関係があり、犬の一般知能の要因の存在を暗示するものであった。例えば、the quantity discrimination testでよい成績だった犬は、一貫して、小さなものよりも大きなひとかけらのピーナッツバターを好み、the pointing testでもよい成績である傾向があり、一貫して研究者が指し示した場所に行った。

この研究が示唆しているのは、知性の差異の基礎になっている神経系のメカニズムは動物界では同じであるかもしれないということである。他の研究では、ネズミとサルの一般知能の要因を支持する証拠が明らかになっている。昆虫にも一般知能の要因のわずかな兆候が存在している。より実際的な水準では、この研究は知能と人間の健康の間のつながりを理解するために重要である。研究によって、知能試験の点数が健康状態を予想することがはっきりと立証されている。高いIQは良い健康状態や長寿と相関している。しかしながら、この発見事項を解釈するには、IQは飲酒や喫煙といった「交絡」行動とも相関するかもしれないという事実によって複雑になっている。犬はこれらの行動を控えるので、犬の一般知能に関する研究によって、研究者はより正確に健康と知能の関係を予測できるようになるかもしれない。これは、犬が我々の最良の友であるもう一つのあり方である。

第4問
〔解答〕
問1. 利点は、軟骨と骨細胞を生み出す幹細胞を備えた本当の骨であること、患者自身の身体から取られるので、免疫系の拒絶反応の危険性がないこと。一方、欠点は、人の骨格の限られた量しか利用できないこと、移植するには痛みを伴う手術をもう一度行い、回復する必要があること。

問2. 第一に、固くもろいので、移植するのが困難であること、第二に、免疫系が異質であるとみなし、攻撃されること、第三に、小さな骨を再生する場合、時間と費用がかかること。

問3. 全訳下線部参照。

問4. 新たな血管が足場の中に形成されたので、骨を形成する細胞を生きたままにすることができ、石灰化した骨が既存の幹細胞から形成され始めた。

問5. 汎用性のあるインクの素材が利用できるので、安価に作れ、作成時間も短時間であり、さらには、正確に仕様通りにプリントされるので、顔面のような細部の骨にも対応できるという意味で、応用できる範囲が非常に広いということ。

問6. (1)(う) (2)(き)

〔出題者が求めたポイント〕
問1. 第3段落の内容をまとめる。
問2. 第5段落(脱文挿入後)の内容をまとめる。
問3. 現在分詞や関係詞の訳出に注意する。
問4. 第8段落(脱文挿入後)の内容をまとめる。
問5. The sky is the limit.「制限がない」を意味する表現。

〔全訳〕
もし将来骨を砕くことがあっても、3Dプリンターといくつかの特別なインクがあなたの最善の治療となりうるだろう。研究者たちは、彼らが「超伸縮性の骨」と呼ぶ、オンデマンドで製造することが可能で、少なくともサルやネズミでは、本物とほぼ同様に機能するものを作りだした。人間に移植する準備はできていないが、生物工学者たちは、この素材がガンによって壊された骨から頭蓋骨骨折に至る怪我を素早く治療する上で大いに必要な前進になりうると楽観している。

「これは、我々が代替骨を作る際に直面する難題を克服する巧みな方法である」と、オランダのUtrecht大学出身の生物素材のエンジニアであるJos Maldaは、研究には関わっていないが、述べている。「この足場は他の物よりも作るのが容易で、より多くの利益をもたらす」。

現在のところ、外科医は砕けた骨や無くなった骨を多数の物と取り替えている。最もありふれた選択は自家移植であり、骨の一部は患者自身の身体から取られ、通常は腰や肋骨であり、それが同一の患者の必要とされるあらゆる部分に移植される。外科医が自家移植を好むのは、それが軟骨と骨細胞を生み出す幹細胞を完備した本物の骨であり、新たな移植組織へ追加の支援を与えるからだ。(人間はゼロから幹細胞を用いて、全体の骨格を再形成することができないが、既存の骨が幹細胞にどこで形成するべきか、何に形成されるべきかの合図を出すことができるのである。)さらには、取り替えられた新たな骨は患者自身の身体から来ているので、免疫の拒絶反応を起こす危険性がない。しかし、移植には人の骨格の限られた量しか利用できず、痛みのある手術をもう一度行い、回復することが患者には必要となる。

もう一つの骨移植の選択肢は、骨が成長する足場を作ることである。体内に挿入されると、幹細胞は組織をつかみ、骨を形成する細胞に分化する。それは建設現場の労働者が高層ビルの鉄骨に壁、床やガラスを組み立てるのとほぼ同じである。

いや、少なくとも、そうなるはずなのである。自家移

植とは異なり、足場の物質的組成のせいで幹細胞は常に必要とされる骨や軟骨になるとは限らない。研究者たちは、幹細胞がリン酸塩と呼ばれるセラミック製の素材上で成長するようにしたが、この足場は固くてもろく、患者に移植するのが難しい。さらに悪いことには、時として、免疫系がこれらの足場を異質であるとみなし、攻撃するので、あらゆる骨の形成が完全に妨げられることになる。もし足場が、例えば顔面にある多くの骨のような小さな骨を再形成するために用いられるならば、医者はリン酸塩からそれらを作るのに多額の時間と費用を要することを懸念する。

イリノイ州の Evanston にある Northwestern 大学の研究者たちがこれらのすべての問題を解決する素材に取り組んでいる。彼らの超伸縮性の骨は、水酸化リン灰石から構成される足場の一種で、我々の骨や歯に存在する自然に生じるミネラルと、ポリカプロラクトンと呼ばれる生物に適合するポリマー、そして溶媒から成る。水酸化リン灰石は強度を与え、骨を形成する幹細胞に化学的な合図を与える。ポリカプロラクトンは柔軟性を加え、溶媒はプリントしている間に蒸発し、3D でプリントされた層をくっつける。三つの素材がプリンターによって投与されるインクに混ぜられ、一層一層、取り替えられる必要のある骨にぴったり適合する形状となる。この発想は、例えば顎を砕いたというようなひどく壊れた骨の患者がやってくると、つらい自家移植の手術を経験したり、オーダーメイドの足場が作られるのを待つのではなくて、彼らは X 線にかけられ、3D の超伸縮性の骨の足場が即日プリントされるということである。

「我々は、骨が足場を通過してあるいはその周りに骨が形成されるような柔軟性のある足場をプリントしている」と、素材科学エンジニアであり本研究の共同著者である Ramille Shah は述べている。

彼らの素材を検証するために、チームはまず 3D でプリントされた足場をネズミの脊椎骨を融合させる素材として試験した。彼らの目的は、脊椎骨を損傷した患者を治療するのによく使用される他の足場と同様に、自分たちの素材が二つの隣接した脊椎骨を固めることができるのかどうかを確かめることであった。Northwestern のチームが超伸縮性の骨を移植した八週間後に、彼らは新たな血管が足場の中に形成されたこと（これは骨を形成する細胞を生かしておくのに必要な段階である）と、石灰化した骨がネズミの既存の幹細胞から形成され始めたのを発見した。これらが組み合わさり、骨の移植をドナーより受けたか、あるいは何もしていない対照個体よりもより効率的に脊椎骨を融合させたと、今日、Science Translational Medicine 誌で研究者は報告している。

また、研究者たちは、マカクザルの損傷した頭蓋骨を修復させるために超伸縮性の骨を使用した。超伸縮性の骨が移植された四週間後に、足場が血管といくつかの石灰化した骨に侵入した。等しく重要なのは、マカクザルは、多くの合成の移植組織が引き起こしうる炎症や感染のような生物的な副作用に一切苦しむことはなかった。

インクの素材、すなわちポリマーと溶媒、水酸化リン灰石は生物医療工学の研究所ではよく使われているので、超伸縮性の骨はプリントするのが安価であると Malda は述べている。さらには、研究者たちは瞬く間に 3D のプリント基準によって足場を作ることができ、それぞれに五時間もかからなかった。これが意味するのは、未来の足場は正確に仕様通りにプリントでき、顔面の再構成にも使用でき、外科医は必要とする形状に切り貼りすることができるシートをプリントできるということである。Shah は、この素材の応用には制限がないと述べている。

依然として、この作業は人間に移植される前に何度も繰り返す必要があると、本研究には関わってはいないアナーバーのミシガン大学生物医療エンジニア Scott Hollister は述べている。もし人間に移植されれば、世界中の患者の利益になりうる。「カスタマイズできる移植組織を容易にプリントする能力は大きな前進であり、形成外科手術から腫瘍の除去や修復に至る領域で多くの機会を提供するだろう」。

第5問
〔解答〕
(1) The stress reduction that people think they feel after smoking is just an illusion.
(2) When the nicotine in their body runs out, withdrawal symptoms cause them to feel less satisfaction with all parts of their life, from their meals to their job.
(3) The situation might be compared to wearing overly tight shoes and then obtaining a feeling of relief after taking them off.
(4) We know that around half of smokers die early due to smoking-related illnesses, so forcing yourself to quit is better for the health than continuing to smoke.

数 学

解 答 29年度

問題 1
〔解答〕

(1)
ア	イ	ウ	エ
−	8	−	4

(2)
オ	カ
4	2

(3)
キ	ク	ケ
1	6	8

(4)
コ	サ
5	8

(5)
シ	ス	セ	ソ
2	0	4	8

(6)
タ	チ	ツ	テ
1	1	1	8

(7)
ト	ナ
3	0

(8)
ニ	ヌ	ネ	ノ
1	1	1	6

(9)
ハ	ヒ	フ	ヘ
1	3	1	7

(10)
ホ	マ	ミ	ム	メ	モ
3	7	3	2	0	5

〔出題者が求めたポイント〕

(1) 解の配置
 判別式を D, 異なる2つの負の実数解を α, β とおくと, $D>0$ かつ $\alpha+\beta<0$ かつ $\alpha\beta>0$.

(2) 余弦定理と内接四角形の性質
 $\angle BAD=\theta$ とおいて余弦定理から $\cos\theta$ を求める。四角形 ABCD $=\triangle ABD+\triangle BCD$ だから, $\cos\theta$ から $\sin\theta$ を求め, $\triangle ABD$, $\triangle BCD$ の面積を求める。

(3) 場合の数
 千の位と一の位を固定して数えあげる。

(4) 不定方程式
 $5x+7y=1$ の解から $5x+7y=2017$ の解を求め, x, y が自然数ということから解を絞り込む。

(5) ド・モアブルの定理
 条件式から z の値を求め, z の極形式で表わす。そして, ド・モアブルの定理を用いて計算する。

(6) 無限級数
 第 n 項までの和を求め, そこから $n\to\infty$ を計算する。

(7) オイラーの定理
 辺の数は, 1つの面の辺の数×面の数÷2

(8) 内積の計算
 四面体のすべての辺の長さを求める。そこから余弦定理で, 内積の公式を用いる。

(9) 二重接線
$\begin{cases} y=4x^4-12x^3+13x^2+7x+18 \\ y=mx+n \end{cases}$
が2重解 α, β をもつような m, n を求める。

(10) 群数列
 数列を第 k 群に $2k-1$ 個の項が入るように群分けする。

〔解答のプロセス〕

(1) $x^2-ax+a+8=0$ の判別式を D, 異なる2実数解を α, β とすると, α, β がともに負となる条件は, $D>0$ かつ $\alpha+\beta<0$ かつ $\alpha\beta>0$ である。
 よって, $D=(-a)^2-4(a+8)=(a-8)(a+4)>0$
 より $a<-4$, $8<a$ ……①
 $\alpha+\beta=a<0$ かつ $\alpha\beta=a+8>0$ より $a>-8$ ……②

①かつ②だから, $-8<a<-4$ ……答

(2) $\angle BAD=\theta (0<\theta<\pi)$ とおくと, 内接四角形の性質より $\angle BCD=\pi-\theta$ となる。
$\triangle ABD$, $\triangle BCD$ で余弦定理を用いると,
$BD^2=AB^2+AD^2-2AB\cdot AD\cdot\cos\theta=82-18\cos\theta$
$BD^2=CB^2+CD^2-2CB\cdot CD\cdot\cos(\pi-\theta)$
$=208-192\cos(\pi-\theta)$
ここで, $\cos(\pi-\theta)=-\cos\theta$ だから,
$82-18\cos\theta=208+192\cos\theta$
よって, $\cos\theta=-\dfrac{3}{5}$ より,
$\sin\theta=\sqrt{1-\left(-\dfrac{3}{5}\right)^2}=\dfrac{4}{5}$
四角形 ABCD $=\triangle ABD+\triangle BCD$,
$\sin(\pi-\theta)=\sin\theta=\dfrac{4}{5}$ だから,
四角形 ABCD
$=\dfrac{1}{2}AB\cdot AD\cdot\sin\theta+\dfrac{1}{2}CB\cdot CD\cdot\sin\theta$
$=42$ ……答

(3) 36□1, 36□5, 4□□1, 4□□5, 5□□1, 5□□3, 6□□1, 6□□3, 6□□5
の□に入る数字の個数を求めればよい。
よって, $4+4+5\times4+5\times4+5\times4+5\times4+5\times4+5\times4+5\times4=168$ ……答

(4) $5x+7y=1$ の整数解の1つは $(x, y)=(3, -2)$ だから, $5x+7y=2017$ ……①の整数解の1つは $(x, y)=(6051, -4034)$ である。
よって, $5\times6051+7\times(-4034)=2017$ ……②
①−②より, $5(x-6051)+7(y+4034)=0$ だから, $5(x-6051)=-7(y+4034)$
ここで, 5と−7は互いに素だから, $x-6051$ は−7の倍数, $y+4034$ は5の倍数となる。
よって, k を整数とすると, $x-6051=-7k$, $y+4034=5k$ とおけるから,
$x=-7k+6051$, $y=5k-4034$
x, y は自然数だから,
$-7k+6051\geqq1$ かつ $5k-4034\geqq1$
よって, k は整数より $807\leqq k\leqq864$ だから, 整数 k は58個ある。k の個数だけ自然数 x, y は存在するから, 58個 ……答

(5) $z+\dfrac{4}{z}=2$ より $z^2-2z+4=0$ だから,
$z=1\pm\sqrt{3}i=2\left\{\cos\left(\pm\dfrac{\pi}{3}\right)+i\sin\left(\pm\dfrac{\pi}{3}\right)\right\}$
ここでド・モアブルの定理より,
$z^{11}=2^{11}\left\{\cos\left(\pm\dfrac{11}{3}\pi\right)+i\sin\left(\pm\dfrac{11}{3}\pi\right)\right\}$
よって, $z^{11}=2^{11}\left(\dfrac{1}{2}\mp\dfrac{\sqrt{3}}{2}i\right)=2^{10}(1\mp\sqrt{3}i)$

同様に,

$$\left(\frac{4}{z}\right)^{11} = 4^{11} \cdot z^{-11}$$

$$= 4^{11} \cdot 2^{-11}\left\{\cos\left(\mp\frac{11}{3}\pi\right) + i\sin\left(\mp\frac{11}{3}\pi\right)\right\}$$

よって, $\left(\dfrac{4}{z}\right)^{11} = 2^{11}\left(\dfrac{1}{2} \pm \dfrac{\sqrt{3}}{2}i\right) = 2^{10}(1 \pm \sqrt{3}\,i)$

ゆえに,

$$z^{11} + \left(\frac{4}{z}\right)^{11} = 2^{10}(1 \mp \sqrt{3}\,i) + 2^{10}(1 \pm \sqrt{3}\,i)$$

$$= 2^{11} = 2048 \quad \cdots\cdots\boxed{答}$$

(6) $\displaystyle\sum_{k=1}^{\infty}\frac{1}{k(k+3)} = \lim_{n\to\infty}\sum_{k=1}^{n}\frac{1}{k(k+3)}$

$$= \lim_{n\to\infty}\frac{1}{3}\sum_{k=1}^{n}\left(\frac{1}{k} - \frac{1}{k+3}\right)$$

ここで,

$$\sum_{k=1}^{n}\left(\frac{1}{k} - \frac{1}{k+3}\right)$$

$$= \left(1 - \frac{1}{4}\right) + \left(\frac{1}{2} - \frac{1}{5}\right) + \left(\frac{1}{3} - \frac{1}{6}\right) + \left(\frac{1}{4} - \frac{1}{7}\right)$$

$$+ \cdots\cdots + \left(\frac{1}{n-3} - \frac{1}{n}\right) + \left(\frac{1}{n-2} - \frac{1}{n+1}\right)$$

$$+ \left(\frac{1}{n-1} - \frac{1}{n+2}\right) + \left(\frac{1}{n} - \frac{1}{n+3}\right)$$

$$= 1 + \frac{1}{2} + \frac{1}{3} - \frac{1}{n+1} - \frac{1}{n+2} - \frac{1}{n+3}$$

よって,

$$\lim_{n\to\infty}\frac{1}{3}\left(1 + \frac{1}{2} + \frac{1}{3} - \frac{1}{n+1} - \frac{1}{n+2} - \frac{1}{n+3}\right)$$

$$= \frac{1}{3}\left(1 + \frac{1}{2} + \frac{1}{3}\right) = \frac{11}{18} \quad \cdots\cdots\boxed{答}$$

(7) オイラーの定理より,

多面体の辺の数＝1つの面の辺の数×面の数÷2

よって, $3 \times 20 \div 2 = 30$ $\cdots\cdots\boxed{答}$

(8) 四面体 OABC の各面は合同だから, $OA = BC = 4$, $OB = CA = 5$, $OC = AB = 6$。

ここで, $\cos\theta = \dfrac{\overrightarrow{OA} \cdot \overrightarrow{BC}}{|\overrightarrow{OA}||\overrightarrow{BC}|}$,

$\overrightarrow{OA} \cdot \overrightarrow{BC} = \overrightarrow{OA}(\overrightarrow{OC} - \overrightarrow{OB}) = \overrightarrow{OA} \cdot \overrightarrow{OC} - \overrightarrow{OA} \cdot \overrightarrow{OB}$。

$\cos\angle AOC = \dfrac{|\overrightarrow{OA}|^2 + |\overrightarrow{OC}|^2 - |\overrightarrow{AC}|^2}{2|\overrightarrow{OA}||\overrightarrow{OC}|} = \dfrac{9}{16}$,

$\cos\angle AOB = \dfrac{|\overrightarrow{OA}|^2 + |\overrightarrow{OB}|^2 - |\overrightarrow{AB}|^2}{2|\overrightarrow{OA}||\overrightarrow{OB}|} = \dfrac{1}{8}$ だから,

$\overrightarrow{OA} \cdot \overrightarrow{OC} = |\overrightarrow{OA}||\overrightarrow{OC}|\cos\angle AOC$

$$= 4 \times 6 \times \frac{9}{16} = \frac{27}{2},$$

$\overrightarrow{OA} \cdot \overrightarrow{OB} = |\overrightarrow{OA}||\overrightarrow{OB}|\cos\angle AOB$

$$= 4 \times 5 \times \frac{1}{8} = \frac{5}{2}$$

よって, $\overrightarrow{OA} \cdot \overrightarrow{BC} = \dfrac{27}{2} - \dfrac{5}{2} = 11$ だから

$$\cos\theta = \frac{11}{4 \times 4} = \frac{11}{16} \quad \cdots\cdots\boxed{答}$$

(9) 二重接線は y 軸に平行ではないから $y = mx + n$ とおける。曲線と $y = mx + n$ が異なる2点で接する時, $4x^4 - 12x^3 + 13x^2 + 7x + 18 = mx + n$ は異なる重解を2つもつ。

よって, $4x^4 - 12x^3 + 13x^2 + (7-m)x + 18 - n$
$$= 4(x - \alpha)^2(x - \beta)^2 \text{ と変形できる。}$$

展開して係数を比較すると,

$$-12 = -8(\alpha + \beta) \quad \cdots\cdots①,$$
$$13 = 4(\alpha^2 + 4\alpha\beta + \beta^2) \quad \cdots\cdots②,$$
$$7 - m = -8\alpha\beta(\alpha + \beta) \quad \cdots\cdots③,$$
$$18 - n = 4\alpha^2\beta^2 \quad \cdots\cdots④$$

①より $\alpha + \beta = \dfrac{3}{2}$,

②より $(\alpha + \beta)^2 + 2\alpha\beta = \dfrac{13}{4}$ だから $\alpha\beta = \dfrac{1}{2}$

③, ④に代入すると $m = 13$, $n = 17$ だから, 求める直線は $y = 13x + 17$ $\cdots\cdots\boxed{答}$

(10) 第 k 群に $2k-1$ 個の項が入るように群分けをすると, 第 k 群の最初と最後の項は k となる。

(1), $(2, 1, 2)$, $(3, 2, 1, 2, 3)$, $(4, 3, 2, 1, 2, 3, 4)$, $(5, 4, 3, \cdots\cdots)$, $\cdots\cdots$

第 k 群の最後の項は $\displaystyle\sum_{i=1}^{k}(2i-1) = 2 \cdot \frac{1}{2}k(k+1) - k$
$= k^2$ より第 k^2 項となる。

よって, 第 k 群の最後の項は第 k^2 項でその数は k である。

ここで, $k^2 < 2017$ を満たす最大の自然数は 44 より, 第44群の最後の項は第1936項だから, 第2017項は第45群の81番目の数である。第45群は, 45, 44, 43, $\cdots\cdots$, 1, 2, 3 $\cdots\cdots$ となるから第2017項は37である。$\cdots\cdots\boxed{答}$

また各群の和は 1, 5, 11, 19, $\cdots\cdots$ だから

$$1 + \sum_{k=1}^{n-1}\{4 + (k-1) \cdot 2\} = n^2 + n - 1 \,(n \geq 1)$$

と表わせる。

よって, 第44群までの和, すなわち第1936項までの和は $\displaystyle\sum_{n=1}^{44}(n^2 + n - 1) = 30316$ となる。

また, 第45群は $45 + 44 + 43 + \cdots\cdots + 2 + 1 + 2 + 3$
$$+ \cdots\cdots + 37 = \sum_{j=1}^{45}j + \sum_{p=1}^{37}p - 1 = 1737$$

よって, 初項から第2017項までの和は 32053 $\cdots\cdots\boxed{答}$

問題2

〔解答〕

(1) グラフを参照

(2) π

〔出題者が求めたポイント〕

(1) 媒介変数表示のグラフ

x, y を媒介変数 t で微分して増減表を作る。

(2) 面積

媒介変数 t で積分して面積を求める。

〔解答のプロセス〕

(1) x, y を t で微分すると,

$$\frac{dx}{dt} = \cos t + \cos 2t = 2\cos^2 t + \cos t - 1$$
$$= (2\cos t - 1)(\cos t + 1)$$

$\dfrac{dy}{dt} = -\sin t$ だから,

$0 \leqq t \leqq 2\pi$ で $\dfrac{dx}{dt} = 0$ とすると $\cos t = -1$, $\dfrac{1}{2}$,

$\dfrac{dy}{dt} = 0$ とすると $\sin t = 0$ となる。

よって, $t = 0$, $\dfrac{\pi}{3}$, π, $\dfrac{5}{3}\pi$, 2π

t	0	$\cdots$	$\dfrac{\pi}{3}$	$\cdots$	π	$\cdots$
$\dfrac{dx}{dt}$		$+$	0	$-$	0	$-$
$\dfrac{dy}{dt}$		$-$		$-$	0	$+$
(x, y)	$(0, 1)$	↘	$\left(\dfrac{3\sqrt{3}}{4}, \dfrac{1}{2}\right)$	↙	$(0, -1)$	↖

t	$\dfrac{5}{3}\pi$	$\cdots$	2π
$\dfrac{dx}{dt}$	0	$+$	
$\dfrac{dy}{dt}$		$+$	
(x, y)	$\left(-\dfrac{3\sqrt{3}}{4}, \dfrac{1}{2}\right)$	↗	$(0, 1)$

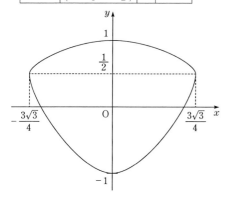

(2) C は y 軸対象だから y について積分する。求める面積を S とすると, $S = 2\displaystyle\int_{-1}^{1} x\,dy$ となる。

ここで, $x = \sin t + \dfrac{1}{2}\sin 2t$, $\dfrac{dy}{dt} = -\sin t$ より

$dy = -\sin t\,dt$,
よって,

y	-1	→	1
t	π	→	0

$$S = 2\int_{-1}^{1} x\,dy$$
$$= 2\int_{\pi}^{0}\left(\sin t + \frac{1}{2}\sin 2t\right)(-\sin t)\,dt$$
$$= 2\int_{0}^{\pi}\left(\sin^2 t + \frac{1}{2}\sin 2t \sin t\right)dt$$
$$= 2\int_{0}^{\pi}(\sin^2 t + \sin^2 t \cos t)\,dt$$
$$= 2\left[\frac{1}{2}\left(t - \frac{1}{2}\sin 2t\right)\right]_{0}^{\pi} + 2\left[\frac{1}{3}\sin^3 t\right]_{0}^{\pi}$$
$$= \pi \quad \cdots\cdots \boxed{答}$$

問題3

〔解答〕

(1) $\alpha\beta = 1$ (2) $\alpha - \beta - 1 = 0$

〔出題者が求めたポイント〕

(1) n 乗根の計算

$\sqrt[n]{a} \times \sqrt[n]{b} = \sqrt[n]{ab}$ を計算する。

(2) n 乗根の大小比較

$\alpha - \beta - 1$ を α の式にして, $\alpha - \beta - 1 = 0$ となる値と α の大小を比較する。

〔解答のプロセス〕

(1) $\alpha\beta = \sqrt[5]{\dfrac{5\sqrt{5} + 11}{2}} \times \sqrt[5]{\dfrac{5\sqrt{5} - 11}{2}}$

$= \sqrt[5]{\dfrac{5\sqrt{5} + 11}{2} \times \dfrac{5\sqrt{5} - 11}{2}} = \sqrt[5]{1} = 1$ $\cdots\cdots \boxed{答}$

(2) (1)より $\beta = \dfrac{1}{\alpha}$ だから,

$$\alpha - \beta - 1 = \alpha - \frac{1}{\alpha} - 1 = \frac{\alpha^2 - \alpha - 1}{\alpha} \quad \cdots\cdots ①$$

$x^2 - x - 1 = 0$ とすると, $x > 0$ の時 $x = \dfrac{1 + \sqrt{5}}{2}$

ここで, $x^5 = x^4 \cdot x = (x^2)^2 \cdot x$

$$= \left(\frac{6 + 2\sqrt{5}}{4}\right)^2 \cdot \frac{1 + \sqrt{5}}{2}$$
$$= \frac{11 + 5\sqrt{5}}{2}$$

また, $\alpha^5 = \dfrac{5\sqrt{5} + 11}{2}$ だから,

$\alpha^5 = x^5$, $\alpha > 0$, $x > 0$ より, $x = \alpha = \dfrac{5\sqrt{5} + 11}{2}$

つまり, $\alpha^2 - \alpha - 1 = 0$ であるから,
①に代入すると, $\alpha - \beta - 1 = 0$ $\cdots\cdots \boxed{答}$

物　理

解答

29年度

第1問

〔解答〕

問1　$\mu_2(M+m)g$

問2　$\Delta F_1 = \Delta F_2 = \mu_{s1}(M+m)g$

問3　$\mu_2 > \mu_{s1}$

問4　$\alpha_A = -\mu_1 g$,　$\alpha_B = \dfrac{(\mu_1 - \mu_2)m - \mu_2 M}{M}g$

問5　$\mu_2 > \mu_1$

〔出題者が求めたポイント〕

動く台上の物体の運動

〔解答のプロセス〕

問1　台Bと床の間の動摩擦力の大きさは$\mu_2(M+m)g$とかける。等速度で運動するとき力がつりあっているから，物体Aと台Bが一体となった状態での水平方向の力のつりあいから

$$F_0 = \mu_2(M+m)g \quad \cdots(答)$$

問2　右向きを正にとって物体Aと台Bの間の静止摩擦力をfとする。加速度をaとして物体A，台Bそれぞれの運動方程式は

A：$ma = f$

B：$Ma = F - f - \mu_2(M+m)g$

上の2式からaを消去して

$$f = \frac{m\{F - \mu_2(M+m)g\}}{M+m} = \frac{m}{M+m}(F - F_0)$$

物体Aが台B上をすべらない条件は，静止摩擦力の大きさ$|f|$が最大摩擦力$f_{max} = \mu_{s1}mg$を超えないことだから

$$|f| \leqq \mu_{s1}mg$$

$$-\mu_{s1}mg \leqq \frac{m}{M+m}(F - F_0) \leqq \mu_{s1}mg$$

$$\therefore\ F_0 - \mu_{s1}(M+m)g \leqq F \leqq F_0 + \mu_{s1}(M+m)g$$

よって

$$\Delta F_1 = \Delta F_2 = \mu_{s1}(M+m)g \quad \cdots(答)$$

問3　$F = 0$となる前に前問の不等式を満たさなくなればよいから，条件は

$$F_0 - \mu_{s1}(M+m)g > 0$$

$$\mu_2(M+m)g > \mu_{s1}(M+m)g$$

$$\therefore\ \mu_2 > \mu_{s1} \quad \cdots(答)$$

問4　物体Aと台Bの間の動摩擦力の大きさは$\mu_1 mg$とかけるから，A，Bそれぞれの運動方程式は

A：$m\alpha_A = -\mu_1 mg$

B：$M\alpha_B = \mu_1 mg - \mu_2(M+m)g$

$$\therefore\ \alpha_A = -\mu_1 g,\ \alpha_B = \frac{(\mu_1 - \mu_2)m - \mu_2 M}{M}g$$

$$\cdots(答)$$

問5　物体Aの台Bに対する相対加速度α_{BA}が正であることが条件である。ここで

$$\alpha_{BA} = \alpha_A - \alpha_B$$

$$= -\mu_1 g - \frac{(\mu_1 - \mu_2)m - \mu_2 M}{M}g$$

$$= \frac{(\mu_2 - \mu_1)(M+m)}{M}g$$

よって，$\alpha_{BA} > 0$となるには

$$\mu_2 > \mu_1 \quad \cdots(答)$$

第2問

〔解答〕

問1　0　　問2　$\dfrac{D-x}{2D}R$

問3　電流の大きさ：$\dfrac{4Dx}{D^2 - x^2}\cdot\dfrac{E}{R}$,　向き：Q→P

問4　力の大きさ：$\dfrac{4EDBL}{R(D^2 - x^2)}x$,　向き：a→b

問5　$-\dfrac{4EBL}{MRD}x$

問6

〔出題者が求めたポイント〕

直流回路，電流が磁場から受ける力，単振動

〔解答のプロセス〕

問1　PQ間は等電位だから，aP間，Pb間の電位差はEで等しく，$x = 0$のときaP，Pbの抵抗値も等しいから流れる電流も等しい。よって，PQ間には電流は流れない。　…(答)

問2　抵抗線のaP間の長さは$D-x$となる。抵抗の大きさは長さに比例するから，aP間の抵抗値R_{aP}は

$$R_{aP} = \frac{D-x}{2D}R \quad \cdots(答)$$

問3　抵抗線のPb間の抵抗値R_{Pb}は

$$R_{Pb} = \frac{D+x}{2D}R$$

回路図は右のようにかけるから，aP間およびPb間に流れる電流をI_1, I_2とすると

$$E = R_{aP}I_1\ \text{より}\ I_1 = \frac{2D}{D-x}\cdot\frac{E}{R}$$

$$E = R_{Pb}I_2\ \text{より}\ I_2 = \frac{2D}{D+x}\cdot\frac{E}{R}$$

よって，$I_1 > I_2$であるから，電流はQ→Pの向きに流れ，その大きさIは

$$I = I_1 - I_2 = \frac{4Dx}{D^2 - x^2}\cdot\frac{E}{R} \quad \cdots(答)$$

藤田保健衛生大学 （医） 29年度 （42）

問4 導体棒が磁場から受ける力の大きさ$|F|$は

$$|F| = LIB = \frac{4EDBL}{R(D^2 - x^2)} x \quad \cdots (答)$$

また，力の向きはフレミング左手の法則より，x軸の負の向き（a→bの向き）となる。 $\cdots (答)$

問5 xが十分小さいとき

$$F = -\frac{4EBL}{R} \cdot \frac{x}{D} \left\{ 1 - \left(\frac{x}{D}\right)^2 \right\}^{-1} \fallingdotseq -\frac{4EBL}{RD} x$$

よって，導体棒の加速度をaとすると運動方程式は

$$Ma = -\frac{4EBL}{RD} x$$

$$\therefore \quad a = -\frac{4EBL}{MRD} x \quad \cdots (答)$$

問6 前問の結果から導体棒は単振動を行い，その角振動数ωは

$$\omega = 2\sqrt{\frac{EBL}{MRD}}$$

よって，周期Tは

$$T = \frac{2\pi}{\omega} = \pi \sqrt{\frac{MRD}{EBL}}$$

また，$t = 0$のとき$x = A$で変位は最大となり，振幅はAであるから，グラフは〔解答〕のようになる。

第3問
〔解答〕

問1 ㋐ eV ㋑ 運動 ㋒ 連続

　　 ㋓ $h\nu$ ㋔ $\dfrac{hc}{eV}$ ㋕ 特性（固有）

　　 ㋖ （c）

問2 6.22×10^{-11} m

問3 $2d \sin\theta_0 = \lambda_0$

問4 $\theta_1 = \theta_0 - \dfrac{t}{2L}$, $\theta_2 = \theta_0 + \dfrac{t}{2L}$

問5 $t \leqq 2 \times 10^{-4} \cdot L\tan\theta_0$

〔出題者が求めたポイント〕

X線の発生，ブラッグの反射条件

〔解答のプロセス〕

[A] 問1 ㋐ 電圧Vの下で電荷eが移動するから，電場がする仕事はeV。

　　 ㋑〜㋒ 連続X線は，加速された電子が陽極物質に衝突する際，電子の運動エネルギーの一部または全部が光子のエネルギーに変換して発生する。

　　 ㋓ $E = h\nu$

　　 ㋔ 電子の運動エネルギーの全部が光子のエネルギーに変換したときの波長がλ_{min}であるから

$$eV = \frac{hc}{\lambda_{min}} \quad \therefore \quad \lambda_{min} = \frac{hc}{eV} \quad \cdots (答)$$

　　 ㋕ 特性X線は，衝突の際に電子の運動エネルギーが陽極の原子に吸収され，その原子がエネルギーの高い状態から元の状態に戻るときに発生する。波長は電子のエネルギーと関係なく，陽極の原子の種類で決まる。

　　 ㋖ 加速電圧によらないので，（c）

問2 λ_{min}の式に数値を代入して

$$\lambda_{min} = \frac{6.63 \times 10^{-34} \times 3.00 \times 10^8}{1.60 \times 10^{-19} \times 2.00 \times 10^4}$$

$$\fallingdotseq 6.22 \times 10^{-11} \text{ [m]} \quad \cdots (答)$$

[B] 問3 隣り合う結晶面で反射されるX線の経路差は$2d \sin\theta_0$とかける。よって，ブラッグの反射条件は

$$2d \sin\theta_0 = n\lambda \quad (n = 1, 2, 3, \cdots)$$

最も長い波長のとき，$n = 1$として

$$2d \sin\theta_0 = \lambda_0 \quad \cdots (答)$$

問4 スリットの端の部分を通るX線とスリット中心を通るX線のなす角を$\Delta\theta$とおくと

$$\theta_1 = \theta_0 - \Delta\theta, \quad \theta_2 = \theta_0 + \Delta\theta$$

ここで

$$\tan\Delta\theta = \frac{t}{2L}$$

$\Delta\theta$が小さいとき $\tan\Delta\theta \fallingdotseq \Delta\theta$より

$$\theta_1 = \theta_0 - \frac{t}{2L}, \quad \theta_2 = \theta_0 + \frac{t}{2L} \quad \cdots (答)$$

問5 $\theta = \theta_0 \pm \dfrac{t}{2L}$のとき，ブラッグの反射条件を満たす波長$\lambda$は

$$\lambda = 2d \sin\left(\theta_0 \pm \frac{t}{2L}\right)$$

$$= 2d\left(\sin\theta_0 \cos\frac{t}{2L} \pm \cos\theta_0 \sin\frac{t}{2L}\right)$$

$$\fallingdotseq 2d\left(\sin\theta_0 \pm \cos\theta_0 \cdot \frac{t}{2L}\right)$$

このとき

$$|\lambda - \lambda_0| = 2d \cos\theta_0 \cdot \frac{t}{2L}$$

したがって，$|\lambda - \lambda_0| \leqq \varepsilon\lambda_0$となるには

$$2d \cos\theta_0 \cdot \frac{t}{2L} \leqq \varepsilon \cdot 2d \sin\theta_0$$

$$\therefore \quad t \leqq 2\varepsilon L\tan\theta_0 = 2 \times 10^{-4} \cdot L\tan\theta_0 \quad \cdots (答)$$

第4問
〔解答〕

問1 $\sqrt{\dfrac{2g}{L}}$　　 問2 $-mgkd$

問3 $-\dfrac{N+1}{2N} MgL$　　 問4 0

問5 $kd\omega$　　 問6 $\dfrac{(N+1)(2N+1)}{12N^2} ML^2\omega^2$

問7 $\sqrt{\dfrac{6Ng}{(2N+1)L}}$

〔出題者が求めたポイント〕

円運動，力学的エネルギー保存

〔解答のプロセス〕

問1 支点Oの真下でのおもりの速さをvとすると，力学的エネルギー保存則より

$$\frac{1}{2}Mv^2 = MgL \quad \therefore \quad v = \sqrt{2gL}$$

$v = L\omega$ より

$$\omega = \frac{v}{L} = \sqrt{\frac{2g}{L}} \quad \cdots (答)$$

問2　k 番目の小球は，支点 O より kd だけ下方にある
から位置エネルギー U_k は

$$U_k = -mgkd \quad \cdots (答)$$

問3　N 個の小球の位置エネルギーの総和 U は

$$U = \sum_{k=1}^{N} U_k = -mgd \sum_{k=1}^{N} k = -\frac{1}{2}N(N+1)mgd$$

ここで，$m = \dfrac{M}{N}$，$d = \dfrac{L}{N}$ より

$$U = -\frac{N+1}{2N}MgL \quad \cdots (答)$$

問4　張力は小球の運動方向に対して常に垂直に作用す
るから，仕事をしない。よって，仕事 $W = 0$ $\cdots$ (答)

問5　k 番目の小球の円運動の半径は kd であるから，
支点 O の真下での速さ v_k は

$$v_k = kd\omega \quad \cdots (答)$$

問6　N 個の小球の運動エネルギーの総和 K は

$$K = \sum_{k=1}^{N} \frac{1}{2}mv_k^2$$

$$= \frac{1}{2}md^2\omega^2 \sum_{k=1}^{N} k^2$$

$$= \frac{1}{12}N(N+1)(2N+1)md^2\omega^2$$

$$\therefore \quad K = \frac{(N+1)(2N+1)}{12N^2}ML^2\omega^2 \quad \cdots (答)$$

問7　力学的エネルギー保存則より

$$U + K = 0$$

$$\therefore \quad \frac{(N+1)(2N+1)}{12N^2}ML^2\omega^2 = \frac{N+1}{2N}MgL$$

よって

$$\omega = \sqrt{\frac{6Ng}{(2N+1)L}} \quad \cdots (答)$$

化 学

解答　29年度

第1問

〔解答〕

(1)　A：K　B：I　　(2)　A：Ca　B：C

(3)　A：Si　B：O　　(4)　A：Ag　B：Pb

(5)　A：Fe　B：Sn　　(6)　A：C　B：S

〔出題者が求めたポイント〕

元素記号と塩

〔解答のプロセス〕

(1)　ヨウ化カリウム KI 水溶液に塩素ガスを通じると，KI が酸化されてヨウ素が生じる。生じたヨウ素は，KI 水溶液に溶けて褐色の溶液（ヨウ素ヨウ化カリウム水溶液）となる。これは，KI 水溶液中の I^- と反応して，三ヨウ化物イオン I_3^- を生じるからである。

$$I_2 + I^- \rightleftarrows I_3^-$$

(2)　炭化カルシウム CaC_2 に水を加えると，エチン（アセチレン）が発生する。

$$CaC_2 + 2H_2O \longrightarrow C_2H_2 + Ca(OH)_2$$

(3)　高純度の二酸化ケイ素 SiO_2 を融解して繊維状にしたものは光ファイバーとよばれ，光通信用ケーブルに利用される。

(4)　Cl^- で沈殿するのは Pb^{2+} と Ag^+，過剰のアンモニア水に溶けるのは AgCl である。

$$AgCl + 2NH_3 \longrightarrow [Ag(NH_3)_2]^+ + Cl^-$$

(5)　鉄イオンには，Fe^{2+} と Fe^{3+} が存在し，Fe^{2+} は空気中に放置しておくと黄褐色の Fe^{3+} になりやすい。これに還元作用がある塩化スズ（Ⅱ）$SnCl_2$ を加えると黄褐色の色が消える。

(6)　二硫化炭素 CS_2 はビスコースレーヨンの製造に用いる。

第2問

〔解答〕

問1　$n+4$　　問2　$\dfrac{1}{n}$(mol/L)

問3　$n-2(n>9)$　　問4　$\dfrac{3}{2}nF$　　問5　$\dfrac{n}{3}$℃

〔出題者が求めたポイント〕

原子番号と電子の数，モル濃度，pH の計算，電気量，凝固点降下度

〔解答のプロセス〕

問1　原子 A の原子番号を x とおくと，A^{2+} の電子の数は $x-2$（個）。また，原子 B の原子番号が n なので B^{2-} の電子の数は $n+2$（個）。A^{2+} と B^{2-} は同数の電子を持つので $x-2=n+2$　　$x=n+4$

問2　無機化合物 X の分子量は $18n \times \dfrac{100}{36} = 50n$ より，

$$\dfrac{\dfrac{5}{50n}(\text{mol})}{0.100(\text{L})} = \dfrac{1}{n}(\text{mol/L})$$

問3　pH $=n$　$[H^+]=10^{-n}$(mol/L)

$$[OH^-] = \dfrac{10^{-14}}{[H^+]} = \dfrac{10^{-14}}{10^{-n}} = 10^{n-14}(\text{mol/L})$$

水酸化物イオン濃度を 1/100 にすると，

$$[OH^-] = 10^{n-16}(\text{mol/L})$$

$$[H^+] = \dfrac{10^{-14}}{[OH^-]} = \dfrac{10^{-14}}{10^{n-16}} = 10^{2-n}(\text{mol/L})$$

$$pH = -\log_{10}[H^+] = -\log_{10}10^{2-n} = n-2$$

また，塩基の水溶液をいくら水で薄めても，中性(pH 7)に限りなく近づき 7 より小さくなることはないので，pH $=n-2(n>9)$

問4　1価の陽イオン 1 mol は，$F=96500$(C) の電気量を持っている。(1価，2価，3価，…の陽イオン 1 mol はそれぞれ，F，$2F$，$3F$，…の電気量を持っている。)この電気量はファラデー定数とよばれている。

塩化カルシウム $CaCl_2$ 水溶液中の陽イオンの全電気量は，$CaCl_2 \longrightarrow Ca^{2+} + 2Cl^-$ より，$0.02 \times 0.100 \times 2F = 0.004F$(C) また，ヘキサシアニド鉄（Ⅲ）カリウム $K_3[Fe(CN)_6]$ 水溶液中の陽イオンの全電気量は，$K_3[Fe(CN)_6] \longrightarrow 3K^+ + Fe^{3+} + 6CN^-$ より，

$3 \times 0.01 \times 0.100 \times F + 0.01 \times 0.100 \times 3F = 0.006F$(C)

$CaCl_2$ 水溶液中の陽イオンの全電気量を nF とすると $K_3[Fe(CN)_6]$ 水溶液中の陽イオンの全電気量は，

$$nF \times \dfrac{0.006F}{0.004F} = \dfrac{3}{2}nF$$

問5　硫酸ナトリウム Na_2SO_4 は，次のように完全電離するので，溶質粒子はもとの 3 倍になる。(質量モル濃度を 3 倍とみなす。)$Na_2SO_4 \longrightarrow 2Na^+ + SO_4^{2-}$

$\Delta t = K_f m$ より，

(Δt[K]は凝固点降下度，m[mol/kg]は質量モル濃度，K_f[K・Kg/mol]はモル凝固点降下を表す。)

$$n = K_f \times 0.1 \times 3 = 0.3K_f \quad \cdots\cdots ①$$

ただし，希薄溶液では(mol/L)$\fallingdotseq$(mol/kg)がいえる。また，水酸化ナトリウム水溶液と塩酸の中和反応より，塩化ナトリウム水溶液が生じる。

$$NaOH + HCl \longrightarrow NaCl + H_2O$$

$$(0.01) \quad (0.01) \qquad 0.01 \qquad - \quad (\text{mol})$$

塩化ナトリウム NaCl も同様に，完全電離するので，溶質粒子はもとの 2 倍になる。(質量モル濃度を 2 倍とみなす。)

$$\Delta t = K_f m = K_f \times \dfrac{0.01(\text{mol})}{0.200(\text{L})} \times 2 = 0.1K_f \quad \cdots\cdots ②$$

ただし，希薄溶液では(mol/L)$\fallingdotseq$(mol/kg)がいえる。

①，②より，K_f を消去すると，$\Delta t = \dfrac{n}{3}$℃

第3問

〔解答〕

問1 $v=k[A][B]^2$　　問2 $7.5\times10^{-2}[L^2/(mol^2\cdot s)]$

問3 エ

〔出題者が求めたポイント〕

反応速度

〔解答のプロセス〕

問1　実験1〜実験3より，[B]が2倍，3倍になると，Cの生成速度 v は $4(=2^2)$ 倍，$9(=3^2)$ 倍になっており，v は $[B]^2$ に比例する。また，実験1，実験4，実験5より，[A]が2倍，3倍になると，Cの生成速度 v は2倍，3倍になっており，v は[A]に比例する。よって，反応速度 v は $v=k[A][B]^2$

問2　$v=k[A][B]^2$ の式に実験1の値を代入すると，
$$6.0\times10^{-4}[mol/(L\cdot s)]$$
$$=k\times(0.2\,mol/L)\times(0.2\,mol/L)^2$$
$$k=7.5\times10^{-2}[L^2/(mol^2\cdot s)]$$

問3　温度を上げると活性化エネルギー以上のエネルギーをもつ分子の割合が著しく増加するため、反応速度が大きくなる。温度を上げると衝突回数は増すが，その割合は小さく反応の速さの増え方を説明できない。

第4問

〔解答〕

問1　$P=\dfrac{(2M-A)RT}{V}$　　問2　$K_P=\dfrac{4(M-A)^2RT}{AV}$

問3　エ

〔出題者が求めたポイント〕

気体，圧平衡定数，ルシャトリエの原理

〔解答のプロセス〕

問1

	N_2O_4	$\rightleftharpoons$	$2NO_2$	
平衡前	M		0	(mol)
反応量	$M-A$		$2(M-A)$	(mol)
平衡後	A		$2(M-A)$	(mol)
合計	$2M-A(mol)$			

平衡状態における容器内の圧力を $P(Pa)$ とおくと，気体の状態方程式（$PV=nRT$）より，
$$PV=(2M-A)RT\quad P=\frac{(2M-A)RT}{V}(Pa)$$

問2　平衡時における圧力を P，四酸化二窒素と二酸化窒素のそれぞれの分圧を $P_{N_2O_4}$ と P_{NO_2} とすると，
$$P_{N_2O_4}=\frac{A}{2M-A}P(Pa),\quad P_{NO_2}=\frac{2(M-A)}{2M-A}P(Pa)$$
圧平衡定数 K_P は，
$$K_P=\frac{P_{NO_2}^2}{P_{N_2O_4}}=\frac{\dfrac{4(M-A)^2}{(2M-A)^2}P^2}{\dfrac{A}{2M-A}P}=\frac{4(M-A)^2}{A(2M-A)}P$$
$$P=\frac{(2M-A)RT}{V}\text{ より，}$$

$$K_P=\frac{4(M-A)^2}{A(2M-A)}\times\frac{(2M-A)RT}{V}$$
$$=\frac{4(M-A)^2}{AV}RT(Pa)$$

問3

① 体積が一定なので，アルゴンを加えると全圧は増加するが，反応に関係ある分子の分圧は変化しない。よって，平衡は移動しない。

② アルゴンの分圧だけ，反応に関係ある分子の分圧は減少する。すなわち，減圧したことと同じ結果となり，平衡は気体の分子数が増加する右方向へ移動する。

第5問

〔解答〕

問1　A　　　　　E　　　　　F

CH=CH₂（パラ位にCH₃のベンゼン環）

ベンゼン環-C-CH₃（C=O）

ベンゼン環-CH-CH-CH₃（Br Br）

問2　幾何異性体（シス-トランス異性体）

問3　F　2つ

〔出題者が求めたポイント〕

芳香族炭化水素の構造決定

〔解答のプロセス〕

C_9H_{10} の不飽和度が5であり，ベンゼン環で4つ使っているので，残りの1つからC=C二重結合または環構造を1つ持つことがわかる。（不飽和度の数は二重結合または環構造の数を示す。）

問1　Aを過マンガン酸カリウムで酸化するとテレフタル酸が生じるため，Aは二置換体でパラ位と決定できる。

CH=CH₂（パラ位にCH₃） $\xrightarrow{KMnO_4}$ COOH（パラ位にCOOH）

　A　　　　　　　　　テレフタル酸

B，Cをオゾン分解するとベンズアルデヒドとアセトアルデヒドが生じるので，よって，B，Cの構造は，

ベンゼン環-CH=CH-CH₃　（シス，トランス）

ベンゼン環-CH=CH-CH₃ $\xrightarrow{Br_2}$ ベンゼン環-CH-CH-CH₃（Br Br）

B，C　　　　　　　　　　　　　　　　F

Dは水素を付加するとクメンを生じるので，Dの構造は，

ベンゼン環-C=CH（CH₃）

また，Dをオゾン分解するとEとホルムアルデヒドが生じるのでEの構造は，

ベンゼン環-C-CH₃（C=O）

問2 BとCは幾何異性体をもつ。幾何異性体をもつ
ものは，二重結合している炭素にそれぞれ異なる原子
や原子団が結合している。
問3 不斉炭素原子を持つものはFであり，2つの不斉
炭素原子を持つ。

Fの構造：

$$\underset{\text{　}}{\text{Br}\ \ \ \text{Br}} $$
C$_6$H$_5$-C*H-C*H-CH$_3$

第6問

〔解答〕

問1 トリプシン
問2 ペプチドAとBの両方にシステインが含まれて
いることがわかる(29字)
問3 ビウレット反応 赤紫色 問4 チロシン
問5

OH

$\bigcirc$

CH$_2$

H$_2$N-CH-C-NH-CH-C-OH
　　　｜ ｜　　　　｜
　　　H O　　　　O

問6 　　　H
　　　 ｜
H$_3$N$^+$-CH-C-OH
　　　　　 ‖
　　　　　 O

問7 C 問8 856 問9 1, 3

〔出題者が求めたポイント〕

アミノ酸

〔解答のプロセス〕

問1 ペプシン，トリプシンはタンパク質をペプチドに
分解する酵素である。また，酵素には，それぞれ最適
pHがあり，その条件にあうと反応が促進される。
(例)ペプシン pH＝2，トリプシン pH＝8
問2 ペプチドXは，システインどうしがジスルフィ
ド結合(-S-S- 結合)で結ばれて環状の構造になって
いる。システインに酸化剤を作用させると側鎖の
-SH 基が酸化され，ジスルフィド結合(-S-S- 結合)
をつくる。
R-SH HS-R $\xrightarrow{-2\text{H}}$ R-S-S-R
問3 実験9の反応はビウレット反応であり，2個以上
のペプチド結合が存在すると赤紫色に呈色する。
問4 実験10の反応はキサントプロテイン反応であり，
ペプチドのベンゼン環と反応し橙黄色に呈色する。
問5 ペプチドDは，ビウレット反応陰性からジペプ
チドとわかる。実験7からN末端にはグリシンが存
在する。また，実験10からキサントプロテイン反応
陽性なのでC末端にはチロシンが存在する。よって，
ペプチドDの構造は，
H$_2$N-□Gly□-□Tyr□-COOH
問6 アミノ酸の持つ電荷の合計が0になる時のpHを，
そのアミノ酸の等電点といい，酸性アミノ酸の等電点
は約3，中性アミノ酸の等電点は約6，塩基性アミノ

酸の等電点は約10である。グリシンの水溶液中での
電離平衡は，次式で表される。
H$_3$N$^+$-CH$_2$-COOH $\rightleftarrows$ H$_3$N$^+$-CH$_2$-COO$^-$ $\rightleftarrows$
　　　陽イオン　　　　　　　　　双生イオン

　　　　　　　　　　　　H$_2$N-CH$_2$-COO$^-$
　　　　　　　　　　　　　　 陰イオン

問7 ペプチドBは，実験7からN末端にはグリシン
が存在する。実験5からシステインが含まれているこ
とがわかる。また，実験8からペプチドBの分子量
は293であることからトリペプチドと考えられるの
で，残り1つのアミノ酸の分子量を計算すると
293＋18×2－75－121＝133
よって，残り1つのアミノ酸は分子量133のアスパラ
ギン酸とわかる。一方，ペプチドCは，残りのアミ
ノ酸であるグリシン2個，システイン1個，リシン1
個からなるテトラペプチドである。以上より，ペプチ
ドBは酸性アミノ酸を含み，ペプチドCは塩基性ア
ミノ酸を含む。また，ペプチドDは中性アミノ酸の
みからなる。よって，中性(pH＝7)付近では，Bは
陰イオン，Cは陽イオン，Dは双性イオンの状態にな
っている。陽イオン交換樹脂には，陽イオンの状態で
樹脂に吸着するので，中性(pH＝7)付近でもっとも
結合しやすいのは，ペプチドCである。
問8 ペプチドXの分子量は，
133＋146＋181＋121×2＋75×4－18×8－2＝856
問9 問5，問7の解説から，選択肢として考えられる
番号は1)，2)，3)である。また，実験3から塩基性
アミノ酸(リシン)のC末端を切断しているので選択
肢の2)は不適。

第7問

〔解答〕

問1 ア 34℃ イ 水素結合 ウ 置換
エ 第二級 オ 縮合 カ カルボン酸
問2 A　　　　OH 　　　B CH$_3$-CH-CH$_2$-CH$_3$
　Br$\bigcirc$Br　　　　　　　 ｜
　　 $\bigcirc$ 　　　　　　　　 OH
　　 Br

〔出題者が求めたポイント〕

有機化合物の性質や反応

〔解答のプロセス〕

問2

A

OH　　　　　　　　　OH
$\bigcirc$ $\xrightarrow{\text{Br}_2}$ Br$\bigcirc$Br
　　　　　　　　　　 $\bigcirc$
　　　　　　　　　　 Br

フェノール　　 2, 4, 6-トリブロモフェノール

B

CH$_3$-C-CH$_2$-CH$_3$ $\xrightarrow[\text{還元}]{}$ CH$_3$-CH-CH$_2$-CH$_3$
　　 ‖　　　　　　　　　　　　｜
　　 O　　　　　　　　　　　 OH

エチルメチルケトン　　　　2-ブタノール

生　物

解答　29年度

第1問

〔解答〕

問1　(ア)　筋紡錘　(イ)　屈筋　(ウ)　背根
　　　(エ)　腹根　(オ)　神経節

問2　i)　A　⑥，C　⑤
　　　ii)　①　iii)　②

問3　i)　浸透圧を一定にするため
　　　ii)　外液の Na^+ イオンが減少するため活動電位
　　　　　が小さくなる。

問4　i)　髄鞘(ミエリン鞘)
　　　ii)　絶縁

問5　i)　跳躍伝導
　　　ii)　電位依存性イオンチャネル
　　　iii)　不応期をつくる

問6　i)　アセチルコリン
　　　ii)　T管
　　　iii)　Ca^{2+}
　　　iv)　筋小胞体

問7　(高次)消費者

〔出題者が求めたポイント〕

出題分野：[興奮の伝導と伝達]

問1　(ア)　筋紡錘は，骨格筋の筋繊維の伸長を受容する。
　(イ)　屈曲反射ともいう。
　(ウ)(エ)　感覚神経は脊髄背側の背根を通り，運動神経は腹側の腹根を通る。
　(オ)　コオロギの尾葉の感覚毛は，巨大神経細胞によって神経節と連絡し，運動神経の興奮を起こす。

問2　i)　Aは軸索の途中Sからの距離がBとほぼ同じであるから，活動電位が記録される時間はBと同様である。一方，CはBよりもSから遠いので，より時間のかかっている⑤ということになる。また活動電位の波形に差は生じない。
　ii)iii)　知識を問う問題。

問3　i)　水では外液が低張液となるため，軸索が吸水してしまい，やがて破裂してしまう。
　ii)　外液に存在する Na^+ が減少した結果，興奮時に流入する Na^+ が少なくなり，活動電位が小さくなってしまう。

問4　i)ii)　髄鞘が存在することにより，被われている軸索の膜面は電位の変化をしない。

問5　i)　髄鞘に絶縁されている部分を飛び越えて，隣の隙間(ランビエ絞輪)との間で活動電流が流れることで，高速な興奮の伝導が行われる。
　ii)iii)　活動電流が流れることで，電位依存性 Na^+ チャネルが開口し，Na^+ が流入し，活動電位を生じる。またそれに続き電位依存性 K^+ チャネルが開口し，軸索内部から外へ K^+ が流出し，再分極する。このプロセスが不応期をつくりだし，興奮の逆行を防いでいる。

問6　i)　運動神経では神経伝達物質はアセチルコリ

ンである。
　ii)iii)iv)　筋繊維の膜(筋細胞膜)と連結する管であるT管が筋繊維内部に広がり，表面の興奮を内部にまで伝える。T管の興奮が筋小胞体に伝わると，その内部に蓄えられていた Ca^{2+} が放出される。

問7　コオロギ自体は，雑食であり一次消費者にも二次消費者，分解者にもなり得る。

第2問

〔解答〕

問1　(ア)　クリステ
　　　(イ)(ウ)　NADH，$FADH_2$
　　　(エ)　電子伝達系
　　　(オ)　マトリックス
　　　(カ)　酸化的リン酸化
　　　(キ)　基質レベルのリン酸化

問2　②

問3　アルコール発酵

問4　H^+ の能動輸送

問5　②　④　⑤

問6　i)　①　③　④　⑤
　　　ii)　マウスにおけるミトコンドリア DNA は卵の細胞質による母性遺伝をする。
　　　　　　雌
　　　iii)　遺伝子突然変異が起きたため。

〔出題者が求めたポイント〕

出題分野：[呼吸，遺伝子，バイオテクノロジー]

問1　(ア)　クリステは内膜の内側へ突出した部分をいうが，働きは内膜全体で違いはない。
　(イ)(ウ)　順不同。
　(エ)(オ)　電子伝達系では，NADH や $FADH_2$ から高いエネルギーをもつ電子が放出され，そのエネルギーによりマトリックスから膜間腔へ H^+ が運ばれる。
　(カ)(キ)　基質レベルのリン酸化とは，基質のもつリン酸が，ADP に渡されて ATP が生じる反応のことで，酸化的リン酸化とは，基質(NADH や $FADH_2$)が酸化されることによって形成された H^+ の濃度勾配により ATP を生じる反応。

問2　①　ミトコンドリア内部にもリボソームは存在する。
　②　ミトコンドリアは好気性細菌の共生に起源をもつ。原核生物である細菌は細胞内に小胞体のような膜構造をもたない。
　③　ミトコンドリア DNA の転写が行われるので，RNA ポリメラーゼは存在する。
　④⑤　tRNA，rRNA はいずれもミトコンドリア DNA にコードされており，必要に応じ転写されるので，存在する。

問3　出芽酵母は嫌気的条件下では，アルコール発酵を

行う。

問4　ATP 合成酵素は，H^+ の通過に伴い ATP を合成するが，ATP のエネルギーを用いマトリックスから膜間腔へ H^+ を輸送する逆反応も可能である。

問5　②　2本鎖である。
　　　④　ミトコンドリアは細胞の分裂とは同調せず，細胞内で融合と分裂を頻繁に行うが，ミトコンドリア DNA の複製は，独自に行う。
　　　⑤　核 DNA と比較して非常に微細なので光学顕微鏡では観察できない。

問6　ⅰ）
　　　①　tRNA は必要としない。
　　　②　2種類のプライマーで挟まれた領域が増幅される。
　　　③　ウラシル(U)はミトコンドリア DNA に含まれないので，必要としない。
　　　④　PCR の反応中，岡崎フラグメントは生じない。
　　　⑤　PCR で用いる DNA ポリメラーゼは，終止コドンも含め合成する。
　　　⑥　1サイクルで2倍になるので，$2^{20} = 1,046,576$。ほぼ 100 万倍に増幅される。
　　　ⅱ）個体 A のミトコンドリア DNA のみが，個体 C，D に伝わっているので，個体 A が雌であったと考えられる。
　　　ⅲ）個体 D においてミトコンドリア DNA が増殖する際に変異を生じたものがあったか，元々個体 A に2種類の配列が存在していたと考えられるが，いずれにしても遺伝子突然変異が生じた結果といえる。

第3問
〔解答〕
問1　ⅰ）100,000,000 個
　　　ⅱ）64 個
問2　ⅰ）制限酵素
　　　ⅱ）41 箇所
　　　ⅲ）制限酵素によって分解されないように，認識配列がメチル化などにより保護されている。
　　　ⅳ）ファージの侵入がない時点での細胞外への分泌は無駄が多い。
問3　ⅰ）④
　　　ⅱ）①
問4　S 型菌は莢膜をもつが，R 型菌はもたない。
問5　抗生物質は原核生物におけるタンパク質合成などを阻害するため，ヒト(真核生物)のタンパク質合成系を利用するウイルスには効かない。

〔出題者が求めたポイント〕
出題分野：[バイオテクノロジー，遺伝子]
問1　ⅰ）30分ごとに 100 倍になるのだから，2時間では4回の感染サイクルで $100 \times 100 \times 100 \times 100 = 100,000,000$ 個のファージを生じる。
　　　ⅱ）大腸菌は 20 分ごとに2倍になる。2時間では6回の分裂を行うから $2^6 = 64$ 個になる。

問2　ⅱ）6塩基の特定の配列が現れる確率は $(1/4)^6$。出現の期待値は $1.7 \times 10^5 \times (1/4)^6 = 41.5\cdots$。計算上，41 箇所で切断されると考えられる。
　　　ⅲ）制限酵素の認識配列は，メチル化などの修飾により保護されている。
　　　ⅳ）ファージの侵入があるかないかわからない状態で制限酵素を分泌するのは，限られた資源で生命を維持している大腸菌にとって不経済といえる。
問3　ⅰ)ⅱ）ペニシリンは 1928 年，フレミング(英)によって，世界で最初に見出された抗生物質である。
問4　S 型菌は多糖類の莢膜(さや，カプセル)をもち，免疫による攻撃を避けることができ病原性を示すが，R 型菌は免疫を回避できず増殖できないので病原性を示さない。
問5　抗生物質には,細菌のタンパク質合成の阻害の他，核酸合成阻害，細胞壁合成阻害などの作用をもつものがある。

第4問
〔解答〕
問1　tRNA 遺伝子，rRNA 遺伝子
問2　③　⑥
問3　ⅰ）高温により変性したタンパク質を修復するため
　　　ⅱ）疎水性
問4　細胞外，リソソーム
問5　プリオン
問6　ⅰ）液胞
　　　ⅱ）オートファジー(autophagy)
　　　ⅲ）酸性に保たれたリソソーム内で活性を示すようになっている。
問7　②

〔出題者が求めたポイント〕
出題分野：[タンパク質，細胞の構造と働き]
問2　①　卵白や卵黄のタンパク質が高温により変性している。
　　　②　あたためられた牛乳では，表面の水分が蒸発し，部分的に成分が濃縮され，タンパク質が変性して脂肪などを包み込み凝固して膜を張る。
　　　③　寒天の主成分は多糖類である。
　　　④　あたためた豆乳の凝固は，にがりに含まれる塩化マグネシウムから生じる Mg^{2+} による塩析と，加熱によるタンパク質の変性による現象である。
　　　⑤　シメサバは，タンパク質を酸によって変性させている。
　　　⑥　片栗粉，すなわち炭水化物であるデンプンを水でといてあたためると糊状になる。
　　　⑦　牛乳に含まれるカゼインというタンパク質が酸変性し凝固する。
問3　ⅰ）熱ショックというストレスに誘導される，ストレス抵抗タンパク質として働く。

ⅱ）　変性したタンパク質は通常内部に折りたたまれ
　　ていた疎水性部分が露出し細胞内で凝集しやすくなっ
　　てしまう。シャペロンは疎水性部分に結合し隠すこと
　　で凝集を防ぐ。
問4　粗面小胞体はリボソームで合成されたタンパク質
　　をゴルジ体へ輸送する。ゴルジ体では，タンパク質を
　　修飾し，細胞内外へ輸送する。細胞外への分泌，細胞
　　内消化を担うリソソームなどがその行き先である。細
　　胞膜を貫通するタンパク質もゴルジ体を経由される。
問5　正常なプリオンと異常なプリオンでは一次構造は
　　同じだが，立体構造が異なっている。BSE では，異
　　常なプリオンが増殖，蓄積し，神経細胞が死滅し，脳
　　の組織がスポンジ状になってしまう。
問6　ⅰ）　植物，酵母では，細胞内で生じた不要物は，
　　液胞に運ばれ，貯蔵または分解される。分解されたア
　　ミノ酸などの成分は再利用される。
　　ⅱ）　大隅良典博士が，細胞が不要なタンパク質を分
　　解する「オートファジー」を分子レベルで解明し，2016
　　年にノーベル医学生理学賞を受賞した。
　　ⅲ）　リソソームの内部は pH5.0 程度の酸性になって
　　おり，さまざまな加水分解酵素は，この条件で活性を
　　もつ。そのため細胞内に放出されてもほぼ中性なので
　　分解作用を示さない。
　　ⅳ）　不要なミトコンドリアは，二重の生体膜に包ま
　　れる（オートファゴソーム）。リソソームの一重の生体
　　膜が，オートファゴソームの外側の膜と融合し合体す
　　る。内側の膜が消え，リソソーム内の加水分解酵素に
　　よってミトコンドリアが分解される。

藤田保健衛生大学 医学部 **平成29年度 入学試験** 　**英　語**

① 氏名を記入しなさい。

氏名	

記入上の注意

1. 記入は、◯ の中を正確に塗りつぶして下さい。
2. 書き損じた場合には、プラスチック製消しゴムできれいに消して下さい。
3. 用紙を、折り曲げたり汚さないで下さい。

② 受験番号を記入し、その下のマーク欄にマークしなさい。

藤田保健衛生大学（医）29年度（51）

氏　名　　　　　受験番号

藤田保健衛生大学医学部

英　語　記述用解答用紙

第4問

問1	利点 ・ ・ 欠点 ・ ・
問2	・ ・ ・
問3	
問4	
問5	
問6	(1)　　　　　(2)

第5問

(1)	
(2)	
(3)	
(4)	

この解答用紙は153%に拡大すると、ほぼ実物大になります

藤田保健衛生大学（医）29年度（52）

藤田保健衛生大学 医学部 平成29年度 入学試験　数　学

① 氏名を記入しなさい。

氏名	

記入上の注意

1. 記入は、⬭ の中を正確に塗りつぶして下さい。
2. 書き損じた場合には、プラスチック製消しゴムできれいに消して下さい。
3. 用紙を、折り曲げたり汚さないで下さい。

良い例	悪い例
●	⊘ ⊙ ⊖

② 受験番号を記入し、その下のマーク欄にマークしなさい。

受　験　番　号　欄			
千位	百位	十位	一位

藤田保健衛生大学（医）29 年度　(53)

藤田保健衛生大学医学部

氏　　名	受　験　番　号

数　　学　解答用紙－2
裏面・得点欄には何も書かないこと

得点

問題2

（ 求める手順をわかりやすく説明すること。）

この解答用紙は 153％に拡大すると、ほぼ実物大になります

藤田保健衛生大学（医）29年度（54）

藤田保健衛生大学医学部

氏　名　　　　受　験　番　号

数　学　解答用紙－3
裏面・得点欄には何も書かないこと

得点

問題3

（ 求める手順をわかりやすく説明すること。）

この解答用紙は153％に拡大すると、ほぼ実物大になります。

藤田保健衛生大学（医）29 年度（55）

(H29 一般医理 32-34)

氏　名　　　　受　験　番　号

物　理　解答用紙

第1問

| 問1 | $F_0=$ | 問2 | $\Delta F_1=$ | $\Delta F_2=$ |

| 問3 | | 問4 | $\alpha_A=$ |

| 問5 | | | $\alpha_B=$ |

第2問

| 問1 | | 問2 | | 問3 | | 向き: |

| 問4 | | 向き | 問6 | |

| 問5 | | | |

第3問

| 問1 | ア | イ | ウ | エ | オ | カ | キ |

| 問2 | | 問3 | |

| 問4 | $\theta_1=$ | $\theta_2=$ | 問5 | $t\leqq$ |

第4問

| 問1 | | 問2 | | 問3 | | 問4 | |

| 問5 | | 問6 | | 問7 | $\omega=$ |

この解答用紙は 124%に拡大すると、ほぼ実物大になります

藤田保健衛生大学（医）29年度（56）

氏　名　　　受　験　番　号

化　学　解答用紙

| 第1問 | (1) | A　　　　B | (2) | A　　　　B | (3) | A　　　　B |
| | (4) | A　　　　B | (5) | A　　　　B | (6) | A　　　　B |

| 第2問 | 問1 | | 問2 | mol/L | 問3 | pH= | 問4 | F | 問5 | ℃ |

| 第3問 | 問1 | | 問2 | | 問3 | |

| 第4問 | 問1 | Pa | 問2 | $K_P=$ | Pa | 問3 | |

| 第5問 | 問1 | A　　　　E　　　　F |
| | 問2 | | 問3 | | 個 |

第6問	問1	
	問2	
	問3		問4	
	問5		問6	
	問7		問8		問9	

第7問	問1	ア　　　　イ　　　　ウ
		エ　　　　オ　　　　カ
	問2	A　　　　B

この解答用紙は124%に拡大すると、ほぼ実物大になります。

藤田保健衛生大学（医）29年度（57）

(H29 一般医理 34-34)

氏　名　　　　受　験　番　号

生　物　解答用紙

第1問

問1	ア	イ	ウ	エ	オ

問2	i）A	i）C	ii）	iii）	問3	i）

問3	ii）

問4	i）	ii）	問5	i）	ii）

問5	iii）

問6	i）	ii）	iii）	iv）	問7

第2問

問1	ア	イ	ウ	エ
	オ	カ	キ	

問2		問3		問4	

問5		問6	i）	ii）	雄・雌

問6	iii）

第3問

問1	i） 個	ii） 個	問2	i）	ii） 箇所

問2	iii）
	iv）

問3	i）	ii）	問4

問5	

第4問

問1		問2	

問3	i）	ii） 親水性 ・ 疎水性

問4	i）	問5	問6	i）

問6	ii）	iii）

	問7	

この解答用紙は124％に拡大すると、ほぼ実物大になります

平成28年度

問 題 と 解 答

平成28年度

英　語

問題

前期試験

第1問　次の英文を読んで、後の問いに答えなさい。

　　The Prisoner's Dilemma is one of the most fiercely debated thought experiments in philosophy and the social sciences. Unlike many other intellectual puzzles discussed by academics, the Prisoner's Dilemma is also a type of situation that many of us actually encounter in real life from time to time. Events as diverse as traffic jams, political power struggles, and global warming can be analyzed as Prisoner's Dilemmas.

　　Albert W. Tucker coined the term "Prisoner's Dilemma" during a lecture in 1950 in which he discussed the work of his graduate student John F. Nash. If this is the first time you have come across the Prisoner's Dilemma, I ask you to keep in mind that the following somewhat artificial example is just meant to illustrate a much more general phenomenon:

　　Two gangsters, Row and Col, have been arrested for a serious crime. The district attorney gives them one hour to either confess or deny the charges. The district attorney explains that if both prisoners confess, each will be sentenced to ten years in prison. However, if one confesses and the other denies the charges, then the prisoner who confesses will be rewarded and get away with serving just one year. The other prisoner will get twenty years. Finally, if both prisoners deny the charges, each will be sentenced to two years. The prisoners are kept in separate rooms and are not allowed to communicate with each other. Naturally, both prisoners prefer to spend as little time in prison as possible.

　　The Prisoner's Dilemma has attracted so much attention in the academic literature because it seems to capture something important about a broad range of phenomena. Tucker's story is just a colorful illustration of <u>a general point</u>. In order to understand this general point, note that both Row and Col are rationally required to confess their crimes, no matter what the other player decides to do. Here is why: If Col confesses, then (　あ　) in prison for Row is better than (　い　); and if Col denies the charges, then (　う　) in prison is better for Row than (　え　). By reasoning in analogous ways we see that Col is also better off confessing, [　ア　] what Row decides to do. This is somewhat counterintuitive, because both prisoners know it would be better for both of them to deny the charges. If Row and Col were to deny the charges, they would each get just two years, which is better than ten. The problem is that as long as both prisoners are fully rational, there seems to be no way for them to reach this intuitively plausible conclusion.

　　The general lesson is that whenever two or more players interact and their preferences have a very common and reasonable structure, the actions that most benefit each individual do not benefit the group. This makes the Prisoner's Dilemma relevant to a broad range of social phenomena. When I do what is best for me, and you do what is best for you, we end up in a situation that is worse for both of us. The story of the two prisoners is just a tool for illustrating this point in a precise manner.

We cannot avoid the Dilemma, at least not in a straightforward way, by allowing the prisoners to communicate and coordinate their actions. If Col and Row each promises the other that he will deny the charges, it would still be rational for both men to confess, [イ]. When the district attorney asks the players to confess, they no longer have a rational reason to keep their promises. If Row confesses and Col does not, then Row will get just one year, which is better than two. It is also better for Row to confess if Col confesses. Therefore, it is better for Row to confess irrespective of what Col does. And because the game is [ウ], Col should reason exactly like Row and confess too.

For an alternative and perhaps more realistic illustration of the Prisoner's Dilemma, consider two competing car manufacturers: Row Cars and Col Motors. Each company has to decide whether to sell their cars for a high price and make a large profit from each car sold, or lower the price and sell many more vehicles with a lower profit margin. Each company's total profit will depend on whether the other company decides to set its prices high or low. If both manufacturers sell their cars at high prices, each will make a profit of $100 million. However, if one company opts for a low price and the other for a high price, then the latter company will sell just enough cars to cover its production costs, meaning that the profit will be $0. In this case, the other company will then sell many more cars and make a profit of $150 million. Finally, if both manufacturers sell their cars at low prices, they will sell an equal number of cars but make a profit of only $20 million.

Imagine that you serve on the board of Row Cars. In a board meeting you point out that irrespective of what Col Motors decides to do, it will be better for your company to opt for (お) prices. This is because if Col Motors sets its price (か), then a profit of $20M is better than $0; and if Col Motors sets its price (き), then a profit of $150M is better than $100M. Moreover, because the game is [ウ], Col Motors will reason in the same way and also set a (く) price. Therefore, both companies will end up making a profit of $20M each, instead of $100M.

The conclusion that the two companies will, if rational, opt for low prices is not something we have reason to regret. Not all Prisoner's Dilemmas are bad for ordinary consumers. However, for Row Cars and Col Motors it is no doubt unfortunate that they are facing a Prisoner's Dilemma. If both companies could have reached a binding agreement to go for high prices, both companies would have made much larger profits ($100M). This might explain why government authorities, in protecting consumers' interests, do their best to prevent cartels and other types of binding agreements about pricing.

The Prisoner's Dilemma, Martin Peterson (一部改変)

問1. 下線部の 'a general point' とはどのようなことか。本文中の記述に即して、その内容を 40 字以内の日本語で書きなさい（句読点も 1 文字に数える）。

問2. 空所 (あ) から (え) に入る年数としてそれぞれ最も適切なものを選び、番号で答えなさい。

    (1) one year   (2) two years   (3) ten years   (4) twenty years

問3. 空所 [ア] に入れるのに最も適切な表現を選び、番号で答えなさい。

    (1) along with   (2) as a result of

    (3) in accordance with   (4) regardless of

問4. 空所 [イ] には「彼らにとっては収容年数が最も重要であることを考慮すると」を意味する表現が入る。次の語句を並べ替え、2番目と5番目に入るものの番号を答えなさい。

    (1) everything   (2) given that   (3) important to them

    (4) represent   (5) that is   (6) the years in prison

問5. 2つの空所 [ウ] に共通して入れるのに最も適切な語を選び、番号で答えなさい。

    (1) alternative   (2) elaborate   (3) flexible   (4) symmetric

問6. 空所 (お) から (く) には、それぞれ 'high' か 'low' のいずれかが入る。'high' が入る場合には H を、'low' が入る場合には L を書きなさい。

問7. 本文の内容に合致するものを2つ選び、その番号を答えなさい。

    (1) The Prisoner's Dilemma has been discussed at length by academics, although it is a type of situation which we don't actually face in our daily life.

    (2) In Tucker's story of the Prisoner's Dilemma, the prisoners cannot rationally decide to deny the charges, even if they know it is better for both of them to do so.

    (3) In Tucker's story of the Prisoner's Dilemma, the prisoners can easily avoid the Dilemma by arranging in advance what to say to the district attorney.

    (4) If Row Cars sells its cars at a high price, it will make a profit of at least $20 million irrespective of which price Col Motors decides to set, and vice versa.

    (5) Because binding agreements between companies about pricing can put consumers at a disadvantage, government authorities try to prevent them.

第２問　次の英文を読んで、後の問いに答えなさい。

Invasive species are both a fact of life and «A»a scientific puzzle. Humans transport animals and plants thousands of miles from where they first evolved—sometimes accidentally, sometimes intentionally. Many of those species die off in their new homes. Some barely eke out an existence. But some become «B»ecological nightmares. In the Northeast, emerald ash borers are destroying ash trees, while Japanese barberry is blanketing forest floors, outcompeting native plants. Scientists aren't certain why species like these are proving superior so far from home. "If natives are adapted to their environment and exotics are from somewhere else, why are they able to invade?" asked Dov F. Sax, an ecologist at Brown University.

A big part of the answer may be found in the habitats in which invasive species evolve. Many alien species in the northeastern United States, including the emerald ash borer and Japanese barberry, invaded from East Asia. But the opposite is not true. Few species from the northeastern United States have become problems in East Asia. In a new study published in the journal *Global Ecology and Biogeography*, Dr. Sax and Jason D. Fridley, a biologist at Syracuse University, argue that «C»this is not a coincidence. They offer evidence that some parts of the world have been «D»evolutionary incubators, producing superior competitors primed to thrive in other environments. "I don't believe that all species are created equally," said Dr. Sax.

Until recently, ecologists trying to solve «E»the mystery of invasive species paid relatively little attention to their origins, focusing instead on factors that might be helping them in their new homes. The invaders, for example, may benefit from leaving behind their enemies: Without the parasites and predators adapted to killing them, they're free to multiply with abandon. Or a newly arrived species may thrive because humans have made the new ecosystems vulnerable to invasion. Cutting a forest into fragments or loading a lake with fertilizer tears apart the ecological web, making it easier for new species to slip into the gaps.

But as far back as the 19th century, some scientists saw a role for evolution. In "The Origin of Species," Charles Darwin wrote that we shouldn't be surprised by native species "being beaten and supplanted by the naturalised productions from another land." Darwin reasoned that these victories were inevitable. Different species might adapt to a particular ecological niche in different parts of the world. Put them in the same place, in the same niche, and one might well outcompete the other because it has evolved superior attributes.

Before Dr. Fridley and Dr. Sax met in 2007, each had become convinced that Darwin might be right. When they discovered they shared the same belief, they joined forces to test Darwin's idea. Their approach was two-pronged. First, they looked at the places where invasive plant species tend to originate, examining the number of plant families in various regions. Invasive plants, they found, were more likely to have evolved in habitats with a great diversity of competing species. Darwin was right: Some plants have evolved to be fighters. "We were both kind of gobsmacked," said Dr. Fridley.

In the second test, Dr. Fridley and Dr. Sax looked at the role that canals have played in helping some species become invasive. Sometimes, humans have dug canals that linked ecosystems with an equal diversity of species. But in other instances, canals have connected regions with low diversity to those with great variety of species. The scientists predicted that invasive fish and mollusks would tend to come from places with high diversity and would have used canals to establish themselves in habitats with low diversity. "It's not a perfect experiment," said Dr. Sax. "But it's still a pretty good unplanned experiment."

In 1825, the Erie Canal joined the Great Lakes to the Hudson River. The two ecosystems originally had about the same diversity of fish and mollusk species, the ecologists found, and species from each side became invasive on the opposite side in roughly the same proportions. The story of the Suez Canal was very different. On one side was the Red Sea and the Indian Ocean, a huge, stable ecosystem with a deep diversity of fish and mollusks. On the other side was the Mediterranean, a relatively young habitat without nearly as much species diversity. Dr. Fridley and Dr. Sax found the Mediterranean was overwhelmed with invasive species from the other side of the canal, while hardly any from the Mediterranean took up residence in the Red Sea. Dr. Fridley speculated that a similar imbalance could explain why the Northeast gets so many invasive species from East Asia. Today both regions have a similar climate. But the United States was buried by glaciers during the Ice Ages, while East Asia was spared. Its species continued to grow more diverse, to evolve and eventually to become superior competitors—ready to invade, once humans started acting as their chauffeurs.

Jay Stachowicz, an ecologist at the University of California, Davis, who was not involved in the study, praised the researchers for finding a way to investigate Darwin's idea. （　あ　） he said. David Tilman, an ecologist at the University of Minnesota, called the study "a wonderful extension of Darwin's hypothesis." But he cautioned that the work raises 《F》a paradox. While predators and pathogens can wipe out native species, it's rare for an invasive competitor to do so. （　い　）said Dr. Tilman. The new hypothesis doesn't explain why. The evolutionary imbalance hypothesis, as Dr. Sax and Dr. Fridley call their hypothesis, could have a grim implication for conservation biologists trying to preserve native species: They may be fighting millions of years of evolution. （　う　） said Dr. Stachowicz.

http://www.nytimes.com/2014/10/09/science/turning-to-darwin-to-solve-the-mystery-of-invasive-species.html

（一部改変）

注　eke out an existence：生き延びる　　emerald ash borer：アオナガタマムシ（もともと中国に分布していた）
　　ash tree：トネリコの木　　　　　　　Japanese barberry：メギ　　　　　blanket：おおう
　　predator：捕食生物　　　　　　　　　outcompete：駆逐する　　　　　　incubator：孵卵器
　　prime：準備させる　　　　　　　　　with abandon：思うままに　　　　　supplant：とって代わる
　　niche：生態的地位　　　　　　　　　two-pronged：両面作戦の　　　　　　gobsmacked：驚かされた
　　mollusk：軟体動物　　　　　　　　　chauffeur：運転手　　　　　　　　　pathogen：病原体

問1. 下線部《A》'a scientific puzzle'、《E》'the mystery of invasive species'、《F》'a paradox'
の3つが指す内容に関して、次の中からもっとも適切なものを1つ選び、その番号を答えなさ
い。

(1) 《A》、《E》、《F》の指す内容はすべて同じである。

(2) 《A》と《E》の指す内容は同じだが、《F》の指す内容は異なる。

(3) 《A》と《F》の指す内容は同じだが、《E》の指す内容は異なる。

(4) 《E》と《F》の指す内容は同じだが、《A》の指す内容は異なる。

(5) 《A》、《E》、《F》の指す内容はすべて異なる。

問2. 下線部《B》の ecological nightmares の説明としてもっとも適切なものを1つ選び、その
番号を答えなさい。

(1) 外来種が生存していくには厳しすぎる気候などの自然環境

(2) 外来種を排除して在来種を守ろうとする環境保護運動家たち

(3) 侵入してきた新しい地では生きていけず、絶滅してしまう外来種

(4) 侵入してきた新しい地で繁栄して、在来種の生存を脅かす外来種

(5) 侵入してきた外来種を攻撃し、撃退してしまう強力な在来種

問3. 下線部《C》の 'this' が指している内容を、30字から50字の日本語で答えなさい（句読点も
1文字に数える）。

問4. 下線部《D》の evolutionary incubators の説明としてもっとも適切なものを1つ選び、その
番号を答えなさい。

(1) 現に進行しつつある生物の進化を目の当たりに観察できる地域

(2) 実験によって生物進化の仕組みを調べることができる地域

(3) 進化の過程を通じて優れた特性をもつ種を生み出してきた地域

(4) 進化論を創造した生物学者たちが生まれ育ってきた地域

(5) 進化論を着想させ、育て上げるための根拠となった観察がなされた地域

問 5. 外来種が在来種をおしのけて新しい地で繁栄することができるのはなぜかという問題を考える際に次の (a) 、(b) のうち (b) の方を重要視したものを、(1)〜(3) の中から選び、その番号をすべて答えなさい。ひとつもない場合には「なし」と答えなさい。

(a) 外来種が侵入してくる新しい地域の環境条件がその生存に適していること

(b) 侵入してくる外来種自身が優れた形質・特性をもっていること

　(1) Darwin

　(2) 従来の生態学者

　(3) Fridley と Sax

問 6. 運河の影響に関する本文の叙述内容を下記の 2 つの表にまとめた。

「①と②はほぼ同じ」を「① ＝ ②」
「①は②より大きい」を「① ＞ ②」
「①は②より小さい」を「① ＜ ②」

と表記するとき、表の空所【 甲 】〜【 丁 】にはそれぞれ「＝」、「＞」、「＜」のどれが入るか。各空所に入る記号（等号または不等号）を書きなさい。

	五大湖側		ハドソン川側
エリー運河ができる前の生物種の多様性	A	【 甲 】	B
エリー運河ができた後の新規外来種の割合	C	【 乙 】	D

	紅海側		地中海側
スエズ運河ができる前の生物種の多様性	E	【 丙 】	F
スエズ運河ができた後の新規外来種の割合	G	【 丁 】	H

問 7. 空所 （ あ ）、（ い ）、（ う ）にはそれぞれ次の (1)〜(3) のどれかが入る。各空所に入るものの番号を答えなさい。 （注：futile：むだな）

　(1) "If that's true, the phrase, 'Resistance is futile' comes to mind,"

　(2) "The most common outcome is coexistence,"

　(3) "They're probably the first to test it in a meaningful way,"

第3問　次の英文の空所 ア～シ に、それぞれ与えられた文字で始まる単語を入れなさい。

Your brain lies to you a lot. We're sorry to have to break the news to you, but it's true. Even when your brain is doing essential and difficult stuff, you're not aware of most of what's going on.　Your brain doesn't intend to lie to you, of course. For the most part, it's doing a great (ア: j___), working hard to help you survive and accomplish your goals in a complicated world. Because you often have to react quickly to emergencies and opportunities alike, your brain usually aims to get a half-assed answer in a (イ: h___) rather than a perfect answer that takes a (ウ: w___) to figure out. Combined with the world's complexity, this means that your brain has to take shortcuts and make a lot of assumptions. Your brain's lies are in your (エ: b___) interest—most of the time—but they also lead to predictable mistakes.

One of our goals is to help you (オ: u___) the types of shortcuts and hidden assumptions that your brain uses to get you through life. We hope this knowledge will make (カ: i___) easier for you to predict when your brain is a source of reliable information and when it is (キ: l___) to mislead you. The problems start right up front, when the brain (ク: t___) in information from the world through the senses. Even if you are sitting quietly in a room, your brain receives far more information than it can hold on to, or than you (ケ: n___) to decide how to act. You may be aware of the detailed (コ: p___) of colors in the rug, the photographs on the wall, and the sounds of birds outside. Your brain perceives many other aspects of the scene initially (サ: b___) quickly forgets them. Usually these things really aren't important, so we don't often (シ: n___) how much information we lose. The brain commits many lies of omission, as it discards most of the information in the world as soon as it is deemed to be unremarkable.

Welcome to your brain, Sam Wang

注 half-assed: 不十分な　　rug: 敷物　　deem: みなす

数　学

問題

前期試験

28年度

第1問

(1)　全体集合 U の要素の個数が 50，U の部分集合 A，B，C の要素の個数がそれぞれ 33，36，37 である。$A \cap B \cap C$ の要素の個数の最小値を求めよ。

(2)　70 より大きい2桁の素数の値すべてからなる1組のデータがある。ただし，同じ値は重複していない。このデータの標準偏差を求めよ。

(3)　$(0.9)^n < 0.01$ を満たす最小の整数 n を求めよ。ただし小数第5位を四捨五入したとき $\log_{10} 3 = 0.4771$ である。

(4)　極方程式 $r = 2(\cos\theta + \sin\theta)$ の表す曲線を直交座標 (x, y) に関する方程式で表す。$x = 1$ に対する y をすべて求めよ。

(5)　複素数平面上に点Aを直角の頂点とする直角二等辺三角形ABCがある。A $(2 + i)$，B $(4 + 4i)$ のとき点Cを表す複素数を求めよ。

(6)　$\displaystyle\lim_{x \to \infty}(\sqrt{3x^2 + 2x + 1} + ax + b) = 0$ が成り立つように定数 a，b の値を定めよ。

(7)　$x > 0$ で定義される関数 $f(x) = \dfrac{\log 2x}{x^2}$ の最大値を求めよ。

(8)　曲線 $x = 3(t - \sin t)$，$y = 3(1 - \cos t)$

の $0 \leqq t \leqq \dfrac{\pi}{2}$ の部分の長さを求めよ。

第 2 問

下図のように，アルファベットと数字が各々1つずつ書かれたカードが9枚ある。これらのカードから無作為に1枚選ぶ操作を繰り返す。ただし選んだカードは元に戻さず残りのカードから次のカードを選ぶ。この操作を終了するのは選んだカードの中に同じアルファベット，または同じ数字が書かれた3枚が1組以上揃った時点とする。その時点までに選んだカードの枚数を得点とする。

次の問いに答えよ。

(1) 得点が4点となる確率を求めよ。

(2) 得点が5点となる確率を求めよ。

(3) 得点の期待値を求めよ。

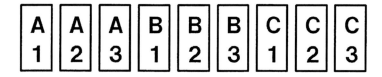

第3問

下図のように，一辺の長さが1の立方体ABCD-EFGHがある。辺BC, 辺DH, 辺EF上に3点P,Q,RをBP=DQ=ER=tとなるようにとり，三角形PQRを作る。tが0から1まで動くとき，この三角形が通過してできる立体の体積を求めよ。

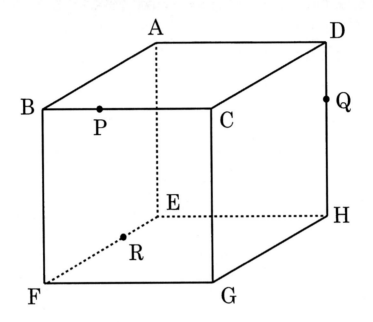

物 理

問題 28年度

前期試験

第1問

図のように、質量 M のおもりと質量 m の小球とを軽くて丈夫な3本の紐を使って天井からつるす。紐2、紐3が鉛直方向となす角度を各々 α、β とする。ただし、$0° < \beta < \alpha < 90°$ である。図中の破線は鉛直方向を表す。おもりが静止したままで小球だけが動くような場合について考える。ただし、おもりと小球と3本の紐は常に同じ鉛直面内にあり、小球は同じ鉛直面内でのみ運動するものとする。また、おもりと小球の大きさは無視できるものとする。重力加速度の大きさを g として以下の問いに答えよ。

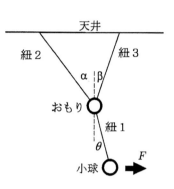

[A] 小球に図中の右向きに大きさ F の水平方向の力を加えると、紐1が鉛直方向から角度 θ 傾いて全体が静止した。このとき、紐1の張力を T_1、紐2の張力を T_2、紐3の張力を T_3 とする。

問1　小球について、水平方向および鉛直方向の各々の方向に対して、力のつり合いの式を T_1、F、m、α、β、θ、g の中から必要な文字を用いて表せ。

問2　おもりについて、水平方向および鉛直方向の各々の方向に対して、力のつり合いの式を T_1、T_2、T_3、M、α、β、θ、g の中から必要な文字を用いて表せ。

問3　小球に働く力のつり合いを保ちながら、水平方向に加える力の大きさ F をゼロから徐々に大きくしてゆくと、$F = F_0$ になった時に紐3がたるみ始めた。F_0 を m、M、α、β、g の中から必要な文字を用いて表せ。

問4　$F = F_0$ の時、紐1の鉛直方向となす角を θ_0 とする。$\tan\theta_0$ を m、M、α を用いて表せ。

[B]　次に、紐1がたるまないようにして、紐1を図中の破線より右側に角 θ_0 傾けて小球を静止させ、小球を初速度ゼロで静かにはなす。小球がはじめて最下点を通過した後、紐1が図中の破線より左側に角 β 傾いた時点における、小球の速さ、紐1および紐2の張力を以下の問いの指示に従って表せ。

問5　紐1の長さを L として、小球の速さを L、β、θ_0、g を用いて表せ。

問6　紐1の張力を m、β、θ_0、g を用いて表せ。

問7　紐2の張力を M、α、β、g を用いて表せ。

第2問

一辺の長さが a の直方体の形をした、密度一様な導体物質を用意する。この導体物質の抵抗率を ρ とする。この導体物質は密度を一様に保ったまま自由に形を変形でき、変形しても抵抗率 ρ は一様であるとして以下の問いに答えよ。

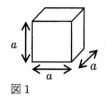

図1

[A] 用意した導体物質をすべて使って、断面積 S の細長い抵抗を作り、電源電圧 V の電源を図2の様につなぐ。

問1　この抵抗の抵抗値を a、ρ、S、V の中からの必要な文字を用いて表せ。

問2　この時、抵抗における消費電力を求めよ。

[B] つぎに、[A]で作った断面積 S の細長い抵抗を折り曲げて、両端をつなぎ、長方形のコイルを作る。ただし、抵抗の断面積 S は有限な大きさであるが、コイルの全長に対しては十分に小さい為、折り曲げた角の部分の影響は無視できるものとする。この長方形コイルの縦横の長さの比を k（$0 < k \leq 1$）として以下の問いに答えよ。

磁束密度 B の一様な磁場の中にコイルの一辺が磁場と垂直になるように置き、その一辺を軸にして、一定の角速度 ω で回転させる（図3）。図3は一様な磁場が紙面に垂直で表→裏向きにあり、コイルが紙面上に平行になった状態を表している。

問3　コイルに生じる誘導起電力の最大値を a、ρ、S、V、k、B、ω の中からの必要な文字を用いて表せ。

問4　電流の実効値が最大になるのは k の値がいくらのときか。

問5　長方形コイルの縦横の長さの比 k の値が前問で求めた値のとき、消費電力の時間平均を a、ρ、S、V、B、ω の中からの必要な文字を用いて表せ。

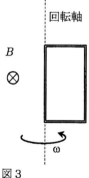

図3

第3問

質量が無視できる丈夫な棒の両端に小球Aと小球Bがついた物体Pがある（右図）。この小球Aと小球Bは共に同じ振動数f_0の音を発信する音源にもなっている。さらに、小球Aと小球Bはその大きさは無視できるが、いずれも質量を持つとする。

物体Pの図

いま、この物体Pが滑らかな水平面上で外力を受けずに、その重心を中心にして角速度一定の回転運動をしている場合を考える。ただし、物体Pの重心は水平面に対して動かないものとする。

角速度一定で回転しながら音を発信

物体P　　　　　　　　　　　　　　　　　　　　　観測者

同じ水平面上に静止している観測者が、この棒から十分に離れた位置で、小球Aと小球Bが発信する音を観測したところ、次の様な結果が得られた。

観測結果1：周期的に変化する2つの異なる振動数の音を観測した。

観測結果2：この2つの音は周期的に同じ振動数f_0になり、その最小の時間間隔がt_0であった。

観測結果3：この2つの音の振動数の差が最も大きくなる瞬間に、各々の振動数を観測すると、大きいほうの振動数がf_1 ($f_1 > f_0$)、小さいほうの振動数がf_2 ($f_2 < f_0$) であった。

以下の問いにおいて、観測者の位置が棒と小球から十分に離れている為、観測者から見た小球A、小球Bの方角は同じ向きとみなしてよい。音速をcとし、解答はt_0、f_0、f_1、f_2、cの中から必要な文字を用いて表すこと。

問1 棒の回転の周期、および角速度はいくらか。

問2 小球Aと小球Bの質量の比（1以上になるように定義する）を求めよ。

問3 小球Aと小球Bの間の距離（棒の長さ）を求めよ。

第4問

滑らかで水平な床の上に、水平面とのなす角が θ ($0° < \theta < 90°$) の滑らかな斜面をもつ台を置く。この台の上面は滑らかで水平になっていて、その斜面側の端に滑車がついている。この滑車は摩擦なく回り、その質量は無視できる。また、この台の斜面と反対側（図1で左側）の側面は床に対して垂直になっている。この台の質量を M とする。そして、質量 m_P の物体 P と質量 m_Q の物体 Q を軽くて丈夫な糸でつないで、糸を滑車にかけ、物体 P を台の上面に置き、物体 Q を台の斜面に置く。糸がたるまない様にして物体 P、物体 Q および台を静止させてから静かにはなす。以下の問いにおいて、常に、物体 P と滑車の間の糸は台の上面と平行で、物体 Q と滑車の間の糸は斜面と平行であるとし、物体 P と物体 Q は滑車や床に衝突することはないとする。重力加速度の大きさを g とする。

[A] 図1の様に、床に対して台が動かない様に止め板で支えてある場合について、以下の問いに答えよ。

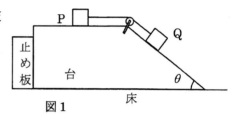

図1

問1　物体 P の加速度の大きさを求めよ。

問2　糸の張力の大きさを求めよ。

問3　台が止め板から受ける抗力の水平方向の大きさを求めよ。

問4　$m_P = m_Q$ の場合に、台が止め板から受ける抗力の水平方向の大きさが最大になるような斜面の傾斜角 θ の値を求めよ。

[B] つぎに、図2のように、止め板を取り除き、台が自由に床の上をすべるようにする。[A]での問いと同様に、全体を静止させてから、糸がたるまない様にして静かにはなす。以下の問いにおいて、物体Pの質量m_Pと物体Qの質量m_Qは等しくないものとして答えよ。

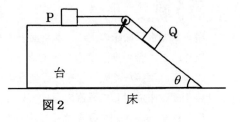

図2

問5　物体Pが台に対してLだけ動いたとき、台は床に対して水平方向にxだけ動いた。xをL、M、m_P、m_Q、θを用いて表せ。

物体Pの台に対する加速度の大きさをα、台の床に対する加速度の大きさをβとする。

問6　加速度の大きさの比β/αをM、m_P、m_Q、θを用いて表せ。

問7　斜面の傾斜角がθ_Cのとき、物体Qが斜面から受ける垂直抗力の大きさがゼロになる。このときの$\tan\theta_C$をgおよびβで表せ。

化 学

問題

28年度

前期試験

必要があれば、H＝1.0、C＝12.0、N＝14.0、O＝16.0 の原子量を用いよ。

第1問 A欄には9種の異なる気体を発生させる実験操作が記されている。この中から
B欄の(1)～(7)の項目に当てはまるものを1つ選び、その記号と発生する気体の分子式を
答えよ。

【A欄】

(a) 過酸化水素水に酸化マンガン(IV)を加える。

(b) 炭化カルシウムに水を加える。

(c) 粉末亜鉛に希硫酸を加える。

(d) 硫化鉄(II)の破片に希硫酸を加える。

(e) 石灰石を加熱分解する。

(f) 銅片に濃硫酸を加えて加熱する。

(g) 銅片に濃硝酸を加える。

(h) 塩化アンモニウムに水酸化カルシウムを混ぜて加熱する。

(i) ギ酸に濃硫酸を加えて加熱する。

【B欄】

(1) 有色の気体を発生する。

(2) 生じる気体の中でもっとも重い気体を発生する。

(3) キップの気体発生装置を用いるのにもっとも適している。

(4) 水溶液は赤色リトマス紙を青色に変化させる。

(5) 用いた固体物質が全く変化しない。

(6) 窒素にもっとも近い密度をもつ気体を発生する。

(7) ベンゼンと同じ実験式をもつ気体を発生する。

第2問 下の表は、水に対する気体の溶解度を表したものであり、それぞれの数値は
1.013×10^5 Pa における水1Lに溶ける気体の体積〔mL〕を標準状態に換算したものであ
る。これについて、次の**問い（問1～3）**に答えよ。計算値は小数点第1位まで求めよ。

問1 表中の **a**、**b**、**c** は、0℃、20℃、
50℃のいずれかを示している。0℃
は、どの記号に該当するか。

温度 (℃)	水素	窒素	酸素
a	16	11	21
b	18	15	31
c	21	23	49

問2　0℃、4.052×10^5 Pa の水素が水 200 mL に接しているとき、この水に溶けている水素の体積は、この条件下で何 mL か。

問3　窒素と酸素の体積比が 4：1 である空気が、20℃、1.013×10^5 Pa で水 1 L と接しているとき、この水に溶けている酸素のモル濃度〔mol/L〕を求めよ。

第3問　次の文章を読み、以下の**問い（問1〜3）**に答えよ。

　ケイ素は地殻中に（　**ア**　）に次いで多く存在する元素である。天然には単体では存在せず、二酸化ケイ素が石英・水晶・けい砂などとして産出される。けい砂はガラスやセメントなどのケイ酸塩工業の原料となる。

　ガラスは、けい砂に炭酸ナトリウムや炭酸カルシウムなどを加えて融解した後、ゆっくりと冷やしてつくられる。ガラスは、二酸化ケイ素の Si と O がつくる立体構造の中に Na⁺ や Ca²⁺などが入り込み、構成粒子の配列が不規則になり、一定の融点をもたない。このような物質を（　**イ**　）という。ガラスにはソーダ石灰ガラス、ホウケイ酸ガラス、鉛ガラス、二酸化ケイ素だけからなるが（　**イ**　）である_a石英（シリカ）ガラスなどの種類があり、その性質によって使い分けられている。ガラスは薬品に侵されにくいが、_bフッ化水素酸は二酸化ケイ素を溶かすため、ガラスの目盛り付けやつや消しに利用される。

問1　文中の（　**ア**　）と（　**イ**　）にはいる適当な語句を答えよ。

問2　下線部 **a** のガラスにもっともよく当てはまる性質と用途例を下の表の**ウ〜ク**から1つ選び、記号で答えよ。

記号	性質	用途例
ウ	安価である。融解しやすく、加工しやすい。	窓ガラス・瓶
エ	多孔質で、吸着性が高い。	乾燥剤・吸着剤
オ	耐熱性・耐薬品性が大きい。光の透過性が高く、紫外線も透過する。	光ファイバー
カ	半導体の性質を示す。	集積回路
キ	光の屈折率が大きい。X 線の吸収能が大きい。	光学レンズ・放射線遮蔽材
ク	熱膨張率が小さい。耐熱性・耐薬品性が大きい。	実験器具・食器

問3　下線部 **b** を反応式で書け。また、生成するケイ素を含む化合物の名称を答えよ。

第4問 以下の問い（問1～3）に答えよ。

問1 次の**a**と**b**の熱化学方程式で表される反応について、圧力と温度を変化させて平衡状態にしたときの生成物量を表すグラフを、下の**ア～カ**から選べ。なお、グラフ中のTは温度を表し、$T_1 > T_2$とする。

  a $N_2O_4(気) = 2NO_2(気) - 57\ kJ$
  b $C(黒鉛) + O_2(気) = CO_2(気) + 394\ kJ$

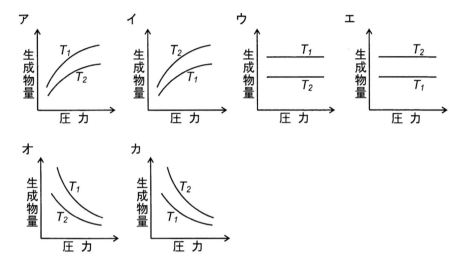

問2 分子量Mの一価の塩基w〔g〕を水に溶解してV〔mL〕の水溶液をつくったところ、pHは10.0であった。この塩基の電離度を答えよ。

問3 濃度未知のシュウ酸水溶液V_a〔mL〕をとり、少量の希硫酸を加えて酸性にした。これを温めながらc〔mol/L〕の過マンガン酸カリウム水溶液で滴定すると、V_b〔mL〕加えたところで過マンガン酸カリウム水溶液の赤紫色が消失した。

(1) 水溶液を酸性にするのに塩酸を用いないのはなぜか。15字以内で答えよ。

(2) シュウ酸水溶液のモル濃度〔mol/L〕を答えよ。

(3) このシュウ酸水溶液V_a〔mL〕とd〔mol/L〕の二クロム酸カリウム水溶液を硫酸酸性下で過不足なく反応させるためには、二クロム酸カリウム水溶液は何mL必要かを答えよ。

第5問 次の文章を読み、以下の**問い**（**問1～7**）に答えよ。

　下の化合物Xは人工甘味料として用いられている物質である。化合物Xを塩酸中で加熱すると、3種類の化合物A、B、Cが生成した。このうち化合物Cは反応液を濃縮する過程で塩酸とともに蒸留された。次いで化合物AとBを（**ア**）の違いを利用して、（**イ**）を用いて分離した。

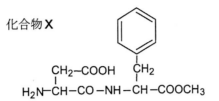

問1　化合物Xに含まれる官能基を4つ記せ。

問2　（**ア**）に化合物の物理化学的性質を示す語句、（**イ**）には分離方法を示す語句をいれよ。

問3　化合物Aの水素原子1つがヒドロキシ基に置換された化合物Dは、化合物Aから体内で合成される。化合物Dに濃硝酸を加えて加熱すると黄色となる。この呈色反応を何というか。

問4　化合物AおよびDの名称を書け。

問5　化合物B、C、Dの構造式を書け。構造式は化合物Xにならって書け。

問6　化合物Xは体内で分解されて化合物A、B、Cが生成されることが知られている。化合物Cは毒性があるため、その1日当たりの体内での生成量を 0.32 g 以下にしたい。摂取する化合物Xの量を何g以下にすべきか。計算値は小数点第2位まで求めよ。ただし、化合物AとBの分子量はそれぞれ165、133である。

問7　化合物Xの光学異性体はいくつあるか。

第6問 次の文章を読み、以下の**問い**（**問1～5**）に答えよ。構造式は例にならって書け。

$$CH_3-CH_2-COOH$$
構造式の例

　炭素、水素、酸素からなる化合物**A**の 26.4 mg を完全燃焼させると、二酸化炭素が 52.8 mg、水が 21.6 mg 得られた。化合物**A**の分子量を調べたところ、その分子量は 88.0 であった。化合物**A**に金属ナトリウムを作用させると、激しく反応して水素ガスが発生し、またフェーリング液を加えて加熱すると赤色沈殿が生じた。化合物**A**の水溶液を過マンガン酸カリウムで処理すると、化合物**B**が生成した。化合物**B**に炭酸水素ナトリウム水溶液を加えると、二酸化炭素が発生した。また、化合物**B**は加熱により、水1分子がとれて化合物**C**となった。化合物**C**は水中で加熱すると化合物**B**に戻った。化合物**A**は鎖状であるが、水溶液中では同一の分子式をもつ環状の化合物**D**と平衡状態で存在していた。また、水溶液中の化合物**D**は2種類の立体異性体として存在していた。水溶液中の化合物**A**と**D**の存在は、水溶液中のグルコース分子の場合と似ていた。

問1 化合物**A**、**B**、**C**および**D**の構造式を書け。ただし、化合物**D**の構造式に関しては立体異性体を考慮しなくてよい。

問2 化合物**A**の IUPAC（国際純正および応用化学連合）名を書け。

問3 化合物**C**のような構造の化合物を一般に何というか。その名称を書け。

問4 水溶液中で鎖状の化合物**A**から環状の化合物**D**に変化するのは、どのような構造が形成されることによるのか。その構造の名称を書け。

問5 環状の化合物**D**に2種類の立体異性体がある理由を15字以内で書け。

生　物

問題

前期試験

28年度

第1問　生態系に関する次の文を読み，以下の各問いに答えよ。

　造礁サンゴとよばれる動物は，熱帯から亜熱帯の比較的栄養の乏しい浅い海に生息し，複雑な生態系を支えている。サンゴはクラゲやヒドラと同じ（　ア　）動物に属し，（　イ　）胚葉からなる組織をもつ。卵から生まれたばかりの幼生は，海中を泳いで岩場に固着し，(1) 1つの個体が無性生殖で増えて群体をつくる。栄養は乏しいが，温暖で，太陽の光という環境資源を利用できる生態的地位すなわち（　ウ　）で生活している。

　動物なのに，サンゴはどのようにして太陽の光エネルギーを利用しているかというと，細胞内に褐虫藻を取り込んでいて，その生物が光エネルギーを（　エ　）イオンの濃度勾配に変え，（　オ　）を糖などの有機物に（　カ　）化して，サンゴにも分け与えている。サンゴはその有機物を酸化して化学エネルギーを得，老廃物の（　オ　）は褐虫藻が生体に必要な（　カ　）化反応を行うのに再利用される。また，サンゴは動物プランクトンの捕食もするので，(2) 別の老廃物も褐虫藻の重要な栄養となる。さらに，サンゴは，褐虫藻を (3) 強い紫外線から守るために被膜をつくったり，外敵から保護するために石灰質の殻をつくったりしている。

　一方で，サンゴは表面のごみなどを除くために多くの粘液を常に合成し分泌しているが，その粘液は周囲に広がるので，細菌が繁殖して動物プランクトンの餌になり，そのプランクトンをより大きな動物が捕食するという（　キ　）が形成される。同様に (4) サンゴガニもこの粘液を食べているが，このカニはサンゴの天敵であるオニヒトデを撃退してくれるガードマンでもある。サンゴが群体を形成すると，(5) 木の葉や枝のように複雑な形をした凹凸のあるサンゴ礁を形成するので，多種多様な魚たちの隠れ場所を提供することにもなる。

　このように，栄養は乏しくても太陽のエネルギーを最大限利用して豊かな生態系を形成しているのがサンゴ礁の海である。しかし，(6) その絶妙なバランスを壊すような要因が加わると，サンゴの生存がおびやかされる。たとえば，ヒトが投棄する生活排水はしばしば富栄養なので，サンゴの海に植物プランクトンや海藻類が大発生してサンゴの（　ウ　）を奪ってしまう。また，オニヒトデの幼生は植物プランクトンを捕食しているので，(7) 植物プランクトンが2倍になると，オニヒトデの幼生の栄養状態が改善して，幼生期の生存率が約10倍になるといわれている。さらに，幼生や稚ヒトデを捕食する魚介類をヒトが乱獲することも，ヒトデの生存を助ける。サンゴ礁は1つの例に過ぎないが，このような生態系を全地球規模で保全するための（　ク　）条約が 1993 年に締結されており，2010 年には名古屋で締約国の会議が開かれた。

問1　文中の（　ア　）～（　ク　）に適語を記せ。

問2　下線部（1）は遺伝情報の変化を伴わない増殖法である。

　　ⅰ）ヒドラや酵母も同様の増殖をするが，その方法を何とよぶか，名称を記せ。

　　ⅱ）このような生殖形式で形成される個体の集団を一般に何とよぶか，名称を記せ。

問3　下線部（2）について，サンゴ礁の海水中には乏しいが，サンゴの老廃物に含まれていて，褐虫藻の栄養として必要な2つの主な元素を元素記号で記し，それぞれ生体高分子のどのような構成単位に含まれるか，名称を記せ。

問4　下線部（3）は，低緯度地域では紫外線の遮蔽が弱いことが原因である。
　ⅰ）大気中で紫外線を遮蔽しているものは何か，名称を記せ。
　ⅱ）ⅰ）をつくり出す元となった，すべての生物に必要な分子は何か，名称を記せ。

問5　下線部（4）について，このような共生を特に何とよぶか，名称を記せ。

問6　下線部（5）について，サンゴにとってこのような形をつくる利点は何か，簡潔に記せ。

問7　下線部（6）について，このような環境変化を何とよぶか，名称を記せ。

問8　下線部（7）について，幼生から稚ヒトデになるまでの生存率が約20倍増加し，稚ヒトデ期以降，寿命近くまでの死亡率が一定だとすると，図1に示すヒトデ本来の生存曲線はどのように変化すると予想されるか。仮想生存曲線A〜Cのうち，最も適当なものを1つ選び，記号で記せ。ただし，密度効果は考慮せず，サンゴは十分残っているものとする。

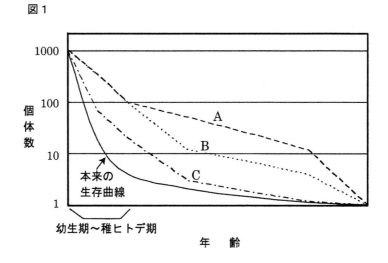

第2問 植物ホルモンに関する次の文を読み，以下の各問いに答えよ。

植物の種子は条件が整うと発芽する。被子植物の種子の発芽においては，一般的に環境要因である（ ア ）と（ イ ）と（ ウ ）の3条件が適切になることが必要である。しかし，これらの条件を満たしただけでは発芽せず，植物ホルモンや (1) 光の条件によって発芽の過程が制御されているものもある。イネやオオムギなどの種子では，植物ホルモンAが発芽を促進するのに対し，植物ホルモンBは発芽を抑制する。デンプンを多く蓄積するこれらの種子では，発芽時に (2) 植物ホルモンAが合成され，(3) それを感知してデンプンを分解する酵素が誘導されて，(4) デンプンがより分子量の小さい糖に分解される。(5) 生じた糖は芽生えの成長に利用される。これは発芽時の芽生えでは細胞小器官の1つである（ エ ）が発達しておらず，光合成によるエネルギー生産ができないためである。

植物では芽生え後，頂芽が成長しているときには下部にある側芽の成長が抑制されることが多く，これを（ オ ）という。これには，植物ホルモンCと植物ホルモンDが関与しており，植物ホルモンCが植物ホルモンDの合成を抑制していると考えられている。代表的な植物ホルモンCには，主にトリプトファンから合成される (6) インドール酢酸があり，（ カ ）移動により植物体内を運ばれる。

問1　文中の（ ア ）～（ カ ）に適語を記せ。

問2　下線部（1）について，発芽が光によって促進される種子を光発芽種子という。
　　　ⅰ）この種子の発芽に関わっている光受容体の名称を記せ。
　　　ⅱ）この光受容体は赤色光を吸収すると発芽を促進し，遠赤色光を吸収すると発芽を抑制する。この制御の生理的意義を簡潔に記せ。

問3　植物ホルモンA，B，C，D について，一般的な名称をそれぞれ記せ。

問4　下線部（2）～（4）は種子のどの部位で起こるか，その名称をそれぞれ記せ。

問5　下線部（3）について，このときに発現が誘導される酵素の名称を1つ記せ。

問6　下線部（5）について，デンプンから生じた分子量の小さい糖は芽生えの栄養源となるほかに，もう1つ重要なはたらきがある。それは何か，簡潔に記せ。

問7 栽培植物で，植物ホルモンAの合成量が少なくなるようにつくられた品種があるが，その目的は何か。次の ① ～ ⑤ から最も適当なものを1つ選び，番号で記せ。

① 種なし果実の生産　　② 開花の促進　　③ 病害耐性の獲得
④ 風害耐性の獲得　　　⑤ 低温耐性の獲得

問8 植物ホルモンBの合成量が少ないトマトの変異体がある。このトマトを栽培する場合にどのような点に注意すればよいか。次の ① ～ ⑤ から最も適当なものを1つ選び，番号で記せ。

① 短日条件で育てる。　② 長日条件で育てる。　③ 水やりを頻繁に行う。
④ 水やりを控えめにする。　⑤ 発芽前に種子を殺菌する。

問9 下線部（6）について，構造式はどれか。次の ① ～ ④ から正しいものを1つ選び，番号で記せ。

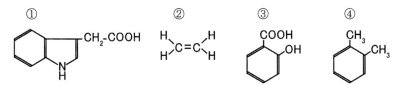

問10 植物ホルモンCと植物ホルモンDの関係を調べるために行った実験とその結果を表1に示す。側芽の変化についての結果（a）～（c）について，側芽の成長が起こらないものをすべて選び，記号で記せ。

表1

実験	側芽の変化
頂芽を切除する。	（a）
頂芽を切除し，切断面に植物ホルモンCをぬる。	（b）
頂芽を切除し，側芽に植物ホルモンCをぬる。	成長する
頂芽を切除せず，側芽に植物ホルモンDをぬる。	（c）

問11 表1から，植物ホルモンCによる植物ホルモンDの抑制は，植物体のどの部位で起こると考えられるか。次の ① ～ ③ から最も適当なものを1つ選び，番号で記せ。

① 頂芽　　　　　　② 側芽　　　　　　③ 茎

第3問 ヒトの耳に関する次の文を読み，以下の各問いに答えよ。ただし，文中の（ア）～（キ）は図2～4の記号に対応している。

ヒトの内耳には，空気の振動である音波を受け取る聴覚器と，（ア）や（イ）などの感覚器がある（図2）。外耳道を通ってきた音波は鼓膜を振動させ，その振動は（ウ）で増幅されて（エ）に伝えられる。（エ）の内部はリンパ液で満たされており，図3に示すようなコルチ器とよばれる感覚器が管にそって整然と並んでいる。音波の振動はリンパ液を介してコルチ器の基底膜を振動させる。基底膜が振動すると（オ）と接触していた（カ）の感覚毛が変形し，この機械的な刺激により（カ）の脱分極が起こる。（カ）の興奮は（キ）を介して中枢に伝わる。コルチ器の基底膜の幅は基部から頂部（奥）に向かって連続的に変化しており，音の高さに応じて決まった位置にあるコルチ器が反応する。基底膜の幅は基部ほど（ク），頂部へ行くほど（ケ）なっているので，基部では高音を，頂部では低音を識別するようになっている。このようなしくみによりヒトはおよそ（コ）Hz から（サ）Hz の音を聞き分けることができる。

ヒトは左右に2つの耳をもっているので，たとえ暗闇の中であっても音の発生源の位置を特定することができる。たとえば，何か「コトリ」と音がしたとき，その音が右耳と左耳に到達した時間の差を利用してその音の発生源の位置を知ることができる。このしくみを図4に示す。図4のA，B，C，D，Eはそれぞれ音源の位置を決める神経細胞である。左右の内耳から伸びる神経の軸索はそれぞれ，これら神経細胞群の樹状突起に到達し，シナプスを形成している。これらの神経細胞群を構成する神経細胞は両内耳からの入力を同時に受けた場合にのみ興奮するので，どの神経細胞が興奮したかによって音源の位置を特定することができる。

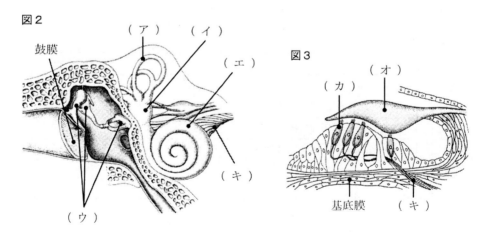

図4

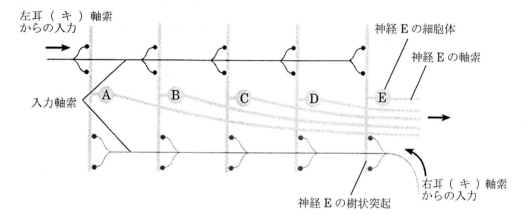

問1　文中の（ア）～（キ）に適語を記せ。

問2　（ア）と（イ）の器官について，それぞれのはたらきを簡潔に記せ。

問3　（ク）と（ケ）に入る語句の組み合わせとして最も適当なものを，次の
　　　① と ② のうちから1つ選び，番号で記せ。

　　　　（ク）　　（ケ）
　　① 　狭く　　　広く
　　② 　広く　　　狭く

問4　（コ）と（サ）に入る数字の組み合わせとして最も適当なものを，次の
　　　① ～ ⑥ のうちから1つ選び，番号で記せ。

　　　　（コ）　　　（サ）
　　①　　20　　　　2,000
　　②　　20　　　　20,000
　　③　　20　　　　200,000
　　④　　200　　　 2,000
　　⑤　　200　　　 20,000
　　⑥　　200　　　 200,000

問 5 顔の真正面で「コトリ」と音がしたときに C の神経が興奮したとする。しばらく間を
あけて「パタリ」と音がしたときに，今度は A の神経が興奮したとすると，この「パタ
リ」という音は左右どちらから発したものと考えられるか。解答欄に記した，左・右の
いずれかに ◯ をつけよ。ただし，この間に首は動かさなかったものとする。

問 6 「コトリ」，「パタリ」という一瞬だけ発する音（クリック音）の場合は，**図4**で示し
たやり方で音源の位置を特定することが可能であるが，鳴り続けるサイレンの音（持続
音）のような場合にはこの方法は使えない。高音の持続音に対するときと低音の持続音
に対するときで，われわれは主に 2 つの方法を使い分けながら音源の位置を特定してい
る。これら 2 通りの方法としてどのようなやり方が考えられるか，簡潔に 2 つ記せ。解
答は高音と低音のそれぞれについて場合分けをしなくてもよい。ただし，首は動かさな
いものとする。

英　語

問題

後期試験

第1問　次の英文を読んで、後の問いに答えなさい。

　　Suicide is a puzzle. Fewer than 10% of people with depression attempt suicide, and about 10% of those who kill themselves were never diagnosed with any mental-health condition. Now, a study is trying to determine what happens in the brain when a person attempts suicide, and what sets such people apart. The results could help researchers to understand whether suicide is driven by certain brain biology — and is not just a symptom of a recognized mental disorder.

　　The project, which launched last month, will recruit 50 people who have attempted suicide in the two weeks before enrolling in the study. Carlos Zarate, a psychiatrist at the US National Institute of Mental Health in Bethesda, Maryland, and his colleagues will compare these people's brain structure and function [　ア　] that of 40 people who attempted suicide more than a year ago, 40 people with depression or anxiety who have never attempted suicide and a control group of 40 healthy people. In doing so, (　あ　).

　　Zarate's team will also give ketamine, a psychoactive 'party drug', to the group that has recently attempted suicide. Ketamine, which is sometimes used to treat depression, can quickly arrest suicidal thoughts and behaviour — even in cases when it does not affect other symptoms of depression. The effect is known to last for about a week. To some researchers, such findings suggest that ketamine affects brain circuits that are specific to suicidal thinking. But John Mann, a psychiatrist at Columbia University in New York City, says that (　い　). "They're part of the person, they're a trait," Mann says. "They just get more important when the person gets ill."

Written in the genes?

　　There is evidence that genetics influences a person's suicide risk. For instance, (　う　).

　　Fabrice Jollant, a psychiatrist at McGill University in Montreal, Canada, suggests that this genetic influence is related to impulsivity and flawed judgement, rather than a specific mental illness. He has found that close relatives of people who killed themselves were more impulsive than a control group when playing a gambling game designed to test decision-making. "It seems that this is something transmitted," Jollant says.

　　Other researchers are seeking ₍A₎biomarkers that would allow clinicians to spot people most at risk of suicide. Alexander Niculescu, a psychiatrist at Indiana University in Indianapolis, and his colleagues have identified a set of six genes whose expression is altered in the blood of people who have killed themselves. The team has found that combining these biomarkers with data from an app that tracks mood and risk factors can predict, with more than 90% accuracy, whether people with bipolar disorder or schizophrenia will eventually be hospitalized for a suicide attempt.

　　And Mann is using positron emission tomography to track the best-studied biomarker, for the signalling molecule serotonin, in the brains of people who have attempted suicide. Their altered serotonin patterns are similar to those seen after death in the brains of those who have killed themselves, says Mann. Although serotonin levels are altered in people with depression,

Mann has found differences between people who attempt suicide and those who are depressed but have no history of suicide attempts. He has also shown that serotonin levels are altered to a greater degree in those who make more serious suicide attempts — such as taking an entire bottle of painkillers — [イ].

Ethical challenges

Researchers hope that a better understanding of the biology underlying suicide will lead to more effective treatments for suicidal impulses. But studies such as Zarate's present difficult logistical and ethical challenges. Researchers must consider whether a person who has just attempted suicide can make informed decisions about whether to participate in research.

Michael Minzenberg, a psychiatrist at the University of California, San Francisco, knows these concerns all too well: he studies suicidal people with schizophrenia. Many of these people struggle with basic life skills, such as keeping a job or finding housing. "They're a challenging group to treat, (B)let alone to study," Minzenberg says.

He and other researchers who study suicidal people say that they treat them with special care — and that (C)the overall benefits of such studies outweigh any risks. "In most clinical trials, people at high risk of suicide are excluded, so we don't know how to treat them," Jollant says. "We need to assess this population, not just say 'exclude them from trials'."

http://www.nature.com/news/brain-study-seeks-roots-of-suicide-1.18870?WT.mc_id=FBK_NatureNews (一部改変)

注　control group: 対照群　　　　　psychoactive: 精神に作用する　　　　expression: 発現
　　app: アプリケーション　　　　bipolar disorder: 双極性障害（躁うつ病）
　　schizophrenia: 統合失調症　　　positron emission tomography: 陽電子放射断層撮影（PET）
　　serotonin: セロトニン　　　　　logistical: 実行上の

問 1. 空所 [　ア　] に入れるのに最も適切な語を 1 つ選び、その番号を答えなさい。

　　(1) for　　　　　　　(2) in　　　　　　　(3) of　　　　　　　(4) to

問 2. 空所（　あ　）、（　い　）、（　う　）にはそれぞれ次の (1)～(3) のどれかが入る。
　　各空所に入るものの番号を答えなさい。（注 predispose: する気にさせる）

　　(1) abnormal brain chemistry and genetics could also predispose a person to attempt suicide in times of great stress, such as after a job loss

　　(2) biological relatives of adopted children who kill themselves are several times more likely to take their lives than the general population

　　(3) the researchers hope to clarify the brain mechanisms associated with the impulse to kill oneself

藤田保健衛生大学（医）28 年度　（32）

問 3. 下線部《A》の自殺リスクの評価を可能にする biomarker にはどのようなものがあるか。
本文に記述されている 2 つの具体例をそれぞれ 20 字から 30 字の日本語で答えなさい
（句読点も 1 文字に数える）。

問 4. [イ] には次の語句をある順番に並べ替えた表現が入る。2 番目と 5 番目に入る語句
の番号を答えなさい。

(1) are　　　　　　　　　(2) attempts　　　　　　　(3) in
(4) less drastic　　　　　(5) than　　　　　　　　　(6) those whose

問 5. 下線部《B》の 'let alone' とほぼ同じ意味を持つものとして最も適切な表現を 1 つ選び、
その番号を答えなさい。

(1) at best　　　　　　　　　　　(2) much less than
(3) not to mention　　　　　　　(4) setting aside

問 6. 下線部《C》が表す意味として最も適切なものを 1 つ選び、その番号を答えなさい。

(1) the overall benefits of such studies are as great as any risk
(2) the overall benefits of such studies are great without any risk
(3) the overall benefits of such studies are greater than any risk
(4) the overall benefits of such studies are not as great as any risk

問 7. 本文の内容に合致するものを 2 つ選び、その番号を答えなさい。

(1) A study on the brains of people who have attempted suicide could be useful in clarifying
whether a cause of suicide lies in brain biology.

(2) The study led by Zarate involves analyzing the brain structure and function of people who
killed themselves because of a mental disorder.

(3) Although ketamine doesn't treat any symptoms of depression, it can affect brain circuits of
people who have suicidal thoughts and behaviour.

(4) According to Jollant, what contributes to a greater risk of suicide is a person's inherited
impulsivity and defective decision-making.

(5) Jollant suggests that people at high risk of suicide should not be included in clinical trials
because there is no knowing how to treat them.

第2問　次の英文を読んで、後の問いに答えなさい。

Anti-ageing pills are no longer drugs of the future—the first trial in people could begin as early as next year. Last month, the scientists behind the trial began talks with the US Food and Drug Administration to hammer out the practicalities. The trial aims to test whether a diabetes drug called metformin also delays death and age-related conditions such as heart disease, cancer and mental decline. It would be the first time a medicine has been tested specifically for delaying ageing in a human trial. "It's groundbreaking," says Sue Peschin of the US-based non-profit organisation the Alliance for Aging Research. "It's significant that the FDA has opened their doors to researchers about the idea."

For a long time the field of lifespan extension has had a flaky reputation, with most of the ideas mooted being either unappealing or impractical, such as near-starvation diets or somehow lengthening the tips of our chromosomes.

Drug regulators do not even officially recognise ageing as a condition in need of treatment, which could make it hard to get medicines approved. But this isn't an insurmountable problem and repurposing an existing drug could help, because we already have long-term safety data. Metformin has been used to treat type 2 diabetes for decades. That means the researchers could go straight to large-scale testing in people. New drugs typically have to be tested on animals first and then small groups of people. This one aims to follow 3000 people in their 70s for five years, and positive results should be enough for the FDA to 《A》approve it, says lead researcher Nir Barzilai of the Albert Einstein College of Medicine in New York.

The chief hurdle is a lack of funding, to the tune of $50 million. The American Federation for Aging Research is supporting the planning stages, and the team is in talks with several potential backers, including the US National Institutes of Health, so Barzilai is confident. "We have interest from multiple sources, so one way or another this trial is going on," he says. After all, if the drug is approved, there is likely to be huge 《B》demand for it.

After meeting with the FDA in June, Barzilai says the regulator had only "minor suggestions" and was supportive in principle. The trial does not actually need FDA permission to go ahead, but talking to the agency now means it can be designed to smooth the path to licensing later on. To begin the trial, all Barzilai needs is the go-ahead from the various ethics committees involved. He says this should be relatively easy as metformin is seen as such a safe drug. The compound helps people with diabetes by reducing how much glucose the liver makes. Its most common side effects are nausea and diarrhoea, but these can be lessened by raising the dose slowly and taking it with meals.

Interest in metformin's possible anti-ageing effects arose because diabetics taking the drug have lower rates of cancer and heart disease and, in one study, lived 15 per cent longer than people without diabetes. The explanation is unclear as the compound has multiple effects on cells but one theory is that it mimics the effects of calorie restriction, which delays ageing in many animals. When （　あ　）, （　い　）, and （　う　）.

The proposed metformin trial is not the only sign of progress in the anti-ageing field. This month a trial in dogs is due to begin of a drug called rapamycin. This is already used in people to suppress the immune system, for example, after an organ transplant, but at lower doses it may also mimic calorie restriction. Unusually, the study's subjects are not lab animals but middle-aged pet dogs, partly to reduce the time and expense of a trial involving large, long-lived animals. Team member Matt Kaeberlein of the University of Washington in Seattle thinks that dogs could gain an extra two to five years of life. The work will likely be popular, Peschin says: "It's going to have a warm and fuzzy effect that mice studies simply don't have"—which may help attract money for follow-up work.

According to Richard Faragher of the University of Brighton, UK, who researches the mechanisms of ageing, another recent boost to the field has been the arrival of drug giant Novartis. Last year the firm reported results showing an anti-ageing effect in a drug called everolimus, which works in a similar way to rapamycin. It was a trial of the medicine's ability to enhance older people's response to flu vaccination—which it did—but it also suggests that the drug could prolong life by reducing the normal decline of the immune system with age. Faragher thinks Novartis's involvement shows anti-ageing is a field to be taken seriously. "We are not trying to be immortal," he says. "All we are trying to do is make sure that we have some extra years without disease."

Clare Wilson "The age of the longevity drug", *NewScientist*, 11 July 2015（一部改変）

注　Food and Drug Administration：食品医薬品局（FDA）　　　　hammer out：解決する、詰める
　　practicalities：現実的問題　　　　diabetes：糖尿病　　　　flaky：あてにならない
　　moot：提出する　　　　chromosome：染色体　　　　insurmountable：克服できない
　　repurpose：転用する　　　　American Federation for Aging Research：米国高齢化研究連合会
　　nausea：悪心、吐き気　　　　diarrhoea：下痢　　　　mimic：まねる
　　immune system：免疫系　　　　vaccination：ワクチン接種

問1. 長寿薬が認可されてこなかった理由としてもっとも適切なものを1つ選び、その番号を答えなさい。

(1) 寿命を延ばしても、QOL（生活の質）の低下を防止できなければ無益だから

(2) 長寿薬の開発より緊急性の高い、解決すべき差し迫った病気がたくさんあるから

(3) 長年にわたって根拠も実績もない長寿法が主張され続けてきたから

(4) 老化は生物にとって避けることが不可能なことだと考えられているから

(5) 老化は治療を必要とする病気ではないと考えられていたから

問 2. 下線部《A》の 'approve' の名詞形 (ただし、'-ing'、'-er' を語尾とするものは除外する) と、下線部《B》の 'demand' の対義語(反意語)を、それぞれ英語で書きなさい。

問 3. 6 月に行われた Barzilai と FDA との折衝の目的は何であったかを、20 字から 30 字の日本語で説明しなさい (句読点も 1 文字と数える)。

問 4. 次に示す表について、以下の A〜D の各問いに答えなさい。

	metformin	rapamycin	everolimus
本来は何の薬であるか	A1	A2	A3
長寿効果を示す仕組みとして考えられること	B1	B2	B3
被験者・被験動物	C1	C2	C3
各薬の試験がもっている利点	D1	D2	D3

問 A. 表の A1 から A3 に入れるのにもっとも適切なものを次の (1) 〜 (4) よりそれぞれ 1 つ選び、その番号を答えなさい。

(1) インフルエンザの治療薬

(2) 吐き気と下痢の治療薬

(3) 糖尿病の治療薬

(4) 免疫抑制剤

問 B. 表の B1 から B3 に入れるのにもっとも適切なものを次の (1) 〜 (4) よりそれぞれ 1 つ選び、その番号を答えなさい。

(1) 加齢に伴う免疫系の衰えを軽減することによる

(2) カロリー制限効果による

(3) 血液の循環を良くすることによる

(4) 染色体の端部を延長することによる

問 C. 表の C1 と C2 には計画されている試験での被験者・被験動物が、C3 にはすでに
実施されて長寿効果が示された試験での被験者・被験動物が入る。C1 から C3 に入
れるのにもっとも適切なものを次の (1) ～ (4) よりそれぞれ 1 つ選び、その番号
を答えなさい。

(1) 犬

(2) うさぎ

(3) 人間

(4) マウス

問 D. 表の D1 から D3 に入れるのにもっとも適切なものを次の (1) ～ (4) よりそれぞ
れ 1 つ選び、その番号を答えなさい。

(1) 研究費の獲得が容易になる

(2) すぐに人間を使った大規模試験に入ることができる

(3) 他よりも顕著な老化防止効果が得られる

(4) 長寿薬がまじめに取り上げられるようになる

問 5. 空所 （　あ　）～（　う　）にはそれぞれ次の 3 つのいずれかが入る。各空所に入
るものの番号を答えなさい。　（注　knock-on effect：波及効果）

(1) cells shift into energy-conserving mode

(2) food is scarce

(3) this seems to have knock-on effects on lifespan

問 6. Faragher たちの研究が目指していることとしてもっとも適切なものを 1 つ選び、その番
号を答えなさい。

(1) 健康寿命の延長

(2) 寿命の延長

(3) 不死

(4) 若返り

第3問　次の英文の空所 ア〜シ に、それぞれ与えられた文字で始まる単語を入れなさい。

Learning changes the brain because it can rewire itself with each new stimulation, experience, and behavior. Scientists are unsure precisely how this happens, but (ア: t___) have some ideas what happens. (イ: F___), some kind of stimulus to the brain starts the process. It could be internal or it could be a new experience, like solving a jigsaw puzzle. Then, the stimulus is sorted and processed at several levels. Finally, there's the formation of a potential memory. That simply (ウ: m___) the pieces are in place so that the memory can be easily activated. As educators, it's well (エ: w___) our time to understand the basics of these steps. It may give us some useful insights into how (オ: s___) learn.

To our brain, we are either doing something we already know how to do (カ: o___) we are doing something new. If we are (キ: r___) an earlier learning, there's a good (ク: c___) the neural pathways will become more and more efficient. Washington University School of Medicine researchers discovered that while many areas of the brain will "light up" on a PET scan when a new task is initiated, the brain "lights up" less and is used less the better the task is learned. Novices use (ケ: m___) of their brain, but they are less efficient at how they use it. This quality illustrates how quickly our brain adapts and rewires itself.

While exercise is doing what we already know how to do, stimulation is doing something new. Seeing a new movie, listening to new music, singing a new song, visiting a new place, (コ: s___) a new problem, or making new friends can all stimulate the brain. As long as it's coherent, this novel mental or motor stimulation (サ: p___) greater beneficial electrical energy than the old-hat stuff. This (シ: i___) is converted to nervous impulses. They travel to extraction and sorting stations like the thalamus, located in the middle of the brain.

Eric Jensen, *Teaching with the brain in mind* （一部改変）

注　PET scan: 陽電子放射断層撮影　　　　novice: 初学者　　　　motor stimulation: 運動刺激
　　old-hat: 新味がない　　　　　　　　　thalamus: 視床

数　学

問題　　　　28年度

後期試験

第1問　次の問いに答えよ。

(1) 0, 1, 2, 3の各数字をそれぞれ3つずつ使ってできる12桁の正の整数の個数を求めよ。

(2) 異なる3つの複素数 0, α, β の間に等式 $\alpha^2 - 3\alpha\beta + 3\beta^2 = 0$ が成り立つとき，複素数平面上の原点O (0)，点A (α)，点B (β) を頂点とする△OABの∠OBAを求めよ。

(3) 定積分 $\displaystyle\int_0^{2\pi} \left| x\sin(x - \frac{\pi}{2}) \right| dx$ を求めよ。

(4) 座標平面上の双曲線 $\left(\dfrac{x}{20}\right)^2 - \left(\dfrac{y}{21}\right)^2 = 1$ の焦点を求めよ。

(5) 極限値 $\displaystyle\lim_{n\to\infty} \frac{n^4}{1^3 + 2^3 + 3^3 + \cdots + n^3}$ を求めよ。

第2問

$3^\pi > \pi^3$ を示せ。

ただし e を自然対数の底とするとき，$e < 3 < \pi$ である。

第 3 問　次の問いに答えよ.

(1) 循環小数の差 $0.3\dot{1}\dot{2} - 0.1\dot{3}2\dot{4}$ を既約分数で表せ.

(2) 2016 のすべての正の約数の和を求めよ.

(3) 数列の和 $\displaystyle\sum_{k=1}^{2016}\cos^2\left(\dfrac{k}{56}\pi\right)$ を求めよ.

(4) △ＡＢＣにおいて，$\mathrm{AB}=5,\mathrm{AC}=8,\angle\mathrm{BAC}=60°$ のとき，三角形の外接円の半径を R，三角形の内接円の半径を r とする.$\dfrac{R}{r}$ の値を求めよ.

(5) 座標空間の 2 点 Ａ$(2,1,4)$，Ｂ$(3,0,5)$ を通る直線 l に点 Ｃ$(1,3,2)$ から垂線を下ろし，直線 l との交点を Ｈ とする. 点 Ｈ の座標を求めよ.

第4問

整数 a, b, c が $0 < a < b < c$ であり，かつ $(a+b+c)(ab+bc+ca) = abc+350$ をみたすとき，a, b, c を求めよ。

物　理

問題

28年度

後期試験

第1問

底面が一辺の長さ L の正方形で、高さが $2L$ の直方体がある。この直方体は質量 M で密度が一様である。図1、図2の様に、摩擦がある水平な台の上にこの直方体を立てて置き、質量と太さが無視できる軽くて細いゴムひも、1本または複数本、を使って直方体の上面の点Bと台の上の点Pを結び、直方体を静止させる場合を考える。

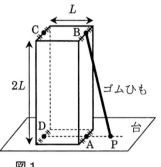

図1

図1で示されているように、点A、B、C、Dは各々の辺の中点である。点Pは直線DAの延長線上にあり、点A、B、C、Dと直方体の重心Gを含む鉛直面内にある、点Aから $\frac{7}{12}L$ だけ離れた点である。図2は図1を真横から見た図である。

ここで使用するゴムひもは自然長が $2L$ で、フックの法則に従い、1本のゴムひもに質量 M の直方体1個を鉛直にぶら下げて静止させた時に自然長から L だけ伸びるものとする。

以下、台と直方体との間の静止摩擦係数を μ、重力加速度の大きさを g とする。

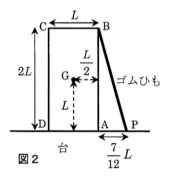

図2

はじめ、台を静止させておく。ゴムひもを1本だけ使って図1（と図2）のように、直方体と台をつないだとき、直方体が静止したままであった。

問1　ゴムひもの長さ（BPの長さ）は L の何倍か。数値（既約分数）で答えよ。

問2　点Bと点Pを結ぶゴムひもの張力の大きさはいくらか。

問3　直方体が台から受ける静止摩擦力はいくらか。

問4　直方体がすべらずに静止していることから、静止摩擦係数はいくら以上であるといえるか。数値（既約分数）で答えよ。

問5　直方体が台から受ける垂直抗力の作用点と点Aとの距離は L の何倍か。数値（既約分数）で答えよ。

つぎに、同様のゴムひもを n 本束ねて、ゴムひも 1 本の場合に比べて直方体に働く張力の大きさを n 倍にし、点 B と点 P を結ぶ場合を考える。

問6　直方体が転倒しないためには、ゴムひもの本数 n は何本以下でなければならないか。n の上限値を求めよ。

問7　ゴムひもの本数 n が前問で求めた値以下のとき、直方体が台の上を水平方向にすべらないようにするためには静止摩擦係数はいくら以上でなければならないか。n を用いて答えよ。

つぎに、前問と同様に、ゴムひもを n 本束ねて点 B と点 P を結び、直方体を載せた台を一定の角速度 ω で回転させる場合を考える（図3）。回転軸と直方体の重心 G との距離を R とする。回転軸は鉛直で、点 A、B、C、D、P と直方体の重心 G を含む鉛直面内にあり、点 A から見て点 P 側に

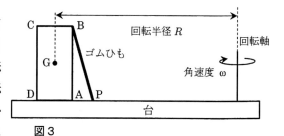

図3

ある。また、台の上面は回転する際に常に水平を保っているものとする。ゴムひもの本数 n は問6で求めた上限値以下とする。

問8　直方体が台から受ける静止摩擦力がゼロになるような角速度 ω_0 を求めよ。

問9　静止摩擦係数が $\mu = 1/3$ の場合に、直方体が転倒せず、なおかつ、水平方向にすべりもしないようにするためには、$R\omega^2/g$ がどんな範囲にあればよいか。n を用いて答えよ。

第2問

一定量の単原子分子理想気体をピストンがついた容器に入れ、その状態を右図の様に変化させる。ここで、状態A→状態Bでは定積変化、状態B→状態Cおよび状態D→状態Aでは定圧変化させる。状態C→状態DではV(体積)-p(圧力)グラフが直線になるように変化させる。ここで、状態Dはその温度が状態Cの温度と等しい状態である。なお、状態A、状態B、状態Cの各々の圧力と体積は図に示された通りである。

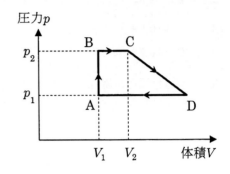

問1 状態A→状態Bの状態変化において、気体が外にする仕事 $W_{A→B}$、および気体の内部エネルギーの変化 $\Delta U_{A→B}$ はいくらか。

問2 状態B→状態Cの状態変化において、気体が外にする仕事 $W_{B→C}$、および気体の内部エネルギーの変化 $\Delta U_{B→C}$ はいくらか。

問3 状態C→状態Dの状態変化において、気体が外にする仕事 $W_{C→D}$、および気体の内部エネルギーの変化 $\Delta U_{C→D}$ はいくらか。

問4 状態Cから状態Dに至る間、気体の絶対温度はどのように変化するか簡単に述べよ。

以下、$V_2=1.5V_1$、$p_2=2p_1$ として問いに答えよ。

問5 状態変化A→B→C→D→Aの順に1サイクルする間に気体が外にする仕事をV_1、p_1を用いて表せ。

問6 状態Cから状態Dへの状態変化の間(グラフの直線CD上)における、圧力pを体積V、V_1、p_1の式で表せ。

問7 状態Cから状態Dへの状態変化の間における気体の絶対温度をTとし、状態Aの気体の絶対温度をT_Aとする。絶対温度の比T/T_Aが最も大きくなるとき、この比の値を求めよ。また、その時の体積V_0を求めV_1を用いて表せ。

第3問

問1　単原子分子理想気体の1分子の平均の運動エネルギーを K とするとき、この気体の絶対温度はいくらか。ただし、気体定数を R、アボガドロ数を N_A とする。

問2　単原子分子理想気体の1分子の平均の運動エネルギーが、正の電荷 q をもつ静止した荷電粒子を電圧 V で加速した場合の運動エネルギーと同じ大きさのとき、気体の絶対温度はいくらか。気体定数 R、アボガドロ数 N_A、V、q を用いて表せ。

以下の問いでは、気体定数を $8.31\ \mathrm{J/(mol \cdot K)}$、アボガドロ数を $6.02 \times 10^{23}\ \mathrm{/mol}$、電気素量を $1.60 \times 10^{-19}\ \mathrm{C}$ とする。

問3　温度 $360\ \mathrm{K}$ の気体のヘリウムを単原子分子理想気体とみなせるとしたとき、気体分子の平均の速さ（2乗平均速度）はいくらか。有効数字2桁で答えよ。ただし、ヘリウムの分子量を 4.0 とする。また、必要であれば、$|\varepsilon| \ll 1$ のときに実数 n に対して成り立つ近似式 $(1+\varepsilon)^n \fallingdotseq 1+n\varepsilon$ を用いてよい。

問4　現実の気体では気体分子は互いに衝突していて、衝突の際に、そのエネルギーが十分に大きければ、電子が弾き飛ばされて気体分子が電離する。いま、単原子理想気体とみなせる気体があり、その気体分子1個を電離するのに必要なエネルギーが $24.6\ \mathrm{eV}$ であるとする。気体分子同士の衝突によって気体分子が電離するのは気体の絶対温度が何 $[\mathrm{K}]$ 以上のときか。有効数字3桁で答えよ。ただし、気体分子同士の衝突において、1分子の平均の運動エネルギーの全てが1個の気体分子の電離に利用されると仮定せよ。

第4問

極板Aと極板Bの間隔が d であるような平行平板コンデンサーがある。極板Aと極板Bはそれぞれ一辺の長さが L の正方形をしている。また、このコンデンサーの電気容量を C とする。いま、このコンデンサーと電圧 V の電源とスイッチSを図のように接続する。この回路は極板B側が接地（アース）されている。

はじめに、金属板が挿入されていない状態で、スイッチを閉じてコンデンサーを充電した後、スイッチを開き、一辺の長さが L の正方形で厚さが $d/3$ の金属板をコンデンサーの極板と平行に挿入する。このとき、極板Aと金属板の表面との距離を a とする。ただし、a は $0<a<2d/3$ の範囲にある定数である。

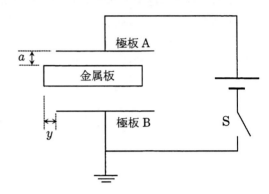

金属板を完全に極板の間に挿入した場合、

問1 全体の電気容量と極板間の電位差を求めよ。

極板に垂直に x 軸をとり、極板Aから極板Bの向きを正の方向にして、極板Aの位置を x 軸の原点にとる。

問2 極板間の位置 x における電位を、x の関数として $0<x<d$ の範囲でグラフに描け。

問3 極板間の位置 x における電場の強さを、x の関数として $0<x<d$ の範囲でグラフに描け。

金属板を極板の端から長さ y だけ引き抜いた状態のとき、

問4 全体の電気容量はいくらか。

問5 コンデンサーに蓄えられている静電エネルギーはいくらか。

問6 金属板を y だけ引き出した状態で静止させるために必要な極板と平行な向きの力の大きさはいくらか。

化　学

問題

28年度

後期試験

必要があれば、H = 1.0、C = 12、N = 14、O = 16、S = 32、Cu = 64、Pb = 207 の原子量、標準状態における気体のモル体積 22.4 L/mol を用いよ。

第1問　次の問い（問1～8）にもっとも適する答えを、それぞれの**問い**の下にあるもののなかから一つだけ選び、**ア、イ、ウ、・・・** の記号で答えよ。

問1　ある1価の弱酸の 0.1 mol/L 水溶液の pH は 25℃で 3.0 であった。この弱酸の 25℃での電離定数 K_a [mol/L]はいくらか。

ア　1×10^{-1}　　**イ**　1×10^{-2}　　**ウ**　1×10^{-3}　　**エ**　1×10^{-4}　　**オ**　1×10^{-5}

カ　1×10^{-6}　　**キ**　1×10^{-7}　　**ク**　1×10^{-8}　　**ケ**　1×10^{-9}　　**コ**　1×10^{-10}

問2　2.00 mol/L のグルコース水溶液の密度は 25℃で 1.11 g/cm³ である。これと同じモル濃度のグルコース水溶液を作るには、100 g のグルコースを何 g の水に溶かせばよいか。ただし、グルコースの分子量は 180 である。

ア　180 g　　**イ**　209 g　　**ウ**　260 g　　**エ**　309 g　　**オ**　324 g

カ　360 g　　**キ**　400 g

問3　分子あるいはイオンの構造を電子式で表したとき、非共有電子対の数について、**誤っている**のはどれか。

a　アセチレン分子　　　　2対　　　　　**b**　二酸化炭素分子　　4対
c　オキソニウムイオン　　なし　　　　　**d**　水酸化物イオン　　3対

ア　**a**のみ　　**イ**　**b**のみ　　**ウ**　**c**のみ　　**エ**　**d**のみ　　**オ**　**a**と**b**

カ　**a**と**c**　　**キ**　**a**と**d**　　**ク**　**b**と**c**　　**ケ**　**b**と**d**　　**コ**　**c**と**d**

問4 次の反応において発生する気体について、水上置換で捕集するものはどれか。

a 塩素酸カリウムの粉末に少量の酸化マンガン(IV)を加え、加熱する。

b 酸化マンガン(IV)に濃塩酸を加え、加熱する。

c 銅片に濃硫酸を加え、加熱する。

d 銅片に希硝酸を加える。

ア aのみ　　**イ** bのみ　　**ウ** cのみ　　**エ** dのみ　　**オ** aとb
カ aとc　　**キ** aとd　　**ク** bとc　　**ケ** bとd　　**コ** cとd

問5 反応の記述として、**誤っている**のはどれか。

a 十酸化四リンを水と反応させると、徐々にリン酸になる。

b 塩化カリウムの水溶液に臭素水を加えると、塩素を遊離する。

c 石灰石を強熱すると、二酸化炭素を発生しながら酸化カルシウムになる。

d 炭酸水素ナトリウムの水溶液、硫酸水素ナトリウムの水溶液はともに塩基性である。

ア aのみ　　**イ** bのみ　　**ウ** cのみ　　**エ** dのみ　　**オ** aとb
カ aとc　　**キ** aとd　　**ク** bとc　　**ケ** bとd　　**コ** cとd

問6 下線を引いた原子が還元されている反応はどれか。

a $\underline{Cr}_2O_7^{2-} + 2OH^- \rightarrow 2CrO_4^{2-} + H_2O$

b $5\underline{S}O_2 + 2MnO_4^- + 2H_2O \rightarrow 5SO_4^{2-} + 2Mn^{2+} + 4H^+$

c $H_2\underline{O}_2 + 2KI + H_2SO_4 \rightarrow I_2 + K_2SO_4 + 2H_2O$

d $\underline{Ag}Cl + 2S_2O_3^{2-} \rightarrow [Ag(S_2O_3)_2]^{3-} + Cl^-$

ア aのみ　　**イ** bのみ　　**ウ** cのみ　　**エ** dのみ　　**オ** aとb
カ aとc　　**キ** aとd　　**ク** bとc　　**ケ** bとd　　**コ** cとd

問7　過酸化水素の水溶液に少量の鉄(Ⅲ)イオンを触媒として加え、一定温度 T で反応させると、反応速度 v と過酸化水素の濃度 $[H_2O_2]$ との間には $v = k[H_2O_2]$ の関係が成り立つ。反応時間 x と過酸化水素のモル濃度 y との間の関係を示すグラフはどれか。ただし、$T_2 > T_1$ とする。

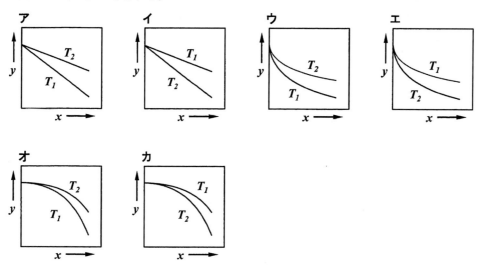

問8　曲線Aは純粋な水の蒸気圧曲線を示す。Bで示される曲線は水 1 kg にスクロース 0.1 mol を溶かした溶液の蒸気圧曲線である。水 1 kg に塩化ナトリウム 0.1 mol を溶かした水溶液の沸点は何度か。ただし、塩化ナトリウムは水溶液中で完全に電離しているものとする。

ア　t_1　　　　イ　$t_1 + 100$　　　ウ　$t_1 - 100$
エ　$2t_1$　　　オ　$2t_1 + 100$　　カ　$2t_1 - 100$

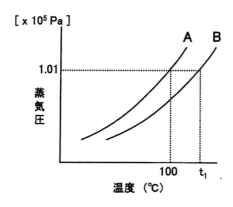

第2問 次の文章を読んで、以下の**問い**（**問1～4**）に答えよ。なお、数値は有効数字2桁とせよ。

鉛蓄電池を電源として、図のように鉛蓄電池と電解槽の白金電極を接続して電気分解を行った。一定時間経過したところで、電解槽の2つの電極の総質量を測定すると、電気分解開始前より 0.32 g 増加していた。

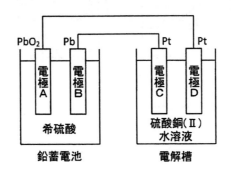

問1 鉛蓄電池の電極Bの質量はどうなったか。「(数値) g 増加した」、「(数値) g 減少した」または「変化しない」の形で答えよ。

問2 電解槽で電気分解中に気体が発生した電極を記号**C**または**D**で、発生した気体を分子式で、発生した気体の標準状態における体積〔mL〕を数値で答えよ。ただし、発生した気体は電解液に溶解しないものとする。

問3 鉛蓄電池は、放電を続けると放電中に生じた2つの物質**ア**と**イ**により起電力が低下していく。物質**ア**と**イ**を化学式で示し、それぞれについて起電力を低下させる理由を10字以内で書け。

問4 図の装置から電解槽を取り外し、鉛蓄電池を充電したい。外部電源の正極は鉛蓄電池の電極**A**と**B**のどちらに接続すればよいかを、記号**A**または**B**で答えよ。また、このときその電極でおこる反応を、電子 e^- を用いた反応式で示せ。

第3問

次のA群の各組み合わせ(1)～(10)の２つの物質について、以下の問い（**問1 ～2**）に答えよ。構造式は、例にならって書け。

構造式の例

〔A群〕

(1)	**ア**	デンプン	**イ**	スクロース
(2)	**ウ**	アラニン	**エ**	アデニン
(3)	**オ**	1-プロパノール	**カ**	2-プロパノール
(4)	**キ**	アセトアニリド	**ク**	アニリン
(5)	**ケ**	ジエチルエーテル	**コ**	酢酸エチル
(6)	**サ**	フマル酸	**シ**	マレイン酸
(7)	**ス**	スチレン	**セ**	シクロヘキサン
(8)	**ソ**	ギ酸	**タ**	酢酸
(9)	**チ**	無水エタノール	**ツ**	含水エタノール
(10)	**テ**	サリチル酸	**ト**	アセチルサリチル酸

問1 A群の各組み合わせ（(1)～(10)）の２つの物質を区別したい。もっとも適当な方法を**B群**の(a)～(j)から選び、**B群**の空欄（① ～ ⑩）のそれぞれについてあてはまる物質を**A群のア ～ ト**から選び、記号で答えよ。

〔B群〕

(a) 臭素の四塩化炭素溶液を加えると、（ ① ）は溶液の色を脱色する。

(b) 加熱すると水分子が１個取れて、（ ② ）は I 酸無水物になる。

(c) ヨウ素と水酸化ナトリウム水溶液を加えて温めると、（ ③ ）は特異臭を持つ II 黄色沈殿を生じる。

(d) アンモニア水と硝酸銀水溶液を加えて温めると、（ ④ ）は、銀鏡を生じる。

(e) 塩化鉄（Ⅲ）水溶液を加えると、（ ⑤ ）は赤紫色を呈する。

(f) ヨウ素ヨウ化カリウム水溶液を加えると、（ ⑥ ）は青～青紫色に発色する。

(g) 塩酸と亜硝酸ナトリウムを加えた後、ナトリウムフェノキシドの水溶液を加えると、（ ⑦ ）は III 赤橙色の化合物を生じる。

(h) 水には溶けにくいが水酸化ナトリウム水溶液を加えて温めると、（ ⑧ ）は塩を生成して溶ける。

(i) ニンヒドリン水溶液を加えて温めると、（ ⑨ ）は紫色を呈する。

(j) 無水物の硫酸銅(Ⅱ)を加えると、（ ⑩ ）は青色を呈する。

問2 下線部Ⅰ～Ⅲの構造式を書け。

第4問 次の文章を読み、以下の**問い**（**問1～2**）に答えよ。

図は、25℃、$1.01×10^5$ Pa における 1 mol の水 H_2O の生成に関する状態変化のエネルギーの一例を示したものである。

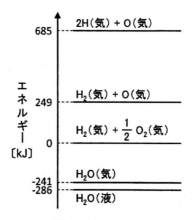

問1 H_2 と O_2 で結合エネルギーが大きいのはどちらか。また、両者の結合エネルギーの差〔kJ/mol〕を求めよ。

問2 水 H_2O 分子の O-H の結合エネルギーと過酸化水素 H_2O_2 分子の O-H の結合エネルギーが同じであるとし、気体の H_2 と気体の O_2 から気体の過酸化水素が生成する反応の生成熱〔kJ/mol〕を求めよ。ただし、O-O の結合エネルギーを 144 kJ/mol とする。

第5問 以下の問い（**問1～5**）の文章中の（　）内の**A**、**B**、**C**・・・には数値を、（　）内の**ア**、**イ**、**ウ**・・・には構造式を書け。

構造式の例は**問3**のグルコースの構造式を参照

問1　分子式 $C_4H_{10}O$ をもつ化合物は光学異性体を区別しないで数えると全部で（　**A**　）種類ある。これらのうち、光学異性体を持つものは構造（　**ア**　）である。

問2　ナイロン66はアジピン酸（分子量146）とヘキサメチレンジアミン（分子量116）がアミド結合により縮合重合してできたもので、その構造は（ $-\!\!\left[\ \textbf{イ}\ \right]\!_n$ ）である。アジピン酸 146 kg とヘキサメチレンジアミン 116 kg の混合物から生じるナイロン66の重合度は 100 であった。生成したナイロン66は理論上（**B**：数値、必要があれば小数点以下を四捨五入せよ）kg である。

問3　グルコース（分子量180）は水溶液中では環状構造と鎖状構造が平衡状態で存在し、鎖状構造では（　**ウとエ**　）の構造を示す。グルコース 5.4 g を水に溶解して 100 mL とした溶液は血液の浸透圧と等しい。このグルコース溶液と同じ浸透圧をもつマルトース溶液をつくるためにはマルトース（**C**：数値、小数点第 1 位まで）g を水に溶解して 100 mL とすればよい。

環状構造（α-グルコース）　⇄　鎖状構造　⇄　環状構造（β-グルコース）

問4 油脂は（ **オ** ）と高級脂肪酸からなるエステルである。$C_{17}H_{29}COOH$ で示される不飽和脂肪酸からなる油脂に水素を付加して飽和脂肪酸からなる油脂にすると、分子量は（ **D** ）だけ増加する。

問5 グリシンはもっとも簡単な構造をもつアミノ酸で塩基性溶液中では（ **カ** ）の形で存在している。6つのグリシン分子と2つのシステイン分子がペプチド結合でつながり、分子内にジスルフィド結合を有するペプチドの分子量は（ **E** ）である。ただし、グリシンとシステインの分子量はそれぞれ 75 と 121 とする。

生 物

問 題

28年度

後期試験

第1問 酵母菌を使った実験に関する次の文を読み，以下の各問いに答えよ。

【実験1】 5％グルコース水溶液に酵母菌を加えよくかき混ぜる。この液をキューネ管の盲管部に空気が入らないように静かに入れ，40℃の恒温器に入れ時々撹拌した。2時間後に観察すると (1) 盲管部の先端に気体が3mL発生していた（図1）。その後，観察を続けても気体の量に変化は見られなかった。キューネ管に (2) 水酸化ナトリウムの粒を2〜3個入れて開口部を指で押さえ，よく撹拌し水酸化ナトリウムを溶解したところ，盲管部の気体は完全に消失した。

【実験2】 キューネ管に実験1で作成したのと同じグルコースと酵母菌の混液を実験1と同じ量入れた後，さらに酸素を3mL注入してから40℃の恒温器に入れ時々撹拌した。1時間後に観察すると，盲管部の気体は4mLになっていた（図2）。この状態でキューネ管に水酸化ナトリウムの粒を2〜3個入れてよく撹拌し溶解したところ，盲管部の気体は完全に消失した。

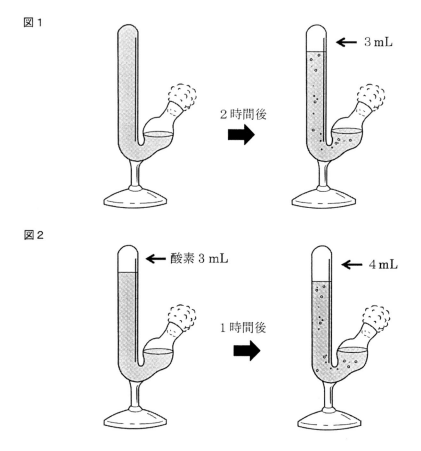

問1　酵母菌は（A）原核生物と（B）真核生物のどちらか，記号で記せ。

問2　下線部（1）について，発生した気体の名称を記せ。

問3　下線部（2）について，気体が消失したこの反応を反応式で記せ。

問4　実験1について，キューネ管の中でグルコースはどのように変化したか，グルコースの変化を反応式で記せ。

問5　実験2について，キューネ管の中でグルコースはどのように変化したか，問4の反応以外の変化を反応式で記せ。

問6　実験2において，キューネ管に水酸化ナトリウムを加えずにそのまま40℃の恒温器に入れて2時間以上経つと，最終的に気体の量はいくらになるか，整数で記せ。

問7　実験2のキューネ管に酸素注入後，電子伝達系を阻害する薬剤を添加して40℃の恒温器に入れて2時間以上経つと，最終的に気体の量はいくらになるか，整数で記せ。

第2問 ガス交換と循環系に関する次の文を読み，以下の各問いに答えよ。

　(1)ヒトは肺で空気中の酸素を血中に取り込み，(2)魚類は鰓で水中の溶存酸素を効率よく血中に取り込んで，全身の組織に分配している。一方で昆虫は（ア）から空気を取り込んで気管に入れ，組織の細胞に酸素を直接渡す。ヒトや魚類などの脊椎動物では，(3)酸素は主に血液中の赤血球がもつヘモグロビンの（イ）原子に結合して運ばれる。一方，二酸化炭素は水への溶解度が酸素の20倍以上である上にイオンになりやすいので，主に血しょうで運搬される。脊椎動物と違って，昆虫は循環系を使って積極的に酸素を運搬しないので，あまり体を大きくすることができないが，古生代の（ウ）期には，大気中の酸素濃度が約35%もあったので，巨大なトンボなどが飛びまわっていた。

　脊椎動物では，酸素や栄養分などの分配のため，1つの心臓から血液が送り出されて血管の中を通って全身を循環している。(4)脊椎動物の心臓は，心房と心室という区画から構成されていて，循環系，ガス交換系の構成に即して，血液の流れが決まり，それに適合した区画数をもっている。それに対して昆虫は複数の心臓をもち，(5)栄養分などを類似の方法で循環させているが，血管は途中でいったん途切れる。

　ヒトでは急激な運動などで筋肉にエネルギーが必要になると，(6)酸素を大量に送るために，肺や筋肉の循環血液量をあげる。この際，血液は粘性が高いために，血管の半径が2倍になると，理論上血流量が16倍になるとされている。このように運動時に筋肉への酸素の供給量は増えるが，それでも酸素が不足することが起こる。そこで，筋肉の持久力をあげるために，（イ）原子を含んだ（エ）というタンパク質で酸素を貯蔵している。

問1　文中の（ア）～（エ）に適語を記せ。

問2　下線部(1)について，図3の矢印のように，ヒトは肺に直接空気を出し入れしているが，鳥類は，肺の前方と後方に気嚢という袋があって伸縮し，空気が肺を通過するようになっている。このしくみについて，ヒトが鳥類より劣っている点を簡潔に記せ。

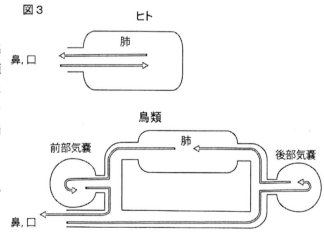

問3 下線部（2）について，
図4のように鰓の血流（細い矢印）は口から流れ込む水流（太い矢印）と逆の方向に流れている。このしくみは，血流が水流と同じ方向に流れる場合と比べてガス交換の効率がよい。その理由を酸素飽和度の変化を考慮して説明せよ。

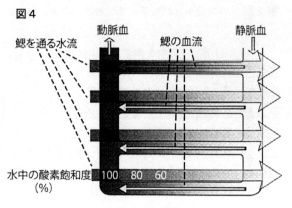

問4 下線部（3）について，ヒトの循環系での酸素と二酸化炭素の運搬に関する記述として，正しいものを次の ① ～ ⑥ から3つ選び，番号で記せ。

① へその緒の血管では動脈の血中二酸化炭素濃度が静脈より高い。
② 二酸化炭素の運搬には赤血球の酵素が重要な働きをする。
③ 血しょう中の二酸化炭素の多くは炭酸イオンとなっている。
④ ヘモグロビンの酸素飽和度は酸素濃度に正比例する。
⑤ 二酸化炭素濃度が高くなるとヘモグロビンは酸素に結合しやすくなる。
⑥ 胎児のヘモグロビンは成人と比べて酸素に結合しやすい。

問5 下線部（4）について，
ⅰ）ヒトの心筋について，適当なものを次の ① ～ ④ からすべて選び，番号で記せ。

① 横紋筋である。　　　　　② 平滑筋である。
③ ほとんどは多核の細胞である。　④ ほとんどは単核の細胞である。

ⅱ）あ）魚類，い）鳥類，う）両生類の心臓は，いくつの心房と心室からなるか，適当なものを次の ① ～ ④ から選び，それぞれ番号で記せ。

① 1心房1心室　　② 2心房1心室　　③ 1心房2心室　　④ 2心房2心室

ⅲ）ヒトでも少し行うが，両生類一般に特徴的なガス交換の方法を記せ。

問6 下線部（5）について，
ⅰ）このような血管系を何とよぶか，名称を記せ。
ⅱ）ヒトで類似の構造をもち，組織液が流入する脈管系の名称を記せ。

問7 下線部（6）について，
ⅰ）この際に作動する神経系は何か，名称を記せ。
ⅱ）心臓がポンプ機能をあげる主な方法は何か，簡潔に記せ。
ⅲ）肺や筋肉の循環血液量の調節に，血管構造のどの層が最も重要か，名称を記せ。

第3問 再生医療に関する次の文を読み，以下の各問いに答えよ。

　神経細胞や心筋細胞など本来は増殖しない組織を幹細胞から分化させ，それを移植することによって脳梗塞や心筋梗塞を治療しようという再生医療への期待が，iPS 細胞の樹立により現実のものとなってきた。iPS 細胞は自分自身の体細胞から樹立できるため，それまで ES 細胞では解決の難しかった，移植片に対する免疫不適合や，受精卵を壊すことに対する倫理的な問題などは生じない。ところが iPS 細胞を実際の治療に用いようとすると，発がん性のチェックなど安全性の確認が必要で，移植に適した iPS 細胞株を確立するためには相当な時間と費用がかかることが問題となってきた。そこで安全性が高く，多くの患者に移植可能な iPS 細胞株をあらかじめ準備しておく「iPS 細胞ストック」をつくる計画がわが国で進められている。

　移植治療で問題になる (1) 拒絶反応は，提供者（ドナー）と患者（レシピエント）の細胞の表面に存在する主要組織適合性複合体（MHC）の不一致に起因する。ヒトの MHC は HLA とよばれ極めて多くの種類があるため，HLA の型が個体間で一致することはほとんどない。同じ両親から生まれた子のあいだで約4分の1，血縁関係のない者同士では，数百から数万分の1の確率でしか HLA は一致しない。HLA のうち，(2) 移植の際に特に重要なのは HLA-A，HLA-B，HLA-DR の3つの遺伝子座に存在する複対立遺伝子の組み合わせである。それぞれの遺伝子座における複対立遺伝子のあいだに優性劣性の関係はない。

　(3) HLA 複対立遺伝子の中でも特に頻度が高く重要性の高いものとして，HLA-A が8種類，HLA-B が20種類，HLA-DR が10種類知られている。この (4) 3つの遺伝子座の対立遺伝子をそれぞれホモにもつ iPS 細胞を50株樹立することで，iPS 細胞を用いた移植治療に対して日本人の80%をカバーすることができるという試算がなされている。これまでに広く行われてきた (5) 再生医療の1つに骨髄移植があるが，この治療においても HLA を一致させることが重要なので，骨髄提供者の HLA の型はあらかじめ骨髄バンクに登録されている。そこで (6) 骨髄バンクのデータをもとに HLA をホモにもつ登録者に対して細胞提供のよびかけが行われている。

問1 下線部（1）について，MHC の違いを認識して移植片の細胞を直接攻撃する細胞をその働きから何とよぶか，名称を記せ。

問2 下線部（2）について，3つの HLA 遺伝子座の対立遺伝子をすべてホモにもつドナーの細胞を，ヘテロのレシピエントに移植した場合，レシピエントがドナーと同じ遺伝子を各遺伝子座について1つずつもっていれば拒絶反応は起こらない。その理由を簡潔に記せ。

問3 下線部（3）について，
　ⅰ）HLA-A をホモにもつ組み合わせはすべての組み合わせのうちのどれだけか，その比率を分数で記せ。
　ⅱ）HLA-A, HLA-B, HLA-DR の3つの遺伝子座すべてについて，対立遺伝子がホモになる組み合わせはいくつあるか記せ。
　ⅲ）HLA-A，HLA-B，HLA-DR の遺伝子座の複対立遺伝子の組み合わせは，全部で何通りになるか記せ。
　ただし，ⅰ）～ ⅲ）のいずれについても，HLA-A，HLA-B，HLA-DR 遺伝子座の複対立遺伝子の数をそれぞれ，8，20，10 として計算せよ。

問4 下線部（4）について，**問3**のⅱ）で得られた組み合わせの数だけの iPS 細胞ストックを用意できれば，理論上は 100% のレシピエントに対して拒絶反応が起こらない移植が可能となる。しかし実際にはそれよりもはるかに少ない 50 株の iPS 細胞ストックで日本人の 80% をカバーできるという試算が成り立つのはどうしてか，その理由を簡潔に記せ。

問5 下線部（5）について，骨髄移植によって再生が期待されている組織の名称を記せ。

問6 下線部（6）について，iPS 細胞ストックの作成は主に HLA をホモにもつドナーから採血し，その中に含まれる細胞から iPS 細胞を樹立する方法で行われている。すべての血液細胞を含む多能性の iPS 細胞を樹立する上で，<u>不適切な細胞</u>を次の ① ～ ⑥ からすべて選び，番号で記せ。

　① 赤血球　② 好中球　③ マクロファージ　④ 樹状細胞　⑤ T 細胞　⑥ B 細胞

第4問 菌類に関する次の文を読み，以下の各問いに答えよ。

　キノコなどの菌類は一見植物のように見えるが，光合成をしない（ ア ）栄養生物であり，有機物を他の生物に依存している。(1) 菌類は動物や植物の死がいや排泄物などを強力に消化，処理する（ イ ）者として生態系の重要な位置を占めている。消化するといっても，(2) 動物のように消化管をもっているわけではないので，（ ウ ）を分泌して体外消化を行う。菌類の細胞は，節足動物の外骨格を構成する物質でもある（ エ ）を含む細胞壁をもっていて，多くの種が多細胞からなる菌糸を形成する。菌類は基本的に，土中などにある(3) 菌糸の全表面から栄養を吸収するので，表面積を大きくして吸収効率をあげている。

　菌類は様々な生物と共生もしている。多くの植物の根には菌類が共生して（ オ ）を形成しており，植物に必要な無機塩類を供給している。また，シアノバクテリアなどと共生している菌類が多数あり，共生体を（ カ ）類とよぶ。（ カ ）類をつくる菌類の多くは，アオカビと同じ（ キ ）菌類に属し，（ カ ）類の化石記録は，(4) 植物の上陸より古い。

　菌類は，ヒトの病原微生物としては強力なものは少ない。しかし，HIV感染による（ ク ）や抗がん剤投与などで，(5) からだの防御機能が低下した状態だと，菌類が感染症を引き起こすことがある。逆に，(6) 菌類の産生する物質が，ヒトに有害な微生物を攻撃する場合があり，われわれはそれを「抗生物質」とよんで感染の治療に用いている。

問1　文中の（ ア ）～（ ク ）に適語を記せ。ただし，（ ク ）は英字略語で記せ。

問2　下線部（1）について，
　ⅰ）植物の細胞壁をつくる繊維は何か，名称を記せ。
　ⅱ）被子植物の葉の表面を保護している層を何とよぶか，名称を記せ。

問3　下線部（2）について，菌類は消化でできた小分子の有機物を細胞外から細胞内に取り込む。その際に有機物が通る膜タンパク質を一般に何とよぶか，名称を記せ。

問4　下線部（3）について，例えば多数の細胞が直列に連なった円柱形を考えると，体積が同じならば，直径を1/10にすると円柱側面の表面積は何倍になるか，整数で記せ。

問5　下線部（4）について，
　ⅰ）最初に上陸したのは何植物か，名称を記せ。
　ⅱ）ⅰ）の植物にはなく，その後の進化で陸上植物が獲得した組織系は何か，名称を記せ。

問6　下線部（5）について，このように防御機能が低下したときに，病原性の弱い微生物によって起こる感染を一般に何感染とよぶか，名称を記せ。

問7　下線部（6）について，抗生物質の具体的な名称を1つ記せ。

英　語

解答

28年度

前　期

1

〔解答〕

問1. 個人にとって最適な選択をしても、全体にとっては最善の選択とはならないということ。(40字)

問2. （あ）(3)　　（い）(4)　　（う）(1)　　（え）(2)

問3. (4)

問4. 2番目 (6)　　5番目 (5)

問5. (4)

問6. （お）L　（か）L　（き）H　（く）L

問7. (2) (5)

〔出題者が求めたポイント〕

内容把握・空所補充・熟語・整序問題・単語・内容一致

問1. 囚人のジレンマが広範囲にわたる現象へ適用できることが示されているが、その理由を考えることで解答を導く。

問2. 全訳参照。

問3. regardless of ～「～に関係なく」。

問4. given that (the years in prison) represent everything (that is) important to them となる。given that S V ～「S が V であることを考慮すれば」。everything が単数扱いであることに注意。that is important to them は everything を修飾する関係代名詞節。

問5. symmetric「対照的な」。

問6. 全訳参照。

問7. (1)は第1段落3～4行目に不一致。 (2)は第5段落の内容に一致。 (3)は第5段落の内容に不一致。 (4)は第6段落の内容に不一致。 (5)は最終段落最終文に一致。

〔全訳〕

囚人のジレンマは、哲学と社会科学の領域で最も活発に議論される思考実験の一つである。学者によって議論されるその他多くの知的難問とは異なり、囚人のジレンマは、我々の多くが実生活の中で時々出くわすことになる状況の一類型でもある。交通渋滞のような多様な出来事、政治的権力の闘争、地球温暖化は囚人のジレンマとして類推することができる。

Albert W. Tucker は彼の大学院生である John F. Nash の研究を議論した 1950 年の講義中に「囚人のジレンマ」という用語を造り出した。もしあなたが囚人のジレンマを耳にするのが初めてなら、以下に述べるいくぶん人為的な例は、もっと一般的な現象を説明することを意図していることを心に留めて欲しい。

二人のギャングである Row と Col が重大犯罪で逮捕された。州検察官は、彼らに一時間与え、自白するのかあるいは否認するのかを決めさせる。州検察官は、もし二人の囚人が自白すれば、それぞれが 10 年の服役を言い渡されることになることを説明する。しかし、もし一人が自白し、他方が否認するのなら自白する囚人は報わ

れ、わずか 1 年の服役で済むことになる。他方は 20 年の服役となる。最後に二人の囚人が否認すれば、それぞれが 2 年の服役となる。囚人たちは個室に入れられ、お互いに意思疎通を図ることは許されていない。当然のことながら、囚人は両方ともできるだけ短い時間を刑務所で過ごしたいと考えるだろう。

囚人のジレンマが、学術論文においてこれほどまでに大きな注目を引きつけるのは、広範囲の現象に関する重要なことを捉えているように思われるからである。Tucker の話は一般的見地の興味深い説明に過ぎないのである。この一般的見地を理解するためには、他方がどうするかにかかわらず、Row と Col は自らの犯罪を自白することを合理的に求められることに注意して欲しい。理由は次の通りである。もし Col が自白するなら、Row にとっては 10 年間の服役の方が 20 年間の服役よりもよく、もし Col が否認するのなら、Row にとっては 1 年間の服役の方が 2 年間の服役よりもよいのである。同じように推論することで、Row がどう決定するのかに関係なく、Col は自白するのが賢明であるということを確かめることができる。これはいくぶん反直観的である。というのも、両方の囚人は否認することが双方にとってよりよいことを知っているからである。もし Row と Col が否認するのなら、それぞれが 2 年の服役となり、それは 10 年の服役よりもよい。問題なのは、両方の囚人が完全に合理的である限り、彼らがこの直観的に納得できる結果に到達する術がないように思われることにある。

一般的な教訓として、二人もしくはそれ以上のプレイヤーが交流し、彼らの好みがとても似ており、合理的な構造を持つときはいつでも、個人それぞれに最も利益をもたらす行動は全体に利益をもたらすわけではないということである。これにより、囚人のジレンマが広い社会現象に関連性を持つのである。私が私にとって最善の事を行い、あなたがあなたにとって最善の事を行えば、我々は双方にとってより悪い状況に身を置く結果になるのである。二人の囚人の話は、より正確な方法でこの点を説明するための道具に過ぎないのである。

少なくともわかりやすい方法ではないにせよ、囚人が意思疎通を図り、彼らの行動を調整することによっても、我々はこのジレンマを避けることができない。もし Col と Row のそれぞれが他方に否認することを約束したとしても、彼らにとっては収容年数が最も重要であることを考慮すると、二人の男が自白することが依然として合理的なのである。州検察官が自白することを求めれば、彼らは約束を守る合理的な理由をもはや持つことはないのである。Row が自白し Col が自白しなければ、Row は 1 年間の服役となり、それは 2 年間の服役よりもよいのである。Col が自白するとしても Row が自白するのがここでもよいことになる。それゆえ、Col がどうするかにかかわらず、Row は自白するのがよいこと

になる。ここで駆け引きは対称的であるので Col はまさに Row のように推論することになるはずであり、Col もまた自白するのである。

もう一つの、さらに現実的な因人のジレンマの説明として、二つの競合する自動車製造業者を考えてみよう。Row Cars と Col Motors である。それぞれの会社は、高価格で自動車を販売し、それぞれの自動車の売上から高い利益を得るのか、あるいは価格を切り下げて、低い利ざやでより多くの自動車を販売するのかを決定する必要がある。それぞれの会社の総利益はもう一方の会社が価格を高くあるいは低く設定するのかどうかに依存するであろう。もし両方の自動車製造業者が高価格で自動車を販売すれば、それぞれが1億ドルの利益となる。しかし、一方が低価格を選び、他方が高価格を選べば、後者の会社は製造費を賄うのに十分な台数だけを販売することになり、利益は0ドルになることを意味する。この場合、もう一方の会社がより多くの自動車を販売することになり、1億5000万ドルの利益を得ることになる。最後に、もし両方の製造業者が低価格で自動車を販売すれば、彼らは同じ台数の自動車を販売することになるが、利益はわずか2000万ドルとなる。

あなたが Row Cars の取締役会に仕えていることを想像して欲しい。取締役会で、あなたは Col Motors がどう決定するかにかかわらず、会社が低価格を選ぶのがよいことを指摘するだろう。というのも、Col Motors が販売価格を低く設定すれば、2000万ドルの利益の方が0ドルの利益よりもよいからである。Col Motors が販売価格を高く設定すれば、1億5000万ドルの利益の方が1億ドルの利益よりもよいからである。さらには、この競争は対称的であるので、Col Motors もまた同様に推論し、低価格を設定するだろう。それゆえ、両方の会社はそれぞれ1億ドルではなく2000万ドルの利益を得ることで終わることになる。

両者が合理的であるなら、二つの会社が低価格を選ぶという結論について、我々は残念に思う必要はない。あらゆる因人のジレンマが通常の消費者にとって悪いわけではない。しかし、Row Cars と Col Motors にとっては因人のジレンマに直面することは紛れもなく不幸である。もし両方の会社が高い価格を設定するという拘束力のある契約に到達していたのであれば、両方の会社がはるかに大きな利益（1億ドル）を得ていたであろう。このことにより、消費者の利益を守る際に、政府当局がカルテルや価格についてのその他の拘束力の契約を防止するために最善を尽くすのが何故なのかが分かるかもしれない。

2
〔解答〕
問1. （2）
問2. （4）
問3. 東アジアからの外来種がアメリカ北東部で在来種を駆逐することはあっても、その逆はないということ。（47字）
問4. （3）

問5. （1）（3）
問6. 甲.＝乙.＝丙.＞丁.＜
問7. （あ）（3）　　（い）（2）　　（う）（1）

〔出題者が求めたポイント〕
内容把握・空所補充
問1. 全訳参照。
問2. 後続する文には、在来種を駆逐したアオナガタマムシやメギの事例が挙げられている。
問3. this は前出の内容であり、何が偶然の一致ではないのかを判断する。
問4. 後続する分詞構文の部分に注目。
問5. 外来種が在来種を駆逐するのは何故かについて、従来の生態学者は新しい地域の環境条件にあると考え（第3段落）、Darwin は外来種自身が優れた形質・特性を持つと考え（第4段落）、Fridley と Sax は Darwin が正しいと考えていた（第5段落）。
問6. 第7段落にエリー運河とスエズ運河の事例が挙げられている。
問7. （あ）前文にある a way という表現に注目する。（い）前文に、在来種が捕食生物や病原体に一掃されることはあっても、外来の競争者に一掃されるのは稀であることが示されている。それを受けての結果が示されていると考える。（う）在来種を守ろうとする保守的な生物学者にとっては、進化上の不均衡理論がどのような意味を持つのかを考える。

〔全訳〕
　外来種は、避けられない厳しい現実でもあり、科学的難問でもある。人間は動植物を最初に進化した場所から数千マイルも運ぶ。それは時として偶発的であり、時として意図的でもある。これらの種の多くは新しい場所では短期間で死んでしまう。なかにはかろうじて生き延びるものもいる。しかし、なかには生態的な悪夢になるものもいる。北東部では、アオナガタマムシがトネリコの木を壊滅しつつあり、一方でメギが森林地を覆いつつあり、在来の植物を駆逐している。科学者たちは、なぜこれらのような種が原産地からこれほどまでに遠いところで優位性を示しているのかについて確かではない。「在来種が自らの環境に適応しており、外来種がどこか別のところから来るのであれば、なぜ外来種が侵略することができるのだろうか」とブラウン大学の生態学者である Dov F. Sax が疑問を呈している。

　この答えの大部分は外来種が進化する生息地で見つかるかもしれない。アメリカ北東部に馴染のない種は、アオナガタマムシとメギを含み、東アジアから侵略してきた。しかしその逆は当てはまらない。アメリカ北東部から来た種が東アジアで問題となっていることはほとんどない。Global Ecology and Biogeography 誌に掲載された新たな研究で、Dr. Sax とシラキュース大学の生物学者である Jason D. Fridley はこのことが偶然の一致ではないと論じた。彼らは、世界のいくつかの地域が進化的な孵卵器になっており、その他の環境で繁栄する準備をした優れた競争者を生み出しているとの証拠を示し

た。「あらゆる種が平等に創られていると思わない」と Dr. Sax は述べた。

　最近になるまでずっと、外来種の謎を解決しようとする生態学者は、種の起源については比較的わずかな注意しか払っておらず、その代わりに、新たな環境で外来種を助けることになるかもしれない要因に焦点を当てていた。例えば、外来種は敵を引き離すことから利益を得ているかもしれず、外来種を駆逐するのに適応した寄生動物や捕食動物がいないので、思うままに繁殖できるのである。あるいは新しくやってきた種が繁栄するのは、人間が新たな生態系を侵略しやすいようにしているからなのかもしれない。森林を小さな部分に切ることや湖を化学肥料で満たすことは生態の網の目を混乱させ、新たな種がその隙間に入り込むのを容易にしているのである。

　しかし、19 世紀までに遡れば、進化の役割を見出した科学者もいた。『種の起源』で Charles Darwin は在来種が「別の土地から適応した生物によって打ち負かされ、取って替わられること」に驚くべきではないと書いている。Darwin はこれらの勝利は不可避であると推測した。異なる種は世界の異なる地域の特定の生態的地位に適応するのかもしれない。いくつかの種を同じ場所、同じ生態的地位に置いても、ある種が別の種を駆逐するのはもっともなのかもしれない。というのもその種は優れた特質を進化させたからである。

　Dr. Fridley と Dr. Sax が 2007 年に出会う前は、二人はそれぞれ Darwin が正しいかもしれないと納得していた。彼らが同じ信念を共有していることを発見したとき、彼らは力を合わせて Darwin の考えを検証することにした。彼らの手法は両面作戦であった。まず、彼らは外来植物種が生じる傾向のある場所に注目し、様々な地域の植物の科の数を調査した。彼らが発見したのは、外来植物は競合する種の大きな多様性を持つ生息地で進化した可能性が高いことであった。Darwin は正しかった。植物の中には戦う者として進化した者もいたのだ。「我々は二人とも驚かされた」と Dr. Fridley は述べた。

　二つ目の検証で、Dr. Fridley と Dr. Sax はある種が侵略的になるのを助けるのに運河が果たした役割を調査した。時として、人間は生態系と等しい種の多様性を結びつける運河を掘る。しかし、他の事例では、運河は低い多様性の地域と種の多様性が高い地域を結びつける。彼らは外来の魚や軟体動物が高い多様性の地域から来る傾向があり、低い多様性の生息地の中で自らを確立するために運河を使用したと予想した。「それは完全な実験ではない」と Dr. Sax は述べた。「しかし、それは依然としてかなりよい事前準備のない実験である」。

　1825 年、エリー運河は五大湖をハドソン川とつないだ。生態学者が発見したのは、二つの生態系はもともとほぼ同じくらいの魚と軟体動物の種を持っており、それぞれの側から来た種は反対側でおよそ同じ割合で侵略的になった。スエズ運河の事例はかなり異なっていた。一方は、紅海とインド洋であり、魚と軟体動物の強度の多様性を持つ大きく安定的な生態系であった。もう一方は、地中海であり、同程度の種の多様性を持たない比較的で

きて間もない生息地であった。Dr. Fridley と Dr. Sax は地中海が運河の他方側から来た外来種に圧倒されたことを発見した。その一方で、地中海から来た外来種は紅海ではほとんど定着しなかった。Dr. Fridley は、同じような不均衡が、なぜ北西部はこれほどまでに多くの外来種を東アジアから受けたのかを説明すると推測した。今日では、両方の地域は同じような気候である。しかし、アメリカは氷河時代には氷河で埋められており、その一方で東アジアは埋められていなかった。これらの種はより多様に成長し、進化し、最終的には優れた競争者になった。ひとたび人間がそれらの運転手として振舞い始めると、侵略する準備が整っていたのだ。

　カリフォルニア大学デービス校の生態学者である Jay Stachowicz は、この研究には関わってはいないのだが、Darwin の考えを調査する方法を見つけたとしてこの研究者たちを賞賛した。「意義のある方法でそれを検証したのはおそらくは彼らが初めてである」と彼は述べた。ミネソタ大学の生態学者である David Tilman はこの研究を「Darwin の仮説の素晴らしい敷衍」と呼んだ。しかし、彼はこの研究は逆説を提起すると警告した。捕食動物と病原体が在来種を一掃することはあり得るのだが、外来の競争者がそのようなことをするのは稀である。「最もありふれた結果は共生である」と Dr. Tilman は述べた。新しい仮説はこれがなぜなのかを説明していない。Dr. Sax と Dr. Fridley が自らの仮説をそう呼ぶように、進化上の不均衡仮説は、在来種を保護しようとしている保守的な生物学者にとって厳しい含意を持つかもしれない。彼らは何百万年もの進化と戦っているのかもしれない。「もしそれが本当なら、『抵抗は無駄である』という表現が心に浮かぶ」と Dr. Stachowicz は述べた。

❸

〔解答〕
ア：job　イ：hurry　ウ：while　エ：best
オ：understand　カ：it　キ：likely　ク：takes
ケ：need　コ：pattern(s)　サ：but　シ：notice

〔出題者が求めたポイント〕
空所補充
ア：後続する分詞構文が working hard 〜で始まり、単数扱いになる名詞という情報から判断する。
イ、ウ：a half-assed answer「不十分な答え」に対する修飾部分と a perfect answer「完璧な答え」に対する修飾部分を埋める問題。答えに到達するまでの時間が話題になっていると判断する。
エ：in one's best interest「一番有利に」。
オ：help は第 5 文型を取ることができ、その際の補語には原形を取ることができることから動詞を入れると判断する。
カ：形式目的語の it を入れれば、後続する不定詞が真主語となると判断する。
キ：be likely to V[原形]「V する可能性が高い」。
ク：take in 〜「〜を取り入れる」。

ケ：need to V［原形］「Vする必要がある」。
コ：pattern「（敷物などの）模様」。
サ：逆接の表現が入ると判断する。
シ：notice ～「～に気づく」。

〔全訳〕
　あなたの脳はあなたにたくさん嘘をつく。残念ではあるが我々はあなたに打ち明ける必要があり、これは本当なのである。あなたの脳が必要不可欠で難しいことをしているときでさえ、何が起こっているのかのほとんどをあなたは意識してはいない。もちろん、あなたの脳はあなたに嘘をつくつもりはない。たいていは、素晴らしい仕事をし、複雑な世界であなたが生き延び、目標を達成するのを助けている。しばしば、あなたは緊急事態や好機に同じように素早く反応する必要があるため、理解するのにしばらく時間が必要な完璧な答えよりも、たいていあなたの脳は不十分な答えを急いで得るように努力している。世界の複雑さと合わさり、このことが意味するのは、あなたの脳は近道をし、たくさんの想定をする必要があるということである。たいていはあなたの脳がつく嘘はあなたにとって一番有利に働くが、それらはまた予想可能な失敗につながる。
　我々の目的の一つは、近道とあなたの脳があなたを生かすために使う隠れた想定の類型を理解するのを手助けすることである。この知識のおかげで、どのような時にあなたの脳は信頼できる情報の源であり、またどのような時にあなたを誤った方向へ導く可能性があるのかをあなたがより簡単に予想できるようになる。この問題はまさに前面で起こり、それは脳が感覚を通じて世界からの情報を取り入れるときである。たとえあなたが部屋で静かに座っていたとしても、あなたの脳は保持できるよりもはるかに多く、あなたがどのように行動するかを決める必要があるよりもはるかに多くの情報を受け取っている。あなたは敷物の詳細な色の模様や壁の写真、屋外の鳥の鳴き声に気づいているかもしれない。あなたの脳はこの光景の多くの他の側面を最初は知覚するが、すぐにそれらを忘れる。たいていの場合、これらの物事は本当に重要ではないので、我々はどれほど多くの情報を失っているのかにしばしば気づかない。脳がたくさんの省略という嘘を犯すのは、情報が平凡であるとみなされるとすぐに世界の情報を捨てるからである。

〔後　期〕
1
〔解答〕
問1．（4）
問2．（あ）（3）（い）（1）（う）（2）
問3．血中で発現が変化する六組の遺伝子と脳内のセレトニン分子信号。（30字）
問4．2番目（3）5番目（1）
問5．（3）
問6．（3）
問7．（1）（4）

〔出題者が求めたポイント〕
空所補充・前置詞・整序問題・比較・熟語・内容把握・内容一致
問1．compare A to B「AをBと比較する」。
問2．（あ）実験の二週間前に自殺を試みた人々の脳の構造と機能を様々な集団と比較する理由を考える。（い）後続する文に注目すると、part of the person「その人の一部」や、trait「特性」と言った表現があるところから判断する。（う）前文の「遺伝的特徴が人の自殺リスクに影響するとの証拠」の具体例になっていなければならない。
問3．全訳参照。
問4．～ than (in) those whose attempts (are) less drastic
問5．let alone ～「～はいうまでもなく」。
問6．outweigh「～にまさる」。
問7．(1) 第1段落に一致。　(2) Zarate の研究には自殺をした人々の脳の構造と機能の分析は含まれていない。　(3) 第3段落にケタミンが鬱病の治療に時として使用されることが述べられている。　(4) 第5段落に、遺伝的特徴の影響が衝動や欠陥のある判断と関連があり、自殺リスクへの遺伝的特徴の影響があるとの Jollant の見解が述べられている。　(5) 最終段落で、Jollant は臨床試験に自殺するリスクの高い人々を含めることの重要性を述べている。

〔全訳〕
　自殺は難問である。鬱病の人々の10%より少ない数が自殺を試みており、自殺をする人々の約10%はいかなる精神衛生状態であるとも診断されたことは決してなかった。現在、人々が自殺を試みるときに脳内で何が起こっているのか、そのような人々を引き立たせるものは何なのかをある研究が明らかにしようとしている。その結果を受け、研究者は自殺が認識された精神病の単なる症状ではなく、特定の脳構造によって駆動されているのかどうかを理解するのに役立つかもしれない。
　このプロジェクトは、先月に開始され、本研究に参加する前の二週間に自殺を試みた50人の人々を募集する予定である。メリーランド州のベセスダにある米国国立精神衛生研究所の精神科医である Carlos Zarate とその同僚はこれらの人々の脳の構造と機能を一年以上前に自殺を試みた40人の人々の脳の構造と機能と比較し、自殺を試みたことのない鬱病や心配を抱える40人の人々、

そして40人の健康な人々の対照群との比較も予定している。そうすることで、研究者たちは自殺しようとする衝動と結びつく脳内のメカニズムが明らかになることを期待している。

Zarateのチームはまた精神に作用する「パーティドラッグ」であるケタミンを最近になって自殺を試みた人々に与える予定である。ケタミンは時として鬱病を治療するために使用され、自殺しようとする考えや行動を素早く抑制する。それは鬱病の他の症状に影響しない場合にあっても効果を発揮する。効き目は約一週間持続すると知られている。ある研究者たちにとって、そのような発見事項が示唆するのは、ケタミンが自殺しようとする思考に特有の脳内回路に影響を及ぼすということである。しかし、ニューヨークシティのコロンビア大学の精神科医であるJohn Mannは、異常な脳化学反応や遺伝的特徴によって、失業後のような大きなストレスを伴う時期に人々は自殺をする気になる可能性があると述べた。「それらは人の一部であり、特性であり、その人が病気になったときにより重要となる」とMannは述べた。

遺伝的特徴が人の自殺リスクに影響するとの証拠が存在する。例えば、自殺をする帰化した子供たちの生物的な親族は、一般の人々よりも数倍自殺をする可能性が高い。カナダのモントリオールにあるマギル大学の精神科医であるFabrice Jollantは、この遺伝的な影響が特定の精神病というよりもむしろ衝動や欠陥のある判断と関連があることを示唆している。彼が発見したところでは、意思決定を検査するように設計されたギャンブルのゲームをしているときに、自殺をした人々の近い親族は、対照群よりもさらに衝動的であった。「これは遺伝したもののように思われる」とJollantは述べている。

他の研究者たちは、臨床医が最も自殺のリスクが高い人々を見つけることができるバイオマーカーを探している。インディアナポリスにあるインディアナ大学の精神科医であるAlexander Niculescuと彼の同僚は、自殺をした人々の血中で発現が変化する六組の遺伝子を特定した。そのチームは、これらのバイオマーカーと気分やリスク要因を跡付けするアプリケーションから得られたデータを組み合わせることにより、90%を超える正確性で、双極性障害や統合失調症を持つ人々が最終的に自殺を試みて入院するかどうかを予測できることを発見した。

Mannは陽電子放射断層撮影（PET）を使用し、自殺を試みた人々の脳内にある分子のセレトニンの信号を送る最も研究されたバイオマーカーを跡付けている。彼らの変更されたセレトニンのパターンは、自殺した人々の脳内で死後に見られるパターンと類似しているとMannは述べている。セレトニンの水準は鬱病の人々の中で変わるが、Mannは自殺を試みる人々と鬱病だが自殺を試みたことがない人々の間の差異を発見した。彼はまた、鎮痛剤を一便まるごと摂取するなどして、より深刻な自殺を試みた人々の中では自殺の試みがそれほど極端ではなかった人々よりもセレトニンの水準がより大きく変化したことを示した。

研究者たちは自殺の根底にある生物学のよりよい理解

が自殺をしようとする衝動へのより効果的な治療へとつながることを望んでいる。しかし、Zarateのような研究は実行上のおよび倫理上の難しい問題を提起している。研究者たちは、自殺を試みた人が研究に参加するかどうかに関して情報に通じた意思決定をすることができるかどうかを考慮しなくてはならない。

サンフランシスコにあるカリフォルニア大学の精神科医であるMichael Minzenbergは、これらがあらゆることにあまりにも影響することを認識している。彼は統合失調症の自殺を試みる人々を研究している。これらの人々の多くは、職に就くとか住居を見つけるといった基本的な生活の術を得ようともがいている。「彼らは扱うのに骨の折れる集団であり、研究するに当たってはいうまでもない」とMinzerbergは述べている。

彼と自殺を試みる人々を研究する他の研究者たちは、彼らを特別の注意でもって扱っており、そのような研究の全体の利益はいかなるリスクにもまさると述べている。「多くの臨床試験では、自殺の可能性が高い人々は除外されるため、我々は彼らの扱い方を知らない。単に『彼らを試験から除外する』と言うのではなく、我々はこの一定数の人々を見極める必要がある。」とJollantは述べている。

2
〔解答〕

問1. （5）

問2. ＜＜A＞＞ approval ＜＜B＞＞ supply

問3. 後の長寿薬許可へ続く道のりの障害を取り除く下地を作るため。（29字）

問4. A1. （3）A2. （4）A3. （4）B1. （2）B2. （2）B3. （1）
　　C1. （3）C2. （1）C3. （3）D1. （2）D2. （1）D3. （4）

問5. （あ）（2）　（い）（1）　（う）（3）

問6. （1）

〔出題者が求めたポイント〕
内容把握・単語・反意語・空所補充

問1. 第3段落1〜2文を参照。

問2. approval「承認、賛成」。supply「供給」。supply and demand「需要と供給」。

問3. 第5段落2〜3文を参照。

問4. A1. 第3段落4文を参照。
　　A2. 第7段落2〜4文を参照。
　　A3. 第8段落3〜4文を参照。
　　B1. 第6段落4〜6文を参照。
　　B2. 第7段落3〜4文を参照。
　　B3. 第8段落5〜6文を参照。
　　C1. 第3段落6文を参照。
　　C2. 第7段落1〜2文を参照。
　　C3. 第8段落4〜6文を参照。
　　D1. 第3段落6〜8文を参照。
　　D2. 第7段落最終文を参照。
　　D3. 第8段落6〜7文を参照。

問5. 全訳参照。

問6. 第8段落最終文を参照。

〔全訳〕

長寿薬はもはや未来の薬ではない。人々での最初の試験が早くて来年には始まるだろう。先月、この試験を支持する科学者たちは、現実的問題を解決するために米国食品医薬品局(FDA)との話し合いを開始した。この試験の狙いは、メトホルミンと呼ばれる糖尿病の薬が死や心臓病、癌、精神的退化などの年齢に関連する状況をも遅らせるかどうかを検証することにある。薬が人体での試験で老化を遅らせることのために特化して試験されるのはこれが最初であろう。「これは革新的なことである」とアメリカに拠点を置く非営利団体である老化研究協会のSue Peschinは述べ、「FDAがこの考えに関する研究への扉を開いたことが重要である」と続けた。

寿命延長の分野は、長らくあてにならない評判を持っており、提出された考えの大半は、餓死に近い食事あるいは何らかの方法で染色体の端部を延長するというような魅力的でないか非現実的なものであった。

薬を規制する当局は、老化を治療の必要な状況であると公式に認識してはおらず、このことにより薬が認可されるのが困難になっている。しかし、これは克服できない問題ではなく、既存の薬を転用することで促進しうるのである。というのも我々はすでに長期にわたる安全性のデータを持っているからである。メトホルミンは、2型糖尿病を治療するために何十年もの間、使用されている。このことが意味するのは、研究者がすぐに人間を使った大規模試験に入ることができるということである。新薬は一般的にはまず動物で試験される必要があり、それから少数の人間での試験となる。この試験は、5年間にわたり70代の3000人を追跡することを狙いとしており、肯定的な結果が出ればFDAがそれを承認するのに十分なはずであるとニューヨークにあるアルベルト・アインシュタイン医学校の主任研究員であるNir Barzilaiは述べている。

主な障害は資金不足であり、総額で5000万ドルになる。米国高齢化研究連合会は計画段階を支援しており、研究チームは米国国立衛生研究所を含む、いくつかの潜在的な後援団体と話し合いを行っており、Barzilaiは自信を持っている。「我々は多様な方面から関心を得ている。そのためなんとかしてこの試験は続いて行く」と彼は述べている。結局は、この薬が認可されれば、大きな需要が起こり得るのである。

6月にFDAと会合した後に、規制当局から「ささいな示唆」しか与えられず、原則的には協力的であったとBarzilaiは述べている。実際にはこの試験を進めるのにFDAの許可は必要ではないが、現段階でFDAと協議することにより、後の認可への道のりの障害を取り除く下地になりうることを意味している。試験を開始するために、Barzilaiが必要とするのは、関連する様々な倫理委員会からのゴーサインのみである。これは比較的容易であるはずであり、というのもメトホルミンは安全な薬であるとみなされているからであると彼は述べている。化合物の成分により肝臓が分泌するグルコースの量を減らすことで、糖尿病の人々を助けるのである。最もよく知られた副作用は吐き気と下痢であるが、これらの症状は、服用量をゆっくりと増やすことや食事と一緒に服用することにより軽減できる。

メトホルミンの可能性がある長寿効果への関心が起こったのは、薬を服用する糖尿病患者は癌や心臓病になる確率が低く、糖尿病ではない人々よりも15%だけ長生きしたということを示す研究もあるからである。どうしてこのような効果があるかは明らかではない。というのも化合物が細胞に対して様々な影響を持つからである。しかし一つの仮説は、カロリー制限効果をまねるというものであり、これにより多くの動物の老化を遅らせるのである。食べ物が乏しいときには、細胞がエネルギーを保つ状態に移行する。これにより寿命への波及効果があるようなのである。

提案されたメトホルミンの試験は、抗老化の分野における唯一の兆しではない。今月、犬を使ったラパマイシンと呼ばれる薬の試験が始まる予定である。この薬は免疫系を抑制するためにすでに人間で使用されており、例えば、臓器移植後にわずかな服用量であるがカロリー制限をまねるようなのである。珍しいことであるが、この研究の被験動物は実験動物ではなく中年のペットの犬である。これは試験に含まれる大型で長生きする動物の時間と費用を節約するためというのが理由の一つである。チームのメンバーであるシアトルにあるワシントン大学のMatt Kaeberleinは犬が二年から五年長生きすると考えている。研究は人気が出る可能性があるとPeschinは述べている。「この研究にはネズミを用いた研究が持ち合わせていない心温まる効果が出る予定である」。これにより次に続く研究の資金が得られやすくなるかもしれない。

イギリスのブライトン大学のRichard Faragherによれば、彼は老化の仕組みを研究しているのだが、この分野への近年のもう一つの高まりは巨大製薬会社ノバルティスの参入である。去年、ノバルティスはエベロリムスと呼ばれる薬の抗老化効果を示す試験結果を報告した。エベロリムスはラパマイシンと同じように作用する。それは高齢の人々のワクチン接種への反応を高める薬の効き目の試験であった。薬の効き目はあったが、この薬が加齢に伴う免疫系の衰えを軽減することにより、寿命を延ばしうることが示された。Faragherはノバルティスの関与により、抗老化がまじめに取り上げられる分野であることが示されていると考えている。「我々は不死になろうとしているのではない」と彼は述べている。「我々がやろうとしているのは、病気がない何年かを過ごすことを確実にすることだけなのである」と彼は続けた。

3
〔解答〕
ア：they　イ：First(ly)　ウ：means　エ：worth
オ：students　カ：or　キ：remembering(recalling)
ク：chance　ケ：more　コ：solving　サ：produces
シ：input(information)

それらは脳の真ん中に位置する視床のような抽出し分類する場所に移動する。

〔出題者が求めたポイント〕

空所補充

ア：代名詞の they を入れれば、scientists を指すことができる。

イ：第1段落5行目に then、Finally があることから判断する。

ウ：前文の潜在的記憶の形成を言い換えている。

エ：be worth 〜「〜する価値がある」。

オ：教育者と学生の対比であると考える。

カ：either A or B「A か B のいずれか」。

キ：remember 〜「〜を思い出す」。

ク：there is a good chance that S V 〜「S が V であることが十分にあり得る」。

ケ：but 以下に less があることから比較級を入れる。

コ：solve 〜「〜を解く」。

サ：produce 〜「〜を生み出す」。

シ：input「入力、インプット」。

〔全訳〕

　学習は脳を変化させる。というのも脳は、新たな刺激、経験や行動で脳自身を新しく張ることができるからだ。科学者たちはこのことがどのように起こるのかについて正確には確信を得ていないが、彼らは何が起こるのかについていくつか考えを持っている。まず、脳へのある種の刺激がこの過程を開始させる。それは内部のものかもしれないし、ジグソーパズルを解くような新たな経験かもしれない。次に、その刺激は分類され、いくつかの段階で処理される。最後に、潜在的な記憶の形成がある。そのことが意味するのは単純に、記憶が容易に活性化されるように欠片が整えられるということである。教育者として、これらの段階の基本を理解することに十分に時間をかける価値がある。それは我々にどのように学生が学ぶのかについて、いくつか役に立つ洞察を与えるかもしれない。

　我々の脳にとっては、我々はすでにやり方を知っていることを行っているか、あるいは新しいことを行っているかのいずれかである。もし我々がより初期の学習を思い出しているなら、神経回路がますます効率的になることが十分にあり得る。ワシントン医大の研究者は、新たな作業が開始されたときに陽電子放射断層撮影上で脳の多くの領域が「光り」、脳はその作業がより習得されると、それほど「光らなく」なり、あまり使われなくなることを発見した。初学者は自らの脳をより多く使うが、どのように使うかについてはあまり効率的ではない。この特性は我々の脳がどれほど速く適応し、自らを新しく張るかを説明している。

　運動は我々がすでにやり方を知っていることをしているのだが、刺激は新しいことをしている。新しい映画を見ること、新しい音楽を聴くこと、新しい歌を歌うこと、新しい場所を訪れること、新しい問題を解くことあるいは新しい友達を作ることはすべて脳を刺激しうる。それが結束している限り、この新しい精神的な刺激や運動刺激は新味がないものよりも多くの有益な電気エネルギーを生み出す。このインプットが神経刺激に転換される。

数　学

解答　28年度

前期

第1問

〔解答〕

(1) 6　(2) 9　(3) $n=44$　(4) $y=1\pm\sqrt{2}$

(5) $-1+3i,\ 5-i$　(6) $a=-\sqrt{3},\ b=-\dfrac{1}{\sqrt{3}}$

(7) 最小値 $\dfrac{2}{e}\left(x=\dfrac{\sqrt{e}}{2}\right)$　(8) $12-6\sqrt{2}$

〔解答のプロセス〕

(1) $n(\mathrm{A}\cap\mathrm{B})$ に注目すると，$n(\mathrm{A}\cap\mathrm{B})$ が最小になるのは $\mathrm{A}\cup\mathrm{B}=\mathrm{U}$ となるときなので，$n(\mathrm{A}\cap\mathrm{B})\geqq 19$
さらに，$n(\mathrm{A}\cap\overline{\mathrm{B}})=33-n(\mathrm{A}\cap\mathrm{B})\leqq 14$，$n(\mathrm{B}\cap\overline{\mathrm{A}})$ $=36-n(\mathrm{A}\cap\mathrm{B})\leqq 17$ で，$14+17=31<37$ であるから，$n(\mathrm{C}\cap(\overline{\mathrm{A}\cup\mathrm{B}}))=\phi$ であることに注意すると，$n(\mathrm{A}\cap\mathrm{B}\cap\mathrm{C})$ が最小となるのは　$\mathrm{A}\cap\overline{\mathrm{B}}\subset\mathrm{C}$ かつ $\overline{\mathrm{A}}\cap\mathrm{B}\subset\mathrm{C}$ のときなので，最小値は6。
同様に，$\mathrm{B}\cup\mathrm{C}=\mathrm{U}$，$\mathrm{C}\cup\mathrm{A}=\mathrm{U}$ であるときの最小値を求めるとすべて6であるから，最小値は6である。

(2) 70 より大きい2桁の素数は
$71,\ 73,\ 79,\ 83,\ 89,\ 97$
であるから，標準偏差を求めると，$S=9$

(3) 両辺の底を 10 とした対数をとって，
$$n(2\log_{10}3-1)<-2$$
$$n>\frac{-2}{2\log_{10}3-1}\fallingdotseq 43.6\cdots$$
であるから，$(0.9)^n<0.01$ となる最小の n は 44

(4) この極方程式の示す座標を $(x,\ y)$ とすると，
$x=r\cos\theta$，$y=r\sin\theta$ で，$x^2+y^2=r^2$ であるから，
$$r=2\left(\frac{x}{r}+\frac{y}{r}\right)$$
$$r^2=2(x+y)$$
$$x^2-2x+y^2-2y=0$$
よって，図形の式は　$(x-1)^2+(y-1)^2=2$
$x=1$ を代入して，$y=1\pm\sqrt{2}$

(5) $\mathrm{C}=a+bi$ とおくと，
$\triangle\mathrm{ABC}$ が直角二等辺三角形である
$\Longleftrightarrow \mathrm{AB}=\mathrm{AC}$ かつ $\mathrm{AB}\perp\mathrm{AC}$
ゆえに，$\dfrac{(a+bi)-(2+i)}{(4+4i)-(2+i)}=\pm i$

(ⅰ) 左辺 $=i$ のとき
$(a-2)+(b-1)i=i\{(4+4i)-(2+i)\}$
$=-3+2i$
よって，$a=-1,\ b=3$

(ⅱ) 左辺 $=-i$ のとき
$(a-2)+(b-1)i=-i\{(4+4i)-(2+i)\}$
$=3-2i$
よって，$a=5,\ b=-1$

以上より
$-1+3i,\ 5-i$

(6) $\displaystyle\lim_{x\to\infty}\frac{1}{x}=0$ であるから，

$$\lim_{x\to\infty}(\sqrt{3x^2+2x+1}+ax+b)\times\frac{1}{x}=0\times 0$$
$$\lim_{x\to\infty}\left(\sqrt{3+\frac{2}{x}+\frac{1}{x^2}}+a+\frac{b}{x}\right)=0$$
$$\lim_{x\to\infty}\left(\sqrt{3+\frac{2}{x}+\frac{1}{x^2}}+a+\frac{b}{x}\right)=\sqrt{3}+a=0$$
$$\therefore\quad a=-\sqrt{3}$$
$$\lim_{x\to\infty}(\sqrt{3x^2+2x+1}-\sqrt{3}x+b)$$
$$=\lim_{x\to\infty}\frac{(3x^2+2x+1)-(\sqrt{3}x-b)^2}{\sqrt{3x^2+2x+1}+(\sqrt{3}x-b)}$$
$$=\lim_{x\to\infty}\frac{(2+2\sqrt{3}b)x+(1-b^2)}{\sqrt{3x^2+2x+1}+(\sqrt{3}x-b)}$$
$$=\lim_{x\to\infty}\frac{(2+2\sqrt{3}b)+\dfrac{1-b^2}{x}}{\sqrt{3+\dfrac{2}{x}+\dfrac{1}{x^2}}+\left(\sqrt{3}-\dfrac{b}{x}\right)}$$
$$=\frac{2+2\sqrt{3}b}{2\sqrt{3}}=0$$
よって，$b=-\dfrac{1}{\sqrt{3}}$

(7) $f'(x)=\dfrac{\dfrac{2}{2x}\cdot x^2-2x\cdot\log(2x)}{x^4}=\dfrac{x(1-2\log 2x)}{x^4}$

ここから増減表をつくると，

x	0		$\dfrac{\sqrt{e}}{2}$	
$f'(x)$		$+$	0	$-$
$f(x)$		↗		↘

増減表より，$x=\dfrac{\sqrt{e}}{2}$ のとき，$f(x)$ は最大値 $\dfrac{2}{e}$ をとる

(8) $\dfrac{dx}{dt}=3(1-\cos t)$，$\dfrac{dy}{dt}=3\sin t$
求める長さは
$$\int_0^{\frac{\pi}{2}}\sqrt{\left(\frac{dx}{dt}\right)^2+\left(\frac{dy}{dt}\right)^2}\,dt=3\int_0^{\frac{\pi}{2}}\sqrt{2-2\cos t}\,dt$$
$$=3\int_0^{\frac{\pi}{2}}\sqrt{2\cdot 2\sin^2\frac{t}{2}}\,dt$$
$$=6\int_0^{\frac{\pi}{2}}\sin\frac{t}{2}\,dt$$
$$=6\left[-2\cos\frac{t}{2}\right]_0^{\frac{\pi}{2}}$$
$$=12-6\sqrt{2}$$

第2問

〔解答〕

(1) $\dfrac{3}{14}$　(2) $\dfrac{5}{14}$　(3) $\dfrac{71}{14}$

〔解答のプロセス〕
(1)(i) A が揃うパターンは

1	2	3	4回目
(A 2枚, 他から1枚)			A

この確率は, $\dfrac{{}_6C_1 \times 3!}{9 \cdot 8 \cdot 7 \cdot 6} \times 3$

同様に, B, C が揃うパターンも求まって文字が揃うのは

$$\dfrac{{}_6C_1 \times 3!}{9 \cdot 8 \cdot 7 \cdot 6} \times 3 \times 3 = \dfrac{3}{28}$$

(ii) 1 が揃うパターンは,

1	2	3	4回目
(1 2枚, 他から1枚)			1

この確率は $\dfrac{{}_6C_1 \times 3!}{9 \cdot 8 \cdot 7 \cdot 6} \times 3$

同様に, 2, 3 が揃うパターンも求まって, 数字が揃うのは,

$$\dfrac{{}_6C_1 \times 3!}{9 \cdot 8 \cdot 7 \cdot 6} \times 3 \times 3 = \dfrac{3}{28}$$

(i)と(ii)は同時に起こりえないので, $\dfrac{3}{28} + \dfrac{3}{28} = \dfrac{3}{14}$

(2) 文字が5枚目で, はじめてそろうとき
例えば, 5枚目が A3 のとき,

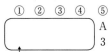

この中には, A1, A2 が必ずあり, A 以外の6枚から, 2枚えらべばよい。
ただ,

①	②	③	④	⑤
A	A	B	C	A
1	2	2	2	3

上記の場合は4枚目で数字がそろってしまうので, この場合を除かなければならない。
よって,

$$\dfrac{({}_6C_2 - 2) \times 4!}{9 \cdot 8 \cdot 7 \cdot 6 \cdot 5} \times q = \dfrac{13}{70}$$

数字が5枚目ではじめてそろうとき, 上記と同様に考える。例えば A3 が5枚目のとき

①	②	③	④	⑤
				A
				3

この中には, B3, C3 が必ずあり, 3以外の6枚から 2枚えらべばよい。
ただ,

①	②	③	④	⑤
B	C	B	B	A
3	3	1	2	3

この場合も除かなければならない。
よって,

$$\dfrac{({}_6C_{12} - 2) \times 4!}{9 \cdot 8 \cdot 7 \cdot 6 \cdot 5} \times q = \dfrac{13}{70}$$

そして,
5枚引く場合, 最後に文字と数字が, 同時にそろうことがあるので

$$\dfrac{4!}{9 \cdot 8 \cdot 7 \cdot 6 \cdot 5} \times q = \dfrac{1}{70}$$

以上より,

$$\dfrac{13}{70} + \dfrac{13}{70} - \dfrac{1}{70} = \dfrac{5}{14}$$

(3)(i) 3点となるパターンについて考える。
最後に A3 が出て終わるのは,

1	2	3回目
(A1,	A2)	A3
(B3,	C3)	A3

のパターンで, その確率は $\dfrac{2! \times 2}{9 \cdot 8 \cdot 7} = \dfrac{1}{126}$

最後のカードの選び方が9通りなので, $\dfrac{1}{14}$

(ii) 最後に A3 が出て7点となるのは,

1	2	3	4	5	6	7
(A1,	A2,	B2,	B3,	C1,	C3)	A3
(A1,	A2,	B1,	B3,	C2,	C3)	A3

のパターンで, 最後のカードの選び方が9通りあるので,

$$\dfrac{6! \times 2}{9 \cdot 8 \cdot 7 \cdot 6 \cdot 5 \cdot 4 \cdot 3} \times 9 = \dfrac{1}{14}$$

(iii) 6点となるのは,

$$1 - \left(\dfrac{3}{14} + \dfrac{5}{14} + \dfrac{1}{14} + \dfrac{1}{14}\right) = \dfrac{10}{14}$$

ゆえに, 期待値は

$$\dfrac{1}{14} \times 3 + \dfrac{3}{14} \times 4 + \dfrac{15}{14} \times 5 + \dfrac{15}{14} \times 6 + \dfrac{1}{14} \times 7$$
$$= \dfrac{71}{14}$$

第3問

〔解答〕

$$\dfrac{5}{12}$$

〔解答のプロセス〕

$\triangle PQR$ の面積を t を求めて表す。
$E(0, 0, 0), F(1, 0, 0), H(0, 1, 0), A(0, 0, 1)$ として決めると,
$P(1, t, 1), Q(0, 1, 1-t), R(t, 0, 0)$
で, $0 \leq t \leq 1$ である。
$\overrightarrow{RP} = (1-t, t, 1), \overrightarrow{RQ} = (-t, 1, 1-t)$ であるから,
$|\overrightarrow{RP}|^2 = (1-t)^2 + t^2 + 1^2 = 2t^2 - 2t + 2$
$|\overrightarrow{RQ}|^2 = (-t)^2 + 1^2 + (1-t)^2 = 2t^2 - 2t + 2$
$\overrightarrow{RP} \cdot \overrightarrow{RQ} = (1-t) \cdot (-t) + t \cdot 1 + 1 \cdot (1-t)$
$\qquad = t^2 - t + 1$

$$\therefore \quad \triangle PQR = \frac{1}{2}\sqrt{|\overrightarrow{RP}|^2|\overrightarrow{RQ}|^2 - (\overrightarrow{RP}\cdot\overrightarrow{RQ})^2}$$

$$= \frac{1}{2}\sqrt{(2t^2-2t+2)(2t^2-2t+2)-(t^2-t+1)^2}$$

$$= \frac{\sqrt{3}}{2}|t^2-t+1|$$

$0\leqq t\leqq 1$ であるから, $t^2-t+1>0$ なので,

$$\triangle PQR = \frac{\sqrt{3}}{2}(t^2-t+1)$$

$\overrightarrow{RP}=(1,0,1)+t(-1,1,0)$, $\overrightarrow{RQ}=(0,1,1)+t(-1,0,-1)$ より

$\vec{l}=(-1,1,0)$, $\vec{m}=(-1,0,-1)$ とし, $\vec{l}$, $\vec{m}$ と垂直な単位ベクトルを $\vec{n}=(x,y,z)$ とおく。

$-x+y=0$, $-x-z=0$, $x^2+y^2+z^2=1$ より

$\vec{n}=\pm\dfrac{1}{\sqrt{3}}(1,1,-1)$。$\triangle PQR$ が通過してできる立体を, $\vec{n}$ に垂直 y 平面で切る。

$R(t,0,0)$ から $R(t+\Delta t,0,0)$ に動いたとき, 平面と垂直方向に $\dfrac{1}{\sqrt{3}}|\Delta t|$ 動く。

よって, 求める体積は

$$\int_0^1 \frac{\sqrt{3}}{2}(t^2-t+1)\cdot\frac{1}{\sqrt{3}}dt$$

$$= \frac{1}{2}\int_0^1 (t^2-t+1)dt$$

$$= \frac{1}{2}\left[\frac{1}{3}t^3-\frac{1}{2}t^2+t\right]_0^1$$

$$= \frac{5}{12}$$

後 期

1

〔解答〕

(1) 277200　(2) $\dfrac{2}{3}\pi$　(3) 4π

(4) $(29,0)$, $(-29,0)$　(5) 4

〔解答のプロセス〕

(1) 0, 1, 2, 3 のそれぞれ3つを並べる順列は

$$\frac{12!}{3!3!3!3!}\text{通り}$$

このうち 10^{11} の位が0であるものは,

$$\frac{11!}{2!3!3!3!}\text{通り}$$

$$\frac{12!}{3!3!3!3!} - \frac{11!}{2!3!3!3!} = \frac{12!-3\cdot11!}{3!3!3!3!} = 277200$$

(2) $\alpha^2-3\alpha\beta+3\beta^2=0$ について,

B と O が一致しないので, $\beta\neq0$。両辺を β^2 でわって

$$\left(\frac{\alpha}{\beta}\right)^2 - 3\left(\frac{\alpha}{\beta}\right) + 3 = 0$$

ゆえに, これを解いて $\dfrac{\alpha}{\beta} = \dfrac{3\pm\sqrt{3}i}{2}$

ここで, $\dfrac{\alpha-\beta}{-\beta} = -\dfrac{\alpha}{\beta}+1$

$$= -\frac{1}{2}\pm\frac{\sqrt{3}}{2}i$$

$$= \cos\left(\pm\frac{2}{3}\pi\right) + i\sin\left(\pm\frac{2}{3}\pi\right)$$

（複号同順）

$$\therefore \quad \angle OBA = \frac{2}{3}\pi$$

(3) $x:0\longrightarrow2\pi$ で,

$0\leqq x<\dfrac{\pi}{2}$, $\dfrac{3}{2}\pi<x\leqq2\pi$ で, $x\sin\left(x-\dfrac{\pi}{2}\right)<0$

$\dfrac{\pi}{2}\leqq x\leqq\dfrac{3}{2}\pi$ で, $x\sin\left(x-\dfrac{\pi}{2}\right)>0$

すなわち,

$$\int_0^{2\pi}\left|x\sin\left(x-\frac{\pi}{2}\right)\right|dx$$

$$= \int_0^{\frac{\pi}{2}}-x\sin\left(x-\frac{\pi}{2}\right)dx + \int_{\frac{\pi}{2}}^{\frac{3}{2}\pi}x\sin\left(x-\frac{\pi}{2}\right)dx$$

$$+ \int_{\frac{3}{2}\pi}^{2\pi}-x\sin\left(x-\frac{\pi}{2}\right)dx$$

$$= \left(\frac{\pi}{2}-1\right)+(2\pi)+\left(1+\frac{3}{2}\pi\right) = 4\pi$$

(4) $\dfrac{x^2}{20^2}-\dfrac{y^2}{21^2}=1$ の焦点は, $(\pm\sqrt{20^2+21^2},0)$

$\sqrt{20^2+21^2}=\sqrt{841}=29$ なので, $(\pm29,0)$

(5) （与式）$= \displaystyle\lim_{n\to\infty}\frac{n^4}{\displaystyle\sum_{k=1}^{n}k^3}$

藤田保健衛生大学　（医）　28 年度　（71）

$$= \lim_{n \to \infty} \frac{n^4}{\frac{1}{4} n^2 (n+1)^2}$$

$$= \lim_{n \to \infty} 4 \cdot \left(1 - \frac{1}{n+1}\right)^2 = 4$$

2

〔解答〕

$f(x) = 3^x$ と $g(x) = x^3$ を考える。

$\log\{f(x)\} = x \log 3$, $\log\{g(x)\} = 3 \log x$ で，

$\dfrac{d}{dx}[\log\{f(x)\} - \log\{g(x)\}] = \log 3 - \dfrac{3}{x} > 0$ となる条件は，

$x > 0$ について考えれば，$x > \dfrac{3}{\log 3}$

$e < 3$ より，$\log 3 > 1$ であるから，$\dfrac{3}{\log 3} < 3$ であり，

$x > 3$ では任意の x について，

$\dfrac{d}{dx}[\log\{f(x)\} - \log\{g(x)\}] > 0$

さらに，$\log\{f(3)\} - \log\{g(3)\} = 0$ であるから，

$x > 3$ について，$\log\{f(x)\} > \log\{g(x)\}$ となるから，

$f(x) > g(x)$

ゆえに，$x = \pi > 3$ を代入して，$3^\pi > \pi^3$

3

〔解答〕

(1) $\dfrac{1097}{6105}$　　(2) 6552　　(3) 1008　　(4) $\dfrac{7}{3}$

(5) $\mathrm{H}\left(\dfrac{1}{3}, \dfrac{8}{3}, \dfrac{7}{3}\right)$

〔解答のプロセス〕

(1) $0.3\dot{1}\dot{2} = \dfrac{103}{330}$, $0.1\dot{3}2\dot{4} = \dfrac{441}{3330}$

$\therefore \quad 0.3\dot{1}\dot{2} - 0.1\dot{3}2\dot{4} = \dfrac{1097}{6105}$

(2) $2016 = 2^5 \cdot 3^2 \cdot 7$

よって総和は，

$(1 + 2 + 2^2 + 2^3 + 2^4 + 2^5)(1 + 3 + 3^2)(1 + 7) = 6552$

(3) $\displaystyle\sum_{k=1}^{56} \cos^2\left(\dfrac{k}{56}\pi\right)$

$= \cos^2\left(\dfrac{1}{56}\pi\right) + \cos^2\left(\dfrac{2}{50}\pi\right) + \cdots\cdots$

$\cdots\cdots + \cos^2\left(\dfrac{54}{56}\pi\right) + \cos^2\left(\dfrac{55}{56}\pi\right) + \cos^2\left(\dfrac{56}{56}\pi\right)$

$= \cos^2\left(\dfrac{1}{56}\pi\right) + \cos^2\left(\dfrac{2}{56}\pi\right) + \cdots\cdots$

$\cdots\cdots + \left\{-\cos\left(\dfrac{2}{56}\pi\right)\right\}^2 + \left\{-\cos\left(\dfrac{1}{56}\pi\right)\right\}^2 + (-1)^2$

$= 2 \displaystyle\sum_{k=1}^{28} \cos^2\left(\dfrac{k}{56}\pi\right) + 1$

ここで，

$\displaystyle\sum_{k=1}^{28} \cos^2\left(\dfrac{k}{56}\pi\right)$

$= \cos^2\left(\dfrac{1}{56}\pi\right) + \cos^2\left(\dfrac{2}{56}\pi\right) + \cdots\cdots$

$\cdots\cdots + \cos^2\left(\dfrac{26}{56}\pi\right) + \cos^2\left(\dfrac{27}{56}\pi\right) + \cos^2\left(\dfrac{28}{56}\pi\right)$

$= \cos^2\left(\dfrac{1}{56}\pi\right) + \cos^2\left(\dfrac{2}{56}\pi\right) + \cdots\cdots$

$\cdots\cdots + \sin^2\left(\dfrac{2}{56}\pi\right) + \sin^2\left(\dfrac{1}{56}\pi\right) + \cos^2\left(\dfrac{\pi}{2}\right)$

$= 13 + \cos^2\left(\dfrac{14}{56}\pi\right) = 13 + \dfrac{1}{2}$

ゆえに，$\displaystyle\sum_{k=1}^{56} \cos^2\left(\dfrac{k}{56}\pi\right) = 28$

また，

$\displaystyle\sum_{k=57}^{112} \cos^2\left(\dfrac{k}{56}\pi\right)$

$= \cos^2\left(\pi + \dfrac{1}{56}\pi\right) + \cos^2\left(\pi + \dfrac{2}{56}\pi\right) + \cdots\cdots$

$\cdots\cdots + \cos^2\left(\pi + \dfrac{55}{56}\pi\right) + \cos^2\left(\pi + \dfrac{56}{56}\pi\right)$

$= \cos^2\left(\dfrac{1}{56}\pi\right) + \cos^2\left(\dfrac{2}{56}\pi\right) + \cdots\cdots$

$\cdots\cdots + \cos^2\left(\dfrac{55}{56}\pi\right) + \cos^2\left(\dfrac{56}{56}\pi\right)$

$= \displaystyle\sum_{k=1}^{56} \cos^2\left(\dfrac{k}{56}\pi\right) = 28$

であるから，

$\displaystyle\sum_{k=1}^{112} \cos^2\left(\dfrac{k}{56}\pi\right) = 56$ となるので，

$\displaystyle\sum_{k=1}^{2016} \cos^2\left(\dfrac{k}{56}\pi\right) = 56 \times 18 = 1008$

(4) 余弦定理から，

$\mathrm{BC}^2 = 5^2 + 8^2 - 2 \cdot 5 \cdot 8 \cdot \cos 60° = 49$　$\therefore \quad \mathrm{BC} = 7$

ゆえに，正弦定理から，$R = \dfrac{7}{2 \sin 60°} = \dfrac{7}{\sqrt{3}}$

$\triangle \mathrm{ABC} = \dfrac{1}{2} \cdot 5 \cdot 8 \cdot \sin 60° = 10\sqrt{3} = \dfrac{1}{2} r(5 + 8 + 7)$

より，$r = \sqrt{3}$

ゆえに，$\dfrac{R}{r} = \dfrac{7}{3}$

(5) $\overrightarrow{\mathrm{OH}} = \overrightarrow{\mathrm{OA}} + t\overrightarrow{\mathrm{AB}}$（$t$ は実数）と書けるので，

$\overrightarrow{\mathrm{OH}} = (2 + t, \ 1 - t, \ 4 + t)$

$\therefore \quad \overrightarrow{\mathrm{CH}} = (1 + t, \ -2 - t, \ 2 + t)$

$\overrightarrow{\mathrm{CH}} \cdot \overrightarrow{\mathrm{AB}} = (1 + t) \cdot 1 + (-2 - t) \cdot (-1)$

$+ (2 + t) \cdot 1$

$= 5 + 3t = 0$　$\therefore \quad t = -\dfrac{5}{3}$

ゆえに，$\overrightarrow{\mathrm{OH}} = \left(\dfrac{1}{3}, \ \dfrac{8}{3}, \ \dfrac{7}{3}\right)$

4

〔解答〕

$$(a+b+c)(ab+bc+ca) - abc$$
$$= (b+c)a^2 + (b+c)^2 a + bc(b+c)$$
$$= (a+b)(b+c)(c+a) = 350 \quad \cdots\cdots①$$

ここで $350 = 2 \cdot 5^2 \cdot 7$ で，$0 < a < b < c$ であるから，
$1 < a+b < c+a < b+c$ を満たす組合せを考えると，

$$(a+b, \ c+a, \ b+c) = (2, \ 5, \ 35), \ (2, \ 7, \ 25),$$
$$(5, \ 7, \ 10)$$

これを解いて $0 < a < b < c$ となる整数 a, b, c は，

$$a = 1, \ b = 4, \ c = 6$$

物　理

解答

28年度

前期

1

〔解答〕

問1　水平方向：$F - T_1 \sin\theta = 0$
　　　鉛直方向：$T_1 \cos\theta - mg = 0$

問2　水平方向：$T_1 \sin\theta + T_3 \sin\beta - T_2 \sin\alpha = 0$
　　　鉛直方向：$T_2 \cos\alpha + T_3 \cos\beta - T_1 \cos\theta - Mg = 0$

問3　$F_0 = (M+m)g \tan\alpha$

問4　$\tan\theta_0 = \dfrac{M+m}{m} \tan\alpha$

問5　$\sqrt{2gL(\cos\beta - \cos\theta_0)}$

問6　$mg(3\cos\beta - 2\cos\theta_0)$

問7　$\dfrac{Mg \sin\beta}{\sin(\alpha+\beta)}$

〔出題者が求めたポイント〕

力のつり合い，鉛直面内の円運動

〔解答のプロセス〕

[A]　問1　小球についての力のつり合いの式は

（水平）　$F - T_1 \sin\theta = 0$　……①

（鉛直）　$T_1 \cos\theta - mg = 0$　……②

問2　おもりについての力のつり合いの式は

（水平）　$T_1 \sin\theta + T_3 \sin\beta - T_2 \sin\alpha = 0$　……③

（鉛直）　$T_2 \cos\alpha + T_3 \cos\beta - T_1 \cos\theta - Mg = 0$
　　　　　　　　　　　　　　　　　　　　……④

問3　$F = F_0$ のとき $T_3 = 0$ となる。このとき①，③式より

$$F_0 = T_1 \sin\theta = T_2 \sin\alpha$$

また，②，④式より

$$T_2 \cos\alpha = (M+m)g \quad \therefore \quad T_2 = \frac{(M+m)g}{\cos\alpha}$$

よって

$$F_0 = (M+m)g \tan\alpha \quad \cdots(\text{答})$$

問4　①，②式より

$$F_0 = mg \tan\theta_0$$

よって，問3の結果から

$$mg \tan\theta_0 = (M+m)g \tan\alpha$$

$$\therefore \quad \tan\theta_0 = \frac{M+m}{m} \tan\alpha \quad \cdots(\text{答})$$

[B]　問5　小球の速さを v とすると，力学的エネルギー保存則より

$$mgL(1 - \cos\theta_0) = \frac{1}{2}mv^2 + mgL(1 - \cos\beta)$$

$$\frac{1}{2}mv^2 = mgL(\cos\beta - \cos\theta_0)$$

$$\therefore \quad v = \sqrt{2gL(\cos\beta - \cos\theta_0)} \quad \cdots(\text{答})$$

問6　紐1の張力を T_1' とすると，小球の円運動の方程式は

$$m\frac{v^2}{L} = T_1' - mg\cos\beta$$

$$\therefore \quad T_1' = m\frac{v^2}{L} + mg\cos\beta$$

$$= 2mg(\cos\beta - \cos\theta_0) + mg\cos\beta$$

$$= mg(3\cos\beta - 2\cos\theta_0) \quad \cdots(\text{答})$$

問7　紐2の張力を T_2'，紐3の張力を T_3' とすると，おもりについての力のつり合いの式は

（水平）　$T_3' \sin\beta - T_1' \sin\beta - T_2' \sin\alpha = 0$　……⑤

（鉛直）　$T_2' \cos\alpha + T_3' \cos\beta - T_1' \cos\beta - Mg = 0$
　　　　　　　　　　　　　　　　　　　　……⑥

⑤より　$(T_3' - T_1') \sin\beta \cos\beta = T_2' \sin\alpha \cos\beta$

⑥より　$(T_3' - T_1') \sin\beta \cos\beta = (Mg - T_2' \cos\alpha) \sin\beta$

したがって，

$$T_2' \sin\alpha \cos\beta = (Mg - T_2' \cos\alpha) \sin\beta$$

$$T_2' \sin(\alpha+\beta) = Mg \sin\beta$$

$$\therefore \quad T_2' = \frac{Mg \sin\beta}{\sin(\alpha+\beta)} \quad \cdots(\text{答})$$

2

〔解答〕

問1　$\dfrac{\rho a^3}{S^2}$　　問2　$\dfrac{S^2 V^2}{\rho a^3}$　　問3　$\dfrac{Bka^6 \omega}{4(1+k)^2 S^2}$

問4　$k = 1$　　問5　$\dfrac{B^2 a^9 \omega^2}{512 \rho S^2}$

〔出題者が求めたポイント〕

電気抵抗，電磁誘導，交流

〔解答のプロセス〕

[A]　問1　導体物質の体積は a^3 であるから，断面積を S としたときの抵抗の長さ L は

$$L = \frac{a^3}{S}$$

よって，抵抗値 R は

$$R = \rho \frac{L}{S} = \frac{\rho a^3}{S^2} \quad \cdots(\text{答})$$

問2　消費電力 P は

$$P = \frac{V^2}{R} = \frac{S^2 V^2}{\rho a^3} \quad \cdots(\text{答})$$

[B]　問3　長方形コイルの横の長さを l とおくと，縦の長さは kl とかける。このとき，$L = 2(l + kl)$ より

$$2(1+k)l = \frac{a^3}{S} \quad \therefore \quad l = \frac{a^3}{2(1+k)S}$$

したがって，コイルの面積は

$$kl^2 = \frac{ka^6}{4(1+k)^2 S^2}$$

よって，コイルが紙面上に平行になったときを $t = 0$ とすると，時刻 t においてコイルを貫く磁束 $\phi(t)$ は

$$\phi(t) = Bkl^2 \cos\omega t = \frac{Bka^6}{4(1+k)^2 S^2} \cos\omega t$$

よって，コイルに生じる誘導起電力 $v(t)$ は
$$v(t) = -\frac{d\phi}{dt} = \frac{Bka^6\omega}{4(1+k)^2S^2}\sin\omega t$$
したがって，誘導起電力の最大値 v_0 は
$$v_0 = \frac{Bka^6\omega}{4(1+k)^2S^2} \quad \cdots(答)$$

問4　電流の実効値を i_e とすると
$$i_e = \frac{v_0}{\sqrt{2}R} = \frac{Ba^3\omega}{4\sqrt{2}\rho}\cdot\frac{k}{(1+k)^2}$$
ここで，
$$\frac{k}{(1+k)^2} = \frac{1}{\left(\frac{1}{\sqrt{k}}+\sqrt{k}\right)^2} \quad \cdots\text{①}$$

①式の分母について，相加平均・相乗平均の関係から
$$\frac{1}{\sqrt{k}}+\sqrt{k} \geq 2\sqrt{\frac{1}{\sqrt{k}}\cdot\sqrt{k}} = 2$$
ただし，等号は $\frac{1}{\sqrt{k}}=\sqrt{k}$ すなわち $k=1$ のときのみ成立する。したがって，①式の分母は $k=1$ で最小となり，このとき i_e は最大となる。　…(答)

問5　$k=1$ のとき　$i_e = \frac{Ba^3\omega}{16\sqrt{2}\rho}$
よって，消費電力の時間平均 $\overline{P}$ は
$$\overline{P} = Ri_e^2 = \frac{B^2a^9\omega^2}{512\rho S^2} \quad \cdots(答)$$

3
〔解答〕

問1　周期：$2t_0$　　角速度：$\dfrac{\pi}{t_0}$

問2　$\dfrac{(f_1-f_0)f_2}{(f_0-f_2)f_1}$　　問3　$\dfrac{(f_1-f_2)f_0}{f_1f_2}\cdot\dfrac{ct_0}{\pi}$

〔出題者が求めたポイント〕
回転運動を行う物体が発する音のドップラー効果

〔解答のプロセス〕
問1　棒が観測者方向に平行のとき，f_0 の振動数が観測される。平行となるのは半周期ごとであるから，棒の回転の周期 T は
$$T = 2t_0 \quad \cdots(答)$$
角速度 ω は
$$\omega = \frac{2\pi}{T} = \frac{\pi}{t_0} \quad \cdots(答)$$

問2　物体 P の重心は，棒を小球 A，B の質量の逆比に内分する位置にあるから，A，B の回転半径を r_A，r_B とおくと
$$\frac{m_A}{m_B} = \frac{r_B}{r_A} \geq 1$$
また，速さ v_A，v_B はそれぞれ
$$v_A = r_A\omega, \quad v_B = r_B\omega$$
であるから　$v_A \leq v_B$。
2つの振動数の差が最大になるのは，速度が観測者方向と平行になるときである。今，A が観測者に近づき，

B が観測者から遠ざかるとき，振動数の差 Δf_1 は
$$\Delta f_1 = \frac{c}{c-v_A}f_0 - \frac{c}{c+v_B}f_0 = \frac{c(v_A+v_B)}{(c-v_A)(c+v_B)}f_0$$
また，A が観測者から遠ざかり，B が観測者に近づくとき，振動数の差 Δf_2 は
$$\Delta f_2 = \frac{c}{c-v_B}f_0 - \frac{c}{c+v_A}f_0 = \frac{c(v_A+v_B)}{(c-v_B)(c+v_A)}f_0$$
ここで，
$$\frac{\Delta f_2}{\Delta f_1} = \frac{(c-v_A)}{(c-v_B)}\cdot\frac{(c+v_B)}{(c+v_A)} \geq 1$$
であるから，振動数の差が最も大きくなるのは A が観測者から遠ざかり，B が観測者に近づくときである。
よって，
$$f_1 = \frac{c}{c-v_B}f_0, \quad f_2 = \frac{c}{c+v_A}f_0$$
$$\therefore \quad v_B = \frac{f_1-f_0}{f_1}c, \quad v_A = \frac{f_0-f_2}{f_2}c$$
したがって，
$$\frac{m_A}{m_B} = \frac{v_B}{v_A} = \frac{(f_1-f_0)f_2}{(f_0-f_2)f_1} \quad \cdots(答)$$

問3　棒の長さ L は
$$L = r_A + r_B = \frac{v_A+v_B}{\omega} = \left(\frac{f_0}{f_2} - \frac{f_0}{f_1}\right)\frac{c}{\omega}$$
$$\therefore \quad L = \frac{(f_1-f_2)f_0}{f_1f_2}\cdot\frac{ct_0}{\pi} \quad \cdots(答)$$

4
〔解答〕

問1　$\dfrac{m_Q\sin\theta}{m_P+m_Q}g$　　問2　$\dfrac{m_Pm_Q\sin\theta}{m_P+m_Q}g$

問3　$\dfrac{m_Qg\sin\theta(m_P+m_Q\cos\theta)}{m_P+m_Q}$　　問4　$\theta=60°$

問5　$\dfrac{m_P+m_Q\cos\theta}{M+m_P+m_Q}L$　　問6　$\dfrac{m_P+m_Q\cos\theta}{M+m_P+m_Q}$

問7　$\tan\theta_C = \dfrac{g}{\beta}$

〔出題者が求めたポイント〕
台の上の物体の運動

〔解答のプロセス〕
[A]　問1　物体 P, Q の加速度の大きさを a，糸の張力の大きさを T とおくと，それぞれの運動方程式は

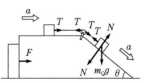

P: $m_Pa = T$　……①
Q: $m_Qa = m_Qg\sin\theta - T$　……②

①，②式より T を消去して
$$a = \frac{m_Q\sin\theta}{m_P+m_Q}g \quad \cdots(答)$$

問2　①式より
$$T = m_Pa = \frac{m_Pm_Q\sin\theta}{m_P+m_Q}g \quad \cdots(答)$$

問3　台の滑車部分が糸から受ける力の水平成分の大きさをfとおくと，
$$f = T - T\cos\theta = \frac{m_P m_Q g \sin\theta}{m_P + m_Q}(1 - \cos\theta)$$
また，Qが台に及ぼす力の大きさは，Qが斜面から受ける垂直抗力Nに等しいから
$$N = m_Q g \cos\theta$$
よって，台が止め板から受ける抗力の大きさをFとすると，台の水平方向の力のつり合いより
$$F - f - N\sin\theta = 0$$
$$\therefore\ F = \frac{m_P m_Q g \sin\theta}{m_P + m_Q}(1 - \cos\theta) + m_Q g \sin\theta \cos\theta$$
$$= \frac{m_Q g \sin\theta (m_P + m_Q \cos\theta)}{m_P + m_Q} \quad \cdots(答)$$

問4　$m_P = m_Q$のとき
$$F = \frac{m_Q g}{2}\sin\theta(1 + \cos\theta)$$
上式をθについて微分すると
$$\frac{dF}{d\theta} = \frac{m_Q g}{2}\{\cos\theta(1 + \cos\theta) - \sin^2\theta\}$$
$$= \frac{m_Q g}{2}(2\cos^2\theta + \cos\theta - 1)$$
$$= \frac{m_Q g}{2}(2\cos\theta - 1)(\cos\theta + 1)$$
$\dfrac{dF}{d\theta} = 0$となるのは$\cos\theta = \dfrac{1}{2}$，すなわち$\theta = 60°$のときであり，$\theta$が増加するとき$\theta = 60°$の前後で$\dfrac{dF}{d\theta}$の符号は正から負に変わるから，$F$の値は$\theta = 60°$で最大となる。　…(答)

[B]　問5　物体Pが台に対してLだけ動くとき，物体Qは水平方向には，台に対して右向きに$L\cos\theta$の距離動く。よって，P，Qが床に対して水平右向きに移動する距離は，それぞれ$L - x$，$L\cos\theta - x$となる。全体の重心の位置は不変であるから
$$m_P(L - x) + m_Q(L\cos\theta - x) - Mx = 0$$
$$\therefore\ x = \frac{m_P + m_Q \cos\theta}{M + m_P + m_Q}L \quad \cdots(答)$$

問6　台に乗った観測者から見ると，Pには大きさ$m_P \beta$，Qには大きさ$m_Q \beta$の慣性力が水平右向きに働く。したがって，糸の張力をT'とするとPの台に対する運動方程式は，

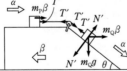

$$m_P \alpha = T' + m_P \beta \quad \cdots\cdots ③$$
Qの台に対する斜面方向の運動方程式は，
$$m_Q \alpha = m_Q g \sin\theta - T' + m_Q \beta \cos\theta \quad \cdots\cdots ④$$
Qの台に対する斜面に垂直方向の力のつり合いの式は，垂直抗力をN'として
$$N' - m_Q g \cos\theta + m_Q \beta \sin\theta = 0 \quad \cdots\cdots ⑤$$
台の床に対する運動方程式は
$$M\beta = N'\sin\theta + T' - T'\cos\theta \quad \cdots\cdots ⑥$$

③，④よりT'を消去して整理すると
$$m_Q g \sin\theta = (m_P + m_Q)\alpha - (m_P + m_Q \cos\theta)\beta$$
③，⑤，⑥よりT'，N'を消去すると
$$M\beta = m_Q(g \sin\theta \cos\theta - \beta \sin^2\theta) + m_P(\alpha - \beta)(1 - \cos\theta)$$
上の2式より$m_Q g \sin\theta$を消去して整理すると
$$\frac{\beta}{\alpha} = \frac{m_P + m_Q \cos\theta}{M + m_P + m_Q} \quad \cdots(答)$$

問7　$N' = 0$となるとき，⑤式より
$$-m_Q g \cos\theta_C + m_Q \beta \sin\theta_C = 0$$
$$\therefore\ \tan\theta_C = \frac{g}{\beta} \quad \cdots(答)$$

[後　期]

1

〔解答〕

問1　$\dfrac{25}{12}$倍　　問2　$\dfrac{1}{12}Mg$　　問3　$\dfrac{7}{300}Mg$

問4　$\dfrac{7}{324}$　　問5　$\dfrac{34}{81}$倍　　問6　10本以下

問7　$\dfrac{7n}{12(25+2n)}$　　問8　$\dfrac{1}{10}\sqrt{\dfrac{7ng}{3R}}$

問9　$0 \leqq \dfrac{R\omega^2}{g} \leqq \dfrac{3n+20}{60}$

〔出題者が求めたポイント〕

力のモーメントのつり合い，すべらない条件，遠心力

〔解答のプロセス〕

問1　三平方の定理より
$$\overline{BP} = \sqrt{(2L)^2 + \left(\dfrac{7}{12}L\right)^2} = \dfrac{25}{12}L\quad\cdots(答)$$

問2　ゴムひものフックの法則の比例定数をkとすると，直方体を鉛直にぶら下げて静止させたときの力のつり合いより
$$kL - Mg = 0 \quad\therefore\quad k = \dfrac{Mg}{L}$$
よって，張力の大きさTは
$$T = k\left(\dfrac{25}{12}L - 2L\right) = \dfrac{1}{12}Mg\quad\cdots(答)$$

問3　$\angle ABP = \theta$とおくと
$$\sin\theta = \dfrac{\overline{AP}}{\overline{BP}} = \dfrac{7}{25}$$
$$\cos\theta = \dfrac{\overline{AB}}{\overline{BP}} = \dfrac{24}{25}$$

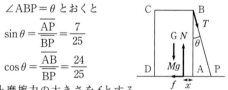

静止摩擦力の大きさをfとすると，水平方向の力のつり合いより
$$T\sin\theta - f = 0$$
$$\therefore\quad f = T\sin\theta = \dfrac{1}{12}Mg \times \dfrac{7}{25} = \dfrac{7}{300}Mg\quad\cdots(答)$$

問4　垂直抗力をNとすると，鉛直方向の力のつり合いより
$$N - Mg - T\cos\theta = 0$$
$$\therefore\quad N = Mg + \dfrac{1}{12}Mg \times \dfrac{24}{25} = \dfrac{27}{25}Mg$$
すべらないための条件は，fが最大摩擦力$f_{\max}$を超えないことだから，静止摩擦係数をμとして
$$f \leqq f_{\max} = \mu N$$
$$\therefore\quad \mu \geqq \dfrac{f}{N} = \dfrac{7 \times 25}{300 \times 27} = \dfrac{7}{324}\quad\cdots(答)$$

問5　垂直抗力の作用点と点Aとの距離をxとおくと，点Aのまわりの力のモーメントのつり合いより
$$Mg \cdot \dfrac{L}{2} - N \cdot x - T\sin\theta \cdot 2L = 0$$
$$N \cdot x = \dfrac{1}{2}MgL - \dfrac{7}{150}MgL$$

$$\dfrac{27}{25}Mgx = \dfrac{68}{150}MgL \quad\therefore\quad x = \dfrac{34}{81}L\cdots(答)$$

問6　ゴムをn本束ねたときの張力の大きさT_nは
$$T_n = \dfrac{n}{12}Mg$$
垂直抗力N_nは，鉛直方向の力のつり合いより
$$N_n = Mg + T_n\cos\theta = \dfrac{25+2n}{25}Mg$$
また，垂直抗力の作用点と点Aとの距離をx_nとおくと，点Aのまわりの力のモーメントのつり合いより
$$Mg \cdot \dfrac{L}{2} - N_n \cdot x_n - T_n\sin\theta \cdot 2L = 0$$
$$\therefore\quad x_n = \dfrac{1}{N_n} \cdot \dfrac{75-7n}{150}MgL = \dfrac{75-7n}{6(25+2n)}L$$
直方体が転倒しない条件は，垂直抗力の作用点が点Aより左側にあること，すなわち$x_n \geqq 0$より
$$75 - 7n \geqq 0 \quad\therefore\quad n \leqq \dfrac{75}{7} = 10.71\cdots$$
よって，nの上限値は10本。…(答)

問7　静止摩擦力の大きさをf_nとすると，水平方向の力のつり合いより
$$f_n = T_n\sin\theta = \dfrac{7n}{300}Mg$$
すべらない条件は，$f_n \leqq \mu N_n$より
$$\dfrac{7n}{300}Mg \leqq \mu \cdot \dfrac{25+2n}{25}Mg$$
$$\therefore\quad \mu \geqq \dfrac{7n}{12(25+2n)}\quad\cdots(答)$$

問8　直方体とともに角速度ωで回転する観測者から見ると，直方体には大きさ$MR\omega^2$の遠心力が働く。このとき，静止摩擦力を向心方向にとると，水平方向の力のつり合いの式より
$$f_n = MR\omega^2 - T_n\sin\theta = MR\omega^2 - \dfrac{7n}{300}Mg$$
よって，$f_n = 0$のとき
$$MR\omega_0^2 - \dfrac{7n}{300}Mg = 0$$
$$\therefore\quad \omega_0 = \dfrac{1}{10}\sqrt{\dfrac{7ng}{3R}}\quad\cdots(答)$$

問9　遠心力が働くとき，点Aのまわりの力のモーメントのつり合いより
$$MR\omega^2 \cdot L + Mg \cdot \dfrac{L}{2} - N_n \cdot x_n - T_n\sin\theta \cdot 2L = 0$$
$$\therefore\quad x_n = \dfrac{1}{N_n}\left(\dfrac{75-7n}{150} + \dfrac{R\omega^2}{g}\right)MgL$$
直方体は点Aを軸に転倒することはない。点Dを軸に転倒しない条件は，垂直抗力の作用点が点Dより右側にあること，すなわち$x_n \leqq L$より
$$\dfrac{1}{N_n}\left(\dfrac{75-7n}{150} + \dfrac{R\omega^2}{g}\right)MgL \leqq L$$
$$\therefore\quad \dfrac{R\omega^2}{g} \leqq \dfrac{25+2n}{25} - \dfrac{75-7n}{150} = \dfrac{19n+75}{150}$$

一方，$\mu = \dfrac{1}{3}$ のとき，問7の条件を満たしているので，直方体が向心方向にすべることはない。外向きにすべらないための条件は，f_n が最大摩擦力 $f_{\max} = \mu N_n$ を超えないことより

$$MR\omega^2 - \frac{7n}{300}Mg \leqq \frac{1}{3} \cdot \frac{25 + 2n}{25}Mg$$

$$\therefore \quad \frac{R\omega^2}{g} \leqq \frac{3n + 20}{60}$$

ここで，

$$\frac{19n + 75}{150} - \frac{3n + 20}{60} = \frac{23n + 50}{300} > 0$$

であるから，求める範囲は

$$\therefore \quad 0 \leqq \frac{R\omega^2}{g} \leqq \frac{3n + 20}{60} \quad \cdots (答)$$

❷

〔解答〕

問1 $W_{A \to B} = 0$, $\Delta U_{A \to B} = \dfrac{3}{2}(p_2 - p_1)V_1$

問2 $W_{B \to C} = p_2(V_2 - V_1)$, $\Delta U_{B \to C} = \dfrac{3}{2}p_2(V_2 - V_1)$

問3 $W_{C \to D} = \dfrac{(p_1 + p_2)(p_2 - p_1)V_2}{2p_1}$, $\Delta U_{C \to D} = 0$

問4 一旦上昇して，また下降し元の温度に戻る。

問5 $\dfrac{5}{4}p_1V_1$　　問6 $p = -\dfrac{2p_1}{3V_1}V + 3p_1$

問7 最大値：$\dfrac{27}{8}$, 体積：$V_0 = \dfrac{9}{4}V_1$

〔出題者が求めたポイント〕

気体の状態変化

〔解答のプロセス〕

問1 状態 A→B は定積変化であるから，気体は外部に仕事をしない。

$$\therefore \quad W_{A \to B} = 0 \quad \cdots (答)$$

状態 A，B の気体の温度を T_A, T_B, 物質量を n とおくと，状態方程式より

$$p_1V_1 = nRT_A, \quad p_2V_1 = nRT_B$$

よって，内部エネルギー変化 $\Delta U_{A \to B}$ は

$$\Delta U_{A \to B} = \frac{3}{2}nR(T_B - T_A) = \frac{3}{2}(p_2 - p_1)V_1$$

$$\cdots (答)$$

問2 状態 B→C は定圧変化であるから，気体が外部にする仕事 $W_{B \to C}$ は

$$W_{B \to C} = p_2(V_2 - V_1) \quad \cdots (答)$$

状態 C の気体の温度を T_C とおくと，状態方程式より

$$p_2V_2 = nRT_C$$

よって，内部エネルギー変化 $\Delta U_{B \to C}$ は

$$\Delta U_{B \to C} = \frac{3}{2}nR(T_C - T_B) = \frac{3}{2}p_2(V_2 - V_1)$$

$$\cdots (答)$$

問3 状態 D の気体の温度は C と同じ T_C であるから，

D の体積を V_3 とおくと，ボイルの法則より

$$p_2V_2 = p_1V_3 \quad \therefore \quad V_3 = \frac{p_2}{p_1}V_2$$

状態 C→D で気体が外部にする仕事 $W_{C \to D}$ は，グラフの面積から

$$W_{C \to D} = \frac{1}{2}(p_1 + p_2)(V_3 - V_2)$$

$$= \frac{(p_1 + p_2)(p_2 - p_1)V_2}{2p_1} \quad \cdots (答)$$

また，温度は同じであるから

$$\Delta U_{C \to D} = 0 \quad \cdots (答)$$

問4 等温変化では $pV = $ 一定 となり，下に凸のグラフとなる。CD 間の直線は等温変化のグラフの上側なので，温度は一旦上昇し，また下降して元の温度に戻る。

問5 $V_2 = 1.5V_1$, $p_2 = 2p_1$ としたとき

$$W_{B \to C} = p_1V_1, \quad W_{C \to D} = \frac{9}{4}p_1V_1$$

また状態 D→A で気体が外部にする仕事 $W_{D \to A}$ は

$$W_{D \to A} = p_1(V_1 - V_3) = p_1(V_1 - 2V_2) = -2p_1V_1$$

よって，1サイクルの間に気体が外部にする仕事 W は

$$W = W_{B \to C} + W_{C \to D} + W_{D \to A} = \frac{5}{4}p_1V_1 \quad \cdots (答)$$

問6 直線 CD の傾きは $\dfrac{p_1 - p_2}{V_3 - V_2} = -\dfrac{2p_1}{3V_1}$ で，$\left(\dfrac{3}{2}V_1, 2p_1\right)$ を通るから

$$p - 2p_1 = -\frac{2p_1}{3V_1}\left(V - \frac{3}{2}V_1\right)$$

$$\therefore \quad p = -\frac{2p_1}{3V_1}V + 3p_1 \quad \cdots (答)$$

問7 ボイル・シャルルの法則より

$$\frac{p_1V_1}{T_A} = \frac{pV}{T} \quad \therefore \quad \frac{T}{T_A} = \frac{pV}{p_1V_1}$$

問6の結果を代入して

$$\frac{T}{T_A} = \frac{1}{p_1V_1}\left(-\frac{2p_1}{3V_1}V^2 + 3p_1V\right)$$

$$= -\frac{2}{3V_1^2}\left(V - \frac{9}{4}V_1\right)^2 + \frac{27}{8}$$

よって，$\dfrac{T}{T_A}$ は，$V_0 = \dfrac{9}{4}V_1$ のとき最大値 $\dfrac{27}{8}$ をとる。

$$\cdots (答)$$

❸

〔解答〕

問1 $\dfrac{2N_AK}{3R}$　　問2 $\dfrac{2N_Aqv}{3R}$

問3 $1.5 \times 10^3 \, \mathrm{m/s}$　　問4 $1.90 \times 10^5 \, \mathrm{K}$

〔出題者が求めたポイント〕

気体分子の運動と温度の関係

〔解答のプロセス〕

問1 温度 T の単原子分子理想気体 1 mol の内部エネ

ルギーは，$\frac{3}{2}RT$ とかける。これが，N_A 個の気体分子の平均運動エネルギーの合計に相当するから，
$$\frac{3}{2}RT = N_A K \quad \therefore \quad T = \frac{2N_A K}{3R} \quad \cdots (答)$$

問2　電荷 q の荷電粒子を電圧 V で加速したとき，運動エネルギーは $K = qV$ となるから，この運動エネルギーに相当する温度は
$$T = \frac{2N_A qV}{3R} \quad \cdots (答)$$

問3　分子1個の質量を m [kg] とすると
$$m = \frac{4.0 \times 10^{-3}}{N_A} \quad \therefore \quad mN_A = 4.0 \times 10^{-3} \text{ [kg]}$$

運動エネルギーは，速度の2乗平均 $\overline{v^2}$ を用いて
$$\frac{1}{2}m\overline{v^2} = \frac{3}{2}\frac{R}{N_A}T$$
$$\therefore \quad \sqrt{\overline{v^2}} = \sqrt{\frac{3RT}{mN_A}} = \sqrt{\frac{3 \times 8.31 \times 360}{4.0 \times 10^{-3}}}$$
$$= 300\sqrt{24.93}$$

ここで，
$$\sqrt{24.93} = \sqrt{25 - 0.07} = 5\left(1 - \frac{0.07}{25}\right)^{\frac{1}{2}}$$
$$\fallingdotseq 5\left(1 - \frac{0.07}{50}\right)$$
$$\therefore \quad \sqrt{\overline{v^2}} \fallingdotseq 1.5 \times 10^3 \text{ m/s} \quad \cdots (答)$$

問4　分子1個が 24.6 eV の運動エネルギーとなる温度を求めればよい。問1の結果より
$$T = \frac{2N_A K}{3R} = \frac{2 \times 6.02 \times 10^{23} \times 24.6 \times 1.60 \times 10^{-19}}{3 \times 8.31}$$
$$= 1.9009\cdots \times 10^5$$
$$\therefore \quad T \fallingdotseq 1.90 \times 10^5 \text{ K} \quad \cdots (答)$$

4
〔解答〕
問1　電気容量…$\frac{3}{2}C$　　電位差…$\frac{2}{3}V$

問2
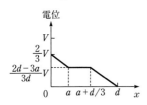

問3
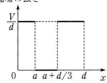

問4　$\frac{3L-y}{2L}C$　　問5　$\frac{LCV^2}{3L-y}$　　問6　$\frac{LCV^2}{(3L-y)^2}$

〔出題者が求めたポイント〕

コンデンサーの性質，金属板の挿入
〔解答のプロセス〕

問1　極板間隔が a および $\frac{2}{3}d - a$ の2つのコンデンサーの直列つなぎと考える。それぞれの電気容量を C_1，C_2，全体の電気容量を C' とおくと，
$$C_1 = \frac{d}{a}C, \quad C_2 = \frac{d}{\frac{2}{3}d - a}C$$
より
$$\frac{1}{C'} = \frac{1}{C_1} + \frac{1}{C_2} = \frac{2}{3C} \quad \therefore \quad C' = \frac{3}{2}C \quad \cdots (答)$$
蓄えられている電気量 Q は $Q = CV$ で不変だから，電圧 V' は
$$V' = \frac{Q}{C'} = \frac{2}{3}V \quad \cdots (答)$$

問2，問3　金属板の内部には電場は存在しない。したがって，金属板の内部は等電位となる。

問4　金属板が入っている部分(極板面積 $L(L-y)$) と入っていない部分(極板面積 Ly) の2つのコンデンサーの並列つなぎと考える。それぞれの部分の電気容量を C_3，C_4，全体の電気容量を C'' とおくと，
$$C_3 = \frac{L-y}{L}C_1 = \frac{3(L-y)}{2L}C, \quad C_4 = \frac{y}{L}C$$
$$\therefore \quad C'' = C_3 + C_4 = \frac{3L-y}{2L}C \quad \cdots (答)$$

問5　電気量は Q で不変だから，静電エネルギー U は
$$U = \frac{Q^2}{2C''} = \frac{LCV^2}{3L-y} \quad \cdots (答)$$

問6　金属板を y だけ引き出した状態から，金属板に働く力 F に逆らって，さらに微小距離 Δy 引き出したとき，蓄えられている静電エネルギー U' は
$$U' = \frac{LCV^2}{3L - (y + \Delta y)} = \frac{LCV^2}{3L-y}\left(1 - \frac{\Delta y}{3L-y}\right)^{-1}$$
$$\fallingdotseq \frac{LCV^2}{3L-y}\left(1 + \frac{\Delta y}{3L-y}\right)$$

したがって，静電エネルギーの変化量 ΔU は
$$\Delta U = U' - U = \frac{LCV^2}{(3L-y)^2}\Delta y$$

力 F で Δy 動かしたときにする仕事 $F\Delta y$ が静電エネルギーの変化量 ΔU に等しいから
$$F = \frac{LCV^2}{(3L-y)^2} \quad \cdots (答)$$

化 学

解答　28年度

$$\boxed{\text{前 期}}$$

$\boxed{1}$

〔解答〕

(1)　g：NO_2　　(2)　f：SO_2　　(3)　d：H_2S

(4)　h：NH_3　　(5)　a：O_2　　(6)　i：CO

(7)　b：C_2H_2

〔出題者が求めたポイント〕

気体の発生

〔解答のプロセス〕

(a)　$2H_2O_2 \longrightarrow 2H_2O + O_2$　（触媒：MnO_2）

(b)　$CaC_2 + 2H_2O \longrightarrow Ca(OH)_2 + C_2H_2$

(c)　$Zn + H_2SO_4 \longrightarrow ZnSO_4 + H_2$

(d)　$FeS + H_2SO_4 \longrightarrow FeSO_4 + H_2S$

(e)　$CaCO_3 \longrightarrow CaO + CO_2$

(f)　$2Ag + 2H_2SO_4 \longrightarrow Ag_2SO_4 + 2H_2O + 2SO_2$

(g)　$Cu + 4HNO_3 \longrightarrow Cu(NO_3)_2 + 2H_2O + 2NO_2$

(h)　$2NH_4Cl + Ca(OH)_2 \longrightarrow CaCl_2 + 2H_2O + 2NH_3$

(i)　$HCOOH \longrightarrow CO + H_2O$

(1)　NO_2 は赤褐色の気体。

(2)　S の原子量は与えられていないが，S の原子番号を考えると SO_2 がこの気体中で分子量が最も大きい。

(3)　キップの装置は固体と液体から，繰り返し多量の気体を発生させる装置。

　　ただし，固体が粉末の場合には使えない。また，加熱の必要な反応にも使えない。

(4)　赤リトマス紙を青に変化 $\longrightarrow$ 塩基性の気体

(5)　固体試料は全く変化しないので触媒である。

　　$\longrightarrow$ 二酸化マンガン MnO_2

(6)　温度・体積は一定ならば，密度と分子量は比例する。

　　$N_2 = 28$ にもっとも近い分子量は $CO = 28$ である。

(7)　C_6H_6 と同じ実験式（CH）は C_2H_2 である。

$\boxed{2}$

〔解答〕

問1　0℃ …c

問2　4.2mL

問3　2.8×10^{-4} mol/L

〔出題者が求めたポイント〕

ヘンリーの法則

〔解答のプロセス〕

問1　気体の溶解度は，温度が低いほど大きくなる。

　　a…50℃　b…20℃　c…0℃

問2　ヘンリーの法則とは，温度が一定であれば，気体の水への溶解度（質量，物質量）は，水に接しているその気体の圧力（分圧）に比例する。また，ヘンリーの法則は次のように言い換えることができる。気体の水への溶解度（体積）は，その圧力の下で測定すると圧力に関係なく一定である。

0℃，4.052×10^5 Pa でも水素は水 200mL に対し，$21 \times 0.2 = 4.2$ mL 溶ける。

問3

酸素の分圧は $1.013 \times 10^5 \times 0.2$ Pa なので，ヘンリーの法則より

$$\frac{31 \times 10^{-3}}{22.4} \times \frac{0.20 \times 10^5}{1.0 \times 10^5} \times 1 = 0.000276 \,(\text{mol})$$

∴　2.8×10^{-4} (mol/L)

$\boxed{3}$

〔解答〕

問1　ア　酸素　　イ　非晶質（アモルファス）

問2　オ

問3　$SiO_2 + 6HF \longrightarrow H_2SiF_6 + 2H_2O$

名称：ヘキサフルオロケイ酸

〔出題者が求めたポイント〕

ケイ素

〔解答のプロセス〕

問1

　ア　地殻中の元素の存在比…酸素 46.6%，Si 27.7%，Al 8.1%，Fe 5.0%

　イ　原子の配列が不規則な固体を非晶質（アモルファス）という。身近な非晶質はガラスである。

問2

　ウ：ソーダガラス

　エ：シリカゲル

　オ：石英ガラス

　カ：高純度のケイ素

　キ：鉛ガラス

　ク：ホウケイ酸ガラス

問3

フッ化水素酸と二酸化ケイ素の反応

$$SiO_2 + 6HF \longrightarrow H_2SiF_6 + 2H_2O$$
$$\text{ヘキサフルオロケイ酸}$$

$\boxed{4}$

〔解答のプロセス〕

問1　a　オ　　b　エ

問2　$\dfrac{VM}{w} \times 10^{-7}$

問3　(1)　塩酸は還元剤として働くため。

　　(2)　$\dfrac{5cV_b}{2V_a}$ mol/L　　(3)　$\dfrac{5cV_b}{6d}$ mL

〔出題者が求めたポイント〕

ルシャトリエの原理，酸化還元反応

〔解答のプロセス〕

問1　可逆反応が平衡状態にあるとき，条件（濃度，温度，圧力）を変化させると，その影響を打ち消す方向に平衡が移動する（ルシャトリエの原理）。

a 温度を上げる ⟶ 吸熱方向に移動 ⟶ 右方向に移動 …(生成物量増加)

　圧力を上げる ⟶ 分子数減少方向に移動 ⟶ 左方向に移動 …(生成物量減少)

b 温度を上げる ⟶ 吸熱方向に移動 ⟶ 左方向に移動 …(生成物量減少)

圧力を上げても下げても分子数が同じなので，平衡は移動しない。…(生成物量は一定)

(固体は分子数として数えない)

問2　電離度をαとおくと，$[OH^-] = C\alpha$より(Cは塩基のモル濃度)

$$[OH^-] = \frac{\frac{w}{M}\alpha}{V10^{-3}} = \frac{w\alpha 10^3}{VM} \text{(mol/L)} \quad \cdots ①$$

pH = 10より　　$[H^+] = 10^{-10}$(mol/L)

　　　　　　　　$[OH^-] = 10^{-4}$(mol/L)　　$\cdots ②$

①②より

$$\alpha = \frac{VM}{w} \times 10^{-7}$$

問3

(1)　塩酸は還元剤として働き過マンガン酸カリウムと反応してしまうため，正確な滴定結果が得られなくなる。

(2)　シュウ酸水溶液のモル濃度をx(mol/L)とおくと

$$x \times \frac{V_a}{1000} \times 2 = c \times \frac{V_b}{1000} \times 5$$

$$x = \frac{5cV_b}{2V_a} \text{(mol/L)}$$

(3)　求める二クロム酸カリウム水溶液の体積をV(mL)とおくと，

$$x \times \frac{V_a}{1000} \times 2 = d \times \frac{V}{1000} \times 6, \quad x = \frac{5cV_b}{2V_a} \text{(mol/L)}$$

なので

$$V = \frac{5cV_b}{6d} \text{(mL)}$$

5

〔解答〕

問1　アミノ基，カルボキシ基，ペプチド結合，エステル結合

問2　ア　等電点　　イ　電気泳動

問3　キサントプロテイン反応

問4　A：フェニルアラニン　　D：チロシン

問5

B　　　　CH₂-COOH　　　C　CH₃-OH

　　H₂N-CH-COOH

D　　　　OH

　　　　〔ベンゼン環〕

　　　　CH₂

　　H₂N-CH-COOH

問6　2.94g

問7　4つ

〔出題者が求めたポイント〕

アミノ酸

〔解答のプロセス〕

問1　アミノ基($-NH_2$)，カルボキシ基($-COOH$)，ペプチド結合($-CONH-$)，エステル結合($-COO-$)，また，フェニル基($-C_6H_5$)はアルキル基で官能基ではない。

問2　A，Bは中性アミノ酸，酸性アミノ酸のいずれかなので，電気泳動を利用すると，等電点の違いから，アミノ酸の混合物を純粋な成分に分離することができる。

問3, 4　キサントプロテイン反応はアミノ酸，タンパク質中のベンゼン環と反応し橙黄色に呈色する。Dは$-OH$基をもち，キサントプロテイン反応するため，Dはチロシンとわかる。よって，Aはフェニルアラニンとわかる。

問5　X $\xrightarrow{HCl}$ A + B + C

　Aはフェニルアラニンなので Xの構造式からBはアスパラギン酸とわかり，また，Cはメタノールとわかる。

問6　X + 2H₂O(2×18)

　　⟶ A(165)　　+B(133)　+C(32)

　　　フェニルアラニン　アスパラギン酸　メタノール

Xの分子量は 165 + 133 + 32 − 36 = 294

Cの生成量を0.32g以下にするためには，摂取するXの量(g)は，反応式より

$$\frac{0.32}{32} \times 294 = 2.94g$$ 以下にする。

問7　不斉炭素原子が2個の化合物には最大2^2個($= 4$個)の光学異性体が存在するので，よって，不斉炭素原子を2つもつ Xの光学異性体は4つある。

6

〔解答〕

問1

A　HO-CH₂-CH₂-CH₂-CHO

B　　　H　　H

　　　　C=C

　　HOOC　　COOH

C　〔無水マレイン酸構造式〕

D　　　　CH₂

　　CH₂　　　O

　　CH₂ ― CH

　　　　　　OH

問2　4-ヒドロキシブタナール

問3　酸無水物

藤田保健衛生大学（医）28年度（81）

問4　ヘミアセタール構造
問5　不斉炭素原子1つが存在するため(15字)

〔出題者が求めたポイント〕

アルコール，アルデヒド，エステル

〔解説〕

問1　$C : H : O = \dfrac{14.4}{12} : 2.4 : \dfrac{9.6}{16} = 2 : 4 : 1$

Aの組成式はC_2H_4O(式量44)

$(C_2H_4O)n = 88$より，$n = 2$

よって，Aの分子式は$C_4H_8O_2$

Aはナトリウムと反応して水素発生，またフェーリング反応することから，2つ官能基(-OH)と(-CHO)をもつことがわかる。さらに，Aを酸化して得られたBは炭酸水素ナトリウムと反応することからBはカルボキシ基(-COOH)をもつ，よってAは第一級アルコールの4-ヒドロキシブタナールだとわかる。またBを加熱して水が取れてCとなることから，Bはマレイン酸，Cは無水マレイン酸とわかる。

HO-CH$_2$-CH$_2$-CH$_2$-CHO
A(4-ヒドロキシブタナール)

KMnO$_4$｜酸化

B(マレイン酸)

｜加熱

C(無水マレイン酸)

問2　AはHO-CH$_2$-CH$_2$-CH$_2$-CHO

アルデヒドのIUPAC名はアルカンの語尾 -ane を -anal に変える。

また，HO-^{4}CH$_2$-^{3}CH$_2$-^{2}CH$_2$-^{1}CHO は4番目のCの位置にOH基があるので，4-ヒドロキシブタナールと命名する。

問3　カルボン酸から水1分子がとれた形の化合物を酸無水物という。

問4　鎖状のAが環状のDに変化するにあたっては，アルデヒド基へのヒドロキシ基の付加が起こり，分子内でのヘミアセタール構造の形成が起こっている。ヘミアセタール構造は同じ1つのC原子に-OHと-O-を1個ずつ含む構造。

問5　環状構造ができると1位の炭素原子は不斉炭素原子になり，2種の立体異性体ができる。

〔後　期〕

1

〔解答〕

問1　オ　　問2　イ　　問3　カ　　問4　キ
問5　エ　　問6　ウ　　問7　エ　　問8　カ

〔出題者が求めたポイント〕

弱酸の電離定数，溶液の濃度，電子式，気体の発生，酸化還元反応，反応速度，沸点上昇

〔解答のプロセス〕

問1　弱酸の濃度，電離度，電離定数をそれぞれC，α，K_aとおくと，
$[H^+] = C\alpha \fallingdotseq \sqrt{CK_a}$ の関係から，$[H^+] = \sqrt{0.1K_a}$
pH = 3.0 なので$[H^+] = 1.0 \times 10^{-3}$(mol/L)より
$\sqrt{0.1K_a} = 1.0 \times 10^{-3}$
$K_a = 1.0 \times 10^{-5}$(mol/L)

問2　水の質量をx(g)とおくと，

$$2.0 = \dfrac{\dfrac{100}{180}}{\dfrac{100+x}{1.11} \times 10^{-3}} \qquad x = 208.3\text{(g)}$$

問3

分子やイオン	構造式	非共有電子対
a　アセチレン	H:C⋮⋮C:H	なし
b　二酸化炭素	Ö::C::Ö	4対
c　オキソニウムイオン	[H:Ö:H, H]$^+$	1対
d　水酸化物イオン	[Ö:H]$^-$	3対

問4　水に溶けない気体は，水上置換する。

a　$2KClO_3 \longrightarrow 2KCl + 3O_2$(触媒：$MnO_2$)
b　$MnO_2 + 4HCl \longrightarrow MnCl_2 + Cl_2 + 2H_2O$
c　$Cu + 2H_2SO_4 \longrightarrow CuSO_4 + 2H_2O + SO_2$
d　$3Cu + 8HNO_3 \longrightarrow 3Cu(NO_3)_2 + 4H_2O + 2NO$

a～dで水に溶けない気体はO_2とNOである。

問5

a(正)　$P_4O_{10} + 6H_2O \longrightarrow 4H_3PO_4$
b(正)　$KCl + Br_2 \longrightarrow Cl_2 + KBr$
c(正)　$CaCO_3 \longrightarrow CaO + CO_2$
d(誤)　炭酸水素ナトリウムの水溶液は塩基性であるが，硫酸水素ナトリウムの水溶液は酸性である。

問6

原子が還元される $\longrightarrow$ 原子の酸化数が減少する

a　$\underline{Cr_2O_7}^{2-} \longrightarrow \underline{CrO_4}^{2-}(+6 \longrightarrow +6)$
b　$\underline{S}O_2 \longrightarrow \underline{S}O_4{}^{2-}(+4 \longrightarrow +6)$
c　$H_2O_2 \longrightarrow H_2O(-1 \longrightarrow -2)$
d　$\underline{Ag}Cl \longrightarrow [\underline{Ag}(S_2O_3)_2]^{3-}(+1 \longrightarrow +1)$

以上から，cのみが還元されている。

問7　過酸化水素が分解するときの化学反応は，
$2H_2O_2 \longrightarrow 2H_2O + O_2$

反応時間 x の経過にともなって過酸化水素の濃度 y が減少するので，分解の速さも小さくなる。したがって，グラフはゆるやかなカーブを描く。また，分解反応の速さと温度の関係は，温度が高いほど，分解反応の速さも大きい(グラフの傾きが大きくなる)。グラフはエである。

問8　沸点上昇度 Δt は質量モル濃度 m に比例する。
$\Delta t = K_b m$
モル沸点上昇とよばれる比例定数 $K_b[K \cdot kg/mol]$ は溶媒の種類によって決まり，1mol/kg の溶液の沸点上昇度を示す。
B(スクロース水溶液)の沸点上昇度 Δt_B は，
$\Delta t_B = K_b \times 0.1 = t_1 - 100$(℃)
塩化ナトリウム水溶液の沸点上昇度は，
$NaCl \longrightarrow Na^+ + Cl^-$
と完全に電離するので，質量モル濃度は2倍となる。
$\Delta t_{NaCl} = K_b \times 0.1 \times 2 = 2(t_1 - 100)$(℃)
よって，塩化ナトリウム水溶液の沸点は
$100 + 2(t_1 - 100) = 2t_1 - 100$(℃)

2

〔解答〕
問1　0.48g 増加した
問2　分子式：O_2　体積：　56mL
問3　ア：$PbSO_4$　理由：極に硫酸鉛が付くため(10字)
　　　イ：H_2O　理由：硫酸の濃度が減るため(10字)
問4　記号：A　反応式：$PbSO_4 + 2H_2O$
　　　　　　　　　$\longrightarrow PbO_2 + 4H^+ + SO_4^{2-} + 2e^-$

〔出題者が求めたポイント〕
電池と電気分解

〔解答のプロセス〕
問1　また，電極C(陰)の反応式は $Cu^{2+} + 2e^- \longrightarrow Cu$ より
流れた電子 e^- の物質量は，
$\dfrac{0.32}{64} \times 2 = 0.010$mol

鉛蓄電池の反応式
電極A(正極)　$PbO_2 + 4H^+ + SO_4^{2-} + 2e^-$
　　　　　　　　　$\longrightarrow PbSO_4 + 2H_2O$ ……①
電極B(負極)　$Pb + SO_4^{2-} \longrightarrow PbSO_4 + 2e^-$
　　　　　　　　　　　　……②
反応式②より
負極から 2mol の電子が流れると $Pb \longrightarrow PbSO_4$ なので＋96gだけ質量が増加する。
0.010mol の電子が流れたときの負極の質量増加を y とすると
$2 : 0.010 = 96 : y$ から $y = 0.48$g　∴　0.48g増加した

問2　電極D で発生する気体は酸素 O_2 である。
電極D(陽)の反応式は $2H_2O \longrightarrow O_2 + 4H^+ + 4e^-$ より，発生する気体の体積は
$0.010 \times \dfrac{1}{4} \times 22.4 \times 10^3 = 56$(mL)

問3　鉛蓄電池の起電力が低下する理由は
・放電により，両極板の表面に $PbSO_4$ が付着するため。
・放電により，水が生成し電解液の硫酸の濃度が減少するため。

問4　鉛蓄電池を充電するときは，正極を外部電源の正極へ，負極を外部電源の負極へ接続して電流を流す。充電の反応式は放電と逆の反応である。
電極A(正極)　$PbSO_4 + 2H_2O$
　　　　　　　$\longrightarrow PbO_2 + 4H^+ + SO_4^{2-} + 2e^-$
電極B(負極)　$PbSO_4 + 2e^- \longrightarrow Pb + SO_4^{2-}$

3

〔解答〕
問1

(1)	f	①	ス
(2)	i	②	シ
(3)	c	③	カ
(4)	g	④	ソ
(5)	h	⑤	テ
(6)	b	⑥	ア
(7)	a	⑦	ク
(8)	d	⑧	コ
(9)	j	⑨	ウ
(10)	e	⑩	ツ

問2

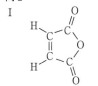

〔出題者が求めたポイント〕
有機化合物の検出反応

〔解答のプロセス〕
(1)　(f)はヨウ素デンプン反応である。デンプンにヨウ素ヨウ化カリウム水溶液を加えると青色〜青紫色になるが，らせん構造を持たないセルロースでは呈色は起こらない。

(2)　(i)はニンヒドリン反応である。ニンヒドリン反応は，アミノ酸の検出反応で，水溶液にニンヒドリン水溶液を加えて温めると，青紫〜赤紫色に呈色する。アミノ酸であるアラニンが反応して呈色する。

(3)　(c)はヨードホルム反応であり，特有のにおいをもったヨードホルム CHI_3 の黄色結晶が生成する。
ヨードホルム反応を示す構造は CH_3-CH-R または，
　　　　　　　　　　　　　　　　　　　　$|$
　　　　　　　　　　　　　　　　　　　OH
CH_3-C-R をもっている。
　　$\|$
　　O
(ただし，R は H か C が直接結合している)
よって，2－プロパノールがヨードホルム反応を示す。
1－プロパノール $CH_3-CH_2-CH_2-OH$

2-プロパノール $CH_3-\underset{\underset{OH}{|}}{CH}-CH_3$

(4) (g)はジアゾ化しているので，アニリンが反応するとわかる。
ジアゾ化によりアニリンから塩化ベンゼンジアゾニウムが生成する。

$\underset{}{\bigcirc}^{NH_2}+2HCl+NaNO_2 \longrightarrow \underset{}{\bigcirc}^{N^+\equiv NCl^-}+NaCl$

冷却した塩化ベンゼンジアゾニウムの水溶液にナトリウムフェノキシドの水溶液を加えると，橙赤色のp-ヒドロキシアゾベンゼンが生成する。

$\underset{}{\bigcirc}^{N^+\equiv NCl^-}+\underset{}{\bigcirc}^{ONa} \longrightarrow \bigcirc-N=N-\bigcirc-OH+NaCl$

(5) (h)はケン化であり，エステルが反応してカルボン酸の塩とアルコールを生じる。エステルである酢酸エチルが反応する。
$CH_3COOC_2H_5+NaOH \longrightarrow CH_3COONa+C_2H_5OH$

(6) (b)では加熱して水分子１つとれて酸無水物になることから，－COOH が隣接しているマレイン酸が脱水する。－COOH が隣接していないフマル酸は脱水しない。

マレイン酸
$\underset{HOOC}{\overset{H}{|}}C=\underset{COOH}{\overset{H}{|}}C$

フマル酸
$\underset{HOOC}{\overset{H}{|}}C=\underset{H}{\overset{COOH}{|}}C$

(7) (a)は臭素が脱色しているので付加反応である。不飽和結合をもつ化合物は不和反応する。よって，二重結合をもつスチレンが付加反応をする。

スチレン $\underset{}{\bigcirc}^{CH_2=CH}$　　シクロヘキサン $\bigcirc$

(8) (d)は銀鏡反応である。よって-CHO をもつギ酸が反応する。

(9) (j)は水の検出反応。(無水物の硫酸銅(II)に水を加えると青色になる。)

(10) (e)はフェノール類の検出反応。塩化鉄(III) $FeCl_3$ 水溶液を加えるとフェノール類の多くは紫系統に呈色する。よって，フェノール類であるサリチル酸が反応する。

サリチル酸 $\underset{}{\bigcirc}\overset{OH}{\underset{O}{\overset{|}{C}}-OH}$

アセチルサリチル酸 $\underset{}{\bigcirc}\overset{O-\overset{O}{\overset{||}{C}}-CH_3}{\underset{\overset{||}{O}}{C-OH}}$

4

〔解答〕
問1　O_2，62(kJ/mol)
問2　136(kJ/mol)

〔出題者が求めたポイント〕
結合エネルギー

〔解答のプロセス〕
問1　気体分子内で共有結合を切断して原子にするのに必要なエネルギーを結合エネルギーといい，結合 1mol あたりの熱量で表す。エネルギー図より，
H_2 の結合エネルギー $=685-249=436$(kJ/mol)
O_2 の結合エネルギー $=249\times2=498$(kJ/mol)
よって，結合エネルギーが大きいのは O_2 の方である。また，両者の結合エネルギーの差は $498-436=62$ (kJ/mol)

問2　O-H の結合エネルギーは，
H_2O(気) $=2H$(気) $+O$(気) $-926kJ$ より
$926\times\dfrac{1}{2}=463$(kJ/mol)

気体の過酸化水素の組成熱を Q(kJ/mol)とおくと，
H_2(気) $+O_2$(気) $=H_2O_2$(気) $+Q$ kJ
反応熱＝(生成物の結合エネルギーの和) － (反応物の結合エネルギーの和)より，
$Q=(463\times2+144)-(436+498)=136$(kJ/mol)

5

〔解答〕
問1　A 7 種類　ア $CH_3-CH_2-\underset{\underset{OH}{|}}{\overset{\overset{H}{|}}{C}}-CH_3$
問2　B 226(kg)
　　　イ $-NH-(CH_2)_6-NH-CO-(CH_2)_4-CO-$
問3　C 10.3g　ウ $-OH$　エ $-\underset{\overset{||}{O}}{\overset{H}{\overset{|}{C}}}$
問4　D 18　オ $\underset{CH_2-OH}{\overset{CH_2-OH}{\overset{|}{CH-OH}}}$

問5　E 564　カ $NH_2-\underset{\underset{H}{|}}{\overset{\overset{H}{|}}{C}}-COO^-$

〔出題者が求めたポイント〕
$C_4H_{10}O$ の異性体，ナイロン 66，浸透圧，油脂，アミノ酸

〔解答のプロセス〕
問1　$C_4H_{10}O$ の構造異性体は合計 7 種類でアルコールが 4 種類，エーテルが 3 種類ある。
(i)　アルコール
① $C-C-C-C-OH$　② $C-C-\overset{*}{\underset{\underset{OH}{|}}{C}}-C$
③ $C-\underset{\underset{C}{|}}{C}-C-OH$　④ $\underset{\underset{C}{|}}{\overset{\overset{OH}{|}}{C-C-C}}$

（ⅱ）　エーテル
　④　C-C-C-O-C　　⑤　C-C-O-C-C
　⑥　C-C-O-C
　　　　　|
　　　　　C

②は不斉炭素原子 C* があるので光学異性体をもつ。

問2
$$nH_2N-(CH_2)_6-NH_2 + nHOOC-(CH_2)_4-COOH$$
$$\longrightarrow \ce{-}[NH-(CH_2)_6-NH-CO-(CH_2)_4-CO]_n \ce{-} + 2nH_2O$$

$H_2N-(CH_2)_6-NH_2$（分子量 116），
$HOOC-(CH_2)_4-COOH$（分子量 146）より，

ヘキサメチレンジアミン：$\dfrac{116 \times 10^3}{116} = 1.0 \times 10^3$(mol)

アジピン酸：$\dfrac{146 \times 10^3}{146} = 1.0 \times 10^3$(mol)

単量体 1.0×10^3 mol ずつ反応する。また，ヘキサメチレンジアミン n(mol) からナイロン 66（分子量 $226n$）1 mol が生成するから，得られるナイロン 66 の質量は理論上，

$$1.0 \times 10^3 \times \dfrac{1}{n} \times 226n = 226 \text{(kg)}$$

問3　グルコース溶液とマルトース溶液は浸透圧の公式 $\pi v = nRT$ において，π，v，R，T が一定なので，物質量が等しい。求めるマルトースの質量を x(g) とすると，

$$\dfrac{x}{342} = \dfrac{5.4}{180} \quad x = 10.26 \fallingdotseq 10.3 \text{(g)}$$

問4　不飽和脂肪酸 $C_{17}H_{29}COOH$（リノレン酸）からなる油脂の分子量を M とおくと，油脂の加水分解より，

不飽和油脂(M) + 3H_2O(18)
　　　　$\longrightarrow$ グリセリン(92) + 3C_{17}H_{29}COOH(278)

$M = 92 + 3 \times 278 - 3 \times 18 = 872$

不飽和油脂 1 分子中に含まれる構成する脂肪酸はリノレン酸（不飽和度 3）3 個なので，この油脂 1 分子中に含まれる C＝C 結合の数（不飽和度）は $3 \times 3 = 9$ 個である。

分子中の C＝C 結合 1 個につき，H_2 が 1 個付加するので，水素を付加した飽和脂肪酸の分子量を M′ とおくと，

不飽和油脂(872) + 9H_2 $\longrightarrow$ 飽和油脂(M′)

$M' = 872 + 18 = 890$　よって，増加した分子量は 18 である。

問5　アミノ酸は，分子内に酸性のカルボキシ基と塩基性のアミノ基の両方をもっている。水溶液中で，アミノ酸はイオンとして存在し，外部から酸を加えると陽イオンとなり，塩基を加えると陰イオンとなる。グリシンは水溶液中で次のような平衡状態になっている。

$$\underset{\text{酸性水溶液中}}{\underset{\longleftarrow}{}} \ H_3N^+-\underset{H}{\overset{H}{\underset{|}{\overset{|}{C}}}}-COOH \ \underset{H^+}{\overset{OH^-}{\rightleftarrows}} \ H_3N^+-\underset{H}{\overset{H}{\underset{|}{\overset{|}{C}}}}-COO^- \ \underset{H^+}{\overset{OH^-}{\rightleftarrows}} \ H_2N-\underset{H}{\overset{H}{\underset{|}{\overset{|}{C}}}}-COO^- \ \underset{\text{塩基性水溶液中}}{\underset{\longrightarrow}{}}$$

システインの側鎖の -CH_2-SH どうしがジスルフィド

結合（-S-S-結合）する前のペプチドの分子量は，
ペプチド + 7H_2O(18) = 6 グリシン(75) + 2 システイン(121) より，

$75 \times 6 + 121 \times 2 - 18 \times 7 = 566$

分子内でジスルフィド結合をすると，

$$2R-CH_2-SH(566) \xrightarrow{-2H} R-CH_2-S-S-CH_2-R(564)$$

生　物

解答
28年度

前　期

1 生態系

〔解答〕

問1　㋐　刺胞　　㋑　二　　㋒　ニッチ　　㋓　水素
　　　㋔　二酸化炭素　　㋕　同　　㋖　食物連鎖
　　　㋗　生物多様性

問2　ⅰ）出芽　　ⅱ）クローン

問3　元素N　構成単位　アミノ酸
　　　元素P　構成単位　ヌクレオチド

問4　ⅰ）オゾン層　　ⅱ）水(H₂O)

問5　相利共生

問6　光合成に必要な光を効率的に捉えることができる。

問7　撹乱

問8　A

〔出題者が求めたポイント〕

生態系に関する総合的な問題である。

問3　老廃物として窒素やリンを含む無機化合物か考えられる。窒素を含む無機化合物は、アミノ酸などの分解により生じる。また、リンを含む無機化合物は、核酸などの分解により生じる。

問5　種間関係にはいろいろあるが、互いに利益を得る関係を相利共生という。これに対して、一方は利益を得るが、他方は利益を得ることも損害を受けることもない場合は、片利共生という。

問6　本文中にもあるように、サンゴは光合成を行う褐虫藻と共生する。つまり、木の葉や枝のような形をとることの利点は、植物が樹状の形態をとることと同じ意味を持つと考えられる。

問7　生態系はあるバランスの中で変動する。この変動をもたらすものに撹乱がある。生態系の復元力を超えるような大規模な撹乱では、生態系が元に戻ることなく壊れてしまう。

問8　問題文に「稚ヒトデ期以降、寿命近くまで死亡率が一定だとする」とあるので、寿命近くまで傾きが一定の直線になるAが正解となる。Bは寿命近くまでに二回死亡率が変化している。

2 植物ホルモン

〔解答〕

問1　㋐・㋑・㋒　温度・水(分)・酸素　　㋓　葉緑体
　　　㋔　頂芽優勢　　㋕　極性

問2　ⅰ）フィトクロム
　　　ⅱ）遠赤色光で発芽が抑制されることで、他の植物体に光がさえぎられるような環境での発芽が抑制される。

問3　A　ジベレリン　　B　アブシシン酸
　　　C　オーキシン　　D　サイトカイニン

問4　(2)　胚　　(3)　糊粉層　　(4)　胚乳

問5　アミラーゼ

問6　種子内部の浸透圧が上昇し水の吸収を促進する。

問7　④

問8　③

問9　①

問10　(b)

問11　③

〔出題者が求めたポイント〕

植物の環境応答と植物ホルモンに関する問題である。

問2　光合成に利用される赤色光などは葉に吸収されるため、葉を透過して地表面に届く主な光は遠赤色光となる。遠赤色光で発芽が抑制されることで、光条件の悪い環境(植物体で光がさえぎられる薄暗い地表面)で発芽し、枯死するのを防ぐことができる。

問5,6　糊粉層の細胞で合成されたアミラーゼは、胚乳に分泌され、デンプンを麦芽糖などに分解する。デンプンの分解によりモル濃度が上昇することで胚乳内の浸透圧が上昇する。

問7　イネの馬鹿苗病の原因物質として発見されたジベレリンは伸長成長を促進する。ジベレリンの合成量が少ないことで、植物体は矮性化する。背丈が低くなることで、耐倒伏性が高くなるので風害を逃れることができる。

問8　アブシシン酸は気孔の閉鎖を促進するため、その合成量の減少は気温上昇時の気孔の閉鎖ができず蒸散量が増えることになる。このため、水やりを頻繁に行い、植物体の水分の損失による枯れを防ぐ必要がある。

問11　表1の3つ目の実験(頂芽を切除し、側芽に植物ホルモンCをぬる)で側芽が成長したことより、側芽でオーキシンがサイトカイニンの合成を抑制しているのではないことが分かる。

3 耳による刺激の受容

〔解答〕

問1　㋐　半規管　　㋑　前庭　　㋒　耳小骨
　　　㋓　うずまき管　　㋔　おおい膜　　㋕　聴細胞
　　　㋖　聴神経

問2　㋐　内部のリンパ液の動きにより体の回転を受容する。
　　　㋑　平衡石の動きにより体の傾きを受容する。

問3　①

問4　②

問5　右

問6　左右の耳に伝わる音の到達時間差と音量差の2つの差によって定位する。

〔出題者が求めたポイント〕

主にヒトの聴覚受容のしくみについての問題である。

問2　半規管と前庭は平衡器であり、半規管は体の回転

藤田保健衛生大学（医）28年度（86）

を受容し，前庭は重力の方向とその変化を受容する。

問3，4 基底膜は，基部(うずまき管の底部)に近いほど硬くて狭く，頂部に近いほど柔らかくて広くなる。このため，周波数の大きい高音ほど基部が振動し，小さい低音ほど先端部が振動する。

問5 音の発生源の位置を特定する定位は，音が左右の耳に届く時間差を利用している。顔の正面に音源がある場合，左右の耳に音が届く時間差がないため，聴神経のうずまき管から等距離にある神経 C が左右の聴神経の両方から同時に刺激を受けることになる。神経 A が同時に刺激を受けるということは，右耳により早く刺激が届いたことになる。つまり，音源は左耳より右耳の方に近いと判断できる。

問6 音源を被験者の右前方45°の異なる距離に置いて，左右の耳に音が到達する時間と音量を比べると，左右の耳に音が到達する時間差は距離に関係なく一定であるが，音量差は遠くなるほど小さくなる。このような性質を使って持続音の定位を行っている。ただし，低音は回り込みを起こしやすいので，どの方向に音源があっても音量は大きく変化しないため，音の到達時間差によって定位する。これに対して高音は回り込みを起こしにくいので，角度によっては直接音がほとんど聞こえない場合があるため到達時間差より音量差により定位する。

```
         後 期
```

1 生態系

〔解答〕

問1 B

問2 二酸化炭素

問3 $NaOH + CO_2 \longrightarrow NaHCO_3$

問4 $C_6H_{12}O_6 \longrightarrow 2C_2H_5OH + 2CO_2$

問5 $C_6H_{12}O_6 + 6O_2 + 6H_2O \longrightarrow 6CO_2 + 12H_2O$

問6 5（mL）

問7 3（mL）

〔出題者が求めたポイント〕

酵母菌の代謝についての問題である。

問1 酵母菌は菌類に分類されるので，真核生物である。

問2～5 酵母菌は好気条件では酸素呼吸を，嫌気条件ではアルコール発酵を行う。実験1ではキューネ管の盲管部に空気が入らないようにしているため，嫌気条件での実験になる。この時，アルコール発酵によって二酸化炭素が放出される。実験2では酸素を盲管部に3ml注入しているため，好気条件となっている。

問6 盲管部に溜まっていた気体は，水酸化ナトリウムを入れると消失することより，4mlすべてが二酸化炭素であることが分かる。酸素がある条件では好気呼吸が行われるので，問5の式より3mlの酸素が消費されると，3mlの二酸化炭素が生じる。このとき，基質はすべて消費されていないため，アルコール発酵が進むことになる。盲管部に溜まった4mlの二酸化炭素のうち1mlは，このアルコール発酵によるものである。最初の基質量からアルコール発酵によって生じる二酸化炭素量が3mlより，好気呼吸だけによって生じる二酸化炭素量はアルコール発酵の3倍量の9mlになる。好気呼吸によって3mlの二酸化炭素が生じたということは，基質が反応前の2/3量残っていることになる。これがすべてアルコール発酵によって消費されれば，3ml×2/3＝2mlの二酸化炭素が生じる。つまり，最終的には，3ml＋2ml＝5mlの二酸化炭素が生じる。

問7 電子伝達系を阻害する薬剤を添加することで，好気呼吸が抑制される。この状態でエネルギーを得るために，アルコール発酵が起こる。よって，基質の全量がアルコール発酵によって消費されるので，実験1より3mlの二酸化炭素が生ずると判断できる。

2 ガス交換

〔解答〕

問1 (ｱ) 気門 (ｲ) 鉄 (ｳ) 石炭 (ｴ) ミオグロビン

問2 ガス交換を行ったガスを排気しないと新鮮な空気を取り込むことができない。

問3 鰓の血管のどの部分でも血中と水中の酸素濃度の差を常に一定に高く保つことができ，血液の酸素の移行がどこからも高い効率で起こる。

問4 ①②⑥
問5 ⅰ) ①④　　　ⅱ) あ)① い)④ う)②
　　ⅲ) 皮膚呼吸
問6 ⅰ) 開放血管系　　ⅱ) リンパ系
問7 ⅰ) 自律神経系(交感神経)　　ⅱ)拍動数の増加
　　ⅲ) 平滑筋層

〔出題者が求めたポイント〕
循環系とガス交換に関する問題である。
問2 鳥類のガス交換では，息を吸うときと吐くとき，どちらの場合でも肺に空気が流れ込むようになっていて，肺には常に新鮮な空気だけがあることになる。哺乳類の肺では，吸気された空気と血液との間でガス交換され，肺内のガスは二酸化炭素濃度が高くなる。このガスを呼気として排出してから，あらたに新鮮な空気を取り込む必要がある。また，肺内部のガスを完全に排気できないため，取り込んだ新鮮な空気と混ざり合い，取り込んだ空気の酸素濃度が低くなってしまう。
問3 血液の流れと水の流れの方向が同じだと，下流になるにつれて血液と水との酸素濃度の差が小さくなる。つまり，ガス交換の効率は上流では高いが，下流では低くなる。これより，血液の流れと水の流れの方向が逆だと，酸素濃度の差は一定になり，結果として全体ではガス交換の効率が高くなる。
問4 ①酸素分圧の高い動脈血は，臍静脈，静脈管に限定される。②赤血球中に取り込まれた二酸化炭素は，炭酸脱水酵素のはたらきにより水と反応して炭酸に変えられる。
問5 ⅲ) ガス交換全体に対する皮膚呼吸の割合は，ヒトでは1%以下であるが，カエルでは30〜50%を占めていると言われる。

3 再生医療とiPS細胞
〔解答〕
問1 キラーT細胞
問2 ドナーの発現する3つのHLA分子は，レシピエントにも発現しているため。
問3 ⅰ) 2/9　　ⅱ) 1600通り
　　ⅲ) 415800通り
問4 3つの遺伝子座の対立遺伝子の組合せは，組合せごとに頻度が異なるため。(別解)日本人に多いHLAの遺伝子が限定されるため。
問5 造血組織(結合組織)
問6 ①⑤⑥

〔出題者が求めたポイント〕
主に移植に適したiPS細胞の樹立とiPS細胞ストックに関する問題である。
問1 移植組織の拒絶反応は，おもにキラーT細胞による移植細胞への攻撃による。
問2 下線部(2)に記されるように，HLA遺伝子は複対立遺伝子であり，優劣の関係のない共優性である。このため，レシピエントの3つのHLA遺伝子座にドナーと同じ遺伝子がそれぞれ存在すれば，レシピエント

の細胞にはドナーと同じHLA分子が発現することになる。同じHLA分子を持つ細胞は自己細胞として認識されるため，攻撃を受けない。
問3 ⅰ) HLA-Aの対立遺伝子は8種類であるので，その組合せは36通りである。そのうち，ホモに持つ組合せは8通りである。
　　ⅱ) 3つの遺伝子座がすべてホモになる組合せは，8×20×10=1600通りである。
　　ⅲ) HLA-Bの組合せは210通り，HLA-DRの組合せは55通りであるので，3つの遺伝子座の複対立遺伝子の組合せは，36×210×55=415800通りとなる。
問4 3つの遺伝子座の複対立遺伝子の組合せごとの頻度は異なっている。頻度の高いものは，8%近くになる。日本人に高い頻度の組合せをもつヒトからiPS細胞のストックを作れば，50株程度で日本人の80%をカバーできると推測されている。
問6 一般的に白血球からiPS細胞が作られている。ただし，T細胞やB細胞はT細胞受容体や抗体の遺伝子が再構成されているため，iPS細胞の樹立には適していない。赤血球は脱核しているため，遺伝情報を持たない。

4 菌類
〔解答〕
問1 (ア) 従属　(イ) 分解　(ウ) 酵素
　　(エ) キチン　(オ) 菌根　(カ) 地衣
　　(キ) 子嚢　(ク) AIDS
問2 ⅰ) セルロース　　ⅱ) クチクラ層
問3 輸送体(トランスポーター)
問4 10倍
問5 ⅰ) コケ(植物)　　ⅱ) 維管束系
問6 日和見(感染)
問7 ペニシリン

〔出題者が求めたポイント〕
菌類に関する問題である。
問4 直径が1/10になったとき，円柱の高さは何倍になるかを下記式により求める。
　　$(r/10)^2 \times \pi \times h_2 = r^2 \times \pi \times h_1$　$h_2/h_1 = 100$(倍)
　　よって，円柱の側面の面積比は次のようになる。
　　$2\pi r \times h_1 : 2\pi (r/10) \times 100 h_1 \longrightarrow 1:10$
問5 ⅰ) 陸上植物は緑藻類であるシャジクモ類の仲間から進化したと考えられている。ここでの問いは，最初に上陸した植物とあるのでコケ植物と答えることになる。
　　ⅱ) コケ植物は根・茎・葉の区別がなく，維管束系の発達も見られない。
問7 抗生物質として，アオカビが作るペニシリンが良く知られる。この他にもカナマイシンやストレプトマイシンなどが知られる。

平成27年度

問　題　と　解　答

平成27年度

英　語

問題

前期試験

27年度

第1問　次の英文を読んで、後の問いに答えなさい。

What is game theory? And what does it have to do with strategy? Of course, strategy arises in many aspects of human life, including games. Games often have winners or losers. This is an introduction to a way of thinking about strategy, a way of thinking derived from the mathematical study of games. Of course, the first step is to answer those questions — what is game theory and what does it have to do with strategy? But rather than answer the questions immediately, let us begin with a very simple game called Nim. Actually, Nim is a whole family of games, from smaller and simpler versions up to larger and more complex versions. As an example, though, we will only look at the very simplest version. Three coins are laid out in two rows as shown in Figure 1.

One coin is in the first row, and two are in the second. The two players take turns, and on each turn a player must take at least one coin. At each turn, the player can take as many coins as he/she wishes from a single row, but can never take coins from more than one row on any round of play. The winner is the player who picks up the last coin(s). Thus, the objective is (　あ　) to leave a coin or coins in a single row.

There are some questions about this game that we would like to answer. What is the best sequence of plays for each of the two players? Is there such a best strategy at all? Can we be certain that the first player can win? Or the second? These are questions you might like to know the answer to, for example, if someone offered to make you a bet on a game of Nim.

Let us say that our two Nim players are Anna and Barbara. Anna will play first. We will visualize the strategies of our two players with a tree diagram. The diagram is shown in Figure 2. Anna will begin with the oval at the left, and each oval shows the coins that the player will see in case she arrives at that oval. Thus, Anna, playing first, will see all three coins. Anna can then choose among three plays at this first stage. The three plays are:

1. Take one coin from the top row.
2. Take one coin from the second row.
3. Take both coins from the second row.

The arrows shown leading away from the first oval correspond from top to bottom to these three moves. Thus, if Anna chooses the first move, Barbara will see the two coins shown side by side in the top oval of the second column. In that case, Barbara has the choice of taking either [　ア　] or [　イ　] coins from the second row, leaving either [　ウ　] or [　エ　] for Anna to choose in the next round as shown in the ovals of the third column. Of course, by taking [オ], leaving [カ] for Anna, Barbara will have won the game.

In a similar way, we can see in the diagram how Anna's other two choices leave Barbara with other alternative moves. Looking to strategy 3, we see that it leaves Barbara with only one possibility; but that one possibility means that Barbara wins. From Anna's point of view move 2, in the middle, is the most interesting. As we see in the middle oval, second column, this leaves Barbara with one coin in each row. Barbara has to take one or (い) — those are her only choices. But each one leaves Anna with just one coin to take, leaving Barbara with nothing on her next turn, and thus winning the game for Anna. We can now see that Anna's best move is to take one coin from the second row, and once she has done that, there is nothing Barbara can do to keep Anna from winning.

Now we know the answers to the questions above. There is a best strategy for the game of Nim. For Anna, the best strategy is "Take one coin from the second row on the first turn, and then take whichever coin Barbara leaves." For Barbara, the best strategy is "If Anna leaves coins on only one row, take them all. Otherwise, take any coin." We can also be sure that Anna will win if she plays her best strategy.

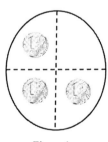

Figure 1

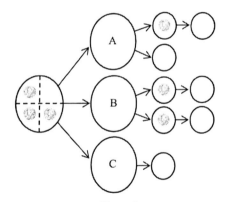

Figure 2

Roger A. McCain, *Game Theory* （一部改変）

問 1. 下線部の Nim のルールとして誤っているものを 1 つ選び、その番号を答えなさい。

    (1) プレーヤーは交互に少なくとも 1 枚のコインを取らなければならない。
    (2) 横並びの列からはできるだけ多くのコインを取らなければならない。
    (3) 縦並びの列からは複数のコインを取ることはできない。
    (4) 最後にコインを取ったプレーヤーを勝者とする。

問 2. （　あ　）には次の(1)～(6)の語句をある順序に並べた表現が入る。 2 番目と 5 番目に入るものの番号を答えなさい。

    (1) he/she   (2) in the position   (3) is required
    (4) that   (5) the opponent   (6) to put

問 3. Figure 2 の楕円 A ～ C の中のコインの配置はどのようになるか。楕円の中のコインがある位置に〇を書き入れなさい。ただしコインは右から順に取るものとする。

問 4. [　ア　] ～ [　カ　] に入る数字を答えなさい。

問 5. （　い　）に入れるのに最も適切なものを 1 つ選び、その番号を答えなさい。

    (1) another   (2) other   (3) others   (4) the other   (5) the others

問 6. Anna が一手目に最善の手を選択すると Barbara に勝ち目がなくなる。その最善の手を示し、勝ち目がなくなる理由を日本語で書きなさい。

問 7. 本文で述べられた Anna と Barbara のゲームについての記述として正しいものを選び、その番号をすべて答えなさい。

(1) If Anna takes two coins on the first turn, she loses the chance of winning.

(2) There is the same number of winning sequences of plays for each of the two players.

(3) The total number of coins taken by the winner is always larger than that taken by the loser.

(4) Depending on Anna's plays, it is possible that there is a coin left for Barbara's second turn.

(5) Regardless of Anna's move, the best strategy for Barbara is to take as many coins as possible on each of her turns.

第2問　次の英文を読んで、後の問いに答えなさい。

【　あ　】

There is a long history of society blaming mothers for the ill health of their children. 《A》Preliminary evidence of fetal harm has led to regulatory over-reach. First recognized in the 1970s, fetal alcohol syndrome (FAS) is a collection of physical and mental problems in children of women who drink heavily during pregnancy. In 1981, ①the US Surgeon General advised that no level of alcohol consumption was safe for pregnant women. Drinking during pregnancy was stigmatized and even criminalized. Bars and restaurants were required to display warnings that drinking causes birth defects. Many moderate drinkers stopped consuming alcohol during pregnancy, but rates of FAS did not fall.

Although those who drink heavily during pregnancy can endanger their children, the risks of moderate drinking were overstated by policy-makers — a point recently reaffirmed by ②the Danish National Birth Cohort study, which did not find adverse effects in children whose mothers drank moderately during pregnancy. Nonetheless, warnings about alcohol during pregnancy made in inappropriate contexts still cause pregnant women to suffer social condemnation and to agonize over an occasional sip.

In the 1980s and 1990s, surging use of crack cocaine (a smokable form of the drug) in the United States led to media hysteria around 'crack babies' — those who had been exposed to cocaine in the womb. Pregnant women who took drugs lost social benefits, had their children taken away and were even sent to prison. [　ア　] Exposed infants were stigmatized as a biologically doomed underclass. [　イ　]

Previous generations found other ways to blame women. [　ウ　] Until the nineteenth century, medical texts attributed birth deformities, mental defects and criminal tendencies to the mother's diet and nerves, and to the company she kept during pregnancy.

Although it does not yet go to the same extremes, ③public reaction to DOHaD research today resembles that of the past in disturbing ways. A mother's individual influence over a vulnerable fetus is emphasized; the role of societal factors is not. And studies now extend beyond substance use, to include all aspects of daily life.

【　い　】

④A 2013 story on the health-information website WebMD reported findings of a four-fold increased risk of bipolar disorder in adult offspring if a mother had influenza during pregnancy, but it emphasized that the overall risk observed was small and that bipolar disorder is treatable. It stated that the study considered only one of many possible risk factors and did not establish cause and effect. Furthermore, the headline did not lead with the scary number.

Much less context was given in coverage of 《B》a 2012 paper showing that second-generation offspring of rats eating a high-fat diet during pregnancy had an 80% chance of cancer, compared with 50% of control rats. 'Why you should worry about grandma's eating habits', read one headline. "Think twice about that bag of potato chips because you are eating for more than two," warned another story. These articles did not state that the rats were bred for high cancer rates. Nor did they include inconsistent results: third-generation offspring of female rats on high-fat diets actually had lower incidences of tumours than their control peers.

Inadequately supported and poorly contextualized statements are also found in well-intentioned educational materials. The website beginbeforebirth.org, put together by researchers at Imperial College London, advocates ways to "support and look after pregnant women". ⑤A video on the website portrays a 19-year-old released from prison after a stint for looting. "Perhaps his problems stretch right back to the womb," the narrator says. "Could better care of pregnant women be a new way of preventing crime?" At best, such suggestions overstate conclusions of current research.

【　う　】

Today, an increasing segment of DOHaD research recognizes that fathers and grandparents also affect descendants' health. Studies suggest that diet and stress modify sperm epigenetically and increase an offspring's risk of heart disease, autism and schizophrenia. In humans, the influence of fathers over mothers' psychological and physical state is increasingly recognized. So are effects of racial discrimination, lack of access to nutritious foods and exposure to toxic chemicals in the environment.

We urge scientists, educators and reporters to anticipate how DOHaD work is likely to be interpreted in popular discussions. Although no one denies that healthy behaviour is important during pregnancy, 《C》all those involved should be at pains to explain that findings are too preliminary to provide recommendations for daily living.

"Don't blame the mothers" Nature vol. 512, 14 August 2014（一部改変）

注	fetal：胎児 (fetus) の	Surgeon General：公衆衛生局長官
	stigmatize：非難する	adverse effect：悪影響
	sip：ごく少量の飲酒	womb：子宮
	deformity：奇形	DOHaD：Developmental Origins of Health and Disease
	bipolar disorder：双極性障害、躁うつ病	coverage：報道、記事
	control：比較対象（通常食を与えられたラット）	incidence：発生率
	tumour：腫瘍	stint for looting：強盗罪での入獄
	sperm：精子	epigenetically：DNA の変化を伴わずに
	schizophrenia：統合失調症	

問1. 空所【　あ　】～【　う　】には各節のタイトルとしてそれぞれ次の (a)～(c) のいずれかが入る。各空所とタイトルの組み合わせとしてもっとも適切なものを(1)～(6)の中から1つ選び、その番号を答えなさい。(maternal imprint : 母親の影響)

 (a) ALARMING PRECEDENTS

 (b) BEYOND THE MATERNAL IMPRINT

 (c) CONTEXT IS KEY

 (1)：あ―(a), い―(b), う―(c)   (2)：あ―(a), い―(c), う―(b)

 (3)：あ―(b), い―(a), う―(c)   (4)：あ―(b), い―(c), う―(a)

 (5)：あ―(c), い―(a), う―(b)   (6)：あ―(c), い―(b), う―(a)

問2. 下線部《A》の意味にもっとも近いものを(1)～(5)の中から1つ選び、その番号を答えなさい。

 (1) 胎児期の損傷の影響は広範囲に及び、成長後にまでも及ぶという証拠が出てきている。

 (2) 胎児の損傷が母親に過大な負担を感じさせているということが明らかになってきた。

 (3) 胎児の損傷に対する罪を母親にかぶせすぎだという証拠はまだ十分ではない。

 (4) 母親の生活態度が胎児の損傷に想像以上の影響を与えるということが明らかになってきた。

 (5) 十分な証拠があるわけではないのに、胎児の損傷の責任を母親に負わせ過ぎてきた。

問3. 母親の飲食などが子供の精神的・身体的状態に与える影響についての二重下線部①～⑤の態度を、次のAとBに分類したとき、Aに入るものの番号をすべて答えなさい。

 A：　その影響を過度に強調しているもの

 B：　その影響を過度に強調してはいないもの

問4. 本文の記述によれば、FAS(胎児性アルコール症候群)の防止にとって必要なことは次の(1)～(5)の中のどれか。もっとも適切なものを1つ選び、その番号を答えなさい。

 (1) 妊娠中も授乳中も飲酒を完全にやめる

 (2) 妊娠中は飲酒を完全にやめ、授乳中も過度の飲酒はひかえる

 (3) 妊娠中は飲酒を完全にやめる

 (4) 妊娠中も授乳中も過度な飲酒はひかえる

 (5) 妊娠中は過度な飲酒をひかえる

問 5. 空所 [ア] ～ [ウ] にはそれぞれ次の 3 つのうちのどれか 1 つの文が入る。各空所とそこに入る文の組み合わせとしてもっとも適切なものを (1) ～ (6) の中から 1 つ選び、その番号を答えなさい。（disparage : 軽蔑する, autism : 自閉症, prosecute : 起訴する）

A : As late as the 1970s, 'refrigerator mothers' (a disparaging term for a parent lacking emotional warmth) were faulted for their children's autism.

B : More than 400 pregnant women, mostly African American, have been prosecuted for endangering their fetuses in this way.

C : Today, fetal exposure to crack or cocaine is considered no more harmful than exposure to tobacco or alcohol, but criminal prosecution of pregnant women who take such drugs continues.

(1) : ア— A, イ— B, ウ— C (2) : ア— A, イ— C, ウ— B
(3) : ア— B, イ— A, ウ— C (4) : ア— B, イ— C, ウ— A
(5) : ア— C, イ— A, ウ— B (6) : ア— C, イ— B, ウ— A

問 6. 下線部《B》の 2012 年の論文は、妊娠中のラットの高脂肪食がその孫の世代に与える影響を調べたものであるが、その論文を紹介したいくつかの記事には、本当なら言及すべき 2 つの点に言及していないという問題があった。その 2 つの点とは何と何か。それぞれ 20 ～ 30 文字の日本語で答えなさい。ただし句読点も 1 文字とする。

問 7. 下線部《C》の意味をもっともよく表しているものを (1) ～ (6) の中から 1 つ選び、その番号を答えなさい。

(1) 関係者が、その発見はまだ日常生活に対するアドバイスをする根拠になるほど確かなものではない、ということを説明することはできないだろう。
(2) 関係者は、その発見はまだ日常生活に対するアドバイスをする根拠になるほど確かなものではない、ということを説明しようと努めるべきだ。
(3) そこに含意されていることに基づいて日常生活に対するアドバイスをすることは、まだできないであろう。
(4) そこに含意されていることはまだ確かなことではないが、それでも日常生活に対するアドバイスは試みるべきだ。
(5) その重要性を否定しようとする者は、日常生活に対するアドバイスができないということを説明すべきだ。
(6) その重要性を否定しようとする者は、日常生活に対するアドバイスをする努力をすべきだ。

第3問 次の英文の空所 ア〜シ に、それぞれ与えられた文字で始まる
単語を入れなさい。

　　Our cultural backgrounds influence not only how we marry but how we make choices in
nearly every area of our lives. From early on, members of individualist societies are taught the
special (ア: i____) of personal choice. Even a walk through the local grocery store becomes an
opportunity to teach lessons (イ: a____) choosing, particularly in the United States, where stores
routinely offer hundreds of options. As soon as children can (ウ: t____), or perhaps as soon as
they can accurately point, they are asked, "Which one of these would you like?" A parent would
probably narrow down the number of choices and explain the (エ: d____) between this cereal
and that one, or that toy and this one, but the child would be encouraged to express a preference.
After a (オ: w____), the child would graduate to making tougher choices, and by the ripe old
age of four, he may well be expected to both understand and respond to the daunting question,
"What do you want to be when you grow up?" From this, children learn that they should be able
to figure out what they like and dislike, what will make them happy and (カ: w____) won't.
Because their happiness is on the line, their own (キ: o____) truly matter, and they must figure
out how to judge the outcomes of their choices.

　　By contrast, members of collectivist societies place greater (ク: e____) on duty. Children are
often told, "If you're a good child, you'll do what your parents tell you," and the parents need not
explain themselves. From what you eat to what you wear, the toys you play (ケ: w____) to what
you study, it is what you're *supposed* to do that's most important. As you grow older,
(コ: i____) of being asked what you want, you may be asked, "How will you take care of your
parents' needs and wants? How will you (サ: m____) them proud?" The assumption is that your
parents, and elders in general, will show you the right way to live your life so that you will be
protected from making a costly (シ: m____). There are "right" choices and "wrong" ones, and
by following your elders, you will learn to choose correctly, even relinquish choice when
appropriate.

Sheena Iyengar, The Art of Choosing

注 daunting: 難しい　　relinquish: 放棄する

数　学

問題

27年度

前期試験

第1問

原点を中心とした半径 1 の円に内接する正三角形 T_1 がある. T_1 の頂点の 1 つが A $(0,1)$ であり, T_1 の残りの頂点のうち, x 座標が負の値である方を B とする. また, T_1 を原点に関して対称移動したものを T_2 とする.

(i) 直線 AB の方程式は, ⬚(1)⬚ である.

(ii) 直線 AB と T_2 の辺との交点のうち, x 座標の値が大きい方の座標は $(x, y) =$ ⬚(2)⬚ である.

(iii) T_1 と T_2 が重なる部分の面積は ⬚(3)⬚ である.

第2問

曲線 $y = x^3 - 2x$ … ① と直線 $y = x + k$ … ② がある.

(i) k の範囲が ⬚(4)⬚ のとき, 曲線 ① と 直線 ② は異なる 3 点を共有する.

(ii) $k > 0$ とする. 曲線 ① と直線 ② が異なる 2 点を共有するとき, 1 つは接点で, もう 1 つの共有点の x 座標は ⬚(5)⬚ である.

第3問

n を 3 以上の整数とする. $(x-1)^2 P(x) + ax + b = x^n + x^{n-1} + \cdots + x + 1$ が成り立っているとする. ただし $P(x)$ は x の整式とし, a, b は定数であるとする. この等式の左辺を微分すると (6) である. このとき $(a, b) =$ (7) である.

第4問

下図のように太陽が雲間から見えた. 観察された太陽を半径 r の円と仮定し, 図のように見えた太陽の円周上の 2 点を A, B とし, 線分 AB の中点を C, 円周上に一点 D を線分 CD と AB が互いに直交するようにとる. $AB = a$, $CD = c$ とおくとき, r と a, c の関係を式で表わすと (8) となる. このとき r の最小値を c を用いて表わすと, (9) である. また $c < r$ の場合, 観察された太陽の中心を O とする. この円を OD を通る直径を軸に回転させてできる球において AB を通り OD に垂直な平面で 2 つの図形に分けたとき, 点 D を含む部分の体積を a, c を用いて表わすと (10) である.

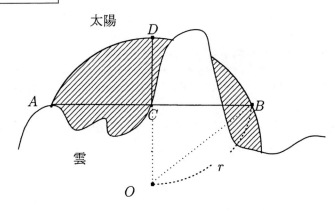

第5問

$n = 1, 2, 3, \cdots$ に対して，関数 $F_n(x)$ を

$$F_1(x) = \frac{1}{1+x} \quad , \qquad F_{n+1}(x) = \frac{1}{1 + F_n(x)}$$

で定義する．

 (i) $F_3(x)$ を求めると，$\boxed{\text{(11)}}$ である．

次に $n = 1, 2, 3, \cdots$ に対して，数列 $\{p_n\}$ を

$$p_1 = 1, \quad p_2 = 1, \quad p_{n+2} = p_{n+1} + p_n$$

で定義する．

 (ii) $F_n(x) = \dfrac{a_n + b_n x}{c_n + d_n x}$ で与えられるとき，$n \geqq 2$ に対して a_n, b_n, c_n, d_n を数列 $\{p_n\}$ を用いて表すと $(a_n, b_n, c_n, d_n) = \boxed{\text{(12)}}$ である．

 (iii) $\displaystyle\lim_{n\to\infty} \frac{p_{n+1}}{p_n}$ が存在することを用いて $\displaystyle\lim_{n\to\infty} F_n(0)$ の値を求めると $\boxed{\text{(13)}}$ である．

物理 問題 27年度

前期試験

第1問

質量が m で一辺の長さが a の一様な立方体の互いに平行な4辺の中点に A、B、C、D を定める(図1)。この立方体を、傾斜角 θ ラジアン($0<\theta<\pi/4$)の斜面上に置いたところ、立方体は斜面上で静止した。図2に、4点ABCDを含む断面図を示す。重力加速度の大きさを g、立方体と斜面の間の静止摩擦係数を μ として、以下の問に答えよ。

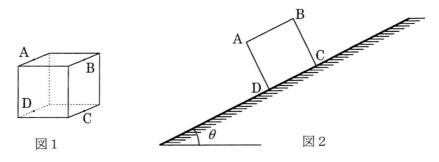

図1   図2

問1 立方体が斜面から受ける垂直抗力の作用点を1点で代表させ、その点を P とするとき、DP の距離を θ、a、m、g、μ から必要な記号を用いて表せ。

問2 立方体が斜面に沿って滑らないために $\tan\theta$ が満たすべき不等式を答えよ。

続いて図3のように、立方体の点 A に、紙面に平行で斜面から α ラジアン($0<\alpha<\pi/2$)の向きに力 F を作用させたところ、立方体は斜面に沿って滑ることなく倒れた。

問3 立方体が滑らないことから、F はある値以下でなければならない。その値を θ、m、g、μ、α を用いて表せ。

問4 立方体が倒れる直前においても力のモーメントがつり合うことから、立方体が倒れる直前の F の大きさを求め、θ、m、g、α を用いて表せ。

問5 問3・問4より、μ はある値以上であることがわかる。その値を $\tan\theta$ と $\tan\alpha$ を用いて表せ。

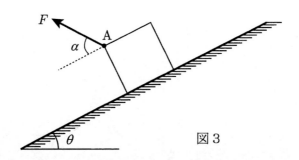

図3

第2問

起電力 E の電源 E、電気抵抗 R の抵抗 R_1、R_2、電気容量 C_1、C_2 のコンデンサー C_1、C_2 および、スイッチ S で図のような回路を作る。スイッチ S を点 A 側に入れ、点 B 側に切り替えるという操作を繰り返す場合を考えよう。はじめ各コンデンサーに蓄えられている電気量はゼロであるとする。

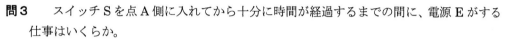

最初にスイッチ S を点 A 側に入れた直後、

問1 抵抗 R_1 に流れる電流はいくらか。

スイッチ S を点 A 側に入れて十分に時間が経過した後、

問2 コンデンサー C_1 に蓄えられる電気量はいくらか。

問3 スイッチ S を点 A 側に入れてから十分に時間が経過するまでの間に、電源 E がする仕事はいくらか。

問4 スイッチ S を点 A 側に入れてから十分に時間が経過するまでの間に、抵抗 R_1 で発生するジュール熱はいくらか。

続いて、スイッチ S を点 B 側に切り替える。十分に時間が経過した後、

問5 コンデンサー C_2 に蓄えられる電気量はいくらか。

問6 スイッチ S を点 B 側に入れてから十分に時間が経過するまでの間に、抵抗 R_2 で発生するジュール熱はいくらか。

再び、スイッチ S を点 A 側に切り替えて十分に時間が経過してから、スイッチ S を点 B 側に切り替える。十分に時間が経過した後、

問7 コンデンサー C_2 に蓄えられる電気量は**問5**で求めた値からいくら増加したか。

第３問

図のように単スリットSと2重スリットABおよびスクリーンを平行に配置する。単スリットSの左側から波長 λ の単色光を入射させると、スクリーン上に明暗の干渉縞がほぼ等間隔に現れる。いま、スリットABの間隔を $2d$、2重スリットABとスクリーンとの距離を L とする。スリットSと点OはABの垂直二等分線上にあるとする。点Oを原点として、スクリーン上に y 軸をとる。以下の問において、λ と d は L より十分に小さいものとする。

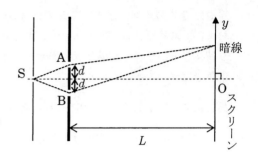

問１ スクリーン上にできる暗線の間隔を λ、d、L を用いて表せ。

問２ 赤、緑、青の単色光源を用意する。赤、緑、青の各単色光の中の一色だけを使ったときにできる暗線のうち、y 軸の正の側で点Oに一番近い暗線の位置を各々 y_R、y_G、y_B とする。これらの大小関係として正しいものを以下の選択肢の中から選び記号で答えよ。

[問２の選択肢]

(1) $y_R < y_G < y_B$　　(2) $y_R < y_B < y_G$　　(3) $y_G < y_R < y_B$　　(4) $y_G < y_B < y_R$

(5) $y_B < y_R < y_G$　　(6) $y_B < y_G < y_R$　　(7) $y_R = y_G = y_B$

次に、波長 λ_1 の単色光源と波長 λ_2 の単色光源を用意して、単スリットSの左側に置く。ここで、波長の比を $\lambda_1 : \lambda_2 = 5 : 3$ とする。また、別々の光源から出ている光は互いに干渉しないものとする。まず先に、波長 λ_1 の単色光源だけ点灯しスクリーン上に干渉縞をつくる。続いて、波長 λ_1 の単色光源を点灯したまま、波長 λ_2 の単色光源も点灯すると、波長 λ_1 の単色光源だけ点灯していたときにあった暗線のいくつかが暗くなくなった。そして、暗線のいくつかが暗いまま残った。

問３ 波長 λ_1 の単色光源だけ点灯したときにあった暗線のうち、点Oに近い側から数えて何番目の暗線が残ったか。点Oに一番近いものを答えよ。

問４ 問３で答えた暗線と点Oとの間に波長 λ_1 の単色光の色（この色を「色１」とする）や波長 λ_2 の単色光の色（この色を「色２」とする）の線がいくつか現れた。どのような順にどの色が現れるか以下の選択肢の中から選び記号で答えよ。

[問４の選択肢]

(1) 点O→色１→暗線　　　　　　　　(5) 点O→色１→色２→色１→暗線

(2) 点O→色２→暗線　　　　　　　　(6) 点O→色２→色１→色２→暗線

(3) 点O→色１→色２→暗線　　　　　(7) 点O→色１→色２→色１→色２→暗線

(4) 点O→色２→色１→暗線　　　　　(8) 点O→色２→色１→色２→色１→暗線

第4問

鉛直に立てた絶縁体製の筒の下端を原点として、鉛直上向きに x 軸をとる。原点に電荷 Q の帯電体を固定し、電荷 q、質量 m の小球を筒の中に通す$(Q、q>0)$。筒は十分に長く、帯電することはないとする。また、筒の内外は真空である。重力による位置エネルギーの基準点を原点に、クーロン力による位置エネルギーの基準点を無限遠点にそれぞれ定め、重力加速度の大きさを g、クーロンの法則の比例定数を k とする。以下では、帯電体と小球の大きさは無視でき点電荷とみなせるものとする。

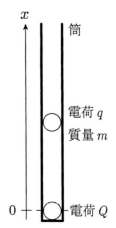

まず、筒の内壁が滑らかな場合について以下の問に答えよ。

問1 小球が x の位置にいるときの小球の位置エネルギーを g、k、m、Q、q、x から必要な記号を用いて表せ。

座標 $x=a(a>0)$ において、小球にはたらく力はゼロになる。

問2 a を g、k、m、Q、q から必要な記号を用いて表せ。

問3 $x=3a$ で小球を静かに離すと、小球は筒に沿って往復運動をする。小球が動く座標の範囲を a を用いて表せ。

問4 問3で、小球の運動エネルギーがとり得る最大値を a、g、m を用いて表せ。

次に、粗い内壁をもつ絶縁体製の筒を用いて、前問までと同様に帯電体と小球を配置した。$x=3a$ で小球を静かに離すと、小球は筒に沿って動き、$x=x_1$、x_2 $(x_1<x_2)$ の各点で進行方向を変えた後、$x=x_3$ で静止したまま動かなくなった。筒の内壁から小球が受ける動摩擦力の大きさは小球の位置によらず $mg/3$ であるとして、問に答えよ。

問5 小球が最初に進行方向を変えた点の座標 x_1 を a を用いて表せ。

問6 小球が2回目に進行方向を変えた点の座標 x_2 を a を用いて表せ。

問7 小球が静止した点の座標 x_3 を a を用いて表せ。

問8 $x=3a$ から動き始めて $x=x_3$ で静止するまでに小球が失ったエネルギーを a、g、m を用いて表せ。

問9 筒の内壁から小球が受ける静止摩擦力 R が満たす条件を g、m を含む不等式で表せ。

化　学

問題

前期試験

第1問　次の**問い**（**問1～5**）にもっとも適する答えを、それぞれの**問い**の下にあるもののなかから選び、**ア、イ、ウ、・・・**の記号で答えよ。

問1　次の記述のうち、正しいのはどれか。

ア　水酸化銅(Ⅱ)の沈殿を含む水溶液に過剰のアンモニア水を加えると、正四面体構造の錯イオンができて溶ける。

イ　硫化水素は水溶液中で2段階に電離する強酸である。

ウ　フッ化水素は電離度が小さく弱酸であるが、酸化力が強いのでガラスを腐食する。

エ　アンモニア水と塩化アンモニウム水溶液から調製した緩衝液のpHは、少量の酸や塩基を加えてもあまり変化しないが、純水で100倍に希釈すると大きく変化する。

オ　水の電離は吸熱反応なので、純水の温度を高くすると純水中の水素イオン濃度は増加する。

カ　1×10^{-4} mol/L の塩酸を純水で 10^4 倍に希釈すると、水溶液の pH の値は25℃で7より大きくなる。

問2　次の(1)～(6)の化合物の水溶液がある。これらの化合物についての反応で、当てはまらない反応はどれか。

(1)炭酸ナトリウム　　　(2)硝酸銀　　　　　(3)塩化バリウム
(4)硫酸銅(Ⅱ)　　　　　(5)塩化アルミニウム　(6)水酸化亜鉛

ア　アンモニア水を加えると、白色沈殿が生じる。この沈殿は水酸化ナトリウム水溶液を加えると溶ける。

イ　黄緑色の炎色反応を示す。この水溶液に硫酸ナトリウム水溶液を加えると、白色沈殿が生じる。

ウ　少量のアンモニア水を加えると青白色の沈殿が生じる。この沈殿はアンモニア水を多量に加えると溶けて、深青色の透明な溶液となる。

エ　塩酸を加えて酸性とし、発生する気体を水酸化バリウム水溶液中に導くと白濁する。

オ　塩化ナトリウム水溶液を加えると、白色沈殿が生じる。この沈殿はアンモニア水を加えると溶ける。

カ　塩酸を加えると、白色の沈殿が生じる。この沈殿は熱水を注ぐと溶け、その水溶液にクロム酸カリウム水溶液を加えると黄色の沈殿が生じる。

問3 下図のような装置を用いて電気分解を行った。陽極、陰極および電解質溶液の組み合わせで、正しいのはどれか。

A 陽極から気体の発生がみられないのは（Ⅰ）と（Ⅱ）である。
B 陰極から水素の発生がみられるのは（Ⅲ）と（Ⅳ）である。
C 陽極から酸素の発生がみられるのは（Ⅲ）と（Ⅳ）である。
D 通電中に電解質溶液の中のCu²⁺イオンの濃度が変わらないのは（Ⅰ）と（Ⅱ）である。

ア AとB　イ AとC　ウ AとD　エ BとC　オ BとD
カ CとD　キ Aのみ　ク Bのみ　ケ Cのみ　コ Dのみ

組み合わせ	陽極	電解質溶液	陰極
（Ⅰ）	C	CuCl₂	Cu
（Ⅱ）	Cu	CuSO₄	Pt
（Ⅲ）	Cu	H₂SO₄	Pt
（Ⅳ）	Pt	NaOH	Pt

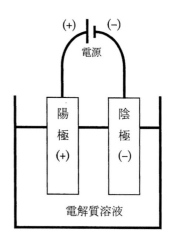

問4 PCl₅は次式に示すように解離して平衡に達する。

　　PCl₅（気）⇌ PCl₃（気）＋ Cl₂（気）

ある温度、ある体積の平衡混合物中で、PCl₅の50%が解離していた。同じ温度で体積を4倍にすると、解離度はいくらになるか。ただし、$\sqrt{3}=1.73$とする。

ア 0.33　イ 0.43　ウ 0.53　エ 0.63　オ 0.73　カ 0.83

問5 ある温度で分子量$1.8×10^5$の物質を分散させたコロイド溶液がある。その濃度2.0 g/Lの浸透圧を測定したところ30 Paであった。同じ温度で分子量$0.9×10^5$、濃度1.0 g/Lの分散質のコロイド溶液の浸透圧〔Pa〕はいくらか。

ア 5　イ 10　ウ 15　エ 30　オ 40　カ 45

第2問 次の文章を読み、以下の**問い（問1〜4）**に答えよ。

水酸化ナトリウムと炭酸ナトリウムが混ざった水溶液がある。この水溶液を v〔mL〕とり、c〔mol/L〕塩酸で滴定していくと、2つの中和点をもつ滴定曲線が得られた。このとき、**(a)** 滴定開始から最初にあらわれる中和点（第1中和点）までに要した塩酸は m〔mL〕で、**(b)** 第1中和点から次にあらわれる中和点（第2中和点）までに要した塩酸は n〔mL〕であった。

問1 下線**(a)**でおこる変化を化学反応式で書け。

問2 下線**(b)**でおこる変化を化学反応式で書け。

問3 第1中和点と第2中和点を知るのにもっとも適した酸塩基指示薬を、それぞれ下の表の**ア〜オ**のなかから選べ。

記号	酸塩基指示薬	変色域（pH）
ア	クレゾールレッド（酸性側）	0.2〜1.8
イ	チモールブルー（酸性側）	1.2〜2.8
ウ	メチルオレンジ	3.1〜4.4
エ	フェノールフタレイン	8.0〜9.8
オ	インジゴカルミン	11.6〜14.0

問4 もとの水溶液に含まれる水酸化ナトリウムと炭酸ナトリウムのモル濃度〔mol/L〕を、それぞれ v、c、m、n を用いた数式で答えよ。

第3問 次の文章を読み、以下の**問い（問1〜4）**に答えよ。

純水を冷却していくと、下図の冷却曲線**ア**が得られた。次に、XY$_2$（X、Yは元素記号ではない）の形で表される式量Mの塩v〔g〕を純水w〔g〕に溶解した溶液を冷却していくと、下図の冷却曲線**イ**が得られた。なお、この塩は結晶水を含まず、水溶液中ではX^{2+}とY$^-$に完全に電離するものとする。また、この塩溶液は凝固点に関して希薄溶液としてふるまうものとする。図中のt_1〜t_5は温度を示す。

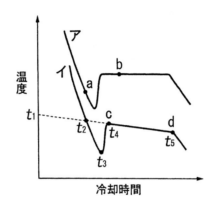

問1 図中の**a**と**b**における水の状態をそれぞれ答えよ。

問2 図中のt_1〜t_5で、塩溶液の凝固点を示すのはどれか。

問3 塩溶液では、**c**から**d**にかけて温度が徐々に下がっていく理由を、「水」、「溶液」、「凝固点」の3つの語句を用いて40字以内で答えよ。

問4 水のモル凝固点降下をK_f〔K・kg/mol〕とすると、塩溶液の凝固点は純水の凝固点より何℃低くなるかをK_f、M、v、wを用いた数式で答えよ。

第4問

7種類のアミノ酸A～Gの側鎖（R）の構造およびアミノ酸の一般式を下図に示す。以下の**問い**（**問1～8**）に答えよ。ただし、**問1～3**については、もっとも適するアミノ酸をA～Gの記号で答えよ。A～Gは記号でありアミノ酸の1文字表記ではない。

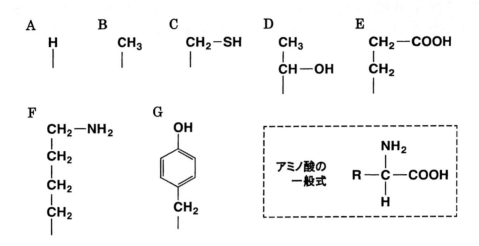

問1 酸性がもっとも強いものはどれか。

問2 立体異性体が4種類存在するものはどれか。

問3 アルカリ性水溶液中で空気によって容易に酸化され、2個のアミノ基を含むアミノ酸を与えるものはどれか。

問4 アミノ酸AとBの組み合わせからなる鎖状トリペプチドは何種類あるか。ただし、立体異性体を区別する必要はない。

問5 アミノ酸AとBの組み合わせからなる鎖状トリペプチドで鏡像異性体となる組み合わせは何組あるか。

問6 アミノ酸Aの塩基性水溶液中におけるイオン式を書け。

問7 アミノ酸 A〜G のなかから、ある 1 つのアミノ酸を選んでつくられた鎖状のペプチドがある。このペプチドの水溶液を用いた呈色反応で次の結果が得られた。1）濃硝酸を加えて加熱すると黄色となった。2）水酸化ナトリウム水溶液を加えて塩基性にした後、薄い硫酸銅（II）水溶液を加えたが変化はみられなかった。このペプチドの構造式を書け。

問8 同じ分子数のアミノ酸 A とアミノ酸 F からできた鎖状のペプチドがある。このペプチド 0.01 mol 中の窒素原子の量は 4.2 g であった。このペプチドは何個のアミノ酸からできているか。ただし、窒素の原子量を 14.0 とする。

第5問 次の文章を読み、以下の**問い**（**問1～4**）に答えよ。構造式は例にならって書け。

分子式 C₈H₁₀O で表される芳香族化合物 A、B、C、D および E がある。化合物 A、B、C、D および E に金属ナトリウムを作用させると、いずれも反応した。化合物 A、B、C、D および E の薄い水溶液に塩化鉄(Ⅲ)水溶液を加えると、化合物 E は呈色反応を示したが、化合物 A、B、C および D は呈色反応を示さなかった。化合物 A、B、C および D をおだやかに酸化すると、化合物 A、C および D からそれぞれ銀鏡反応を示す化合物 F、G および H が得られたが、化合物 B からは銀鏡反応を示さない化合物 I が得られた。化合物 A と B を濃硫酸で加熱すると、いずれからも化合物 J が得られた。この化合物 J を付加重合させると、合成樹脂 X ができた。化合物 G と H を触媒存在下で十分に酸化をすると、化合物 G からは化合物 K が得られ、化合物 H からは化合物 L が得られた。化合物 K を加熱すると、分子内で水分子がとれた化合物 M が得られた。化合物 L をエチレングリコールと縮合重合させると、合成樹脂 Y ができた。また、化合物 E は二置換体で、そのベンゼン環に結合する水素原子1個をニトロ基と置換した化合物には、2つの異性体が存在した。上記をまとめると、これらの化合物の変化は下図のようになる。

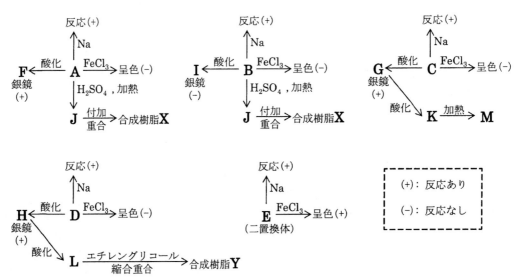

問1 化合物 A、B、C、D および E の構造式を書け。

問2 化合物 A～M のうち、ヨウ素と水酸化ナトリウム水溶液を加えて加熱すると、黄色結晶を生成する化合物はどれか。その化合物を記号で示せ。

問3 合成樹脂 X と Y の共通の性質を10字以内で書け。

問4 化合物 M は、化合物 K を加熱する以外に、2つの化合物をそれぞれ触媒存在下で酸化しても作られる。その2つの化合物の名称を書け。

生 物

問題

前期試験

27年度

第1問 生物の進化に関する次の文を読み，以下の各問いに答えよ。

　真核生物の起源は，原核生物のうち（　ア　）に属するメタン菌などに，プロテオバクテリアが細胞内共生したことに由来すると考えられている。プロテオバクテリアが (1) ミトコンドリアという細胞小器官となったことにより，真核生物は（　イ　）を利用して多くのエネルギーを産生できるようになった。真核生物誕生以前から（　ウ　）が（　イ　）を作り出していたが，さらにその（　ウ　）が原初の真核生物に取り込まれて (2)（　エ　）という細胞小器官となったことで，太陽の光エネルギーの恩恵を受けられる植物が出現した。植物の繁栄は，大気中にさらに大量の（　イ　）を放出する結果になった。（　イ　）の増加は (3) 成層圏にオゾン層を形成することになり，動物が陸上に進出する素地になった。

　動物の中で，進化の早い段階で多細胞生物となったカイメンは，組織とよべるものは持たないが，水中の栄養を取り込む細胞や運ぶ細胞など，細胞の (4) 機能分化が起こっている。このように単細胞から多細胞に進化する過程で，それぞれの細胞間の相互作用や (5) 情報伝達をするための分子の出現が必須であった。

　多細胞動物の基本的なからだの体制として，外胚葉と内胚葉という二胚葉を持つ (6) 刺胞動物が出現し，クラゲなどは内胚葉におおわれた胃腔を持つようになった。これらの動物の細胞間の接着には（　オ　）の祖先遺伝子の産物が関わっており，その働きはカルシウムイオンに依存している。（　オ　）は，進化の過程で (7) 遺伝子の重複が起こり，さらにその (8) 遺伝子座で新たな遺伝子変異が起こることにより，機能が分化していった。この機構でさまざまに変化した（　オ　）は，組織間で使い分けされることで，組織特異的な細胞間接着を担っていく。一般的に，重複した遺伝子の一方に変異が入っても生存に影響しないので，木村資生博士の学説にあるように自然選択に対して（　カ　）であり，次の進化に備えることができる。事実，細胞間の情報伝達分子などは， (9)「カンブリア紀の爆発」に先立って遺伝子の重複が繰り返されており，その後の進化への準備がなされたと考えられている。

　さらに， (10) 二胚葉動物から中胚葉を持つ三胚葉動物が出現し，複雑な臓器形成が起こっていく。アフリカツメガエルの実験から，胞胚の（　キ　）極側の細胞が予定（　ク　）胚葉から中胚葉を誘導することが明らかにされた。中胚葉から分化した（　ケ　）がさらに（　ク　）胚葉に作用して神経管を誘導する。管状神経系を持つ脊椎動物にいたる複雑なからだの体制は，単純な分節構造を繰り返すことによって始まったと考えられている。分節のそれぞれの位置に応じた固有情報が（　コ　）遺伝子によって与えられることで，分節の機能分化が起こり，昆虫などの体節に見られるような複雑な体制が作り出された。 (11) この位置情報を決めるきっかけはすでに卵の時期に与えられていることが，ショウジョウバエなどの研究で明らかにされている。からだの前後軸に沿った（　コ　）遺伝子の発現パターンは脊椎動物まで共通していて，環形動物や節足動物で獲得された体節構造はヒトでも脊椎などにその名残をとどめている。

問1　文中の（　ア　）〜（　コ　）に適語を記せ。

問2　下線部（1）について，ミトコンドリアで二酸化炭素を産生する代謝回路名を記せ。

問3　下線部（2）について，
　　ⅰ）細胞小器官が光を受けて最初に起こる分解反応の化学式を記せ。
　　ⅱ）ⅰ）が起こる細胞小器官内の部位はどこか記せ。

問4　下線部（3）について，なぜ動物が陸上に進出できるようになったのか，理由を簡潔に記せ。

問5　下線部（4）について，同じゲノムを持つ細胞間で形質が異なっているのはなぜか。「細胞ごとに」に続けて簡潔に記せ。

問6　下線部（5）について，ヒトにおいて血液で運ばれる情報伝達分子群を一般に何とよぶか，名称を記せ。

問7　下線部（6）について，この門には他にどんな種があるか。次の ① 〜 ⑤ から1つ選び，番号で記せ。

　　① プラナリア　② ナメクジウオ　③ ヒドラ　④ バフンウニ　⑤ ヤマビル

問8　下線部（7）について，配偶子を形成するときに起こり得るが，それは相同染色体間で何が起こるときと考えられるか，現象名を記せ。

問9　下線部（8）について，この用語の意味を簡潔に記せ。

問10　下線部（9）について，この現象が見つかるきっかけになったカナダの頁岩層を何とよぶか，次の ① 〜 ⑤ から1つ選び，番号で記せ。

　　① オルドビス　② アノマロカリス　③ バージェス　④ エディアカラ　⑤ シルル

問11　下線部（10）について，ヒトの器官のうち中胚葉のみに由来するものを1つ記せ。

問12　下線部（11）について，ショウジョウバエのからだの前後軸は卵の時期に決定されている。
　　ⅰ）この決定に関与している因子を一般に何とよぶか，名称を記せ。
　　ⅱ）ⅰ）の因子はどのような物質として卵に存在するか記せ。

第2問 ヒトデの受精に関する次の文を読み，以下の各問いに答えよ。ただし，文中の記号は図中のものに対応する。

ヒトデの精子は，球形をした頭部と長い鞭毛を持ち，鞭毛の付け根にある中片のミトコンドリアで産生されるエネルギーを使って泳ぐ。頭部先端には先体とよばれる小胞があり，未受精卵のゼリー層に接触すると，(1) 小胞の中身が放出されると同時に（　ア　）が形成される（**図1**）。この現象を先体反応とよび，精子は伸びた（　ア　）の先端で卵の（　イ　）と融合して受精にいたる。(2) 最初の精子が融合した刺激は，卵の（　イ　）に電気的な変動をもたらし，しばらくのあいだ他の精子は卵と融合できなくなる。そのあいだに（　ウ　）は（　イ　）から遊離して持ち上がり，（　エ　）に変化することで，他の精子の進入は完全に阻止される。

これらの受精現象の観察から，未受精卵のゼリー層中に先体反応を引き起こす物質があると考えられ以下の実験を行った。ゼリー層は酸性にすると溶けるので，酸性海水でゼリー層を溶かした後，卵を除き中和して，これをA液とした。受精前の精子にA液を加えたところ，先体反応が起こった。次にA液を (3) 半透膜の袋に入れて蒸留水中に浮遊させ，ゆるやかにかくはんした。外液の蒸留水を新しいものに交換しながらこの処理を1日間行い，その後，袋の中の液を集め，これをB液とした。また，この処理に使用した外液をすべて集めてB液と同じ体積まで濃縮し，これをC液とした（**図2**）。B液やC液を単独で精子に加えても先体反応は起こらなかったが，B液とC液を混ぜて精子に加えたところ，先体反応が起こった。一方，B液を精子に加えてから1分後にC液を加えたり，逆にC液を精子に加えてから1分後にB液を加えたりしても，先体反応は起こらなかった。このような前処理をした精子では，その後にA液を加えても，先体反応は起こらなかった。なお，実験ではA～C液中のイオン組成はすべて海水と同じになるように調整してから用いた。

図1

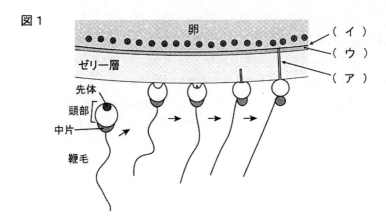

図2

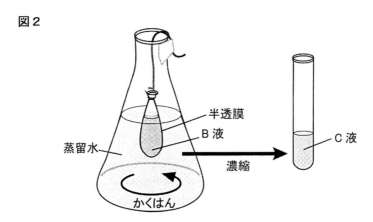

問1　文中の（　ア　）～（　エ　）に適語を記せ。

問2　下線部（1）について，
　　ⅰ）このような小胞の膜融合による分泌過程を一般に何とよぶか，名称を記せ。
　　ⅱ）（　ア　）を形成している細胞骨格タンパク質は何か，名称を記せ。

問3　下線部（2）について，
　　ⅰ）（　イ　）の電気的な変動には海水中のあるイオンが関係する。そのイオンの名称を記せ。
　　ⅱ）このようにして他の精子の進入を防ぐ現象を何とよぶか，名称を記せ。

問4　受精は精子と卵という遺伝的に異なった異個体由来の細胞同士の接着により開始する。ほ乳類では受精後にも異個体間での細胞接着が起こるが，その現象を何とよぶか記せ。

問5　ヒトデの卵は受精に伴って減数分裂を再開し，極体を複数放出する。ヒトデの未受精卵は減数分裂のどの段階で停止しているか記せ。

問6　下線部（3）について，このような処理を何とよぶか，名称を記せ。

問7　実験の結果からB液とC液に含まれる先体反応を引き起こす物質に関してどのようなことがいえるか。次の ① ～ ⑤ から適当なものを2つ選び，番号で記せ。

　　① B液に含まれる物質は，C液に含まれる物質より小さい。
　　② B液に含まれる物質とC液に含まれる物質は，それぞれ単独では先体反応を阻害する。
　　③ B液に含まれる物質とC液に含まれる物質が結合していることが，先体反応に必要である。
　　④ B液に含まれる物質がまず精子に結合することで，C液に含まれる物質が，先体反応を引き起こす。
　　⑤ B液に含まれる物質とC液に含まれる物質が同時に作用することが，先体反応に必要である。

問8　その後の詳しい研究で，C液に含まれる活性物質はペプチドであることがわかった。B液に含まれる活性物質がタンパク質であるかどうかを調べるためには，どのような実験を行って確認すればよいか，簡潔に記せ。

第3問 動物の身体に備わる反応に関する次の文を読み，以下の各問いに答えよ。

(1) イヌにベルの音を聞かせた後で餌を与えることを何度も繰り返すと，イヌは餌を与えなくてもベルの音を聞かせるだけで，だ液を出すようになる。ヒトにおいても，梅干しやレモンを見ただけでだ液がわいてくる。これは梅干しやレモンを食べるという経験を繰り返すことで大脳がこれらをすっぱいと記憶し，その記憶によってだ液が出るようになったもので，意識的に大脳が命令して起こる反応ではない。しかし，生まれつき備わっている反応でもない。この反応には経験や記憶が必要であるが，無意識に起こるようになる。

一方，(2) 床に落ちている画びょうを踏みつけたときには，とっさにあしを引き上げるような反応が起こる。また，(3) 両あしが床につかないような高い椅子に座っているときに，膝の少し下あたりをハンマーでたたかれると，あしが跳ね上がるという反応が起こる。これらの反応は経験や記憶がなくても起こり，生まれつき備わっている反応である。また，大脳からの命令を待たずに起こるため反応がすばやく，身体を危険から守るのに重要である。

これらの反応が起こるしくみを調べるために，次のような処置を施した**カエル1～3**を用意し（**図3**），**実験1**と**2**を行った。

処置

カエル1：頭部を眼の後ろにある左右鼓膜の前端を結ぶ線で切断し，脳の一部を切り離した。

カエル2：頭部を左右鼓膜の後端を結ぶ線で切断し，脳の一部を切り離した。

カエル3：鼓膜より後ろの正中部分から，脊椎骨の管の中に柄つき針を差し込んで内部を壊した。

実験1

カエル1～3をそれぞれ垂直につり下げ，カエルが落ちつくまでしばらく放置した。その後，つり下げたカエルに次の**刺激1～3**を加え（**図4**），反応を観察した。

刺激1：ピンセットで右後ろあしの先端を軽くつまんだ。

刺激2：ピンセットで右後ろあしの先端を強くつまんだ。

刺激3：右後ろあしの先端を薄い酢酸液に浸した。

実験2

カエル1～3をそれぞれアクリル板の上に腹ばいに座らせた後，尾部側を持ち上げるようにアクリル板をゆっくりと傾けて，カエルの反応を観察した。

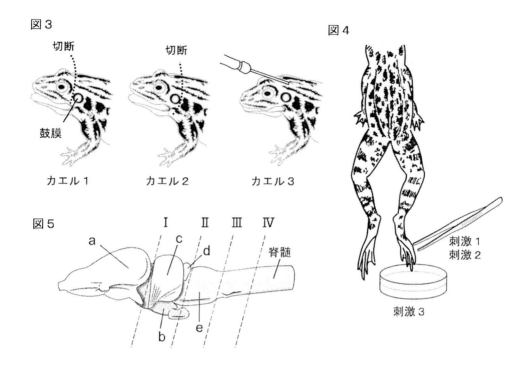

結果

表1に結果を示す。表中のA, D, G, Hは下の反応の記号に対応している。

表1

	実験1			実験2
	刺激1	刺激2	刺激3	
カエル1	A	D	A	G
カエル2	(ア)	(イ)	(ウ)	H
カエル3	(エ)	(オ)	(カ)	(キ)

反応

A 右後ろあし全体を胴体に向けて折りたたむ運動を起こした。
B 右後ろあし全体を突っ張るように伸ばす運動を起こした。
C 右後ろあし全体を小刻みに震わせた。
D 両後ろあし全体を胴体に向けて折りたたむ運動を起こした。
E 両後ろあし全体を突っ張るように伸ばす運動を起こした。
F 両後ろあし全体を小刻みに震わせた。
G 板の傾きに逆らうように姿勢を制御した。
H 何も反応を示さなかった。

問1　下線部（1）について，

　　ⅰ）この反応を特に何とよぶか，名称を記せ。

　　ⅱ）だ液の分泌中枢は脳のどの領域にあるか，名称を記せ。

問2　下線部（2）について，

　　ⅰ）この反応を特に何とよぶか，名称を記せ。

　　ⅱ）あし裏の皮膚に与えた刺激があしの筋肉の収縮を引き起こす経路について，次の
　　　　（　1　）〜（　3　）に適語を下の　①　〜　⑧　から選び，それぞれ番号で記せ。

　　　　　　あし裏の皮膚　→　（　1　）→（　2　）→（　3　）→　あしの筋肉

　　　　①　小脳　　②　中脳　　③　延髄　　④　脊髄　　⑤　運動神経　　⑥　感覚神経
　　　　⑦　交感神経　　⑧　副交感神経

　　ⅲ）ⅱ）のような反応の興奮の経路を一般に何とよぶか記せ。

　　ⅳ）ⅰ）と同じ反応を次の　①　〜　⑦　からすべて選び，番号で記せ。

　　　　①　急に寒い場所に出ると，心拍数が増える。
　　　　②　熱いやかんに手が触れ，思わず手を引く。
　　　　③　尿意をもよおし，用をたす。
　　　　④　恐怖のあまり，鳥肌がたつ。
　　　　⑤　食物を口に入れると，だ液が出る。
　　　　⑥　明るいところでは，瞳孔が収縮する。
　　　　⑦　目の前にものが飛んできて，まぶたを閉じる。

問3　下線部（3）について，

　　ⅰ）この反応を特に何とよぶか，名称を記せ。

　　ⅱ）この反応における感覚受容器は何か，名称を記せ。

　　ⅲ）この反応の中枢はどこにあるか，名称を記せ。

　　ⅳ）この反応が下線部（2）の反応と経路上異なる点を簡潔に記せ。

問4　実験1と2について，

　　ⅰ）図5に側面から見たカエルの中枢神経を示す。領域　a　〜　e　の名称をそれぞれ記せ。

　　ⅱ）表1の　（ア）〜（キ）にあてはまる反応をA　〜　Hから選び，それぞれ記号で記
　　　　せ。ただし，記号は重複して選んでもかまわない。

　　ⅲ）実験終了後にカエルを解剖してみると，カエル1と2とでは図5のⅠ　〜　Ⅳのい
　　　　ずれかの位置で脳が切断されていた。カエル1はどこで切断されていたと考えら
　　　　れるか。Ⅰ　〜　Ⅳから最も適当なものを選び，記号で記せ。

　　ⅳ）カエル1に加えた刺激1と刺激2のあいだで結果が異なったのはなぜか，その理
　　　　由を簡潔に記せ。

英　語

問題

後期試験

27年度

第1問　次の英文を読んで、後の問いに答えなさい。

Americans and Europeans stand out from the rest of the world for our sense of ourselves as individuals. We like to think of ourselves as unique, autonomous, self-motivated, self-made. As the anthropologist Clifford Geertz observed, this is a peculiar idea. People in the rest of the world are more likely to understand themselves as interwoven with other people. In such social worlds, your goal is to fit in and adjust yourself to others, not to stand out. People imagine themselves as part of a larger whole — threads in a web, not lone horsemen on the frontier. In America, we say that [　ア　]. In Japan, people say that [　イ　].

These are broad brush strokes, but the research demonstrating the differences is remarkably robust and it shows that they have far-reaching consequences. The social psychologist Richard E. Nisbett and his colleagues found that (　あ　). For example, Americans are more likely to ignore the context, and Asians to attend to it. Show an image of a large fish swimming among other fish and seaweed fronds, and the Americans will remember the single central fish first. That's what sticks in their minds. Japanese viewers will begin their recall with the background. They'll also remember more about the seaweed and other objects in the scene.

Another social psychologist, Hazel Rose Markus, asked people arriving at San Francisco International Airport to fill out a survey and offered them a handful of pens to use, for example four orange and one green; those of European descent more often chose the one pen that stood out, while (　い　).

Dr. Markus and her colleagues found that these differences could affect health. Negative affect — feeling bad about yourself — has big, persistent consequences for your body if you are a Westerner. Those effects are less powerful if you are Japanese, possibly because (　う　).

There's some truth to the modernization hypothesis — that as social worlds become wealthier, they also become more individualistic — but it does not explain the persistent interdependent style of Japan, South Korea and Hong Kong.

In May, the journal *Science* published a study, led by a young University of Virginia psychologist, Thomas Talhelm, that ascribed these different orientations to the social worlds created by wheat farming and rice farming. Rice is a finicky crop. Because rice paddies need standing water, they require complex irrigation systems that have to be built and drained each year. One farmer's water use affects his neighbor's yield. A community of rice farmers needs to work together in tightly integrated ways. Not wheat farmers. Wheat needs only rainfall, not irrigation. To plant and harvest it takes half as much work as rice does, and substantially less coordination and cooperation. And historically, Europeans have been wheat farmers and Asians have grown rice.

Their test case was China, where the Yangtze River divides northern wheat growers from southern rice growers. The researchers gave Han Chinese from these different regions a series of tasks. They asked, for example, which two of these three belonged together: a bus, a train and train tracks? More analytical, context-insensitive thinkers (the wheat growers) paired the {   A   } and {   B   }, because they belong to the same category. More holistic, context-sensitive thinkers (the rice growers) paired the {   C   } and {   D   }, because they work together.

Asked to draw their social networks, wheat-region subjects drew themselves larger than they drew their friends; subjects from rice-growing regions drew their friends larger than themselves. Asked to describe how they'd behave if a friend caused them to lose money in a business, subjects from the rice region punished their friends less than subjects from the wheat region did. Those in the wheat provinces held more patents; those in the rice provinces had a lower rate of divorce.

I write this from Silicon Valley, where there is little rice. The local wisdom is that all you need is a garage, a good idea and energy, and you can found a company that will change the world. The bold visions presented by entrepreneurs are breathtaking in their optimism, but they hold little space for elders, for longstanding institutions, and for the deep roots of community and interconnection. Nor is there much rice within the Tea Party. Senator Ted Cruz, Republican of Texas, declared recently that all a man needed was a horse, a gun and the open land, and he could conquer the world.

Wheat doesn't grow everywhere. Start-ups won't solve all our problems. A lone cowboy isn't much good in the aftermath of a Hurricane Katrina. As we enter a season in which the values of do-it-yourself individualism are likely to dominate our Congress, it is worth remembering that this way of thinking might just be the product of the way our forefathers grew their food and 【 *α* 】.

The New York Times, December 4, 2014 (一部改変)

注 lone: 孤独な　　　　robust: 強固である　　seaweed frond: 海藻　　　finicky: 手間がかかる

　　rice paddy: 水田　　　irrigation: 灌漑　　　Yangtze River: 揚子江　　Han Chinese: 漢民族

　　entrepreneur: 起業家　breathtaking: 並はずれている　　Tea Party: アメリカの保守系政治団体

　　Republican: 共和党員　start-up: 起業　　　aftermath: 被害状況　　　forefather: 先祖

問 1. 下線部の'interwoven with other people'に最も近い意味のものを 1 つ選び、その番号を答えなさい。

    (1) competing with each other   (2) dependent on each other

    (3) dominant over other people   (4) irrelevant to other people

問 2. 空所 [ア] と [イ] にはそれぞれあることわざが入る。各空所に入れるのに最も適するものを選び、その番号を答えなさい。(squeaky: きしる)

    (1) every failure is a stepping stone to success

    (2) it is no use crying over spilt milk

    (3) the nail that stands up gets hammered down

    (4) the squeaky wheel gets the grease

    (5) two dogs fight for a bone and the third runs away with it

問 3. 空所 (あ) 〜 (う) にはそれぞれ次の 3 つの内のいずれかが入る。各空所に入るものの番号を答えなさい。

    (1) the Asians chose the one more like the others

    (2) these different orientations toward independence and interdependence affected cognitive processing

    (3) the Japanese are more likely to attribute the feelings to their larger situation and not to blame themselves

問 4. Talhelm は、欧州の個人主義とアジアの集団主義の違いは小麦農業と稲作農業の違いに起因すると述べている。Talhelm がこのように主張する理由を 20 〜 30 字の日本語で書きなさい。

問 5. 空所 { A } 〜 { D } にはそれぞれ次の 3 つの内のいずれかが入る。各空所に入るものの番号を答えなさい。

    (1) bus   (2) train   (3) train tracks

問6. 空所【 α 】には次の(1)～(6)の語句をある順序に並べた表現が入る。2番目と5番目に入るものの番号を答えなさい。

(1) a fundamental truth　(2) about the way　(3) all humans

(4) flourish　(5) not　(6) that

問7. 本文の内容に合致するものを2つ選び、その番号を答えなさい。

(1) Negative feelings about oneself have more physical effects on Westerners than Japanese because of their individualism.

(2) According to the modernization hypothesis, wealthy social worlds are not necessarily individualistic.

(3) Europeans are more tolerant of their friends' failures because they are more sensitive to context than Asians.

(4) The author points out that entrepreneurs in Silicon Valley are optimistic and think little of elders and longstanding institutions.

(5) A Republican senator in Texas says that the sense of value in rice farming countries is also important in times of trouble.

藤田保健衛生大学（医）27 年度 （36）

第 2 問　次の英文を読んで、後の問いに答えなさい。

There is an old saying that [　ア　]. This saying received empirical support in social psychology in the 1920s, when a series of studies showed that groups were more accurate than their individual members. In an early demonstration of the phenomenon, for example, Columbia University's Hazel Knight asked students to estimate the temperature in a classroom. When the estimates were averaged together, the resulting group answer was more accurate than the estimate of a typical member.

Early authors found this surprising and attributed it to some mysterious group property. Eventually, however, it was recognized as a product of statistics: Using a large sample of imperfect estimates tends to cancel out extreme errors and converge on the truth. Subsequent research in forecasting demonstrated the power of averaging compared to more sophisticated statistical methods of combination. The power and simplicity of averaging was summed up in the title of James Surowiecki's 2004 best-selling book, "The Wisdom of Crowds."

In a fascinating new article in *Psychological Science*, Stefan Herzog and Ralph Hertwig turned the old aphorism on its head: [　イ　]. Herzog and Hertwig had participants make estimates about quantitative values they did not know with certainty — specifically, dates in history. They then had participants make second estimates. Could this "crowd in the mind" help improve judgments? The answer is yes, and the literature on the wisdom of crowds helps us understand why.

Crowds, of course, are not always wise. They are more likely to be wise when two principles are followed. The first principle is that groups should be composed of people with knowledge relevant to a topic. The second principle is that the group needs to hold diverse perspectives and bring different knowledge to bear on a topic. Valuing diversity has become a truism, but it is interesting to consider exactly how diversity improves decision making. People inevitably make errors. The question is whether people make (　あ　) errors, in which case individuals are interchangeable and there is little benefit gained from a crowd; or whether people make (　い　) errors, in which case their errors will often cancel out. Differences in perspective are created both through who is in the group — when people have (　う　) experiences, training, and judgment models — and through process — when ideas are formed and expressed independently from the ideas of others. Interestingly, the benefits of diversity are so strong that one can choose group members that differ pretty widely in their ability and still gain — as long as there is added diversity.

Herzog and Hertwig used the insights of the "wisdom of crowd" perspective to make one head nearly as good as two. After participants made their first guesses at the dates of historical events, they then made a second estimate using one of two methods. In one condition, participants simply gave a second estimate. This condition did little to increase either knowledge or diversity.

In the second condition, participants were given detailed directions for making their follow-up guess: "First, 【 甲 】 Second, 【 乙 】 Third, what do these new considerations imply? Was the first estimate rather too high or too low? Fourth, 【 丙 】 " When the participants used the more involved method, the average was significantly more accurate than the first estimate. The "crowd within" achieved about half the accuracy gains that would have been achieved by averaging with a second person.

Herzog and Hertwig called their more involved process "dialectical bootstrapping." You can pull yourself up by your own proverbial bootstraps by assuming that you are wrong, providing a second estimate based on a search for new evidence, and then averaging the two estimates. Interestingly, in Herzog and Hertwig's studies, bootstrapping did not lead to second estimates that were more accurate than the first. The benefit of dialectical bootstrapping was only realized when the first and second estimates were averaged together. Compared to simply providing a second judgment, dialectical bootstrapping creates diversity — it leads to estimates that are more likely to have offsetting errors.

Jack Soll and Richard Larrick: <i>You Know More than You Think</i> (<i>Mind Matters</i> June 2, 2009)

http://www.scientificamerican.com/article/you-know-more-than-you-think/

（一部改変）

注　converge：収束する　　　　　　　　　　aphorism：格言　　　　truism：当然のこと

　　crowd within：crowd in the mind と同じ　　dialectical bootstrapping：弁証法的自助努力

　　pull oneself up by one's own bootstraps：独力でやり遂げる　　　　offset：相殺する

問1. 空所 [ア] と [イ] にはそれぞれ、Hazel Knight の研究結果と Stefan Herzog と Ralph Hertwig の共同研究の結果を簡潔に示す言葉が入る。次の (1)〜(6) の中から各空所に入れるのに最もふさわしいものを 1 つずつ選び、その番号を答えなさい。なお、[イ] に入るときは冒頭の文字が大文字になる。

    (1)　one head can be nearly as good as two

    (2)　one look is worth a thousand words

    (3)　one word is worth a thousand looks

    (4)　two heads are better than one

    (5)　what happens two times does not happen three times

    (6)　what happens two times happens three times

藤田保健衛生大学（医）27 年度 （38）

問 2. Hazel Knight の実験によって示され、James Surowiecki のベストセラー『群衆の知恵』
の書名にもよく示されている社会心理学上の知見をうけて、Stefan Herzog と Ralph
Hertwig が実験によって確かめようとしたことはなにか。最も適切なものを (1)〜(4) の
中から 1 つ選び、その番号を答えなさい。

(1)：多くの人を集めれば、一人の知恵を超えることができるのかどうか。

(2)：多くの凡人を集めても、優秀な一人の知恵を超えることはできないのかどうか。

(3)：一人でも、うまくやれば複数の人を集めた知恵に近いことができるのかどうか。

(4)：より多くの人を集めれば集めるほど、よりすぐれた知恵がえられるのかどうか。

問 3. 本文では、下線部のように「群衆が常に賢明であるわけではない」とし、賢明である
ための 2 つの条件が示されている。その条件とは何か。それぞれ 15〜20 字の日本語で答
えなさい。

問 4. 空所 （ あ ）〜（ う ）にはそれぞれ 'different' か 'similar' が入る。'different' が
入る空所名をすべて書きなさい。1 つもない場合は「なし」と書きなさい。

問 5. 空所【 甲 】〜【 丙 】にはそれぞれ次の (A) 〜 (C) のいずれかが入る。最も適
切な組み合わせを (1)〜(6) の中から 1 つ選び、その番号を答えなさい。

(A) assume that your first estimate is off the mark.

(B) based on this new perspective, make a second, alternative estimate.

(C) think about a few reasons why that could be. Which assumptions and considerations
could have been wrong?

(1)： 甲－A　乙－B　丙－C　　　　(2)： 甲－A　乙－C　丙－B

(3)： 甲－B　乙－A　丙－C　　　　(4)： 甲－B　乙－C　丙－A

(5)： 甲－C　乙－A　丙－B　　　　(6)： 甲－C　乙－B　丙－A

問 6. Stefan Herzog と Ralph Hertwig の研究によれば、真実の値に最も近い推定値になる傾向があるのはどれか。(1)～(5)の中から 1 つ選び、その番号を答えなさい。

(1): 1 回目の推定値

(2): 2 回目の推定値（単純に行った推定）

(3): 2 回目の推定値（「弁証法的自助努力」に基づいて行った推定）

(4): (1) と (2) の平均値

(5): (1) と (3) の平均値

問 7. 数値の推定(教室の温度の推定など)に関して、本文の内容と一致するものを 2 つ選び、その番号を答えなさい。

(1): 群衆による推定値を真実の値により近いものにするために最も重要なことは、できるだけ多くの人を集めて群衆の規模を大きくすることである。

(2): 群衆による推定が個人による推定より優れているのは、群衆には個人を超えるある神秘的な能力が備わっているからだ、と現在では考えられている。

(3): 一人でも、うまくやれば群衆による推定値の半分くらいは真実の値に近づくことが可能である。

(4): Stefan Herzog と Ralph Hertwig の研究は、Hazel Knight の実験結果を誤りだとして退けるものである。

(5): Herzog と Ralph Hertwig は、一人でやってもよい推定値を得ることができるための方法として、「弁証法的自助努力」という方法を考案した。

第3問　次の英文の空所 ア～シ に、それぞれ与えられた文字で始まる単語を入れなさい。

Before the Industrial Revolution began, the world's population was less than one billion, mostly consisting of rural farmers who did all their work using manual labor or domesticated (ア: a___). Now there are seven billion (イ: p___), more than half of us live in cities, and we use machines to do the majority of our (ウ: w___). Before the Industrial Revolution, people's work on the (エ: f___) required a wide range of skills and activities, such as growing plants, tending animals, and doing carpentry. Now many of us work in factories or offices, and people's jobs often (オ: r___) them to specialize in doing just a few things, such as adding numbers, putting the doors on cars, or staring at computer screens. Before the Industrial Revolution, scientific inventions had little (カ: e___) on the daily life of the average person, people traveled little, and they ate only minimally processed food (キ: t___) was grown locally. Today, technology permeates everything we do, we think (ク: n___) of flying or driving hundreds or thousands of miles, and much of the world's food is grown, processed, and cooked in factories far from (ケ: w___) it is consumed. We have also changed the structure of our families and communities, the (コ: w___) we are governed, how we educate our (サ: c___), how we entertain ourselves, how we get information, and how we perform vital functions like sleep and defecation. We have even industrialized exercise: more people get pleasure from watching professional athletes compete in televised sports than by (シ: p___) in sports themselves.

Daniel E. Lieberman, *The Story of the Human Body*

permeate: 浸透する　　defecation: 排泄　　televised: テレビで放映される

数　学

問題

後期試験

27年度

第1問

関数 $f(\theta) = \sin\theta\cos\theta$ がある.

(i) $0 < \theta < \dfrac{\pi}{4}$ とする. $f(\theta) = f(2\theta)$ となるのは, $\theta = \boxed{}$ のときである.

(ii) $0 < \theta_1 < \theta_2 < \dfrac{\pi}{2}$ とする. $f(\theta_1) = f(\theta_2)$ となるのは, $\theta_1 + \theta_2 = \boxed{}$ のときである.

(iii) すべての実数 θ に対して $f(\theta)$ の最小値は $\boxed{}$ である.

第2問

実数 x に対して $f(x) = x(|x| - 2)$ とする.

(i) 方程式 $f(x) = 0$ の解は $x = \boxed{}$ である.

(ii) $-3 \leqq x \leqq a$ における関数 $f(x)$ の最大値が 1 となるときの定数 a の範囲は $\boxed{}$ である.

(iii) 曲線 $y = f(x)$ の接線で傾きが 1 である方程式は $\boxed{}$ である.

(iv) (iii) で求めた接線のうち y 切片が負のものを ℓ とする. 曲線 $y = f(x)$ と ℓ と y 軸で囲まれてできる図形で $x \geqq 0$ の部分の面積は $\boxed{}$ である.

第3問

H_1 を双曲線 $x^2 - \dfrac{y^2}{4} = -1$ とし，H_2 を双曲線 $(x-1)^2 - \dfrac{(y+2)^2}{4} = -1$ とする．

(i) H_2 は H_1 を x 軸正の方向に $\boxed{\,(8)\,}$，y 軸正の方向に $\boxed{\,(9)\,}$ 平行移動
　させたものである．H_2 の漸近線の方程式は $\boxed{\,(10)\,}$ である．

(ii) H_2 と 2 直線 $x=0,\, x=2$ で囲まれてできる図形を 直線 $y=-2$ のまわりに
　1 回転させてできる図形の体積は $\boxed{\,(11)\,}$ である．

第4問

$\cos\left(x + \dfrac{1}{x}\right) = \dfrac{1}{2}$ を満たす実数 $x(\neq 0)$ のうちで，絶対値が 1 に最も近いものは
$\boxed{\,(12)\,}$ であり，2 番目に近いものは $\boxed{\,(13)\,}$ である．

第5問

定数 $a_i(i = 0, 1, 2)$, $b_i(i = 1, 2)$, c_2 に対し $f_0(x) = a_0$, $f_1(x) = a_1 x + b_1$, $f_2(x) = a_2 x^2 + b_2 x + c_2$ とし, a_0, a_1, a_2 は正とする. また, $f_0(x)$, $f_1(x)$, $f_2(x)$ は次を満たすとする.

$$\int_{-1}^{1} \{f_0(x)\}^2 \, dx = 2, \qquad \int_{-1}^{1} \{f_1(x)\}^2 \, dx = \frac{2}{3}, \qquad \int_{-1}^{1} \{f_2(x)\}^2 \, dx = \frac{2}{5},$$

$$\int_{-1}^{1} f_0(x) f_1(x) \, dx = \int_{-1}^{1} f_0(x) f_2(x) \, dx = \int_{-1}^{1} f_1(x) f_2(x) \, dx = 0.$$

このとき各定数を定めて整式 $f_0(x), f_1(x), f_2(x)$ を求めると, $f_0(x) = \boxed{(14)}$, $f_1(x) = \boxed{(15)}$, $f_2(x) = \boxed{(16)}$ である.

物　理

問題　27年度

後期試験

第1問

ピストンがついたシリンダーの端に2つの弁AとBがあり、弁Aを介して容積 V の容器とつながっている（図1）。また、弁Bを開くとシリンダー内の圧力が大気圧 P_0 と等しくなる。シリンダーの端からピストンまでの距離を x とし、$x=0$ のときシリンダー内の容積がゼロになるとする。また、シリンダーの断面積を S とし、全体は一定の温度に保たれているものとする。

はじめに、シリンダー内と容器内の圧力を大気圧 P_0 と等しくして、弁Aと弁Bを閉じる（図1）。以降、ピストンを往復させて、この往復の折り返し時点で弁を開閉しながら、次の**（ステップ1）**から**（ステップ4）**よりなる一連の操作を順に繰り返す場合を考える（図2）。

（ステップ1） 弁Aを閉じたまま、弁Bを開いて、ピストンを $x=d$ まで押し込む。（ただし $0 \leq d < L$ である。）

（ステップ2） ピストンを $x=d$ で止めて、弁Bを閉じる。（弁Aと弁Bを閉じた状態。）

（ステップ3） 弁Aだけ開いて、ピストンを $x=L$ まで引いて止める。

（ステップ4） ピストンを $x=L$ で止めたまま、弁Aを閉じる。（弁Aと弁Bを閉じた状態。）

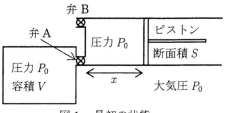
図1：最初の状態

図2：操作中の弁の開閉の様子

ピストンを押し込むとき
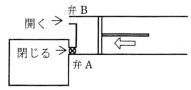

ピストンを $x=d$ で止めたとき
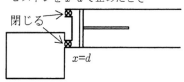

ピストンを引くとき

ピストンを $x=L$ で止めたとき
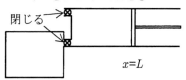

まず、$d=0$ の場合を考える。

問1 最初の状態（図1）から、上記の一連の操作を1回行った後の容器内の圧力はいくらになるか。

問2 最初の状態（図1）から、上記の一連の操作を k 回繰り返した後の容器内の圧力はいくらか。

問3 例えば、$V=100LS$ のとき、容器内の圧力がはじめて $0.9P_0$ 未満になるのは一連の操作を何回繰り返した後か、整数値で答えよ。必要であれば近似式 $(1+\alpha)^m \fallingdotseq 1+m\alpha$ （$|\alpha| \ll 1$）を用いてよい。

次に、少し現実に近い状況を考えてみよう。現実には、ピストンを押し込んでシリンダー内の容積を完全にゼロにすることは困難であり、多少はシリンダー内の容積が残る。この事は、本問において、$x=0$ までピストンを押し込むのは困難であり、$x=d$ $(0<d<L)$ までしか押し込められないことに対応する。そこで、上記の **（ステップ1）** と **（ステップ2）** において、$d>0$ として以下の問に答えよ。

問4 最初の状態（図1）から、上記の一連の操作を1回行った後の容器内の圧力を P_0、V、L、S、d を用いて表せ。

問5 最初の状態（図1）から、上記の一連の操作を k 回繰り返した後の容器内の圧力を P_k として、一連の操作をもう1回行った後の容器内の圧力 P_{k+1} を P_k、P_0、V、L、S、d を用いて表せ。

問6 P_k を P_0、V、L、S、d、k を用いて表せ。

第2問

表面が滑らかな半径 R の半球状の物体に質量 m の質点をのせる。物体の底面の中心 O を通る鉛直線と物体表面との交点を点 P とする。図1のように中心 O と質点を結ぶ線が、直線 OP となす角度を θ と定め、時計回りを正とする（$-\pi/2 < \theta < \pi/2$）。重力加速度の大きさを g として問に答えよ。答えには根号を残して良い。ただし、空気抵抗は無視でき、質点は紙面内のみを動くものとする。

[A] 水平な床の上に物体を固定し、点 P（$\theta = 0$）に質点を置いて静かに手を放すと、質点は初速度 0 で滑り始め、物体表面の点 A で物体から離れた。$\angle POA = \theta_0 \,(>0)$ とする。

問1 $\cos\theta_0$ の値を求めよ。

問2 R と g を用いて点 A での質点の速さを求めよ。

[B] 次に、[A]で定めた θ_0 だけ水平面から傾いた、十分に長い斜面上に物体を固定し、点 P（$\theta = 0$）に質点をのせる（図2）。質点は物体表面に沿って頂点から時計回りに初速度 0 で滑り始めたのちに物体を離れて、斜面上の点 B で弾んだ。

問3 質点が物体を離れてから点 B に到達するまでの時間を求めよ。

問4 OB の長さを求め R を用いて表せ。

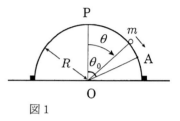

図1

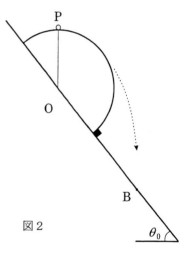

図2

第3問

[A] 自然長が等しく、バネ定数が各々 k_1、k_2 であるような2個のバネを用意する。

問1 図1aの様に、バネ定数が k_1、k_2 の2個のバネを並列につなぎ、全体をバネの長さ方向に自然長から x だけ伸ばすとき、必要な力の大きさは k_1、k_2、x を用いて (ア) と表される。このことから、2個のバネを並列につないだときの合成バネ定数は k_1、k_2 を用いて (イ) と表されることが分かる。

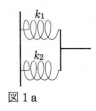

図1a

一方、図1bの様に、バネ定数 k_1、k_2 の2個のバネを直列につなぎ、バネの長さ方向に力 F を加えて全体を伸ばすとき、全体の自然な長さからの伸びは k_1、k_2、F を用いて (ウ) と表される。このことから、2個のバネを直列につないだときの合成バネ定数は k_1、k_2 を用いて (エ) と表されることが分かる。

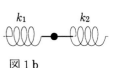

図1b

[B] 一辺の長さが L の正方形をした、質量と厚さを無視できる板を互いに平行に向い合わせて、自然長が a でバネ定数 k のバネを多数使ってつなぐ場合を考える。以下では、バネの長さ方向は常に板面に対して垂直になっているものとする。

問2 一辺の長さが L の正方形の板面に、縦横等間隔にして N 行 N 列にバネを並べて2枚の板をつなぐ(図2)。これによって、多数のバネが並列につながった状態になる。全体を一つのバネと考えたときの合成バネ定数を k、L、N、a のうち必要な文字を用いて表せ。ただし、すべてのバネはバネの長さ方向に平行にそろっているとする。

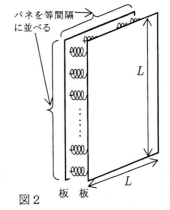

図2

問3 問2と同様の板を $M+1$ 枚平行に並べ(図3)、隣り合った板どうしを問2と同様に、等間隔に並べた N 行 N 列のバネでつなぐ。これによって、N 行 N 列のバネが M 個直列につながった状態になる。このとき、全体を一つのバネと考えたときの合成バネ定数を k、L、N、M、a のうち必要な文字を用いて表せ。

問3で作ったもの(図3)全体を一つの直方体をした物体とみなす。全てのバネが自然長のとき、板に垂直な方向の物体の長さ(厚さ)は aM である。

問4 この物体の単位体積当たりのバネの個数(バネの個数密度)を ρ とする。ρ を L、N、M、a のうち必要な文字を用いて表わせ。

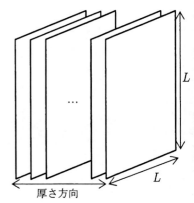

図3 板を $M+1$ 枚平行に重ねてバネでつなぐ。

問5 この物体の板に垂直な方向(バネの長さ方向)に力 F を加えて押したところ、物体の厚さが h だけ縮んだ。今、係数 E を次式で定義する。

$$\frac{F}{L^2} = E\frac{h}{aM}$$

このとき、E を ρ、k、a を用いて表せ。

第4問

コンデンサー、電源、スイッチ、およびダイオードで回路を作り、スイッチの切り替えを行う。ここで、ダイオードは図1に示した記号で表され、一方向にのみ電流を通し、逆方向には電流を通さないという性質をもつ。例えば図2の回路において、コンデンサーC_1に蓄えられている電荷がゼロの状態で、スイッチSをA側に入れると、ダイオードに電流が流れる向きに電圧がかかるのでコンデンサーC_1には電流が流れ込む。一方で、スイッチSをB側に入れると、ダイオードに電流が流れない向きに電圧がかかるので、コンデンサーC_1には電流が流れ込まない。

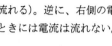

図1 ダイオードの記号。

この記号の左側の電位が高いとき電流が左から右に流れる(導線に沿って三角形の頂点が向いた向きに流れる)。逆に、右側の電位が高いときには電流は流れない。

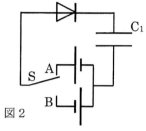

図2

以下の問において、図3の回路を考える。コンデンサーC_1とC_2の電気容量を共にCとし、各々の電源の電圧を共にEとする。はじめ、各コンデンサーには電荷が蓄えられていないとして以下の問に答えよ。

最初にスイッチSをA側に入れて十分に時間が経過した後、

問1 コンデンサーC_1に蓄えられる電荷の大きさはいくらか。

引き続いて、スイッチSをB側に入れて十分に時間が経過した後、

問2 コンデンサーC_1に蓄えられる電荷の大きさはいくらか。
問3 コンデンサーC_2の極板間の電位差はいくらか。
問4 問3において、点Pと点Kのうち電位が高いのはどちらか。

この後、スイッチSをA側に入れて、十分に時間が経過した後に、スイッチSをB側に切り替え、さらに、十分に時間が経過した後に、再びスイッチSをA側に切り替える、という操作を繰り返すことにする。

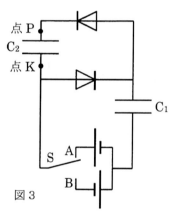

図3

以下において、スイッチSをn回目にB側に入れて、十分に時間が経過した後のコンデンサーC_2の極板間の電位差をV_nとする。

問5 スイッチSを$n+1$回目にA側に入れて、十分に時間が経過した後のコンデンサーC_1の極板間の電位差はいくらか。

問6 スイッチSを$n+1$回目にB側に入れて、十分に時間が経過した後のコンデンサーC_2の極板間の電位差をV_{n+1}とするとき、V_{n+1}をV_n、Eを用いて表せ。ただし、点Pと点Kのうち問4で答えた方の点を電位が高いものとして関係式を導け。

化 学

問題　27年度

後期試験

必要があれば、H = 1.0、C = 12.0、O = 16.0 の原子量、水のイオン積 $[H^+][OH^-] = 1.0 \times 10^{-14}\,(mol/L)^2$ を用いよ。

第1問 次の問い（問1～8）にもっとも適する答えを、それぞれの問いの下にあるもののなかから一つだけ選び、**ア、イ、ウ、・・・** の記号で答えよ。

問1 次のグラフの曲線Pは、ある温度・圧力で窒素と水素を反応させたとき、時間経過とアンモニアの生成量の変化を示す。

$$N_2 + 3H_2 = 2NH_3 + 92\,kJ$$

この反応において、圧力あるいは温度を変化させたとき、曲線**1**、**2**のグラフが得られた。もっとも適切な組み合わせはどれか。

	曲線1	曲線2
ア	圧力を上げる	圧力を下げる
イ	圧力を上げる	温度を上げる
ウ	圧力を上げる	温度を下げる
エ	圧力を下げる	圧力を上げる
オ	圧力を下げる	温度を上げる
カ	圧力を下げる	温度を下げる
キ	温度を上げる	温度を下げる
ク	温度を上げる	圧力を上げる
ケ	温度を上げる	圧力を下げる
コ	温度を下げる	温度を上げる
サ	温度を下げる	圧力を上げる
シ	温度を下げる	圧力を下げる

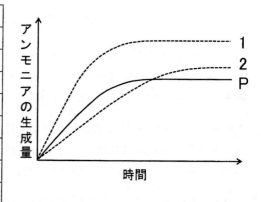

問2 0.2 mol/L のアンモニア水と 0.1 mol/L の塩化アンモニウム水溶液を同量ずつ混合した溶液の pH の値はいくらか。ただし、アンモニアの電離定数は 2.0×10^{-5} mol/L とする。必要ならば、log 2 = 0.30 を用いよ。

| ア | 8.0 | イ | 8.3 | ウ | 8.6 | エ | 9.0 | オ | 9.3 |
| カ | 9.6 | キ | 10.0 | ク | 10.3 | ケ | 10.6 | コ | 11.0 |

問3 市販の過塩素酸（$HClO_4$）を滴定したところ、その濃度は 9.2 mol/L であった。また、その密度を測定したところ、1.54 g/cm³ であった。この過塩素酸の質量パーセント濃度の値はいくらか。ただし、$HClO_4$ の分子量を 100 とせよ。

ア 40　　イ 45　　ウ 50　　エ 55　　オ 60
カ 65　　キ 70　　ク 75　　ケ 80　　コ 85

問4 式 **A** + **B** → **C** + **D**（係数はいずれも 1）で表される、ある反応の反応速度は、式 $v=k[A][B]$ に合致した。この反応において、**A**、**B** それぞれ 1.0 mol/L、0.5 mol/L の濃度で反応を開始し、一定時間ののち、生成した **C** の濃度を測定したところ、0.2 mol/L であった。このときの反応速度は、反応開始時の何倍か。

ア 0.04　　イ 0.08　　ウ 0.20　　エ 0.24　　オ 0.30
カ 0.36　　キ 0.48　　ク 0.50　　ケ 0.64　　コ 0.80

問5 Ca^{2+}、Cu^{2+}、Fe^{2+} をそれぞれ 0.1 mol/L の濃度で含む混合水溶液から、Fe^{2+} のみを沈殿として除くのに適した操作はどれか。

a　希硫酸を加える。　　　　　　　b　水酸化ナトリウム水溶液を多量に加える。
c　アンモニア水を多量に加える。　d　弱酸性にして硫化水素を通じる。

ア aのみ　　イ bのみ　　ウ cのみ　　エ dのみ　　オ aとb
カ aとc　　キ aとd　　ク bとc　　ケ bとd　　コ cとd

問6 酸化還元反応はどれか。

a　硫酸鉄(Ⅱ)の水溶液にヘキサシアニド鉄(Ⅲ)カリウム水溶液を加えると、濃青色の沈殿ができる。
b　臭化銀はチオ硫酸ナトリウム水溶液に溶けて、無色の溶液になる。
c　二クロム酸カリウムの水溶液を塩基性にするとクロム酸カリウムになる。
d　臭化カリウムの水溶液に塩素を通じると赤褐色になる。

ア aのみ　　イ bのみ　　ウ cのみ　　エ dのみ　　オ aとb
カ aとc　　キ aとd　　ク bとc　　ケ bとd　　コ cとd

問7　次の実験操作のうち、**誤っている**のはどれか。

a　アンモニア水を塩酸で滴定するために、メチルオレンジを指示薬として用いた。

b　実験室で発生させたアンモニアを塩化カルシウムで乾燥した。

c　実験室で発生させた一酸化窒素を水上置換で捕集した。

d　2 mol/L のスクロース水溶液を作るため、684 g のスクロース（分子量 342）を 316 g の水に溶かした。

ア aのみ　　**イ** bのみ　　**ウ** cのみ　　**エ** dのみ　　**オ** aとb
カ aとc　　**キ** aとd　　**ク** bとc　　**ケ** bとd　　**コ** cとd

問8　次の記述のうち、**誤っている**のはどれか。

a　同族の元素で比べると、原子番号が大きくなるほどイオン化エネルギーが大きい。

b　同じ電子配置をもつイオンで比べると、原子番号が大きくなるほどイオン半径は小さくなる。

c　電気陰性度は希ガスを除いて、周期表で右上ほど大きくなり、フッ素で最大となる。

d　水やアンモニアの沸点が分子量の割に高いのは、ファンデルワールス力が強くはたらくからである。

ア aのみ　　**イ** bのみ　　**ウ** cのみ　　**エ** dのみ　　**オ** aとb
カ aとc　　**キ** aとd　　**ク** bとc　　**ケ** bとd　　**コ** cとd

第2問 次の文章を読み、以下の**問い（問1〜6）**に答えよ。

(a) アルミニウムや亜鉛の単体は、酸の水溶液にも強塩基の水溶液にも気体を発生して溶ける。このような酸とも強塩基とも反応する元素を（　**ア**　）という。

(b) アルミニウムの単体は、アルミニウムイオンを含む水溶液の電気分解では得ることができない。そこで、鉱石の（　**イ**　）を精製して純粋な酸化アルミニウムをつくり、(c) この酸化アルミニウムを氷晶石（Na_3AlF_6）を融解したものに溶かし、炭素電極を用いて電気分解してアルミニウムの単体を得る。このような電気分解を（　**ウ**　）という。

アルミニウムは、空気中では表面に酸化アルミニウムの被膜を生じる。内部の保護のため、アルミニウムの表面に人工的にこの被膜をつけた製品を（　**エ**　）という。宝石の（　**オ**　）は微量のクロムを、サファイアは微量の鉄やチタンを含む酸化アルミニウムの結晶で、極めて硬く、酸や強塩基の水溶液にもほとんど溶けない。アルミニウムに銅やマグネシウムなどを添加した合金を（　**カ**　）といい、軽くて強度が大きく、構造材などとして利用される。(d) アルミニウムの粉末と酸化鉄(Ⅲ)の粉末を混合して点火すると、激しく反応する。この反応は（　**キ**　）反応とよばれ、レールの溶接などに利用される。

問1　（　**ア**　）〜（　**キ**　）にはいる適当な語句を答えよ。

問2　下線 (a) のうち、アルミニウムと水酸化ナトリウム水溶液との反応を化学反応式で書け。

問3　下線 (b) の理由は、アルミニウムのどのような性質のためかを10字以内で書け。

問4　下線 (c) で、氷晶石は酸化アルミニウムに対してどのように働くのかを 10 字以内で書け。

問5　下線 (c) で、電流 c〔A〕でアルミニウム w〔g〕を得るには何分かかるかを、アルミニウムの原子量を m、ファラデー定数を F〔C/mol〕として数字と記号を用いて答えよ。ただし、電流のすべてが電気分解反応に使われるものとする。

問6　下線 (d) の反応を化学反応式で書け。

第3問 次の文章を読み、以下の**問い**（**問1～6**）に答えよ。

　種子や地下茎などに蓄えられているデンプンは、α-グルコースが繰り返し縮合した構造をしている。構造の違いからアミロースとアミロペクチンに分類されるが、ともに鎖状部分は（　**ア**　）の構造をとる。

　植物の細胞壁の主成分であるセルロースは、β-グルコースが直鎖状に縮合した構造をしており、平行に並んだ分子間には（　**イ**　）結合が形成されている。分子量は数十万～数千万であり、多くの溶媒に溶けにくい。セルロースを酵素セルラーゼと反応させると、以下の図に示す二糖類（　**ウ**　）となる。

　セルロースを濃い水酸化ナトリウム水溶液に浸してアルカリセルロースとし、これを二硫化炭素と反応させた後、薄い水酸化ナトリウム水溶液に溶かすと（　**エ**　）という赤橙色のコロイド溶液になる。この（　**エ**　）を細孔から希硫酸中に押し出し、セルロースを再生させると（　**オ**　）という繊維が得られる。また、セルロースをシュワイツァー試薬に溶かして粘性の大きな溶液にして、これを細孔から希硫酸中に押し出し、セルロースを再生させると（　**カ**　）が得られる。(a) セルロースに（　**キ**　）を酢酸と少量の濃硫酸と共に十分に反応させると溶媒に溶けにくい（　**ク**　）が生成する。これは半合成繊維である（　**ケ**　）の原料となる。

　このようにセルロースは化学繊維の原料として用いられてきたが、最近では燃料用バイオエタノールの原料としても注目されている。例えば、稲わら等の非食用原料に含まれるセルロースを、加水分解を経て、最終的にグルコースに変換する技術が開発されている。(b) このように作られたグルコースは酵母菌を用いたアルコール発酵によりエタノールに変換される。

二糖類（　**ウ**　）の構造

問1　（　**ア**　）～（　**ケ**　）にはいる適当な語句を入れよ。

問2　二糖類（　**ウ**　）の構造はどうなっているか。点線で囲まれた空白部分を補い構造を完成させよ。

問3　下線（**a**）の化学変化を化学反応式で示せ。示性式を用いること。

問4　下線 (a) の化学変化により 20 kg のセルロースを完全に反応させた場合、何 kg の（ **ク** ）を生成することができるか。次の数値から選べ。

13.5　　15.9　　19.3　　25.2　　29.6　　35.6　　40.0　　45.0

問5　下線 (b) の化学変化を化学反応式で示せ。

問6　分子量 1,000,000 のセルロースをグルコースに加水分解した後、下線 (b) の方法を用いて 50 kg のエタノールを製造する計画を立てた。セルロースからグルコースへの変換効率が 90%、グルコースからエタノールへの変換効率が 90%である場合、必要となるセルロースは何 kg か。次の数値から選べ。

54　　60　　98　　109　　121　　217　　242　　368

第4問 A〜Hの8種の未知化合物がある。これらは[I欄]に示す(ア)〜(ツ)の化合物のどれかである。今、この化合物についてその性状を調べたところ、[II欄]の表に示されたA〜Hの物理化学的性状、および(1)〜(7)のような結果を得た。この未知化合物A〜Hの構造式を答えよ。ただし、構造式は例にならって書け。

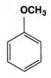

構造式の例

[I欄]　(ア) アセチルサリチル酸　　(イ) アセトアニリド　　(ウ) アニリン
　　　(エ) エタノール　　　　　　(オ) 塩化ナトリウム　　(カ) oキシレン
　　　(キ) ギ酸　　　　　　　　　(ク) 酢酸　　　　　　　(ケ) 酢酸ナトリウム
　　　(コ) サリチル酸メチル　　　(サ) メチルアミン　　　(シ) トルエン
　　　(ス) ナフタレン　　　　　　(セ) フェノール　　　　(ソ) フマル酸
　　　(タ) 1-ブタノール　　　　　(チ) ホルムアルデヒド　(ツ) マレイン酸

[II欄]

	室温での性状	融点	沸点	臭い	水に対する溶解度
A	液体	17℃	118℃	刺激臭	よく溶ける
B	液体	−114℃	78℃	特有な臭い	よく溶ける
C	固体	320℃以上で分解	−	−	よく溶ける
D	液体	8℃	101℃	刺激臭	よく溶ける
E	液体	−6℃	184℃	特有な臭い	溶けにくい
F	液体	−8℃	222℃	強い芳香	溶けにくい
G	固体	133℃	−	−	よく溶ける
H	固体	81℃	218℃	特有な臭い	溶けにくい

(1) AにBと触媒量の濃硫酸を加えて加熱すると、果実臭のある揮発性の液体が得られた。
(2) 水溶液にリトマス紙を入れると、赤色試験紙が青色になるのはCのみであった。
(3) これら8種の化合物にアンモニア性硝酸銀水溶液を加えて温めると、Dのみが銀を生じた。
(4) 元素分析の結果によると、これら8種の物質はいずれも、炭素、水素を含むが、窒素を含むものはEのみであった。
(5) これら8種の物質の水溶液に塩化鉄(III)水溶液を加えると、Fのみが赤紫色の呈色反応を示した。
(6) Gを加熱すると、脱水反応した化合物が得られた。
(7) Hは室温で徐々に昇華した。

生　物

問題

後期試験

27年度

第1問　肝臓に関する次の文を読み，以下の各問いに答えよ。

　肝臓は (1)内胚葉に由来する約1～2kgの大きな器官であり，大きさ1～2mmほどの（　ア　）が多数集まって構成されている。肝臓には，ひ臓や消化管からの（　イ　）と腹大動脈からの（　ウ　）の2本の血管から血液が供給される。これらの血液は（　ア　）にある中心静脈を経て（　エ　）という血管に集められ，肝臓から出てすぐに下大静脈に合流する。肝細胞には物質の合成や分解に関与する酵素が多く含まれており，代謝が活発に行われている。肝臓のはたらきには，(2)貯蔵型の糖質である（　オ　）の生成，(3)熱の発生による体温調節，(4)血しょうタンパク質の生成，(5)胆汁の生成などがある。また，有害物質である (6)アンモニアを毒性の弱い（　カ　）にまで変換するはたらきもある。そのため，(7)高度な肝障害があると，血液中のアンモニア濃度が高くなってしまう。

問1　文中の（　ア　）～（　カ　）に適語を記せ。

問2　下線部（1）について，次の ① ～ ⑥ から内胚葉由来の器官を2つ選び，番号で記せ。

　　① 腎臓　　　② すい臓　　　③ 心臓　　　④ 肺　　　⑤ 精巣　　　⑥ ひ臓

問3　食後安静時に，次の A ～ D の値が最も高い血管を（　イ　），（　ウ　），（　エ　）からそれぞれ選び，記号で記せ。

　　　A 血中酸素濃度　　B 血流量　　C 血中グルコース濃度　　D 血中アンモニア濃度

問4　下線部（2）について，
　　ⅰ）（　オ　）を貯蔵する主要な器官の名称を，肝臓以外に1つ記せ。
　　ⅱ）（　オ　）の生成を促進するホルモンの名称を記せ。

問5　下線部（3）について，
　　ⅰ）体温調節の中枢はどこにあるか，名称を記せ。
　　ⅱ）体温の上昇を促すホルモンの名称を3つ記せ。

問6 下線部（4）について，血しょうタンパク質のほとんどは肝臓で生成され，血液中で
さまざまな機能を担っている。
　i）肝臓で作られ，血しょう中に最も大量に含まれているタンパク質の名称を記せ。
　ii）切断されることで繊維化し，血ぺいを作る血しょうタンパク質の名称を記せ。
　iii）ii）のタンパク質を切断して繊維化を促すタンパク質の名称を記せ。

問7 下線部（5）について，
　i）胆汁が消化に関わっている栄養素は何か，名称を記せ。
　ii）i）の栄養素に対する胆汁の作用は何か，用語で記せ。
　iii）胆汁に含まれる色素のビリルビンは何に由来するか，物質名を記せ。

問8 下線部（6）について，血液中の（　カ　）の濃度が異常に高くなる場合，どの器官
に異常があると考えられるか，器官名を記せ。

問9 下線部（7）について，予防策として摂取を制限すべき栄養素は何か，名称を記せ。

第2問 抗体に関する次の文を読み，以下の各問いに答えよ。

抗体は，体内に侵入した異物を認識してこれを排除するために，B細胞で作られるタンパク質である（図1）。(1)ヒトでは数千万種類もの抗原を認識することができると考えられているが，どうして遺伝子の数をはるかに上まわる種類の抗体を作り出せるのか長い間謎とされてきた。1976年，利根川進博士らの研究によって，(2)抗体の多様性はB細胞の分化過程で遺伝子の再構成によって生じることが明らかにされた。この遺伝子再構成はヒトでは胎児期から起きるので，抗体は異物が体内に侵入する前にすでに準備されていることになる。すなわち抗体はヒトが将来出会う可能性のあるあらゆる抗原にあらかじめ対応できるようになっているのであるが，当然その抗原の中には自分自身のタンパク質なども含まれる。そこで (3)自分自身に対する抗体（自己抗体）を作り出してしまうB細胞は，巧妙なしくみで排除されるようになっている。しかし，ときにこのしくみがうまくはたらかず，自己抗体が自分自身のタンパク質などに結合して，生理的な反応を妨げてしまうことがある。この結果引き起こされるさまざまな障害を自己免疫疾患とよび，重症筋無力症やバセドウ病などがある。

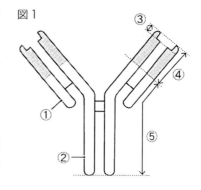

図1

重症筋無力症では，(4)自己抗体が骨格筋細胞の表面にある受容体と結合して本来の神経伝達を阻害してしまうために，手足の筋肉の力が弱くなったり，まぶたが垂れて下がるという症状が現れる。一方，(5)バセドウ病では自己抗体が受容体に結合することで受容体を活性化し続け，そのためチロキシンが必要以上に産生され，心身にさまざまな影響を及ぼす。

問1 下線部（1）について，ヒトゲノム解読の結果，ヒトの遺伝子数はおよそいくつと考えられるようになったか。次の ① 〜 ⑤ から最も適当なものを1つ選び，番号で記せ。

① 2.2×10^3 ② 2.2×10^4 ③ 2.2×10^5 ④ 2.2×10^6 ⑤ 2.2×10^7

問2 下線部（2）について，図1に示すように抗体は2本のH鎖と2本のL鎖からなっている。H鎖とL鎖の遺伝子は別々の染色体にのっており，H鎖を作る遺伝子にはV，D，Jという3つの領域が含まれている。そして，それぞれの領域がさらに50個，25個，6個の断片に分かれている。一方，L鎖を作る遺伝子も，40個の断片からなるV領域と5個の断片からなるJ領域が含まれているが，D領域は存在しない。H鎖とL鎖の遺伝子は再構成に伴い，それぞれの領域から1個ずつの断片がランダムに選択されて決まった順に連結される。その後，それぞれの遺伝子からH鎖とL鎖のタンパク質が合成され，これらが共有結合することで抗体分子ができあがる。

ⅰ）H鎖では何通りの遺伝子が作られることになるか。計算結果は有効数字2桁で記せ。

ⅱ）さらにL鎖が組み合わされることにより，合計何通りの抗体分子が作られることになるか。計算結果は有効数字2桁で記せ。

ⅲ）遺伝子の再構成によって生み出される部位はどこか。図1の ① ～ ⑤ から最も適当なものを1つ選び，番号で記せ。

ⅳ）1つの遺伝子から多様なタンパク質を作り出す方法として，「遺伝子の再構成」の他に，エキソンの組み合わせをさまざまに変更する「選択的スプライシング」がある。「遺伝子の再構成」と「選択的スプライシング」の違いについて簡潔に記せ。

問3　下線部（3）について，このように細胞を排除するしくみは，ヒトの発生過程で手足の指が形成されるときにも起こっている。このしくみを何とよぶか，用語で記せ。

問4　下線部（4）について，

ⅰ）抗体によって受容体への結合が阻害される神経伝達物質は何か，名称を記せ。

ⅱ）この自己抗体が結合する受容体は，そのはたらきから何とよばれる膜タンパク質に属しているか，用語で記せ。

ⅲ）抗体による阻害を受けずにⅰ）の物質が骨格筋細胞の受容体に結合した際に，本来細胞膜の内外で起きる反応について，簡潔に記せ。

問5　下線部（5）について，

ⅰ）チロキシンが産生される器官の名称を記せ。

ⅱ）チロキシンの作用に関して簡潔に記せ。

ⅲ）この自己抗体が結合する受容体に本来結合するべき物質は何か，名称を記せ。

ⅳ）ⅲ）の物質はどこで産生されるか，部位の名称を記せ。

ⅴ）チロキシンが過剰に産生されて血中濃度が異常に上昇しても，ヒトには血中チロキシン濃度を正常に戻すしくみがある。このようなしくみを何とよぶか，用語で記せ。

ⅵ）バセドウ病ではⅴ）のしくみがはたらかない。その理由を簡潔に記せ。

第3問 光合成と呼吸に関する次の文を読み，以下の各問いに答えよ。

　葉緑体は植物細胞に存在する細胞小器官であり，光のエネルギーを用いて光合成を行っている。光合成の反応では（　ア　）膜上のクロロフィルが光エネルギーを吸収して活性化される。(1) 活性化したクロロフィルから放出された電子が光化学系を経由して受け渡され，最終的に還元型の補酵素である（　イ　）ができる。この反応系を光合成の（　ウ　）とよび，反応中に H^+ が輸送され葉緑体の内部に (2) H^+ 濃度の高い部位が生じる。この H^+ の濃度勾配を利用して ATP 合成酵素により ATP が産生される。このような光エネルギーに依存して ATP が合成される反応を（　エ　）とよぶ。（　ウ　）と（　エ　）で作られた (3) 化学エネルギーを用いて，CO_2 を還元することで有機物が合成される。

　光合成全体の反応は次のように表される。

$$(あ)CO_2 + (い)H_2O + 光エネルギー \rightarrow (C_6H_{12}O_6) + (う)H_2O + (え)O_2 \quad \cdots (A)$$
$$有機物$$

　植物細胞には葉緑体の他にミトコンドリアが存在し，呼吸により有機物から生命活動に必要なエネルギーを取り出している。有機物としてグルコースが基質として用いられる場合，まず (4) グルコースからピルビン酸が産生され，続いて (5) ピルビン酸から循環的な反応を経て還元型の補酵素である（　オ　）と $FADH_2$ が作られる。その後，これらの補酵素に由来する (6) 電子が（　ウ　）を次々と受け渡されていくことで，葉緑体と同様にミトコンドリアの中にも (7) H^+ 濃度の高い部位が生じる。この H^+ の濃度勾配を利用して ATP 合成酵素により大量の ATP が産生される。このようにして ATP が合成される反応を（　カ　）とよぶ。

　呼吸全体の反応は次のように表される。

$$C_6H_{12}O_6 + (お)H_2O + (か)O_2 \rightarrow (き)CO_2 + (く)H_2O + 化学エネルギー \quad \cdots (B)$$

問1　文中の（　ア　）～（　カ　）に適語を記せ。

問2　2つの反応式（A）と（B）の（あ）～（く）に適当な数字を入れて，反応式を完成させよ。

問3　図2に葉緑体とミトコンドリアの模式図を示す。下線部（1）～（7）の場所を図2の ① ～ ⑪ からそれぞれ選び，番号で記せ。

図2

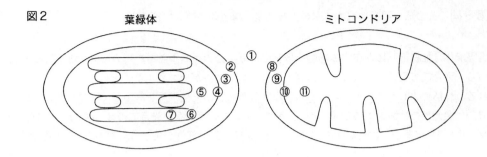

問4　下線部（3）～（5）の反応系の名称をそれぞれ記せ。

問5　下線部（1）と（3）～（6）の反応系について，
　ⅰ）H_2Oを消費する反応を含むものをすべて選び，番号で記せ。
　ⅱ）O_2を消費する反応を含むものをすべて選び，番号で記せ。
　ⅲ）ATPを消費する反応を含むものをすべて選び，番号で記せ。

問6　一定の温度と一定のCO_2濃度における，ある緑色植物のCO_2吸収速度と光の強さとの関係を図3に示す。
　ⅰ）この植物を暗所に8時間置いた後で，10キロルクスの光を8時間照射した。炭水化物重量はこの16時間で何mg変化するか。四捨五入して小数点以下第一位まで求めよ。また，解答欄の増加・減少のいずれかを○で囲め。ただし，原子量はH＝1，C＝12，O＝16とする。
　ⅱ）光の強さを強くしていくとやがてCO_2の吸収速度が一定となる。このときの光の強さを何とよぶか，名称を記せ。

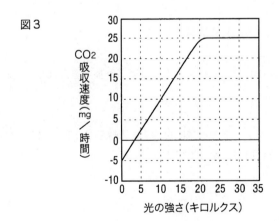

図3

英　語

解答　27年度

前期

I
〔解答〕
問1. ②
問2. 2番目⑤　5番目①
問3.

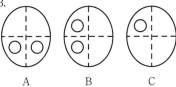

問4. ア. 1　イ. 2　ウ. 1　エ. 0　オ. 2　カ. 0
問5. ④
問6. Annaが横列の下段から1つだけコインを選べば、Barbaraは上段あるいは下段に残ったどちらかのコインしか取ることができず、次のAnnaの順番に最後のコインが残り、Barbaraには勝ち目がなくなる。これは、縦列からは複数のコインを取ることができないというルールがあるためである。
問7. ①、⑤

〔出題者が求めたポイント〕
問2. 全ての語句の配列を示す。
to put (the opponent) in the position that (he/she) is required

〔全訳〕
　ゲーム理論とは何だろうか。戦略とは何の関係があるのだろうか。もちろん、戦略はゲームを含む人間の生活の多くの局面において現れる。ゲームにはしばしば勝者と敗者がいる。本文は、戦略に関する考え方、ゲームの数学的研究から生じる考え方の紹介である。もちろん、ゲーム理論とは何で、戦略とは何の関係があるのかなどの質問に答えることが最初の段階である。即座にこの質問に答えるというよりも、Nimと呼ばれるとても単純なゲームから始めることにしよう。実際に、より小さく単純なものから、より大きく複雑なものまで家族全員のゲームである。例として、ここでは、最も単純なもののみを取り上げることにしよう。図1に示されるように、3つのコインが2列に並べられている。
　1つのコインが1列目にあり、2つのコインは2列目にある。2人のプレイヤーが順番に行い、それぞれの順番で、プレイヤーは少なくとも1つのコインを取らなければならない。それぞれの順番で、プレイヤーは単一の列から好きなだけのコインを取ることができるが、どの順番でも1つの列以上からコインを取ることはできない。最後のコインを取ったものが勝ちである。したがって、目標は、単一の列にコインを1枚あるいは複数枚残さざるを得ない状況に相手を置くことになる。
　このゲームについて答えておきたい疑問がいくつかある。2人のプレイヤーのそれぞれにとって、最善の順番は何なのか。とにかく最善の戦略はあるのか。最初のプレイヤーが勝つことができるのは確実なのか。それとも2番目のプレイヤーなのか。例えば、Nimのゲームで賭けをするように誰かに言われたとき、あなたが答えを知りたいと思う質問である。
　NimのプレイヤーがAnnaとBarbaraだとしよう。Annaが最初にゲームをする。2人のプレイヤーの戦略を3つのダイヤグラムで視覚化しよう。図2にダイヤグラムが示されている。Annaは左の楕円形から始め、それぞれの楕円形は、もしプレイヤーが楕円形に到達するなら見るだろうコインを示している。したがって、最初にゲームをするAnnaは、3つの全てのコインを見るだろう。それから、Annaは、最初のステージで3つのプレーから選ぶことができる。3つのプレーは次のようになっている。
1. 1列目から1つのコインを取る。
2. 2列目から1つのコインを取る。
3. 2列目から2つのコインを取る。
最初の楕円形から伸びている矢は、上から下までこれらの3つの動きに対応する。したがって、Annaが最初の動きを選べば、Barbaraは、2番目のコラムの最初の楕円形で示された2つの並んだコインを見るだろう。その場合、Barbaraは、2列目から1つのコインあるいは2つのコインを取り、3つ目のコラムの複数の楕円形に示されるようにAnnaが次の順番で選ぶ1つのコインあるいはゼロのコインを残すことになる。もちろん、2つのコインを取り、Annaが取るコインがゼロにすればBarbaraはゲームに勝利する。
　同様に、図のなかでどのようにAnnaの他の2つの選択肢が他の代わりとなる動きをBarbaraに残すのかを見ることができる。戦略の3番目を見ると、Barbaraには1つの可能性しか残らないことが分かるが、それはBarbaraが勝利することを意味する。真ん中に位置する2番目の動きをAnnaの視点から見るのが最も興味深い。2番目のコラムの真ん中で分かるように、Barbaraはそれぞれの列に1つのコインが残る。Barbaraはどちらかを取る必要があり、これらがBarbaraにとって唯一の選択肢になる。しかし、どちらもAnnaがちょうど1つのコインを取ることになり、Barbaraは次の順番では何も残っておらず、それゆえAnnaがゲームで勝つことになる。Annaの最善の動きは2列目から1つのコインを取り、それをしてしまえば、BarbaraがAnnaの勝利を阻止するためにできることは何もないことが分かる。
　今となっては、我々は上記の質問に関する答えを知っている。Nimのゲームには最善の戦略が存在する。Annaにとって最善の戦略は、「最初の順番で2番目の列から1つのコインを取り、Barbaraが残したコインのどちらであっても取ることだ。」Barbaraにとって最善の戦略は、「もしAnnaが一列に複数のコインを残したならすべて取ることで、そうでないならばどのコインを

取ってもいい。」Anna が最善の戦略で挑めば彼女は勝利するであろうことを我々は確信できるのだ。

Ⅱ
〔解答〕
問1. ② 問2. ⑤ 問3. ①、③、⑤　問4. ⑤
問5. ④ 問6. ラットは高い確率で癌になるように繁殖されたこと。(24字)　ひ孫の世代が癌になる確率はむしろ低かったこと。(23字)
問7. ②

〔全訳〕
　子供の病気の健康状態について母親を非難してきた社会の長い歴史がある。胎児への害の予備的な証拠が行き過ぎた規制へとつながった。まず1970年代に認識された胎児性アルコール症候群は、妊娠中に過度の飲酒をする女性の子供の身体的、精神的問題の集合である。1981年に、アメリカ公衆衛生局長官は、妊娠中の女性にとって、いかなる水準のアルコール消費も安全ではないとの忠告を行った。妊娠中の飲酒は、非難され、有罪にさえ問われた。バーやレストランは、飲酒が出産障害を引き起こすとの警告を提示することを求められた。適度に飲酒をする人の多くが妊娠中の飲酒を控えたが、胎児性アルコール症候群の割合は減少しなかった。
　妊娠中に過度の飲酒を行う人々は自らの子供を危険にさらすのだが、適度な飲酒の危険性は政策立案者によって誇張されてきた。この点は、妊娠中に適度な飲酒をした母親の子供に悪影響を見出さなかった the Danish National Birth Cohort Study によって最近になって再び主張された。にもかかわらず、妊娠中のアルコール警告は、不適切な状況下でなされ、依然として妊娠した女性が社会的な非難に苦しみ、たまに行うごく少量の飲酒に苦しむことを引き起こしている。
　1980年代と90年代に、アメリカでの吸引する形態のドラッグであるクラックコカインの使用が急速に増え、子宮の中でさらされていた赤ちゃんである「クラックベイビー」をめぐるメディアのヒステリー状態につながった。ドラッグを使用した妊娠中の女性は、社会的な恩恵を受けられず、子供が連れ去られ、刑務所にさえ収容された。大半はアフリカ系アメリカ人だが、400人を超える妊娠中の女性が自らの胎児をこのように危険にさらしたとして起訴された。ドラッグにさらされた幼児は、生物学的に底辺層であることが運命づけられているとして非難された。今日では、クラックコカインへ胎児をさらすことは、煙草やアルコールにさらすのと同様に有害ではないと考えられているが、そのようなドラッグを使用した妊娠女性への刑事訴追は続いている。
　前の世代は、女性を非難する他の手段を見つけた。1970年代の終わりに、感情的な温かさを欠いている親を軽蔑する用語である refrigerator mother が子供の自閉症についての非難を受けた。19世紀までずっと、医療文書は、奇形出産、精神上の欠陥や犯罪の傾向を母親の食事と不安、妊娠中の交流した仲間のせいにした。同じく極端とまでは言わないが、今日の DOHaD 研究へ

の一般の反応は、気がかりなほどに過去のものと類似している。影響を受けやすい胎児への母親個人の影響が強調され、社会的な要素の役割は強調されない。今では研究は、実質的な利用を超えて、日常生活のあらゆる側面を含むまでに拡大している。
　健康情報ウェブサイト WebMD の2013年の話では、もし母親が妊娠中にインフルエンザになった場合に、成人した子孫の双極性障害のリスクが4倍になるとの発見事項を報告したが、観察された全体のリスクは小さく、双極性障害は治療可能であることを強調した。研究は多くの考えられるリスク要因の1つのみを考察しており、因果関係を立証していないと述べた。さらには、見出しは恐ろしい数を伴うトップ記事にはならなかった。
　妊娠中に高脂肪食を摂取したラットの二世代の子孫が、通常食を与えられたラットが50%だったのに対し、80%の確率でガンになることを示した2012年の論文では、はるかに少ない状況説明しか与えられていない。「なぜ祖母の食習慣を懸念すべきなのか。」とある見出しにはあった。別の話では「ポテトチップスの袋を見直そう。2人以上のために食べていることになるのだから」と警告した。これらの記事にはラットが高いガンの割合になるように繁殖されたことが述べられていなかった。そして矛盾する結果も含んではいなかった。それは、高脂肪食を与えられたメスのラットの3世代目の子孫は、通常食を与えられた3世代目の子孫よりもガンの発生率が実際は低かった。
　不適切に支持され、状況が十分に考慮に入れられていない言明は、善意のつもりの教育的な素材においてもまた発見される。beginbeforebirth.org というウェブサイトは、インペリアルカレッジロンドンの研究者によってまとめられており、「妊娠した女性を指示し、お世話をする」手段を主張している。ウェブサイト上のビデオは、強盗罪での入獄後に刑務所から釈放された19歳を描いている。ナレーターは、「彼の問題は子宮にまで遡る」と述べ、「妊娠した女性のよりよいケアが犯罪を防止する新たな手段となりうるのか」と述べている。せいぜい、そのような示唆は、近年の研究結果を大げさに取り上げているのである。
　今日では、DOHaD の研究部門のますます多くが、父親や祖父もまた子孫の健康に影響することを認識している。研究によれば、食事とストレスが DNA の変化を伴わずに精子を変化させ、子孫が心臓病、自閉症、統合失調症になるリスクを増大させることが示唆されている。人間同士では、母親の心理的、身体的状態への父親の影響がますます認識されている。人種差別の影響や栄養価のある食べ物を入手できないこと、環境において有害物質に晒されることもまたそうである。
　我々は、どのように DOHaD の成果が人気のある議論において解釈される可能性があるのかを予想するように、科学者、教育者、報道者に強く迫っている。妊娠中は健康的な行動が重要であることを誰も否定しないが、全ての関係者は、発見事項は日常生活にアドバイスを提供できるにはまだ早すぎるということを説明することに

骨を折るべきである。

Ⅲ
〔解答〕
ア．importance イ．about ウ．talk エ．differences
オ．while カ．what キ．options ク．emphasis
ケ．with コ．instead サ．make シ．mistake
〔全訳〕
　我々の文化的な背景は、どのように結婚するかだけでは
なく、我々の生活のほぼあらゆる側面においてどのよ
うに選択するかにも影響を及ぼす。初期の段階から、個
人主義社会の構成員は、個人的な選択の特別な重要性に
ついて教わる。地元の食料品店を歩くことでさえ、選択
についての教訓を教える機会になる。とりわけアメリカ
では、何百もの選択肢を店が日常的に提供している。子
どもたちが話すことができるようになるとすぐに、ある
いは多分彼らが正確に指し示すことができるようになる
とすぐに、彼らは「これらのうちのどちらが好きか」と
聞かれる。親はおそらくは選択肢の数を限定し、このシ
リアルとあのシリアル、あのおもちゃとこのおもちゃの
違いについて説明し、子供は好みを表現するように促さ
れる。しばらくすると、この段階を卒業し、より厳しい
選択をすることになり、準備の整った4歳までには、難
しい「大人になったら、何になりたいの」という質問を
理解し、反応するように十分に期待される。このことか
ら、子供は何が好きで嫌いか、何が自らを幸せにし、何
が自らを幸せにしないのかを理解できるようになるべき
であることを学ぶ。幸福が危険に晒されるため、彼ら自
身の選択が非常に重要であり、自分の選択の結果をどの
ように判断するのかを理解しなければならない。
　一方で、集団主義社会の構成員は、より大きな強調を
義務に置いている。子どもはよく「良い子なら、親が言
う事をするのだ」と言われ、両親は自分自身を説明する
必要がない。何を食べるかから何を着るかまで、遊ぶお
もちゃから勉強することまで、あなたがすることになっ
ていることこそが、最も重要なのである。成長するにつ
れて、何が欲しいのかを聞かれる代わりに、「どのよう
にして両親の必要や欲求の世話をするのか、どのように
して彼らを誇らしく思わせるのか」と尋ねられるかもし
れない。前提となっているのは、両親や年長者一般は、
費用のかかる失敗からあなたが守られる目的で、人生の
正しい道を示しているということである。「正しい」選
択と「悪い」選択があり、年長者に従うことで、正しく
選ぶことができるようになり、適切な場合には選択を放
棄することさえできるようになるのである。

後　期

Ⅰ

〔解答〕

問1．②

問2．ア．④　イ．③

問3．あ．②　い．①　う．③

問4．稲作には地域の団結が必要で、小麦はその必要が
　　　なかったため。(29字)

問5．A．①　B．②　C．②　D．③

問6．2番目①　5番目③

問7．①、④

〔出題者が求めたポイント〕

問6．not (a fundamental truth) about the way that (all
　　　humans) flourish

〔全訳〕

　アメリカ人とヨーロッパ人は、自分自身が個人主義者
であるという感覚のために、世界の他の国々から際立っ
ている。我々は自分自身が特異であり、自立しており、
自発的であり、独立独行であると考えたいものだ。人類
学者の Clifford Geertz が述べたことだが、これは風変
わりな考え方である。世界の他の国々の人々は、自分自
身が他人と織り交ざっていると理解する可能性がより高
い。そのような社会的な世界では、他人に溶け込み、他
人と合わせ、目立たないようにすることがあなたの目的
になる。人々は自分自身がより大きな全体の一部である
とか想像し、それは蜘蛛の巣の中の糸であり、フロン
ティアの騎手ではない。アメリカでは、軋む車輪には油
が差されると言われ、日本では、出る杭は打たれると言
われる。

　これらは大まかではあるのだが、この差異を示す研究
は著しく強固であり、広範な重要性を持っている。社会
心理学者である Richard E. Nisbett とその同僚は、こ
れらの異なる独立や相互依存への志向が認知プロセスに
影響を与えることを発見した。例えば、アメリカ人は背
景を無視する可能性がより高く、アジア人は背景に注目
する。他の魚と海藻の中を泳ぐ大きな魚のイメージを見
せると、アメリカ人は中央にある一つの魚を真っ先に思
い出すだろう。これが彼らの心に残るものである。日本
人は背景から記憶を呼び起こすだろう。また彼らは、海
藻やその光景の他の物をよりよく思い出すだろう。

　社会心理学者である Hazel Rose Markus はサンフラ
ンシスコ国際空港に到着する人々に調査用紙に記入する
ように依頼し、記入用のペンを数本渡した。例えば、オ
レンジが4本、緑が1本である。ヨーロッパ系の人々は
際立った1本のペンを選び、一方で、アジア系の人々は
他と似通った1本のペンを選んだ。

　Markus 博士と彼女の同僚は、これらの相違が健康に
影響しうることを発見した。自分自身を悪く思うなどの
マイナスの影響は、西洋人であるならば、大きく、持続
性のある効果を身体に与える。それらの影響は、日本人

であればそれほど強力ではない。その理由は、おそらく、
日本人は感情をより大きな状況のせいにし、自分自身を
咎めない可能性がより高いからである。

　社会的な世界が豊かになれば、彼らもまたより個人主
義的になるという近代化の仮説には幾分真実味がある
が、日本や韓国、香港の相互依存的な様式が持続するこ
との説明にはなっていない。

　5月に、サイエンス誌は、バージニア大学の若い心理
学者である Thomas Talhelm によってなされた、これ
らの異なる志向を小麦生産と米生産によって作りだされ
た社会的世界に原因を帰するという研究を公表した。米
は手間のかかる穀物である。水田は流れていない状態の
水を必要とするため、毎年、取り入れ、流し出す必要の
ある複雑な灌漑のシステムを必要とする。ある農家の水
の使用は、彼の隣人の収穫量に影響を与える。米農家の
地域社会では、固く統合されたやり方で協働する必要が
ある。小麦農家はそうではない。小麦は雨量のみを必要
とし、灌漑は必要としない。植え、収穫するためには、
米にかかる半分の労力しかかからず、はるかに少ない共
同や協力で済む。歴史的には、ヨーロッパ人は小麦農家
であり、アジア人は米を育ててきた。

　試験の事例は中国であり、揚子江が北側の小麦農家を
南側の米農家から分ける場所である。研究者は、これら
の異なる地域出身の漢民族に一連の作業を与えた。例え
ば、彼らはこれら3つのバス、列車、線路のうちのどち
らの2つが同じ所属になるのかを尋ねた。より分析的で、
状況に敏感でない思考者である小麦農家は、バスと列車
を対にした。それはバスと列車が同一の範疇に属するか
らである。より全体的で、状況に敏感な思考者である米
農家は、列車と線路を対にした。それは列車と線路は一
緒に機能するからである。

　自らの社会ネットワークを描くように要求されると、
小麦地方の被験者は、友人を描いたよりも大きく自分を
描いた。米地方の被験者は、自分よりも大きく友人を描
いた。事業で友人がお金を失うことを引き起こしたとし
たなら、どのように振舞うかを聞かれると、米地方の被
験者は、小麦地方の被験者よりも友人を罰さなかった。
小麦地方の人々は多くの特許を持っており、米地方の
人々は離婚率がより低かった。

　私はこの記事をシリコンバレーから書いている。そこ
は米がほとんどない地域である。地元の知恵によれば、
必要な物のすべては、車庫と良いアイディアと精力であ
り、世界を変える会社を設立できるというものだ。起業
家が示した大胆な先見性は、楽観主義のなかで息づいて
いるが、年長者、長続きする制度、地域社会の深い根や
相互関連のための空間がほとんどない。ティーパー
ティー運動の内部にもほとんど米がない。テキサス州の
共和党上院議員である Ted Cruz は、男に必要だったも
のの全ては、馬、銃、開けた土地であり、それで世界を
征服することができたのだと最近になって宣言した。

小麦はあらゆるところで育つわけではない。起業は我々の問題を解決しない。孤独なカウボーイは、カトリーナの被害状況のあとではそれほど良いものではない。自分でやろうという個人主義の価値観が我々の議会を支配する可能性が高い時期に入るにつれて、この考え方は先祖が自らの食物を育てた方法の産物であるだけかもしれず、あらゆる人間が繁栄する仕方についての基礎的な真実ではないことを思い出す価値がある。

Ⅱ
〔解答〕
問1．ア．④　イ．①
問2．③
問3．集団の構成員が話題の知識を有すること。(19字)
　　　集団の構成員が多様な視点を有すること。(19字)
問4．い、う
問5．②
問6．⑤
問7．③、⑤

〔全訳〕
　三人寄れば文殊の知恵という諺がある。この諺は、一連の研究が個々の構成員よりも集団の方がより正確であることを示した1920年代の社会心理学において、実証的な支持を受けた。例えば、この現象の初期の実証では、コロンビア大学のHazel Knightが学生に教室の温度を推定するように要求した。推定値が平均化されると、その結果として導かれる集団の答えは、特定の構成員の推定値よりも正確であった。
　初期の著者はこのことを驚異的であるとし、その原因を神秘的な集団の特性に帰した。しかしながら、最終的には、それは統計の産物であると認識された。不完全な推定値のサンプルを多く使うことで、極端な誤謬を相殺し、真実の値に収束する傾向があるのだ。証明された平均の力を予想するという研究がこれに続き、より洗練された組み合わせの統計手法と比較した。平均することの力と単純さは、2004年のベストセラーであるJames Surowiekiの『群衆の知恵』に要約されている。
　Psychological Science誌の魅力的な新しい記事で、Stefan HerzogとRalph Hertwigはその見出しのこの古い格言を一人は二人に匹敵するというものに変えた。HerzogとHertwigは、参加者が確信を持っては分からない定量的な価値、とりわけ歴史の日付について、参加者に推定させた。それから彼らは参加者に二度目の推定をさせた。この心の中の集団は判断を向上させるのに役立つのか？答えはイエスであり、集団の知恵に関する文献がその理由を理解するのに役立つ。
　もちろん、集団は常に賢いわけではない。二つの原則に従ったときに集団は賢くなる可能性がより高い。最初の原則は、ある話題に関連のある知識を持つ人々によって集団が構成されるべきであるというものだ。二つ目の原則は、集団は多様な視点を持ち、話題に関係する異なる知識をもたらす必要があるというものだ。多様性を評価することが当然のこととなるが、どのように多様性が

意思決定を向上させるのかを正確に考察することは興味深い。人々が誤謬を犯すことは避けられない。問題は、人々が同様の誤謬をするのかどうかであり、その場合には個人は取り替え可能であり、集団から得られる恩恵はほとんどない。あるいは、人々が異なる誤謬をするのかどうかであり、その場合には彼らの誤謬は相殺されるだろう。視点の違いは、誰が集団にいるかによって作りだされる。人々が異なる経験、訓練、判断モデルを持ち、そしてそのプロセスを通じ、考えが形成され、他人の考えとは独立して表現される。興味深いことに、多様性の恩恵は、かなり強力であり、能力がはるかに広く異なる集団の構成員を選ぶことができるほどであり、そこに多様性が加わる限り、依然として得るものがある。
　HerzogとHertwigは、一人が二人同然となるように、集団の知恵の視点の洞察を用いた。歴史的出来事の日付について最初の推測を参加者が行った後で、彼らは二つのうちの一つの方法を使うことで、二度目の推測を行った。一つ目の状況では、参加者は単に二度目の推測を行った。この状況では、知識と多様性のどちらにもほとんど影響しなかった。
　二度目の状況では、次の推測をする際に細かい指示が参加者へ与えられた。最初に、最初の推測が的外れだと想定するように言われる。第二に、どうしてそうなのか多少の理由を考え、どの仮定や考慮が誤っている可能性があるのかを考える。第三に、これらの新たな考慮が何を意味するのか。最初の推測は高すぎたのか、あるいは低すぎたのか。第四に、新たな視点に基づき、二度目の代わりとなる推測を行う。参加者がより関与した方法を使うと、最初の推測よりも、平均値は著しく正確だった。「心の中の集団」は、第二の人物との平均によって得られたであろう正確性の約半分を達成した。
　HerzogとHertwigは、彼らのより関与した過程を「弁証法的自助努力」と呼んだ。自分が誤っていると仮定し、新たな証拠を求めた探求に基づき第二の推測を行い、それから二つの推測値を平均することで、独力でやり遂げることができる。興味深いことに、HerzogとHertwigの研究では、自助努力は最初の推定値よりもより正確である第二の推定値につながらなかった。弁証法的自助努力の恩恵は、最初と次の推定値が一緒に平均化されたときにはじめて実現されたのである。単に二度目の判断をすることと比較し、弁証法的自助努力は多様性を創り出し、それは誤謬を相殺する可能性がより高い推定値につながるのである。

Ⅲ
〔解答〕
ア．animals　イ．people　ウ．work　エ．farm
オ．require　カ．effect　キ．that
ク．nothing　ケ．where　コ．way
サ．children　シ．participating

〔全訳〕
　産業革命が始まる前は、世界の人口は10億人よりも少なく、人口の大半は、手作業や家畜を使うことで全て

の仕事を行う田舎の農家だった。現在の人口は70億人であり、半分以上が都市に住み、仕事の大半を行うために機械を使用している。産業革命以前は、畑での人々の仕事は、作物を栽培すること、動物の番をすること、大工仕事をすることのような広範囲の技術と活動を要求した。現在、我々の大半は、工場やオフィスで働き、人々の仕事は、番号を加えること、車にドアを取り付けること、コンピューターの画面を見つめることのようなほんの少しのことをすることに専門化することを我々に要求している。産業革命以前は、科学的な発明が平均的な人々の日常生活にほとんど影響を与えなかった。人々はほとんど移動せず、地元で栽培され最小限に加工された食物のみを食べていた。今日では、技術は我々がなすこと全てに行き渡り、我々は数百あるいは数千先マイルを飛んだり、運転したりすることを何とも思わないし、世界の食物の大半は、消費される場所から遠く離れた工場で育てられ、加工され、調理される。我々は、家族や地域社会の構造、統治のされ方、子供の教育の仕方、楽しみ方、情報の入手の仕方、睡眠や排せつのような基本的な機能のやり方も変化させた。運動さえも産業化させた。より多くの人々にとっては、自らが競技に参加するよりも、テレビでプロの選手が競技するのを見る方がより楽しいのである。

数　学

解答

27年度

前期

第1問

〔解答〕

(1) $y = \sqrt{3}\,x + 1$

(2) $\left(-\dfrac{\sqrt{3}}{6},\ \dfrac{1}{2}\right)$　　(3) $\dfrac{\sqrt{3}}{2}$

〔出題者が求めたポイント〕

T_1 のもう1つの頂点を C，(ii)で求める交点を D とし，D と y 軸に関して対称な点を E とする。

(i) 直線 AB の傾き m は，$m = \tan\angle ABC$

　点 $(x_0,\ y_0)$ を通り，傾き m の直線の方程式は，

　$y = m(x - x_0) + y_0$

(ii) 円の方程式と(1)の直線の式より B 点の座標を求める。D 点の y 座標は，B 点の y 座標の絶対値をとる。(1)の直線の式に代入し x 座標を求める。

(iii) 一辺の長さが a の正三角形の面積は，$\dfrac{1}{2}a^2 \sin 60^\circ$

　$\triangle$ABC の一辺の長さは，AB

　$\triangle$ADE の一辺の長さは，AD

　求める面積は$\triangle$ABC の面積$-3\times\triangle$ADE の面積

〔解答のプロセス〕

T_1 のもう1つの頂点を C，直線 AB と T_2 の辺との交点のうち x 座標の値が大きい方の点を D，D と y 軸に関して対称な点を E とする。

(i) 直線 AB の傾き m は，$m = \tan 60^\circ = \sqrt{3}$

　　よって，$y = \sqrt{3}\,x + 1$

(ii) 円の方程式は，$x^2 + y^2 = 1$

　点 B$(x,\ y)$ を求める。

　$x^2 + (\sqrt{3}\,x + 1)^2 = 1$ より

　　$4x^2 + 2\sqrt{3}\,x = 0$

　$2x\left(x + \dfrac{\sqrt{3}}{2}\right) = 0$ で，B の x 座標が負より，

　$x = -\dfrac{\sqrt{3}}{2}$

　$y = -\dfrac{1}{2}$，　B$\left(-\dfrac{\sqrt{3}}{2},\ -\dfrac{1}{2}\right)$

　よって，D の y 座標は，$\dfrac{1}{2}$

　$\sqrt{3}\,x + 1 = \dfrac{1}{2}$ より

　$x = -\dfrac{1}{2\sqrt{3}} = -\dfrac{\sqrt{3}}{6}$

　D$\left(-\dfrac{\sqrt{3}}{6},\ \dfrac{1}{2}\right)$

(iii) AB $= \sqrt{\left(0 + \dfrac{\sqrt{3}}{2}\right)^2 + \left(1 + \dfrac{1}{2}\right)^2} = \sqrt{3}$

　　AD $= \sqrt{\left(0 + \dfrac{\sqrt{3}}{6}\right)^2 + \left(1 - \dfrac{1}{2}\right)^2} = \dfrac{\sqrt{3}}{3}$

$\triangle$ABC の面積は，$\dfrac{1}{2}\sqrt{3}^2 \sin 60^\circ = \dfrac{3}{4}\sqrt{3}$

$\triangle$ADE の面積は，$\dfrac{1}{2}\left(\dfrac{\sqrt{3}}{3}\right)^2 \sin 60^\circ = \dfrac{1}{12}\sqrt{3}$

従って，$\dfrac{3}{4}\sqrt{3} - 3\cdot\dfrac{1}{12}\sqrt{3} = \dfrac{\sqrt{3}}{2}$

第2問

〔解答〕

(4) $-2 < k < 2$　　(5) $x = 2$

〔出題者が求めたポイント〕

(i) 連立方程式から，$f(x) = 0$ と変形する。

　$y = f(x)$ として，$f'(x)$ を求める。

　$f'(x) = 0$ の解を $\alpha,\ \beta$ とすると，

　$f(\alpha)\cdot f(\beta) < 0$ のとき，異なる3つの実数解。

(ii) $f(\alpha) = 0,\ f(\beta) = 0$ のときの k の値を求めて，$k > 0$ の値を $f(x)$ に代入し，解を求める。

〔解答のプロセス〕

(i) $x^3 - 2x = x + k$ より　$x^3 - 3x - k = 0$

　$f(x) = x^3 - 3x - k$ とする。

　$f'(x) = 3x^2 - 3 = 3(x + 1)(x - 1)$

　$f(-1)\cdot f(1) = (-1 + 3 - k)(1 - 3 - k)$

　$(2 - k)(-2 - k) < 0$ より　$(k - 2)(k + 2) < 0$

　従って，$-2 < k < 2$

(ii) $f(-1) = 2 - k = 0$ のとき，$k = 2$

　$f(1) = -2 - k = 0$ のとき，$k = -2$(不適)

　$x^3 - 3x - 2 = 0$ より

　$(x + 1)^2(x - 2) = 0$　　$\therefore x = -1,\ 2$

　も1つの共有点の x 座標は，2

第3問

〔解答〕

(6) $2(x - 1)P(x) + (x - 1)^2 P(x) + a$

(7) $\left(\dfrac{n(n+1)}{2},\ -\dfrac{(n+1)(n-2)}{2}\right)$

〔出題者が求めたポイント〕

$(uv)' = u'v + uv'$

問題文の与式とそれを微分した式に，$x = 1$ を代入して，$a,\ b$ を求める。

$\displaystyle\sum_{k=1}^{n} k = \dfrac{n(n+1)}{2}$

〔解答のプロセス〕

与式の左辺を微分すると，

$2(x - 1)P(x) + (x - 1)^2 P'(x) + a$

与式の右辺を微分すると，

$nx^{n-1} + (n-1)x^{n-2} + \cdots\cdots + 2x + 1$

与式に $x = 1$ を代入すると，$a + b = n + 1$

微分した式に，$x = 1$ を代入すると，

$$a = \sum_{k=1}^{n} k = \frac{n(n+1)}{2}$$

$$b = n+1 - \frac{n(n+1)}{2} = \frac{n+1}{2}(2-n) = -\frac{(n+1)(n-2)}{2}$$

第4問

〔解答〕

(8) $r = \dfrac{a^2}{8c} + \dfrac{c}{2}$　　(9) c　　(10) $\left(\dfrac{1}{8}a^2c + \dfrac{1}{6}c^3\right)\pi$

〔出題者が求めたポイント〕

$OC^2 + CB^2 = OB^2$ で r と a, c の関係を式にする。

$n > 0$, $m > 0$ のとき, $n + m \geqq 2\sqrt{nm}$

等号が成り立つのは, $n = m$ のとき

O を原点に, OD を x 軸と考えて,

円を $x^2 + y^2 = r$ とし, $x = r - c$ から $x = r$ まで,

$\displaystyle\int_{r-c}^{r} \pi y^2 dx$ を求めて, r に関係式を代入する。

〔解答のプロセス〕

$OC^2 + CB^2 = OB^2$ より　$(r-c)^2 + \left(\dfrac{a}{2}\right)^2 = r^2$

$-2cr + c^2 + \dfrac{a^2}{4} = 0$　$\therefore$　$r = \dfrac{a^2}{8c} + \dfrac{c}{2}$

$a > 0$, $c > 0$ より　$r \geqq 2\sqrt{\dfrac{a^2}{8c} \cdot \dfrac{c}{2}} = \dfrac{a}{2}$

$\dfrac{a^2}{8c} = \dfrac{c}{2}$ より　$c^2 = \dfrac{a^2}{4}$　$\therefore$　$c = \dfrac{a}{2}$

従って, r の最小値は, $r = \dfrac{a}{2} = c$

原点 O を中心とする円は, $x^2 + y^2 = r^2$

$$y^2 = r^2 - x^2$$

体積は,

$$\int_{r-c}^{r} \pi(r^2 - x^2)dx$$

$$= \pi\left[r^2 x - \frac{1}{3}x^3\right]_{r-c}^{r}$$

$$= \pi\left\{\frac{2}{3}r^3 - r^2(r-c) + \frac{1}{3}(r-c)^3\right\}$$

$$= \pi\left(c^2 r - \frac{1}{3}c^3\right) = \pi\left\{c^2\left(\frac{a^2}{8c} + \frac{c}{2}\right) - \frac{1}{3}c^3\right\}$$

$$= \left(\frac{1}{8}a^2c + \frac{1}{6}c^3\right)\pi$$

第5問

〔解答〕

(11) $\dfrac{2+x}{3+2x}$　　(12) $(p_n, p_{n-1}, p_{n+1}, p_n)$

(13) $\dfrac{\sqrt{5}-1}{2}$

〔出題者が求めたポイント〕

(i) 定義に従って, $F_2(x)$, $F_3(x)$ を計算する。

(ii) F_{n+1} を求めて, a_{n+1}, b_{n+1}, c_{n+1}, d_{n+1} を a_n, b_n, c_n, d_n で表す。

$n = 1, 2, \cdots\cdots$ のときの a_n, b_n, c_n, d_n の値を表にして, p_n で表わしていく。

(iii) $p_{n+2} - p_{n+1} - p_n = 0$ のとき, $t^2 - t - 1 = 0$ の解を α, β とすると, $p_{n+2} - (\alpha + \beta)p_{n+1} + \alpha\beta p_n = 0$

これから, $p_{n+2} - \alpha p_{n+1} = \beta(p_{n+1} - \alpha p_n)$

$p_{n+2} - \beta p_{n+1} = \alpha(p_{n+1} - \beta p_n)$

として, $p_{n+2} - \alpha p_{n+1}$, $p_{n+2} - \beta p_{n+1}$ を α, β で表して 2 式から p_{n+1} を求める。

$\alpha > \beta$ とすると, $\displaystyle\lim_{n\to\infty}\left(\dfrac{\beta}{\alpha}\right)^n = 0$

〔解答のプロセス〕

(i) $F_2(x) = \dfrac{1}{1+\dfrac{1}{1+x}} = \dfrac{1+x}{1+x+1} = \dfrac{1+x}{2+x}$

$F_3(x) = \dfrac{1}{1+\dfrac{1+x}{2+x}} = \dfrac{2+x}{2+x+1+x} = \dfrac{2+x}{3+2x}$

(ii) $F_{n+1}(x) = \dfrac{1}{1+\dfrac{a_n + b_n x}{c_n + d_n x}} = \dfrac{c_n + d_n x}{c_n + d_n x + a_n + b_n x}$

$$= \dfrac{c_n + d_n x}{(c_n + a_n) + (d_n + b_n)x}$$

$a_{n+1} = c_n$, $b_{n+1} = d_n$, $c_{n+1} = c_n + a_n$, $d_{n+1} = d_n + b_n$

$a_1 = 1$, $b_1 = 0$, $c_1 = 1$, $d_1 = 1$

n	1	2	3	4	5	6		n
a_n	1	1	2	3	5	8	……	p_n
b_n	0	1	1	2	3	5	……	p_{n-1}
c_n	1	2	3	5	8	13	……	p_{n+1}
d_n	1	1	2	3	5	8	……	p_n

$(a_n, b_n, c_n, d_n) = (p_n, p_{n-1}, p_{n+1}, p_n)$

(iii) $p_{n+2} - p_{n+1} - p_n = 0$

$t^2 - t - 1 = 0$ の解を α, β $(\alpha > \beta)$ とする。

$\alpha = \dfrac{1+\sqrt{5}}{2}$, $\beta = \dfrac{1-\sqrt{5}}{2}$

$p_{n+2} - (\alpha+\beta)p_{n+1} + \alpha\beta p_n = 0$　……①

①より　$p_{n+2} - \alpha p_{n+1} = \beta(p_{n+1} - \alpha p_n)$

$p_2 - \alpha p_1 = 1 - \alpha$ より

$p_{n+2} - \alpha p_{n+1} = \beta^n(1-\alpha)$　……②

①より　$p_{n+2} - \beta p_{n+1} = \alpha(p_{n+1} - \beta p_n)$

$p_2 - \beta p_1 = 1 - \beta$ より

$p_{n+2} - \beta p_{n+1} = \alpha^n(1-\beta)$　……③

③－②より　$(\alpha-\beta)p_{n+1} = \alpha^n - \beta^n - \alpha^n\beta + \alpha\beta^n$

よって,

$$p_{n+1} = \dfrac{\alpha^n - \beta^n - \alpha^n\beta + \alpha\beta^n}{\alpha-\beta}$$

$$p_n = \dfrac{\alpha^{n-1} - \beta^{n-1} - \alpha^{n-1}\beta + \alpha\beta^{n-1}}{\alpha-\beta}$$

$F_n(x) = \dfrac{p_n + p_{n-1}x}{p_{n+1} + p_n x}$ より　$F_n(0) = \dfrac{p_n}{p_{n+1}}$

$$F_n(0) = \dfrac{\alpha^{n-1} - \beta^{n-1} - \alpha^{n-1}\beta + \alpha\beta^{n-1}}{\alpha^n - \beta^n - \alpha^n\beta + \alpha\beta^n}$$

$$\lim_{n \to \infty} F_n(0) = \lim_{n \to \infty} \frac{\dfrac{1}{\alpha} - \dfrac{1}{\alpha}\left(\dfrac{\beta}{\alpha}\right)^{n-1} - \dfrac{\beta}{\alpha} + \left(\dfrac{\beta}{\alpha}\right)^{n-1}}{1 - \left(\dfrac{\beta}{\alpha}\right)^{n} - \beta + \alpha\left(\dfrac{\beta}{\alpha}\right)^{n}}$$

$\dfrac{\beta}{\alpha} = \dfrac{1-\sqrt{5}}{1+\sqrt{5}}$ より $-1 < \dfrac{\beta}{\alpha} < 1$

$\therefore \lim_{n \to \infty}\left(\dfrac{\beta}{\alpha}\right)^{n} = 0$

よって，$\lim_{n \to \infty} F_n(0) = \dfrac{\dfrac{1}{\alpha} - \dfrac{\beta}{\alpha}}{1 - \beta} = \dfrac{1-\beta}{\alpha(1-\beta)} = \dfrac{1}{\alpha}$

従って，$\lim_{n \to \infty} F_n(0) = \dfrac{2}{1+\sqrt{5}} = \dfrac{2(\sqrt{5}-1)}{(\sqrt{5}+1)(\sqrt{5}-1)}$
$\qquad\qquad\qquad = \dfrac{\sqrt{5}-1}{2}$

後期

第1問

〔解答〕

(1) $\dfrac{\pi}{6}$　　(2) $\dfrac{\pi}{2}$　　(3) $-\dfrac{1}{2}$

〔出題者が求めたポイント〕

$\sin 2\theta = 2\sin\theta\cos\theta$

(i) $\cos 2\theta$ の値から θ を求める。

(ii) $0 < \theta < \dfrac{\pi}{2}$ のとき，$\sin(\pi - \theta) = \sin\theta$

(iii) $a\sin\theta$ の最小値は $\sin\theta = -1$ のときで，$-a$

〔解答のプロセス〕

(i) $f(\theta) = \sin\theta\cos\theta = \dfrac{1}{2}\sin 2\theta$

$\quad f(2\theta) = \sin 2\theta\cos 2\theta$

$\quad$よって，$\dfrac{1}{2}\sin 2\theta = \sin 2\theta\cos 2\theta$

$\quad \sin 2\theta\left(\cos 2\theta - \dfrac{1}{2}\right) = 0$

$\quad 0 < 2\theta < \dfrac{\pi}{2}$ より　$\cos 2\theta = \dfrac{1}{2}$

$\quad 2\theta = \dfrac{\pi}{3}$　従って，$\theta = \dfrac{\pi}{6}$

(ii) $\dfrac{1}{2}\sin 2\theta_1 = \dfrac{1}{2}\sin 2\theta_2$ より　$\sin 2\theta_1 = \sin 2\theta_2$

$\quad 0 < 2\theta_1 < 2\theta_2 < \pi$ より　$\pi - 2\theta_1 = 2\theta_2$

$\quad$従って，$\theta_1 + \theta_2 = \dfrac{\pi}{2}$

(iii) $f(\theta) = \dfrac{1}{2}\sin 2\theta$　は $\sin 2\theta = -1$ のとき最小値で，

$\quad \theta = n\pi + \dfrac{3}{4}\pi$ のとき，最小値は $-\dfrac{1}{2}$

第2問

〔解答〕

(4) $-2,\ 0,\ 2$　　(5) $-1 \leqq a \leqq 1+\sqrt{2}$

(6) $y = x + \dfrac{9}{4}$，$y = x - \dfrac{9}{4}$　　(7) $\dfrac{9}{8}$

〔出題者が求めたポイント〕

(i) $|x| = a$ は $x = \pm a$

(ii) $x < 0$ と $0 \leqq x$ とに分けて $f(x)$ を x について平方完成させる。

(iii) $x < 0$ と $0 \leqq x$ に分けて微分する。
$\quad y = f(x)$ の $x = t$ における接線の方程式は，
$\quad y = f'(t)(x - t) + f(t)$

(iv) 定積分で求める。

〔解答のプロセス〕

(i) $x(|x| - 2) = 0$ より　$x = 0,\ |x| = 2$

$\quad |x| = 2$ より　$x = -2,\ 2$

$\quad$従って，$x = -2,\ 0,\ 2$

(ii) $x < 0$ のとき，

$f(x) = x(-x-2) = -x^2 - 2x = -(x+1)^2 + 1$
$0 \leq x$ のとき,
$f(x) = x(x-2) = x^2 - 2x = (x-1)^2 - 1$
$x^2 - 2x = 1$ のとき,
$x^2 - 2x - 1 = 0$ より
$x = 1 + \sqrt{2} \ (x \geq 0)$
従って, $-1 \leq a \leq 1 + \sqrt{2}$

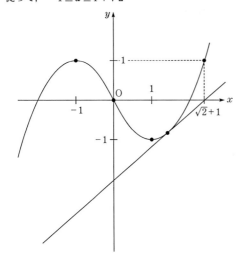

(iii) $x < 0$ のとき,
$f'(x) = -2x - 2$
$-2x - 2 = 1$ より $x = -\dfrac{3}{2}$
$f\left(-\dfrac{3}{2}\right) = -\dfrac{9}{4} + 3 = \dfrac{3}{4}$
$y = 1\left(x + \dfrac{3}{2}\right) + \dfrac{3}{4} = x + \dfrac{9}{4}$
$x \geq 0$ のとき, $f'(x) = 2x - 2$
$2x - 2 = 1$ より $x = \dfrac{3}{2}$
$f\left(\dfrac{3}{2}\right) = \dfrac{9}{4} - 3 = -\dfrac{3}{4}$
$y = 1\left(x - \dfrac{3}{2}\right) - \dfrac{3}{4} = x - \dfrac{9}{4}$

(iv) $\displaystyle\int_0^{\frac{3}{2}} \left\{(x^2 - 2x) - \left(x - \dfrac{9}{4}\right)\right\} dx$
$= \displaystyle\int_0^{\frac{3}{2}} \left(x^2 - 3x + \dfrac{9}{4}\right) dx = \left[\dfrac{1}{3}x^3 - \dfrac{3}{2}x^2 + \dfrac{9}{4}x\right]_0^{\frac{3}{2}}$
$= \dfrac{9}{8} - \dfrac{27}{8} + \dfrac{27}{8} = \dfrac{9}{8}$

第3問
〔解答〕
(8) 1　(9) -2　(10) $y = -2x, \ y = 2x - 4$
(11) $\dfrac{32}{3}\pi$

〔出題者が求めたポイント〕

(i) $\dfrac{(x-x_0)^2}{a^2} - \dfrac{(y-y_0)^2}{b^2} = -1$ は,
$\dfrac{x^2}{a^2} - \dfrac{y^2}{b^2} = -1$ を x 方向に x_0, y 方向に y_0 平行移動させた曲線。
漸近線は, $\dfrac{(x-x_0)^2}{a^2} - \dfrac{(y-y_0)^2}{b^2} = 0$

(ii) H_1 にもどして考える。

〔解答のプロセス〕
(i) H_2 は H_1 を x 軸正の方向に 1, y 軸正の方向に -2 に平行移動させたもの。
漸近線は, $(x-1)^2 - \dfrac{(y+2)^2}{4} = 0$
$\left(x - 1 + \dfrac{y+2}{2}\right)\left(x - 1 - \dfrac{y+2}{2}\right) = 0$
$x - 1 + \dfrac{y+2}{2} = 0$ より $y = -2x$
$x - 1 - \dfrac{y+2}{2} = 0$ より $y = 2x - 4$

(ii) H_2 を x 方向に -1, y 方向に 2 平行移動させて, H_1 にもどして考える。
$x = -1$, $x = 1$ で囲まれた図形を $y = 0$ (x 軸)のまわりに1回転させてできる図形の体積である。
$x^2 + 1 = \dfrac{y^2}{4}$ よって, $y^2 = 4x^2 + 4$
$\pi\displaystyle\int_{-1}^1 (4x^2 + 4) dx = \pi\left[\dfrac{4}{3}x^3 + 4x\right]_{-1}^1$
$= \pi\left\{\dfrac{16}{3} - \left(-\dfrac{16}{3}\right)\right\} = \dfrac{32}{3}\pi$

第4問
〔解答〕
(12) $\dfrac{1}{6}(5\pi - \sqrt{25\pi^2 - 36})$
(13) $\dfrac{1}{6}(7\pi - \sqrt{49\pi^2 - 36})$

〔出題者が求めたポイント〕
$0 < \theta_0 < \dfrac{\pi}{2}$ で $\cos\theta_0 = a$ のとき,
$\cos\theta = a$ を満たす θ は, $\theta = 2n\pi \pm \theta_0$
$\theta = x + \dfrac{1}{x}$ より $\dfrac{d\theta}{dx}$ を求めグラフを書く。
1に近い値なので, $x = 2$ の θ を求めると, $0 < x < 1$ のところで考えてよいことがわかる。
x_1 のとき θ_1, x_2 のとき θ_2 とすると,
ここでは, $\theta_1 < \theta_2$ のとき, $x_2 < x_1$ だから x_1 の方が1に近いことがわかる。

〔解答のプロセス〕
$\cos\theta = \dfrac{1}{2}$ で, $0 < \theta < \dfrac{\pi}{2}$ のとき, $\theta = \dfrac{\pi}{3}$
よって, $\theta = 2n\pi \pm \dfrac{\pi}{3}$

$\theta = \cdots\cdots, -\dfrac{5}{3}\pi, -\dfrac{\pi}{3}, \dfrac{\pi}{3}, \dfrac{5}{3}\pi, \dfrac{7}{3}\pi, \cdots\cdots$

$\theta = x + \dfrac{1}{x}$ とすると, $\dfrac{d\theta}{dx} = 1 - \dfrac{1}{x^2} = \dfrac{(x+1)(x-1)}{x^2}$

$x = \pm 1$ のとき, $y = \pm 2$

x		-1		0		1	
θ'	$+$	0	$-$	$\times$	$-$	0	$+$
θ	↗	-2	↘	$\times$	↘	2	↗

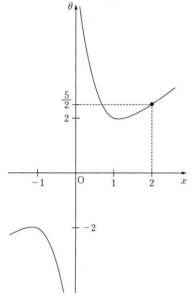

$\theta \leq -2, \ 2 \leq \theta$

$x = 2$ のとき, $\theta = \dfrac{5}{2} < \dfrac{5}{3}\pi$

また, $\theta = f(x)$ とすると, $\cos(-\theta) = \cos\theta$ より $f(-x) = f(x)$

従って, θ の値に対して, x の絶対値が 1 に近いのは, $0 < x < 1$ になるときと考えてよい。

$0 < \theta$, $x + \dfrac{1}{x} = \theta$ の解の小さい方である。

$\theta_1 = f(x_1)$, $\theta_2 = f(x_2)$, $0 < x_1 < 1$, $0 < x_2 < 1$ のとき, $\theta_1 < \theta_2 \Longleftrightarrow x_1 > x_2$ なので θ の値が小さい方が, x の絶対値が 1 に近い。

$x + \dfrac{1}{x} = \theta$ より $x^2 - \theta x + 1 = 0$

小さい方は, $x = \dfrac{1}{2}\theta - \dfrac{1}{2}\sqrt{\theta^2 - 4}$

絶対値が最も 1 に近いのは, $\theta = \dfrac{5}{3}\pi$ のときで, $x = \dfrac{5}{6}\pi - \dfrac{1}{2}\sqrt{\dfrac{25}{9}\pi^2 - 4}$
$\qquad\qquad = \dfrac{1}{6}(5\pi - \sqrt{25\pi^2 - 36})$

2 番目に近いのは, $\theta = \dfrac{7}{3}\pi$ のときで, $x = \dfrac{7}{6}\pi - \dfrac{1}{2}\sqrt{\dfrac{49}{9}\pi^2 - 4}$

$\qquad\qquad = \dfrac{1}{6}(7\pi - \sqrt{49\pi^2 - 36})$

第5問
〔解答〕

(14) 1　　(15) x　　(16) $\dfrac{3}{2}x^2 - \dfrac{1}{2}$

〔出題者が求めたポイント〕
定積分を計算し, a, b, c の連立方程式にして, 求める。

〔解答のプロセス〕
$\displaystyle\int_{-1}^{1} a_0^2 dx = \left[a_0^2 x\right]_{-1}^{1} = 2a_0^2 \quad \therefore \ 2a_0^2 = 2$

$a_0^2 = 1$ で, $a_0 > 0$ より $a_0 = 1$

従って, $f_0(x) = 1$

$\displaystyle\int_{-1}^{1}(a_1 x + b_1)dx = \left[\dfrac{1}{2}a_1 x^2 + b_1 x\right]_{-1}^{1} = 2b_1$

$\therefore \ b_1 = 0$

よって, $f_1(x) = a_1 x$

$\displaystyle\int_{-1}^{1}(a_1 x)^2 dx = \left[\dfrac{1}{3}a_1^2 x^3\right]_{-1}^{1} = \dfrac{2}{3}a_1^2$

$\therefore \ \dfrac{2}{3}a_1^2 = \dfrac{2}{3}$

$a_1^2 = 1$ で, $a_1 > 0$ より $a_1 = 1$

従って, $f_1(x) = x$

$\displaystyle\int_{-1}^{1}(a_2 x^2 + b_2 x + c_2)dx$
$= \left[\dfrac{1}{3}a_2 x^3 + \dfrac{1}{2}b_2 x^2 + c_2 x\right]_{-1}^{1}$
$= \dfrac{2}{3}a_2 + 2c_2 \quad \therefore \ \dfrac{2}{3}a_2 + 2c_2 = 0 \ \cdots\cdots①$

$\displaystyle\int_{-1}^{1}(a_2 x^3 + b_2 x^2 + c_2 x)dx$
$= \left[\dfrac{1}{4}a_2 x^4 + \dfrac{1}{3}b_2 x^3 + \dfrac{1}{2}c_2 x^2\right]_{-1}^{1}$
$= \dfrac{2}{3}b_2 \quad \therefore \ \dfrac{2}{3}b_2 = 0 \ \cdots\cdots②$

①, ② より $b_2 = 0$, $a_2 = -3c_2$

$f_2(x) = -3c_2 x^2 + c_2$

$\displaystyle\int_{-1}^{1}(-3c_2 x^2 + c_2)^2 dx$
$= \displaystyle\int_{-1}^{1}(9c_2^2 x^4 - 6c_2^2 x^2 + c_2^2)dx$
$= \left[\dfrac{9}{5}c_2^2 x^5 - 2c_2^2 x^3 + c_2^2 x\right]_{-1}^{1} = \dfrac{8}{5}c_2^2$

$\dfrac{8}{5}c_2^2 = \dfrac{2}{5}$ より $c_2^2 = \dfrac{1}{4}$

$a_2 > 0$ より $c_2 < 0$ だから, $c_2 = -\dfrac{1}{2}$, $a_2 = \dfrac{3}{2}$

$f_2(x) = \dfrac{3}{2}x^2 - \dfrac{1}{2}$

物　理

解答

27年度

前　期

1

〔解答〕

問1　$\dfrac{a}{2}(1-\tan\theta)$

問2　$\tan\theta \le \mu$

問3　$\dfrac{\mu\cos\theta - \sin\theta}{\cos\alpha + \mu\sin\alpha}\,mg$

問4　$F = \dfrac{\cos\theta - \sin\theta}{2\cos\alpha}\,mg$

問5　$\dfrac{1+\tan\theta}{2-\tan\alpha+\tan\alpha\cdot\tan\theta}$

〔出題者が求めたポイント〕

力のモーメントのつりあい，立方体が倒れる条件。

〔解答のプロセス〕

問1　垂直抗力の大きさを N とすると，斜面に垂直方向の力のつりあいより

　　　$N = mg\cos\theta$

　　　DP の距離を x とすると，D 点のまわりの力のモーメントのつりあいの式は

　　　$Nx + mg\sin\theta\cdot\dfrac{a}{2} - mg\cos\theta\cdot\dfrac{a}{2} = 0$

　　　$mg\cos\theta\cdot x + mg\sin\theta\cdot\dfrac{a}{2} - mg\cos\theta\cdot\dfrac{a}{2} = 0$

　　　$x\cos\theta = \dfrac{a}{2}(\cos\theta - \sin\theta)$

　　　$\therefore\quad x = \dfrac{a}{2}(1-\tan\theta)$　…(答)

問2　立方体に働く静止摩擦力の大きさを f とすると，斜面方向の力のつりあいより

　　　$f = mg\sin\theta$

　　　滑らないための条件は，静止摩擦力 f が最大摩擦力 $f_{max} = \mu N$ を超えないことだから

　　　$mg\sin\theta \le \mu mg\cos\theta$

　　　$\therefore\quad \tan\theta \le \mu$　…(答)

問3　静止摩擦力の大きさを f' とすると，斜面方向の力のつりあいの式は

　　　$mg\sin\theta + F\cos\alpha - f' = 0$

　　　$\therefore\quad f' = mg\sin\theta + F\cos\alpha$

　　　垂直抗力の大きさを N' とすると，斜面に垂直方向の力のつりあいより

　　　$N' + F\sin\alpha - mg\cos\theta = 0$

　　　$\therefore\quad N' = mg\cos\theta - F\sin\alpha$

　　　滑らないための条件は，$f' \le f_{max} = \mu N'$ より

　　　$mg\sin\theta + F\cos\alpha \le \mu(mg\cos\theta - F\sin\alpha)$

　　　$\therefore\quad F \le \dfrac{\mu\cos\theta - \sin\theta}{\cos\alpha + \mu\sin\alpha}\,mg$　…(答)

問4　倒れる直前では，垂直抗力の作用点は D 点に一致する。このとき，D 点のまわりの力のモーメントの

つりあいの式は

　　　$F\cos\alpha\cdot a + mg\sin\theta\cdot\dfrac{a}{2} - mg\cos\theta\cdot\dfrac{a}{2} = 0$

　　　$\therefore\quad F = \dfrac{\cos\theta - \sin\theta}{2\cos\alpha}\,mg$　…(答)

問5　問3と問4の結果から

　　　$\dfrac{\cos\theta - \sin\theta}{2\cos\alpha}\,mg \le \dfrac{\mu\cos\theta - \sin\theta}{\cos\alpha + \mu\sin\alpha}\,mg$

　　　$\dfrac{\cos\alpha + \mu\sin\alpha}{2\cos\alpha} \le \dfrac{\mu\cos\theta - \sin\theta}{\cos\theta - \sin\theta}$

　　　$\dfrac{1 + \mu\tan\alpha}{2} \le \dfrac{\mu - \tan\theta}{1 - \tan\theta}$

　　　$\therefore\quad \mu \ge \dfrac{1 + \tan\theta}{2 - \tan\alpha + \tan\alpha\cdot\tan\theta}$　…(答)

2

〔解答〕

問1　$\dfrac{E}{R}$　　問2　C_1E　　問3　C_1E^2

問4　$\dfrac{1}{2}C_1E^2$　　問5　$\dfrac{C_1C_2}{C_1+C_2}E$

問6　$\dfrac{C_1C_2E^2}{2(C_1+C_2)}$　　問7　$\dfrac{C_1C_2^2E}{(C_1+C_2)^2}$

〔出題者が求めたポイント〕

コンデンサーを含む直流回路，コンデンサーのつなぎ換え

〔解答のプロセス〕

問1　抵抗 R_1 に E の電圧がかかるから，流れる電流 I は

　　　$I = \dfrac{E}{R}$　…(答)

問2　C_1 のコンデンサーに E の電圧がかかっているから，蓄えられる電気量 Q は

　　　$Q = C_1E$　…(答)

問3　電源の電圧 E のもとで Q の電気量を運んだから，電源がする仕事 W_E は

　　　$W_E = QE = C_1E^2$　…(答)

問4　C_1 のコンデンサーに蓄えられる静電エネルギー U は

　　　$U = \dfrac{1}{2}C_1E^2$

　　　抵抗 R_1 で発生するジュール熱 W_1 と蓄えられる静電エネルギー U の和が，電源がする仕事 W_E に等しいから

　　　$W_1 = W_E - U = \dfrac{1}{2}C_1E^2$　…(答)

問5　スイッチを点 B 側に切り替えて十分に時間が経過した後のコンデンサー C_1，C_2 の電気量を Q_1，Q_2，電圧を V_1 とおくと

$$Q_1 = C_1 V_1, \quad Q_2 = C_2 V_1$$

また，電気量保存より

$$Q_1 + Q_2 = Q$$

以上の式より

$$V_1 = \frac{C_1}{C_1 + C_2} E$$

$$\therefore \quad Q_2 = \frac{C_1 C_2}{C_1 + C_2} E \quad \cdots(答)$$

問6 スイッチを切り替える前後での静電エネルギーの減少分が，発生したジュール熱 W_2 に等しい。

$$\therefore \quad W_2 = U - \frac{1}{2}(C_1 + C_2) V_1^2$$

$$= \frac{1}{2} C_1 E^2 - \frac{1}{2} \frac{C_1^2 E^2}{C_1 + C_2}$$

$$= \frac{C_1 C_2 E^2}{2(C_1 + C_2)} \quad \cdots(答)$$

問7 スイッチを点 A 側に切り替えると C_1 には再び Q の電気量が蓄えられる。その後，点 B 側に切り替えたとき，C_1 から C_2 に移動する電気量を q，電圧を V_2 とすると

$$Q - q = C_1 V_2, \quad Q_2 + q = C_2 V_2$$

$$E - \frac{q}{C_1} = \frac{C_1 E}{C_1 + C_2} + \frac{q}{C_2}$$

$$\left(\frac{1}{C_1} + \frac{1}{C_2} \right) q = \left(1 - \frac{C_1}{C_1 + C_2} \right) E$$

$$\therefore \quad q = \frac{C_1 C_2^2 E}{(C_1 + C_2)^2} \quad \cdots(答)$$

3

〔解答〕

問1 $\dfrac{\lambda L}{2d}$　　問2 (6)

問3 2番目　　問4 (5)

〔出題者が求めたポイント〕

光の干渉，ヤングの実験。

〔解答のプロセス〕

問1 スクリーン上の位置 y の点を P とする。AP と BP の経路差は

$$BP - AP = \frac{2d \cdot y}{L}$$

とかける。暗線となる条件は整数 m を用いて

$$\frac{2d \cdot y}{L} = \left(m - \frac{1}{2} \right) \lambda$$

$$\therefore \quad y = \left(m - \frac{1}{2} \right) \frac{\lambda L}{2d}$$

よって，暗線の間隔 Δy は

$$\therefore \quad \Delta y = \frac{\lambda L}{2d} \quad \cdots(答)$$

問2 波長が短いほど間隔 Δy は狭いから，点 O から近い順に，青，緑，赤となる。

$$\therefore \quad y_B < y_G < y_R \quad \cdots(答)$$

問3 波長 λ_1 の単色光源の点 O から数えて m 番目の暗

線の位置 y_1 は

$$y_1 = \left(m - \frac{1}{2} \right) \frac{\lambda_1 L}{2d}$$

波長 λ_2 の単色光源の点 O から数えて l 番目の暗線の位置 y_2 は

$$y_2 = \left(l - \frac{1}{2} \right) \frac{\lambda_2 L}{2d}$$

暗線が一致するとき，$y_1 = y_2$ より

$$\left(m - \frac{1}{2} \right) \frac{\lambda_1 L}{2d} = \left(l - \frac{1}{2} \right) \frac{\lambda_2 L}{2d}$$

$3\lambda_1 = 5\lambda_2$ より

$$5(2m - 1) = 3(2l - 1)$$

5 と 3 は互いに素だから，これを満たす自然数 m, l のうち最小のものは

$$2m - 1 = 3, \quad 2l - 1 = 5$$

を満たし，このとき $m = 2$, $l = 3$ である。

よって，波長 λ_1 の暗線で残ったものの中で最も点 O に近いのは2番目。　　 $\cdots(答)$

問4 問3の結果から，波長 λ_1 の2番目の暗線と波長 λ_2 の3番目の暗線が初めて重なって暗くなる。重なって暗くなるまでに，λ_1 は1回暗くなり，このとき λ_2 の色2が見える。また，λ_2 は2回暗くなり，このとき λ_1 の色1が見える。よって，線の見え方は

(5) 点 O ⟶ 色1 ⟶ 色2 ⟶ 色1 ⟶ 暗線

$$\cdots(答)$$

4

〔解答〕

問1 $mgx + \dfrac{kQq}{x}$　　問2 $a = \sqrt{\dfrac{kQq}{mg}}$

問3 $\dfrac{a}{3} \leq x \leq 3a$　　問4 $\dfrac{4}{3} mga$

問5 $x_1 = \dfrac{1}{2} a$　　問6 $x_2 = \dfrac{3}{2} a$　　問7 $x_3 = a$

問8 $\dfrac{4}{3} mga$

問9 $-\dfrac{5}{9} mg < R < \dfrac{5}{9} mg$

〔出題者が求めたポイント〕

静電気力と重力が作用する物体の運動

〔解答のプロセス〕

問1 重力およびクーロン力による位置エネルギーの和として

$$U(x) = mgx + \frac{kQq}{x} \quad \cdots(答)$$

問2 $x = a$ のとき，力のつりあいの式は

$$\frac{kQq}{a^2} - mg = 0$$

$$kQq = mga^2 \quad \therefore \quad a = \sqrt{\frac{kQq}{mg}} \quad \cdots(答)$$

問3 位置 x における小球の運動エネルギーを K とおくと，エネルギー保存則より

$$K + U(x) = U(3a)$$

$$\therefore\quad K = mg(3a - x) + kQq\left(\frac{1}{3a} - \frac{1}{x}\right)$$

ここで，$kQq = mga^2$ より

$$K = mg(3a - x) + mga^2 \cdot \frac{x - 3a}{3ax}$$

$$= mg(3a - x)\left(1 - \frac{a}{3x}\right)$$

小球が動き得る位置の条件は，$K \geqq 0$ より

$$mg(3a - x)\left(1 - \frac{a}{3x}\right) \geqq 0$$

$$(x - 3a)(3x - a) \leqq 0$$

$$\therefore\quad \frac{a}{3} \leqq x \leqq 3a \quad \cdots(答)$$

問4 $\quad K = mg\left\{3a + \frac{a}{3} - \left(x + \frac{a^2}{x}\right)\right\}$

したがって，$x + \dfrac{a^2}{x}$ の値が最小となるとき，K は最大となる。相加・相乗平均の関係より

$$x + \frac{a^2}{x} \geqq 2\sqrt{x \cdot \frac{a^2}{x}} = 2a$$

ただし，上式で等号は $x = a$ のときのみ成り立つ。
よって，K の最大値 $K_{\max}$ は

$$K_{\max} = mg\left(3a + \frac{a}{3} - 2a\right) = \frac{4}{3}mga \quad \cdots(答)$$

問5 $\quad x = 3a$ の位置から $x = x_1$ の位置まで動く間に動摩擦力がした仕事を W_1 とすると

$$W_1 = -\frac{mg}{3}(3a - x_1)$$

仕事とエネルギーの関係より

$$U(3a) - \frac{mg}{3}(3a - x_1) = U(x_1)$$

$$mg\left(3a + \frac{a}{3}\right) - \frac{mg}{3}(3a - x_1) = mg\left(x_1 + \frac{a^2}{x_1}\right)$$

$$\therefore\quad (3a - x_1)(2x_1 - a) = 0$$

$$x_1 \neq 3a \text{ より } \quad x_1 = \frac{1}{2}a \quad \cdots(答)$$

問6 $\quad x = x_1 = \dfrac{a}{2}$ の位置から $x = x_2$ の位置まで動く間に動摩擦力がした仕事 W_2 は

$$W_2 = -\frac{mg}{3}\left(x_2 - \frac{a}{2}\right)$$

仕事とエネルギーの関係より

$$U\left(\frac{a}{2}\right) - \frac{mg}{3}\left(x_2 - \frac{a}{2}\right) = U(x_2)$$

上式より，問5と同様にして

$$\left(\frac{a}{2} - x_2\right)(2x_2 - 3a) = 0$$

$$x_2 \neq \frac{1}{2}a \text{ より } \quad x_2 = \frac{3}{2}a \quad \cdots(答)$$

問7 $\quad x = x_2 = \dfrac{3}{2}a$ の位置から $x = x_3$ の位置まで動く間に動摩擦力がした仕事 W_3 は

$$W_3 = -\frac{mg}{3}\left(\frac{3}{2}a - x_3\right)$$

仕事とエネルギーの関係より

$$U\left(\frac{3}{2}a\right) - \frac{mg}{3}\left(\frac{3}{2}a - x_3\right) = U(x_3)$$

同様にして

$$\left(\frac{3}{2}a - x_3\right)(x_3 - a) = 0$$

$$x_3 \neq \frac{3}{2}a \text{ より } \quad x_3 = a \quad \cdots(答)$$

問8 失われたエネルギー ΔE は

$$\Delta E = U(3a) - U(a) = \frac{4}{3}mga \quad \cdots(答)$$

問9 $\quad x = x_1$, x_2 で進行方向を変えて動き出し，$x = x_3$ で静止するときに静止摩擦力がとるべき範囲として考える。位置 x で静止したとき，静止摩擦力を $R(x)$（上向き正）とすると力のつりあいの式は

$$R(x) + \frac{kQq}{x^2} - mg = 0$$

$$\therefore\quad R(x) = mg - \frac{kQq}{x^2} = mg\left(1 - \frac{a^2}{x^2}\right)$$

$x = x_2 = \dfrac{3}{2}a$ の位置で動き出すことから，静止摩擦力の大きさ $|R|$ は，x_2 の位置での静止摩擦力の大きさより小さい。したがって

$$|R| < R\left(\frac{3}{2}a\right) = \frac{5}{9}mg$$

$$\therefore\quad -\frac{5}{9}mg < R < \frac{5}{9}mg \quad \cdots(答)$$

藤田保健衛生大学　（医）　27 年度　（76）

後　期

1

〔解答〕

問1　$\dfrac{V}{V+LS}P_0$　　問2　$\left(\dfrac{V}{V+LS}\right)^k P_0$

問3　11 回　　問4　$\dfrac{V+dS}{V+LS}P_0$

問5　$\dfrac{P_kV+P_0dS}{V+LS}$

問6　$\left\{\left(1-\dfrac{d}{L}\right)\left(\dfrac{V}{V+LS}\right)^k+\dfrac{d}{L}\right\}P_0$

〔出題者が求めたポイント〕

ピストン操作の繰り返しによる気体の状態変化。

〔解答のプロセス〕

問1　操作を 1 回行った後の容器内の圧力を P_1 とすると，ボイルの法則より

$$P_0V=P_1(V+LS)$$

$$\therefore\quad P_1=\frac{V}{V+LS}P_0 \quad \cdots（答）$$

問2　操作を k 回繰り返した後の容器内の圧力を P_k とおくとき，ボイルの法則より

$$P_{k-1}V=P_k(V+LS)$$

$$\begin{aligned}
\therefore\quad P_k&=\frac{V}{V+LS}P_{k-1}\\
&=\left(\frac{V}{V+LS}\right)^2 P_{k-2}\\
&=\cdots\cdots\\
&=\left(\frac{V}{V+LS}\right)^k P_0 \quad \cdots（答）
\end{aligned}$$

問3　$V=100LS$ のとき

$$P_k=\left(\frac{100}{101}\right)^k P_0=\left(1-\frac{1}{101}\right)^k P_0$$

ここで，近似式を用いると

$$P_k\fallingdotseq\left(1-\frac{k}{101}\right)P_0$$

$P_k<0.9P_0$ となるのは

$$1-\frac{k}{101}<0.9 \quad より \quad k>10.1$$

よって，操作の回数は 11 回　…（答）

問4　ピストンを引く前の容器とシリンダーの容積の合計は $V+dS$，操作を終えたときは $V+LS$ であるから，操作を 1 回行った後の容器内の圧力を P_1 とすると，ボイルの法則より

$$P_0(V+dS)=P_1(V+LS)$$

$$\therefore\quad P_1=\frac{V+dS}{V+LS}P_0 \quad \cdots（答）$$

問5　ピストンを $x=d$ で止め，弁 A を開く前の容器内およびシリンダー内の物質量をそれぞれ n_k，n_0 とする。温度を T として，容器およびシリンダー内の気体の状態方程式は

$$P_kV=n_kRT,\quad P_0dS=n_0RT$$

また，ピストンを引いた後の状態方程式は

$$P_{k+1}(V+LS)=(n_k+n_0)RT$$

よって

$$P_{k+1}(V+LS)=P_kV+P_0dS$$

$$\therefore\quad P_{k+1}=\frac{P_kV+P_0dS}{V+LS} \quad \cdots（答）$$

問6　前問の結果の漸化式

$$P_{k+1}=\frac{V}{V+LS}P_k+\frac{dS}{V+LS}P_0$$

の両辺から $\dfrac{d}{L}P_0$ を引くと

$$P_{k+1}-\frac{d}{L}P_0=\frac{V}{V+LS}\left(P_k-\frac{d}{L}P_0\right)$$

よって，数列 $\left\{P_k-\dfrac{d}{L}P_0\right\}$ は，初項 $P_1-\dfrac{d}{L}P_0$，公比

$\dfrac{V}{V+LS}$ の等比数列である。ここで

$$P_1-\frac{d}{L}P_0=\frac{V+dS}{V+LS}P_0-\frac{d}{L}P_0=\frac{(L-d)V}{L(V+LS)}P_0$$

であるから，一般項は

$$P_k-\frac{d}{L}P_0=\frac{(L-d)V}{L(V+LS)}P_0\left(\frac{V}{V+LS}\right)^{k-1}$$

$$\therefore\quad P_k=\left\{\left(1-\frac{d}{L}\right)\left(\frac{V}{V+LS}\right)^k+\frac{d}{L}\right\}P_0 \quad \cdots（答）$$

2

〔解答〕

問1　$\dfrac{2}{3}$　　問2　$\sqrt{\dfrac{2gR}{3}}$　　問3　$\sqrt{\dfrac{3R}{g}}$

問4　$\left(\sqrt{2}+\dfrac{\sqrt{5}}{2}\right)R$

〔出題者が求めたポイント〕

鉛直面内の円運動，重力による運動。

〔解答のプロセス〕

問1　点 A における質点の速さを v_A とすると，力学的エネルギー保存則より

$$mgR=mgR\cos\theta_0+\frac{1}{2}mv_A{}^2$$

$$\therefore\quad v_A=\sqrt{2gR(1-\cos\theta_0)} \quad \cdots\cdots①$$

点 A では質点に働く垂直抗力は 0 であるから，向心方向の運動方程式は

$$m\frac{v_A{}^2}{R}=mg\cos\theta_0 \quad \cdots\cdots②$$

①，②より v_A を消去して

$$2mg(1-\cos\theta_0)=mg\cos\theta_0$$

$$\therefore\quad \cos\theta_0=\frac{2}{3} \quad \cdots（答）$$

問2　①式に $\cos\theta_0$ の値を代入して

$$v_A=\sqrt{\frac{2gR}{3}} \quad \cdots（答）$$

問3 点Oを原点として斜面方向にx軸,斜面に垂直にy軸をとると,質点は点$(0, R)$の位置でx方向に初速v_Aで物体から離れる。離れた後の加速度のx成分a_x, y成分a_yは
$$a_x = g\sin\theta_0$$
$$a_y = -g\cos\theta_0$$
$\cos\theta_0 = \dfrac{2}{3}$のとき,$\sin\theta_0 = \dfrac{\sqrt{5}}{3}$であるから
$$a_x = \dfrac{\sqrt{5}}{3}g, \quad a_y = -\dfrac{2}{3}g$$

よって,離れる瞬間の時刻を0として時刻tにおける位置座標(x, y)は
$$x = v_A t + \dfrac{1}{2}a_x t^2 = \sqrt{\dfrac{2gR}{3}} \cdot t + \dfrac{\sqrt{5}}{6}gt^2$$
$$y = R + \dfrac{1}{2}a_y t^2 = R - \dfrac{1}{3}gt^2$$

求める時間t_0は,$y=0$となる時刻であるから
$$0 = R - \dfrac{1}{3}gt_0^2 \quad \therefore \quad t_0 = \sqrt{\dfrac{3R}{g}} \quad \cdots(答)$$

問4 OBの長さは時刻t_0におけるx座標に相当するから
$$\overline{OB} = \sqrt{\dfrac{2gR}{3}} \cdot t_0 + \dfrac{\sqrt{5}}{6}gt_0^2$$
$$= \left(\sqrt{2} + \dfrac{\sqrt{5}}{2}\right)R \quad \cdots(答)$$

3

〔解答〕

問1　(ア) $(k_1 + k_2)x$　(イ) $k_1 + k_2$
　　　(ウ) $\left(\dfrac{1}{k_1} + \dfrac{1}{k_2}\right)F$　(エ) $\dfrac{k_1 k_2}{k_1 + k_2}$

問2　$N^2 k$　問3　$\dfrac{N^2}{M}k$　問4　$\dfrac{N^2}{aL^2}$

問5　$\rho a^2 k$

〔出題者が求めたポイント〕
バネの連結,合成バネ定数。

〔解答のプロセス〕
問1　(ア) 必要な力Fは
$$F = k_1 x + k_2 x = (k_1 + k_2)x \quad \cdots(答)$$
　　(イ) 合成バネ定数kは　$k = k_1 + k_2$　…(答)
　　(ウ) 2つのバネを直列につないでFの力を加えたときのk_1, k_2のバネの伸びをx_1, x_2とすると
$$k_1 x_1 = k_2 x_2 = F$$
また,バネ全体の伸びは$x = x_1 + x_2$より
$$x = \dfrac{F}{k_1} + \dfrac{F}{k_2} = \left(\dfrac{1}{k_1} + \dfrac{1}{k_2}\right)F \quad \cdots(答)$$
　　(エ) $F = \dfrac{k_1 k_2}{k_1 + k_2}x$とかけるから,合成バネ定数$k$は

$$F = \dfrac{k_1 k_2}{k_1 + k_2} \quad \cdots(答)$$

問2　N^2個のバネが並列につながっているから,合成バネ定数Kは
$$K = N^2 k \quad \cdots(答)$$

問3　バネ定数Kのバネが直列にM個つながっているから,合成バネ定数をK'とすると
$$\dfrac{1}{K'} = \dfrac{1}{K} + \dfrac{1}{K} + \cdots = M \cdot \dfrac{1}{K}$$
$$\therefore \quad K' = \dfrac{K}{M} = \dfrac{N^2}{M}k \quad \cdots(答)$$

問4　aML^2の体積中にMN^2個のバネがあるから,単位体積当たりでは
$$\rho = \dfrac{MN^2}{aML^2} = \dfrac{N^2}{aL^2} \quad \cdots(答)$$

問5　$F = \dfrac{N^2}{M}k \cdot h$とかける。
$$\therefore \quad E = \dfrac{FaM}{L^2 h} = \dfrac{N^2 ak}{L^2} = \rho a^2 k \quad \cdots(答)$$

4

〔解答〕

問1　CE　問2　0　問3　E

問4　点P　問5　E　問6　$E + \dfrac{V_n}{2}$

〔出題者が求めたポイント〕
コンデンサーとダイオードを含む直流回路。

〔解答のプロセス〕

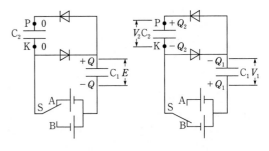

問1　コンデンサーC_1にEの電圧がかかるから,C_1に蓄えられる電気量Qは
$$Q = CE \quad \cdots(答)$$

問2　コンデンサーC_1, C_2に蓄えられる電気量をQ_1, Q_2,かかる電圧をV_1, V_2とすると
$$Q_1 = CV_1, \quad Q_2 = CV_2$$
$$V_1 + V_2 = E$$
また,電気量保存より　$-Q_1 + Q_2 = Q$
以上より　$Q_1 = 0$　…(答)

問3　問2より　$Q_2 = CE$
$$\therefore \quad V_2 = \dfrac{Q_2}{C} = E \quad \cdots(答)$$

問4　点P側に正電荷,点K側に負電荷が蓄えられるから,電位が高いのは点P側。　…(答)

問5　スイッチを A 側に入れると，コンデンサー C_1 には常に E の電圧がかかる。よって極板間の電位差は E。
…(答)

問6　操作を n 回行った後のコンデンサー C_2 に蓄えられている電気量は CV_n とかける。その後，スイッチを A 側に入れるとコンデンサー C_1 の電気量は再び $Q = CE$ となる。したがって，操作を $n+1$ 回行った後の C_1，C_2 に蓄えられる電気量を Q'_1，Q'_2，C_1 にかかる電圧を V'_1 とすると

$$Q'_1 = CV'_1, \ Q'_2 = CV_{n+1}$$
$$V'_1 + V_{n+1} = E$$

また，電気量保存より　$-Q'_1 + Q'_2 = Q + CV_n$

以上の式より

$$-C(E - V_{n+1}) + CV_{n+1} = CE + CV_n$$

$$\therefore \quad V_{n+1} = E + \frac{V_n}{2} \quad \cdots(答)$$

化　学

解答　27年度

前 期

1

〔解答〕

問1　オ　問2　カ　問3　ク　問4　オ
問5　エ

〔解答のプロセス〕

問1　ア：誤り。正四面体構造ではなく正方形。
イ：誤り。強酸ではなく弱酸。
ウ：誤り。フッ化水素には酸化力はない。
エ：誤り。緩衝液を希釈してもアンモニア水と塩化アンモニウムは同じ割合で薄まるので,

その濃度比 $\dfrac{[NH_3]}{[NH_4{}^+]}$ は変わらない。したがって pH も
ほとんど変化しない。
オ：正しい。水の電離は吸熱反応である。
　　$H_2O = H^+ + OH^- - 56.5\ kJ$
高温ほどルシャトリエの原理より吸熱方向に平衡が移動するため, 電離しやすくなり, 水素イオン濃度が増加する。
カ：誤り。酸をいくら薄めても塩基性になることはない。この場合は水の電離の影響が無視できなくなる。

問2　アは(5)塩化アルミニウム $AlCl_3$ が当てはまる。
　　$Al^{3+} \xrightarrow{NH_3 水} Al(OH)_3\downarrow(白) \xrightarrow{NaOH} [Al(OH)_4]^-(無)$
イは(3)塩化バリウム $BaCl_2$ が当てはまる。
　　$Ba^{2+} \xrightarrow{Na_2SO_4} BaSO_4\downarrow(白)$
ウは(4)硫酸銅(Ⅱ)$CuSO_4$ が当てはまる。
　　$Cu^{2+} \xrightarrow{NH_3 水} Cu(OH)_2\downarrow(青白)$
　　　　　　$\xrightarrow{多量 NH_3} [Cu(NH_3)_4]^{2+}(深青)$
エは(1)炭酸ナトリウム Na_2CO_3 が当てはまる。
　　$Na_2CO_3 \xrightarrow[遊離]{HCl} CO_2\uparrow \xrightarrow{Ba(OH)_2} BaCO_3\downarrow(白)$
オは(2)硝酸銀 $AgNO_3$ が当てはまる。
　　$AgNO_3 \xrightarrow{NaCl} AgCl\downarrow(白) \xrightarrow{NH_3 水} [Ag(NH_3)_2]^+(無)$
カは(1)～(6)のどの化合物にも当てはまらない反応。

問3
(Ⅰ) 陽極：$2Cl^- \longrightarrow Cl_2 + 2e^-$
　　陰極：$Cu^{2+} + 2e^- \longrightarrow Cu$
(Ⅱ) 陽極：$Cu \longrightarrow Cu^{2+} + 2e^-$
　　陰極：$Cu^{2+} + 2e^- \longrightarrow Cu$
(Ⅲ) 陽極：$Cu \longrightarrow Cu^{2+} + 2e^-$
　　陰極：$2H^+ + 2e^- \longrightarrow H_2$
(Ⅳ) 陽極：$4OH^- \longrightarrow O_2 + 2H_2O + 4e^-$
　　陰極：$2H_2O + 2e^- \longrightarrow H_2 + 2OH^-$
Bのみが正しい。したがってクが正解。

問4　解離前の PCl_5 の物質量 x mol とおく。
PCl_5 が50%解離していると

$$PCl_5 \rightleftharpoons PCl_3 + Cl_2$$

解離前	x	0	0	(mol)
解離後	$0.5x$	$0.5x$	$0.5x$	(mol)

ある体積を V(L)とおくと平衡定数は,

$$K = \frac{[PCl_3][Cl_2]}{[PCl_5]} = \frac{\left(\dfrac{0.5x}{V}\right)\left(\dfrac{0.5x}{V}\right)}{\left(\dfrac{0.5x}{V}\right)}$$

$$= \frac{0.5x}{V}\ mol/L\ \cdots\cdots①$$

体積を4倍にしたときの解離度を α とおくと,

$$PCl_5 \rightleftharpoons PCl_3 + Cl_2$$

解離前	x	0	0	(mol)
解離後	$x(1-\alpha)$	αx	αx	(mol)

$$K = \frac{\left(\dfrac{\alpha x}{4V}\right)\left(\dfrac{\alpha x}{4V}\right)}{\left(\dfrac{x(1-\alpha)}{4V}\right)}$$

$$= \frac{\alpha^2 x}{4(1-\alpha)V}\quad mol/L\cdots\cdots②$$

温度一定ならば, 反応物の濃度を変化させても平衡定数の値は変化しない。
したがって①式, ②式より
$$\frac{0.5x}{V} = \frac{\alpha^2 x}{4(1-\alpha)V}$$
$$\alpha^2 + 2\alpha - 2 = 0$$
$\alpha > 0$ より
$\alpha = 0.73$　…(答)　オが正解。

問5　浸透圧の公式　$\pi V = nRT$ より
ある温度を T(K), 求める浸透圧を P(Pa)とおくと,
$$30 = \frac{2}{1.8 \times 10^5} \times 8.3 \times 10^3 \times T\ \cdots\cdots①$$
$$P = \frac{1}{0.9 \times 10^5} \times 8.3 \times 10^3 \times T\ \cdots\cdots②$$
①, ②より　$P = 30$(Pa)　…(答)
エが正解。

2

〔解答〕

問1　$NaOH + HCl \longrightarrow NaCl + H_2O$,
　　$Na_2CO_3 + HCl \longrightarrow NaHCO_3 + NaCl$
問2　$NaHCO_3 + HCl \longrightarrow NaCl + H_2O + CO_2$
問3　第1中和点　エ　　第2中和点　ウ
問4　水酸化ナトリウム　$\dfrac{c(m-n)}{v}$ mol/L

　　炭酸ナトリウム　$\dfrac{cn}{v}$ mol/L

〔解答のプロセス〕

問1 第1中和点までには,次の2種類の反応が起こる。

① $NaOH + HCl \longrightarrow NaCl + H_2O$

② $Na_2CO_3 + HCl \longrightarrow NaHCO_3 + NaCl$

問2 その後第2中和点までには次の反応が起こる。

③ $NaHCO_3 + HCl \longrightarrow NaCl + H_2O + CO_2$

問3 第1中和点で生成した $NaHCO_3$ は加水分解により弱塩基性(pH約9)を示すので,フェノールフタレインが適している。

第2中和点では生成した H_2CO_3 により,弱酸性(pH約4.5)を示すのでメチルオレンジが適している。

問4 混合溶液 v mL 中の NaOH を x mol,Na_2CO_3 を y mol とおくと,第1中和点まででは,

$$x + y = c \times \frac{m}{1000} \quad \cdots\cdots ①$$

第1中和点から第2中和点では,$NaHCO_3$ の物質量と Na_2CO_3 の物質量は等しいから

$$y = c \times \frac{n}{1000} \quad \cdots\cdots ②$$

①,②より

$$x = \frac{c(m-n)}{1000} \text{ mol}, \quad y = \frac{cn}{1000} \text{ mol}$$

NaOH のモル濃度は

$$\frac{\dfrac{c(m-n)}{1000} \text{ mol}}{\dfrac{v}{1000} L} = \frac{c(m-n)}{v} \text{(mol/L)} \quad \cdots\text{(答)}$$

Na_2CO_3 のモル濃度は

$$\frac{\dfrac{cn}{1000} \text{ mol}}{\dfrac{v}{1000} L} = \frac{cn}{v} \text{(mol/L)} \quad \cdots\text{(答)}$$

❸
〔解答〕

問1 a 液体　　b 液体と固体の共存

問2 t_2

問3 塩溶液は凝固が進むと水の量が少なくなり溶液の濃度が高くなり凝固点が下がるため。

問4 $\dfrac{3000\,K_f v}{WM}$(K)

〔解答のプロセス〕

問2 塩溶液の凝固点は線分 cd の延長線と曲線との交点。よって凝固点は図より t_2 とわかる。

問4 凝固点降下度を ΔT,溶液のモル凝固点降下を K_f,質量モル濃度を m とすると,

$$\Delta T = K_f m$$

XY_2 は電離して,粒子の数は3倍になっているので

$$XY_2 \longrightarrow X^{2+} + 2Y^-$$

$$\Delta T = K_f \times \frac{\dfrac{V}{M} \text{ mol}}{\dfrac{W}{1000} \text{ kg}} \times 3 = \frac{3000\,K_f V}{WM} \text{(K)} \cdots \text{(答)}$$

❹
〔解答〕

問1 E　　**問2** D　　**問3** F　　**問4** 6種類

問5 9組　　**問6** $H_2N\text{-}CH_2\text{-}COO^-$

問7

問8 20個

〔解答のプロセス〕

問1 側鎖の部分(R)にカルボキシ基をもつアミノ酸(酸性アミノ酸)のE(グルタミン酸)がもっとも強い酸性である。

問2 不斉炭素原子 n 個含む化合物には,最大 2^n 個の立体異性体が存在する。立体異性体が4種類存在するので,不斉炭素原子を2個もつD(トレオニン)が正解。

D

問3 2個のアミノ基($-NH_2$)を含むアミノ酸はF(リシン)である。

F

問4(i)2個のアミノ酸Aと1個のアミノ酸B,(ii)1個のアミノ酸Aと2個のアミノ酸Bが結合したトリペプチドの組み合わせが考えられる。

ペプチドの末端には,縮合に使われなかった遊離のアミノ基(N末端)とカルボキシ基(C末端)が存在するので,構造異性体も存在する。

(i)2個のA,1個のBのとき

⇨　AAB,ABAの組み合せが考えられる。

A-A-B
(N末端)　(C末端)

A-A-B
(C末端)　(N末端)

AABで2種類の構造異性体が存在する。

$$\left.\begin{array}{c}\underset{\text{(N末端)}}{A}-B-\underset{\text{(C末端)}}{A}\\[4pt]\underset{\text{(C末端)}}{A}-B-\underset{\text{(N末端)}}{A}\end{array}\right\}\ \text{ABA は 180° 回転させると}\atop\text{重なり合うので同一物質である。}$$

したがって(i)では 3 種類の構造異性体が存在する。

(ii) 1 個の A, 2 個の B のとき

⇨ ABB, BAB の組み合わせが考えられる。

(i)と同様に考えると, 3 種類の構造異性体が存在する。

以上より(i)(ii)から 6 種類の鎖状トリペプチドがある。

問5 アミノ酸 A(グリシン)は, 不斉炭素原子をもたないが, アミノ酸 B(アラニン)は不斉炭素原子を 1 つ含む。

トリペプチドのアミノ酸の配列順序は,

(i) 2 個の A, 1 個の B のとき

⇨ AAB*, AB*A の 2 通りがある。

問4より構造異性体は 3 種類存在する。B には, 不斉炭素原子が 1 個存在するので, 2 種の光学異性体が存在する。ゆえに, 鏡像異性体は,

$3\times2=6$ 種類

(ii) 1 個の A, 2 個の B のとき,

⇨ AB*B*, B*AB* の 2 通りがある。

問4より構造異性体は 3 種類存在する。また 2 個の B が存在するのでこのトリペプチドには, 合計 2 個の不斉炭素原子が存在する。

3 種類の構造異性体に対して $2^2=4$ 種類ずつあるので, 鏡像異性体は

$3\times4=12$ 種類

以上より(i)(ii)から鏡像異性体の総数は

$6+12=18$ 種類存在する。

その組み合わせは 9 組ある。

問6 A(グリシン)は水溶液中で 3 種類のイオンとして存在し次のような平衡状態にある。

$$\underset{\text{陽イオン}}{H_3N^+-CH_2-COOH}\ \underset{H^+}{\overset{OH^-}{\rightleftharpoons}}\ \underset{\text{双性イオン}}{H_3N^+-CH_2-COO^-}\ \underset{H^+}{\overset{OH^-}{\rightleftharpoons}}\ \underset{\text{陰イオン}}{H_2N-CH_2-COO^-}$$

アミノ酸の水溶液を塩基性にすると平衡が大きく右へ移動して陰イオンが多くなる。

問7

1) キサントプロテイン反応より, ベンゼン環をもつ

⇨ G(チロシン)とわかる。

2) ビウレット反応しないことからペプチド結合を 2 つ以上もたない。

⇨ ジペプチドとわかる。

構造式:

チロシルチロシン

問8

このペプチド 1mol 中に N 原子 $3n$mol あるので

$$0.01\times3n=\frac{4.2}{14}$$

$$n=10$$

このペプチドは $10\times2=20$ 個のアミノ酸からできている。

5

〔解答〕

問1 A

B 　　C

D

E

問2 B, I

問3 加熱すると軟化する

問4 ナフタレン O-キシレン

〔解答のプロセス〕

$C_8H_{10}O$ の異性体をすべて書き出すと解きやすくなる。

Na と反応するためエーテルではなく, アルコールまたはフェノール類とわかる。

矢印は -OH の入る位置。

A～Dを酸化すると，A，C，Dからそれぞれ銀鏡反応を示す化合物が得られることから，A，C，Dは，第1級アルコールとわかる。またBを酸化すると銀鏡反応を示さない化合物が得られることからBは第2級アルコールとわかる。よってBは②。

AとBを脱水するといずれもJが得られるのでAは①とわかり，Jもスチレンとわかる。

Jを付加重合するとXができるのでXは，ポリスチレンである。Cを酸化していくと，Gを経てKとなり，さらに加熱して脱水することからMは酸無水物の無水フタル酸と考えられるので，Cは⑥。一方Dを酸化していくと，Hを経てLとなり，エチレングリコールと縮合重合することからYは，ポリエチレンテレフタラートと考えられる。Dは⑬。

EはFeCl$_3$水溶液を加えると，呈色反応を示すので，フェノール類とわかる。

二置換体でベンゼン環に結合するH原子1個をニトロ基と置換するとオルトは4種，メタは4種，パラは2種存在する。よってEは⑤。

問2 ヨードホルム反応する構造は次の2パターン。

$$R-\underset{\underset{O}{\|}}{C}-CH_3 \quad と \quad R-\underset{\underset{OH}{|}}{C}-CH_3$$

（ただし，RはCまたはHが直接結合している。）
これらの構造をとるのは次の2つ。

B ベンゼン-CH-CH$_3$（OH）　　I ベンゼン-C-CH$_3$（O）
（アセトフェノン）

問3 X（ポリスチレン）もY（ポリエチレンテレフタラート）も両方熱可塑性樹脂なので，加熱すると軟らかくなり，冷えると固まる。熱可塑性樹脂はほとんど付加重合によってできるが縮合重合もある。

ナフタレン $\xrightarrow[O_2]{V_2O_5}$ M（無水フタル酸）

o－キシレン $\xrightarrow[O_2]{V_2O_5}$ M（無水フタル酸）

藤田保健衛生大学 （医） 27 年度 （83）

後 期

1

〔解答〕

問1 ウ 問2 カ 問3 オ 問4 キ
問5 ウ 問6 エ 問7 ケ 問8 キ

〔出題者が求めたポイント〕

反応速度と平衡，緩衝溶液，濃度計算，陽イオンの分離
酸化還元反応，周期表と性質

〔解法のプロセス〕

問1．$N_2 + 3H_2 = 2NH_3 + 92\ kJ$

〈曲線1について〉

圧力を上げると，濃度が大きくなり分子どうしの衝突
回数も増えるので反応速度が大きくなる。（グラフの
傾きが大きくなる。）またルシャトリエの原理より 圧
力高 ⟶ NH_3 の生成量大

〈曲線2について〉

温度を下げると，活性化エネルギーを超える粒子の数
が少なくなるので反応速度が小さくなる。（グラフの傾
きが小さくなる。）またルシャトリエの原理より 温度
小 ⟶ 発熱方向つまり平衡は右へ移動。⟶ NH_3 の
生成量大

　　　よってウが正解。

問2．アンモニアとその塩の溶液は緩衝溶液なので次の
式が成立。

$$[OH^-] = \frac{[NH_3]}{[NH_4^+]} K_b\ (K_b：アンモニアの電離定数)$$

アンモニアの濃度 c，その塩の濃度 c' とすると

$$[OH^-] = \frac{c}{c'} K_b\ の関係が導ける。$$

よって

$$[OH^-] = \frac{0.2}{0.1} \times 2.0 \times 10^{-5}$$
$$= 4.0 \times 10^{-5}$$

$$[H^+] = \frac{K_w}{[OH^-]}$$
$$= \frac{1.0 \times 10^{-14}}{4.0 \times 10^{-5}}$$
$$= 0.25 \times 10^{-9}$$

$$pH = -\log 0.25 \times 10^{-9}$$
$$= 9 + 2\log 2$$
$$= 9.6 \quad \cdots (答)$$

問3．過塩素酸1Lについて計算する。

$1\ L = 1000\ mL = 1000\ cm^3$ より

　　　その質量は $1000 \times 1.54 = 1540\ g$

また溶質の質量は濃度が $9.2\ mol/L$

なので $9.2 \times 100 = 920\ g$

$$質量\%濃度 = \frac{溶質の質量}{溶液の質量} \times 100$$

$$= \frac{920}{1540} \times 100$$
$$= 59.7$$
$$\fallingdotseq 60\% \quad \cdots (答)$$

問4．

	A	+	B	⟶	C	+	D	
反応開始	1.0		0.5		0		0	mol/L
一定時間後	0.8		0.3		0.2		0.2	mol/L

反応速度の式は $v = k[A][B]$ なので

反応開始の反応速度を v_1 とおくと

$$v_1 = k \times 1.0 \times 0.5 = 0.5k$$

一定時間後の反応速度を v_2 とおくと，

$$v_2 = k \times 0.8 \times 0.3 = 0.24k$$

$$\frac{v_2}{v_1} = \frac{0.24k}{0.5k} = 0.48 \quad \cdots (答)$$

問5．a は，Ca^{2+} のみが沈澱

　　b は，Cu^{2+}，Fe^{2+} が沈澱

　　c は，Fe^{2+} のみが沈澱

　　d は，Cu^{2+} のみが沈澱

　　　　よってウが正解。

問6．酸化還元反応の判断について

・単体が含まれているときは必ず酸化還元反応。

・中和反応，沈澱生成反応，錯イオン生成反応は，い
ずれも酸化還元反応ではない。

　よって d のみが酸化還元反応である。

問7．a は正しい。$NH_3 + HCl \longrightarrow NH_4Cl$

強酸，弱塩基からの生成した塩なので中和点は酸性側。
よって指示薬としてメチルオレンジは正しい。

b は誤り。NH_3 は $CaCl_2$ と反応して
　　$CaCl_2 \cdot 8NH_3$ になる。

c は正しい。NO は水に溶けにくいので，水上置換。

d は誤り。$2mol/L$ のスクロースを作るには，$2\ mol$
$(684\ g)$ のスクロースを水に溶かして1Lの溶液にす
る。

問8．a は誤り。「大きい」ではなく「小さい」が正しい。

d は誤り。水やアンモニアの沸点が分子量の割に高い
のは，水素結合がはたらくため。よってキが正解。

2

〔解答〕

第2問

問1 ア 両性 イ ボーキサイト
ウ 融解塩電解 エ アルマイト オ ルビー
カ ジュラルミン キ テルミット

問2 $2Al + 2NaOH + 6H_2O \longrightarrow 2Na[Al(OH)_4] + 3H_2$

問3 イオン化傾向が大きい 問4 融点を下げる

問5 $\dfrac{F_W}{20cm}$ 分

藤田保健衛生大学（医）27年度 （84）

問6 $2Al + Fe_2O_3 \longrightarrow Al_2O_3 + 2Fe$

〔出題者が求めたポイント〕

アルミニウム Al，Al の融解塩電解

〔解法のプロセス〕

問5．融解した水晶石にアルミナを溶かして電気分解すると陰極では

$$Al^{3+} + 3e^- \longrightarrow Al \quad \text{の反応が起こる。}$$

3 mol の電子が流れると 1 mol の Al が得られるので，電流 c(A) で Alw(g) を得るのにかかった時間を t 分とすると，

$$\frac{c \times 60t}{F} \times \frac{1}{3} = \frac{w}{m}$$

$$t = \frac{F_W}{20cm} \text{（分）} \quad \cdots \text{（答）}$$

3

〔解答〕

問1 ア らせん　　イ　水素　　ウ　セロビオース
　　 エ　ビスコース　　オ　ビスコースレーヨン
　　 カ　銅アンモニアレーヨン　　キ　無水酢酸
　　 ク　トリアセチルセルロース
　　 ケ　アセテート繊維

問2

問3 $[C_6H_7O_2(OH)_3]_n + 3n(CH_3CO)_2O$
$\longrightarrow [C_6H_7O_2(OCOCH_3)_3]_n + 3nCH_3COOH$

問4　35.6kg　　　問5　$C_6H_{12}O_6 \longrightarrow 2C_2H_5OH + 2CO_2$

問6　109kg

〔出題者が求めたポイント〕

糖類。

〔解法のプロセス〕

問2．セロビオースは -β グルコース 2 分子が 1,4 位で縮合してできた二糖類。

β－グルコース　＋　β－グルコース（裏向き）

セロビオース

問4．
$$[C_6H_7O_2(OH)_3]_n \xrightarrow{\text{無水酢酸}} [C_6H_7O_2(OCOCH_3)_3]_n$$
セルロース　　　　　　　　トリアセチルセルロース
（分子量 162n）　　　　　（分子量 288n）

セルロース 1 mol からトリアセチルセルロース 1 mol 生成するので

$$\frac{20}{162n} \times 288\text{n} \fallingdotseq 35.6 \quad \cdots \text{（答）}$$

問6．
$$[C_6H_7O_2(OH)_3]_n \xrightarrow{\text{加水分解}} nC_6H_{12}O_6 \xrightarrow{\text{アルコール発酵}} 2nC_2H_5OH$$
セルロース　　　　　　　グルコース　　　　　　エタノール
（分子量 162n）　　　　（分子量 180）　　　（分子量 46）

50kg のエタノールを製造するのに必要なセルロースを $x$kg とおくと

$$x = \frac{50}{46} \times \frac{1}{2n} \times 162n \times \frac{100}{90} \times \frac{100}{90} \fallingdotseq 109\text{kg} \quad \cdots \text{（答）}$$

4

〔解答〕

A $CH_3\text{-}\underset{O}{\overset{\parallel}{C}}\text{-OH}$　　B $CH_3\text{-}CH_2\text{-OH}$　　C $CH_3\text{-}\underset{O}{\overset{\parallel}{C}}\text{-ONa}$　　D $H\text{-}\underset{O}{\overset{\parallel}{C}}\text{-OH}$

E 　F 　G 　H

〔出題者が求めたポイント〕

有機化合物の性質。

〔解法のプロセス〕

(1)はエステル化なので A，B はカルボン酸，アルコールのそれぞれどちらかである。B の沸点 78℃ から B はエタノールと考えられる。A はエタノールより沸点が高いので，酢酸かギ酸が考えられるが(3)で D はギ酸とわかるので，A は酢酸。(2)から C の水溶液は塩基性である。また(4)から E 以外は窒素を含まないことがわかるので C は酢酸ナトリウムと考えられる。

E は，窒素を含み室温で液体さらに水に溶けにくいことからアニリンとわかる。(5)から F はサリチル酸メチルとわかる。(6)から G はマレイン酸とわかる。(7)から H はナフタレンとわかる。

生　物

解答

27年度

前　期

第1問

〔解答〕

問1 (ア)古細菌　(イ)酸素　(ウ)シアノバクテリア
(エ)葉緑体　(オ)カドヘリン　(カ)中立　(キ)植物
(ク)外　(ケ)脊索　(コ)ホメオティック

問2　クエン酸回路

問3　ⅰ）$2H_2O \longrightarrow 4H^+ + O_2 + 4e^-$
ⅱ）葉緑体のチラコイド

問4　生物に有害な作用をもたらす紫外線の大部分がオゾン層に吸収されるようになり、地上への到達量が減少したから。

問5　細胞ごとに発現する遺伝子が異なり、合成されるタンパク質などが異なるから。

問6　ホルモン

問7　③

問8　乗換え

問9　染色体上の遺伝子が存在する位置

問10　③

問11　心臓、骨格筋、腎臓など

問12　ⅰ）母性効果因子
ⅱ）mRNA

〔解説〕

問1 (ア)原核生物は細菌ドメインと古細菌ドメインの二つのグループに分類される。
前者には大腸菌、乳酸菌、シアノバクテリアなどが含まれ、後者にはメタン菌、好熱菌、好塩菌などが含まれる。

(エ)細胞内共生説によれば、葉緑体はシアノバクテリア、ミトコンドリアは好気性細菌に由来すると考えられている。

(オ)「細胞間の接着」「カルシウムイオン」などの言葉からカドヘリンを連想する。カドヘリンは接着結合やデスモソームなどの細胞間結合で働き、その作用にはカルシウムイオンを必要とする。

(カ)「木村資生」博士の名前から「中立説」を連想する。

(キ)(ク)「中胚葉」の誘導は、胞胚期に植物極側の予定内胚葉の細胞が予定外胚葉の細胞へと働きかけて生じる。

(ケ)「神経管」の誘導は、脊索が外胚葉の細胞へと働きかけて生じる。

(コ)「分節のそれぞれの位置に応じた固有情報」を与え、「分節の機能分化」を起こすということから、ホメオティック遺伝子を連想する。ホメオティック遺伝子は、各分節にどのような構造を作るかを決める遺伝子群の総称である。

問2　クエン酸回路では、脱炭酸酵素の作用で二酸化炭素が発生する。

問3　葉緑体が光を受けると、チラコイド中にある光化学系Ⅱのクロロフィルが活性化されて電子を放出する。それによって生じた酸化力により、水の分解が行われ、酸素が放出される。

問6　「血液で運ばれる」、「情報伝達」の言葉から「ホルモン」を連想する。

問7　①は扁形動物、②は原索動物、④は棘皮動物、⑤は環形動物である。

問10　④のエディアカラ生物群が発見されたのは、オーストラリアである。

問11　「中胚葉のみ」とあるので、体節、側板、腎節のみから由来する組織を答える。

問12　ショウジョウバエのからだの前後軸は、卵形成の過程で卵に蓄積されたmRNAが受精後に翻訳されて生じるタンパク質の濃度勾配によって決定される。この未受精卵に蓄積されたmRNAを母性効果因子と呼ぶ。

第2問

〔解答〕

問1 (ア)先体突起　(イ)細胞膜　(ウ)卵黄膜(卵膜)
(エ)受精膜

問2　ⅰ）エキソサイトーシス
ⅱ）アクチン

問3　ⅰ）ナトリウムイオン
ⅱ）多精阻止(多精拒否)

問4　着床

問5　減数第一分裂中期

問6　透析

問7　②、⑤

問8　B液にタンパク質を分解するペプシンやトリプシンなどの消化酵素を作用させて、活性が失われるかどうかを確かめる。

〔解説〕

問1～問3　精子がゼリー層に到達すると、先体がエキソサイトーシスを起こし、内容物(タンパク質分解酵素など)を放出する。この時、精子頭部に含まれていたアクチンは重合して繊維状となり、先体突起を形成する。この一連の現象を先体反応と呼ぶ。
先体突起が卵の細胞膜に達して融合すると、卵細胞内にNa^+が流入し、卵の膜電位が上昇する。この膜電位の変化は受精後1～3秒後に起こり、この電位が続く間は、他の精子は細胞膜と融合できない。その間に卵細胞内では細胞質中にある小胞体からCa^{2+}が放出され、それが刺激となって卵細胞内に含まれる表層粒のエキソサイトーシスが起こり、内容物が細胞膜と卵黄膜(卵膜)の間に放出される。すると、卵黄膜が細胞膜から分離し、受精膜となり、他の精子の侵入を防ぐ働きをする。受精膜の完成には受精開始から1分程

度を要する。

問4 「ほ乳類」で「異個体間」で起こることから，着床を連想する。

問5 ヒトデの卵は減数第一分裂中期で減数分裂を停止しており，受精に伴って再開する。

問7 A液を半透膜に入れ，蒸留水中で透析して残った袋の中の液がB液なので，B液中に含まれる物質は，透析の外液を濃縮して得られるC液中の物質よりも分子が大きい。よって，①は誤りである。また，B液，C液ともに，一方のみを精子に加えると，その後にA液を加えても先体反応を起こさなくなるので，B液，C液単独では，先体反応を阻害することになる。よって②は正しい。

また，このときB液を加えた後にC液を加えても先体反応は起こらない。よって，④は誤りである。一方，B液とC液の成分をともに含むA液を精子に加えると先体反応が起こるが，このときB液，C液のそれぞれに含まれる成分が同時に働くことが必要とはいえても，それらが結合していることが必要かまでは判断できない。よって⑤は正しいが，③は誤りである。

第3問
〔解答〕
問1 ⅰ）条件反応
　　ⅱ）延髄
問2 ⅰ）屈筋反射
　　ⅱ）(1)⑥　(2)④　(3)⑤
　　ⅲ）反射弓
　　ⅳ）②
問3 ⅰ）しつがい腱反射
　　ⅱ）筋紡錘
　　ⅲ）脊髄
　　ⅳ）感覚ニューロンが介在ニューロンを介さずに，直接運動ニューロンに接続する点。
問4 ⅰ）a.大脳　b.間脳　c.中脳　d.小脳　e.延髄
　　ⅱ）(ア)A(イ)D(ウ)A(エ)H(オ)H(カ)H(キ)H
　　ⅲ）Ⅰ
　　ⅳ）刺激1は弱い刺激だったので，右後ろあしの感覚神経に生じた興奮は，中枢神経を経て右後ろあしの運動神経へと伝達されて右後ろあしのみを折りたたむ運動が起こった。一方，刺激2は強い刺激のため，右後ろあしの感覚神経に生じた興奮が中枢神経を経て，左後ろあしの運動神経にも伝達され，両あしを折りたたむ運動が起こったから。

〔解説〕
問1 ⅰ）動物の反応をある刺激と結びつけることを条件づけといい，その条件によって起こる反応を条件反応という。
　　ⅱ）延髄はだ液分泌のほか，せき，心臓の拍動などの中枢である。
問2 動物の四肢の皮膚に傷害を生じるほど強い刺激が

与えられると，その部位の屈筋が収縮する反射を屈筋反射という。屈筋反射の一連の流れは，皮膚の受容器 ⟶ 感覚神経 ⟶ 脊髄 ⟶ 運動神経 ⟶ 効果器(筋肉)であり，この興奮の経路は反射弓とよばれる。
　　ⅳ）脊髄が反射の中枢となっているものを選ぶ。該当するものは②のみである。
問4 ⅰ）脳は先端側から大脳，中脳，小脳，延髄の順にならび，間脳は側面から観察すると，大脳や中脳の下部に存在する。
　　ⅱ）実験1で観察された，カエルのあしをつまんだり，酢酸に浸したりしたときに起こる反応は，脊髄を中枢とする反射である。この反応は脳をすべて除去した場合でも起こるが，脊髄が破壊されると起こらなくなる。よって，カエル2ではカエル1と同様の反応が起こるが，カエル3では起こらない。
　　　また，実験2で観察しようとしている姿勢保持の反応を起こすには，中脳から運動神経を経て，後ろあしの筋肉へと興奮が伝わることが必要である。よって，脊髄を破壊されたカエル3では反応が見られない。
　　ⅲ）実験2の結果は，カエル1は板の傾きに対して姿勢保持の反応をするのに対し，カエル2は反応をしないことを示している。このことから，カエル1では姿勢保持の中枢である中脳へ興奮が伝わったが，カエル2では伝わっていなかったことがわかる。中脳は図のcであることから，カエル1の切断部位はⅠとわかる。

藤田保健衛生大学（医）27年度 （87）

後 期

第1問
〔解答〕
問1 (ア)肝小葉　　(イ)肝門脈　　(ウ)肝動脈
　　(エ)肝静脈　　(オ)グリコーゲン　　(カ)尿素
問2 ②, ④
問3 A ウ　　B エ　　C イ　　D イ
問4 i)骨格筋　　ii)インスリン
問5 i)間脳視床下部　　ii)チロキシン, アドレナリン,
　　糖質コルチコイド
問6 i)アルブミン　　ii)フィブリノーゲン　　iii)トロ
　　ンビン
問7 i)脂肪　　ii)乳化　　iii)ヘモグロビン
問8 腎臓
問9 タンパク質

〔解説〕
問2 ①腎臓, ③心臓, ⑤精巣, ⑥ひ臓はすべて中胚葉
　　由来である。
問3 　肝臓につながる主要な血管についてみると,（ウ）
　　の肝動脈は動脈血が流れており,（イ）〜（エ）の中で血
　　中酸素濃度が最も高い。また,（イ）の肝門脈は消化管
　　からの血液が流れており, 小腸で吸収したグルコース
　　などの消化産物や, 腸内細菌の働きでタンパク質の分
　　解により生じたアンモニアが吸収されて, 肝臓まで運
　　ばれる。そのため, 血中グルコース濃度と血中アンモ
　　ニア濃度はこれらの血管を流れる血液で最も高い。一
　　方,（エ）の肝静脈は肝動脈や肝門脈から流れ込んでき
　　た血液が流れることになるので, 血流量は（イ）〜（エ）
　　で最大となる。
問5 　体温調節の中枢は間脳視床下部であり, 皮膚の温
　　点や冷点で感知された刺激や, 血液の温度などにより
　　体温変化を感知して調節を行っている。体温が低下す
　　ると, 間脳視床下部から脳下垂体前葉へと各種の放出
　　ホルモンが放出され, それらを受容した脳下垂体から
　　は甲状腺刺激ホルモン, 副腎皮質刺激ホルモンなどが
　　放出され, さらにその作用を受けた甲状腺からはチロ
　　キシン, 副腎皮質からは糖質コルチコイドが放出され
　　る。一方, 間脳視床下部からは交感神経が副腎髄質へ
　　とつながっており, その直接の作用によって, 副腎髄
　　質からアドレナリンが放出される。こうしたホルモン
　　の作用により, 肝臓や筋肉の代謝が促進されて体温上
　　昇がもたらされる。また, これらに加えて, 脳下垂体
　　から放出される成長ホルモンにも体温上昇を促すホル
　　モンとしてのはたらきがある。
問7 　胆汁は肝臓で生成されて胆のうに蓄積された後,
　　胆管を通して十二指腸へと放出される。胆汁には胆汁
　　酸とヘモグロビンの分解産物であるビリルビン（胆汁
　　色素）が含まれ, 胆汁酸には脂肪を乳化して, 分解酵
　　素であるリパーゼが作用しやすくする働きがある。

問8 尿素は肝臓で合成され, その排出は腎臓で行われ
　　る。

第2問
〔解答〕
問1 ②
問2 i)7.5×10^3 通り　　ii)1.5×10^6 通り　　iii)③
　　iv)「遺伝子の再構成」は免疫に関わる B 細胞と T
　　細胞で見られ, ともに特定のタンパク質のみを
　　合成できるよう分化し, 不要な DNA 断片が除
　　去される。一方,「選択的スプライシング」は,
　　多くの細胞に見られ, DNA そのものは変化せ
　　ず, 転写で生じた mRNA 前駆体から必要な遺
　　伝情報をもつエキソン部分のみをつないで RN
　　A を作成し, 目的とするタンパク質合成が行
　　われる。
問3 アポトーシス
問4 i)アセチルコリン
　　ii)リガンド依存性イオンチャネル（伝達物質依存
　　性イオンチャネル）
　　iii)アセチルコリンがリガンド依存性イオンチャ
　　ネルに結合すると, Na^+ が細胞内に流入して
　　脱分極し, 周辺の静止部との間に活動電流が流
　　れる。それにより, 電位依存性 Na^+ チャネル
　　が開いて, さらに Na^+ が流入し, 骨格筋細胞
　　に活動電位を生じる。
問5 i)甲状腺
　　ii)からだの各細胞にはたらき, 代謝を促進する。
　　また, 両生類では変態を促進する。
　　iii)甲状腺刺激ホルモン
　　iv)脳下垂体前葉
　　v)フィードバック機構
　　vi)この機構では, まずチロキシン濃度の上昇を
　　間脳視床下部が感知し, 甲状腺刺激ホルモン放
　　出ホルモンの分泌を抑制する。それにより, 脳
　　下垂体前葉の甲状腺刺激ホルモンの分泌も抑制
　　される。しかし, 甲状腺に存在するその受容体
　　には, たえず自己抗体が結合しているため, 甲
　　状腺刺激ホルモンの血中濃度の低下は感知され
　　ない。

〔解説〕
問2 　H 鎖を作る遺伝子に含まれる V, D, J の領域,
　　および L 鎖を作る遺伝子に含まれる V, J の領域は,
　　遺伝子の再構成の際にそれぞれ独立に選ばれて連結さ
　　れる。したがって, その組み合わせ数を計算するには,
　　それぞれの種類を掛けあわせればよい。よって
　　i)は $50 \times 25 \times 6 = 7.5 \times 10^3$（通り）, ii)は 7500×40
　　$\times 5 = 1.5 \times 10^6$ 通りとなる。
　　iii)遺伝子の再構成で形が変わるのは③の可変部であ

る。

第3問

〔解答〕

問1 (ア)チラコイド　(イ)NADPH$_2$　(ウ)電子伝達系
　　(エ)光リン酸化　(オ)NADH$_2$　(カ)酸化的リン酸化

問2 (あ)6　(い)12　(う)6　(え)6　(お)6
　　(か)6　(き)6　(く)12

問3 (1)⑥　(2)⑦　(3)⑤　(4)①　(5)⑪　(6)⑩
　　(7)⑨

問4 (3)カルビン・ベンソン回路　(4)解糖系
　　(5)クエン酸回路

問5 ⅰ)(1)(5)
　　ⅱ)(6)
　　ⅲ)(3)(4)

問6 ⅰ)27.3mg
　　ⅱ)光飽和点

〔解説〕

問3 (1)の反応は葉緑体のチラコイドで起こり，(2)
　　はチラコイド内部のことを指す。また，(3)は葉緑体
　　のストロマで行われるカンビン・ベンソン回路のこと
　　である。一方，(4)は細胞質基質で行われる解糖系の
　　反応のことであり，(5)はミトコンドリアのマトリク
　　スで行われるクエン酸回路のことである。そして，(6)
　　はミトコンドリアのクリステで行われる電子伝達系の
　　反応であり，(7)はミトコンドリアの内膜と外膜の間
　　の膜間腔のことを指す。

問6 ⅰ)炭水化物重量の変化は蓄積されるグルコース
　　量と考えればよい。暗所に8時間，10キロルクスの
　　光照射下に8時間置いたときのCO$_2$量の変化から求
　　める量を計算する。まず，CO$_2$の吸収量は$10 \times 8 -$
　　$5 \times 8 = 40$(mg)となる。
　　　ここで呼吸の化学反応式(C$_6$H$_{12}$O$_6$＋6O$_2$＋6H$_2$O
　　→6CO$_2$＋12H$_2$O)に注目して，C$_6$H$_{12}$O$_6$の分子量が
　　180，CO$_2$の分子量が44より，求めるグルコース量
　　をX(mg)とおくと
　　X(mg)：180(g)＝40(mg)：6×44(g)・・・・・①と
　　なる。よって，蓄積したグルコース量は，①より
　　$$X = \frac{180 \times 40}{6 \times 44} \fallingdotseq 27.27 \text{(mg)} \longrightarrow 27.3 \text{(mg)}$$

平成26年度

問 題 と 解 答

平成26年度

英　語

問題

前期試験

26年度

第1問　次の英文を読んで、後の問いに答えなさい。

In 1893 Emil von Behring was busy investigating the properties of diphtheria toxin, the biochemical by-product of diphtheria bacteria that is [　あ　] the disease of the same name. This toxin acts as a kind of poison to normal tissues. A few years earlier von Behring and his colleague Shibasaburo Kitasato had performed an experiment that showed that immunity to diphtheria was [　い　] antitoxin elements, "antibodies," in the blood. What von Behring did not expect to find in his studies on diphtheria toxin — but to his surprise did find — was this: some animals given a *second* dose of toxin too small to injure an animal when given as a *first* dose, nevertheless had drastically exaggerated harmful responses to the tiny second dose. In some cases the response to the puny second dose was so overwhelming as to cause death. Von Behring 《A》coined the term 'hypersensitivity' (*Überempfindlichkeit,* in German) to describe this exaggerated reaction to a small second dose of diphtheria toxin. This experimental finding was so odd relative to the rest of immunological science at the time that it was essentially ignored for about ten years.

In 1898, Charles Richet and Jules Hericourt reported the same finding, this time with a toxin derived from poisonous eels. It too was noted and then ignored. Then in 1902 Paul Portier and Richet published an experimental result that caught the sustained attention of other immunologists. They reported the same exaggerated response to a second small dose of poison derived from marine invertebrates. [　う　] was their careful and detailed description of the hypersensitive response as an observable form of cardiovascular shock. Richet and Portier worked in France rather than in Germany, unlike von Behring, and a good deal of political tension and professional animosity existed between those two leading centers of immunological research. The French scientists weren't about to use a term like 'hypersensitivity' 《A》coined by a German, so they called the exaggerated response *anaphylaxis* (to highlight its harmful aspects as contrasted with *prophylaxis*, the medical term for 'protection').

During the next decade a host of prominent immunologists systematically investigated the nature of anaphylaxis, both its qualitative and its quantitative aspects. In 1903 Maurice Arthus performed the experiments that would result in the discovery of the phenomenon named [　え　] him: The Arthus reaction is a characteristic skin lesion formed by the intradermal injection of certain kinds of proteins. In 1906 Clemens von Pirquet and Bela Schick studied 《B》serum sickness, the unfortunate phenomenon whereby a small percentage of persons given standardized diphtheria or tetanus shots, which do not harm a majority of recipients, nevertheless become extremely sick from the shots. They argued that the observational evidence pointed to an immunological cause of serum sickness. To have a convenient way of referring to any medical condition in which otherwise harmless or beneficial substances paradoxically produce illness in certain persons who come into contact with them, von Pirquet and Schick ₍A₎coined the term *allergy* (from the Greek *allos ergos*, altered working). In the same year, Alfred Wolff-Eisner published a textbook on hay fever in which he presented the evidential case for hay fever being a form of hypersensitivity traceable to the immune system. In 1910 Samuel Meltzer made the same kind of case for asthma as a form of immunological hypersensitivity somehow localized in the lung tissues.

Notice in this account of the early days of modern immunology how a surprising observational mystery is first [お], then perhaps [か], and eventually [き]. Not all observational mysteries are happily resolved in such a way (some are ignored permanently); but in a large number of cases the course a given area of science takes does seem *evidence driven* in a way many other forms of knowledge gathering are not driven by observational evidence. ₍C₎Scientific claims deliberately run a risk: the risk of being shown to be false. Some philosophers of science have seen in this at-risk status an important contrast with other forms of human belief such as political ideology, theological doctrines, and so on.

Robert Klee, *Introduction to the Philosophy of Science: Cutting Nature at Its Seams*, 1997（一部改変）

注 diphtheria toxin: ジフテリア毒素　　antibody: 抗体　　　　　puny: 微量の
hypersensitivity: 過敏症　　　　　eel: ウナギ　　　　　　invertebrate: 無脊椎動物
cardiovascular: 心臓血管系の　　　animosity: 敵意　　　　lesion: 病変
intradermal injection: 皮内注射　　tetanus: 破傷風　　　　allergy: アレルギー
hay fever: 枯草熱，花粉症　　　　asthma: ぜんそく　　　　theological: 神学的

問 1. 空所 [あ]、[い] に入る表現として最も適当なものをそれぞれ1つ選び、その番号を答えなさい（同じものを2度使ってはいけない）。

(1) destroyed by　　　(2) due to　　　(3) prevented from　　　(4) responsible for

問 2. von Behring はジフテリア毒素を同じ動物に2度にわたって投与する実験をおこなった。初回の投与でその動物に害を与えるのに必要な毒素の量を基準量として、2度目の投与において【 ア 】毒素を与えてみると、そのときの反応は【 イ 】。

(a) 基準量より多い　　　(b) 基準量と同じ量の　　　(c) 基準量より少ない
(d) 予想通りであった　　(e) 予想より強かった　　　(f) 予想より弱かった

上の空所【 ア 】と【 イ 】には、それぞれ (a)～(f) のいずれかが入る。最も適当な組み合わせを次の (1)～(9) から1つ選び、その番号を答えなさい。

(1)：ア-(a)　イ-(d)　　　(2)：ア-(a)　イ-(e)　　　(3)：ア-(a)　イ-(f)

(4)：ア-(b)　イ-(d)　　　(5)：ア-(b)　イ-(e)　　　(6)：ア-(b)　イ-(f)

(7)：ア-(c)　イ-(d)　　　(8)：ア-(c)　イ-(e)　　　(9)：ア-(c)　イ-(f)

問 3. 下線部《A》(3 カ所ある) の 'coined' に最も近い意味の語を 1 つ選び、その番号を答えなさい。

(1) criticized   (2) discarded   (3) invented   (4) used

問 4. 空所 [　う　] には次の (1)〜(5) の語句をある順序に並べた表現が入る。2 番目と 4 番目に入る語句の番号を答えなさい (文頭にくる文字も小文字にしてある)。

(1) distinguished   (2) first described nine years earlier

(3) their report of the same phenomenon   (4) von Behring

(5) what

問 5. 空所 [　え　] に入る表現として最も適当なものを 1 つ選び、その番号を答えなさい。

(1) after   (2) in   (3) to   (4) with

問 6. 下線部《B》の serum sickness (血清病) の説明として最も適当なものを 1 つ選び、その番号を答えなさい。

(1) 1 度目の接種では害のない血清が 2 度目の接種では害をおよぼすという、一部の人にみられる現象

(2) ほとんどの人にとっては適量である血清接種量が、一部の人にとっては不足であり、効果を発揮せずに病気が起こってしまう現象

(3) ほとんどの人にとっては適量である血清接種量が、一部の人にとっては過剰であり、有害な影響をおよぼす現象

(4) ほとんどの人にはなんら害のない血清が、免疫上の理由によって一部の人に対して有害な影響をおよぼす現象

問7. 空所 [お]、[か]、[き] にはそれぞれ次の (a)、(b)、(c) のいずれかが入る。
各空所に入るものの組み合わせとして最も適当なものを1つ選び、その番号を答えなさい。

   (a) ignored for a bit   (b) noted   (c) set upon with experimental frenzy

                         （注　frenzy: 熱狂）

(1)：お- (a)　か- (b)　き- (c)   (2)：お- (a)　か- (c)　き- (b)

(3)：お- (b)　か- (a)　き- (c)   (4)：お- (b)　か- (c)　き- (a)

(5)：お- (c)　か- (a)　き- (b)   (6)：お- (c)　か- (b)　き- (a)

問8. 下線部《C》を日本語にしなさい。

問9. 本文の内容と一致するものを2つ選び、その番号を答えなさい。

(1) von Behring は過敏症という現象を発見したが、それがその後、北里柴三郎と共同での抗体の研究へとつながっていった。

(2) von Behring が発見した過敏症という現象はしばらくのあいだ無視されたが、後に広く関心をもたれて、組織的な免疫学研究へと発展していった。

(3) 同じ現象を指すのに 'hypersensitivity' と 'anaphylaxis' という2つの語が存在した背景には、ドイツとフランスという免疫学研究の2つの中心地の間の敵対関係があった。

(4) 枯草熱やぜんそくは過敏症の一種ではあるが、免疫系の働きに関係する過敏症とは異なったタイプのものである。

(5) 一部の科学哲学者の考えでは、科学と政治イデオロギーの相違は、自然界を対象とするか人間社会を対象とするかという扱う対象の違いに根ざしている。

第2問　次の英文を読んで、後の問いに答えなさい。

If babies weren't so smart, they'd be incredibly dumb. The baby brain is perhaps the world's greatest learning machine, but it starts out almost entirely empty — particularly concerning the basic way the world works. Babies drop something they're enjoying eating or playing with partly because they have no reason to expect [　ア　]. Gravity comes as something of a surprise.

Equally unexpected to them is the fact that when a thing drops out of sight, [　イ　]. The idea that a person who leaves the room, a toy that's been covered by a blanket, a face that's hidden by peek-a-boo hands still exists — even if invisibly — is known as object permanence. Humans and most of the great apes get a grasp of object permanence early on, an ability that was always thought to make us unique among all of the other species of the world. Now, however, [　ウ　], decidedly different critter: cockatoos. According to a study in the *Journal of Comparative Psychology* by a team of researchers at the University of Vienna and Oxford University, cockatoos not only can master object permanence but also can apply it in surprisingly sophisticated ways.

It was in the 1950s that Swiss psychologist Jean Piaget first began exploring the concept of object permanence in babies, mostly by allowing a baby to see a toy, then covering it up in some way and looking at the age at which children tried to move whatever was concealing it (　あ　) crying in frustration or looking away in seeming acceptance that the thing was now forever lost. By age 2, nearly all babies get it.

That simple knowledge leads to other kinds of basic skills — the ability to track a hidden object as it is moved around, like the carnival game in which a ball is concealed by one of three cups that are then shuffled around on a table. More sophisticated still is the idea of spatial trajectory — watching a car enter one of three tunnel entrances, say, and knowing not only the exit from which the car will emerge but also roughly when [　エ　].

Cockatoos belong to an order of birds that includes parrots and other species, many of which have exhibited surprising cognitive skills, including elaborate play behavior and clever object manipulation — a first step toward tool use. To determine if cockatoos might also have some sense of object permanence, the scientists administered four tests to a group of eight adult birds. The first was a basic Piaget test, in which food was shown to the birds and then hidden behind one of three screens; if the cockatoos went to the trouble to look for it, it would indicate that they knew it was still there somewhere. The result? So-so. Only two of the eight adult birds could complete the task.

The remaining tests were harder. In the first, the cockatoos saw food being hidden under one of three cups and then had to play the carnival game — which the researchers call 《A》the transposition test. In the second, the straightforwardly named rotation test, the birds again knew where the food was, but (い) to new positions. In the third test, the translocation task, the platform stayed still, but the birds themselves were lifted and carried to different positions.

All of the subject birds easily solved the carnival task, even after multiple swaps of cup position. Human children don't get it till age 3 or 4. Nonhuman apes understand it earlier, but can master only a single swap. The cockatoos also solved the translocation task, something human babies who are carried to new positions around a hidden object can't keep up with until age 3 or 4. The rotation task takes babies even longer, but the birds 《B》nailed that one too.

It's not certain why cockatoos are so good at these kinds of object-permanence skills, but the scientists speculate that it has powerful survival benefits — ones that could suggest similar abilities in a lot of other birds. "We assume that the ability to fly and prey upon or avoid being preyed upon from the air is likely to require pronounced spatial-rotation abilities," said Oxford behavioral ecologist Auguste von Bayern, one of the authors of the study.

Humans, as earthbound species, never would have needed the same talents, and to the extent that we had them, we probably let them 《C》languish since we rarely hunt for our food anymore and are never hunted ourselves. Looking for fixed objects in a stationary environment, however, is an ability we need all the time, and so we acquire it early. Smart in one world is not always smart in another, and now and then, like it or not, the beasts are going to beat us.

http://science.time.com/2013/07/30/is-your-baby-as-smart-as-a-cockatoo-maybe-not/（一部改変）

注 critter: 動物　　　　　　　cockatoo: バタン(オウムの仲間)　　　trajectory: 軌道

　　cognitive: 認知的　　　　　administer: 行う　　　　　　　　swap: 交換

　　prey upon: 捕食する　　　　pronounced: 際立った　　　　　　stationary: 静止した

問1. 空所 [ア] ～ [エ] にはそれぞれ次の (1)～(4) のいずれかが入る。各空所に入るものの番号を答えなさい。

　　(1) it appears that we've been joined by another

　　(2) it doesn't drop out of existence too

　　(3) it will reappear based on its speed

　　(4) it won't just hover where they release it

問2. (あ) に入れるのに最も適切なものを 1 つ選び、その番号を答えなさい。

　　(1) as opposed to　　　(2) as well as　　　(3) for the sake of　　　(4) in terms of

問 3. 下線部《A》の the transposition test ではバタンのどのような能力が試されたのか、30 字以内の日本語で説明しなさい。

問 4. (い) には次の(1)～(6)の語句をある順序に並べた表現が入る。２番目と５番目に入る語句の番号を答えなさい。

(1) on which   (2) rested   (3) rotated

(4) the cups   (5) the platform   (6) was

問 5. 下線部《B》の'nail'と最も近い意味になるものを１つ選び、その番号を答えなさい。

(1) abandon   (2) achieve   (3) commit   (4) undergo

問 6. 下線部《C》の'languish'と最も近い意味になるものを１つ選び、その番号を答えなさい。

(1) decline   (2) develop   (3) remain   (4) revive

問 7. 本文の内容に合致するものを２つ選び、その番号を答えなさい。

(1) Babies are very smart because their brain is the world's greatest learning device, which is by nature familiar with the basic way the world works.

(2) To know whether the babies had the concept of object permanence, Jean Piaget observed how they behaved when the toy they had just seen was concealed.

(3) The result of a basic Piaget test indicated that cockatoos had such a good sense of object permanence that some had trouble looking for the hidden food.

(4) The birds could easily follow the right cup in the rotation task as well as in the translocation task only when its position was changed just once.

(5) According to von Bayern, cockatoos have acquired pronounced spatial-rotation abilities in order to fly and hunt for food or escape from enemies.

(6) The ability to hunt for fixed foods in a stationary environment is less important to humans than it is to birds because we live on the ground.

第3問　次の英文の空所 ア〜シ に、それぞれ与えられた文字で始まる単語を入れなさい。

The word 'drug' refers to a chemical substance that is taken deliberately in order to obtain some desirable effect. Some drugs are used medically to (ア: t_____) illnesses whereas others are taken because of their pleasurable effects. Both uses are ancient in their origins. (イ: T_____) first humans were hunter-gatherers; they had to learn which of the thousands of plants in their (ウ: e_____) were good to eat and which were poisonous. By trial and error they also gradually accumulated (エ: k_____) of which plants or other natural materials might help to relieve pain or treat the symptoms (オ: o_____) their illnesses. The consumption of medicinal plants is not restricted to humans; studies of chimpanzee behaviour (カ: h_____) revealed that sick animals sometimes select plants not usually contained in their diet for their antiparasitic (キ: e_____).

Before there was a written language, knowledge of plant medicines was handed on by word of (ク: m_____) from one generation to another.　This eventually became a specialized occupation for the 'medicine man', 'shaman', (ケ: o_____) 'witch doctor', who often combined medical knowledge with the practice of magic and religious rites and (コ: b_____) a potent and powerful figure in the community. The belief in spirits that could interfere with (サ: l_____) for good or evil, and therefore could cause disease, was almost universal, so it is not (シ: s_____) that knowledge of drugs was combined with this superstitious role.

Leslie Iversen, *Drugs: A Very Short Introduction*, 2001

注　antiparasitic：抗寄生虫の　　religious rites：宗教儀式

数　学

問題

前期試験

問題 1

点 A$(0, -1)$ とする. 放物線 $y = x^2$ 上の点 P(a, a^2) に対し, 直線 AP と x 軸との共有点を M$(m, 0)$ とし, M を P の対応点と呼ぶことにする.

(i) m を a で表すと $m =$ ⬜(1) である.

(ii) m の値のとり得る範囲は ⬜(2) である.

(iii) $a \neq$ ⬜(3) のとき, P(a, a^2) と同じ対応点をもつ P と異なる放物線 $y = x^2$ 上の点 Q が存在し, Q の座標は ⬜(4) である.

問題 2

三角形 ABC において $\angle ABC = \dfrac{\pi}{2}$, AB $= c$, CA $= b$, $\angle ACB = \theta$ とする. また辺 BC の延長上に点 D を CD $= b$ となるようにとり, $\angle ADB = \alpha$ とする.

(i) この b, c に対して $x + y = 2b^2$, $xy = b^4 - b^2 c^2$ を満足する x, y で $x > y$ となるものを求めると, $(x, y) =$ ⬜(5) である.

(ii) 線分 AD の長さの平方は ⬜(6) である. 従って $\sin \alpha$ の値を二重根号を用いずに, b, c で表せば ⬜(7) となり, さらにこれを $\sin \theta$ で表せば ⬜(8) となる.

問題3

現実の気体では圧力を $p > 0$, 体積を $v > 0$, 温度を $T > 0$ とし，a, b, R を正の定数として方程式

$$\left(p + \frac{a}{v^2}\right)(v - b) = RT \quad \cdots\cdots ①$$

に従う．

(i) ① から p を v を用いて表すと $p = \boxed{}$ となる．

(ii) ボイル・シャルルの法則に従えば，$pv = RT \cdots\cdots ②$ である．$a > bRT$ のとき，① と ② を p と v の連立方程式とみなすと $v = \boxed{}$ である．

(iii) $T = T_c$（正定数）のとき ① の p を v の関数とみなして $\dfrac{dp}{dv}, \dfrac{d^2p}{dv^2}$ を求める．① と $\dfrac{dp}{dv} = 0, \dfrac{d^2p}{dv^2} = 0$ を同時に満たす T_c, v_c, p_c を求めると，$T_c = \boxed{}, v_c = \boxed{}, p_c = \boxed{}$ である．

問題 4

原点 O を中心とした半径 1 の円 C がある. 円 C 上の 1 点 A (a_1, a_2), $a_i > 0$, $i = 1, 2$, を考える. OA が x 軸となす角度を θ とする.

(i) 円 C′ を中心 (b_1, b_2), $b_i > 0$, $i = 1, 2$, 半径 1 の円とし, 点 A と $(1, 0)$ で円 C と交わっているものとすると, $(b_1, b_2) = \boxed{}$ である. また円 C′ の点 A における接線の方程式は $\boxed{}$ である.

(ii) 次に θ を限りなく 0 に近づけていくとき,

$$\theta, \quad \sin\theta, \quad \sqrt{2(1 - \cos\theta)}, \quad 1 - \cos\theta + \sin\theta$$

の値の大小関係が定まり, これらを小さい順に並べて, $a < b < c < d$ とすると

$$a = \boxed{}, b = \boxed{}, c = \boxed{}, d = \boxed{}$$

であり, $\dfrac{d - a}{bc}$ は $\boxed{}$ に近づく.

物　理

問題　前期試験　26年度

第1問

一方が鉛直な壁に仕切られた滑らかな床の上に、斜面のついた台を図のように置く。台の上面左側は水平になっている。台の左側面が壁と接した状態にして台の斜面の右上端（点P）に質量 m の小球を置き、静かに手を放す場合を考える。小球と台、台と床、および小球と床の間に摩擦は無いものとする。なお、小球の大きさは無視できる。台の質量を M、台の水平方向の長さを L、台の上面の水平な部分の床からの高さを h、点Pの床からの高さを $2h$、重力加速度を g とする。

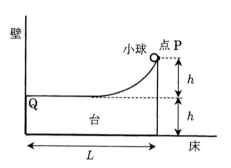

問1　小球を点Pから静かに放した後、小球が台の左端点Qに達した時点での床に対する小球と台の速さを求めよ。

問2　小球が台の左端点Qに達した時点での、台の左側面と壁との間の水平方向の距離を求めよ。

台から水平に飛び出した小球が壁で跳ね返った後、台に追いつき、台の左側面に衝突した。ここで、小球と壁との衝突は完全弾性衝突で、小球と台との衝突は反発係数 e の非弾性衝突とする。

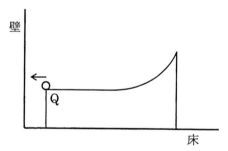

問3　小球が台と衝突した後の台の速さを求めよ。

問4　小球が台から飛び出した後、床に一度も着くことなく台の左側面に衝突する為には、L/h がいくら以下であれば良いか。M、m を用いて表せ。

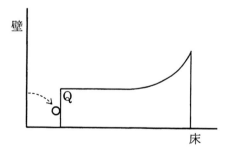

第2問

頂角 A の直角三角形 ABC を断面に持つ三角柱の形をした屈折率 n のプリズムの面 AB に、様々な角度から波長 λ の単色光を当てる。光線は紙面に平行な方向にのみ進むとする。図のように光線が光路 PQRS を進むとき、PQ が面 AB の法線となす角度を θ、面 AB での屈折角を a、斜面 AC への入射角を b、RS が斜面 AC の法線となす角度を φ とする。ただし∠AQP＜90°のとき、θ と a の値を負と定め、∠ARS＜90°のとき、φ と b の値を負と定める。プリズム以外の空間は真空であり、また、斜面 AC は十分に長く、面 AB からプリズムに入った光線は途中でプリズム内を反射することなく直接斜面 AC に到達できるものとする。角度の定義に注意して、以下の問に答えよ。

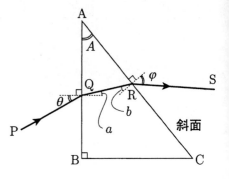

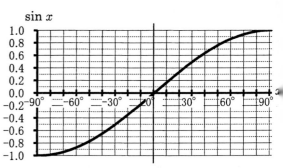

- **問1** a、b、A の間に成り立つ関係式を答えよ。
- **問2** $\sin\theta$ の値を n、a を用いて表せ。
- **問3** $\sin\varphi$ の値を n、A、θ を用いて表せ。

以下では $A=30°$、$n=5/4$ とする。必要ならば右上の正弦関数のグラフを用いよ。

- **問4** $\theta=\theta_1$ のとき、斜面 AC に垂直な向きに光が出てきた。θ_1 に最も近い値を以下から選べ。
  （ア）… 30°　（イ）… 40°　（ウ）… 50°　（エ）… 60°　（オ）… 70°　（カ）… 80°
- **問5** $\theta<\theta_2$ のとき、斜面 AC から光は出てこなかった。θ_2 に最も近い値を以下から選べ。
  （ア）… −60°　（イ）… −45°　（ウ）… −30°　（エ）… 30°　（オ）… 45°　（カ）… 60°
- **問6** $\theta_2\leq\theta<90°$ の範囲で、$\sin\theta$ を横軸に、$\sin\varphi$ を縦軸にしたグラフを描け。$\sin\theta_1$ と $\sin\theta_2$ がグラフのどの点に対応しているかも示すこと。

第3問

起電力が E の直流電源と3つの抵抗（抵抗1、抵抗2、抵抗3）、コンデンサー、コイルおよび2つのスイッチで図のような回路をつくった。
3つの抵抗の抵抗値を各々 R_1、R_2、R_3、コンデンサーの電気容量を C、コイルの自己インダクタンスを L とする。S_1、S_2 はスイッチである。はじめに、コンデンサーには電荷がたまっていない状態で、S_1 と S_2 を開いておく。

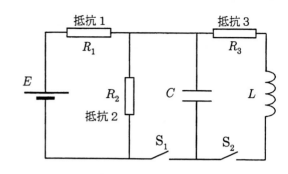

まず、S_1 だけ閉じる。

問1 S_1 を閉じた直後に抵抗1に流れる電流はいくらか。

問2 S_1 を閉じ、十分に時間が経過した後にコンデンサーに蓄えられる電荷はいくらか。

続いて、S_1 を閉じて十分に時間が経過した後に S_2 を閉じる。

問3 S_2 を閉じた直後のコイルの両端に生じる電位差はいくらか。

S_2 を閉じ、十分に時間が経過した後の以下の量を求めよ。

問4 抵抗2（抵抗値 R_2）、抵抗3（抵抗値 R_3）に流れる電流 I_2、I_3 の比 I_2/I_3 はいくらか。

問5 コンデンサーに蓄えられている電荷はいくらか。

問6 コンデンサーに蓄えられているエネルギー U_C とコイルに蓄えられているエネルギー U_L との比 U_L/U_C はいくらか。R_1、R_2、R_3、L、C、E のうち必要な文字を用いて答えよ。

第 4 問

質量 $2m$、長さ $4R$ の一様な棒をその中央(端から $2R$ の点 P)で直角に折り曲げた"くの字形"の棒を用意する。この棒を、右図のように、軸が水平になるように固定した半径 R の円柱の上に静かにのせる。図中の点 A と点 B は各々棒と円柱との接点で、点 C は半径 R の円柱の軸(断面の円の中心)の位置を表す。$\angle APB$ は $90°$、長さは $\overline{AP}=\overline{PB}=R$ である。また、鉛直方向と CP 方向のなす角を θ ($0°<\theta<90°$) とする。角 θ が $\theta>\theta_0$ になると、棒は円柱に対して滑るとする。棒と円柱の間の静止摩擦係数を μ、重力加速度を g とする。

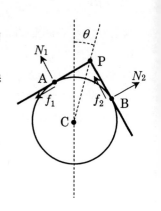

角 θ が $\theta<\theta_0$ の場合について次の問に答えよ。

問 1 点 A と点 B における垂直抗力を各々 N_1、N_2、静止摩擦力を各々 f_1、f_2 として、AP 方向、および、BP 方向の力のつり合いの式を各々立てよ。

問 2 力のモーメントのつり合いが成り立つことを用いて、f_1+f_2 を m、g、θ を用いて表せ。

問 3 垂直抗力 N_1 を m、g、θ、f_1 を用いて表せ。

次に、角 θ が $\theta=\theta_0$ の場合を考える。このとき、f_1 と f_2 は各々最大静止摩擦力になっている。

問 4 $\theta=\theta_0$ のとき、$\tan\theta_0$ を静止摩擦係数 μ だけで表せ。

化　学

問題

前期試験

26年度

必要があれば、H = 1.0、C = 12.0、O = 16.0、S = 32.0、Cu = 63.6、Ag = 108 の原子量、ファラデー定数 F = 9.65×10⁴ C/mol、気体定数 R = 8.31×10³ Pa・l/(K・mol) を用いよ。

第1問　次の文章の（　**ア**　）～（　**オ**　）に適当な語句を入れよ。

　金属イオンに（　**ア**　）をもつ分子やイオンが（　**イ**　）結合してできたイオンを錯イオンという。金属イオンに結合した分子やイオンを（　**ウ**　）という。一般に、錯イオンを含む塩を錯塩、（　**イ**　）結合をもつ物質を錯体という。錯イオンの立体構造は金属イオンの電子配置と（　**ウ**　）の種類やその数などによって決まり、直線型、（　**エ**　）型、（　**オ**　）型、正八面体型などの特徴的な形状となる。（　**ウ**　）を4個もつ錯イオンのうち、2種類の（　**ウ**　）を2個ずつもつ錯イオンの場合には、（　**エ**　）型では2種類の異性体を生じるが、（　**オ**　）型では異性体を生じない。たとえば、がんの治療薬として用いられる白金錯体のシスプラチンは [$PtCl_2(NH_3)_2$] の異性体のひとつであり、立体構造は（　**エ**　）型である。

第2問　次の文章を読み、以下の**問い**（**問1～5**）に答えよ。

　酢酸エチルの加水分解反応を 0.5 mol/l の塩酸水溶液中で、ある一定温度で行った。t秒後にその溶液の一定量を取り出し、ある濃度の水酸化ナトリウム水溶液で中和した。その時必要とした水酸化ナトリウム水溶液の量 x ml は下表のようになった。

　この加水分解反応の反応速度 v は、$v = k$ [酢酸エチル] で表される。

t (s)	0	1000	反応終了時
x (ml)	20	24	40

問1 この加水分解反応の化学反応式を書け。

問2 反応速度が水の濃度に無関係なのはなぜか。理由を25字以内で説明せよ。

問3 1000秒後には酢酸エチルの何%が加水分解されているか。

問4 上記の結果から反応速度定数 k（1/s）を計算せよ。有効数字3桁で答えよ。

問5 この反応で塩酸はどのような働きをしているか。

第3問 次の**操作A〜C**を読み、以下の**問い**（**問1〜4**）に答えよ。

操作A 二酸化硫黄を含む空気 100 l を、過酸化水素水 100 ml を入れた吸収ビンに通して二酸化硫黄を完全に吸わせ、反応させた。

操作B この水溶液をある濃度の水酸化ナトリウム水溶液で滴定したところ、中和するのに 10.0 ml を要した。

操作C この水酸化ナトリウムの濃度を決定するために、シュウ酸の結晶（$C_2H_2O_4 \cdot 2H_2O$）0.126 g を水に溶かした溶液を、この水酸化ナトリウム水溶液で滴定したところ、中和するのに 20.0 ml を要した。

問1 **操作A**で起こる化学変化を化学反応式で示せ。

問2 二酸化硫黄を吸収したのちの吸収ビン中の溶液の酸濃度（mol/l）はいくらか。

問3 吸収ビン中の酸を水で薄めて pH = 5 の水溶液にするには、何倍に薄めればよいか。

問4 実験に用いた空気 1 l 中の二酸化硫黄は何 mg か。

第4問 次の文章を読み、以下の問い（問1〜4）に答えよ。数値は有効数字3桁で答えよ。

電解槽 **A** と **B** を図のように接続した。電流計が 1.00 A になるようにして 80 分 25 秒間通電したところ、電解槽 **A** の陽極の質量が 3.24 g 減少した。電解中に発生した気体は理想気体で、電解液に溶解しないものとする。

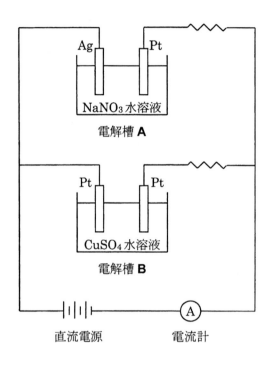

問1 電流計を流れた電子の物質量（mol）はどれだけか。

問2 電解槽 **A** で発生した気体の体積（l）は標準状態でどれだけか。

問3 電解槽 **B** の陰極の質量（g）はどれだけ増加したか。

問4 電解槽 **A** と **B** の両方の電解槽で発生した気体を、容量が変化できる密閉容器にとり、体積を 0.3 l にした。27℃における密閉容器内の圧力（Pa）はどれだけか。

第5問 次の文章を読み、以下の**問い**（**問1～4**）に答えよ。構造式は例にならって、ベンゼン環以外は<u>価標を省略しないで</u>書け。

構造式の例

分子式 $C_9H_{10}O_2$ で表される3種の芳香族エステル化合物 **X**、**Y**、**Z** がある。これらを完全に加水分解すると、**X** から芳香族化合物 **A**、**Y** から芳香族化合物 **B**、**Z** から芳香族化合物 **C** を生じた。

A に濃硫酸を加えて加熱するとスチレンを生じた。また、**A** を二クロム酸カリウムを用いておだやかに酸化すると化合物 **D** を生じた。**D** にアンモニア性硝酸銀溶液を加えて加熱すると銀が析出した。

B に塩化鉄(Ⅲ)水溶液を加えると紫色に呈色した。また、**B** にニッケル触媒を用いて高温・高圧下で水素を反応させると、不斉炭素原子をもたない炭素数 7 のアルコール **E** を生じた。

C に炭酸水素ナトリウム水溶液を加えると気体を発生して溶解した。また、**C** を過マンガン酸カリウムを用いて十分に酸化すると化合物 **F** を生じた。**F** を180℃以上に加熱をすると分子内で脱水して酸無水物 **G** を生じた。

問1 アルコール **E** の構造式を書け。

問2 酸無水物 **G** の名称を答え、その構造式を書け。

問3 化合物 **A**、**B**、**C** を酸性の強いものから順に並べたのは次のうちのどれか。**ア～カ**の記号で答えよ。

ア A＞B＞C   **イ** A＞C＞B   **ウ** B＞A＞C
エ B＞C＞A   **オ** C＞A＞B   **カ** C＞B＞A

問4 化合物 **X**、**Y**、**Z** の構造式を書け。

第6問 次の文章を読み、以下の**問い**（**問1～4**）に答えよ。構造式は文中の
グルコースの構造式を参照して書け。

　単糖類2分子がグリコシド結合により脱水縮合した二糖類には**A**、**B**、**C**など
がある。
　二糖類**A**では、下図のグルコース（鎖状構造）が環状となった六員環構造の
α-グルコースがもう1分子のα-グルコースと脱水縮合している。この縮合は、

α-グルコースの1位の炭素ともう1分子のα-グルコースの（　**a**　）位の炭素
の間で生ずる。それゆえ、二糖類**A**は還元性を示し、フェーリング反応は陽性
である。二糖類**A**は、デンプンが消化酵素の（　**ア**　）によって加水分解され
て生ずる最終生成物である。
　単糖類**D**は、グルコースとは4位の炭素に結合するヒドロキシ基の立体配置
が異なる異性体である。二糖類**B**では、単糖類**D**が環状となった六員環構造の
（　**イ**　）がα-グルコースと脱水縮合している。この縮合は、（　**イ**　）の1
位の炭素とα-グルコースの（　**b**　）位の炭素の間で生ずる。それゆえ、二糖
類**B**は還元性を示し、フェーリング反応は陽性である。二糖類**B**は、乳汁に含
まれている。
　単糖類**E**もグルコースの異性体であり、カルボニル基が（　**ウ**　）基となっ
ている。二糖類**C**では、単糖類**E**が環状となった五員環構造の（　**エ**　）がα-
グルコースと脱水縮合している。この縮合は、（　**エ**　）の（　**c**　）位の炭素
とα-グルコースの1位の炭素の間で生ずる。それゆえ、二糖類**C**は還元性を示
さず、フェーリング反応は陰性である。二糖類**C**を酵素のインベルターゼで加
水分解すると、還元性を示す単糖類**E**とグルコースの等量混合物が生じ、この
混合物は（　**オ**　）と呼ばれる。単糖類**E**は、その分子中に**X**の構造を有して
いるので、還元性を示し、フェーリング反応は陽性である。

問1　文中の（　**ア**　）～（　**オ**　）に適する語句を、また（　**a**　）～（　**c**　）に適する数字を書け。

問2　二糖類 **A** の構造式を書け。

問3　二糖類 **B** と **C** の名称を書け。

問4　鎖状構造をした単糖類 **E** の構造式を書き、**X** の構造を〇で囲んで示せ。

生 物

問題

26年度

前期試験

第1問 脂肪に関する次の文を読み，以下の各問いに答えよ。

われわれは，生命活動の維持に必要なエネルギーを食物のかたちで体外から取り込んでいる。食物に含まれるデンプンは，消化酵素によってグルコースにまで分解され，小腸から吸収される。食後，一時的に血糖値が上昇するが，(1)その濃度はインスリンによって調節されており，(2)余分なグルコースは，グリコーゲンや脂肪として体内に貯蔵される。

脂肪細胞は，インスリンの働きによって(3)細胞内に取り込んだ余分なグルコースを脂肪に変換し，貯蔵する。運動時や絶食時などエネルギーが必要なときは，細胞内に蓄積した脂肪を（ ア ）という酵素によって，（ イ ）と脂肪酸に分解し細胞外へ放出する。放出された（ イ ）と脂肪酸は，全身の細胞へ運ばれエネルギー源として利用される。脂肪酸は細胞に取り込まれた後，ミトコンドリアの中で徐々に分解されながら（ ウ ）回路で酸化を受け，その結果，発生した高エネルギー電子がミトコンドリア内膜に存在する（ エ ）のタンパク質の間を次々に受け渡されていき，最終的に(4)ATP合成酵素の働きでATPがつくられる。

脂肪細胞はエネルギーを貯蔵する働きのほかに，レプチンというホルモンを分泌する働きもある。ホルモンはそれぞれ対応する受容体をもった細胞だけに作用し，このような細胞を（ オ ）とよぶ。レプチンは視床下部の（ オ ）に働きかけることで，摂食行動を抑制し，肥満を抑えることが明らかになっている。

レプチンまたはその受容体の，どちらか一方の遺伝的変異により肥満になる2系統のマウスが発見されている。これらのマウスと正常マウスを使って図1に示すような，(5)併体結合の実験1～3を行った。併体結合とは外科的に2つの個体をつなぐことで，血液や体液を個体間で循環させる方法である。ここで実験に用いたマウスは，すべて同一の純系マウスに由来しており，併体結合による免疫拒絶は起こらない。併体結合後，それぞれのマウスがいつでも摂食できる条件で1か月間飼育を行った。飼育中の摂食行動の変化と，1か月後の体重の変化を表1に示す。

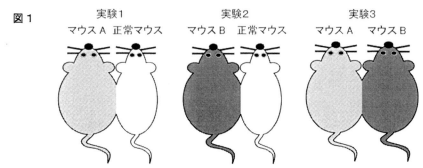

図1

表1

	実験1		実験2		実験3	
併体結合マウス	マウスA	正常マウス	マウスB	正常マウス	マウスA	マウスB
摂食行動	変化なし	減少	減少	変化なし	（ ① ）	（ ③ ）
体重	変化なし	減少	減少	変化なし	（ ② ）	（ ④ ）

問1　文中の（　ア　）〜（　オ　）に適語を記せ。

問2　下線部（1）について，
　ⅰ）ヒトの空腹時における血糖値は通常，血液 100 mL あたり何 mg か，記せ。
　ⅱ）インスリンを分泌する細胞名を記せ。
　ⅲ）ⅱ）の細胞が属する器官名を記せ。

問3　下線部（2）について，インスリンに応答して余分なグルコースをグリコーゲンとして貯蔵する組織または器官の名称を2つ記せ。

問4　下線部（3）について，エネルギーの貯蔵源としてみた場合，脂肪がグリコーゲンよりすぐれている点を2つ簡潔に記せ。

問5　下線部（4）について，近年，脂肪を ATP の合成に使うのではなく，熱の発生に利用する新たな脂肪細胞が注目されている。この細胞ではミトコンドリアの内膜に ATP 合成酵素の代わりに UCP1 というタンパク質が存在し，熱を発生している。
　ⅰ）ミトコンドリア内膜で ATP を合成する過程を何とよぶか，用語で記せ。
　ⅱ）ATP 合成酵素や UCP1 は，ミトコンドリア内膜を挟んでつくられたある物質の濃度差を利用して，ATP を合成したり熱を発生したりしている。ある物質とは何か，名称を記せ。

問6　下線部（5）について，
　ⅰ）**表1**に示された実験1と2の結果から，レプチン受容体に遺伝的変異のあるマウスはAとBのどちらかと考えられるか，記号で記せ。
　ⅱ）実験3はどのような結果になると予想されるか。**表1**の（　①　）〜（　④　）に，次の ⓐ 〜 ⓒ から最も適当なものを選び，それぞれ記号で記せ。ただし，記号は重複して選んでも構わない。

　　　　　　ⓐ　増加　　　ⓑ　減少　　　ⓒ　変化なし

　ⅲ）実験1で正常マウスの体重が減少した理由を簡潔に記せ。

第2問 DNAと遺伝情報の発現に関する次の文を読み，以下の各問いに答えよ。

　遺伝子の本体がDNAであることが決定的になった後，DNAの構造解明の重要性が認識されるようになった。当時，DNAは (1) <u>糖，リン酸，塩基の3要素からなるヌクレオチドでできており</u>，塩基にはアデニン(A)，チミン(T)，グアニン(G)，シトシン(C)の4種類があることが知られていた。その後， (2) <u>DNAに含まれる A と T の割合が等しく，G と C の割合も等しいこと</u>，また，X線構造解析からDNAは規則正しい構造をしていることも明らかにされた。ワトソンとクリックはこれらの結果から，分子模型を作製してDNAの二重らせん構造モデルを提唱し，さらに，この構造モデルから (3) <u>自己複製</u>，遺伝情報，突然変異の原理を説明した。こうして20世紀半ばには，遺伝情報とその発現に関わる分子の概要が明らかになった。

　遺伝情報の発現は， (4) <u>DNAの塩基配列がRNAの塩基配列として写し取られる過程</u>から始まる。次に，RNAは，スプライシングなどの加工を受け，伝令RNAとなる。最後に，**表2**に示されているように，伝令RNAの中の連続した3つの塩基（コドン）によってアミノ酸の種類が指定され， (5) <u>伝令RNAの塩基配列はアミノ酸配列に変換されタンパク質がつくられる</u>。このように， (6) <u>遺伝情報は，DNA → RNA → タンパク質へと一方向に流れる</u>。

表2

			2番目の塩基							
			U		C		A		G	
1番目の塩基	U	UUU	フェニルアラニン	UCU	セリン	UAU	チロシン	UGU	システイン	U	3番目の塩基
		UUC	フェニルアラニン	UCC	セリン	UAC	チロシン	UGC	システイン	C	
		UUA	ロイシン	UCA	セリン	UAA		UGA		A	
		UUG	ロイシン	UCG	セリン	UAG		UGG	トリプトファン	G	
	C	CUU	ロイシン	CCU	プロリン	CAU	ヒスチジン	CGU	アルギニン	U	
		CUC	ロイシン	CCC	プロリン	CAC	ヒスチジン	CGC	アルギニン	C	
		CUA	ロイシン	CCA	プロリン	CAA	グルタミン	CGA	アルギニン	A	
		CUG	ロイシン	CCG	プロリン	CAG	グルタミン	CGG	アルギニン	G	
	A	AUU	イソロイシン	ACU	トレオニン	AAU	アスパラギン	AGU	セリン	U	
		AUC	イソロイシン	ACC	トレオニン	AAC	アスパラギン	AGC	セリン	C	
		AUA	イソロイシン	ACA	トレオニン	AAA	リジン	AGA	アルギニン	A	
		AUG	メチオニン(開始)	ACG	トレオニン	AAG	リジン	AGG	アルギニン	G	
	G	GUU	バリン	GCU	アラニン	GAU	アスパラギン酸	GGU	グリシン	U	
		GUC	バリン	GCC	アラニン	GAC	アスパラギン酸	GGC	グリシン	C	
		GUA	バリン	GCA	アラニン	GAA	グルタミン酸	GGA	グリシン	A	
		GUG	バリン	GCG	アラニン	GAG	グルタミン酸	GGG	グリシン	G	

問1 下線部（1）について，ヌクレオチドを構成する3要素の正しい位置関係を次の
① ～ ③ から選び，番号で記せ。なお，－ は結合を示す。

① 糖 － リン酸 － 塩基 　　② 糖 － 塩基 － リン酸 　　③ リン酸 － 糖 － 塩基

問2 下線部（2）について，DNAの4種類の塩基，A，T，G，C を大きい塩基(R)と小さ
い塩基(Y)に分類し，記号で記せ。

問3 下線部（3）について，この構造モデルから提唱されたDNAの複製様式の名称を記せ。

問4 下線部（4）と（5）について，これらの過程を何とよぶか，それぞれ記せ。
ⅰ）下線部（4）の過程
ⅱ）下線部（5）の過程

問5 下線部（6）について，このような原則を何とよぶか，用語で記せ。

問6 表2の伝令RNAのコドン表を見ると，DNAの塩基，A，T，G，C のうち，T がなく
U が加わっている。塩基 U の名称を記せ。

問7 表2のコドン表を見ると，1つのアミノ酸にはそれぞれ1～6種類のコドンが対応し
ている。メチオニンやトリプトファンには1種類のコドンしかない。また，アミノ酸名
が記載されていない空白のコドンもある。
ⅰ）コドンの種類が最も多いアミノ酸の名称をすべて記せ。
ⅱ）空白のコドンは何を意味するか，記せ。

問8 次の配列はある伝令RNAの開始コドンを含む塩基配列の一部である。表2のコドン表
に従ってこの塩基配列をアミノ酸の配列に変換し，2番目と7番目に位置するアミノ酸
の名称を記せ。ただし，塩基配列の情報は左側から順に解読するものとする。

　　… U G U A C A C A U G G A C C C A U G U A G A G C G C A A U A C G G G …

問9 次の配列はあるタンパク質のアミノ酸配列の一部である。この部分のアミノ酸配列を
指定するコドンの組み合わせは何通りあるか，記せ。

…－ フェニルアラニン － トリプトファン － リジン － グルタミン酸 － ヒスチジン － トレオニン －…

問10　問9のアミノ酸配列を指定する伝令RNAの塩基配列をすべて列記すると膨大なものになる。しかし，コドンが1つに決まらないときに，次のようなルールに従うと複数のコドンを1つにまとめることができる。

a)　4種類の塩基のいずれでもよい場合には N と表記する。
b)　大きい塩基のいずれでもよい場合には R と表記する。
c)　小さい塩基のいずれでもよい場合には Y と表記する。

　a)〜c)のルールに従って，**問9**のアミノ酸配列を変換した下の塩基配列の 1 〜 6 に，U，C，A，G，N，R，Y の中から適当な記号を記入して塩基配列を完成させよ。

… U U 1 U G 2 A A 3 G A 4 C A 5 A C 6 …

問11　遺伝子の1か所に突然変異が起きて，問9のアミノ酸配列が次に示すような配列に変わってしまった。コドンにどのような変化が生じたかを推測して簡潔に説明せよ。

…— フェニルアラニン － グリシン － アルギニン － アスパラギン － イソロイシン － プロリン —…

問12　問11の結果から判断して，**問10**で作成した塩基配列のうち 3 〜 6 をU，C，A，G のいずれかに確定し，その記号を記せ。

第3問 胎盤に関する次の文を読み，以下の各問いに答えよ。ただし，文中の（ ア ）と（ イ ）は，それぞれ図2の記号に対応している。

　胎生のほ乳類では，胚は十分な大きさになるまで母体の子宮の中で育てられるが，そのほとんどの期間，胎児と母体の間では胎盤を介して (1) 栄養分の補給や老廃物の処理，(2) ガス交換，さらには (3) 抗体などさまざまな物質のやり取りをしている。また，胎盤はホルモンの分泌器官でもあり，妊娠の維持に必要な (4) ホルモンの合成も行っている。ヒトの妊娠中の子宮内の様子と胎盤の模式図を図2に示す。胎児は子宮の中で（ ア ）によって包まれ，液体中に浮かんでいる。胎児の組織は絨毛間腔とよばれる腔所を挟んで母体側の組織と向かい合っているが，この腔所には母体側の基底脱落膜から動脈と静脈が開口しており，内部は母体の血液で満たされている。絨毛間腔には胎児側の組織である絨毛が広がっており，絨毛内を走行する血管は（ イ ）を介して胎児とつながっている。「血のつながった親子」といわれることがよくあるが，図2右に示すように，実際には母体の血液に胎児の血球が混じり合うようなことはけっして起こらない。

　胎児と母体では遺伝子組成が異なっているため，胎児は母体にとっては異物であり，本来なら胎児は免疫学的に母体から排除されてしまうはずのものである。しかしそれを防ぐためのさまざまな仕組みが胎盤には備わっている。それでも胎児と母体の血液型が合わないときに，血液型不適合妊娠とよばれる症状が引き起こされることがまれにある。Rh抗原をもたないRh(-)の血液型は，日本人では200人に1人の割合で存在するが，母体の血液型がRh(-)で，胎児の血液型がRh(+)という組み合わせになった場合，妊娠中は両者の血球が混じることはないので問題は生じない。ところが分娩時の出血で胎児のRh(+)型の血球が母体の血管内に侵入すると，母体でRh(+)の血球に対する抗体（Rh抗体）がつくられる。その後，(5) 第2子で再びRh(+)の胎児を妊娠した場合，母体の中につくられた抗体が，胎盤を通して胎児の血管に移行し，それが胎児の赤血球を破壊してしまう。ひどいときには流産に至るが，流産を免れたとしても，強度の貧血や (6) 新生児溶血性黄疸を発症して産まれてくることがある。このような事態を防ぐために，現在では第1子出産後すぐに，(7) 母体にRh抗体を注射して胎児由来のRh抗原を取り除き，母体にRh抗体をつくらせないような処置を行っている。

図2

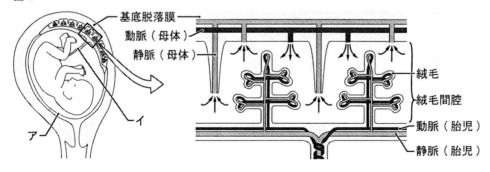

問1 文中の（ ア ）と（ イ ）に適語を記せ。

問2 下線部（1）について，胎盤は，は虫類や鳥類の胚発生期の膜構造が進化してできたものと考えられているが，は虫類や鳥類では，次の i ）と ii ）はどのような膜構造によって行われているか，それぞれの名称を記せ。
 i ）栄養の補給
 ii ）老廃物の処理

問3 下線部（2）について，母体のヘモグロビンと胎児のヘモグロビンの酸素解離曲線を図3に示す。数値は四捨五入して小数点以下第一位まで記せ。

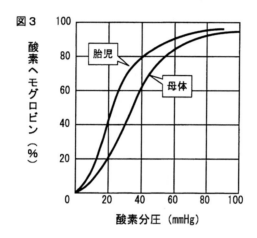

 i ）母体の血液100 mL中のヘモグロビンは，最大でどれだけの酸素を結合することができるか。ただし，血液1 L中にヘモグロビンは150 gあり，1 gのヘモグロビンは1.34 mLの酸素と結合できるものとする。
 ii ）胎盤における酸素分圧が30 mmHgだとすると，母体の血液100 mL中のヘモグロビンは，肺胞で得た酸素を胎盤中に最大でどれだけ放出することができるか。ただし，母体の肺胞では酸素ヘモグロビンの割合は95%であったとする。
 iii ）胎児の血液100 mL中のヘモグロビンは，胎盤から最大どれだけの酸素を運び出せるか。ただし，血液100 mL中のヘモグロビンの最大酸素結合量は，胎児と母体で同じものとする。
 iv ）（ イ ）には動脈と静脈が通っているが，酸素濃度の高い血液が流れているのは動脈と静脈のどちらか，記せ。

問4 下線部（3）について，母体から胎児に伝えられる抗体は，多くの場合，出生後の新生児を外敵から守るために使われている。生後間もない新生児は自分自身で抗体をつくることがまだできないために，母親からもらった抗体を利用するが，胎盤を経由する以外にどのような方法で母親の抗体を獲得しているか，簡潔に記せ。

問5　下線部（4）について，胎盤でつくられる次の ⅰ）と ⅱ）のホルモンの名称を記せ。

　ⅰ）黄体の維持に働き，早期の妊娠判定検査にも用いられているタンパク質ホルモン。

　ⅱ）卵巣や副腎皮質でもつくられ，乳腺を刺激するステロイドホルモン。

問6　下線部（5）について，Rh 式血液型の場合と異なり，ABO 式血液型の抗原に対してつくられる抗体の多くは，胎盤を通して胎児に移行しないため，血液型不適合妊娠が問題になることはほとんどない。しかし，ABO 式血液型の場合でも母子の血液型が一致しないときに，血液型不適合妊娠が起きることがまれにある。

　ⅰ）ABO 式血液型で，血液型不適合妊娠が起こる可能性が最も高いのは，母親の血液型が何型のときか。次の ① ～ ④ の中から適当なものを１つ選び，番号で記せ。

① A 型　　② B 型　　③ O 型　　④ AB 型

　ⅱ）ⅰ）に記した母親の血液型で血液型不適合妊娠が起きたとき，胎児の血液型としてどのようなものが考えられるか。ⅰ）の ① ～ ④ の中から可能性のあるものをすべて選び，番号で記せ。ただし，この胎児は自然妊娠により受胎したものとする。

問7　下線部（6）について，新生児溶血性黄疸の原因となっている色素ビリルビンは，ある物質の分解産物である。ある物質とは何か，その名称を記せ。

問8　下線部（7）について，母体に Rh 抗体を注射しているにもかかわらず，その抗体が次に妊娠した Rh(+)型の第２子の胎児に影響を与えないのはどうしてか。その理由を簡潔に記せ。

第４問 ヒマワリの吸水量，蒸散量，光合成量の日内変動に関して，次の文を読み，以下の各問いに答えよ。

　ヒマワリは藤田保健衛生大学が立地する豊明市の花として市民に親しまれている。ある年，市役所から市民にヒマワリの苗が１本ずつ配布され，市内のＡさん宅とＢさん宅の庭に植えられた。**図４**に示すような日照と気温変動が見られたある日，これら２本のヒマワリについて１日の吸水量，蒸散量，光合成量の変動を測定した。各ヒマワリの吸水量と蒸散量の変動を**図５**と**図７**に，光合成量の変動を**図６**と**図８**に示す。ただし，**図５**の**ア**と**イ**は，それぞれ**図７**の**ア**と**イ**に対応している。また，その日のＡさん宅とＢさん宅の庭の日当たりや風通しは同じ条件で，２本のヒマワリの大きさは同じものとする。

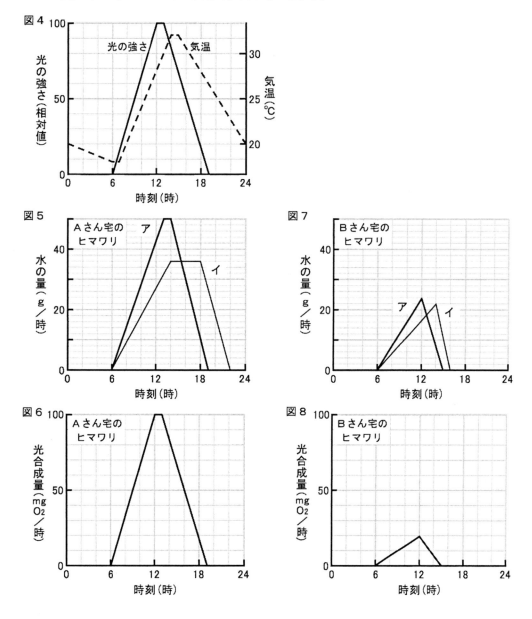

問1 図5について，

ⅰ）吸水量の変動を表すのは，**ア**と**イ**のどちらか。

ⅱ）ⅰ）で選んだ理由を簡潔に記せ。

ⅲ）1日あたりの吸水量を求めよ。

ⅳ）1日あたりの蒸散量を求めよ。

ⅴ）1日あたり，吸水量に対する蒸散量の割合は何％か。数値は四捨五入して小数点以下第一位まで記せ。

問2 湿度が高いときなどに，吸水された水が葉の周辺部から押し出される現象を何とよぶか，記せ。

問3 図6について，

ⅰ）1日あたりの光合成量を，酸素の放出量として求めよ。

ⅱ）1日あたりの光合成量を，グルコースの生成量として求めよ。ただし，水素，炭素，酸素の各原子量をそれぞれ 1，12，16 とし，数値は四捨五入して小数点以下第一位まで記せ。

ⅲ）光合成の反応で出入りする水分量の差し引きは，1日あたりいくらになるか。ただし，数値は四捨五入して小数点以下第一位まで記せ。

ⅳ）ⅲ）で求めた水分量は，**問1**のⅲ）で求めた吸水量に対して何％か。数値は四捨五入して小数点以下第二位まで記せ。

問4 図7について，

ⅰ）1日あたり，吸水量に対する蒸散量の割合は何％か。数値は四捨五入して小数点以下第一位まで記せ。

ⅱ）図5に比べて吸水量，蒸散量ともに減少しているが，その理由として考えられるものを1つあげ，簡潔に記せ。

ⅲ）Bさん宅のヒマワリでは，昼間，時間とともに気孔の働きを調節するある植物ホルモンの濃度が上昇した。そのホルモンの名称を記せ。

ⅳ）気孔に対するⅲ）のホルモンの作用を簡潔に記せ。

問5 図6と図8に示すように，Aさん宅とBさん宅のヒマワリの間で，光合成量に大きな差が見られた。

ⅰ）Bさん宅のヒマワリで，光合成の限定要因として考えられるものは何か，記せ。

ⅱ）ⅰ）が限定要因になった理由について，簡潔に記せ。

英 語

問題

後期試験

26年度

第1問　次の英文を読んで、後の問いに答えなさい。

　　Overpopulation is, arguably, the greatest challenge facing humanity. It took until 1800 for our numbers to reach 1 billion. Now the human population exceeds 7 billion and is set to reach 10 billion by 2085. Although problematic, it is also a testament to our success as a species. In a world in which people are increasingly well fed, healthy and safe, a population explosion is only to be expected. In fact, the surprising thing about human numbers is that they are not growing faster. Far from increasing rapidly as you might expect under such good conditions, human fertility rates are plummeting all over the planet. The question is, why?

　　An obvious answer is that access to contraception gives us control over our reproductive fate, (　あ　). But why we choose to do this is a puzzle for evolutionary biologists. After all, you are only alive to read this because you are descended from a long line of ancestors who were good at reproducing. When times were hard and resources scarce, they were the ones who successfully managed to pass their genes down to the next generation. Today, survival is much easier for many of us, so why aren't we (　い　)? Indeed, why do people in the richest parts of the world tend to have fewer children?

　　In traditional and developing societies, reproductive rates rise with increasing wealth, but this pattern is reversed in richer, industrial nations — a phenomenon known as the demographic transition. In the European Union, for example, the average number of children per woman now stands at about 1.6, well below the 2.1 needed to maintain the population. The demographic transition has puzzled biologists for decades, as it seems to go totally against evolutionary principles. 《A》On the face of it, our tendency to have fewer children as we amass more wealth looks maladaptive — an evolutionary wrong turn. But it may not be so. Low fertility could actually be evolutionarily advantageous in the long run if, by investing heavily in fewer children, parents ultimately increase the number of descendants they have, ensuring the survival of their lineage.

　　The first hard evidence that there might be something in this idea came in 2008, when David Lawson and Ruth Mace published findings from a study of 14,000 children in the UK. They found that children in larger families suffer in terms of reduced investment of parental time and money, and this has negative consequences for their educational and physical development. Meanwhile, those with [　ア　] siblings did [　イ　] in school assessments and were even likely to be [　ウ　] than children from [　エ　] families.

　　So parents who choose to have fewer children may be (　う　). But in evolutionary terms the key question remains: are the advantages of wealth and small family size carried through the generations to produce more descendants ultimately? Answering this would require data on education, wealth and reproduction spanning several generations. Remarkably, this information is available for a cohort of 14,000 Swedish women born in 19th-century Uppsala and their descendants to the present day. Lawson and colleagues have recently analysed that data set. So what does it tell us?

Mirroring the previous study, the descendants of women in the original cohort who had fewer children were more likely to go to university and earn more. However, these high-investment lineages were not more successful in the long run. Instead, the mothers who originally had more children have more descendants today. "It's a very close relationship, (え)," says Lawson.

《B》Bang goes the theory. But there may still be an evolutionary rationale underpinning the demographic transition. Evolutionary anthropologist Sarah Hrdy points out that natural selection would not have favoured women who had the urge to produce lots of babies, simply because throughout most of our species' history, any woman fit enough to ovulate would mate, get pregnant and bear a child. However, evolution would have favoured women who were most successful at competing for status, which would give them more resources, greater personal security and access to higher-quality mates. And that is { a } in affluent parts of the modern world. "If you're living in a society that values high status and income, and where your position is determined by the kind of job you get, by the kind of education you get, then you are going to give priority to those things over having a baby," says Hrdy.

Lawson believes that an evolved tendency to seek status explains the link between increasing wealth and decreasing fertility. "We know that trying to acquire status and wealth is a universal, clear, conscious strategy — everyone wants to be successful, and liked, and have resources." Throughout most of human existence, he says, a desire for sex has been enough to maximise our reproductive output, but in modern, skill-based, wage-labour economies, status-seeking is { b } having children. You might expect wealthy people to be able to afford more children, but if they feel they must provide their offspring with the trappings of status such as private schooling and good healthcare, then children become less affordable. 《C》Low fertility is a strategy the wealthy use to keep their advantage, says Lawson. As a result, status-seeking leaves us vulnerable to making maladaptive reproductive decisions, ones that decrease our chances of passing on our genes.

Mairi Macleod, "Population paradox", *NewScientist*, October 26, 2013 (一部改変)

注 testament: 証拠   fertility rate: 出生率   plummet: 急落する   contraception: 避妊
    demographic transition: 人口転換   amass: 集める   maladaptive: 不適応な
    lineage: 血統   sibling: 兄弟姉妹   cohort: 集団   Uppsala: ウプサラ（地名）
    underpin: 支持する   ovulate: 排卵する   trappings: 象徴

問1. 空所 (あ) ～ (え) にはそれぞれ次の (1)～(4) のいずれかが入る。各空所に入るものの番号を答えなさい。

(1) allowing us to limit the number of children we have

(2) investing more in those they have

(3) suggesting there's no adaptive benefit to having fewer kids

(4) taking the biological advantage and having lots of babies

問2. 下線部《A》の 'On the face of it' と最も近い意味になるものを 1 つ選び、その番号を答えなさい。

(1) Accidentally   (2) Firstly   (3) Seemingly   (4) Slightly

問3. 空所 [ア] ～ [エ] に入れる語句の組み合わせとして最も適当なものを1つ選び、その番号を答えなさい。

(1)	ア: more	イ: better	ウ: shorter	エ: bigger
(2)	ア: more	イ: worse	ウ: shorter	エ: smaller
(3)	ア: fewer	イ: better	ウ: taller	エ: bigger
(4)	ア: fewer	イ: worse	ウ: taller	エ: smaller

問4. 下線部《B》の 'Bang goes the theory.' と最も近い意味になるものを 1 つ選び、その番号を答えなさい。

(1) The theory appears beneficial.

(2) The theory appears changeable.

(3) The theory appears correct.

(4) The theory appears false.

問5. { a } には次の(1)～(5)の語をある順序に並べた表現が入る。2番目と4番目に入る語の番号を答えなさい。

(1) behave   (2) how   (3) influences   (4) we   (5) what

問 6. { b } に入れるのに最も適切なものを 1 つ選び、その番号を答えなさい。

(1) at the risk of   (2) in conflict with   (3) in favour of   (4) on account of

問 7. 下線部《C》を日本語にしなさい。

問 8. 本文の内容に合致するものを 2 つ選び、その番号を答えなさい。

(1) The population of a rich country in which people are well fed, healthy and safe grows much faster than expected.

(2) Our existence indicates that our ancestors were good at passing their genes down to the next generation even in hard times.

(3) The term 'demographic transition' refers to the phenomenon where the fertility rate rises in proportion to increasing wealth.

(4) The data set from a group of Swedish women and their descendants shows that wealth helps women to produce more offspring.

(5) According to Hrdy and Lawson, a demographic transition comes from an evolved tendency to put greater emphasis on seeking status.

第2問　次の英文を読んで、後の問いに答えなさい。

Most organs for transplantation come from cadavers, but as these have failed to meet the growing need for organs, attention has turned to organs from living donors. Organ donation by living donors presents <u>a unique ethical dilemma</u>, in that physicians must risk the life of a healthy person to save or improve the life of a patient. Transplantation surgeons have therefore been cautious in tapping this source. As surgical techniques and outcomes have improved, however, this practice has slowly expanded.

Three categories of donation by living persons can be distinguished: （　あ　）; （　い　）, in which the donor gives an organ to the general pool to be transplanted into the recipient at the top of the waiting list; and （　う　）, whereby donors choose to give to a specific person with whom they have no prior emotional connection.

Each type of donation prompts distinct ethical concerns. With （　あ　）, worries arise about the intense pressure that can be put on people to donate, leading those who are reluctant to do so to feel coerced. In these cases, transplantation programs are typically willing to identify a plausible medical excuse, so that the person can bow out gracefully. Equally important, however, are situations in which people feel compelled to donate regardless of the consequences to themselves. In one instance, both parents of a child who was dying of respiratory failure insisted on donating lobes of their lungs in a desperate but unsuccessful attempt to save her life. Such a sense of compulsion is not unusual. In cases like these, simply obtaining the informed consent of the relative is ｛　A　｝ — physicians are obligated to prevent people from making potentially life-threatening sacrifices unless the chance of success is proportionately large.

（　い　） raises different ethical concerns. The radical altruism that motivates a person to make a potentially life-threatening sacrifice for a stranger calls for careful scrutiny. One recent case involved a man who seemed pathologically obsessed with giving away everything, from his money to his organs, saying that doing so was "as much a necessity as food, water, and air." After donating one kidney to a stranger, he wondered how he might give away all his other organs in a dramatic suicide. Other psychologically suspect motivations need to be ruled out as well. Is the person trying to compensate for depression or low self-esteem, seeking media attention, or harboring hopes of becoming involved in the life of the recipient? Transplantation teams have an obligation to assess potential donors in all these dimensions and prohibit donations that arouse serious concern.

（　う　） raises similar ethical questions with a few additional wrinkles. This type of donation usually occurs when a patient advertises for an organ publicly, on television or billboards or over the Internet. Such advertising is not illegal, but it has been strongly discouraged by the transplantation community. Two central objections are that the practice is unfair and that [　ア　].

The most ethically problematic cases are those in which the recipient is chosen on the basis of race, religion, or ethnic group. In one case, for example, the family of a brain-dead Florida man agreed to donate his organs — but insisted that because of the man's racist beliefs, the recipients must be white. Although the organs were allocated accordingly, Florida subsequently passed a law {　B　} on donation.

{　C　} the motives for choosing a recipient may be unethical, however, there might be reasons for allowing the donation to proceed. Consider a case that was discussed at a recent public forum hosted by Harvard Medical School's Division of Medical Ethics: a Jewish man in New York learned of a Jewish child in Los Angeles who needed a kidney transplant. The man wanted to help someone of his own faith and decided he was willing to donate a kidney to help this particular child. Despite his discriminatory preference, [　イ　], since [　ウ　]. Whether（　う　）violates standards of fairness is thus controversial. But if it is permitted, it will be very difficult to prohibit discriminatory preferences, since donors can simply specify that the organ must go to a particular person, without saying why.

Robert D. Truog, "The Ethics of Organ Donation by Living Donors"

New England Journal of Medicine, August 4, 2005 （一部改変）

注　cadaver：死体　　　　tap：利用する　　　　　　recipient：被移植者　　coerce：強制する
　　bow out：やめる　　　respiratory failure：呼吸不全　lobe of the lung：肺葉　compulsion：強制
　　altruism：利他主義　　scrutiny：調査　　　　　　pathologically：病的に　kidney：腎臓
　　harboring：隠れた　　　wrinkle：問題点　　　　　billboard：広告板　　　allocate：割り当てる

問1．下線部の a unique ethical dilemma とは、ここでは

【　甲　】を目指せば【　乙　】ができなくなり、
【　乙　】を目指せば【　甲　】ができなくなる

という板ばさみ状態のことと考えられる。空所【　甲　】と【　乙　】に入ることばを、それぞれ 15 文字以内の日本語で答えなさい（甲と乙は入れ替え可能）。

問 2. 空所 (あ) ～ (う) にはそれぞれ次の (a)~(c) のいずれかの表現が入る(複数ある同じ名前の空所には同じ表現が入る)。各空所に入るものの組み合わせとして最も適切なものを 1 つ選び、その番号を答えなさい。

(a) directed donation to a loved one or friend

(b) directed donation to a stranger

(c) nondirected donation

(1) あ–(a), い–(b), う–(c)　　　　(2) あ–(a), い–(c), う–(b)

(3) あ–(b), い–(a), う–(c)　　　　(4) あ–(b), い–(c), う–(a)

(5) あ–(c), い–(a), う–(b)　　　　(6) あ–(c), い–(b), う–(a)

問 3. 空所 { A } に入る語として最も適切なものを 1 つ選び、その番号を書きなさい。

(1) necessary　　　(2) unnecessary　　　(3) sufficient　　　(4) insufficient

問 4. 空所 [ア] ～ [ウ] にはそれぞれ次の (a)~(c) のいずれかの表現が入る。各空所に入るものの組み合わせとして正しいものを 1 つ選び、その番号を答えなさい。

(a) at least some patients would benefit (the child would receive a kidney, and those below her on the waiting list would move up one notch) and no one would be harmed (those above the girl on the waiting list would not receive the kidney under any circumstances, because the man would not give it to them)

(b) it threatens the view that an organ is a "gift of life," not a commodity to be bought and sold

(c) one might view the donation as permissible

(1) ア–(a), イ–(b), ウ–(c)　　　　(2) ア–(a), イ–(c), ウ–(b)

(3) ア–(b), イ–(a), ウ–(c)　　　　(4) ア–(b), イ–(c), ウ–(a)

(5) ア–(c), イ–(a), ウ–(b)　　　　(6) ア–(c), イ–(b), ウ–(a)

問5. 空所 { 　B　 } には次の5つをある順序に並べ替えた表現が入る。2番目と4番目に入る表現の番号を答えなさい。

(1) from　　　　　　(2) patients or families　　　　　(3) placing

(4) prohibiting　　　(5) such restrictions

問6. 空所 { 　C　 } に入る表現として最も適切なものを1つ選び、その番号を答えなさい。

(1) As far as　　　(2) Even when　　　(3) Only if　　　(4) Since

問7. 次の中から本文の内容と合致するものを2つ選び、その番号を答えなさい。

(1) 生きた人から提供される臓器は、移植手術の成功率が高くなるために注目されたが、倫理的な問題があるので外科医たちはその利用に慎重になっている。

(2) 家族からの生体臓器提供の場合は、移植を受ける方の人が臓器提供者の身体に負担がかかることを恐れて消極的になるケースが多い。

(3) たとえ移植をしても子供を助けることは困難な状況であるにもかかわらず命の危険も顧みずに臓器を提供しようとする親に対しては、医師は制止しなければならない。

(4) 自分の持っているものはすべて投げ出して誰かの役に立ちたいという病的な思いに駆られて臓器提供しようとする人もいるので、移植チームは慎重でなければならない。

(5) 脳死患者本人の人種的偏見に基づいて提供先を白人に制限する臓器提供を行おうとした事例があったが、法律に反するという理由でこの提供は実現しなかった。

第3問 次の英文の空所 ア～シ に、それぞれ与えられた文字で始まる単語を入れなさい。

From 2008 to 2009, "herbivore men (*sôshoku danshi* or *sôshoku-kei danshi* in Japanese)" became a trendy, widely used term in Japanese. It flourished in all sorts of media, including TV, the Internet, newspapers and (ア: m_____), and could even occasionally be heard in everyday conversation. As it became more popular (イ: i_____) original meaning was diversified, and people began to use it with a variety of (ウ: d_____) nuances. In December of 2009 it made the top ten (エ: l_____) of nominees for the "Buzzword of the Year" contest sponsored by U-CAN. By 2010 it had (オ: b_____) a standard noun, and right now, in 2011, people do not seem particularly interested in it. Buzzwords have a (カ: s_____) lifespan, so there is a high probability that it will soon fall out of use. The fact (キ: r_____), however, that the appearance of this term has radically changed the way (ク: p_____) look at young men. It can perhaps even be described as an epochal event in the history of the (ケ: m_____) gender in Japan.

The term "herbivore men" became popular because of the existence within Japanese society of actual "men" to (コ: w_____) it applied. People had already picked up on the fact that young men who seemed to have lost their "manliness" or become "feminized" were increasing in (サ: n_____). Signs of this trend had existed from around the (シ: t_____) highly fashion-conscious young men who dyed their hair light brown, wore designer rings, and pierced their ears started appearing at the end of the 20th century.

Masahiro Morioka, "A Phenomenological Study of "Herbivore Men" "

The Review of Life Studies, Vol.4, 2013

数　学

問題

後期試験

26年度

問題 1

$0 \leqq \alpha, \beta \leqq \pi$ である α, β が

$$1 - \cos\alpha + \cos(\alpha + \beta) = 0, \qquad 1 - \cos\beta + \cos(\alpha + \beta) = 0$$

を満たすとき, $(\alpha, \beta) = \boxed{}$ である.

問題 2

放物線 $y = x^2 - 2x - 3$ $\cdots$ ① に対して

(i) ① の焦点の座標は $\boxed{}$ である.

(ii) ① を y 軸に関して対称に移動し, さらに直線 $y = x$ に関して対称に移動して得られた 2 次曲線の方程式は $\boxed{}$ であり, その焦点の座標は $\boxed{}$ である.

問題 3

$a,\, f(x)$ をそれぞれ与えられた定数, 連続関数とし, 関数 $w(x)$ を

$$w(x) = \int_0^x e^{-a(x-s)} f(s)\, ds \qquad (*)$$

で定義する.

(i) $w'(x),\, w(x),\, f(x)$ の間に成り立つ関係式は $\boxed{}$ $= f(x)$ である.

(ii) $w'(x) + w(x) = x^2$ および $w(0) = 0$ を満たす関数 $w(x)$ を, $(*)$ において a と $f(x)$ を適当に決めることで求めると, $w(x) = \boxed{}$ である.

(iii) $f(x)$ が微分可能で, $f'(x) = g(x)$ であるとする. このとき, $w''(x)$ を $w(x)$, $f(x)$, $g(x)$ を用いて表すと $w''(x) = \boxed{}$ である.

問題 4

ともに質量が $m > 0$ の 2 個の質点 P_1, P_2 が x 軸上にあり, 時刻 t におけるそれぞれの座標が $x_1 = x_1(t)$, $x_2 = x_2(t)$ であるとする. P_2 に力 $F = F(t)$ が働き, P_1, P_2 の間の距離に応じたある力が相互に働くことによる P_1, P_2 の運動が

$$m\frac{d^2 x_1}{dt^2} = -k\{(x_2 - x_1) - \ell\}, \qquad m\frac{d^2 x_2}{dt^2} = k\{(x_2 - x_1) - \ell\} + F$$

で記述されるものとする. ただし, $k,\, \ell$ は正の定数である.

(i) $x_2 - x_1 = u$ とおく. u が満たす関係式を, u, F と上記定数の中から適切なものを用いて表すと $m\dfrac{d^2 u}{dt^2} = \boxed{}$ である.

(ii) $x_2 + x_1 = v$ とおく. v が満たす関係式を, F と上記定数の中から適切なものを用いて表すと $m\dfrac{d^2 v}{dt^2} = \boxed{}$ である.

(iii) $F(t) = C$ (定数) とするとき, 問題 3 の (iii) を参考にし, $(*)$ において, a と $f(x)$ を適当に決めることで u と v を求めると, $u = \boxed{}$, $v = \boxed{}$ である. ただし u は $\displaystyle\lim_{t\to\infty} u(t)$ が発散しないものを求めよ.

問題 5

空間における点 $H(x, y, z)$ が

$$x = x(t) = a\cos\omega t, \qquad y = y(t) = a\sin\omega t, \qquad z = z(t) = bt$$

で与えられている. ただし $a,\ b,\ \omega$ は正の定数とする. $t \geqq 0$ に対して点 H の描く図形を考える.

(i) 原点 $O(0,0,0)$ から点 H までの距離 $OH = \boxed{}$ である.

(ii) $OH = d$ とおくとき, これを満たす t の値を t_d とすると, $t_d = \boxed{}$ である.

(iii) $t = 0$ から $t = t_d$ まで点 H が動いて描く図形の長さを求めると $\boxed{}$ である.

(iv) これらの $x(t)$, $y(t)$, $z(t)$ に対して, 座標平面上に 2 点 $P(x(t+h), y(t+h))$, $Q(x(t), y(t))$ をとり, ベクトル $\overrightarrow{PQ}$ を考えるとき $\displaystyle\lim_{h \to 0} \dfrac{|z(t+h) - z(t)|}{|\overrightarrow{PQ}|} = \boxed{}$ である.

物　理

問　題

後期試験

第1問

水平な床面上に x 軸を、鉛直上向きに y 軸をそれぞれ定め、両軸の交点を原点とする。この xy 平面内には、時間的に変化しない一様な大きさの電場がかけられている。いま、原点から、正に帯電した荷電粒子を様々な向きに打ち出したところ、荷電粒子の軌跡は曲線を描いたが、ある方向に打ち出したときにのみ、軌跡が直線を描いた。軌跡が直線になったとき、原点から打ち出された荷電粒子はある点で折り返し、再び原点に戻るまでに 4 秒を要した。重力加速度の大きさ $g[\mathrm{m/s^2}]$ を用いると、この折り返し点の x 座標は $3g[\mathrm{m}]$、y 座標は $4g[\mathrm{m}]$ であったという。荷電粒子に作用する空気抵抗の影響は無視でき、荷電粒子は質点とみなすことができる。また、荷電粒子は xy 平面内のみを動くことができるものとして、以下の問に答えよ。

問1　荷電粒子の初速度の大きさはいくらか。

問2　荷電粒子が電場から受ける力の大きさは、荷電粒子に作用する重力の何倍か。

問3　電場の向きが x 軸となす角度を θ（$0° \leqq \theta \leqq 180°$）とすると、$\tan \theta$ の値はいくらか。

　　　　次に、問1で求めた大きさの初速度で荷電粒子を原点から鉛直上向きに打ち出した。

問4　床に到達するまでに、荷電粒子が達する最高点（y 座標が最大となる点）の座標を求めよ。

問5　床に到達するのは、打ち出されてから何秒後か？また、そのときの x 座標を求めよ。

第2問

断熱過程（熱の出入りのない過程）では、理想気体の圧力 p と体積 V の間に $pV^\gamma = $（一定）という関係が成り立つ。$\gamma$ は比熱比と呼ばれ、気体の種類ごとに異なる値をもつ。

いま、比熱比が 4/3 の理想気体を容器に密封し、体積と圧力を図の A→B→C→D→A と変化させるサイクルを考える。A→B と C→D は断熱過程、B→C と D→A は定積過程（体積変化のない過程）である。状態 B の絶対温度は状態 D の絶対温度に等しく、状態 C の絶対温度の $\sqrt{2}$ 倍であったという。状態 A での気体の体積を V_1、圧力を p_1、状態 B での気体の体積を V_2、圧力を p_2 として、問に答えよ。

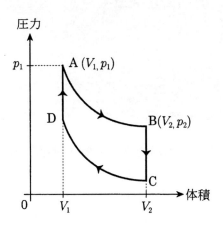

問1 p_1/p_2 の値を V_1、V_2 を使って表せ。

問2 状態 C での気体の圧力を p_3 として、p_3/p_2 の値を<u>数値</u>で答えよ。

問3 状態 D での気体の圧力を p_4 として、p_4/p_2 の値を V_1、V_2 を使って表せ。

問4 V_2/V_1 の値を<u>数値</u>で答えよ。

問5 このサイクルで、気体が吸収した熱 Q_{in} と放出した熱 Q_{out} の比 Q_{out}/Q_{in} を<u>数値</u>で答えよ。

第3問

水平面内に x 軸と y 軸をとり、絶縁体でできた滑らかなレール 2 本を、一方は x 軸上に、もう一方は x 軸と平行に $y=L$ となる位置にそれぞれ固定する。図中の x 軸と y 軸の交点が原点である。$x \geq 0$ の領域には図中の裏から表向きに xy 平面と垂直に一様な磁束密度 B の磁場がかけてある。$x<0$ の領域には磁場は無いものとする。

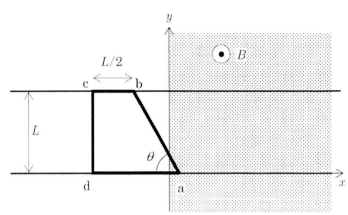

そして、右図の様に、間隔 L の平行な 2 本のレールの上に台形コイル abcd を置く。$\overline{bc}=L/2$、$\overline{cd}=L$ で、台形コイルの辺 ad と bc は平行でその間隔はレールの間隔と同じ L である。$\angle bcd=90°$、$\angle dab=\theta$（$0°<\theta<90°$）とする。台形コイルには電気抵抗がありその抵抗値は R である。台形コイルの辺 ad と bc は常にレールの上に乗っており、外れることは無いものとする。

いま、台形コイルを一定の速さ u で x 軸正方向に滑らせる。点 a が原点と重なった時刻を $t=0$ として時刻 t を測り、点 b が y 軸と重なる時刻を t_1、点 c が y 軸と重なる時刻を t_2 とする。

問1 時刻 t_1 を L、u、θ で表せ。

問2 $0 \leq t < t_1$ のとき、時刻 t における台形コイルで生じる誘導起電力の大きさを B、L、u、θ、t のうち必要な文字を用いて表せ。

問3 $t_1 \leq t < t_2$ のとき、時刻 t における台形コイルで生じる誘導起電力の大きさを B、L、u、θ、t のうち必要な文字を用いて表せ。

次に、台形コイルに働く力と消費電力について考える。

問4 $0 \leq t < t_1$ のとき、台形コイルに対する誘導電流によって生じる力の x 成分と y 成分を B、L、R、u、θ、t のうち必要な文字を用いて表せ。各々の力の符号は力の向きが軸の正の向きのときを正とする。

問5 $0 \leq t < t_1$ のとき、台形コイルでの消費電力を B、L、R、u、θ、t のうち必要な文字を用いて表せ。

問6 $0 \leq t < t_2$ において、時刻 t を横軸にとり台形コイルでの消費電力を縦軸にとったグラフを描け。

第4問

横幅が $2L$、縦の長さが $2D$ の H 型の形状をした質量 M の物体を用意する。この物体の密度は均一で、その重心 G はちょうど中心にある（図1）。また、この物体の縦横の辺は垂直になっている。

いま、斜面の上側が壁になっている様な滑らかな斜面を用意し、図2の様に H 型の物体の上端の一方に軽くて丈夫なひもを取り付け、ひもの他端を斜面上側の壁に、ひもが斜面と平行になるように取り付けて、物体を斜面上に静かに置く。また、この斜面の傾斜角は任意の角度に設定できるように作られているものとする。重力加速度の大きさを g として以下の問に答えよ。

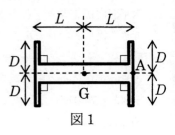
図1

傾斜角が θ のとき、斜面と平行な向きの力を点 A に作用させたところ、物体は斜面上で静止し、ひもの張力がゼロになった。

問1 点 A に作用させた力の大きさはいくらか。

問2 物体と斜面との接点 P における垂直抗力 N_{P1} と接点 Q における垂直抗力 N_{Q1} の比 N_{Q1}/N_{P1} はいくらか。

続いて、点 A に作用させた力をゆっくり取り除いたところ、物体は静止したままであった。

問3 このとき、ひもの張力はいくらか。

問4 接点 P における垂直抗力 N_{P2} と接点 Q における垂直抗力 N_{Q2} の比 N_{Q2}/N_{P2} はいくらか。L、D、θ を使って答えよ。

問5 さらに続いて、斜面の傾斜角をゆっくり大きくしていくと、$\theta = \theta_C$ を超えたときに物体が転倒した。このとき、$\tan\theta_C$ はいくらか。

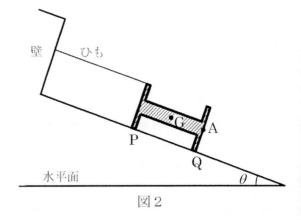
図2

化　学

問題

後期試験

26年度

必要があれば、H = 1.0、C = 12.0、O = 16.0 の原子量、アボガドロ数 6.02×10^{23}、ファラデー定数 $F = 9.65 \times 10^4$ C/mol、気体定数 $R = 8.31 \times 10^3$ Pa・l/(K・mol)、標準状態での気体の体積 = 22.4 l/mol を用いよ。

第1問　次の**問い**（**問1～4**）にもっとも適当な化合物をそれぞれの化合物群のなかから選び、**下線**をつけた生成物を化学式で答えよ。

問1　この化合物の水溶液に希塩酸を加えても沈殿を生じないが、そこへ硫化水素を通じると黒色の**沈殿**を生じる。

　　塩化亜鉛　　　硝酸銀　　　硝酸鉛(Ⅱ)　　　硫酸鉄(Ⅱ)　　　硫酸銅(Ⅱ)

問2　この化合物は、炎色反応で黄緑色を呈する。また、この水溶液に炭酸アンモニウム水溶液を加えると白色の**沈殿**を生じる。

　　塩化カルシウム　　　　　塩化バリウム　　　　　塩化マグネシウム
　　硝酸ストロンチウム　　　硫酸カリウム

問3　この化合物の水溶液に酢酸鉛水溶液を加えると、黄色の沈殿を生じる。また、この化合物は、希硫酸に溶けて強い酸化作用を示す赤橙色の**イオン**を生じる。

　　塩化ナトリウム　　　過マンガン酸カリウム　　　クロム酸カリウム
　　酸化マンガン(Ⅳ)　　　水酸化カリウム

問4　この化合物の水溶液にヘキサシアノ鉄(Ⅲ)酸カリウム水溶液を加えると、濃青色の沈殿を生じる。また、この化合物の水溶液にアンモニア水を加えると緑白色の**沈殿**を生じる。

　　塩化カリウム　　　塩化鉄(Ⅲ)　　　硝酸銀　　　硫酸鉄(Ⅱ)　　　硫酸銅(Ⅱ)

第2問 次の文章を読み、下の**問い**（**問1～3**）に答えよ。

二枚の白金板を電極として硫酸銅(Ⅱ)水溶液に、0.540 A の電流を 30 分間通じた。

問1 陽極で起こる反応をイオン反応式で書け。

問2 27℃、1 atm において陽極で発生した気体の体積は何 ml か。次の**ア～ケ**のなかからもっとも近いものを選べ。

ア 14.0 **イ** 15.4 **ウ** 28.0 **エ** 30.8 **オ** 56.0

カ 61.5 **キ** 112 **ク** 224 **ケ** 246

問3 陰極に析出する金属の原子数は 1 秒あたり何個か。次の**ア～カ**の中からもっとも近いものを選べ。

ア 1.68×10^{17} **イ** 3.36×10^{17} **ウ** 1.68×10^{18} **エ** 3.36×10^{18}

オ 1.68×10^{19} **カ** 3.36×10^{19}

第3問 次の文章を読み、下の**問い（問1〜5）**に答えよ。

　沸騰水に塩化鉄(III)水溶液をよくかき混ぜながら少しずつ加えると、赤褐色の水酸化鉄(III)のコロイド粒子を含む溶液が得られる。(a) <u>この溶液をもれないようにセロハン袋に入れ、純粋な水を入れたビーカー中において透析すると、水酸化鉄(III)のコロイド溶液が得られる。</u>この水酸化鉄(III)のコロイド溶液に電極を浸して直流電圧をかけると、コロイド粒子は陰極へ移動して集まる。また、水酸化鉄(III)のコロイド溶液に (b) <u>少量の電解質を加えると沈殿を生じる。</u>このようなコロイドを（　**ア**　）コロイドという。一方、ゼラチンのコロイド溶液に少量の電解質を加えても沈殿を生じないが、(c) <u>多量の電解質を加えると沈殿が生じる。</u>このようなコロイドを（　**イ**　）コロイドという。（　**ア**　）コロイドに（　**イ**　）コロイドを加えると、少量の電解質を加えても沈殿しにくくなる。このような働きをする（　**イ**　）コロイドを（　**ウ**　）コロイドという。

問1　（　**ア**　）〜（　**ウ**　）に適当な語句を入れよ。

問2　**下線部 (a)** の操作を行ったとき、セロハン袋の外側の溶液で濃度が高くなるイオンのすべてをイオン式で書け。ただし、塩化鉄(III)は完全に反応したものとする。

問3　**下線部 (b)** と **(c)** の現象をそれぞれ何というか。

問4　次の**ア〜キ**の各 0.1 mol/l 水溶液のうち、もっとも少量で水酸化鉄(III)のコロイド溶液を沈殿させるのはどれか。

　ア $NaNO_3$　　**イ** Na_2SO_4　　**ウ** $MgSO_4$　　**エ** $AlCl_3$　　**オ** KI
　カ K_3PO_4　　**キ** $CaCl_2$

問5 沸騰水に 1.00 mol/l 塩化鉄(Ⅲ)水溶液 10.0 ml を加えて 200 ml とし、**下線部(a)** の操作を十分行って精製した水酸化鉄(Ⅲ)のコロイド溶液 200 ml の浸透圧を 27℃で測定したところ、1.56×10^2 Pa であった。浸透圧 Π(Pa)、溶液の体積 V (l)、コロイド粒子の物質量 n (mol)、温度 T (K) の間には、理想気体の状態方程式と同様の次式が成り立つ。

$\Pi V = nRT$

水酸化鉄(Ⅲ)のコロイド粒子1個は平均して何個の鉄(Ⅲ)イオンを含むか。有効数字 3 桁で答えよ。ただし、塩化鉄(Ⅲ)は完全に反応し、**下線部 (a)** の操作中にコロイド粒子の消失はなかったものとする。

第4問 次の文章を読み、下の**問い**（**問1**、**2**）に答えよ。

問1 ヨウ素(気)と水素(気)の混合気体からヨウ化水素(気)が生じる。ヨウ素(固)をヨウ素原子に解離するエネルギーを a kJ/mol、ヨウ素の昇華熱を b kJ/mol、H-H の結合エネルギーを c kJ/mol、H-I の結合エネルギーを d kJ/mol とし、この混合気体から 1 mol のヨウ化水素(気)が生成するときの反応熱 (kJ) を a〜d を用いた数式で表せ。

問2 一定容積の容器に、ヨウ素 4.5 mol と水素 6.0 mol を入れて一定温度で平衡状態に達するまで放置したところ、ヨウ化水素が 8.0 mol 生成した。この平衡混合物にさらにヨウ素を 1.5 mol を加えて同じ温度で平衡状態に達するまで放置したとき、ヨウ化水素は何 mol 増加するか。有効数字 2 桁で答えよ。

第5問 次の文章を読み、（ **ア** ）～（ **カ** ）にはいる適当な語句または数字を書け。

　タンパク質は多数のアミノ酸が（ **ア** ）結合で縮合重合したもので、この場合の（ **ア** ）結合をペプチド結合という。タンパク質のポリペプチド鎖はらせん構造をとることが多い。このらせん構造を（ **イ** ）といい、あるペプチド結合の ＞C=O 基と別のペプチド結合の ＞N–H 基の間に生じる分子内の（ **ウ** ）結合で安定に保たれている。また、ペプチド鎖 2 本が並んだとき、ペプチド鎖の間に（ **ウ** ）結合を生じ、ペプチド鎖が紙を折りたたんだようなプリーツ状の構造をとることがある。この構造を（ **エ** ）という。実際のタンパク質では、（ **イ** ）や（ **エ** ）構造と、構成アミノ酸の側鎖間の（ **ウ** ）結合、イオン結合、疎水性による相互作用、2 つの -SH 基の間で生じる（ **オ** ）結合などによって安定な立体構造をとる。さらに、タンパク質には、（ **カ** ）個のポリペプチド鎖が相互に作用しあって安定な立体構造をとるヘモグロビンのようなものがある。

第6問 次の文章を読み、下の**問い**（**問1～5**）に答えよ。構造式は例にならって書け。

$$CH_3-CH-C-O-CH_3$$
$$\quad\;\;|\quad\;\|$$
$$\quad\;OH\;\;O$$

構造式の例

元素組成が炭素 58.8%、水素 9.8%、酸素 31.4%で、分子量が 102.0 であるエステルがある。

問1 エステルの分子式を示せ。

問2 考えられるすべてのエステルを加水分解して得られるカルボン酸とアルコールは、それぞれ何種類あるか。ただし、光学異性体は考えない。

問3 考えられるすべてのエステルを加水分解して得られるアルコールのうち、ヨードホルム反応が陽性であるアルコールの名称をすべて書け。

問4 考えられるすべてのエステルを加水分解して得られるアルコールのうち、二クロム酸カリウムの硫酸酸性溶液とおだやかに反応させたときに生じる化合物が、銀鏡反応陰性で、ヨードホルム反応陽性であるアルコールの構造式をすべて書け。

問5 考えられるすべてのエステルのうち、加水分解するとフェーリング反応が陽性であるカルボン酸を生じるエステルの構造式をすべて書け。

第7問 次の文章を読み、下の**問い（問1～3）**に答えよ。構造式は例にならって書け。

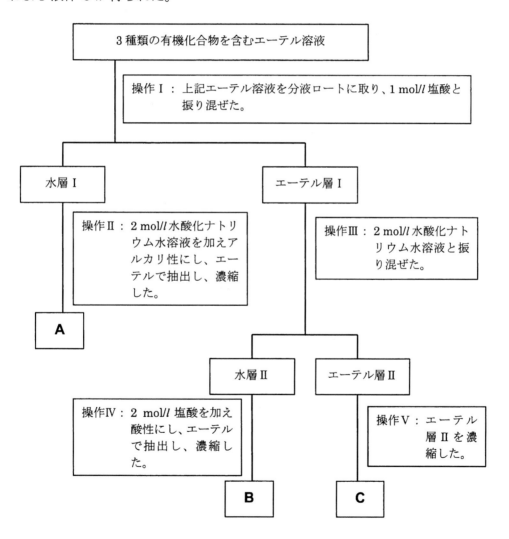

3種類の有機化合物を含むエーテル溶液がある。それらの成分が何であるかを知るために、次の実験を行った。このエーテル溶液を分液ロートを用いて、次に図示する操作を系統的に行った。その結果、室温で液体 **A**、低融点の結晶 **B** および液体 **C** が得られた。

化合物 **A**、**B**、**C** の性質を調べた結果、いずれもベンゼン環を有していることがわかった。次に、実験 **a)〜c)** を行った。

a) **A** に無水酢酸を作用させると、分子式 C_8H_9NO をもつ結晶 **D** が得られた。

b) **B** に無水酢酸を作用させると、分子式 $C_8H_8O_2$ をもつ液体 **E** が得られた。

c) **C** を 10%水酸化ナトリウム水溶液と数時間加熱したのち、冷却後、塩酸を加え酸性にすると、分子式 $C_7H_6O_2$ をもつ結晶 **F** が得られた。一方、**F** にメタノールと少量の濃硫酸を加えて加熱すると、**C** に戻った。

問1 化合物 **C〜F** の構造式を書け。

問2 化合物 **A** は分離操作の図に示した水層 I のなかで、どのような状態で存在しているか。構造式で示せ。

問3 化合物 **B** は水層 II のなかでどのような状態で存在しているか。構造式で示せ。

生　物

問題　　26年度

後期試験

第1問　陸上のバイオーム（生物群系または群系）に関する次の文を読み，以下の各問いに答えよ。なお，文中と**図3**の（イ）と（ウ）は同じものをさしている。

　生産者である植物を基盤として，その地域に生息する動物や微生物などすべての生物のまとまりをバイオームという。森林や草原のような植生の外観上の様相を（ア）というが，バイオームは（ア）にもとづいて分類されており，(1)バイオームの種類と分布は，その地域の気温と降水量に対応している。地球上のある地点の気温と降水量を**図1**に，世界のバイオーム分布を**図2**に示す。

　森林には，高さの異なるさまざまな植物が生育しており，高木層，亜高木層，低木層，草本層などの階層構造が認められ，(2)階層ごとに光や湿度など，環境に違いが生じている。これにより，各階層にはその環境に適応した植物が生育する。

　森林を構成する植物は呼吸を行って二酸化炭素を放出し，光合成によって二酸化炭素を吸収している。光の強さと二酸化炭素の吸収速度の関係は，植物の種類ごとに異なっており，陰生植物と陽生植物の例を**図3**に示す。光合成速度は，光の強さとともに大きくなるため，ある光の強さでは，呼吸速度と光合成速度が等しくなって見かけ上，二酸化炭素の出入りが見られなくなる。このときの光の強さを（イ）という。さらに光が強くなると，ある光の強さからは光合成速度は一定になる。このときの光の強さを（ウ）という。

　ある地域の植生が時間とともに変化していく現象を（エ）という。火山の噴火のあとなどの裸地には，まず，乾燥に強い地衣類やコケ植物などが侵入し，定着する。これらの遺骸や岩石の風化によって，土壌が形成されはじめる。次に，草本類が侵入し，土壌の形成がさらに進行して，(3)草原が形成される。やがて，陽樹を中心とした木本類などが侵入し，低木林が形成される。その後，(4)陽樹林は陰樹が混ざった混合林へと変化し，最終的に安定した陰樹林が形成される。このように（エ）が進行した結果，大きな変化が見られなくなった状態を（オ）という。

図1

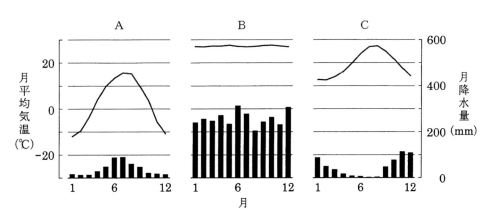

図2

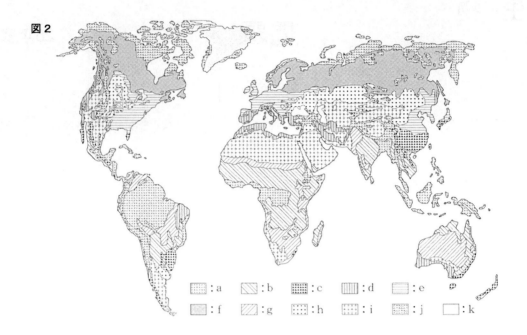

▨:a ▨:b ▨:c ▨:d ▨:e
▨:f ▨:g ▨:h ▨:i ▨:j ▨:k

図3

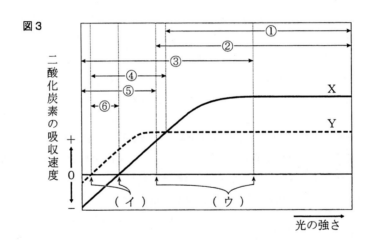

問1 文中の（ア）〜（オ）に適語を記せ。

問2 下線部（1）について，図1の地点 A 〜 C が含まれるバイオームを，図2の a 〜 k の中からそれぞれ選んで，記号を記し，そのバイオームの名称も記せ。

問3 下線部（2）について，このように生物が生活することによって，非生物的環境に及ぼす影響を何とよぶか，用語で記せ。

問4 図3について，
　ⅰ）陰生植物は，XとYのどちらか，記号で記せ。
　ⅱ）陰生植物の方が，陽生植物よりも生育に適している光の強さはどの範囲か。図3の①～⑥の中から，最も適当なものを1つ選び，番号で記せ。

問5 下線部（3）について，この草原は，主に図3のXとYのどちらの性質をもった植物で形成されるか，記号で記せ。

問6 下線部（4）について，陽樹林から陰樹林へと変化する理由を簡潔に記せ。

問7 森林の発達に伴う総生産量，呼吸量，現存量の変化を図4に示す。

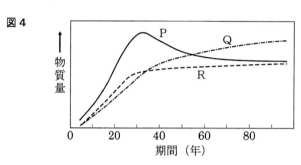

表1

	①	②	③	④	⑤	⑥
総生産量	P	Q	R	P	Q	R
呼吸量	Q	R	P	R	P	Q
現存量	R	P	Q	Q	R	P

　ⅰ）図4において，P～Rは何を表すか。表1の①～⑥の組み合わせから最も適当なものを1つ選び，番号で記せ。
　ⅱ）純生産量を表す式を，図4の記号を用いて記せ。
　ⅲ）（ エ ）の進行に従って，純生産量はどのように変化するか，簡潔に記せ。

第2問 ヒトの骨に関する次の文を読み，以下の各問いに答えよ。

ヒトの骨は，（ ア ）組織に属し，発生的には（ イ ）胚葉に由来する器官である。骨の主な働きとしては，1）からだを支え，器官を保護する働き，2）造血する働き，3）カルシウムを貯蔵する働き，4）運動する働き，の4つがある。

1) **からだを支え，器官を保護する働き**：いくつかの骨が組み合わさって骨格ができている。骨格により，からだには，頭部に頭蓋腔，背部に脊柱管，胸部に胸腔，腹部に腹腔という4つの腔所が形成されている。(1)これらの腔所には，さまざまな器官が存在しており，それぞれの腔所を取り囲む骨格によって保護されている。

2) **造血する働き**：骨の中の骨髄には，（ ウ ）が存在し，赤血球，白血球，血小板などのあらゆる血液細胞がここからつくり出されている。「血液のがん」といわれる白血病の治療法には，患者の血液細胞を放射線等によりすべて消失させたのち，ドナーの正常な骨髄由来の細胞を移植するという骨髄移植療法がある。この際，(2)ドナー由来の白血球が患者の臓器を攻撃することがないように，患者の抗原型と適合したドナーを選ぶ必要がある。

3) **カルシウムを貯蔵する働き**：カルシウムは，さまざまな細胞の活動に必要な物質である。体内に存在するカルシウムの大半は骨に貯蔵されており，必要に応じて骨からカルシウムが供給されている。(3)血漿中のカルシウム濃度は，図5に示すように，主に2つのホルモンの働きによって，一定範囲内に保たれている。

4) **運動する働き**：骨と骨が関節を介して連結している様子を図6に示す。多くの筋は，腱を介して骨同士をつないでおり，筋が収縮することで，関節が動き，運動が生じる。(4)腱と骨の巧妙な配置によって，ヒトは他の動物と比べて手の指を細やかに動かせるようになった。

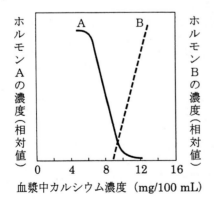

図5

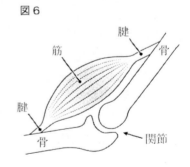

図6

問1 文中の（ ア ）～（ ウ ）に適語を記せ。

問2 下線部（ 1 ）について，

  ⅰ）脊柱管は脊柱内にある腔所であるが，この中に存在し保護されている器官は何か，名称を記せ。

  ⅱ）胸腔内に存在する器官にはどのようなものがあるか。次の ① ～ ⑥ の中から適当なものをすべて選び，番号で記せ。

  ① 心臓 ② 胃 ③ 肝臓 ④ 胸腺 ⑤ 甲状腺 ⑥ 肺

問3 下線部（ 2 ）について，

  ⅰ）適合させる必要がある抗原は何か，名称を記せ。

  ⅱ）同じ両親から生まれた兄弟姉妹間で，この抗原型が適合する確率はいくらか，％で記せ。

  ⅲ）日本において，骨髄移植のドナー登録やコーディネートを行っている公益財団法人の名称を記せ。

問4 下線部（ 3 ）について，

  ⅰ）血漿中のカルシウム濃度が低下した場合，分泌されるホルモンは**図5**のAとBのどちらか，記号で記せ。

  ⅱ）次の文の（ ）の中から，最も適当なものをそれぞれ1つずつ選び，番号で記せ。

　血漿中のカルシウム濃度が低下した場合，（ a： ① 甲状腺 ② 下垂体 ③ 副甲状腺 ④ 視床下部 ）から（ b： ⑤ カルシトニン ⑥ パラトルモン ⑦ 成長ホルモン ⑧ チロキシン ）が分泌される。（ b ）は，骨からカルシウムを溶出させる他に，（ c： ⑨ 肝臓 ⑩ ひ臓 ⑪ すい臓 ⑫ 腎臓 ）でのカルシウム再吸収を促進させる。また，（ b ）は，活性型ビタミンD3の生成を促し，（ d： ⑬ 血管 ⑭ 気管 ⑮ 腸管 ⑯ エウスタキオ管 ）でのカルシウム吸収を促進させる。この一連の反応の結果，血漿中のカルシウム濃度は上昇する。

問5 閉経後の女性は，卵巣から分泌されるあるホルモンの分泌低下により，骨密度が低下し，骨がスカスカにもろくなってしまう病気が起こりやすくなる。

  ⅰ）このホルモンの名称を記せ。

  ⅱ）この病気の名称を記せ。

問6　下線部（4）について，
　ⅰ）霊長類の特徴の1つである，親指が他の指と向き合うことのできる性質を何とよぶか，用語で記せ。
　ⅱ）図7の左に示すように，右手の指を開いている状態から，閉じている状態に動かすとき，作用する筋群は，XとYに示すどちらの筋群か，記号で記せ。ただし，親指の動きは考えなくてよい。

図7

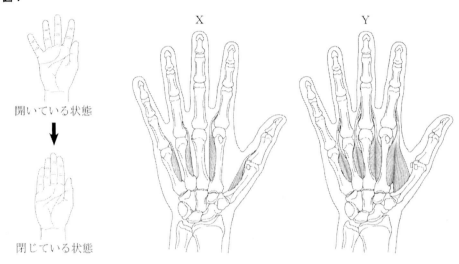

　ⅲ）中指を曲げる筋はどの部位にあるか。図8の ① ～ ④ のうち，最も適当なものを1つ選び，番号で記せ。

図8

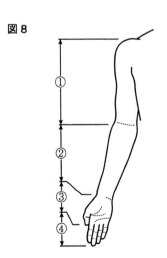

第3問 筋肉に関する次の文を読み，以下の各問いに答えよ。

　骨格筋は，運動を行うための重要な組織であるばかりでなく，体温の維持，姿勢の制御，臓器の保護などさまざまな機能をになう組織である。骨格筋は図9に示すように，筋繊維とよばれる細胞からなっているが，筋繊維自身は分裂能力をもっておらず，筋肉を鍛えたときに筋肉が太くなるのは筋繊維の肥大成長による。しかし，いったん筋繊維が損傷を受けると，それまで分裂を停止していた，筋繊維の周りに少数存在する筋衛星細胞が一気に増殖を開始し，壊れた筋組織の修復を行う。骨格筋はすぐれた再生能力をもつ組織の1つでもある。

　先天的に肉がもろく壊れやすい症状を示す筋ジストロフィーという病気がある。なかでも症状が重く患者数も多い (1)デュシェンヌ型筋ジストロフィーは，筋繊維の崩壊による進行性の筋萎縮を生じ，呼吸困難や心停止により20歳前後で命を落としてしまうことが多い。デュシェンヌ型筋ジストロフィーはジストロフィンとよばれるタンパク質の遺伝子の変異が原因で，筋繊維が壊れやすくなっているため，筋組織の修復もうまくいかない。そのため，変異のないジストロフィン遺伝子をもつ筋衛星細胞や，iPS細胞の移植による治療法が現在研究されている。

　筋衛星細胞の性質を調べるために，マウスを用いて次の実験を行った。骨格筋組織から筋繊維を取り出し培養皿に移した。筋繊維周辺に付着していた筋衛星細胞は増殖を開始し，数日後，筋繊維周辺に散らばった小型の細胞として確認することができた。次にこの筋衛星細胞だけを回収し，これを2つのグループに分け，一方にはGFPという緑色の蛍光を発するタンパク質の遺伝子を導入した（図10a）。GFPは細胞の増殖や分化に影響を与えない。

　その後，両グループから同じ数の細胞を取り出して混ぜ合わせ，新しい培養皿で培養を継続したところ，2日後には筋衛星細胞は細長い形に変化し，筋芽細胞へと分化した（図10b）。

　さらに培養を継続すると5日後には，筋繊維と同じような (2)1つの細胞の中に多数の核をもった巨大な細胞が出現した（図10c）。この細胞は外部から刺激を受けると，収縮と弛緩をくり返した。蛍光顕微鏡による観察を行うと，これら巨大細胞のほとんどは細胞全体で緑色の蛍光を発していた。

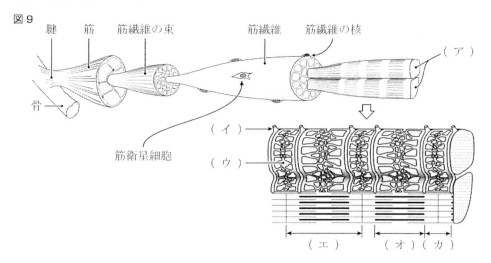

図9

図10

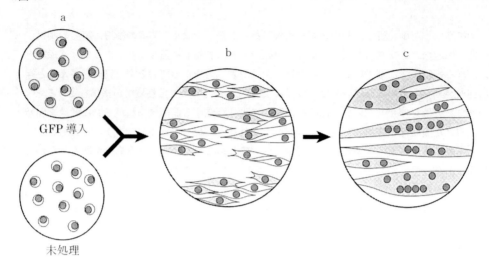

問1 図9の（ア）～（カ）に適語を記せ。

問2 下線部（1）について，筋ジストロフィーでは，筋肉の収縮に関与するある酵素の濃度が，血中において高い値を示すようになる。

ⅰ）骨格筋は収縮により急激にATPを消費する。しかし次の反応式に示すように，ある高エネルギー物質を用いてATPを再合成している。XとYに適当な物質名を記せ。

$$\boxed{X} + ADP \rightleftarrows \boxed{Y} + ATP$$

ⅱ）ⅰ）の反応を触媒する酵素の名称を記せ。
ⅲ）筋ジストロフィーで，ⅱ）の酵素の血中濃度が異常になるのはなぜか，その理由を簡潔に記せ。

問3 下線部（2）について，

ⅰ）多核細胞が出現した経緯について，2通りの可能性（AとB）を考え，それぞれについて簡潔に記せ。
ⅱ）ⅰ）のAとBの可能性のうち，どちらが正しいと考えられるか。正しい方の記号を記し，その根拠となる理由について，図10の実験結果から考察し，簡潔に記せ。

第4問 メンデル遺伝に関する次の文を読み，以下の各問いに答えよ。

　子が親に似る遺伝の現象は，両親からもたらされた何らかの「液状のモノ」が混じり合って子に伝わるからだと考えられていた。これに対してメンデルは，親から受け継がれる何らかの「粒子状のモノ」を想定した。そしてある形質について両親から1つずつ，合計2つの「粒子状のモノ」を受け継ぐと考えた。メンデルはエンドウを使って実験を重ね，優性の法則，分離の法則，独立の法則の3つを導き出した。メンデルの想定した「粒子状のモノ」は，その後「遺伝子」とよばれるようになり，(1)両親から受け継ぐ1組の「粒子状のモノ」は（　ア　）遺伝子と名付けられた。メンデルは，両親から受け継いだ2つの（　ア　）遺伝子が異なっている場合，子にはどちらか一方の形質しか現れないと考え，形質が現れる方を優性，隠される方を劣性とよんだ。メンデルは遺伝子の本体がDNAであることも，(2)遺伝子が集まって染色体を形成していることも知らなかったため，メンデルの法則はその後いくつかの修正を受けることになった。(3)劣性の遺伝子についてはその多くが，本来発現されるべき機能的なタンパク質をつくり出すことができなくなった機能喪失型であることもわかってきた。

問1 下線部（1）について，

　i）（　ア　）に適語を記せ。

　ii）（　ア　）遺伝子は別々の染色体に存在しているが，これら2本の染色体を何とよぶか，名称を記せ。

　iii）（　ア　）遺伝子は，配偶子形成の際に再び1つずつに分けられる。この過程を何とよぶか，用語で記せ。

問2 下線部（2）について，染色体の発見により，独立の法則はその後，「2組の遺伝子が別々の染色体にのっている場合，対応する2組の形質は相互に影響し合うことなく，無関係に独立して遺伝する」と修正された。

　i）2つの遺伝子が同じ染色体上にある場合，独立の法則は成り立たない。2つの遺伝子がこのような状態にあることを何とよぶか，用語で記せ。

　ii）i）の状態にあっても，2つの形質が必ずしも一緒に遺伝しない現象を，スイートピーの交配実験で見つけた2名の研究者の名前を，次の ① 〜 ⑥ の中から2つ選び，番号で記せ。

　　　① パネット　　　② ド・フリース　　　③ ベーツソン
　　　④ モーガン　　　⑤ チェルマク　　　⑥ コレンス

　iii）ii）の現象は2つの遺伝子間で何が起こったことを示しているか，用語で記せ。

　iv）2つの遺伝子が同じ染色体上に存在していたのに，突然変異により別の染色体に分かれてしまう現象がまれに起こる。この現象を何とよぶか，用語で記せ。

問3 下線部（3）について，マルバアサガオの赤花の遺伝子 *R* は，赤い色素をつくる酵素の遺伝子である。一方，劣性の遺伝子 *r* は転写ができないために酵素をつくることができない。遺伝子型 *RR* の個体は赤花をつけるが，遺伝子型 *rr* の個体は赤い色素を合成できずに白花となる。遺伝子型 *Rr* のヘテロの個体は，遺伝子型 *RR* の個体に比べて，酵素を半分の量しかつくることができないために，花の色は桃色になる。これは「不完全優性」とよばれ，メンデルの法則に従わない例である。劣性遺伝子の多くは機能喪失型であるにもかかわらず，一般的にはヘテロになったときに，なぜ「不完全優性」の表現型を示さずメンデルの優性の法則が成り立つのか。その理由を簡潔に記せ。

問4 X染色体上に存在している遺伝子の場合，X染色体を1本しかもたない男性では優性の法則は成り立たない。また，X染色体を2本もつ女性の場合でも，遺伝子の発現量を男性と合わせるために，2本あるX染色体の一方をまるごと不活性化してしまう現象が起きるため，優性の法則が成り立たない場合がある。女性では父母から受け継いだ2本のX染色体のうちどちらを不活性化するかは，細胞ごとにほぼランダムに決められる。

ⅰ）性染色体上に存在している遺伝子による遺伝様式を何とよぶか，用語で記せ。

ⅱ）血友病は，X染色体上に存在する血液凝固因子の遺伝子に変異が入ることによって引き起こされる。正常な遺伝子をもつ男性の血液中における血液凝固因子の活性を100としたときに，次の男女の血液中における，血液凝固因子の活性はいくらと考えられるか，それぞれ整数で記せ。

  a）機能喪失型の変異遺伝子をもつ男性

  b）変異遺伝子をもたない女性

  c）機能喪失型の変異遺伝子と正常遺伝子をヘテロにもつ女性

  d）機能喪失型の変異遺伝子をホモにもつ女性

ⅲ）ⅱ）の a)〜d)のうち血友病を発症すると考えられる男女をすべて選び，記号で記せ。

問5 タンパク質の中には多量体を形成して働くものも多く存在する。たとえばカリウムイオンを選択的に通過させる膜タンパク質であるカリウムチャネルは，4量体を形成することでチャネルの機能を発揮する。この遺伝子の機能喪失型の変異で，4量体を形成する能力に違いはないのに，チャネルとしての機能を失ったタンパク質をつくるものがある。この変異遺伝子と正常遺伝子をヘテロにもつ細胞のカリウムチャネルは，正常タンパク質と変異タンパク質が混ざった4量体を形成することになる。ただし4量体の中に変異タンパク質が1分子でも混入していると，チャネルとしての機能は果たせない。

ⅰ）変異遺伝子と正常遺伝子からつくられるタンパク質の合成量が同じであるとした場合，正常タンパク質4分子だけから構成されるカリウムチャネルの割合は，細胞全体で発現しているカリウムチャネル全体に対してどれだけか，分数で記せ。

ⅱ）この変異は機能喪失型であるにもかかわらず，優性遺伝する。ⅰ）の結果を踏まえ，その理由を簡潔に記せ。

英 語

解答

26年度

藤田保健衛生大学（医）26年度（66）

前期

第1問

〔解答〕

問1. あ:(4) い:(2)　問2. (8)　問3. (3)
問4. 2番目(1) 4番目(4)
問5. (1)　問6. (4)　問7. (3)
問8. 「科学的主張は故意に危険を冒す。誤りだと見なされる危険である。」
問9. (2) (3)

〔出題者が求めたポイント〕
〔選択肢の意味と解答のヒント〕

問1.(1)〜によって破壊される　(2)〜のせいで
　　(3)〜するのを妨げられる　(4)〜の原因である
問3.(1)批判された　(2)捨てられた
　　(3)発明された　(4)使われた
問4.完成した英文は
　　what distinguished their report of the same phenomenon von Behring first described nine years earlier
問5. be named after 〜：〜から名前をとって名づけられる
問6.(1)はベーリングの発見したことであって、血清病のことではない。
　　(2)は「一部の人によっては不足であり、効果を発揮せずに」が誤り。
　　(3)は適量か過剰かの量の問題ではないので誤り。
問7.(1)少し無視され　(2)注目され
　　(3)実験の熱狂におそわれ
問9.(1)は、抗体の研究の方が先なので「それがその後」というのが誤り。
　　(4)は「過敏症とは異なったタイプ」というのが誤り。
　　(5)は「対象の違いに根ざしている」というのが誤り。

〔全訳〕

　1893年、エミール・フォン・ベーリングはジフテリア毒素の特性を調べるのに忙しくしていた。これはジフテリアという病気［あ］の原因であるジフテリア菌の生化学的副産物であった。この毒素は正常な組織に対してある種の毒として作用する。その数年前に、フォン・ベーリングとその同僚である北里柴三郎は、ジフテリアに対する免疫性は血液中の抗毒素成分すなわち「抗体」［い］によるものであるということを示す実験を行っていた。フォン・ベーリングがジフテリア毒素に関する研究で見つけると予想していなかった ― だが驚いたことに見つけてしまった ― ことは次のことであった。ある動物に最初に与えた時には少量で害にならないほど毒素でも、もう1度与えると、その動物は2度目のわずかな毒に対して、劇的に強い反応を起こしたのだ。場合によっ

ては、2度目の微量の投与は死に至るほどの激しさであった。フォン・ベーリングは、少しのジフテリア毒素を2度目に投与した時のこの増幅した反応を表現するために、「過敏症(hypersensitivity、ドイツ語ではÜberempfindlichkeit)」という用語を《A》作った。この実験結果は当時の免疫学の他の事象に関連してとても奇妙だったので、およそ10年間、無視されたも同然だった。

　1898年にシャルル・リシェとジュール・エリクーが同じ発見を報告し、このときは毒ウナギから取られた毒素の実験だった。これも注目され、そして無視された。やがて1902年、ポール・ポルティエとリシェは、他の免疫学者たちが関心を持ち続けるようなある実験結果を公表した。彼らは、海洋無脊椎動物から取った少量の毒の2回目の投与に対して、同じような増幅された反応があったと報告した。［う］9年前にフォン・ベーリングが最初に述べたのと同じ現象の報告であったが、彼らの報告を特徴づけていたのは、過敏性反応を、観察可能な心臓血管系ショックの形で、注意深く詳細に説明したことだった。リシェとポルティエはフォン・ベーリングと違って、ドイツよりもフランスで活動していたが、免疫学研究の先を行くこの2つの中心地には、大きな政治的緊張と専門家同士の敵意が存在していた。フランスの科学者たちは、ドイツ人が《A》作り出した「hypersensitivity（過敏症）」という用語を使う気はなく、増幅した反応を(医学用語で「保護」を表すプロフィラキシーと対比して、害の側面を強調するために)「anaphylaxis(アナフィラキシー)」と呼んだ。

　次の10年間、多くの傑出した免疫学者たちが、アナフィラキシーの特性を、質的、量的の両面で系統立てて研究した。1903年にマウリス・アルチュスは、後に彼の［え］名前をとって名づけられる現象の、発見へとつながる実験を行った。アルチュス反応はある種のタンパク質の皮内注射によって起こる特徴的な皮膚の病変である。1906年にはクレメンス・フォン・ピルケとベーラ・シックは《B》血清病を研究した。これは不運な現象であって、標準的なジフテリアか破傷風の注射をされた人々の内のごくわずかな割合の人々が、他の大多数にとっては何の害もないのに、注射によって重篤に陥るというものであった。観察された証拠が血清病の免疫学的原因を指し示していると、彼らは主張した。通常は無害で有益な物質が、それに触れたある人たちに対しては逆説的に病気を発生させるという医学的症状、これを指す便利な言い方として、ピルケとシックはアレルギー(allergy)という語を《A》作り出した。(allos ergosというギリシャ語で「変化した作用」という意味)同じ年に、アルフレッド・ウルフ-アイズナーは花粉症に関する教科書を出し、花粉症が免疫システムに起因する過敏症の一形態であることの、証拠となる症例を提示した。1910年にはサミュエル・メルツァーが同じ種類のぜんそくの

症例を、何らかの理由で肺の組織に限定された免疫学的過敏症の一形態とした。

近代免疫学の初期の時代を述べたこの論考を読んで、観察から得られた驚くべき謎が、最初いかに［お］注目され、それからおそらく［か］少し無視され、そしてついには［き］実験の熱狂におそわれるかということに気づいてほしい。観察された謎のすべてが、このような方法で運よく解決されるわけではない（永遠に無視されるものもある）が、多くのケースで、科学のある分野のたどるコースは、知識を蓄積するほかの多くの形式が観察による証拠に導かれることはないという意味では、まさに証拠に導かれる。《C》科学的主張は故意に危険を冒す。誤りだと見なされる危険である。一部の科学哲学者たちは、この危険に立たされる事態の中に、政治イデオロギー、神学的教義などの人間の信念の他の形態との重要な対比を見てきたのだ。

第2問
〔解答〕
問1. ア：(4) イ：(2) ウ：(1) エ：(3)
問2. (1)
問3. 隠されていて見えない対象物の動きを想像力で追う能力。(26字)
問4. 2番目：(1) 5番目：(6)
問5. (2)
問6. (1)
問7. (2) (5)

〔出題者が求めたポイント〕
〔選択肢の意味〕
問1.(1) 私たちは別のものに加わられるように見える
(2) それは存在からも抜け落ちるのではない
(3) それはスピードに基づいて再び現れるだろう
(4) それは彼らが手を放した空中にそのまま留まるのではない
問2.(1) 〜と反対に (2) 共に (3) 〜のために
(4) 〜という言葉で
問4. 完成した英文は
the platform on which the cups rested was rotated
問5.(1) 捨てる (2) 達成する (3) 行う (4) 委託する
問6.(1) 衰える (2) 発展する (3) 残る (4) 復活する
問7. 選択肢の英文の意味。下線部が本文と合っていないところ。
(1) 赤ちゃんは、脳が世界最大の学習機械なので賢い。赤ちゃんの脳は生まれつき、世界が動く基本的なしくみに精通している。
(2) 赤ちゃんがオブジェクト永続性の概念を持っているかどうかを知るために、ジャン・ピアジェは、目にしていたおもちゃが隠されたときに赤ちゃんがどう行動するかを観察した。
(3) 基本的なピアジェテストの結果は、バタンインコはオブジェクト永続性の感覚がとても鋭かっ

たので、中には、隠された食べ物を見つけるのに苦労するものもいた。
(4) 鳥は、カップの位置が1度だけ変えられたときのみ、位置移動課題と同じく回転課題でも、正しいカップを追うことが簡単にできた。
(5) フォン・バイエルンによると、バタンインコは空を飛んで食べ物を獲ったり敵から逃れたりするために、際立った空間－回転能力を身に着けた。
(6) 私たちは地上生活しているために、静止した環境で固定した食べ物を狩る能力は、人間には鳥よりも大事ではない。

〔全訳〕
もし赤ちゃんがそれほど賢くなかったら、赤ちゃんは信じられないくらい無口だろう。赤ちゃんの脳はおそらく世界で最も偉大な学習機械であるが、はじめは、特に世界が動く基本的な仕組みに関しては、完璧にと言っていいほど空っぽである。赤ちゃんは楽しく食べたり遊んだりしている物を落とす。その理由の一部は、［ア］物が手を離したところにそのまま空中待機することはないと、予想することができないからである。重力は何か驚きのものとして現れる。

赤ちゃんにとって同じように予測できないのが、ある物が視界から消えたとき、［イ］それは存在からも消えるのではないという事実である。部屋から出た人、毛布がかぶせられているおもちゃ、いないいないばあの手によって隠されている顔は、たとえ目には見えなくても変わらずに存在しているという概念は、オブジェクト永続性として知られている。人間とほとんどの大型類人猿は早くからオブジェクト永続性を把握する。これは、世界中のどの種よりも私たちを独特なものにしていると常に思われていた能力である。しかし、今、［ウ］私たちに加わるものがもうひとつあるようだ。全く異なる動物、バタンインコである。ウィーン大学とオクスフォード大学の研究チームによる比較心理学ジャーナルに載った研究論文によると、バタンインコはオブジェクト永続性を習得するだけでなく、驚くほど精巧なやり方でそれを応用することができる。

スイスの心理学者ジャン・ピアジェが赤ちゃんの中のオブジェクト永続性の概念を最初に調べ始めたのは、1950年代だった。その方法はたいていの場合、赤ちゃんにおもちゃを見せてから何らかの方法でそれを覆い、子どもたちが欲求不満で泣いたりそれはもう永遠に失われたのだと表面上受け入れて目をそらしたりする(あ)のではなく、隠しているおおいを動かそうとするのは、どれくらいの年齢かを見たのだった。2歳までで、ほとんどすべての赤ちゃんがおもちゃを手に入れる。

これが簡単にわかると、次は他の種類の基本的スキルに目が向く。3つのカップの内の1つにボールが隠されてカップがテーブルの上でシャッフルされるカーニバルゲームのように、隠れた対象物の動きを追う能力である。もっと精巧なスキルは空間軌道の概念であるが、これは、

車がトンネルの３つの入口の１つから入るのを見て、た
とえば、その車が現れそうな出口だけでなく、[エ]スピー
ドを基に大体いつ頃再登場するのかわかるというもの
だ。

　バタンインコはオウムなどの種を含む鳥類目に属して
いるが、その種の多くは手の込んだ遊び行動や物の利口
な操作などの、驚くべき認知的スキルを示している。こ
れは道具使用への最初のステップである。バタンインコ
がなんらかのオブジェクト永続性の感覚も持っているの
かどうかをはっきり知るために、科学者たちは８羽の大
人の鳥のグループに対して４つのテストを行った。最初
は基本的なピアジェテストで、食べ物が鳥に見せられ、
その後、３つの内の１つのスクリーンの後ろに隠された。
バタンインコがそれをわざわざ探そうとするなら、食べ
物がまだそこのどこかにあることを、鳥が知っているこ
とになるだろう。結果はどうか。まあまあといったとこ
ろだ。８羽の大人の鳥のたった２羽しか課題を達成でき
なかった。

　他のテストはもっと難しいものだった。１番目のテス
トでは、バタンインコは食べ物が３つのカップの内の１
つの下に隠されるのを見、それからカーニバルゲームを
しなければならなかった。研究者たちはこれを《A》置
換テストと呼ぶ。２番目は、そのものズバリの名前の回
転テストであって、再び鳥は食べ物がどこにあるか知っ
ているのだが、（い）カップの置いてある台が新しい位
置に回転させられた。３番目のテスト、位置移動の課題
では、台はそのままだが、鳥自身が持ち上げられて別の
位置に運ばれるというものだった。テストを受けた鳥す
べてが、カップの位置が何度も変えられた後でも、カー
ニバルテストの課題を難なくこなした。人間の子どもは
これを３歳から４歳になるまで解けない。人間ではない
類人猿はもっと早くに理解するが、カップを１回変える
ものしか習得できない。バタンインコは位置移動の課題
も解いた。これは、隠された物体の周りの新しい位置に
運ばれた人間の赤ちゃんなら、３〜４歳になるまでやり
とげられない課題である。赤ちゃんは回転の課題には
もっと時間がかかるが、バタンインコはそれも《B》習
得した。

　バタンインコがなぜ、この種のオブジェクト永続性の
スキルにそれほど長けているのか、確かなことはわから
ないが、これは生存のための大きな利益になると研究者
たちは見ている。これは他のたくさんの鳥たちにも、同
じような能力があることを示唆している。「空中を飛ん
で捕食する、あるいは空中から捕食されるのを避ける能
力は、際立った空間−回転能力を必要とするようです。」
と、この研究論文の執筆者の１人であるオクスフォード
の行動生態学者オーガスタ・フォン・バイエルンは言っ
た。

　人間は地面の上に生きる種として、これと同じ才能を
必要とはしなかったのだろう。その才能を持っていたと
して、おそらくはそれを《C》衰退するに任せたのだろう。
私たちはもう、食べ物を得るために狩りをすることも、
狩られることもめったにないのだから。しかし、静止し
た環境の中で固定した物体を探すことは、私たちが常に

必要とする能力であり、だから私たちはそれを早期に獲
得する。ひとつの世界で賢いことは、必ずしも別の世界
で賢いことではない。そして、時々、好むと好まざると
にかかわらず、動物たちは人間を負かそうとしている。

第３問
〔解答〕
（ア）treat　　　（イ）The　　　（ウ）environment
（エ）knowledge　　（オ）of　　　（カ）have
（キ）effects　　（ク）mouth　　（ケ）or
（コ）became　　（サ）life　　　（シ）strange

〔出題者が求めたポイント〕
〔解答のヒント〕
（ア）後の illness につながるのは treat（治療する）
（イ）first の前には the が必要
（オ）「〜の症状」は the symptom of 〜
（カ）現在完了形をつくる have
（キ）for 〜 ends で「〜の目的で」の意味

〔全訳〕
　「クスリ」という言葉は、ある望ましい効果を得るた
めに意図的にとる化学物質を指す。病気を（ア）治すため
に医学的に使われるクスリもあれば、楽しくなる効果の
ためにとるクスリもある。どちらの用法も始まりは古代
である。（イ）最初の人類は狩猟採集民であった。彼らは、
（ウ）環境中にある数千もの植物のどれを食べていいの
か、どれが毒なのかを学ばなければならなかった。彼ら
はまた、試行錯誤の末に、どの植物その他の天然物質が
痛みを和らげたり、病気（オ）の症状の手当てをしたりす
る助けになるのかという（エ）知識を、次第に蓄えていっ
た。薬用植物の使用は人間に限られるものではない。チ
ンパンジーの行動の研究は、病気の動物は時々、寄生虫
駆除の（キ）目的で、通常彼らの食事には含まれない植物
を選んで食べることを（カ）明らかにした。

　文字の言語ができる前、植物による治療の知識は、（ク）
口伝えで、世代から世代へと手渡された。これはやがて、
「治療師」「シャーマン」（ケ）あるいは「祈祷師」の専門
の仕事になった。このような人たちはしばしば医学知識
を魔術や宗教儀式の実践に結びつけ、共同体の中で影響
力のある力を持った存在と（コ）なった。良きにつけ悪し
きにつけ（サ）生活に干渉してくる、よって病気を起こす
こともある霊的存在を信じることはほとんど普遍的と
いってよく、だから、クスリの知識がこの迷信的な役割
と結びついたとしても（シ）不思議ではない。

藤田保健衛生大学（医）26 年度 （69）

後期

第1問

〔解答〕

問1. あ：(1) い：(4) う：(2) え：(3)

問2. (3)　　問3. (3)　　問4. (4)

問5. 2番目：(3)　4番目：(3)

問6. (2)

問7. 「低い出生率は裕福な人々が有利な立場を守るために使う戦略である」

問8. (2) (5)

〔出題者が求めたポイント〕
〔選択肢の意味と解答のヒント〕

問1. (1) 持つ子どもの数を制限するのを私たちに許す
　　(2) 彼らが持つ者たちにもっと投資する
　　(3) 子どもを少なく持つことに適応的なメリットは何もないことを示す
　　(4) 生物的優位を利用してたくさんの子どもを持つ

問2. (1) 偶然　(2) まず第一に　(3) 表面上は
　　(4) わずかに

問4. (1) その理論は役に立つように見える。
　　(2) その理論は変更可能に見える。
　　(3) その理論は正しいように見える。
　　(4) その理論は間違っているように見える。

問5. 完成した英文は what influences how we behave

問6. (1) 危機に瀕して　(2) 対立して　(3) 賛成して
　　(4) ～のために

問8. 選択肢の英文の意味は次の通り。下線部が本文の内容と合わないところ
　　(1) 人々がよく食べられ健康で安全に生活する豊かな国の人口は、予想よりもずっと速いペースで増加する。(第1段落参照)
　　(2) 私たちの存在自体が、私たちの祖先が困難な時代にあっても、遺伝子を次世代に渡すことに長けていたことを示している。(第2段落参照)
　　(3) 「人口転換」という言葉が指すのは、富が増大するにつれて出生率が上がる現象のことである。(第3段落参照)
　　(4) スウェーデンの女性たちとその子孫たちから取られたデータは、富に助けられて女性はより多くの子孫を産むことを示している。(第6段落参照)
　　(5) ハーディーとローソンによると、人口転換は、地位を求めることにより大きなウェイトを置く、進化した傾向から来るものである。(第8段落参照)

〔全訳〕

　人口過剰はおそらく人類に立ちはだかるもっとも大き

な問題だろう。人間の数が10億人に達するのに1800年までかかった。今人間の数は70億を越え、2085年までには100億に達する予定である。問題は多いけれども、それは私たちの種としての成功の証しでもある。人々がしだいに食べ物に不自由せず健康で安全になっていく世界の中で、人口爆発のみが予想される。だが実は、人間の数について驚くべきことは、増加のスピードが以前よりも速くなっているのでないということである。あなたがこのような良い条件の下で予想するような急激な増加とは違って、人間の出生率は地球全体で急落している。問題は、なぜかということである。

　ひとつの明白な答えは、避妊ができるようになって、(あ)産む子どもの数を制限することが可能になり、出生率をコントロールできるようになったことだろう。しかし、私たちがなぜそうすることを選ぶのかは、進化生物学者たちにとって謎である。なんといっても、生殖がうまかった先祖たちの長いつながりの子孫であるから、あなたはここにいて、これを読んでいるのである。時代が困難で資源が乏しかったとき、彼らはなんとか遺伝子を次の世代に受け渡すのに成功したのだった。今日、私たちの多くにとって、生き残るのははるかにたやすい。だから、私たちはなぜ、(い)生物的優位を利用してたくさんの子どもを持とうとしないのだろうか。本当になぜ、世界のもっとも豊かな地域の人々は、子どもの数が少ない傾向にあるのだろうか。

　伝統的な発展途上の社会では、富が増えると出生率が上がるが、このパターンは豊かな先進国では逆である。これは人口転換として知られている現象である。たとえばヨーロッパ連合では、女性ひとりあたりの子どもの平均の数は、今は約1.6人であるが、これは人口の維持に必要な2.1人よりはるかに低い。人口転換は何十年も生物学者たちを悩ませてきた。進化論の原則に全く反しているように思われるからである。集める富が多くなるにつれて子どもの数が少なくなるという私たちの傾向は、《A》一見したところ不適応に見え、進化論的に間違った転換に見える。だが、そうではないのかも知れない。もし親が、より少ない子どもたちに手厚く投資することによって、最終的には生まれる子孫の数を増やし、自分の血統の生き残りを確実にするのなら、低い出生率は長い目で見ると、実は進化論的に有利なのかもしれない。

　この観方に何か真実があるのかもしれないという最初の紛れもない証拠は、2008年にやってきた。デイビッド・ローソンとルース・メイスが、イギリスの14,000人の子どもたちを研究して得た結果を発表したときのことだ。彼らは、大家族の子どもたちは親からの時間と金銭の投資が少ないという点で痛手を被り、これがその子たちの教育的発展、身体的発育によくない結果をもたらしていることを発見した。一方で、きょうだいの[ア]少ない子どもたちは、[エ]大家族の子どもたちよりも学校で[イ]良い成績をとり、[ウ]背が高い傾向

さえあった。

よって、子どもの数が少ないことを選ぶ親たちは、(う)持っている子どもたちにより大きな投資をしているのだろう。だが、進化論の点で、重要な疑問が残る。富と小さい家族サイズの利点は世代から世代へと続いて、最終的により多くの子孫を生み出すことになるのだろうか。これに答えるためには、数世代に及ぶ教育、富、出産に関するデータが必要となるだろう。意外なことに、この情報は、19世紀にウプサラで生まれた14,000人のスウェーデン女性の集団と現在にいたるその子孫たちにあてはめることができる。ローソンとチームは最近そのデータ群を分析した。それから何がわかるだろうか。

前の研究と同じように、子どもの数が少なかった最初の集団の子孫である女性たちは、大学に行き、収入が多いという傾向が強かった。しかし、このような高投資の血統が、長い目で見てより成功したというのではない。むしろ、もともと子どもが多かった母親には、今では、より多くの子孫がいる。「とても密接な関連性があって、(え)子どもを少なく持つことには適応的には何のメリットもないことを示唆しています。」と、ローソンは言っている。

《B》その理論は正しいように見える。しかし、人口転換を支持する進化論的根拠はまだあるのかもしれない。進化人類学者のサラ・ハーディーは指摘する。種の歴史の大昔から排卵するくらい健康な女性はだれでも結婚し妊娠し子どもを産むからという単純な理由で、多くの子どもを産もうという気に駆られた女性を、自然選択は好まなかったかもしれない。しかし進化は、地位を争って成功した女性、結果多くの財産と大きな身の安全と質の良い伴侶を得る女性を好んだのかもしれない。このことが、現代世界の豊かな地域での｜ a ｜私たちの行動のしかたに影響している。「もしあなたが、高い地位と収入に価値を置く社会、ついている仕事の種類や受けた教育によって地位が決まる社会に住んでいるなら、あなたは子どもを持つ以上のことに重きを置くようになるでしょう。」とハーディーは言う。

ローソンは、地位を求める進化した傾向が、上昇する富と下降する出生率の関係性を説明すると考えている。「私たちは、地位と富を得ようとすることは普遍的で明白で意識的な戦略だと知っています。だれでも成功したい、好かれたい、財産を持ちたいと思っているのです。」彼は言うには、人間が存在して以来、性的欲求は私たちの生殖の産物を最大にするほど十分にあったが、現代の技術基本、賃労働の経済社会においては、地位を求めることは子どもを持つことと対立する。あなたは裕福な人々の方が多くの子どもを持つ余裕があると思うかもしれないが、そのような人たちが子どもには私立学校や良い医療のような地位の象徴を与えなければならないと感じるとすれば、子どもは養いにくくなる。《C》低い出生率は裕福な人々が有利な立場を守るために使う戦略であると、ローソンは言う。その結果、地位を求めることによって、不適応な生殖上の決定、すなわち自分の遺伝子を伝える機会を減らしてしまう決定を、私たちはして

しまうことになる。

第2問
〔解答〕
問1. 【甲】患者の命を救うこと
　　　【乙】提供者の危険を回避すること
問2. (2)　　問3. (4)　　問4. (4)
問5. 2番目：(2)　4番目：(3)
問6. (2)　　問7. (3) (4)

〔出題者が求めたポイント〕
〔選択肢の意味と解法のヒント〕
問1. 問題になっている下線部の次に続くの文を参考にする。
問2. 選択肢の意味は
　(a) 愛する人や友人を指定する臓器提供
　(b) 第三者を指定する臓器提供
　(c) 指定なしの臓器提供
問3. (1)必要な　(2)不必要な　(3)十分な
　(4)不十分な
問4. 選択肢の意味は
　(a) 少なくとも利益を得る患者はいる(その子どもは腎臓をもらい、待機者リストのその子より下の人たちは1段上に上がる)し、だれも被害を受けない(待機者リストのその子より上の人たちは、男の人がその人たちに臓器をあげる気はないので、いずれの状況でも腎臓はもらわない)
　(b) 臓器は「命の贈り物」であって買ったり売ったりする商品ではないという見解を脅かす
　(c) 人はこの提供を許容できると考えるかもしれない
問5. 完成した英文は
　prohibiting patients or families from placing such restrictions
問6. (1)〜に関する限り　(2)〜の場合でさえ
　(3)〜でありさえすれば　(4)〜なので
問7. (1)「利用に慎重になっている」が第1段落の記述に合わない。
　(2)家族からの生体臓器提供を述べた第3段落にこのような記述はない。
　(3)第3段落に記述がある。
　(4)第4段落に記述がある。
　(5)「法律に反するという理由でこの提供は実現しなかった」が第6段落の記述に合わない。

〔全訳〕
　移植のためのほとんどの臓器は死体から来るが、増えゆく臓器に対する需要を満たすことができていないので、生きているドナーからの臓器に注目が移っている。生きているドナーからの臓器提供は、医師は患者の命を救ったり病気を治したりするために健康な人の命を危険にさらさなければならないという意味で、独特な倫理的

ジレンマを引き起こす。よって移植医は、この提供源を利用することにずっと慎重である。しかし、手術の技術と成果が向上するにつれて、この医療行為は少しずつ広がっている。

　生きている人からの臓器提供の種類は３つに分けられる。ひとつは(あ)愛する人や友人を指定する臓器提供。それから(い)指定なしの臓器提供。ここではドナーは臓器を汎用プールに提供し、それが待機者リストの一番上の被移植者に移植される。それから(う)第三者を指定する臓器提供。ここではドナーは、以前の感情的なつながりがなにもない特定の人を選んで提供する。

　それぞれのタイプの臓器提供は、別個の倫理的懸念を呼び起こす。(あ)愛する人や友人を指定する臓器提供に関しては、提供する人々に大きなプレッシャーがかかる可能性があり、提供に気が進まない人に強要されていると感じさせてしまうことが心配される。このような場合、移植プログラムは、その人が潔くやめることができるように、妥当な医学的理由づけをおこなう用意がある。しかし同じく重要なのが、自分にふりかかる結果を無視して臓器提供しなければと人々に感じさせてしまう、その状況である。例を挙げれば、呼吸器不全で死にかけていた子どもの両親は、子どもの命を救おうとする必死の、しかし成功することのない試みで、自らの肺葉を提供すると言い張った。このような強制の感覚は珍しいことではない。このような場合、単に血縁者のインフォームドコンセントを取りつけるだけでは{A}不十分である。医師は、成功の可能性が見合うほどの大きさでなければ、人々に命を脅かす犠牲を払わせないようにする義務を負っている。

　(い)指定なしの臓器提供はまた、別の倫理的懸念を呼び起こす。見知らぬ他人のために命にかかわる犠牲を行う気にさせる過激な利他主義は、慎重に調べる必要がある。最近のケースでいうと、お金から臓器に至るまですべてを人にやらなければならないと病的に思い込んでいる人がいて、彼に言わせると、そうすることが「食べ物や水や空気と同じくらい必要なこと」なのだった。彼は他人にひとつの腎臓を提供した後で、どうやって劇的な自殺をして他のすべての臓器を人にやるかを考えた。別の病的な疑いのある提供の動機もまた、除外しなければならない。その人は、抑うつや自尊心の低さの埋め合わせをしようとしているのだろうか、マスコミの注目がほしいのだろうか、被移植者の生活にまきこまれたいという隠れた願望があるのだろうか。移植チームは、これらすべての面でドナー候補者を調べ、深刻な懸念を呼び起こす移植を禁止する義務を負っている。

　(う)第三者を指定する臓器提供も、少し追加の問題点がある、同じような倫理上の問題を引き起こす。このタイプの臓器提供は、普通、患者がテレビや広告板やインターネットで臓器提供を公然と広告するときに起こる。このよう広告は違法ではないが、臓器移植界では強く反対されてきた。２つの主だった反対は、この行為は公平さに欠けるというのと、[ア]臓器は「命の贈り物」であって買ったり売ったりする商品ではないという見解を脅かすというものである。

　倫理的にもっとも問題のあるケースは、被移植者が人種、宗教、民族を基に選ばれる場合である。たとえば、フロリダのある脳死の人の家族は、その人の臓器を提供することに同意したが、その人の人種差別の信念から、被移植者は白人でなければならないと主張した。臓器はそれにしたがって割り当てられたが、フロリダ州は後に、移植に関して{B}患者や家族がそのような制限を課すことを禁止する法律を通した。

　しかし、被移植者を選ぶ動機が倫理に反しているような{C}場合でさえ、移植を進めるのを許可する理由はあるのかもしれない。ハーバード大学医学校医学倫理部門主催の最近の公開フォーラムで議論されたケースを考えてみよう。ニューヨークのあるユダヤ人男性が、腎臓移植が必要なロサンゼルスのユダヤ人の子どものことを知った。その人は自分と同じ信条のだれかを助けたいと思って、この特定の子どもを助けるために腎臓を提供しようと決意した。彼の差別的なひいきにもかかわらず、[イ]人はこの提供を許容できると考えるかもしれない。[ウ]少なくとも利益を得る患者はいる(その子どもは腎臓をもらい待機者リストのその子より下の人たちは１段上に上がる)し、だれも被害を受けない(待機者リストのその子より上の人たちは、男の人がその人たちに臓器をあげる気はないので、いずれの状況でも腎臓はもらわない)からである。(う)第三者を指定する臓器提供が公平性の原則を破っているのかどうかは、このように議論を呼ぶところである。だが、もしこれが許されたら、差別的なひいきを禁止することは非常に難しくなるだろう。ドナーは理由も言わずに、臓器はこれこれの人に行くべきであると単に指定することができるからである。

第３問

〔解答〕

ア：magazines　　イ：its　　ウ：different
エ：list　　オ：become　　カ：short
キ：remains　　ク：people　　ケ：male
コ：whom　　サ：number　　シ：time

〔全訳〕

　2008年から2009年にかけて、「herbivore men」(日本語で「草食男子」または「草食系男子」)が流行し、日本語で広く使われる用語になった。これはテレビ、インターネット、新聞、(ア)雑誌など、あらゆる種類のメディアに氾濫し、時には日常会話でも聞かれるようになった。広まるにつれて、(イ)その本来の意味は分化し、人々はさまざまな(ウ)異なるニュアンスでそれを使い始めた。2009年の12月には、ユーキャンが後援する「流行語大賞」のトップテン候補(エ)リストに挙げられた。2010年までには標準的な名詞と(オ)なった。そして現在、2011年、人々はこれに格段興味がないように見える。流行語の命は(カ)短いので、これがすぐに使われなくなる可能性は高い。だが、この言葉の出現が、(ク)人々の若い男性を見る見方を、劇的に変えてしまったという事実は(キ)残る。これはおそらく、日本の(ケ)男性ジェンダーの歴史上、画期的な出来事とさえ言えるだろう。

「草食男子」という語は、（コ）その言葉の指す「男たち」が現実に日本社会に存在しているので、流行になった。人々は、「男らしさ」を失った、あるいは「女性化」した若い男性たちの（サ）数が増えつつあるのに、すでに気づいていた。髪を茶色に染めたり、デザイナーズブランドの指輪をしたり、耳にピアスをしたりする、ファッション意識の高い若者たちが20世紀の終わりに現れ始めた（シ）頃から、この流れの徴候はすでにあった。

数　学

解答　26年度

[前期]

問題 1

〔解答〕

(1) $\dfrac{a}{a^2+1}$　(2) $-\dfrac{1}{2} \leq m \leq \dfrac{1}{2}$

(3) $a \neq 0, \pm 1$　(4) $\left(\dfrac{1}{a}, \dfrac{1}{a^2}\right)$

〔出題者が求めたポイント〕

新しい定義「対応点」でとまどわないようしっかり文章を読む。内容は 2 次関数と直線の交点，接点がわかれば良い。

〔解答のプロセス〕

(i) 直線 AP の方程式を求める

傾き $\dfrac{a^2-(-1)}{a-0} = \dfrac{a^2+1}{a}$　$(a \neq 0)$

$y-(-1) = \dfrac{a^2+1}{a}(x-0)$

$y=0$ を代入する

$1 = \dfrac{a^2+1}{a}x,\ x = \dfrac{a}{a^2+1}$

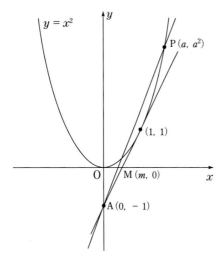

$a=0$ のとき $x=0$ となり題意を満たすので

$m = \dfrac{a}{a^2+1}$　…((1)の答)

(ii) $f(a) = \dfrac{a}{a^2+1}$ とおいて微分してグラフを書くよりも，$y=x^2$ と直線 AP が接するときを考えた方が早い。

$y'=2x$ より点 $(a,\ a^2)$ における接線の方程式は

$y - a^2 = 2a(x-a)$

この接線が $A(0, -1)$ を通るのは

$-1 - a^2 = 2a(0-a)$

$a^2 = 1$ より $a = \pm 1$

このとき $M\left(\pm \dfrac{1}{2},\ 0\right)$

よって，$-\dfrac{1}{2} \leq m \leq \dfrac{1}{2}$　…((2)の答)

(iii) $a \neq 0, \pm 1$ のとき　…((3)の答)

$y=x^2$ と直線 $AP\left(y = \dfrac{a^2+1}{a}x - 1\right)$ との 2 つの交点のうち，$x=a$ 以外の点を Q とおく。

$x^2 = \dfrac{a^2+1}{a}x - 1,\ ax^2-(a^2+1)x+a = 0$

$(x-a)(ax-1) = 0$

$\therefore\ x = a,\ \dfrac{1}{a}$　$(a \neq 0)$

よって，$Q\left(\dfrac{1}{a},\ \dfrac{1}{a^2}\right)$　…((4)の答)

問題 2

〔解答〕

(5) $(b(b+c),\ b(b-c))$　(6) $2b(b+\sqrt{b^2-c^2})$

(7) $\dfrac{c}{\sqrt{b}\,(\sqrt{b+c}+\sqrt{b-c})}$

(8) $\dfrac{\sin\theta}{\sqrt{1+\sin\theta}+\sqrt{1-\sin\theta}}$

〔出題者が求めたポイント〕

(i)は文字を含んだ 2 次方程式の問題。解の公式が有効。

(ii) $A>0,\ B>0$ のとき

$\sqrt{A+B+2\sqrt{AB}} = \sqrt{(\sqrt{A})^2+2\sqrt{A}\sqrt{B}+(\sqrt{B})^2}$
$= \sqrt{(\sqrt{A}+\sqrt{B})^2} = \sqrt{A}+\sqrt{B}$。

$\sin\alpha$ と $\sin\theta$ は直角三角形を利用する。

〔解答のプロセス〕

(i) BC の C 側への延長上に点 D をとる。

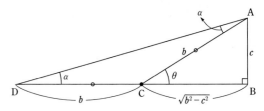

$x,\ y$ を解とする t の 2 次方程式は

$t^2-(x+y)t+xy=0$

条件を代入すると

$t^2-2b^2 t + b^2(b^2-c^2) = 0$

解の公式より $t = b^2 \pm \sqrt{b^4-b^2(b^2-c^2)} = b^2 \pm \sqrt{b^2c^2}$

ここで，$b>0,\ c>0$ だから $t = b^2 \pm bc$

この解の $x,\ y$ となる。$x>y$ より

$x = b^2+bc,\ y = b^2-bc$　…((5)の答)

(ii) 直角三角形 ABD に三平方の定理を使って

$$AD^2 = c^2 + (b + \sqrt{b^2 - c^2})^2$$
$$= 2b(b + \sqrt{b^2 - c^2}) \qquad \cdots((6)の答)$$

次に，$b - c > 0$，$2b = b + b = b + c + b - c$ を使って式変形をする。

$$2b + 2\sqrt{b^2 - c^2} = b + c + 2\sqrt{b+c}\sqrt{b-c} + b - c$$
$$= \sqrt{(b+c)^2} + 2\sqrt{b+c}\sqrt{b-c}$$
$$+ \sqrt{(b-c)^2}$$
$$= (\sqrt{b+c} + \sqrt{b-c})^2$$

すると　$AD = \sqrt{b}\sqrt{2b + 2\sqrt{b^2 - c^2}}$
$$= \sqrt{b}(\sqrt{b+c} + \sqrt{b-c})$$

ここで $\sin\alpha = \dfrac{C}{AD}$

$$= \frac{c}{\sqrt{b}(\sqrt{b+c} + \sqrt{b-c})} \qquad \cdots((7)の答)$$

また，$\sin\theta = \dfrac{c}{b}$　より上記の(7)の分母，分子を b で割ると

$$\sin\alpha = \frac{\dfrac{c}{b}}{\dfrac{\sqrt{b}}{\sqrt{b}}\left(\sqrt{1 + \dfrac{c}{b}} + \sqrt{1 - \dfrac{c}{b}}\right)}$$
$$= \frac{\sin\theta}{\sqrt{1 + \sin\theta} + \sqrt{1 - \sin\theta}} \qquad \cdots((8)の答)$$

問題3
〔解答〕

(9) $p = \dfrac{RT}{v - b} - \dfrac{a}{v^2}$　(10) $v = \dfrac{ab}{a - bRT}$

(11) $Tc = \dfrac{8a}{27bR}$　(12) $v_c = 3b$　(13) $p_c = \dfrac{a}{27b^2}$

〔出題者が求めたポイント〕

文字を含んだ整式の計算，分数関数の微分，文字が多いので，どの文字が変数か定数かを確かめて計算する。連立方程式の解法を確認しておこう。

〔解答のプロセス〕

(i) 条件より，$p + \dfrac{a}{v^2} > 0$，$RT > 0$

よって，$v - b > 0$ となる
条件式①より

$$p + \frac{a}{v^2} = \frac{RT}{v - b}, \quad p = \frac{RT}{v-b} - \frac{a}{v^2} \quad \cdots((9)の答)$$

(ii) ①と②から p を消去する
上記(9)を②へ代入する

$$\left(\frac{RT}{v-b} - \frac{a}{v^2}\right)v = RT$$
$$\frac{v^2RT - a(v-b)}{v^2(v-b)} \times v = RT$$
$$v^2RT - av + ab = RTv(v-b)$$
$$(a - bRT)v = ab$$

$a - bRT > 0$ より $v = \dfrac{ab}{a - bRT}$ $\qquad \cdots((10)の答)$

(iii) 微分計算をしやすくするため $v = x$ とおく。

(9)の答より $p = \dfrac{RT}{x - b} - \dfrac{a}{x^2}$ $\cdots$①

$$\frac{dp}{dx} = -\frac{RT}{(x-b)^2} + \frac{2a}{x^3}$$
$$\frac{d^2p}{dx^2} = \frac{2RT}{(x-b)^3} - \frac{6a}{x^4}$$

$\dfrac{dp}{dx} = \dfrac{d^2p}{dx^2} = 0$　より次の式を得る

$$RTx^3 = 2a(x-b)^2 \quad \cdots②$$
$$RTx^4 = 3a(x-b)^3 \quad \cdots③$$

②×3$(x-b)$　$3RTx^3(x-b) = 6a(x-b)^3$ $\cdots$④
③×2　　　　$2RTx^4 = 6a(x-b)^3$ $\cdots$⑤
④と⑤から　$2RTx^4 = 3RTx^3(x-b)$
$2x = 3(x-b)$　$\therefore x = 3b$ $\cdots$⑥
⑥を②に代入すると

$$RT(3b)^3 = 2a(3b-b)^2 \qquad T = \frac{8a}{27bR}$$

①に代入して

$$p = \frac{R}{3b-b} \times \frac{8a}{27bR} - \frac{a}{(3b)^2} = \frac{a}{27b^2}$$

以上から，$T_c = \dfrac{8a}{27bR}$ $\qquad\qquad \cdots((11)の答)$

$$v_c = 3b, \quad p_c = \frac{a}{27b^2} \qquad \cdots((12)，(13)の答)$$

問題4
〔解答〕

(14) $(1 + \cos\theta, \sin\theta)$　(15) $x = \cos\theta$

(16) $\sin\theta$　(17) $\sqrt{2(1 - \cos\theta)}$　(18) θ

(19) $1 - \cos\theta + \sin\theta$　(20) $\dfrac{1}{2}$

〔出題者が求めたポイント〕

(i) 円の方程式，接線の方程式の知識を使って解くよりも，平面幾何を利用して解いた方が早い。

(ii) 値を代入して大小関係を推測する。結果のみの記入するので証明は不要だが解答のプロセスに証明を記した。

〔解答のプロセス〕

(i) $B(b_1, b_2)$，$C(1, 0)$ とおく。半径1の2つの円が交わっているので四角形OABCは線分OB，ACを対角線とするひし形になる。

よって，OBとACの中点は一致するから

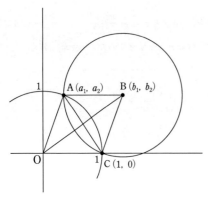

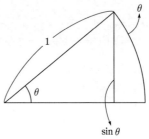

$$\frac{b_1+0}{2}=\frac{a_1+1}{2}$$
$$\frac{b_2+0}{2}=\frac{a_2+0}{2} \quad \text{より} \quad b_1=a_1+1,\ b_2=a_2$$

$a_1=\cos\theta,\ a_2=\sin\theta$ より

$(b_1,\ b_2)=(1+\cos\theta,\ \sin\theta)$ …⑭の答

線分 AB は x 軸に平行なので点 A における C' の接線の方程式は $x=a_1$ …⑮の答

(ii) $\angle \mathrm{AOC}=\theta$ より $0<\theta<\dfrac{\pi}{2}$

$\theta=\dfrac{\pi}{3}$ を代入して，大小関係を予想してから証明する。

(ア) $\sin\theta=\sin\dfrac{\pi}{3}=\dfrac{\sqrt{3}}{2}\fallingdotseq\dfrac{1.73}{2}=0.865$

(イ) $\sqrt{2(1-\cos\theta)}=\sqrt{2\left(1-\cos\dfrac{\pi}{3}\right)}=1$

(ウ) $\theta=\dfrac{\pi}{3}\fallingdotseq\dfrac{3.14}{3}\fallingdotseq 1.046$

(エ) $1-\cos\theta+\sin\theta=1-\cos\dfrac{\pi}{3}+\sin\dfrac{\pi}{3}$
$=1-\dfrac{1}{2}+\dfrac{\sqrt{3}}{2}$
$=\dfrac{1+\sqrt{3}}{2}\fallingdotseq\dfrac{1+1.73}{2}=1.365$

$0<\theta<\dfrac{\pi}{2}$ のとき

① $\sin\theta-\sqrt{2(1-\cos\theta)}=$
$\dfrac{(\sin\theta-\sqrt{2(1-\cos\theta)})(\sin\theta+\sqrt{2(1-\cos\theta)})}{\sin\theta+\sqrt{2(1-\cos\theta)}}$
$=\dfrac{\sin^2\theta-2(1-\cos\theta)}{\sin\theta+\sqrt{2(1-\cos\theta)}}$
$=-\dfrac{(\cos\theta-1)^2}{\sin\theta+\sqrt{2(1-\cos\theta)}}<0$

よって，$\sin\theta<\sqrt{2(1-\cos\theta)}$

② $g(\theta)=2(1-\cos\theta)-\theta^2$ とおくと
$g'(\theta)=2(\sin\theta-\theta)<0$

よって，$y=g(\theta)$ は単調に減少する。

$0=g(0)>g(\theta)$

よって，$g(\theta)<0$，すると $2(1-\cos\theta)<\theta^2$
ここで，$2(1-\cos\theta)$, θ は正だから
$\sqrt{2(1-\cos\theta)}<\theta$

③ $h(\theta)=\theta-(1-\cos\theta+\sin\theta)$
$h'(\theta)=1-\sqrt{2}\sin\left(\theta+\dfrac{\pi}{4}\right)<0$

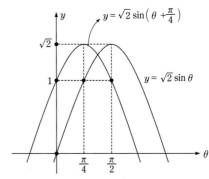

よって，$y=h(\theta)$ は単調に減少する

$0=h(0)=0-(1-1+0)>h(\theta)$

よって，$\theta<1-\cos\theta+\sin\theta$

以上①，②，③より
$\sin\theta<\sqrt{2(1-\cos\theta)}<\theta<1-\cos\theta+\sin\theta$
$a=\sin\theta,\ b=\sqrt{2(1-\cos\theta)},\ c=\theta,$
$d=1-\cos\theta+\sin\theta$ …⑯〜⑲の答

また，$\dfrac{d-a}{bc}=\dfrac{1-\cos\theta+\sin\theta-\sin\theta}{\sqrt{2(1-\cos\theta)}\,\theta}$
$=\dfrac{1-\cos\theta}{\theta\sqrt{2(1-\cos\theta)}}$
$=\dfrac{1}{\sqrt{2}\,\theta}\cdot\sqrt{1-\cos\theta}$
$=\dfrac{1}{\sqrt{2}\,\theta}\sqrt{\dfrac{(1-\cos\theta)(1+\cos\theta)}{1+\cos\theta}}$
$=\dfrac{1}{\sqrt{2}\,\theta}\cdot\dfrac{\sqrt{\sin^2\theta}}{\sqrt{1+\cos\theta}}$
$=\dfrac{1}{\sqrt{2}\sqrt{1+\cos\theta}}\times\dfrac{\sin\theta}{\theta}$
$(\sin\theta>0)$
$=\dfrac{1}{\sqrt{2}\cdot\sqrt{1+1}}\times 1=\dfrac{1}{2}$ …⑳の答

藤田保健衛生大学（医）26年度（76）

後期

問題1
〔解答〕

$$(\alpha,\ \beta)=\left(\frac{\pi}{3},\ \frac{\pi}{3}\right),\left(\frac{\pi}{2},\ \frac{\pi}{2}\right)$$

〔出題者が求めたポイント〕
三角方程式　$\cos2\alpha=2\cos^2\alpha-1$

〔解答のプロセス〕
条件式より $\cos\alpha=\cos\beta$，$0\le\alpha\le\pi$，$0\le\beta\le\pi$ より
$$\alpha=\beta$$
すると，$1-\cos\alpha+\cos2\alpha=0$，
$$1-\cos\alpha+2\cos^2\alpha-1=0$$
$$2\cos^2\alpha-\cos\alpha=0,\ (2\cos\alpha-1)\cos\alpha=0$$
$$\cos\alpha=0,\ \frac{1}{2}\quad\text{よって}\alpha=\frac{\pi}{2},\ \frac{\pi}{3}$$

よって　$(\alpha,\ \beta)=\left(\frac{\pi}{3},\ \frac{\pi}{3}\right),\left(\frac{\pi}{2},\ \frac{\pi}{2}\right)$

問題2
〔解答〕

(2)　$\left(1,\ -\frac{15}{4}\right)$　　(3)　$(y+1)^2=x+4$

(4)　$\left(-\frac{17}{4},\ -1\right)$

〔出題者が求めたポイント〕
(i)　$y=4px^2$ の焦点は $(0,\ p)$ より $y=x^2$ の焦点は
$$\left(0,\ \frac{1}{4}\right)$$
(ii)　直線 $y=x$ に関して対称に移動するのは x と y を
入れ替える．

〔解答のプロセス〕
(i)　$y=x^2-2x-3=(x-1)^2-4$
　この放物線は $y=x^2$ を x 軸方向へ1，y 軸方向へ-4
　だけ平行移動したものだから，焦点 $\left(0,\ \frac{1}{4}\right)$ を平行移
　動して　$\left(1,\ -\frac{15}{4}\right)$　　　…((2)の答)
(ii)　頂点 $(1,\ -4)$ を y 軸に関して対称に移動すると
　$(-1,\ -4)$　よって，移動後の放物線の方程式は
$$y=(x+1)^2-4$$
　さらに，直線 $y=x$ に関して対称に移動するので，x
　と y を入れ替えて
$$x=(y+1)^2-4,\ (y+1)^2=x+4\quad\text{…((3)の答)}$$
ここで，$y^2=x$ の焦点は $\left(\frac{1}{4},\ 0\right)$　この焦点を x 軸方向

へ-4，y 軸方向へ-1 だけ平行移動したものだから求
める焦点の座標は
$$\left(\frac{1}{4}-4,\ 0-1\right)=\left(-\frac{15}{4},\ -1\right)\quad\text{…((4)の答)}$$

問題3
〔解答〕
(5)　$w'(x)+aw(x)=f(x)$
(6)　$w(x)=x^2-2x+2-2e^{-x}$
(7)　$w''(x)=a^2w(x)-af(x)+g(x)$

〔出題者が求めたポイント〕
積分関数，この問題では積分するのは s の関数なので
x は定数と考える．
$$\int xe^xdx=(x-1)e^x+c$$
$$\int xe^xdx=(x^2-2x+2)e^x+c$$

〔解答のプロセス〕
(i)　x を定数　s は変数と見て
$$w(x)=e^{-ax}\int_0^x e^{as}f(s)ds$$
$$w'(x)=-ae^{-ax}\int_0^x e^{as}f(s)ds+e^{-ax}\times e^{ax}f(x)$$
$$=-a\int_0^x e^{-ax+as}f(s)ds+f(x)$$
$$=-aw(x)+f(x)$$
　よって，$w'(x)+aw(x)=f(x)$　　　　…((5)の答)
(ii)　$a=1$，$f(x)=x^2$ とすると条件を満たすことを示す
$$w(x)=\int_0^x e^{-x+s}\cdot s^2dx$$
$$=e^{-x}\int_0^x e^s\cdot s^2dx=e^{-x}\left[(s^2-2s+2)e^s\right]_0^x$$
$$=x^2-2x+2-2e^{-x}\quad\text{…((6)の答)}$$
　このとき $w'(x)=2x-2+2e^{-x}$
$$w'(x)+w(x)=(2x-2+2e^{-x})$$
$$+(x^2-2x+2-2e^{-x})$$
$$=x^2$$
　$w(0)=0+2-2=0$ となり条件を満たす
(iii)　(i)より $w'(x)=f(x)-aw(x)$　—①
　また(i)の両辺を x で微分すると
$$w''(x)+aw'(x)=f'(x)=g(x)\quad\text{①を代入すると}$$
$$w''(x)+a\{f(x)-aw(x)\}=g(x)$$
$$w''(x)=a^2w(x)-af(x)+g(x)\quad\text{…((7)の答)}$$

問題 4

〔解答〕

(8)　$2k(u-l)+F$

(9)　F　　(10)　$2-2e^{-t}$

(11)　$2t^2-4t+2$

〔出題者が求めたポイント〕

数学Ⅲ，2次導関数，極限値，u'' は u の関数，v'' は定数になることから u と v を考える．

〔解答〕

(i)　$mu=mx_2-mx_1$ より

$$m\frac{d^2u}{dt^2}=m\frac{d^2x_2}{dt^2}-m\frac{d^2x_1}{dt^2}$$
$$=k\{(x_2-x_1)-l\}+F+\{k(x_2-x_1)-l\}$$
$$=2k(u-l)+F \qquad \cdots((8)の答)$$

(ii)　$mv=mx_2+mx_1$ より

$$m\frac{d^2v}{dt^2}=m\frac{d^2x_2}{dt^2}+m\frac{d^2x_1}{dt^2}$$
$$=k\{(x_2-x_1)-l\}+F-k\{(x_2-x_1)-l\}$$
$$=F \qquad \cdots((9)の答)$$

(iii)　$w(x)=x^2-2x+2-2e^{-x}$,

$w''(x)=2-2e^{-x}$ より

$x_2=t^2-2t+2-e^{-t}$, $x_1=t^2-2t+e^{-t}$ とおく

このとき　$u=x_2-x_1=2-2e^{-t}$,

$$v=x_1+x_2=2t^2-4t+2$$

$$\frac{d^2x_2}{dt^2}=2-e^{-t}=\frac{1}{2}(4-2e^{-t})$$
$$=\frac{1}{2}(2-2e^{-t}+2)=\frac{1}{2}(x_2-x_1)+1$$
$$=\frac{1}{2}\{(x_2-x_1)-6\}+4$$

$$\frac{d^2x_1}{dt^2}=2+e^{-t}=-\frac{1}{2}(2-2e^{-t}-6)$$
$$=-\frac{1}{2}\{(x_2-x_1)-6\}$$

$$\lim_{t\to\infty}u(t)=\lim_{t\to\infty}(2-2e^{-t})=2$$

よって各条件を満たす

$$u=2-2e^{-t}, \quad v=2t^2-4t+2 \qquad \cdots((10),(11)の答)$$

問題 5

〔解答〕

(12)　$\sqrt{a^2+b^2t^2}$　　(13)　$\dfrac{\sqrt{d^2-a^2}}{b}$

(14)　$\dfrac{1}{b}\sqrt{(a^2w^2+b^2)(d^2-a^2)}$　　(15)　$\dfrac{b}{aw}$

〔出題者が求めたポイント〕

数学Ⅲ，媒介変数で表された曲線の長さ，極限値

〔解答のプロセス〕

(i)　$OH^2=x^2+y^2+z^2=a^2\cos^2wt+a^2\sin^2wt+b^2t^2$

$$=a^2+b^2t^2$$

OH>0 より OH$=\sqrt{a^2+b^2t^2}$　$\cdots((12)の答)$

(ii)　条件より　$\sqrt{a^2+b^2t^2}=d$ より $a^2+b^2t^2=d^2$

$$t^2=\frac{d^2-a^2}{b^2}, \quad t>0 \quad より$$

$$t_d=\frac{\sqrt{d^2-a^2}}{b} \qquad \cdots((13)の答)$$

(iii)　$\left(\dfrac{dx}{dt}\right)^2+\left(\dfrac{dy}{dt}\right)^2+\left(\dfrac{dz}{dt}\right)^2=a^2w^2+b^2$

すると求める図形の長さを L とすると

$$L=\int_0^{t_d}\sqrt{\left(\frac{dx}{dt}\right)^2+\left(\frac{dy}{dt}\right)^2+\left(\frac{dz}{dt}\right)^2}dt$$
$$=\int_0^{t_d}\sqrt{a^2w^2+b^2}dt$$
$$=\sqrt{a^2w^2+b^2}[t]_0^{t_d}$$
$$=\frac{1}{b}\sqrt{(a^2w^2+b^2)(d^2-a^2)} \qquad \cdots((14)の答)$$

(iv)　$z(t+h)-z(t)=bh$

$|\overrightarrow{PQ}|^2=\{x(t+h)-x(t)\}^2+\{y(t+b)-y(t)\}^2$

すると

$$\frac{\{z(t+h)-z(t)\}^2}{|\overrightarrow{PQ}|^2}$$
$$=\frac{b^2h^2}{\{x(t+h)-x(t)\}^2+\{y(t+h)-y(t)\}^2}$$
$$=\frac{b^2}{\left\{\dfrac{x(t+h)-x(t)}{h}\right\}^2+\left\{\dfrac{y(t+h)-y(t)}{h}\right\}^2}$$

よって，$a>0$，$b>0$，$w>0$ より

$$与式=\sqrt{\frac{b^2}{\{x'(t)\}^2+\{y'(t)\}^2}}$$
$$=\sqrt{\frac{b^2}{a^2w^2}}=\frac{b}{aw} \qquad \cdots((15)の答)$$

物　理

解答　26年度

　　　　[前　期]

1

〔解答〕

問1　小球の速さ：$\sqrt{\dfrac{2Mgh}{M+m}}$,

　　　台の速さ：$\sqrt{\dfrac{2m^2gh}{M(M+m)}}$

問2　$\dfrac{mL}{M+m}$

問3　$m\left(\dfrac{2M-em+eM}{m+M}\right)\sqrt{\dfrac{2gh}{M(M+m)}}$

問4　$\left(\dfrac{M-m}{m}\right)\sqrt{\dfrac{M+m}{M}}$

〔解答のプロセス〕

問1　小球が台のQに達した時の小球の速度をv，台の速度をVとする。右向きを正の向きとする。

運動量保存則より
$$mv+MV=0 \quad \cdots\cdots ①$$

力学的エネルギー保存則より
$$mgh=\dfrac{1}{2}mv^2+\dfrac{1}{2}MV^2 \quad \cdots\cdots ②$$

①，②よりVを消去して
$$mgh=\dfrac{1}{2}mv^2+\dfrac{(MV)^2}{2M}=\dfrac{1}{2}mv^2+\dfrac{m^2v^2}{2M}$$

$\therefore\ v=-\sqrt{\dfrac{2Mgh}{M+m}},\ V=m\sqrt{\dfrac{2gh}{M(M+m)}}$
$\quad\cdots\cdots ③$

問2　小球と台には，水平方向の外力ははたらかないので，水平方向の重心の位置は変化しない。壁を原点にして，右向きに座標軸をとり，台の重心をX_G，小球がQに達したときの座標をxとすると
$$\dfrac{MX_G+mL}{M+m}=\dfrac{M(X_G+x)+mx}{M+m}$$

$\therefore\ mL=Mx+mx \quad \therefore\ x=\dfrac{mL}{M+m} \quad\cdots\cdots ④$

問3　小球と壁との衝突は弾性衝突であるから，小球の水平方向の速度はvから$-v=\sqrt{\dfrac{2Mgh}{M+m}}$に変わる。

小球が台と衝突した後の台の速度をV'，小球の水平方向の速度をv'とすると，①式を用いて，

$$\begin{cases} mv'+MV'=m(-v)+MV=2MV \quad\cdots\cdots ⑤ \\ e=-\dfrac{v'-V'}{(-v)-V} \quad \therefore e(v+V)=v'-V' \end{cases}$$
$\qquad\qquad\qquad\qquad\qquad\qquad\cdots\cdots ⑥$

③，⑤，⑥より
$$V'=\dfrac{(2M-em)V-emv}{m+M}$$
$$=\left(\dfrac{m}{m+M}\right)(2M-em+eM)\sqrt{\dfrac{2gh}{M(M+m)}}$$
$$=m\left(\dfrac{2M-em+eM}{m+M}\right)\sqrt{\dfrac{2gh}{M(M+m)}}$$

問4　小球は鉛直方向には自由落下と同じ運動をするから台を飛び出してから床に到達する時間をtとすれば
$$h=\dfrac{1}{2}gt^2 \quad より \quad t=\sqrt{\dfrac{2h}{g}} \quad\cdots\cdots ⑦$$

この時間における，小球と台の位置関係より
$$x+Vt\leqq |v|t-x$$
$\therefore\ 2x\leqq\{|v|-V\}t$

③，④，⑦より
$$2\times\dfrac{mL}{M+m}\leqq\left\{\sqrt{\dfrac{2Mgh}{M+m}}-\sqrt{\dfrac{2m^2gh}{M(M+m)}}\right\}$$
$$\times\sqrt{\dfrac{2h}{g}}$$

$\therefore\ \dfrac{L}{h}\leqq\left(\dfrac{M-m}{m}\right)\sqrt{\dfrac{M+m}{M}}$

2

〔解答〕

問1　$A=a+b$　　問2　$\sin\theta=n\sin a$

問3　$\sin A\sqrt{n^2-\sin^2\theta}-\sin\theta\cos A$

問4　(イ)　　問5　(ウ)

問6　〔解答のプロセス〕に示す。

〔解答のプロセス〕

問1　三角形AQRの内角の和は180°であるから
$$A+(90°-a)+(90°-b)=180°$$
$\therefore\ A-a-b=0$
$\quad A=a+b$

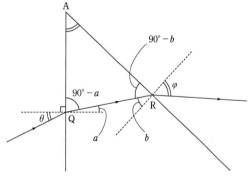

問2　点Qで屈折の法則を適用して
$$1\times\sin\theta=n\sin a$$
$\therefore\ \sin\theta=n\sin a$

問3　点Rで屈折の法則を適用して
$$n\sin b=\sin\varphi$$
問1，問2の結果を用いて
$$\sin\varphi=n\sin(A-a)$$
$$=n\sin A\cos a-n\cos A\sin a$$

$$= n\sin A\sqrt{1-\sin^2 a} - \sin\theta\cos A$$
$$= n\sin A\sqrt{1-\left(\frac{\sin\theta}{n}\right)^2} - \sin\theta\cos A$$
$$= \sin A\sqrt{n^2-\sin^2\theta} - \sin\theta\cos A$$

問4 $A=30°$, $n=\frac{5}{4}$, $\varphi=0°$ を問3の結果に代入して
$$0 = \frac{1}{2}\sqrt{\left(\frac{5}{4}\right)^2 - \sin^2\theta_1} - \frac{\sqrt{3}}{2}\sin\theta_1$$
$$\therefore \sin\theta_1 = \frac{5}{8} = 0.625$$

正弦関数のグラフより $40°$ が最も近い。

問5 $\varphi=90°$ として
$$1 = \frac{1}{2}\sqrt{\left(\frac{5}{4}\right)^2 - \sin^2\theta_2} - \frac{\sqrt{3}}{2}\sin\theta_2$$
$$\therefore 4\sin^2\theta_2 + 4\sqrt{3}\sin\theta_2 + \frac{39}{16} = 0$$

二次方程式を解いて
$$\sin\theta_2 = \frac{-4\sqrt{3} \pm 3}{8}$$

$-1 \le \sin\theta_2 \le 1$ より
$$\sin\theta_2 = \frac{-4\sqrt{3}+3}{8} \fallingdotseq -0.49$$

正弦関数のグラフより $-30°$ が最も近い。

問6 $\sin\varphi = \frac{1}{2}\sqrt{\left(\frac{5}{4}\right)^2 - \sin^2\theta} - \frac{\sqrt{3}}{2}\sin\theta$ より
$$4\sin^2\varphi + 4\sqrt{3}\sin\theta\sin\varphi + 4\sin^2\theta - \frac{25}{16} = 0$$

$x=\sin\theta$, $y=\sin\varphi$ とおく。すると，上式は
$$4y^2 + 4\sqrt{3}xy + 4x^2 - \frac{25}{16} = 0$$

この式は x と y を交換しても成り立つので，$y=x$ に関して対称のグラフとなる。このグラフを $45°$ 反時計まわりに回転させると
$x=\frac{1}{\sqrt{2}}(x'+y')$, $y=\frac{1}{\sqrt{2}}(-x'+y')$ を用いて，
$$\frac{x'^2}{\left\{\frac{5(\sqrt{3}+1)}{8}\right\}^2} + \frac{y'^2}{\left\{\frac{5(\sqrt{3}-1)}{8}\right\}^2} = 1$$
と変形できて，x軸，y軸を軸とする楕円となることがわかる。したがって，求めるグラフは $y=\pm x$ を軸とする楕円の一部である。$\sin\theta_2 < \sin\theta \le \sin\theta_1$ のとき，$\sin\varphi \ge 0$ であるから，答えは図のようになる。

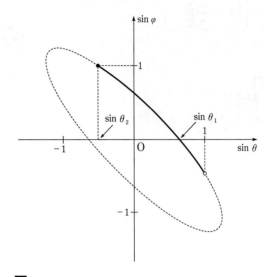

3
〔解答〕
問1 $\dfrac{E}{R_1}$　　問2 $\dfrac{CR_2E}{R_1+R_2}$　　問3 $\dfrac{R_2E}{R_1+R_2}$

問4 $\dfrac{R_3}{R_2}$　　問5 $\dfrac{R_2R_3CE}{R_1R_2+R_2R_3+R_3R_1}$

問6 $\dfrac{L}{CR_3^2}$

〔解答のプロセス〕
問1 抵抗2の両端の電圧は，回路に並列に入っているコンデンサーに電荷がたまっていないので，0となる。したがって，R_1 に電圧 E が加わるので，
$$抵抗1に流れる電流 = \frac{E}{R_1}$$

問2 抵抗 R_1 と R_2 に流れる電流 $= \dfrac{E}{R_1+R_2}$ だから，
$$コンデンサー C の電圧 = \left(\frac{E}{R_1+R_2}\right)R_2$$
したがって，コンデンサーに蓄えられる電荷
$$Q = C\left(\frac{E}{R_1+R_2}\right)R_2$$

問3 このとき，抵抗3には電流は流れず，コイルの両端の電圧は問2のコンデンサー C の電圧に等しい。（電位はコイルの上側が高い）
$$V_L = \frac{R_2E}{R_1+R_2}$$

問4 コイルの両端の電圧は0（直流抵抗＝0とする）だから，抵抗2と3には同じ電圧が加わる。
$$\therefore R_2I_2 = R_3I_3 \quad \therefore \frac{I_2}{I_3} = \frac{R_3}{R_2}$$

問5 キルヒホッフの第2法則より
$$E = R_1(I_2+I_3) + R_2I_2$$
（問4）の答えより I_3 を消去して
$$I_2 = \frac{R_3E}{R_1R_2+R_2R_3+R_3R_1} を得る。$$

したがって
$$Q_2 = (I_2R_2)C$$
$$= \frac{R_2R_3CE}{R_1R_2+R_2R_3+R_3R_1}$$

問6　$U_C = \frac{1}{2}CV_C{}^2 = \frac{1}{2}C(R_2I_2)^2$

また，$U_L = \frac{1}{2}LI_3{}^2$

$$\therefore \frac{U_L}{U_C} = \frac{\frac{1}{2}LI_3{}^2}{\frac{1}{2}CR_2{}^2I_2{}^2}$$
$$= \frac{L}{CR_2{}^2} \times \left(\frac{I_3}{I_2}\right)^2$$
$$= \frac{L}{CR_2{}^2} \times \left(\frac{R_2}{R_3}\right)^2$$
$$= \frac{L}{CR_3{}^2}$$

4

〔解答〕

問1　AP方向の力のつりあい：$2mg\cos(\theta+45°) = N_2 - f_1$
　　　BP方向の力のつりあい：$2mg\sin(\theta+45°) = N_1 + f_2$

問2　$\sqrt{2}\,mg\sin\theta$　　問3　$\sqrt{2}\,mg\cos\theta + f_1$

問4　$\dfrac{2\mu}{1-\mu^2}$

〔解答のプロセス〕

問1　$\triangle ACP \equiv \triangle BCP$ より $\angle APC = \angle BPC = 45°$
　　　Cを通る鉛直線とAPとの交点をDとすると，
　　　$\angle ADC = \theta + 45°$
　　　また，左右の棒の重心はそれぞれA，Bに一致する。

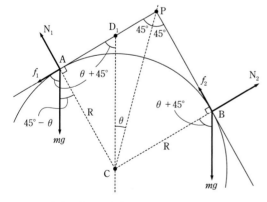

AP方向の力のつりあいは
$f_1 + mg\cos(\theta+45°) + mg\cos(\theta+45°) - N_2 = 0$
$\therefore\ 2mg\cos(\theta+45°) = N_2 - f_1$

BP方向の力のつりあいは
$N_1 - mg\sin(\theta+45°) + f_2 - mg\sin(\theta+45°) = 0$
$\therefore\ 2mg\sin(\theta+45°) = N_1 + f_2$

問2　点Aを通る鉛直線とACとの間の角 = $45°-\theta$ だから，点Cのまわりの力のモーメントの和 = 0 より

$f_1R + mgR\sin(45°-\theta) + f_2R - mgR\sin(45°+\theta) = 0$
$\therefore\ f_1 + f_2 = mg\{\sin(45°+\theta) - \sin(45°-\theta)\}$
$\qquad\qquad = \sqrt{2}\,mg\sin\theta$

問3　問1と問2の答を用いて，
$N_1 = 2mg\sin(\theta+45°) - f_2$
$\quad = 2mg\sin(\theta+45°) - (\sqrt{2}\,mg\sin\theta - f_1)$
$\quad = \sqrt{2}\,mg\cos\theta + f_1$

問4　題意より，$\theta = \theta_0$ のとき $f_1 = \mu N_1$ が成り立つから，
$f_1 = \mu(\sqrt{2}\,mg\cos\theta_0 + f_1)$
$\therefore\ f_1 = \dfrac{\mu\sqrt{2}\,mg\cos\theta_0}{1-\mu}$

問3と同様にして，
$N_2 = f_1 + 2mg\cos(\theta+45°)$
$\quad = \sqrt{2}\,mg\cos\theta - f_2$

$f_2 = \mu N_2$ より
$f_2 = \mu(\sqrt{2}\,mg\cos\theta_0 - f_2)$
$\therefore\ f_2 = \dfrac{\mu\sqrt{2}\,mg\cos\theta_0}{1+\mu}$

$f_1 + f_2 = \sqrt{2}\,mg\sin\theta_0$ だから
$$\frac{\mu\sqrt{2}\,mg\cos\theta_0}{1-\mu} + \frac{\mu\sqrt{2}\,mg\cos\theta_0}{1+\mu} = \sqrt{2}\,mg\sin\theta_0$$

両辺を $\sqrt{2}\,mg\cos\theta_0$ で割って
$$\frac{\mu}{1-\mu} + \frac{\mu}{1+\mu} = \tan\theta_0$$

$\therefore\ \tan\theta_0 = \dfrac{2\mu}{(1-\mu)(1+\mu)} = \dfrac{2\mu}{1-\mu^2}$

藤田保健衛生大学（医）26 年度　（81）

後　期

1

〔解答〕

問1　$5g$〔m/s〕　　問2　$\dfrac{\sqrt{13}}{2}$　　問3　$\dfrac{2}{3}$

問4　$\dfrac{25}{4}g$　　問5　5秒後，$-\dfrac{75}{4}g$

〔解答のプロセス〕

問1　荷電粒子の質量，電気量をそれぞれ，m，q，また，電場 $\vec{E}=(E_x,\ E_y)$ とする。運動方程式は $\vec{a}=(a_x,\ a_y)$ として

$$\begin{cases} ma_x=qE_x \\ ma_y=qE_y-mg \end{cases}$$

となるので

$$\begin{cases} a_x=\dfrac{q}{m}E_x & \cdots\cdots① \\[2mm] a_y=\dfrac{q}{m}E_y-g & \cdots\cdots② \end{cases}$$

となり，荷電粒子は等加速度運動をする。したがって，物体の速度 $\vec{v}=(v_x,\ v_y)$ 位置 $\vec{r}=(x,\ y)$ との間に

$$\begin{cases} v_x=a_x t+v_{0x} & \cdots\cdots③ \\ v_y=a_y t+v_{0y} & \cdots\cdots④ \end{cases}$$

$$\begin{cases} x=\dfrac{1}{2}a_x t^2+v_{0x}t & \cdots\cdots⑤ \\[2mm] y=\dfrac{1}{2}a_y t^2+v_{0y}t & \cdots\cdots⑥ \end{cases}$$

が成り立つ。v_{0x}，v_{0y} は初速度ベクトル $\vec{v_0}$ の x 成分と y 成分である。

$t=4$ で $x=y=0$ だから

$$\begin{cases} 0=8a_x+4v_{0x} & \cdots\cdots⑦ \\ 0=8a_y+4v_{0y} & \cdots\cdots⑧ \end{cases}$$

荷電粒子が折り返し点 $x=3g$，$y=4g$ に達するのは $t=2$ であるから

$$\begin{cases} 3g=2a_x+2v_{0x} & \cdots\cdots⑨ \\ 4g=2a_y+2v_{0y} & \cdots\cdots⑩ \end{cases}$$

⑦，⑨ より a_x を消去すれば

$$3g=-v_{0x}+2v_{0x}=v_{0x} \quad\cdots\cdots⑪$$

同様に，⑧，⑩ より

$$4g=-v_{0y}+2v_{0y}=v_{0y} \quad\cdots\cdots⑫$$

⑪，⑫ より

$$v_0=\sqrt{{v_{0x}}^2+{v_{0y}}^2}=\sqrt{(3g)^2+(4g)^2}=5g$$

問2　⑦，⑪ より

$$0=8a_x+12g \quad\therefore\ a_x=-\dfrac{3}{2}g \quad\cdots\cdots⑬$$

⑧，⑫ より　$a_y=-2g \quad\cdots\cdots⑭$

①と⑬より　$qE_x=-\dfrac{3}{2}mg$

②と⑭より　$qE_y=-mg$

この 2 式より

$$\dfrac{qE}{mg}=\dfrac{\sqrt{(qE_x)^2+(qE_y)^2}}{mg}=\dfrac{\sqrt{13}}{2}$$

問3　$\tan\theta=\dfrac{E_y}{E_x}=\dfrac{(-1)}{\left(-\dfrac{3}{2}\right)}=\dfrac{2}{3}$

問4　⑤，⑥は

$$\begin{cases} x=\dfrac{1}{2}\left(-\dfrac{3}{2}\right)gt^2 & \cdots\cdots⑤' \\[2mm] y=\dfrac{1}{2}(-2g)t^2+5gt & \cdots\cdots⑥' \end{cases}$$

となるから　⑥' より

$$\begin{aligned} y&=-gt^2+5gt \\ &=-g\left(t-\dfrac{5}{2}\right)^2+\dfrac{25}{4}g \end{aligned}$$

よって　$t=\dfrac{5}{2}s$ に $\dfrac{25}{4}g$ に達する。

問5　⑥' より　$y=0$ になるのは，

$$0=-gt(t-5)$$

$t\neq 0$ だから　$t=5 \quad\cdots\cdots$（答え）

⑤' に代入して，

$$x=-\dfrac{3}{4}g\times 25=-\dfrac{75}{4}g$$

2

〔解答〕

問1　$\left(\dfrac{V_2}{V_1}\right)^{\frac{4}{3}}$　　問2　$\dfrac{\sqrt{2}}{2}$　　問3　$\dfrac{1}{\sqrt{2}}\times\left(\dfrac{V_2}{V_1}\right)^{\frac{4}{3}}$

問4　$2\sqrt{2}$　　問5　$\dfrac{\sqrt{2}}{2}$

〔解答のプロセス〕

問1　A → B が断熱過程だから $p_1{V_1}^{\frac{4}{3}}=p_2{V_2}^{\frac{4}{3}}$

$$\therefore\ \dfrac{p_1}{p_2}=\left(\dfrac{V_2}{V_1}\right)^{\frac{4}{3}}$$

問2　B の絶対温度を T_B，C の絶対温度を T_C とすると

$$T_\text{B}=\sqrt{2}\,T_\text{C}$$

ボイル・シャルルの法則より

$$\dfrac{p_3 V_2}{T_\text{C}}=\dfrac{p_2 V_2}{T_\text{B}}$$

$$\therefore\ \dfrac{p_3}{p_2}=\dfrac{T_\text{C}}{T_\text{B}}=\dfrac{T_\text{C}}{\sqrt{2}\,T_\text{C}}=\dfrac{1}{\sqrt{2}}$$

問3　C → D が断熱過程だから

$$p_3{V_2}^{\frac{4}{3}}=p_4{V_1}^{\frac{4}{3}}$$

問 2 の答を用いて，p_3 を消去する。

$$\dfrac{1}{\sqrt{2}}p_2{V_2}^{\frac{4}{3}}=p_4{V_1}^{\frac{4}{3}}$$

$$\therefore\ \dfrac{p_4}{p_2}=\dfrac{1}{\sqrt{2}}\times\left(\dfrac{V_2}{V_1}\right)^{\frac{4}{3}}$$

問4　BとDの絶対温度が等しいから
$$p_4V_1 = p_2V_2$$
$$\therefore \frac{p_4}{p_2} = \frac{V_2}{V_1}$$
問3の答を用いて
$$\frac{p_4}{p_2} = \frac{V_2}{V_1} = \frac{1}{\sqrt{2}}\left(\frac{V_2}{V_1}\right)^{\frac{4}{3}}$$
$$\therefore 1 = \frac{1}{\sqrt{2}}\left(\frac{V_2}{V_1}\right)^{\frac{1}{3}}$$
$$\therefore \frac{V_2}{V_1} = \sqrt{2}^3 = 2\sqrt{2}$$

問5　Aの温度をT_Aとすると，ボイル・シャルルの法則より
$$\frac{p_1V_1}{T_A} = \frac{p_2V_2}{T_B}$$
$$\therefore T_A = \left(\frac{p_1V_1}{p_2V_2}\right)T_B$$
問1，問4の答を用いて
$$T_A = \left(\frac{V_2}{V_1}\right)^{\frac{4}{3}} \times \left(\frac{V_1}{V_2}\right)T_B = \left(\frac{V_2}{V_1}\right)^{\frac{1}{3}}T_B$$
$$= (2\sqrt{2})^{\frac{1}{3}}T_B$$
$$\therefore T_A = \sqrt{2}\,T_B$$
吸熱過程は D → A，排熱過程は B → C である。
定積モル比熱をC_Vとすると
$$\frac{Q_{\text{out}}}{Q_{\text{in}}} = \frac{nC_V|T_C - T_B|}{nC_V|T_A - T_B|} = \frac{\left|\frac{1}{\sqrt{2}} - 1\right|T_B}{|\sqrt{2}-1|T_B} = \frac{1}{\sqrt{2}}$$

3

〔解答〕

問1　$t_1 = \dfrac{L}{u\tan\theta}$　　問2　$Bu^2\tan\theta \times t$　　問3　BLu

問4　x成分：$-\dfrac{B^2u^3\tan^2\theta}{R}t^2$，$y$成分：$0$

問5　$\dfrac{(Bu^2\tan\theta \cdot t)^2}{R}$

問6　解答のプロセスに示す。

〔解答のプロセス〕

問1　aとbのx座標の差は$\dfrac{L}{\tan\theta}$だから，
$$t_1 = \frac{L}{u\tan\theta}$$

問2　磁場中の面積 $S(t) = \dfrac{1}{2}(ut)^2\tan\theta$ だから

誘導起電力の大きさ$V(t)$は
$$V(t) = \frac{d\Phi}{dt} = B\frac{dS}{dt} = B \times \frac{1}{2}u^2\tan\theta \times 2t$$

問3　$S(t) = \dfrac{1}{2}(ut_1)^2\tan\theta + Lu(t-t_1)$

$$\therefore V = B\frac{dS}{dt} = BLu$$

問4　電流は台形コイルを時計まわりに流れる。

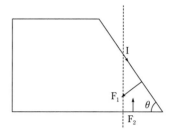

電流の大きさ $I = \dfrac{Bu^2\tan\theta}{R}t$

ab部分で磁場中の長さ $= \dfrac{ut}{\cos\theta}$

だから，abが受ける力 $F_1 = I \times \left(\dfrac{ut}{\cos\theta}\right)B$

$$F_1 = \left(\frac{Bu^2\tan\theta}{R}t\right) \times \left(\frac{ut}{\cos\theta}\right)B = \frac{B^2u^3\sin\theta}{R\cos^2\theta}t^2$$

力の向きは，abに垂直であるから，
$$F_{1x} = -F_1\sin\theta = -\frac{B^2u^3\sin^2\theta}{R\cos^2\theta}t^2$$
$$= -\frac{B^2u^3\tan^2\theta}{R}t^2$$
$$F_{1y} = -F_1\cos\theta = -\frac{B^2u^3\sin\theta}{R\cos\theta}t^2$$
$$= -\frac{B^2u^3\tan\theta}{R}t^2$$

同様に辺adの磁場中部分が受ける力F_2は
$$F_2 = I(ut)B = \frac{B^2u^3\tan\theta}{R}t^2$$

向きは$+y$方向である。

$$\therefore F_{2x} = 0,\ F_{2y} = \frac{B^2u^3\tan\theta}{R}t^2$$

求めるx成分 $= F_{1x} + F_{2x}$
$$= -\frac{B^2u^3\tan^2\theta}{R}t^2$$

求めるy成分 $= F_{1y} + F_{2y}$
$$= -\frac{B^2u^3\tan\theta}{R}t^2 + \frac{B^2u^3\tan\theta}{R}t^2$$
$$= 0$$

問5　消費電力 $P = I^2R = \left(\dfrac{Bu^2\tan\theta}{R}t\right)^2 R$
$$= \frac{(Bu^2\tan\theta \cdot t)^2}{R}$$

問6　$t_1 \leq t \leq t_2$ では，
$$P = \frac{V^2}{R} = \frac{(BLu)^2}{R}$$
$$P(t_1) = \frac{B^2u^4\tan^2\theta}{R} \times t_1^2$$
$$= \frac{B^2u^4\tan^2\theta}{R} \times \frac{L^2}{u^2\tan^2\theta}$$

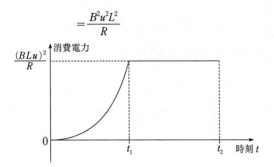

4
〔解答〕

問1 $Mg\sin\theta$　問2 $\dfrac{N_{Q1}}{N_{P1}}=1$　問3 $Mg\sin\theta$

問4 $\dfrac{L\cos\theta-D\sin\theta}{L\cos\theta+D\sin\theta}$　問5 $\dfrac{L}{D}$

〔解答のプロセス〕

問1 斜面方向の力のつりあいより　$f=Mg\sin\theta$

問2 点Aに作用させた力の作用線は重心Gを通るので，点Gのまわりの力のモーメントの和=0は，
$$N_{Q1}\times L - N_{P1}\times L = 0 \quad \therefore N_{Q1}=N_{P1}$$
$\therefore \dfrac{N_{Q1}}{N_{P1}}=1$

問3 張力をTとすると，斜面方向の力のつりあいより
$$T=Mg\sin\theta$$

問4 点Gのまわりの力のモーメントの和=0より
$$T\cdot D - N_{P2}L + N_{Q2}L = 0 \quad \cdots\cdots ①$$
また，斜面に垂直な成分のつりあいより
$$N_{P2}+N_{Q2}=Mg\cos\theta \quad \cdots\cdots ②$$
問3と①，②より
$$N_{Q2}=\dfrac{Mg(L\cos\theta-D\sin\theta)}{2L},$$
$$N_{P2}=\dfrac{Mg(D\sin\theta+L\cos\theta)}{2L}$$
したがって，
$$\dfrac{N_{Q2}}{N_{P2}}=\dfrac{L\cos\theta-D\sin\theta}{L\cos\theta+D\sin\theta}$$

問5 $\theta=\theta_c$のとき，$N_{Q2}=0$より
$$L\cos\theta_c=D\sin\theta_c$$
$\therefore \tan\theta_c=\dfrac{\sin\theta_c}{\cos\theta_c}=\dfrac{L}{D}$

化　学

解答　26年度

[前　期]

1

〔解答〕
ア．非共有電子対　イ．配位　ウ．配位子　エ．正方形
オ．正四面体

〔出題者の求めるポイント〕
錯体，錯イオンの立体構造，配位結合

〔解答のプロセス〕
　配位子は非共有電子対をもつ。
（例）アンモニア　　　（例）水酸化物イオン
　　　:NH₃　　　　　　　:ÖH⁻

錯イオンは実例とともに立体構造を理解する。
文中の［PtCl₂(NH₃)₂］には次の2つが存在する。

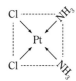　
　（シス体）　　　　　（トランス体）

立体構造が正四面体型ならこの異性体はない。

2

〔解答〕
問1．$CH_3COOC_2H_5 + H_2O \rightarrow CH_3COOH + C_2H_5OH$
問2．水は多量に存在し，その濃度は一定とみなされるから(25字)
問3．20%　　問4．2.22×10^{-4} 1/s
問5．加水分解反応を促進する触媒の働きをしている。

〔出題者の求めるポイント〕
化学反応式，反応速度と濃度の関係，反応速度定数，触媒の働き

〔解答のプロセス〕
問1．エステルの加水分解反応。
問2．この反応の反応速度式は，化学反応式から，
　　$v = k[CH_3COOC_2H_5][H_2O]$
　と表される。ここで水は多量に存在するので，
　　$[H_2O] = $ 一定　とみなされる。
　したがって，$v = k[CH_3COOC_2H_5]$と表される。
問3．加水分解反応が進むとCH_3COOHが増えていく。
　$t = 0$と$t = 1000$で，xが$24 - 20 = 4$ml増加している。
　これは，反応で生じたCH_3COOHを中和するためである。反応終了時におけるxは40であるから，
　$40 - 20 = 20$ mlがCH_3COOHの中和に使われたことになる。
　したがって，酢酸エチルは，

$\dfrac{4}{20} \times 100 = 20\%$　加水分解されたことになる。

問4．酢酸エチルの初濃度をC_0〔mol/l〕とする。
　$t = 1000$のときの濃度は，$0.8C_0$〔mol/l〕となるので，
　$t = 0 \sim 1000$(s)間の平均の反応速度は，

$$\overline{v} = -\dfrac{0.8C_0 - C_0}{1000} = \dfrac{0.2C_0}{1000}$$

酢酸エチルの平均濃度は，

$$\overline{[CH_3COOC_2H_5]} = \dfrac{C_0 + 0.8C_0}{2} = 0.9C_0$$

$v = k[CH_3COOC_2H_5]$で表されるので，

$\dfrac{0.2C_0}{1000} = k \times 0.9C_0$　∴　$k = 2.22 \times 10^{-4}$〔1/s〕

3

〔解答〕
問1．$SO_2 + H_2O_2 \rightarrow H_2SO_4$
問2．5.00×10^{-3} mol/l　　問3．1000倍
問4．0.32 mg

〔出題者の求めるポイント〕
酸化還元反応，モル濃度，pH，化学反応の量的関係

〔解答のプロセス〕
問1．SO_2は還元剤，H_2O_2は酸化剤。半反応式から導くと次のようになる。
　　$H_2O_2 + 2e^- \rightarrow 2OH^-$
　　$SO_2 + 2H_2O \rightarrow H_2SO_4 + 2H^+ + 2e^-$
　2式を辺々加えると，
　　$H_2O_2 + SO_2 + 2H_2O \rightarrow H_2SO_4 + \underbrace{2H^+ + 2OH^-}_{2H_2O}$

整理すると，$H_2O_2 + SO_2 \rightarrow H_2SO_4$
問2．操作Cから水酸化ナトリウム水溶液の濃度がわかる。シュウ酸の物質量は，

$\dfrac{0.126 \text{ g}}{126 \text{ g/mol}} = 1.00 \times 10^{-3}$ mol

$(COOH)_2 + 2NaOH \rightarrow (COONa)_2 + 2H_2O$ と反応する。
水酸化ナトリウム水溶液の濃度をx〔mol/l〕とすると，

$x \times \dfrac{20.0}{1000} = 1.00 \times 10^{-3} \times 2$, $x = 0.100$ mol/l

操作Bから硫酸の濃度をC〔mol/l〕とすると，
　$2 \times C \times 100 = 1 \times 0.100 \times 10.0$,
　$C = 5.00 \times 10^{-3}$〔mol/l〕
問3．pH = 5であるから，$[H^+] = 1 \times 10^{-5}$ mol/l
　したがって，硫酸の濃度は，

$\dfrac{1 \times 10^{-5}}{2} = 5.0 \times 10^{-6}$ mol/l になる。

∴　$\dfrac{5.0 \times 10^{-3}}{5.0 \times 10^{-6}} = 10^3$　1000倍に薄める。

問4. 操作 A で生成した H_2SO_4 は,

$$5.0 \times 10^{-3} \times \frac{100}{1000} = 5.0 \times 10^{-4} \text{ mol}$$

吸収した SO_2 の物質量に等しい。

したがって,空気 $1l$ 中には,

$$5.0 \times 10^{-4} \times 64 \times \frac{1}{100} = 3.2 \times 10^{-4} \text{ g}$$
$$= 0.32 \text{ mg}$$

4

〔解答〕

問1. $5.00 \times 10^{-2} \text{ mol}$　　問2. $3.36 \times 10^{-1} l$

問3. $6.36 \times 10^{-1} \text{ g}$

問4. $1.66 \times 10^{5} \text{ Pa}$

〔出題者の求めるポイント〕

電気分解,気体の状態方程式

〔解答のプロセス〕

問1. $\dfrac{1.00 \times (80 \times 60 + 25)}{9.65 \times 10^{4}} = 5.00 \times 10^{-2} \text{ mol}$

問2. 陽極；$Ag \rightarrow Ag^{+} + e^{-}$ の反応で溶け出す。

$\dfrac{3.24}{108} = 0.0300 \text{ mol}$ の電子が流れる。

陰極での反応：$2H_2O + 2e^{-} \rightarrow H_2 + 2OH^{-}$

発生した気体の体積は,

$$0.0300 \times \frac{1}{2} \times 22.4 = 0.336 = 3.36 \times 10^{-1} l$$

問3. 電解槽 B に流れた電子は,

$$5.00 \times 10^{-2} - 3.00 \times 10^{-2} = 2.00 \times 10^{-2} \text{ mol}$$

陰極での反応；$Cu^{2+} + 2e^{-} \rightarrow Cu$

析出した Cu は,

$$2.00 \times 10^{-2} \times \frac{1}{2} \times 63.6 = 0.636 \fallingdotseq 6.36 \times 10^{-1} \text{ g}$$

問4. 電解槽 B で発生した気体は,

$$2H_2O \rightarrow 4H^{+} + O_2 + 4e^{-}$$

$$2.00 \times 10^{-2} \times \frac{1}{4} = 5.00 \times 10^{-3} \text{ mol}$$

両方の電解槽で発生した気体は,

$$5.00 \times 10^{-3} + 0.0300 \times \frac{1}{2} = 2.00 \times 10^{-2} \text{ mol}$$

圧力を P〔Pa〕とすると,

$$P \times 0.3 = 2.00 \times 10^{-2} \times 8.31 \times 10^{3} \times (273 + 27)$$
$$P = 1.662 \times 10^{5} \fallingdotseq 1.66 \times 10^{5} \text{〔Pa〕}$$

5

〔解答〕

問1.

問2. 無水フタル酸

問3. カ

問4.

X.

Y.

Z.

〔出題者の求めるポイント〕

有機化合物の推定,酸性の強さ,構造式

〔解答のプロセス〕

A；

B；o-クレゾールと m-クレゾールを水素化してアルコールにすると不斉炭素原子をもつ。

C；

問3. 酸の強さは,

　　$-COOH > -OH$(フェノール性ヒドロキシ基)

6

〔解答〕

問1. ア. アミラーゼ　イ. ガラクトース　ウ. ケトン

　　エ. フルクトース　オ. 転化糖

　　a. 4,　b. 4,　c. 2

藤田保健衛生大学（医）26年度（86）

問2.

$$
\begin{array}{cc}
\text{H} & \text{H} \\
\text{H−C−OH} & \text{H−C−OH} \\
\text{C−O} & \text{C−O} \\
\text{H} \quad \text{H} & \text{H} \quad \text{H} \\
\text{HO−C OH} \quad \text{H \ C−O−C} \quad \text{OH} \quad \text{H \ C−OH} \\
\text{C−C} \quad \text{O} \quad \text{C−C} \\
\text{H \ OH} & \text{H \ OH}
\end{array}
$$

問3. B. ラクトース　C. スクロース

問4.

$$
\text{H−C−C−C−C−}\boxed{\text{C−C}}\text{−H}
$$
（OH OH OH H　O OH, with framed X portion）

〔出題者の求めるポイント〕
単糖類，二糖類の構造，酵素

〔解答のプロセス〕
問1. Aはマルトース，2分子間に生じた結合を α－グ
　　リコシド結合という。AとBは共に還元性がある。
　　それは，開環し，アルデヒド構造をとれるためである。
　　Cはスクロースで還元性のない二糖である。その理由
　　は，開環しないためで，還元性を示す官能基を生成し
　　ない。
問4. フルクトースの直鎖状構造にはアルデヒド基がな
　　いが，還元性はある。その理由は，Xの構造があり，
　　酸化されやすいためである。ヒドロキシケトン基とい
　　う。

藤田保健衛生大学（医）26年度（87）

後　期

1

〔解答〕

問1. CuS　　問2. $BaCO_3$　　問3. $Cr_2O_7^{2-}$

問4. $Fe(OH)_2$

〔出題者の求めるポイント〕

無機化合物の推定，金属イオンの反応

〔解答のプロセス〕

問1. 希塩酸を加えると，Ag^+とPb^{2+}は沈殿を生成。

$$Ag^+ + Cl^- \rightarrow AgCl, \quad Pb^{2+} + 2Cl^- \rightarrow PbCl_2$$

酸性溶液中で硫化物の沈殿を生成するのは，

$$Cu^{2+} + S^{2-} \rightarrow CuS$$

問2. $Ba^{2+} + CO_3^{2-} \rightarrow BaCO_3$

問3. $Pb^{2+} + CrO_4^{2-} \rightarrow PbCrO_4$

$$2CrO_4^{2-} + 2H^+ \rightarrow Cr_2O_7^{2-} + H_2O$$

二クロム酸イオンを生じる。

問4. ヘキサシアノ鉄（Ⅲ）酸カリウム水溶液を加えたとき濃青色沈殿を生成したことによりFe^{2+}が検出できる。

$$Fe^{2+} + 2OH^- \rightarrow Fe(OH)_2$$

2

〔解答〕

問1. $2H_2O \rightarrow 4H^+ + O_2 + 4e^-$　　問2. カ

問3. オ

〔出題者の求めるポイント〕

硫酸銅（Ⅱ）水溶液の電気分解

〔解答のプロセス〕

問2. 流れた電子は，

$$\frac{0.540 \times 30 \times 60 \, C}{9.65 \times 10^4 \, C/mol} = 1.00 \times 10^{-2} \, mol$$

発生した気体は，

$$1.00 \times 10^{-2} \times \frac{1}{4} \times 22.4 = 5.6 \times 10^{-2} \, l = 56 \, ml$$

シャルルの法則より，

$$\frac{56}{273} = \frac{V}{300}, \quad V = 61.5 \, ml$$

問3. 陰極の反応：$Cu^{2+} + 2e^- \rightarrow Cu$

析出した銅原子は，$1.01 \times 10^{-2} \times \frac{1}{2}$

$$= 5.05 \times 10^{-3} \, mol$$

1秒あたり，$\dfrac{5.05 \times 10^{-3} \times 6.02 \times 10^{23}}{30 \times 60} = 1.68 \times 10^{19}$個

3

〔解答〕

問1. ア．疎水　イ．親水　ウ．保護

問2. H^+, Cl^-

問3. (b) 凝析　(c) 塩析　　問4. カ

問5. 8.00×10^2個

〔出題者の求めるポイント〕

コロイド，浸透圧，化学反応の量的関係

〔解答のプロセス〕

問2. 塩化鉄（Ⅲ）水溶液を沸騰水に入れたときの反応は，

$$FeCl_3 + 3H_2O \rightarrow Fe(OH)_3 + 3H^+ + 3Cl^-$$

H^+及びCl^-がセロハン袋から出てくる。

問4. 電気泳動の実験からコロイド粒子は正に帯電していることがわかる。凝析させやすい電解質は，反対の電荷で，価数の大きいイオンを含むものである。

$$K_3PO_4 \rightarrow 3K^+ + PO_4^{3-}$$

リン酸イオンが該当する。

問5. 水酸化鉄（Ⅲ）のコロイド粒子の物質量n〔mol〕は，

$$1.56 \times 10^2 \times 0.200 = n \times 8.31 \times 10^3 \times (273 + 27)$$

$$\therefore \quad n = 1.25 \times 10^{-5} \, mol$$

$FeCl_3$の物質量は，$1.00 \, mol/l \times \dfrac{10.0}{1000} l$

$$= 1.00 \times 10^{-2} \, mol$$

したがって，コロイド粒子1個に含まれるFe^{3+}の個数をx(個)とすると，

$$1.25 \times 10^{-5} \times x = 1.00 \times 10^{-2}$$

$$\therefore \quad x = 8.00 \times 10^2 \text{個}$$

4

〔解答〕

問1. $\dfrac{b - (a + c)}{2} + d \, \text{〔kJ/mol〕}$

問2. 1.6 mol

〔出題者の求めるポイント〕

結合エネルギー，反応熱，平衡定数

〔解答のプロセス〕

問1. $\dfrac{1}{2} H_2〔g〕 + \dfrac{1}{2} I_2〔g〕 = HI〔g〕 + Q〔kJ〕$

を導く。

$$I_2〔s〕 = I_2〔g〕 - b〔kJ〕 \quad \cdots ①$$

$$I_2〔s〕 = 2I〔g〕 - a〔kJ〕 \quad \cdots ②$$

［②－①］より，

$$I_2〔g〕 = 2I〔g〕 + (b - a)〔kJ〕 \quad \cdots ③$$

$$H_2〔g〕 = 2H〔g〕 - c〔kJ〕 \quad \cdots ④$$

$$HI〔g〕 = H〔g〕 + I〔g〕 - d〔kJ〕 \quad \cdots ⑤$$

藤田保健衛生大学 (医) 26 年度 (88)

$\left[③ \times \dfrac{1}{2} + ④ \times \dfrac{1}{2} - ⑤ \right]$ より

$$\dfrac{1}{2} H_2〔g〕 + \dfrac{1}{2} I_2〔g〕$$

$$= HI〔g〕 + \left[\dfrac{b-(a+c)}{2} + d \right] 〔kJ〕$$

問 2.　　　　　$H_2 + I_2 \rightleftharpoons 2HI$

はじめ　6.0　4.5　0 (mol)　　$K = \dfrac{8.0^2}{2.0 \times 0.5} = 64$

平衡　　2.0　0.5　8.0

ヨウ素を 1.5 mol を加えているので, はじめの状態を,

H_2 ; 6.0,　I_2 ; 4.5 + 1.5 = 6.0 (mol)

として, 新しい平衡を考えればよい。このとき平衡状態で, HI が $2x$ mol 生成したとすると,

$$K = \dfrac{(2x)^2}{(6.0-x)^2} = 64$$

$$\therefore \quad \dfrac{2x}{6.0-x} = 8, \quad x = 4.8 \text{ mol}$$

したがって, HI は, $2 \times 4.8 - 8.0 = 1.6$ mol 増加する。

⑤

〔解答〕

ア. アミド　イ. αーヘリックス構造　ウ. 水素
エ. βーシート構造　オ. ジスルフィド　カ. 4

〔出題者の求めるポイント〕
タンパク質の構造

〔解答のプロセス〕

タンパク質の構造は, 次のようにまとめられる。
・一次構造……ポリペプチド鎖のアミノ酸の配列順序
・二次構造……ペプチド結合の水素結合によってできる構造で, らせん構造やシート構造などがある。文中のプリーツ状の構造をひだ折り構造あるいは β 構造という。
・三次構造…… α ーヘリックス構造をとったポリペプチド鎖は, さらに複雑に折りたたまれて球に近い複雑な立体構造をとる。
ポリペプチド側鎖間の相互作用には, 文中に記されている, 水素結合, イオン結合, ジスルフィド結合などがある。
・四次構造……三次構造をもつポリペプチドをそれぞれサブユニットとして, いくつか集合して大きな集合体をつくることがあり, ヘモグロビンなどがある。このヘモグロビンには 4 個のサブユニットがあり, 球形に近い形をとっている。

⑥

〔解答〕

問 1. $C_5H_{10}O_2$
問 2. カルボン酸;5 種類　アルコール;8 種類
問 3. エタノール, 2ープロパノール, 2ーブタノール

問 4.　$CH_3 - \underset{\underset{OH}{|}}{CH} - CH_3$,　$CH_3 - \underset{\underset{OH}{|}}{CH} - CH_2 - CH_3$

問 5.　$H - \underset{\underset{O}{\|}}{C} - O - CH_2 - CH_2 - CH_2 - CH_3$,

$H - \underset{\underset{O}{\|}}{C} - O - CH_2 - \underset{\underset{CH_3}{|}}{CH} - CH_3$

$H - \underset{\underset{O}{\|}}{C} - O - \underset{\underset{CH_3}{|}}{CH} - CH_2 - CH_3$,

$H - \underset{\underset{O}{\|}}{C} - O - \underset{\underset{CH_3}{|}}{\overset{\overset{CH_3}{|}}{C}} - CH_3$

〔出題者の求めるポイント〕
元素分析, エステル, 脂肪族化合物の推定

〔解答のプロセス〕

問 1. 原子数比は,

$$C : H : O = \dfrac{58.8}{12} : \dfrac{9.8}{1} : \dfrac{31.4}{16} = 4.9 : 9.8 : 1.96$$

$$= 2.5 : 5 : 1$$

$$= 5 : 10 : 2$$

したがって, 組成式は,

　　$C_5H_{10}O_2$

　　$(C_5H_{10}O_2) \times n = 102, \quad n = 1$

　　$\therefore$ 分子式は, $C_5H_{10}O_2$

問 2. $R - COO - R'$

$R - COOH$; $HCOOH$, CH_3COOH, C_2H_5COOH

　　　　$CH_3 - CH_2 - CH_2 - COOH$,

　　　　$CH_3 - \underset{\underset{CH_3}{|}}{CH} - COOH$　　　　以上 5 種類

$R' - OH$; CH_3OH, C_2H_5OH, $CH_3 - CH_2 - CH_2 - OH$

　　　　$CH_3 - \underset{\underset{OH}{|}}{CH} - CH_3$

　　　　$CH_3 - CH_2 - CH_2 - CH_2 - OH$

$CH_3 - \underset{\underset{CH_3}{|}}{CH} - CH_2 - OH$　$CH_3 - \underset{\underset{OH}{|}}{CH} - CH_2 - CH_3$,

$CH_3 - \underset{\underset{CH_3}{|}}{\overset{\overset{CH_3}{|}}{C}} - OH$

　　　　　　　　以上 8 種類

問 3.

$H - \underset{\underset{H}{|}}{\overset{\overset{H}{|}}{C}} - \underset{\underset{OH}{|}}{\overset{\overset{H}{|}}{C}} - H$,　$H - \underset{\underset{H}{|}}{\overset{\overset{H}{|}}{C}} - \underset{\underset{OH}{|}}{\overset{\overset{H}{|}}{C}} - \underset{\underset{H}{|}}{\overset{\overset{H}{|}}{C}} - H$,

$H - \underset{\underset{H}{|}}{\overset{\overset{H}{|}}{C}} - \underset{\underset{OH}{|}}{\overset{\overset{H}{|}}{C}} - \underset{\underset{H}{|}}{\overset{\overset{H}{|}}{C}} - \underset{\underset{H}{|}}{\overset{\overset{H}{|}}{C}} - H$

○で囲った構造をもっているアルコール。

問4. 酸化すると，$CH_3-\overset{\overset{\displaystyle O}{\|}}{C}-$ の構造をもつ物質。

2-プロパノール，2-ブタノールが該当する。
エタノールは，酸化すると CH_3CHO になるので銀鏡反応が陽性。

問5. 還元性のあるカルボン酸はギ酸のみである。ただし，ギ酸はフェーリング反応を起こさないとされているので迷うが，還元性をもつとして解答した。

7

〔解答〕

問1. C： （ベンゼン環）$-\overset{\overset{\displaystyle O}{\|}}{C}-O-CH_3$　　D： （ベンゼン環）$-\overset{\overset{\displaystyle H}{|}}{N}-\overset{\overset{}{\underset{\underset{\displaystyle O}{\|}}{}}}{C}-CH_3$

E： （ベンゼン環）$-O-\overset{\underset{\underset{\displaystyle O}{\|}}{}}{C}-CH_3$　　F： （ベンゼン環）$-\overset{\overset{\displaystyle O}{\|}}{C}-OH$

問2. （ベンゼン環）$-\overset{+}{N}H_3$

問3. （ベンゼン環）$-O^-$

〔出題者の求めるポイント〕

芳香族化合物の分離，芳香族化合物の推定

〔解答のプロセス〕

a) A は塩酸によく溶けるので，$-NH_2$ をもつと推定できる。室温で液体であるからアニリンとわかる。

（ベンゼン環）$-NH_2$ + $(CH_3CO)_2O$

→ （ベンゼン環）$-NHCOCH_3$ + CH_3COOH
　　（D）アセトアニリド

b) B は水酸化ナトリウム水溶液によく溶けるので，フェノール性ヒドロキシ基をもつと推定でき，無水酢酸と反応するのでフェノールとわかる。

（ベンゼン環）$-OH$ + $(CH_3CO)_2O$ → （ベンゼン環）$-OCOCH_3$ + CH_3COOH
　　　　　　　　　　　　　　　　　（E）酢酸フェニル

c) F はカルボン酸と考えられ，分子式から

（ベンゼン環）$-COOH$ 安息香酸

（ベンゼン環）$-COOH$ + CH_3OH → （ベンゼン環）$-COOCH_3$ + H_2O
　　　　　　　　　　　　　　　　　（C）酢酸メチル

生　物

解答　26年度

藤田保健衛生大学（医）26年度（90）

前　期

1

〔解答〕

問1　ア．リパーゼ　　イ．グリセリン
　　　ウ．クエン酸　　エ．電子伝達系(呼吸鎖)
　　　オ．標的細胞

問2　ⅰ)100(mg/mL)
　　　ⅱ)ランゲルハンス島B細胞
　　　ⅲ)すい臓　　問3　筋肉・肝臓

問4　・細胞中に脂質滴として凝集しているため細胞の
　　　　浸透圧を上げない。
　　　・分子量当たりの熱エネルギー量が大きい

問5　ⅰ)酸化的リン酸化　　ⅱ)水素イオン(プロトン)

問6　ⅰ)A　ⅱ)①c　②c　③b　④b
　　　ⅲ)マウスAは受容体が欠損するため，摂食行動
　　　が抑制されることがなくレプチンの分泌が続く
　　　レプチンは血液の循環により正常マウスの視床下
　　　部に運ばれるため，摂食行動の抑制が続き，体重
　　　が減少する。

〔出題者の求めるポイント〕(脂肪代謝)

問1　脂肪はリパーゼによって，脂肪酸とグリセリン(グ
　　リセロール)に分解される。グリセリンはグリセル
　　アルデヒド3-リン酸となって解糖系に，脂肪酸は
　　β酸化されアセチルCoAとしてクエン酸回路にそ
　　れぞれ取り込まれる。ミトコンドリアの内膜には，
　　電子伝達系に働くタンパク質(複合体)が還元力の大
　　きい順に並んでいる。これを呼吸鎖という。

問2　ⅰ)血糖量は高すぎても低すぎても問題であり，
　　空腹時に80～100 mg/mLになっている。
　　ⅱ)，ⅲ)すい臓にはランゲルハンス島と呼ばれる内
　　分泌細胞の集団が存在する。この集団を構成する
　　A細胞からはグルカゴン，B細胞からはインスリ
　　ンが分泌される。

問5　ミトコンドリア内膜でATPが合成される過程を
　　酸化的リン酸化と言い，電子伝達と化学浸透の過程
　　からなる。化学浸透は，電子伝達により生じるエネ
　　ルギーを利用し，膜間腔(内膜と外膜の間の空間)に
　　水素イオン(プロトン)を輸送し，マトリックスとの
　　間に濃度勾配を作る。この勾配により，内膜にある
　　ATP合成酵素のチャネルを水素イオンが逆流する
　　ことで，ADPのリン酸化が起こりATPが合成さ
　　れる。

問6　ⅰ)問題文に「レプチンまたはその受容体の，どち
　　らか一方の遺伝的変異により肥満になる2系統のマ
　　ウス」とある。実験1において，正常マウスの摂食
　　行動・体重が減少したのは，マウスAからのレプ
　　チンの影響によると考えられる。つまり，マウス
　　Aはレプチン受容体の遺伝子に変異があり，レプ
　　チン遺伝子は正常である。このことは，マウスAが，
　　レプチンの合成が見られるのに摂食行動・体重が変

化しないことからも確認できる。実験2において，
マウスBの摂食行動・体重が減少したのは，レプチ
ンの影響によると考えられる。つまり，マウスB
はレプチン受容体の遺伝子は正常でありレプチン受
容体を持つが，レプチン遺伝子に変異があるためレ
プチンを合成できないと考えられる。
ⅱ)マウスAの分泌するレプチンにより，マウスB
の摂食行動が減少し，体重が減少する。

2

〔解答〕

問1　③　　問2　(R)A, G　(Y)T, C

問3　半保存的複製　　問4　ⅰ)転写　ⅱ)翻訳

問5　セントラルドグマ　　問6　ウラシル

問7　ⅰ)ロイシン・アルギニン・セリン
　　　ⅱ)翻訳の停止

問8　2番目：アスパラギン酸　7番目：グルタミン

問9　64通り

問10　1. Y　2. G　3. R　4. R　5. Y　6. N

問11　トリプトファンを指定するコドンの1番目のU
　　　が欠失したためフレームシフトが起こった。

問12　3. G　4. A　5. U　6. C

〔出題者の求めるポイント〕(DNAと遺伝情報の発
現)

問1　DNAを構成する糖は，炭素5個からなる五炭糖
　　である。1番目の炭素と塩基が，5番目の炭素とリ
　　ン酸が結合した物質をヌクレオチドという。ヌクレ
　　オチドどうしは，脱水縮合反応により，糖の3番目
　　の炭素の水酸基と，5番目に結合しているリン酸の
　　水酸基との間で結合している。

問2　塩基は，ピリミジン塩基とプリン塩基がある。ピ
　　リミジンは，炭素原子と窒素原子からなる六員環構
　　造をとる。プリンは六員環と五員環が連結した構造
　　をとる。ウラシルもピリミジン塩基である。

問7　コドンは全部で64種類あり，20種類のアミノ酸
　　と対応している。つまり，アミノ酸によっては，指
　　定するコドンが複数ある。また，アミノ酸を指定せ
　　ず，翻訳の終了を指定する停止コドンがある。
　　6種類のコドンを持つ：ロイシン・セリン・アルギ
　　　　　　　　　　　　　ニン
　　4種類のコドンを持つ：バリン・プロリン・トレオ
　　　　　　　　　　　　　ニン・アラニン・グリシン
　　3種類のコドンを持つ：イソロイシン・停止
　　2種類のコドンを持つ：フェニルアラニン・チロシ
　　　　　　　　　　　　　ン・ヒスチジン・グルタミ
　　　　　　　　　　　　　ン・アスパラギン・リシン・
　　　　　　　　　　　　　アスパラギン酸・グルタミ
　　　　　　　　　　　　　ン酸・システイン

1種類のコドンだけ：メチオニン（開始）・トリプトファン

問8　与えられた塩基配列を，8番目の塩基から3つずつ区切って行く。最初のコドンAUGが開始コドンになる。

問9　それぞれのコドンの数の積で求められる。つまり，$2 \times 1 \times 2 \times 2 \times 2 \times 4 = 64$ 通り。

問10　最初のフェニルアラニンはコドンがUUUとUUCの2種類であり，$\boxed{1}$にはUかCつまりピリミジン塩基Yが入る。$\boxed{2}$～$\boxed{6}$も同様にコドン表を使って考えればよい。

問11，12　遺伝子突然変異には，一塩基の置換や，欠失，挿入などがある。塩基の1つが欠失あるいは挿入された場合，mRNAの読み枠が1つずつシフトすることで，まったく違ったアミノ酸配列になる。問9と問11の配列は，最初のフェニルアラニン以降まったく違うことより，トリプトファンのコドンに欠失か挿入が起こったと考えられる。トリプトファンのコドンは，UGGであり，最初のUが1つ欠失すると，読み枠はUGG－AAR－GAR・・・から，GGA－ARG－ARC・・・とシフトすることになる。GGAはグリシン，ARCはリジンかアルギニン，ARCはアスパラギンかセリンになる。問11に示す配列より，ARGはアルギニンでR＝G，ARCはアスパラギンでR＝Aと考えられる。同様に$\boxed{5}$と$\boxed{6}$を考えればよい。トリプトファンのコドンに1塩基の挿入が起こってもグリシンの配列にはならないことより，挿入は考えられない。

3

〔解答〕

問1　（ア）羊膜　（イ）さい帯（へそのお）

問2　ⅰ）卵黄のう　ⅱ）尿のう（尿膜）

問3　ⅰ）20.1 mL　ⅱ）11.1 mL　ⅲ）14.1 mL　ⅳ）静脈

問4　母乳を飲むことで，母親の抗体を得る。

問5　ⅰ）柔毛性生殖腺刺激ホルモン（ゴナドトロピン）
　　　ⅱ）黄体ホルモン（プロゲステロン）

問6　ⅰ）③　ⅱ）①②

問7　ヘモグロビン

問8　注射したRh抗体が排除されて血中に含まれないため。

〔**出題者の求めるポイント**〕（ヒトの胚発生・胎盤）

問1　羊膜は羊水で満たされた羊膜腔を形成し，胎児を包みこんでいる。羊膜の外側にしょう膜があり，胎児と他の胚体外膜を完全に囲む。

問2　尿膜が形成する尿のう中に老廃物が排出され溜められる。尿膜としょう膜が合体した部分ではガス交換が行われる。

問3　ⅰ）$150(g/L) \times 0.1(L) \times 1.34(mL) = 20.1(mL)$
　　　ⅱ）図3より酸素分圧が30 mmHgの時の酸素ヘモグロビンの割合は40％であることが分かる。

$\{(95 - 40)/100\} \times 20.1(mL) \fallingdotseq 11.1(mL)$

ⅲ）酸素分圧が30 mmHgの時の胎児の酸素ヘモグロビンの割合は，図3より70％であることが分かる。

$20.1(mL) \times 70/100 \fallingdotseq 14.1(mL)$

胎児の血液100 mLは14.1 mL酸素を運び出せるが，母体の血液100 mLは胎盤で最大11.1 mLの酸素しか放出しない。胎盤に流れ込む血液量が母体血液と胎児血液とが同じ量であれば，答えは11.1 mLということになるが，母体血液の方が単位時間内に胎盤の絨毛間腔中に流れ込む血液量が多いと考えられるので，胎児血液（100 mL）は最大量の14.1 mLの酸素を運びだせる。

問4　母乳中には多くの抗体が含まれ，特に初乳が最も多い。哺乳類では出生後すぐに母乳を飲むことが免疫力を付ける意味でも大切になっている。新生児は小腸上皮細胞どうしの結合がゆるいため，抗体が体内に移行すること可能である。

問5　ⅱ）卵胞ホルモン（エストロゲン）も胎盤や卵巣，副腎皮質で作られるステロイドホルモンであり，乳腺を刺激する。

問6　ABO式型血液の凝集原（抗原）は赤血球表面の糖鎖であり，これ対する凝集素（抗体）が血清中に含まれる。自己抗原に対する抗体は持たないので，AB型は凝集素がない。これに対して，O型は凝集原Aに対する凝集素と凝集原Bに対する凝集素を持つ。このため，O型の親において血液型不適合妊娠が起きる可能性が最も高くなる。ABO式血液型での不適合妊娠は，第1子から起こる可能性がある。

問7　ビリルビンは，胆汁色素の成分であり，ヘモグロビンの分解産物である。

問8　Rh抗体は母体自身の獲得免疫により作られたものではないので，記憶B細胞が存在しないため，Rh（+）の血液型への影響は一時的なものとなる。

4

〔解答〕

問1　ⅰ）イ　ⅱ）蒸散により吸水力が生じるため。
　　　ⅲ）360 g/日　ⅳ）350 g/日　ⅴ）97.2％

問2　排水　問3　ⅰ）700 mg/日　ⅱ）656.3 mg/日
　　　ⅲ）393.8 mg/日　ⅳ）0.11％

問4　ⅰ）98.2％　ⅱ）Bさん宅の庭の土壌含水量が少ない
　　　ⅲ）アブシシン酸
　　　ⅳ）気孔の閉鎖を促進する。

問5　ⅰ）二酸化炭素濃度　ⅱ）気孔が閉鎖しているために，光合成の材料となる二酸化炭素を十分に吸収できないため。

〔**出題者の求めるポイント**〕（蒸散・吸水と光合成）

問1　ⅰ）ⅱ）導管の中の水分子は凝集力によって糸のようにつながっているため，蒸散によって葉から水が失われると水は上へと吸い上げられる。そして，体内の水が不足することで，細胞内の浸透圧は大きく

なり，吸水力が高まる。つまり，吸水は蒸散に遅れて始まる。

iii）イの折れ線と X 軸で囲まれる面積を求めればよい。

$(4+16) \times 36 \times 1/2 = 360$ g/ 日

iv）アの折れ線と X 軸で囲まれる面積を求めればよい。

$(1+13) \times 50 \times 1/2 = 350$ g/ 日

問2　葉の縁や先端などにある水孔から水が排出される。このことを排水という。

問3　i）折れ線と X 軸で囲まれる面積を求めればよい。

$(1+13) \times 100 \times 1/2 = 700$ mg/ 日

ii）$6 \times 32(g) : 180(g) = 700(mg) : x$

$x = 656.25(mg)$

iii）$6 \times 18(g) : 180(g) = y : 656.25$

$y = 393.75(mg)$

問4　i）問1のiii）とiv）と同じ様に求める。

1 日当たりの吸水量 $= 10 \times 22 \times 1/2 = 110$ g/ 日

1 日当たりの蒸散量 $= 9 \times 24 \times 1/2 = 108$ g/ 日

よって，求める答えは，$(108/110) \times 100 = 98.18\%$

ii）土壌中の含水量が少ないため，蒸散により損失する植物体の水分を補うことができない。このため，気孔の開口が抑制され，蒸散量と吸水量が減少することになる。

問5　水は細胞内にも多く存在し，限定要因になることはない。B さん宅のヒマワリでは，気孔が閉じていることで，光合成の材料となる二酸化炭素の吸収が不足する。このため，二酸化炭素濃度が限定要因となる。

藤田保健衛生大学（医）26年度 (93)

後 期

1

〔解答〕

問1 ア.相観　イ.(光)補償点　ウ.光飽和点
　　 エ.遷移　オ.極相（クライマックス）

問2 A.f　針葉樹林　B.a　熱帯多雨林
　　 C.d　硬葉樹林

問3 環境形成作用（反作用）

問4 ⅰ)Y　ⅱ)④

問5 X

問6 陽樹林の林床の照度が低下することで，陽樹の生
　　 育が抑制され，陰樹が陽樹の成長を抜くため。

問7 ⅰ)④　ⅱ)P－R　ⅲ)遷移が進むとともに純生
　　 産量は増加し，30年目あたりでピークに達し，そ
　　 の後極相に近づくにつれて一定になる。

〔出題者の求めるポイント〕（バイオームの分布・光
合成曲線・植生遷移・森林の物質収支）

問2 Cは温帯であり，夏季に乾燥することから硬葉樹
　　 林と判断できる。

問4 ⅰ)補償点がXよりYの方が低いことから判断で
　　 きる。
　　 ⅱ)二酸化炭素の吸収速度が0以上で，XよりYの
　　 方が大きくなる範囲。

問5 草原は背の高い樹木がなく，日当たりがよいため，
　　 陽生植物の方が生育に適している。

問7 極相に達し森林が安定すると，森林を構成する各
　　 栄養段階の個体数・生体量は平衡状態になる。つま
　　 り，成長量は0に，被食量や枯死量，呼吸量は一定
　　 になり，純生産量は一定になる。

2

〔解答〕

問1 （ア)結合　（イ)中　（ウ)造血幹細胞

問2 ⅰ)脊髄　ⅱ)①④⑥

問3 ⅰ)ヒト主要組織適合性抗原複合体（HLA）
　　 ⅱ)25%　ⅲ)日本骨髄バンク

問4 ⅰ)A　ⅱ)a③　b⑥　c⑫　d⑮

問5 ⅰ)ろ胞ホルモン（卵胞ホルモン，エストロゲン）
　　 ⅱ)骨粗鬆症

問6 ⅰ)母指対向性　ⅱ)X　ⅲ)②

〔出題者の求めるポイント〕（ヒトの骨）

問2 ⅰ)脊椎骨が連なり脊椎を作る。脊椎骨の椎孔が
　　 連なってできた脊椎の細長い空間を脊柱管といい，
　　 内部に脊髄が走る。
　　 ⅱ)肋骨と脊椎，横隔膜で囲まれた空間を胸腔（胸郭）
　　 といい，心臓，肺，胸腺が存在する。

問3 ⅱ)HLAを発現する遺伝子は第6染色体上に6対
　　 存在し，それぞれ多数の対立遺伝子がある。両親か

ら同じ第6染色体を受け継いだ子供が生まれる確率
は，$1/2 \times 1/2 = 1/4$となる。

問4 図5のAがパラトルモン，Bがカルシトニンで
　　 ある。ビタミンDの不活性型は，食物から得られ
　　 たり，皮膚で合成されたりする。また，パラトルモ
　　 ンの刺激により，腎臓から肝臓を経て活性型となる。

問5 骨には古い骨を溶かす破骨細胞と新しい骨を形成
　　 する骨芽細胞がある。エストロゲンは破骨細胞を減
　　 らし，骨芽細胞を増やす作用があるため，閉経後に
　　 エストロゲンの分泌量が減少すると骨量が減少する
　　 ことになる。

問6 ⅰ)地上生活が進むにつれて，足の親指の対向性
　　 は失われ，体重保持と歩行に適するようになった。
　　 これに対して，手の親指の対向性は残り，道具の使
　　 用が可能になった。
　　 ⅱ)Xの筋群（腹側骨間筋）は，中指を中心に各指を
　　 中指側に引き寄せる。Yの筋群（背側骨間筋）は，中
　　 指を中心に人差し指と薬指を外側に動かす。
　　 ⅲ)中指の第一関節を曲げる深指屈筋と第二関節を
　　 曲げる浅指屈筋はともに前腕にある。前腕にある筋
　　 肉から中指の指骨までは腱でつながっている。

3

〔解答〕

問1 （ア)筋原繊維　（イ)T管　（ウ)筋小胞体
　　 （エ)筋節（サルコメア）　（オ)暗帯　（カ)明帯

問2 ⅰ)X：クレアチンリン酸　Y：クレアチン
　　 ⅱ)クレアチンキナーゼ
　　 ⅲ)筋繊維が崩壊するため。

問3 ⅰ)A 筋芽細胞の核分裂による。
　　 B 複数の筋芽細胞の融合による。
　　 ⅱ)B　理由：図10のcの巨大細胞がGFPにより
　　 光るものとGFPを持たずに光らないものが同じ
　　 割合にならず，ほとんどの巨大細胞が蛍光を発し
　　 ていたため。

〔出題者の求めるポイント〕（筋肉）

問2 ⅲ)「ディシェンヌ筋ジストロフィーは筋繊維の崩
　　 壊による進行性の筋委縮を生じる」と問題文にある。
　　 このことから，酵素の血中濃度が異常になる理由は，
　　 筋繊維の崩壊が原因であると判断できる。

問3 ⅱ)仮に核分裂により多核細胞が出現したとすれ
　　 ば，GFPを含む細胞と含まない細胞を同じ割合で
　　 培養したのだから，生じる多核細胞はGFPを含む
　　 ものと含まないものが同じ割合になるはずである。
　　 生じた多核細胞はGFPを含むものが5個，含ま
　　 ないものが1個と偏っている。含まない多核細胞は，
　　 GFPを含まない細胞どうしが融合したと考えられ，
　　 含む多核細胞は，GFPを含む細胞どうし，または

GFP を含む細胞と含まない細胞が融合したと考えられる。

4

〔解答〕

問1　ⅰ）対立　ⅱ）相同染色体　ⅲ）減数分裂
問2　ⅰ）連鎖　ⅱ）①③　ⅲ）組換え　ⅳ）転座
問3　優性遺伝子から発現されるタンパク質の量が優性ホモの個体の半分であっても，優性形質を作るのに十分な作用をもたらす量であるため。
問4　ⅰ）伴性遺伝　ⅱ）a）0　b）100　c）50　d）0
　　　ⅲ）a）とd）
問5　ⅰ）1/16　ⅱ）正常なカリウムチャネルが細胞膜上に 1/16 の割合で発現されていれば，細胞におけるカリウムイオンの物質輸送を正常に行えるため。

〔出題者の求めるポイント〕（メンデル遺伝）

問1　減数分裂では第一分裂で相同染色体どうしが対合し，対合した染色体が別々の細胞に分かれるため，配偶子の持つ染色体はもとの細胞の半分である 1 セットになる。
問2　ⅱ）②ド・フリース，⑤チェルマク，⑥コレンスは，それぞれ別々にメンデルの法則を再発見した。④モーガンはショウジョウバエを用いた三点交雑の実験により，「遺伝子は染色体上に一定の順序で配列している」という遺伝子説を提唱した。
　　　ⅲ）減数分裂の時に，二価染色体の互いに接する染色分体が交叉することで，相同染色体の一部が交換される乗換えが起こることがある。乗換えにより，遺伝子の新しい組合せができる。「遺伝子間で何が起こったか」という問いであるので，「組換え」と答えることになる。
　　　ⅳ）染色体の一部が他の染色体と入れ替わる突然変異により，連鎖していた遺伝子が別々の染色体に分かれることがある。この染色体突然変異を転座という。
問3　マルバアサガオの場合，ヘテロの個体は酵素を半分しか作れないために，赤色素を花が赤く見えるだけの量作ることができなかった。しかし，一般には発現するタンパク質の量が正常ホモの個体の半分であっても，優性形質を生じるのに十分な量であることが多い。
問4　ⅱ）問題文にあるように，2 本ある X 染色体の一方はまるごと不活性化する。これをライオニゼーションという。b）正常遺伝子をホモに持つ女性は，正常な遺伝子を持つ男性と同程度の血液凝固因子の活性を持つ。c）正常遺伝子をヘテロに持つ女性の場合は，細胞ごとにランダムに X 染色体の不活性化が起こるため，正常遺伝子が働く細胞と働かない細胞が半分ずつ存在することになり，血中の活性をもつ凝固因子の量が半分になる。
　　　ⅲ）血液凝固因子の活性が半分になっても，血液凝

固に支障がないため，ヘテロの女性は血友病になることはない。
問5　ⅰ）ヘテロの個体では，チャネルとして機能するタンパク質と機能しない変異タンパク質が等量作られる。カリウムチャネルは 4 量体であり，正常に機能するタンパク質が 4 つ集まる確率は，$(1/2)^4 =$ 1/16 になる。
　　　ⅱ）変異タンパク質を 1 つでも持てば，チャネルとしては機能しない。機能するチャネルが 1/16 の割合しかなくても優性遺伝することから，逆に機能するカリウムチャネルがカリウムチャネル全体の 1/16 さえ細胞膜上にあれば，カリウムイオンの輸送に影響がないと考えられる。

平成25年度

問 題 と 解 答

平成25年度

英　語

問題

前期試験

第1問　次の英文を読んで、後の問いに答えなさい。

Reports of dolphins interacting with dead members of their pod are raising questions about whether cetaceans understand the concept of death. Bottlenose dolphins in western Greece have been seen reacting to death differently depending on whether a pod member has died suddenly or after a longer period of illness.

Interpreting animal behaviour after the death of a companion is fraught with difficulty. Death is rarely observed in the wild, and it is easy to erroneously attribute human emotions to animals. Nevertheless, several species of intelligent, social animals, such as gorillas, chimps and elephants can display particular behaviours when an animal dies — behaviours which some have interpreted as akin to mourning. [　あ　] together with a growing number of reports of cetaceans interacting with dead animals and the discovery that they have specialised neurons linked to empathy and intuition, the Greek study suggests dolphins may have a complex — and even sophisticated — reaction to death.

Joan Gonzalvo of the Tethys Research Institute based in Milan, Italy, has been observing the bottlenose dolphin population in the Amvrakikos gulf since 2006. In July 2007, he and his team of Earthwatch Institute volunteers saw a mother interact with her dead newborn calf. She lifted the corpse above the surface, 《A》<u>in an apparent attempt to get it to breathe</u>. "This was repeated over and over again, sometimes frantically, during two days of observation," says Gonzalvo. "The mother never separated from her calf."

The newborn had a large bruise on its lower jaw, suggesting it may have been killed by another dolphin. "Infanticide has been reported in this species," says Gonzalvo. Aware of 《B》<u>the dangers of investing animal behaviour with human emotions</u>, he nonetheless suggests the mother may have been mourning the sudden death: "She seemed unable to accept the death."

One year later, Gonzalvo came across a pod surrounding a 2 to 3-month-old dolphin that was having difficulty swimming. It bore bleach marks, possibly from exposure to pesticide or heavy-metal pollution. "The group appeared stressed, swimming erratically," he says. "Adults were trying to help the dying animal stay afloat, but it kept sinking." It died about an hour later.

From his previous observation, Gonzalvo expected the mother to stay with the corpse. [　い　], it was allowed to sink and the group immediately left the area. "My hypothesis is that the sick animal was kept company and given support, and when it died the group had done their job. In this case they had already assumed death would eventually come — 《C》<u>they were prepared</u>." Gonzalvo accepts that his interpretation is speculative and based on limited data. He is gathering examples from other researchers before publishing his observations.

Ingrid Visser of the Orca Research Trust in Tutukaka, New Zealand, has seen bottlenose dolphins and orcas carrying dead infants in what she too interprets as grief. She acknowledges that the activity may simply be misdirected behaviour, and that the animals do not know that the calf is dead. "But we do know that cetaceans have von Economo neurons, which have been associated with grief in humans." [う], she speculates that the behaviours are a form of grief.

Visser has seen similar things at pilot whale strandings. "When one died the others would stop when passing by, [え]. If we tried to get them to move past without stopping, they would fight to go back to the dead animal. I do not know if they understand death but they do certainly appear to grieve — based on their behaviours."

Karen McComb of the University of Sussex, UK, who has studied how elephants act when they find elephant bones, says Gonzalvo's observations bring to mind other intelligent, social mammals, but it is impossible to know what is going on in an animal's mind.

"《D》It is fascinating but out of our reach as scientists," she says, adding that any inferences are necessarily speculative. "It's great to accumulate examples though — as more are gathered a clearer picture emerges."

(Rowan Hooper, "Do dolphins have a concept of death?", *NewScientist*, 3 September 2011)

注　pod：群れ　　　　　cetacean：クジラ目の動物　　bottlenose dolphin：バンドウイルカ
　　fraught with：〜を伴った　akin to：〜と同種の　　empathy：共感　　corpse：死体
　　frantically：半狂乱で　infanticide：子殺し　　　pesticide：農薬　　erratically：不規則に
　　orca：シャチ　　　　pilot whale：ゴンドウクジラ　stranding：座礁

問1. 空所 [あ] に入れるのに最も適当なものを1つ選び、その番号を答えなさい。

(1) Taking　　　　(2) Taken　　　　(3) To take　　　(4) To be taken　　　(5) Having Taken

問2. 下線部《A》の意味を日本語で表しなさい。

問3. 下線部《B》の 'the dangers of investing animal behaviour with human emotions' と最も近い意味になるものを1つ選び、その番号を答えなさい。

(1) the dangers of criticising animal behaviour in the light of human emotions

(2) the dangers of disturbing animal behaviour in the light of human emotions

(3) the dangers of praising animal behaviour in the light of human emotions

(4) the dangers of understanding animal behaviour in the light of human emotions

問4. 空所 [い] に入れるのに最も適当なものを1つ選び、その番号を答えなさい。

(1) For instance　　　(2) Indeed　　　(3) In short　　　(4) Instead　　　(5) Moreover

問5. 下線部《C》の意味として最も適当なものを1つ選び、その番号を答えなさい。

(1) 仲間に安らかに死を迎えさせる準備ができていた
(2) 仲間の命を少しでも長らえさせる準備ができていた
(3) 仲間の死を受け入れる心の準備ができていた
(4) 仲間の死を弔う行動をする準備ができていた

問6. 空所 [う] に入れるのに最も適当なものを1つ選び、その番号を答えなさい。

(1) As a result   (2) Curiously enough   (3) Fortunately

(4) On the contrary   (5) On the other hand

問7. 空所 [え] には、次の語句をある順序に並べ替えた表現が入る。2番目と4番目に入る語句の番号を答えなさい。

(1) acknowledge or confirm   (2) as if   (3) it was dead

(4) that   (5) to

問8. 下線部《D》の意味として最も適当なものを1つ選び、その番号を答えなさい。

(1) 動物の心の中を知るための観察を積み重ねることは興味深いことだけれども、科学者でないわれわれには無理なことだ。
(2) 動物の心の中を知るための観察を積み重ねることは興味深いことだけれども、われわれ科学者には不可能なことだ。
(3) 動物の心の中を知るというのは興味深いことだけれども、科学者でないわれわれには無理なことだ。
(4) 動物の心の中を知るというのは興味深いことだけれども、われわれ科学者には不可能なことだ。

問9. 仲間の死に対するイルカの反応の違いを述べた次の文の空所（ ア ）、（ イ ）に、それぞれ10文字以内の日本語を補いなさい。

仲間の死が突然の死である場合には死体のそばを（   ア   ）が、
長い病気の末の死である場合には死体のそばを（   イ   ）。

第2問 次の英文を読んで、後の問いに答えなさい。

"The invalid assumption that correlation implies cause is probably among the two or three most serious and common errors of human reasoning." Evolutionary biologist Stephen Jay Gould was referring to purported links between genetics and an individual's intelligence when he made this familiar complaint in his 1981 book *The Mismeasure of Man*.

Fast-forward three decades, and leading geneticists and anthropologists are 《A》levelling a similar charge at economics researchers who claim that a country's genetic diversity can predict the success of its economy. To critics, the economists' paper seems to suggest that a country's poverty could be the result of its citizens' genetic make-up, and the paper is attracting charges of genetic determinism, and even racism. But the economists say that they have been misunderstood, and are merely using genetics as a proxy for other factors that can drive an economy, such as history and culture. The debate holds cautionary lessons for a nascent field that blends genetics with economics, sometimes called genoeconomics. The work could have real-world pay-offs, such as helping policy-makers to "reduce barriers to the flows of ideas and innovations across populations", says Enrico Spolaore, an economist at Tufts University, who has also used global genetic-diversity data in his research.

But the economists at the forefront of this field clearly need to be prepared for harsh scrutiny of their techniques and conclusions. At the centre of the storm is a 107-page paper by Oded Galor of Brown University, and Quamrul Ashraf of Williams College.

The paper argues that there are strong links between estimates of genetic diversity for 145 countries and per-capita incomes, even after accounting for myriad factors such as economic-based migration. 〔 あ 〕 genetic diversity in a country's population is linked with greater 〔 い 〕, the paper says, because diverse populations have a greater range of cognitive abilities and styles. By contrast, 〔 う 〕 genetic diversity tends to produce societies with greater 〔 え 〕, because there are fewer differences between populations. Countries with intermediate levels of diversity, such as the United States, balance these factors and have the most productive economies as a result, the economists conclude.

〔 お 〕, prominent scientists, including geneticist David Reich of Harvard Medical School, and Harvard University palaeoanthropologist Daniel Lieberman, say that the economists made blunders such as treating the genetic diversity of different countries as independent data, when they are intrinsically linked by human migration and shared history. "It's a misuse of data," says Reich, which undermines the paper's main conclusions. The populations of East Asian countries share a common genetic history, and cultural practices — but the former is not necessarily responsible for the latter. "Such haphazard methods and erroneous assumptions of statistical independence could equally find a genetic cause for the use of chopsticks," the critics wrote.

They have missed the point, responds Galor, a prominent economist whose work examines the ancient origins of contemporary economic factors. "The entire criticism is based on a gross misinterpretation of our work and, in some respects, a superficial understanding of the empirical techniques employed," he says. Galor and Ashraf told *Nature* that, [　か　], they are using it as a proxy for immeasurable cultural, historical and biological factors that influence economies. "Our study is not about a nature or nurture debate," says Ashraf.

Galor and Ashraf are not the first economists to use genetic-diversity data. Spolaore has also found that the differences in genetic diversity between countries can predict discrepancies in their level of economic development. But he is clear that this is not necessarily a causal relationship: "In my view it's not genetic diversity itself that is [　き　] this correlation," he says. "A lot of this could be culture."

Some say that the field needs a dose of rigour. Many studies linking genetic variation to economic traits make basic methodological errors, says Daniel Benjamin, a behavioural economist at Cornell University. He is part of the Social Science Genetics Association Consortium, a group that brings together social scientists, epidemiologists and geneticists to improve such studies. Problems that medical geneticists have known about for years — such as those stemming from small sample sizes — crop up all too often when economists start to work with the data, he says.

For instance, while searching for genetic associations with factors such as happiness and income in a study of 2,349 Icelanders, Benjamin and his colleagues found a statistically significant association between educational attainment and a variant in a gene involved in breaking down a neurotransmitter molecule. But the researchers could not replicate this association in three other population samples — a test for false positives that is standard practice in medical genetics — and 《B》the team now has reservations about the association. If the field is to develop fruitfully, "I think it's essential for us to have geneticists involved", says Benjamin. "We couldn't do it without their help and insight."

(Ewen Callaway, "Economics and genetics meet in uneasy union",

Nature 490, 11 October 2012)

注　proxy：代用となるもの　　　nascent：新しい　　　per-capita：一人当たりの　　　myriad：無数の
palaeoanthropologist：古人類学者　　　intrinsically：本質的に　　　haphazard：でたらめな
nature or nurture：生まれか育ちか　　　discrepancy：相違　　　epidemiologist：疫学者
neurotransmitter：神経伝達物質　　　replicate：再現する　　　false positive：偽陽性

問1. 下線部《A》の 'levelling' とほぼ同じ意味で用いられているものを1つ選び、その番号を答えなさい。

(1) Constructors started levelling the ground for the new station.
(2) The party attempted to level the various classes in the nation.
(3) Accusations were levelled at other countries' leaders.
(4) He levelled his opponent with one blow to the chin at the arena.

問2. 本文の内容に合うように（ ア ）～（ エ ）にそれぞれ漢字2文字を書き入れなさい。

　　経済学者は遺伝的多様性から経済発展を（ ア ）することができると主
　張しているが、遺伝学者や人類学者は前者は後者の（ イ ）ではなく、
　（ ウ ）関係は（ エ ）関係を必ずしも含まないと批判している。

問3. 空所 ［ あ ］～［ え ］に入れる語句の組み合わせとして最も適当なものを1つ選び、その番号を答えなさい。

(1)	あ: High	い: interpersonal trust	う: low	え: innovation
(2)	あ: High	い: innovation	う: low	え: interpersonal trust
(3)	あ: Low	い: interpersonal trust	う: high	え: innovation
(4)	あ: Low	い: innovation	う: high	え: interpersonal trust

問4. 空所 ［ お ］に入れるのに最も適当なものを1つ選び、その番号を答えなさい。

(1) Indeed　　　　(2) For instance　　　　(3) In addition　　　　(4) On the other hand

問5. 空所 ［ か ］には、次の語句をある順序に並べ替えた表現が入る。2番目と5番目に入る語句の番号を答えなさい。

(1) economic development　　　(2) directly influences　　　(3) far from
(4) genetic diversity　　　　　(5) claiming that

問6. 空所 ［ き ］に入れるのに最も適当なものを1つ選び、その番号を答えなさい。

(1) correlative with　　(2) independent of　　(3) responsible for　　(4) caused by

問7. 下線部《B》の意味を日本語で表しなさい。

問 8. 本文の内容に合致するものを 2 つ選び、その番号を答えなさい。

(1) The economists conclude that the United States has the most productive economy because of its population having a greater range of cognitive abilities and its society having greater interpersonal trust than any other country.

(2) The critics say that the economists misused data, because the genetic diversity of different countries was regarded as dependent data when they are linked by human migration and shared history.

(3) Galor and Ashraf answered that they substitute genetic diversity for immeasurable cultural, historical and biological factors that exercise an effect on economic development.

(4) Spolaore says that the differences not only in genetic diversity but also in culture between countries cause their discrepancies in the level of economic development.

(5) Benjamin says that in order to avoid problems that economists tend to have when they link genetic variation to economic traits, they should ask geneticists for help and insight.

第3問　次の英文を読んで、後の問いに答えなさい。

When the pain returned, Lisa rested at home with her foot elevated. Over the next few weeks, she tried icing the area and was fitted with new orthotics. But the pain didn't get any better. She returned to the surgeon.

"I'm not surprised," he said when Lisa told him about her condition. "You need surgery, I told you that before."

Lisa and her daughter had scheduled a trip to Europe in a few weeks' time. The trip had been planned for a long while, and she told the doctor that she didn't want an operation to interfere with it.

"You have pain from the bone spur, the ganglion cyst, and lots of arthritis in that joint," the doctor reiterated. "That's going to interfere with your trip. I can fix all of that, and in two weeks you'll be fine to travel."

"I'd rather have another cortisone shot," Lisa replied.

The doctor paused and then spoke deliberately, emphasizing each word. It sounded to Lisa as though he were speaking to a badly behaved child. "I will give you the shot. But this is not a cure. Let's get you on the schedule for surgery." Lisa agreed.

The trip to Europe was everything that Lisa and her daughter had hoped for. They both loved art, and they spent days lingering in the museums in Paris. Despite the many hours Lisa spent on her feet, she didn't feel any discomfort — the shot again had worked. But her surgery was already scheduled. So when she returned, she went to the hospital for her preoperative evaluation.

In the examination room, Lisa almost dozed off waiting to meet with the nurse who would clear her for surgery. Her jet lag still hadn't worn off. The nurse greeted Lisa with a warm smile and went over a checklist, reviewing Lisa's past medical history, asking about any allergies or reactions to medication. She noted the normal recent electrocardiogram and chest X-ray, which showed that Lisa was healthy enough to undergo surgery.

"You know," Lisa said, "my foot feels fine now. I wonder if I really have to have such an extensive surgery?"

The nurse glanced up from the paperwork and gave Lisa a quizzical look. "You really should discuss that with your doctor," she said. "But in any event, since you're here, let's get your pre-op blood tests done." The nurse handed Lisa a sheet with a series of tests marked off and told her how to find the phlebotomist who would draw her blood.

When we spoke with Lisa, she reflected back on this conversation. "I guess I was afraid to confront the surgeon one-on-one," she said. She still wasn't sure exactly why she hadn't told him her foot felt better. "I guess I just didn't want to deal directly with him. He had such a frosty and assertive way about him. And I also really wanted to believe that he knew best."

藤田保健衛生大学（医）25 年度 （9）

Lisa underwent the operation. The surgeon removed the bone spur and the ganglion cyst and then fused the arthritic joint, inserting two small titanium screws so that there would be no motion that could cause pain. The day after the procedure, the surgeon called Lisa and said that the postoperative X-ray was "not satisfactory." It looked as if the screws weren't correctly aligned, so Lisa underwent a second operation.

We spoke with Lisa some four months later. "I have pain in my foot all the time," she said. "It has thrown off my gait. So now I also have pain in my hip." Lisa Norton was frustrated, bitter, and consumed with regret.

(J. Groopman and P. Hartzband, *Your Medical Mind*, 2011)

注　orthotics：機能回復訓練　　bone spur：骨棘　　　　　　ganglion cyst：ガングリオン嚢胞
　　arthritis：関節炎　　　　　　reiterate：繰返して言う　　　cortisone shot：コルチゾン注射
　　linger：長居する　　　　　　preoperative：手術前の(pre-op)　doze off：居眠りする
　　jet lag：時差ぼけ　　　　　　medication：薬物　　　　　　electrocardiogram：心電図
　　quizzical：いぶかしげな　　　phlebotomist：採血士　　　　　align：調整する　　　　gait：歩行

以下の 問 1～問 4 について、それぞれ本文の内容と合致するものを 2 つ選び、その番号を答えなさい。

問 1.
(1)　Lisa の旅行はずっと以前から計画していたものであった。
(2)　Lisa は、手術で痛みがなくなってから娘と一緒に旅行に出かけた。
(3)　Lisa は、娘との旅行の間、まったく痛みを感じることなく過ごすことができた。
(4)　Lisa は、予定していた旅行の期間を短くした。
(5)　Lisa は、予定していた旅行の出発日を遅らせた。

問 2.
(1)　医師は、手術は旅行の後でも大丈夫だと言って、まず旅行に行くことを勧めた。
(2)　医師は、旅行の前に痛み止めの注射を打っておくことを勧めた。
(3)　Lisa は、手術のことは旅行から帰ってから考えることにして、旅行に出かけた。
(4)　Lisa は、これまでにも痛み止めの注射を打ってもらっていた。
(5)　Lisa は、注射を打ってもらって痛みが消え、手術はもう必要ないのではないかと思った。

問 3.
(1)　Lisa が受けた手術は、小さなねじを入れて伸びたままの関節を曲がるようにするものであった
(2)　Lisa は、医師に勧められて、十分な話し合いと納得のないまま手術を受けてしまった。
(3)　Lisa は、医師に勧められて手術を受けることに同意したが、手術は失敗で、再手術を受ける結果になった。
(4)　Lisa は、痛みは良くなっていると手術の前に医師に話したが、手術は予定通り行われた。
(5)　手術を勧めた医師はていねいに説明してくれたので、Lisa は医師を信頼して手術を受けた。

問 4.
(1) Lisa は、痛みを何とか自分で抑えようとやってみたがよくならないので、また医師のところへ来たのであった。

(2) Lisa は、いったん痛みがなくなったので手術はしなくても済むかと思ったが、また痛み出したのでやはり手術を受けることにした。

(3) Lisa は、時差ぼけのせいで手術前の血液検査を受け忘れたので、また検査に来なければならなかった。

(4) Lisa は、手術前の検査の際に看護師に手術についての疑問を話したが、取り合ってもらえなかった。

(5) 医師は、痛みを治療するいくつかの方法について説明したうえで、Lisa に手術を選択するよう勧めた。

数　学

問題

前期試験

25年度

問題1.

次の問いに答えよ.

(i) $0 \leqq \theta < 2\pi$ とする. $2\sin^2\theta - 3\cos\theta - 3 \geqq 0$ を満足する θ の範囲は $\boxed{\quad(1)\quad}$ であり, この θ に対する $\tan\theta$ の最大値は $\boxed{\quad(2)\quad}$ である.

(ii) 数字 1 のカード 1 枚, 数字 3 のカード 2 枚, 数字 a (a は 1, 3, 6 以外の正の整数) のカード 2 枚, 数字 6 のカード b 枚の中から無作為に 1 枚のカードを取り出したとき, そのカードに記された数字の期待値が $\frac{9}{2}$ になった. このとき (a, b) の組をすべて求めると $(a, b) = \boxed{\quad(3)\quad}$ である.

(iii) $f(x) = x^6 - 2x^4 - x^2 + 2$ とする. $f(x)$ を整数の範囲で因数分解すると $\boxed{\quad(4)\quad}$ となり, 複素数の範囲で因数分解すると $\boxed{\quad(5)\quad}$ となる.

問題2.

(i) 任意の x の 1 次関数 $f(x)$ に対して $\displaystyle\int_0^{\frac{\pi}{2}} f(\sin x)dx = Af(0) + Bf(\frac{\pi}{2})$ が常に成り立つような定数 A, B を求めると, $(A, B) = \boxed{\quad(6)\quad}$ である.

(ii) 任意の x の 2 次関数 $f(x)$ に対して $\displaystyle\int_0^1 f(x)dx = Af(0) + Bf\left(\frac{1}{2}\right) + Cf(1)$ が常に成り立つような定数 A, B, C を求めると, $(A, B, C) = \boxed{\quad(7)\quad}$ である.

問題3．

(i) $f(t) = be^{at}(a, b : 定数)$ を微分した答えを $f(t)$ を用いて表すと，

$$\frac{d}{dt}f(t) = \boxed{} \quad \cdots\cdots ①$$

である．

(ii) 物体が水平面に対し垂直な方向に落下するものとする．デカルトは時刻 t での物体の速度について，速度が落下距離に比例するものと考えた．これに従えば，時刻 t での物体の落下距離を $f(t)$ とし，$f(0) = x_0 > 0$，その比例定数を $c_0 > 0$ とするとき，①を満たすような関数が $f(t) = be^{at}$ の形で表わされることを用いると $f(t) = \boxed{}$ である．

(iii) 一方，ガリレオは速度が落下した時間に比例すると考えた．時刻 T で落下しはじめた物体の，時刻 t $(t \geqq T)$ での高さを $g(t)$ とし，$g(T) = x_1 > 0$，その比例定数を $c_1 > 0$ とするとき，$g(t) = \boxed{}$ である．

問題4．

$0 \leqq t \leqq \dfrac{\pi}{2}$ とする．時刻 t における座標平面上の点 $P(x, y)$ の位置が $x = \sin t$，$y = \sin 2t$ で与えられている．

(i) 原点 $O(0, 0)$ から点 P が最も遠方にあるとき，2 点 O, P 間の距離は $\boxed{}$ であり，そのときの点 P の速度 $\vec{v}$ は $\vec{v} = \boxed{}$ である．

(ii) 点 P の軌跡を $y = f(x)$ と表すと，$f(x) = \boxed{}$ である．ただし x の範囲は $\boxed{}$ である．

(iii) (ii) で求めた軌跡と x 軸とで囲まれてできる図形の面積は $\boxed{}$ である．

物理

問題

前期試験

第1問

長さ L の丈夫で軽い糸の一端を天井に固定して、他端に質量 m のおもりを吊るした。重力加速度の大きさを g として、以下の問に答えよ。摩擦や空気抵抗は無視できるものとする。また、糸が鉛直に垂れさがり、おもりが静止している状態を位置エネルギーの基準とする。

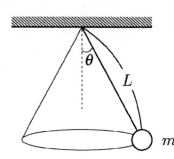

[A] 糸を鉛直方向から角度 θ ($0° < \theta < 45°$) だけ傾け、おもりを水平面内で等速円運動させた。

問1 おもりの位置エネルギー U_1 を、L, m, g, θ から必要な記号を用いて答えよ。

問2 おもりの運動エネルギー K_1 を、L, m, g, θ から必要な記号を用いて答えよ。

[B] 次に、糸を鉛直方向から角度 2θ だけ傾け、おもりを水平面内で等速円運動させたところ、糸の張力が前問 [A] の6倍になったという。

問3 $\cos\theta$ の値はいくらか。

問4 おもりの位置エネルギーを U_2 とすると、U_2/U_1 はいくらか。数値で答えよ。

問5 おもりの運動エネルギーを K_2 とすると、K_2/K_1 はいくらか。数値で答えよ。

第2問

2重スリットによる光の干渉実験について考える。図1のように単スリットSをもつ板Fと2重スリットABをもつ板Gおよびスクリーンを平行に配置して、単スリットSの左側から位相がそろった波長 λ の単色光を入射させる。スリットA、Bの間隔を $2d$、板Fと板Gとの距離を h、板Gとスクリーンとの距離を L とする。点OはABの垂直二等分線がスクリーンと交わる点である。点Oから y だけ離れたスクリーン上の点を点Pとする。以下の

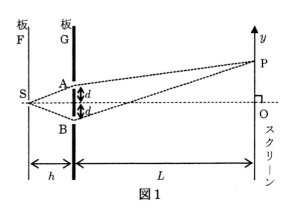

図1

問において、d と y は L と h より十分に小さいものとして近似せよ。また、空気の屈折率は1としてよい。はじめ、単スリットSはABの垂直二等分線上にあるとする。

問1 点Pに点Oから数えて m 番目の暗線ができるとき、λ を m、d、L、y を用いて表せ。ここで、$m=1, 2, 3, \cdots$ である。

次に、図2のように、半径 R の半円柱形をした屈折率 n $(n>1)$ のガラスを、半円柱の軸がスリットAの中心に一致するようにスリットAにかぶせる。半径 R は d より小さいものとする。

問2 ガラス中の光の波長はいくらか。

問3 ガラスをかぶせる前にスクリーン上の点Oにあった最も明るい明線は、ガラスをかぶせた後、y 軸の正負どちら側にどれだけ移動するか。正負については解答欄で正しい方に〇をつけよ。

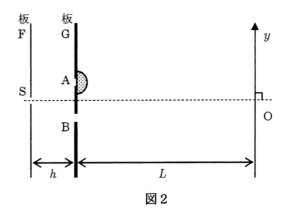

図2

次に半円柱形のガラスをスリットAにかぶせた状態のまま、単スリットSの位置を y 方向に移動させたところ、最も明るい明線の位置が点Oに戻った。

問4 このとき、単スリットSを y 方向の正負どちら側にどれだけ移動させたか。正負については解答欄で正しい方に〇をつけよ。

次に図1の状態に戻してから、図3のように板Gとスクリーンの間の上半分の領域を屈折率 n の物質で満たす。スクリーン上に点Oを挟んで点Oから等距離に点 Q_1、点 Q_2 をとる。

問5 単スリットSから点 Q_1 に至る光路 $S \to A \to Q_1$ と $S \to B \to Q_1$、および、点 Q_2 に至る光路 $S \to A \to Q_2$ と $S \to B \to Q_2$ を解答欄の図中に示せ。

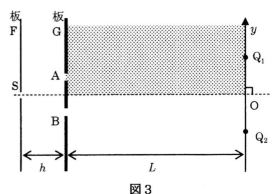

図3

第3問

図1に示すような電流−電圧特性を持つ電球がある。ここで、電球にかかる電圧 V [V] と電球を流れる電流 I [A] との間には

$$V = \begin{cases} 100I^2 & (0 \leq I \leq 0.2) \\ 40I - 4 & (I \geq 0.2) \end{cases}$$

の関係が成り立っている。この電球と、内部抵抗が $r=10$ [Ω] で起電力が $E=12$ [V] の電源を用いて回路を作る。以下の問に数値で答えよ。

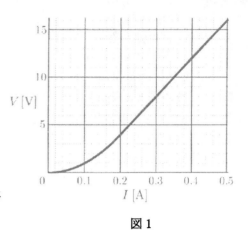

図1

問1 この電球に電源をつないで図2のような回路を作った。電球を流れる電流 I_1 [A] を求めよ。

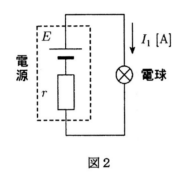

図2

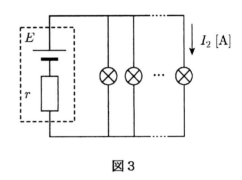

図3

次に、この電源に電球をいくつか並列につないで図3のような回路を作ったところ、電源の供給する電力が 66/5 [W] になった。

問2 各々の電球を流れる電流 I_2 [A] を求めよ。
問3 この回路につながれている電球の数を求めよ。

続いて、電球2つと電源・抵抗で図4のような回路を作ったところ、電球Aを流れる電流は**問2**で求めた I_2 [A] に等しかった。

問4 電球Bを流れる電流 I_3 [A] を求めよ。
問5 抵抗の大きさ R [Ω] を求めよ。
問6 電球Bの消費電力は電球Aの消費電力の何倍か。

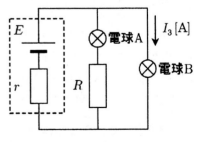

図4

第4問

図1のような形状をした棒がある。この棒の両端は半径 r の半球形で、その間の部分は断面が半径 r、長さ L の円柱形になっている。この棒は一様で重心 G は棒の中心にある。また、棒の質量を m とする。図1中の点 O_1 と点 O_2 は各々両端の半球の中心である。

いま、図2のように、断面の半径が R の円筒を水平な床の上に置き、棒をこの円筒に静かに入れたところ静止した。図中の点Pと点Qは棒と円筒内壁との接点である。また、円筒には底が無いので棒の下点は床と接している。図2でABは円筒の直径で、点Pは点Aの、点Qは点Bの真上にある。図3は円筒に入れた棒を真横から見た図である。床と円筒、床と棒、円筒と棒の各々の間に摩擦はなく、円筒の重心は円筒の中心軸上にあるものとする。

尚、$0<R-r<L/2$ であり、重力加速度の大きさを g として以下の問に答えよ。

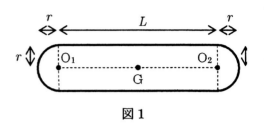

図1

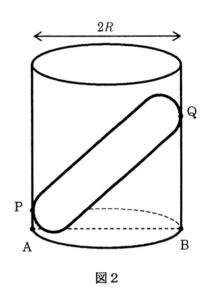

図2

問1 点Qで棒が円筒から受ける垂直抗力 N_Q を求めよ。

問2 円筒と棒が静止したことから、円筒の質量 M は棒の質量 m の何倍以上であると考えられるか、R、r を用いて表すこと。解答欄には最後の結果だけでなく途中の考えも書くこと。

問3 半径の比が $r/R=1/2$、質量の比が $M/m=1/4$ であるとき、静かに棒を入れても円筒は倒れる。いま、点 O_1 に電荷 $-q$ の点電荷を、点 O_2 に電荷 $+q$ の点電荷を固定したとしよう($q>0$)。外部から水平方向に大きさ E の一様電場をかけて円筒および棒を静止させるためには、電場を図3の左右どちら向きにかければよいか。解答欄で正しい方を○で囲め。また、その電場の大きさ E をいくら以上にする必要があるか、M、g、q、R、L を用いて答えよ。ただし、点電荷の質量は無視できるものとする。

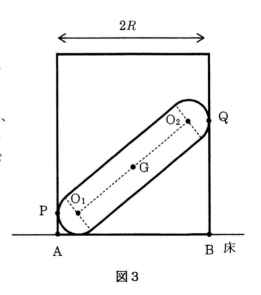

図3

化　学

問　題

前期試験

25年度

必要があれば、H = 1.0、C = 12.0、O = 16.0、Na = 23.0、Cl = 35.5、Ag = 108、ファラデー定数 F = 9.65×10⁴ C/mol、log2 = 0.30、水のイオン積 $[H^+][OH^-]$ = 1.0×10⁻¹⁴ mol²/l² を用いよ。

第1問　次の文章を読んで、下の**問い**（**問1～5**）に答えよ。

　　Ag^+ を含む溶液に Cl^- を含む溶液を加えると $AgCl$ の（　**ア**　）色の沈殿、Br^- を含む溶液を加えると $AgBr$ の淡黄色の沈殿、I^- を含む溶液を加えると AgI の（　**イ**　）色の沈殿を生じる。

　　$AgCl$ は水に難溶性であるが、わずかに水に溶解して飽和溶液になる。溶解した $AgCl$ はほぼ完全に電離しており、次の電離平衡が成り立っていると考えられる。

$$AgCl（固） \rightleftarrows Ag^+ + Cl^- \qquad \cdots \quad 〈1〉$$

　　化学平衡の法則を〈1〉式に適用し、水溶液中の Ag^+ のモル濃度 $[Ag^+]$ と Cl^- のモル濃度 $[Cl^-]$ の積を

$$[Ag^+][Cl^-] = K_{sp}$$

と表したとき、K_{sp} を $AgCl$ の（　**ウ**　）という。この値は温度が変化しない限り一定である。したがって、Ag^+ を含む溶液に Cl^- を含む溶液を加えていくとき、$AgCl$ の沈殿が生じるのは $[Ag^+]$ と $[Cl^-]$ の積の値が K_{sp} の値より（　**エ**　）場合である。

　　a $AgCl$ の沈殿と平衡状態にある水溶液に希塩酸を加えていくと、温度変化がなければ〈1〉式の平衡は　①　ため、$AgCl$ の沈殿が増す。この現象を（　**オ**　）効果という。また、b $AgCl$ の沈殿と平衡状態にある水溶液にアンモニア水を加えていくと、〈1〉式の平衡は　②　ため、$AgCl$ の沈殿は（　**カ**　）。

問1　文章中の（　**ア**　）～（　**カ**　）に入る適当な語句を記せ。

問2　文章中の　①　と　②　にあてはまる語句を下の**a～c**から選べ。
　　a　左辺の向きに移動する　　**b**　移動しない　　**c**　右辺の向きに移動する

問 3 AgCl の K_{sp} が 1.0×10^{-10} mol^2/l^2 であるとすると、水 100 ml に溶ける AgCl は何 mg か。有効数字 2 桁で答えよ。

問 4 下線 **a** の水溶液 100 ml 中に溶けている Ag$^+$ の 99%を沈殿させるには、Cl$^-$ を何 mol 加える必要があるか。有効数字 2 桁で答えよ。ただし、溶液の体積変化は考えないものとする。

問 5 下線 **b** でおこる変化をイオン反応式で示せ。

第 2 問 食塩とその水溶液の電気分解（電解）および電解生成物について、以下の**問い（問 1～5）**の（ **ア** ）～（ **コ** ）の中にあてはまる語句または数値を答えよ。

問 1 食塩は Na$^+$ と Cl$^-$ が（ **ア** ）結合で結合している。この場合、Cl$^-$ の M 殻に存在する電子は（ **イ** ）個である。

問 2 1 l 中に食塩が 10 g 含まれている水溶液と、1 l 中に 50 g のグルコース（C$_6$H$_{12}$O$_6$）が溶けている水溶液を比較すると、前者の浸透圧は後者のそれよりも（ **ウ** ）く、また、前者の沸点は後者のそれよりも（ **エ** ）い。

問 3 食塩水の電解を白金電極を用いて行うと、陽極では（ **オ** ）作用により、（ **カ** ）ガスが発生する。

問 4 1 l 中に食塩が 20 g 含まれている水溶液からの電解によって水酸化ナトリウム 8 g が生成するには、20 A の電流を（ **キ** ）秒通じればよい。この場合、水酸化ナトリウムとともにこの電極から（ **ク** ）ガスが（ **ケ** ）mol 発生する。

問 5 問 4 の水溶液の pH の値は電解後に（ **コ** ）になる。

第3問 A欄の化合物を含む物質をB欄から選び、またA欄の化合物の特徴
をもっともよく示すものをC欄から選び、それぞれ**ア、イ、ウ**・・・
および**a、b、c**・・・の記号で答えよ。

A欄 （1）カゼイン （2）ヘモグロビン （3）ポリイソプレン
（4）ケラチン （5）グリセリド （6）アミロペクチン
（7）アミラーゼ （8）チマーゼ

B欄 **ア** 油脂 **イ** デンプン **ウ** 乳汁
エ ラテックス **オ** シリコーンゴム **カ** 酵母 **キ** 細菌類
ク 唾液、膵液、麦芽 **ケ** 葉緑素 **コ** 核酸 **サ** 赤血球
シ 毛、つめ、角 **ス** ろう **セ** 骨、皮膚

C欄 **a** 生ゴムの材料になる。
b セッケンの材料になる。
c 電気絶縁用の材料になる。
d 動植物体の表面を保護する。
e デンプンをマルトースに分解する。
f 光合成に必要である。
g フェーリング反応を行う。
h 鉄を含む色素と結合している。
i 単純タンパク質で繊維状タンパク質に分類される。
j 複合タンパク質でリン酸を含んでいる。
k グルコースをエタノールと二酸化炭素に分解する。
l スクロースをグルコースとフルクトースに分解する。
m ヨウ素溶液により赤紫色になる。
n ヨウ素溶液により濃青色になる。
o 二重らせん構造をとっている。

第4問 A欄 の化合物を用いて化学反応を行った結果、B欄 の化合物のいずれかを生成した。この際、A欄 の各化合物は C欄 の事項のいずれかに該当する構造の変化を受けている。A欄 の各化合物を用いて行った反応における生成物と構造の変化を、それぞれ B欄、C欄 より選んで、**ア、イ、ウ**・・・および **a、b、c**・・・の記号で答えよ。

A欄　　アニリン　　エチレン　　ナフタレン　　ベンゼン　　メタン

B欄　**ア** 酢酸　　　**イ** エタノール　　　**ウ** アセトン
　　　エ ジエチルエーテル　　**オ** アセトアニリド　　**カ** クロロメタン
　　　キ クロロホルム　　　**ク** フェノール　　　**ケ** フタル酸
　　　コ ヘキサクロロシクロヘキサン（ベンゼンヘキサクロリド）
　　　サ ベンゼンスルホン酸

C欄　**a** 炭素原子を含む結合には変化がおこってない。
　　　b 1つの炭素原子の4本の結合のうち、どの1本の結合が変化しても得られる。
　　　c 炭素数の減少がおこっている。
　　　d 水分子が水素と酸素という形にわかれて、それぞれ隣接する2個の炭素原子に結合している。
　　　e ベンゼン環は消失したが、化合物中には環の構造が残されている。
　　　f ベンゼン環の水素原子がすべて他の原子と置き換わっている。

第5問 次の文章を読んで、下の**問い（問1～3）**に答えよ。

構造式は右の例にならって書け。　　　$CH_3-CH-C-O-C_2H_5$
　　　　　　　　　　　　　　　　　　　　　　　　　$\underset{OH}{|}\ \underset{O}{\|}$

　分子式が $C_{20}H_{36}O_6$ で、3個のエステル結合を有する可塑剤である化合物 **A** がある。化合物 **A** を水素化リチウムアルミニウム（$LiAlH_4$）で還元したところ、化合物 **B**、**C**、**D** が 1：2：1 の mol 比で得られた。化合物 **B** は示性式が $C_4H_7(OH)_3$ であり、施光性を示した。化合物 **C** はエタノールであり、化合物 **A** の不斉炭素原子に存在していた2つのエステル結合が切断されて生成した。化合物 **D** は高級アルコールで、この化合物に濃硫酸を加え温浴で溶かした後、さらに水酸化ナトリウムを加えてかき混ぜて溶かすと、合成洗剤 **E** が得られた。その水溶液は中性であった。

　なお、エステルを $LiAlH_4$ で還元的に分解すると、次の式で示すように $R-CH_2-OH$ と $R'-OH$ の2種類のアルコールが生成する。R と R'はアルキル基を表わす。

$$R-\underset{O}{\underset{\|}{C}}-O-R' \longrightarrow R-CH_2-OH \ + \ R'-OH$$

　また、$LiAlH_4$ によりアルデヒドやカルボン酸は第一級アルコールに、ケトン基は第二級アルコールに還元することができるが、アルケンやアルキンをアルカンに還元することはできない。

　酸を触媒として化合物 **A** を加水分解すると、4つの化合物 **C**、**D**、**F** および **G** が得られた。化合物 **F** は酢酸であった。また、化合物 **G** を加熱すると、1 mol あたり 2 mol の水がとれて酸無水物である化合物 **H** が生じた。化合物 **H** に臭素水を加えると、臭素水の赤褐色が無色に変化した。

問1　化合物 **B** の構造式を書き、その構造式中の不斉炭素原子を○で囲め。また、この化合物の名称を IUPAC（国際純正および応用化学連合）名で書け。

問2　化合物 **A**、**G** および **H** の構造式を書け。

問3　合成洗剤 **E** の名称を書け。

生　物

問題　　25年度

前期試験

第1問 筋肉に関する次の文を読み，以下の各問いに答えよ。

　脊椎動物の骨格筋は，筋繊維が束になってできている。筋繊維の中には，（ア）の束が小胞体やミトコンドリアなどの細胞小器官とともに存在している。（ア）は筋収縮をになう主要タンパク質であるアクチンと（イ）が整然と配列した（ウ）という単位がくり返した構造をとっている。（イ）がATPを分解した際に生じるエネルギーを用いて骨格筋は収縮する。
　筋収縮には多量のATPを必要とするが，細胞内に蓄積されているATPは運動開始直後にすみやかに消費される。安静時には主に呼吸によってATPを得ているが，呼吸では間に合わないようなときには解糖によってATPを獲得する。筋肉には多量のATPを蓄積しておくことはできないので，それを補うためにクレアチンリン酸の形で筋肉内にエネルギーを貯蔵しておき，クレアチンキナーゼの働きによってADPからATPを再合成するしくみが備わっている。このように，(1)呼吸，解糖，クレアチンリン酸の３つの系が骨格筋へのエネルギー供給源の代表的なものである。図1は，これら３つの系が，運動を開始した骨格筋へ供給するエネルギー量の時間経過を示したものである。
　骨格筋の筋繊維は，収縮速度やエネルギー代謝の特徴などから，遅筋と速筋，さらにその中間の性質をもつタイプの３つに分類される。この３つのタイプの筋繊維が骨格筋に含まれる割合には生まれつきの個人差があり，この差によってスポーツ種目の適性が分かれることもある。遅筋はゆっくり収縮し，持久力を引き出すときに使われる。速筋はすばやく収縮することができるので，瞬発力を引き出すときに使われる。手足の基部を特別なベルトで圧迫し，対象とする手足の血流量を制限した状態で運動する(2)加圧トレーニングを行うことにより，効果的に筋肥大と筋力増強を促すことができる。これは，血流を制限することで，筋での（エ）供給量の不足が起こり，その結果，（オ）が蓄積することにより，脳に信号が送られて（カ）が分泌されるためである。

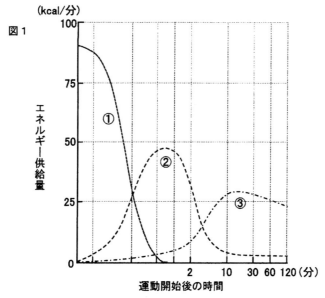

問1 文中の（ ア ）〜（ カ ）に適語を記せ。

問2 下線部（1）について，

  i） a) 呼吸，b) 解糖，c) クレアチンリン酸などから供給されるエネルギーは，図1の ① 〜 ③ のどれに相当するか。それぞれ適当と思われるものを1つずつ選び，その番号を記せ。

  ii） a) 呼吸によって1分子のグルコースから得られるATPの分子数，b) 解糖によって1分子のグルコースから得られるATPの分子数，c) クレアチンリン酸1分子から得られるATPの分子数はそれぞれいくつか，記せ。

  iii） 運動開始から10秒後の骨格筋への全エネルギー供給量はおよそどれくらいか，記せ。

問3 遅筋，速筋はそれぞれ赤筋，白筋とも呼ばれる。この色の違いは，あるタンパク質の濃度の差を反映している。あるタンパク質とは何か，その名称を記せ。

問4 次の ① 〜 ⑦ の中から，速筋よりも遅筋の性質を表していると思われるものを2つ選び，その番号を記せ。

  ① 筋繊維中のミトコンドリアの数が多い。
  ② 筋繊維中のグリコーゲンの貯蔵量が多い。
  ③ 筋繊維を取り巻いている毛細血管の数が多い。
  ④ 内臓に多い。
  ⑤ 加齢により減少しやすい。
  ⑥ 疲労しやすい。
  ⑦ 張力が大きい。

問5 下線部（2）について，加圧トレーニングにより筋肥大が効果的に起きるのは，a) 遅筋と b) 速筋のどちらと考えられるか。どちらか一方を選び，その記号を記せ。また，それを選んだ理由を簡潔に記せ。

第2問 脊椎動物における窒素化合物の代謝に関する次の文を読み，以下の各問いに答えよ。ただし，文中の記号 Ⓐ ～ Ⓒ は，それぞれ図2の記号に対応している。

　タンパク質や核酸は動物の体内で分解されると，水と二酸化炭素の他に窒素化合物である（Ⓐ）を生ずる。この物質は生体には有害なので，ただちに体外に排出されるか，もしくは毒性の低い窒素化合物である（Ⓑ）あるいは（Ⓒ）に変えられた後，体外に排出される。
　脊椎動物は最初，海の中で誕生したと考えられているが，水の中で生活する魚類は窒素化合物を（Ⓐ）の形で水中に排出している。その後，脊椎動物の中から両生類が進化して陸に進出するようになったが，陸に上がることによって，必要なときにいつでも十分な水が得られるとは限らなくなった。水を節約するために（Ⓐ）を濃縮して排出しようとすると，その毒性のために，排出器官などに障害が発生するおそれがある。そのために，(1) 両生類は（Ⓐ）を毒性が低く水に溶けやすい（Ⓑ）に変換する手段を獲得したと考えられている。
　進化の過程で，水を通さず乾燥に耐える卵殻をもつようになった (2) 爬（は）虫類では，胚が排出する可溶性窒素化合物が卵内にため込まれると，危険なレベルにまで集積するおそれがある。そのために，爬虫類では体内で生成する（Ⓐ）を（Ⓑ）ではなく，水に溶けにくい（Ⓒ）に変えて排出するようになった。その後，(3) 爬虫類から鳥類が誕生して生活圏を空中へと広げるようになると，（Ⓑ）から（Ⓒ）への変化は鳥類にとってさらに有利に働くこととなった。しかし，鳥類は発生の初期から（Ⓒ）を排出しているわけではない。ニワトリ胚の発生過程で，排出される窒素化合物の種類を調べてみると，図2に示すように，最初に（Ⓐ）が現れ，次に（Ⓑ），そして（Ⓒ）へ変わっていくことがわかった。
　ヘッケルは，脊椎動物の初期胚はみな似かよった形をしているものの，発生が進むにつれて次第に各動物の特徴が現れてくることを観察し，発生過程の短い期間に進化の長い過程が再現されていると考え，(4)「個体発生は系統発生をくり返す」と表現した。ニワトリ胚発生中に排出される窒素化合物の変化は，形態的な観察から唱えられたヘッケルの説を，機能的にも証明するものとして注目された。

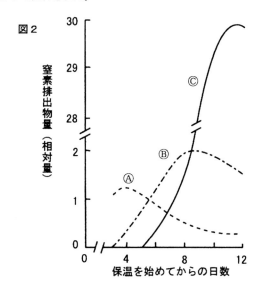

問1 文中の（ Ⓐ ）～（ Ⓒ ）に適語を記せ。

問2 下線部（1）について，
　ⅰ）この代謝経路の名称を記せ。
　ⅱ）この代謝経路が存在している器官の名称を記せ。

問3 下線部（2）について，爬虫類の卵で毒性の低い（ Ⓑ ）をため込むことは，なぜ危険と考えられるのか，簡潔に記せ。

問4 下線部（3）について，（ Ⓑ ）から（ Ⓒ ）への変化が鳥類にとって有利なのは，どのような理由によるものと考えられるか，簡潔に記せ。

問5 下線部（4）について，この説は何と呼ばれているか，記せ。

問6 a）カエルと b）オタマジャクシでは，窒素化合物の排出をどのような物質で行っていると考えられるか。（ Ⓐ ）～（ Ⓒ ）の中から，もっとも適当と思われるものを選び，それぞれ記号で記せ。

問7 ヒトでは窒素化合物は基本的に（ Ⓑ ）の形で排出しているが，代謝の過程で（ Ⓒ ）が生成することもあり，結晶化した（ Ⓒ ）が関節などに集積して激しい痛みを生じることがある。

　ⅰ）このような疾患は一般に何と呼ばれるか，その名称を記せ。
　ⅱ）（ Ⓒ ）はヒトではどのような物質から生成されるか，その名称を記せ。

第3問 ミトコンドリアに関する次の文を読み，以下の各問いに答えよ。

　ミトコンドリア（mitochondria）の語源は，mito＝「糸」chondria＝「粒」で，その形態に由来している。ミトコンドリアの模式図として，教科書ではよく**図3**のように描かれているが，実際の細胞内での形（**図4**）は，その名が示すとおり，細長くのびた糸状を呈していることが多い。図3に示すように，ミトコンドリアは外膜と内膜の二重の膜で包まれた構造をしている。解糖系の最終産物である (1)ピルビン酸はミトコンドリアの（　ア　）に存在するクエン酸回路によって完全に分解され，二酸化炭素と多量の[H]が生じる。[H]は補酵素Xと結合した後，（　イ　）に存在する電子伝達系に運ばれる。電子伝達系のタンパク質の間で電子が受け渡される際に，水素イオンは（　ウ　）から（　エ　）へくみ出される。(2)ATPは，この水素イオンの濃度勾配を利用して，ATP合成酵素により合成される。そしてエネルギーを運んだ電子は，水素イオンとともに最終的に酸素と結合して水になる。

　ミトコンドリアは，二重の膜に包まれていること，独自のDNAをもっていることなどから，大昔に好気性の細菌が真核生物の内部に共生したものと考えられている。 (3)ヒトのミトコンドリアのDNAは環状で，約16,500塩基対の大きさをもつ。ミトコンドリアDNAには，全部で37個の遺伝子がのっているが，そのうち13個は呼吸関係の酵素，2個はrRNA，そして残りの22個はtRNAの遺伝子である。また，Dループと呼ばれる遺伝子がのっていない1,100塩基対の領域が存在している。

　DNAの塩基配列は，放射線や化学物質などさまざまな要因によって長い年月の間に少しずつ変化していくが， (4)ミトコンドリアDNAの塩基配列は，核内のDNAの塩基配列と比べて，5倍から10倍くらいの速さで変化することが知られている。このことを利用して，ヒトの進化や系統を調べたりするのに，ミトコンドリアDNAがよく用いられている。また，ミトコンドリアDNAの変異が原因で起こるミトコンドリア病も知られるようになってきた。(5)ミトコンドリアDNAの3分の1が欠失することで発症する慢性進行性外眼筋麻痺症候群（CPEO）は，筋組織や神経組織で障害が現れる病気で，母性遺伝はしない。CPEOの診断は，チトクロームc酸化酵素を欠損した筋繊維を検出することにより行われる。血液での遺伝子検査だけでは変異が見つからないことがある。

　細胞内でのミトコンドリアの挙動を調べるために，ミトコンドリアに特異的に取り込まれてミトコンドリアを染色することのできる蛍光色素を用いた実験が行われた。緑色の蛍光色素でミトコンドリアを染色した細胞と，赤色の蛍光色素でミトコンドリアを染色した細胞をそれぞれ用意して，この2つの細胞を培養下で融合させた。その後，細胞を生きたまま観察することのできる蛍光顕微鏡を使って，ミトコンドリアの観察を続けた。その結果，(6)10分後には赤色と緑色のものの他に，黄色に見えるミトコンドリアが現れ，2時間後にはほとんどのミトコンドリアが黄色に見えるようになった。

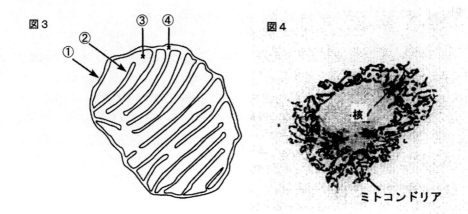

問1 文中の（ア）〜（エ）にもっとも適当と思われるミトコンドリアの領域を，図3の①〜④の中から1つずつ選び，その番号を記せ。ただし，①は外膜，②は内膜をさし，③は②で囲まれた空間，④は①と②で囲まれた空間をさすものとする。番号は重複して選んでも構わない。

問2 下線部（1）について，1分子のピルビン酸が二酸化炭素と[H]に分解される過程を化学式で記せ。

問3 下線部（2）について，このような方法でATPをつくる反応を何と呼ぶか，その名称を記せ。

問4 下線部（3）について，ミトコンドリアDNAに関する次の①〜⑥の記述のうち，適当と思われるものをすべて選び，その番号を記せ。

① ミトコンドリアDNAは，S期に核内のDNAとともに複製される。
② ミトコンドリアDNAは，ミトコンドリアの中に1個ずつ存在する。
③ ミトコンドリアDNAは，核へ移動し，核内のRNAポリメラーゼによって転写される。
④ ミトコンドリアDNAは，ミトコンドリア内で転写され，翻訳される。
⑤ ミトコンドリアDNAにイントロンは存在しない。
⑥ ミトコンドリアの生存と維持のための遺伝情報は，ミトコンドリアDNAだけでまかなわれている。

問5 下線部（4）について，

i）ミトコンドリアDNAの塩基配列が変化する速度が，核内のDNAのそれと比べて速いのは，どのような理由によると考えられるか。次の ① 〜 ⑤ の中から，もっとも適当と思われるものを1つ選び，その番号を記せ。

① ミトコンドリアDNAは，核内のDNAと比べて複製される回数が多いから。
② ミトコンドリアDNAを複製する酵素は，核内のDNAを複製する酵素と比べて，複製の精度が劣っているから。
③ ミトコンドリアDNAは，呼吸で使われる酸素によって傷害を強く受けるから。
④ ミトコンドリア内は，さまざまな代謝が活発に行われているために，核内と比べて温度が高くなっているから。
⑤ ミトコンドリアは，発がん物質を取り込みやすいから。

ii）ミトコンドリアDNAの中でも塩基配列が変化する速度には差があり，遺伝子がのっていないDループの領域は，遺伝子がのっている領域と比べてさらに4〜5倍多く塩基置換が見つかる。これはどのような理由によると考えられるか，簡潔に記せ。

問6 下線部（5）について，

i）CPEO（慢性進行性外眼筋麻痺症候群）に関する次の ① 〜 ⑥ の記述のうち，<u>誤っているもの</u>を3つ選び，その番号を記せ。

① CPEOは父性遺伝する。
② 体中の細胞のミトコンドリアがすべて欠失型のミトコンドリアDNAをもつことが原因で，CPEOは発症する。
③ 細胞分裂の際に，欠失型のDNAをもつミトコンドリアと，正常なDNAをもつミトコンドリアが均等に分配されないことが原因で，CPEOは発症する。
④ CPEOの患者では，正常なミトコンドリアをもっている細胞と，異常なミトコンドリアをもっている細胞が混在している。
⑤ 欠失型のミトコンドリアDNAが生じても，そのようなDNAをもつミトコンドリアの比率が細胞内で小さければ，CPEOは発症しない。
⑥ CPEOの患者では，ミトコンドリアDNAの3分の1が欠失するために，多くの細胞でミトコンドリアは失われてしまう。

ii）この病気の症状が神経組織や筋組織で強く現れるのはなぜか。その理由として考えられることを簡潔に記せ。

問7 下線部（6）について，2時間の間に赤色と緑色のミトコンドリアの間で何が起きたものと考えられるか，簡潔に記せ。

第4問 ヒトの視覚に関する次の文を読み，以下の各問いに答えよ。ただし，文中の記号（イ）～（エ）は，それぞれ図5の記号に対応している。

　正常な視力のヒトがものを見るとき，対象物から発せられた光は角膜から眼球に入り，虹彩によって光量が調節された後，水晶体，硝子体を通過し，最終的に網膜に上下左右が反転した像を結ぶ。この間，(1) 光は眼球内のさまざまな領域を屈折しながら通過するが，(2) 対象物との距離に応じて，適切な眼の調節を受けることにより，網膜の上に鮮明な像を結ぶことができる。(3) 近視の場合，遠くの物体はぼやけた像として網膜に投影されるが，これは眼の焦点距離が短くなっていることに起因する。したがって，近視は凹レンズの眼鏡をかけることで矯正できる。

　網膜にある（ア）により受容された光の信号は，（イ）を通り，（ウ），（エ）を経て，大脳皮質の（オ）頭葉にある視覚野へと伝えられる（図5）。ヒトでは，左右どちらの眼も，鼻側の網膜でとらえた信号を伝える神経は，（ウ）で反対側の（エ）に入り，耳側の網膜から出た神経は交させずに，それぞれ同側の（エ）に入る。つまり，(4) 両眼の網膜の右半分に投影された像は大脳の右の視覚野へ，左半分に投影された像は大脳の左の視覚野へと伝えられる。

　眼球が収まる頭蓋骨の空洞を眼窩（がんか）と呼ぶが，(5) ヒトでは，眼球を動かすための6つの筋肉が眼球と眼窩をつないでおり，各筋肉の収縮度合いを調節することで，視線を目的の方向に向けることができる。内側直筋，外側直筋，上直筋，下直筋の4つの筋肉は，眼窩後方と眼球の内側（鼻側），外側（耳側），上部，下部をそれぞれつないでいる。また，上斜筋は，眼窩内側に固定されている滑車と呼ばれるリングを通って，眼窩後方と眼球の上部をつないでいる。下斜筋は，眼窩と眼球の下部をつないでいる（図6，図7）。

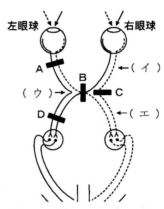

図5

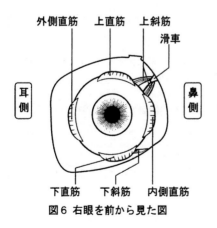

図6　右眼を前から見た図　　　図7　右眼を頭上から見た図

問1　文中の（ア）～（オ）に適語を記せ。

問2　下線部（1）について，物体から発せられた光がもっとも大きく屈折を受けるのは，眼球のどの領域に入射するときか。次の ① ～ ④ の中から，もっとも適当と思われるものを1つ選び，その番号を記せ。

　　① 角膜　　　　② 前眼房　　　　③ 水晶体　　　　④ 硝子体

問3　下線部（2）について，次の文の（　）の中から，それぞれ適当と思われる語句を選び，その番号を記せ。

　　遠くの物体を見るときには，毛様筋は（ a: ① ゆるみ　② 収縮し），チン小帯は
　　（ b: ③ ゆるむ　④ 引っぱられる）ので，水晶体は（ c: ⑤ 薄く　⑥ 厚く）なる。

問4　下線部（3）について，近年，レーザーを用いて近視を矯正する治療法が注目を浴びている。この治療法の原理について，次の文の（　）の中から，それぞれ適当と思われる語句を選び，その番号を記せ。

　　角膜を（ a: ① 薄く　② 厚く）することで，光の屈折率を（ b: ③ 小さく　④ 大きく）し，焦点距離を（ c: ⑤ 短く　⑥ 長く）する。

問5　加齢に伴って近くの物体を見ることが不自由になるのが老眼である。眼球のどの部分が，どのように変化するために老眼となるのか，次の ① ～ ⑤ の中から，もっとも適当と思われるものを1つ選び，その番号を記せ。

　　① 角膜の透明度が低下し，光の透過量が減少するため。
　　② 水晶体の弾性が低下し，十分に厚くすることができなくなるため。
　　③ 毛様筋の収縮力が低下し，水晶体を薄くすることができなくなるため。
　　④ 硝子体の透明度が低下し，光の透過量が減少するため。
　　⑤ 網膜の神経細胞数が減少し，光の感受性が低下するため。

問6 下線部（4）について，眼球から視覚野へ至る経路が障害を受けると，その障害部位に応じた特有の視野欠損が生じる。例えば，図5のAの部位に障害が起きると図8の①のような視野欠損が生じる。図5のB，C，Dに障害が起きた場合，どのような視野欠損が生じると考えられるか。図8の①～⑮の中から，もっとも適当と思われるものをそれぞれ1つずつ選び，その番号を記せ。

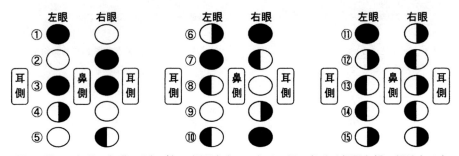

図8 だ円は左眼，右眼のそれぞれの視野を表しており，黒い部分は視野欠損の領域を示す。

問7 下線部（5）について，
　i）6つの筋肉のうち，内側直筋が強く収縮すると，瞳孔は図9において④の方を向く。では，上直筋が強く収縮した場合は，どの方向を向くか。図9の①～⑥の中から，もっとも適当と思われるものを1つ選び，その番号を記せ。

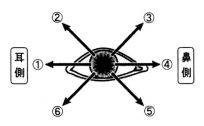

図9 右目を正面から見た図

　ii）顔の正面にある物体を見ようとする際，6つの筋肉は協調して収縮することで瞳孔を目の中央に位置させることができる。しかし，いずれかの筋肉が麻痺して収縮できなくなると，瞳孔を中央に位置させることは難しくなり，結果的にある方向に寄ってしまう。では，外側直筋が麻痺して収縮できない場合，瞳孔はどの方向に寄ってしまうか。図9の①～⑥の中から，もっとも適当と思われるものを1つ選び，その番号を記せ。

　iii）上直筋の働きを調べる場合には，まず視線を耳側に向けてもらい，その状態でさらに上へ向けてもらうよう誘導する。では，上斜筋の働きを調べる場合には，視線をどのように動かすように誘導すればよいか。次の文の（　）の中から，適当と思われる語句をそれぞれ1つずつ選び，その番号を記せ。

　　まず視線を（ a：① 耳側　② 鼻側　③ 上　④ 下 ）に向けてもらい，その状態でさらに（ b：⑤ 耳側　⑥ 鼻側　⑦ 上　⑧ 下 ）に向けてもらうように誘導する。

英　語

問題

後期試験

25年度

第１問　次の英文を読んで、後の問いに答えなさい。

　　Mr. Reynolds has a heart problem. An angiogram shows that 《A》a short section of one of the main arteries supplying the left ventricle of his heart is narrowed, restricting blood flow to his heart muscle. His doctor tells him that he is at serious risk of a heart attack. The doctor explains that there are at least three techniques that could be used to restore blood flow to his heart: 1) balloon angioplasty, 2) placement of a coronary artery stent, or 3) a coronary artery bypass graft (CABG). Which would be best for Mr. Reynolds? 《B》They go over the options together, but to Mr. Reynolds it seems like comparing apples to oranges, and he isn't sure he understands. He leaves the decision to his physician, whom he has known for 25 years. In the end the physician chooses the technique that has worked best for his previous patients.

　　The body of medical literature is now so vast and expanding so rapidly that even the best physicians can't know it all. This is where a relatively new field of medical science called "Comparative Effectiveness Research" (CER) comes in. CER focuses solely on analyzing the medical literature already available, in order to reach scientifically sound judgments about the value (or lack of value) of specific medical tests, treatments, and disease prevention strategies. In essence, CER seeks to determine the best practices in medicine based on our current knowledge.

　　Consider how CER might benefit Mr. Reynolds' physician (and Mr. Reynolds, of course). By reviewing CER data, Mr. Reynolds' physician might learn that a stent is considered most effective for a middle-aged white male, but that there's an age-related tipping point; if the patient is over 55, balloon angioplasty is the better option. (Hmmm, how old *is* Mr. Reynolds this year?) CER might also be able to tell the physician whether the treatment of choice depends on the severity of the narrowing — if the degree of narrowing of a coronary artery is greater than 80%, for example, then the best option (again, for a middle-aged white male) would be a coronary artery bypass graft rather than balloon angioplasty. (What is the degree of narrowing in Mr. Reynolds, anyway?) Toss in other factors like gender, race, physical condition, body weight, smoker-versus-nonsmoker, and you can begin to see the full power of CER. In theory, CER could analyze multiple factors at once to 《C》arrive at the best treatment option for patients who are 《D》described by a particular combination of factors. Even the most experienced physicians don't carry *that* much information around in their heads!

　　Some politicians believe that little investment in CER now could pay for itself in reduced health care expenditures in the future. To jump-start a national CER program, Congress passed the "Comparative Effectiveness Research Act of 2009" and funded it with $1.1 billion as part of the economic stimulus package. To keep the program free of bias, the prestigious Institute of Medicine of the National Academies of Science was asked to 《E》come up with a list of 100 top priority topics for CER funding. Among the topics are comparisons of the most effective practices to treat or prevent a number of cardiovascular diseases and risk factors, 《F》including high blood pressure, coronary artery disease, heart failure, and abnormalities of heart electrical rhythm. This is not surprising, since cardiovascular diseases are the number one cause of death in the United States (cancer is second).

CER could [あ] a powerful tool for improving health care quality and lowering costs. Nevertheless, the CER Act of 2009 has stirred strong feelings among physicians, patients, politicians, and the health care industry because of the ways it could [い] how medicine is practiced. Physicians and patient advocacy groups worry that if "best practices" become defined by CER, doctors and patients could begin to [う] the right to [え] decisions regarding treatment options. They fear that health care decisions may be dictated primarily by bureaucrats and insurance companies.

Michael D. Johnson, *Human Biology: Concepts and Current Issues* 6th ed., 2012

注 angiogram：血管造影図　　　　artery：動脈　　　　　　　ventricle：心室
　　heart attack：心臓発作　　　　angioplasty：血管形成術　　coronary artery stent：冠動脈ステント
　　bypass graft：バイパス移植　　tipping point：転換点　　　economic stimulus package：景気刺激策
　　cardiovascular：心血管系の　　heart failure：心不全　　　advocacy group：支援団体

問1. 下線部《A》を日本語にしなさい。

問2. 下線部《B》の 'They' を、それが指しているものを明示する英語に書き換えなさい。

問3. CER とは何かについて本文で述べられていることと合致するものを2つ選び、その番号を答えなさい。

(1) CERは、患者本人やその病状に関するデータに基づいて、個々の医師の知識や経験に頼ることなく治療法を選択できるようにするものである。

(2) CERは、限定された目標に向かって先進的研究を集中的に行うことによって最善の治療法を見つけだそうとするものである。

(3) CERは、治療法を決定しようとするものであって、予防法までは視野に入れていない。

(4) CERは、独自の新しい研究をするのではなく、すでにある研究成果から総合的に判断して最適な治療法を決定できるようにするものである。

問 4. Reynolds さんが次の α または β のような患者であった場合、CER に従えば次の (1)~(3) のうちどれが適切な治療法だと考えられるか。それぞれ 1 つ選び、その番号を答えなさい。

α：57歳の白人男性で、動脈の狭窄率は70%である

β：50歳の白人男性で、動脈の狭窄率は85%である

(1) balloon angioplasty

(2) placement of a coronary artery stent

(3) a coronary artery bypass graft (CABG)

問 5. 下線部《C》の 'arrive'、《D》の 'describe'、《F》の 'include' の名詞形を書きなさい。

問 6. 下線部《E》の 'come up with' とほぼ同じ意味になる語を 1 つ選び、その番号を答えなさい。

(1) examine　　　　(2) overtake　　　　(3) prepare　　　　(4) revise

問 7. CER の導入について本文で述べられていることと合致するものを 2 つ選び、その番号を答えなさい。

(1) 2009年に議会はCER導入を決議し、景気刺激策の一環として10億ドルを上回る資金を投入した。

(2) CERへの資金投入を行うと、高額な治療が多用されるようになって医療費はむしろかさむことになるのではないか、と心配する政治家もいる。

(3) 癌がCERの研究対象に含まれていないことに対しては、疑問を感じているひとも多い。

(4) 心血管系の疾患は米国において癌を超える死亡原因であるから、CERにおいても重視されている。

問 8. 空所 [あ]～[え] にはそれぞれ次の 4 つのいずれかが入る。各空所に入るものの番号を答えなさい。

(1) become　　　　(2) change　　　　(3) lose　　　　(4) make

第2問　次の英文を読んで、後の問いに答えなさい。

The words used the most in everyday language are the ones evolving at the slowest rate, say two new studies published in *Nature*.

In one paper, researchers at Harvard University focused on the evolution of English verb conjugations over a 1,200-year period. In a separate study, a team at the University of Reading in England reviewed cognates (similar sounding words in different languages for the same object or meaning, such as "water" and the German "*wasser*") to determine how all Indo-European tongues progressed from a common ancestor that existed between 6,000 and 10,000 years ago.

"What our frequency effect allows us to do is identify... 《A》ultraconserved linguistic elements," says Mark Pagel, an evolutionary biology professor at Reading, about his research. "Namely, they're the words we use all the time."

In their search for cognates, Pagel and his team examined some 200 words in 87 Indo-European languages, including those for "water," "to die" and "where." The number of distinct classes of cognates for each word ranged from one (indicating all the words sound similar) for frequently used concepts such as numbers ［　ア　］ as many as 46 different basic sounds to describe a single entity such as a bird. The word for the number three in all Indo-European languages, for instance, is similar to the English version: from *tres* in Spanish to *drei* in German to the Hindi *theen*. ［　イ　］, the word for bird has several different sounds associated with it like *pajaro* in Spanish and *oiseau* in French.

The researchers then narrowed their focus to the frequency of use of each of the words in just four Indo-European languages—English, Spanish, Greek and Russian. Pagel says the team found that they were used at similar rates across the board even if the words with the same meaning were not cognates. "The high frequency words in Spanish are the same as the high frequency English," he says. "That indicated that we could come up with a kind of Indo-European frequency of use."

By combining their data, the researchers determined that it would take as little as 750 years to replace ［　あ　］ words and up to 10,000 years for new words to evolve in place of ［　い　］ ones.

The Harvard researchers specifically studied the roots of English, tracing verb conjugations in the language from the time of *Beowulf* 1,200 years ago through Shakespeare in the 16th century to its current form. Over the years, several past tense forms of verbs have died out in English and now only one persists as a rule: adding "-ed" to the end of verbs. (Verbs that end in "-ed" in their past tense form "regular verbs" in modern English.)

Researchers scoured grammatical texts dating back to the days of Old English, ［　ウ　］. Among them: the still irregular "sing" / "sang," "go" / "went" as well as the since-regularized "smite" which once was "smote" in Old English but since has become "smited," and "slink," which is now "slinked" but 1,200 years ago was "slunk." They 《B》located 177 verbs that were irregular in Old English and 145 that were still irregular in Middle English; today, only 98 of the 177 verbs have not been "regularized."

After calculating the frequency of use of each of the 177 irregular Old English verbs, researchers determined that the words that evolved most quickly into regular conjugational forms were used significantly less than those that went unchanged over time. In fact, their statistical analysis determined that given two verbs, if one was used 100 times [　う　] frequently than the other, it would evolve 10 times faster than the verb employed [　え　] often. They predict the next verb to fall into line will be "wed", the past tense of which will regularize from "wed" to "wedded."

"By being more frequent, a verb is more 《C》stable," says study co-author Erez Lieberman, a graduate student in applied mathematics at Harvard University. He adds that both the Harvard and Reading papers lay out a case for a version of natural selection that acts on linguistic evolution and mirrors biological evolution. "Both studies," he says, "illustrate this profound effect that frequency has in the survival of a word."

Partha Niyogi, author of the book *The Computational Nature of Language Learning and Evolution* and a professor of computer science and statistics at the University of Chicago, says these empirical findings are consistent with theoretical models on the lexical evolution. "Languages are constantly changing," he notes. "In biological evolution that fact has been given a lot of attention, but the fact is that in languages this is happening all the time, as well. Darwin in *The Descent of Man* commented that languages were evolving over time, and it was just like speciation."

http://www.scientificamerican.com/article.cfm?id=use-it-or-lose-it-why-lan

注 conjugation: 活用　　　　　Indo-European: 印欧語族の　　　Hindi: ヒンディー語の
　　across the board: 一律に　　　*Beowulf*: 古英語の叙事詩　　　scour: 詳しく調べる
　　Old English: 古英語 (700−1150 年頃の英語)　　Middle English: 中英語 (1150−1500 年頃の英語)
　　empirical: 経験的な　　　　　lexical: 語彙の　　　speciation: 種分化・種形成

問 1. 下線部《A》の ultraconserved linguistic elements とはどのような語か。本文で挙げられている具体例を示し、日本語で説明しなさい。

問 2. 空所 [　ア　] に入れるのに最も適当な語を書きなさい。

問 3. 空所 [　イ　] に入れるのに最も適当なものを 1 つ選び、その番号を答えなさい。

　　(1) As a result　　　　(2) For instance　　　　(3) In addition　　　　(4) In contrast

問4. 空所 ［　あ　］〜［　え　］に入れる語句の組み合わせとして最も適当なものを 1 つ選び、その番号を答えなさい。

(1)　あ: the most frequently used　　い: less-used　　　　　　う: more　　え: less

(2)　あ: less-used　　　　　　　　　い: the most frequently used　う: more　　え: less

(3)　あ: the most frequently used　　い: less-used　　　　　　う: less　　え: more

(4)　あ: less-used　　　　　　　　　い: the most frequently used　う: less　　え: more

問5. 空所 ［　ウ　］には、次の語句をある順序に並べ替えた表現が入る。2 番目と 4 番目に入る語句の番号を答えなさい。

(1) across　　　　　　　　　　(2) all　　　　　　　　　　(3) cataloguing

(4) the irregular verbs　　　　(5) they came

問6. 下線部《B》とほぼ同じ意味になるものを 1 つ選び、その番号を答えなさい。

(1) added　　　　　(2) found　　　　　(3) put　　　　　(4) set

問7. 下線部《C》の 'stable' が表す内容を動詞の過去形の事例に則して、20 字以内の日本語で説明しなさい。

問8. 本文の内容に合致するものを 2 つ選び、その番号を答えなさい。

(1) A team at Harvard University studied the evolution of English verb conjugations to clarify the way in which all Indo-European tongues derived from a common ancestor.

(2) According to Pagel and his team, there are a lot of different basic sounds to refer to bird because we use them all the time to describe this single entity.

(3) Among the four Indo-European languages further studied, there is little difference in the frequency of use of words for the same idea whether they are cognates or not.

(4) In modern English, the rule of adding "-ed" to the end of verbs to use them in the past tense has been applied to 79 of the 177 irregular verbs in Old English.

(5) Frequency has a fatal effect in the survival of a word in linguistic evolution, but the two studies' findings are contradictory to natural selection in biological evolution.

第3問　次の英文の空所 ア～シ に、それぞれ与えられた文字で始まる
　　　　単語を入れなさい。

　　The decision to study medicine at university should not be made without a great deal of thought and research into the reality of life as a doctor. At the age of 17 it can be difficult to know (ア: w＿＿＿) you want to go to university at all, let alone study for at least 5 years. Your future career ideas should be discussed with family and friends but the (イ: f＿＿＿) decision needs to be an individual one. Those around you are likely to have differing views; parents and teachers may feel that (ウ: m＿＿＿) is a respected profession and possibly encourage you to take this path but (エ: s＿＿＿) doctors may try to dissuade you. Speak to as many students, doctors and (オ: o＿＿＿) healthcare professionals as possible in order to gain as many opinions as possible. Ask individuals to justify their reasoning (カ: f＿＿＿) choosing medicine as a career and to explain why they would or would not recommend it; (キ: w＿＿＿) experiencing life as a doctor, it is difficult to know what it will really be like. We all know friends (ク: w＿＿＿) have avoided medicine following their personal experience with one or both parents as doctors. In comparison many students, after experiencing (ケ: t＿＿＿) own family life, do decide to follow in their parents' footsteps. Although relatively common, try not to be persuaded or coerced into studying medicine by your family – it is YOUR decision and YOUR career for the (コ: r＿＿＿) of your life.

　　For older candidates, the decision is even more (サ: d＿＿＿). A mature student needs to be certain that the decision to study medicine is the right (シ: o＿＿＿) as often there is more at stake; each applicant will have their own personal circumstances but returning to student life may involve leaving paid employment and moving a family around the country.

　　A. Blundell, R. Harrison and B. Turney, *The Essential Guide to Becoming a Doctor*, 3rd ed., 2011

注　dissuade：思い止まらせる　　　coerce：強要する

数　学

問題

25年度

後期試験

問題 1.

不等式 $(a+b)x + (2a-3b) < 0$ の解が $x < -\dfrac{1}{3}$ であるという.

(i) このとき a, b の満たす条件は [(1)] である.

(ii) (i) で得られた条件を満たし, さらに $b < 1$ のとき x の 2 次不等式
$(a^2 - 4b)x^2 - (8b^2 - 4a)x - (12b^2 - 6a) > 0$ の解は [(2)] である.

問題 2.

(i) $1^2 + 4 \times 1 + 3,\ 2^2 + 4 \times 2 + 3,\ \cdots,\ n^2 + 4 \times n + 3,\ \cdots,\ 100^2 + 4 \times 100 + 3$ の
100 個の数のうち, 6 の倍数は [(3)] 個ある.

(ii) $\tan \alpha = \dfrac{1}{3}$ を満たす α に対して, $\tan\left(2\alpha - \dfrac{5}{6}\pi\right)$ の値は [(4)] である

問題３．

座標平面上の 2 点 $P(a,b)$, $Q(\alpha,\beta)$ が直線 $\ell: y = mx$ に関して対称であるとする．ただし P は ℓ 上にないとする．

(i) P, Q の中点が ℓ 上にあることから，$b + \beta = \boxed{}$ である（m, a, α で表せ）．

(ii) 直線 PQ と ℓ が直交することから，$b - \beta = \boxed{}$ である（$m \neq 0$, a, α で表せ）．

(iii) 座標平面上の点を ℓ に関して対称に移動させる 1 次変換を表す行列は $\boxed{}$ である．

問題４．

$r = r(t)$, $\theta = \theta(t)$ を t の関数とする．太陽を原点としたある平面上を運動する惑星の時刻 t における座標 $(x(t), y(t))$ が $x = r\cos\theta$, $y = r\sin\theta$ で与えられているとする．

(i) 加速度 $\left(\dfrac{d^2 x}{dt^2}, \dfrac{d^2 y}{dt^2} \right)$ を r と θ を用いて表すと，$\dfrac{d^2 x}{dt^2} = \boxed{}$，$\dfrac{d^2 y}{dt^2} = \boxed{}$ である．

(ii) M を太陽の質量を表す正の定数として，$\dfrac{d^2 x}{dt^2} = -M\dfrac{\cos\theta}{r^2}$，$\dfrac{d^2 y}{dt^2} = -M\dfrac{\sin\theta}{r^2}$ が成り立つとすると，(i) の結果を用いて $\dfrac{d}{dt}\left(r^2 \dfrac{d\theta}{dt} \right)$ の値を求めると $\boxed{}$ となる．

問題 5.

視差について考える．$d > 0, 0 < s < e$ とするとき右目が R, 左目が L の位置にあり，z 軸と $z = s$ で交わる xy 平面と平行な平面 S を通して中心 (a, b, c), 半径 $r(>0)$ の球を図に示すように見ているものとする．ただし，$c + r < s$ とし，球の内部及び表面上の点はすべて見ることができるものとする．いまこの球面上の 1 点 Q を見るとき，直線 RQ, LQ がそれぞれ左右の視線を表しているとするとき，

(i) 平面 S と直線 RQ, LQ との各々の交点 P_R, P_L の座標はそれぞれ $\boxed{(11)}$，$\boxed{(12)}$ である．

(ii) 2 点 P_R, P_L 間の距離 h を視差と呼ぶことにする．$h = \boxed{(13)}$ であり，その最大値は $\boxed{(14)}$ である．

(iii) $h = \dfrac{d}{2}$, $e = 2s$, $c = \dfrac{s}{3}$ であるような球面上の点の集まりが成す曲線の長さは $\boxed{(15)}$ である．

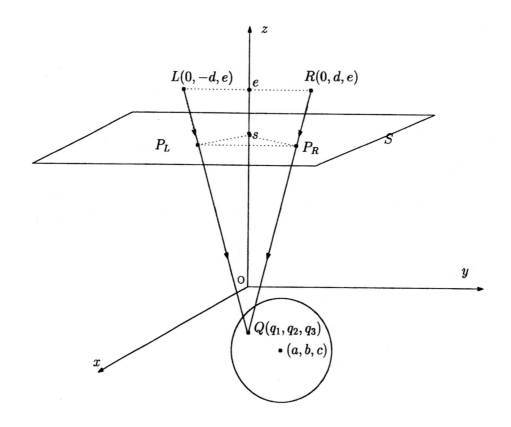

物　理　問題　25年度

後期試験

第1問

質量 m の一様な棒 AB の中心点 Q から d だけ離れた棒上の点 C と点 D の各々に長さ L のひもの端をつけて、ひものもう片方の端を天井の点 P に固定してつり下げる。さらに、大きさが無視できる質量 m のおもりを点 Q に置く（図1）。ここで、$\overline{CQ}=\overline{DQ}=d$、$d<L$ である。重力加速度の大きさを g として以下の問に答えよ。

問1 ひも CP の張力 T_0 を求めよ。

次に、おもりを置く位置を点 Q から x だけ点 C 側にずらし、おもりを棒の上に固定する。そして、棒 AB が水平を保つように、棒の端 B に水平方向の力 F を加えておく（図2）。ただし、$0<x<d$ とする。

問2 棒に加える水平方向の力 F を求めよ。

問3 ひも CP の張力 T_1 とひも DP の張力 T_2 を求めよ。

続いて、棒の端 B に加えていた力をゆっくり取り除くと、棒は水平方向から θ だけ傾いて静止した（図3）。この間、おもりは棒に対してずれることはなかった。

問4 ひも CP の張力を T_3、ひも DP の張力を T_4 として、棒に沿った方向（AB 方向）および、棒に垂直な方向（PQ 方向）の力のつり合いの式を立てよ。

問5 点 P のまわりの力のモーメントのつり合いの式を立てよ。

問6 張力 T_3 と T_4 を求め、θ を使わずに表せ。

問7 x を $\tan\theta$ と L、d を用いて表せ。

問8 棒 AB が θ だけ傾いてつり合っているときの棒とおもりを合わせた全体の位置エネルギー U を求め x を使わずに表せ。このとき、点 P の高さを位置エネルギーの基準にせよ。尚、大きさのある物体の位置エネルギーは、その重心に質量が集中しているとして計算したものと同じである。

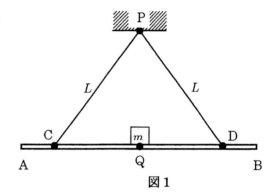

図1

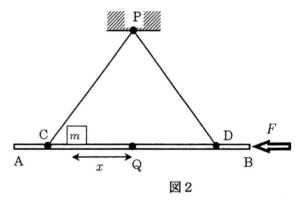

図2

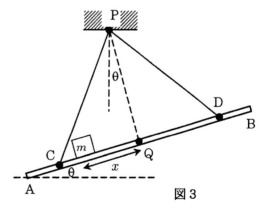

図3

第2問

弦を左向きに速さ v で伝わる横波を拡大すると、図1のようになる。弦の上の点 a, b, c, d は、次の瞬間には a′, b′, c′, d′ へと移動し、形を保ったまま波が左向きに進んだように見える。

これを波とともに速さ v で左向きに動く観測者から見ると、波の形は変わらずに、点 a, b, c, d が右向きに a′, b′, c′, d′ へと進んだように見える(図2)。波の頂点付近の弧 AB は、近似的に中心角 θ、半径 r の円の一部とみなすことができるので、弧 AB の運動は半径 r、速さ v の等速円運動になる(図3)。弧 AB の両端部に作用する張力を T、弦の線密度(単位長さあたりの質量)を ρ として問に答えよ。尚、角度は弧度法を用いて表すものとする。

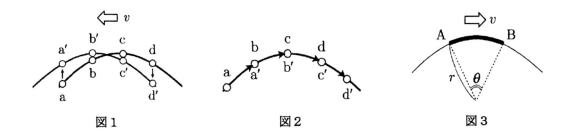

図1　図2　図3

問1 円弧 AB の質量を ρ, r, θ を用いて表せ。
問2 円弧 AB に働く向心力の大きさを T と θ を用いて表せ。
問3 θ が充分に小さいとして、弦を伝わる横波の速さ v を ρ, r, T の中から必要な記号を用いて表せ。

図4 に示すように、線密度 ρ の一様な弦の一端 P に音叉を付け、他端には滑車 Q を介して重量 W のおもりを吊り下げた。PQ 間の距離を L とする。

問4 音叉の振動数が f のとき、PQ 間に3倍振動の定常波が見られた。振動数 f はいくらか。

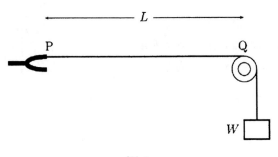

図4

第3問

極板面積 S、極板間隔 d の平行平板コンデンサーがある。以下の問において、極板間の電位差は一定に保たれているものとする。

まず、極板間を誘電率 ε の誘電体で満たした場合を考える。極板間に生じる一様電場の大きさを E_1 として以下の問に答えよ。

問1 極板に蓄えられる電荷の大きさを S、d、ε、E_1 の中から必要な記号を用いて表せ。

問2 電荷密度（極板に蓄えられる電荷の単位面積当たりの大きさ）σ を S、d、ε、E_1 の中から必要な記号を用いて表せ。

問3 コンデンサーに蓄えられる静電エネルギーはいくらか。S、d、ε、E_1 の中から必要な記号を用いて表せ。

問4 コンデンサーの極板間の空間に静電エネルギーが蓄えられていると考えることもできる。このとき、単位体積あたりの静電エネルギーはいくらか。ε と E_1 を用いて表せ。

次に、誘電体を取り除いた後、極板間を抵抗率 ρ の導体で満たした場合を考える。この導体中に生じる一様電場の大きさを E_2 として以下の問に答えよ。

問5 この極板に挟まれた部分の抵抗値 R はいくらか。

問6 電流密度（極板面を通過する電流の単位面積あたりの大きさ）J を S、d、E_2、ρ の中から必要な記号を用いて表せ。

問7 電荷密度 σ と電流密度 J の比 J/σ を ε と ρ を用いて表せ。

第4問

　熱の出入りの伴わない過程（断熱過程）では、理想気体の圧力 p と体積 V の間に pV^γ=（一定）という関係が成り立つ。γ は比熱比と呼ばれ、気体の種類ごとに異なる値をもつ。

　下図に示すように、質量 m、断面積 S のピストンの付いたシリンダを水平面に固定した。ピストンには、外気と接する面にばねの一端が付けられていて、ばねの他端はシリンダに固定されている。またシリンダ底面には体積の無視できる小孔があり、弁で閉じられている。シリンダ内壁に沿ってシリンダ容積の増える方向に x 軸を定め、シリンダ底面を原点とすると、ピストンが座標 x_0 にあるとき、ばねは自然長であった。シリンダおよびピストンは全て断熱材でできていて、シリンダ内の気体を出し入れする時以外に熱の出入りはない。また、ピストンは常にシリンダ底面と平行なまま、シリンダ内壁に沿って滑らかに動くものとする。大気圧を p_0、気体定数を R として以下の問に答えよ。

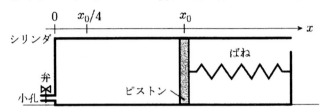

問1　シリンダ内を真空にしてから弁を閉じると、座標 $x_0/4$ の位置でピストンが静止した。ばねの弾性定数を p_0, R, S, x_0 の中から必要な記号を用いて表せ。

問2　小孔から比熱比 γ の理想気体 1 [mol] を注入してから弁を閉じたところ、座標 x_0 の位置でピストンが静止した。このときの気体の絶対温度を p_0, R, S, x_0 の中から必要な記号を用いて表せ。

問3　問2の状態から、ピストンを微小距離だけ押し込んだ後、静かに手を放すと、ピストンは振動を始めた。座標 x_0+x の位置にピストンがあるときの気体の圧力を p_0, S, x_0, x, γ の中から必要な記号を用いて表せ。

問4　問3で、ピストンの加速度を a とすると、ピストンは運動方程式 $ma=-Ax$ を満たす。A を p_0, S, m, x_0, γ の中から必要な記号を用いて表せ。必要ならば、$y \ll 1$ に対する近似式 $(1+y)^n \fallingdotseq 1+ny$（$n$ は任意の実数）を用いてよい。

問5　問4のピストンの振動の周期を p_0, S, m, x_0, γ の中から必要な記号を用いて表せ。

問6　問4の振動の周期が $\pi/10$ [s] のとき、この気体の比熱比 γ の値を<u>既約分数</u>で表せ。
但し $p_0=1.0\times10^5$ [Pa], $S=3.0\times10^{-3}$ [m^2], $m=4.0$ [kg], $x_0=5.0\times10^{-1}$ [m] である。

化　学

問題

後期試験

25年度

必要があれば、H = 1.0、C = 12.0、N = 14.0、O = 16.0 の原子量を用いよ。

第1問 次の問い（問1〜5）にもっとも適する答えを、それぞれの問いの下にあるもののなかから一つだけ選び、**ア、イ、ウ、・・・**の記号で答えよ。

問1 次の a〜c の物質を 1.0 g ずつ 100 g の水に溶かした。水溶液の凝固点が低いものから順に並べたものはどれか。ただし、（　　）内は式量である。電解質については、電離度を 1.0 とする。

a　塩化カリウム（74.6）　　　　b　塩化マグネシウム（95.3）
c　グルコース（180）

ア　a＜b＜c　　　イ　a＜c＜b　　　ウ　b＜a＜c　　　エ　b＜c＜a
オ　c＜a＜b　　　カ　c＜b＜a

問2 次の a〜c の物質を融点の低いものから順に並べたものはどれか。

a　アセトアニリド　　　b　炭化ケイ素　　　c　塩化ナトリウム

ア　a＜b＜c　　　イ　a＜c＜b　　　ウ　b＜a＜c　　　エ　b＜c＜a
オ　c＜a＜b　　　カ　c＜b＜a

問3 原子番号 8 番の元素 X と 32 番の元素 Y との間でできる化合物の化学式はどれか。

ア　XY　　　イ　X_2Y　　　ウ　XY_2　　　エ　X_3Y_2　　　オ　X_2Y_3
カ　YX　　　キ　Y_2X　　　ク　YX_2　　　ケ　Y_3X_2　　　コ　Y_2X_3

問4　A+B ⇌ C+D で表わされる可逆反応の平衡定数を 2.0 とする。化合物 A 1.0 mol と化合物 B で反応を開始して、平衡状態に達したときに化合物 C および D を 0.9 mol 生成させるには、化合物 B を何 mol 加える必要があるか。ただし、体積変化は考えないものとする。

ア　0.41　　イ　0.50　　ウ　4.1　　エ　5.0　　オ　41　　カ　50

問5　1 mol の理想気体について、圧力 P、絶対温度 T、体積 V、気体定数 R とすれば、次の図に示すように、$PV = RT$ という関係が成り立つ。しかし、理想気体は分子間力が働かず、分子自体に体積がない仮想の気体である。実存気体に関する 3 つの曲線 **a〜c** について、正しい組み合わせはどれか。

組み合わせ	a	b	c
ア	二酸化炭素 (350K)	窒素 (350K)	窒素 (200K)
イ	二酸化炭素 (350K)	窒素 (200K)	窒素 (350K)
ウ	窒素 (350K)	二酸化炭素 (350K)	窒素 (200K)
エ	窒素 (350K)	窒素 (200K)	二酸化炭素 (350K)
オ	窒素 (200K)	二酸化炭素 (350K)	窒素 (350K)
カ	窒素 (200K)	窒素 (350K)	二酸化炭素 (350K)

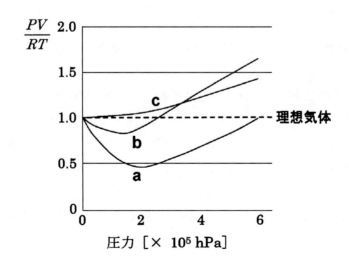

第2問 次の文章を読み、**問い（問1〜7）**に答えよ。

反応1 窒素と水素を四酸化三鉄を主成分とする触媒を使って高温、高圧で反応させると、アンモニアを生じる。

反応2 アンモニアを白金触媒を使って高温で空気中の酸素と反応させると、気体 **A** と水を生じる。

反応3 気体 **A** をさらに酸素と反応させると、気体 **B** を生じる。

反応4 気体 **B** を温水に吸収させると、硝酸と気体 **A** を生じる。気体 **A** は**反応3**で再利用される。

反応5 銅に硝酸を作用させると気体 **A** または **B** が生じるが、これらの気体の生成は硝酸の濃度に依存している。濃度が（　**ア**　）い硝酸を銅に作用させると、気体 **A** が生じる。

反応6 濃硝酸にアルミニウムを入れると表面に緻密な（　**イ**　）の被膜ができた（　**ウ**　）となって、アルミニウムはほとんど溶けない。

問1 **反応1**や**反応2**のように触媒を用いると反応速度が上がるのは、触媒がどのような働きをしていることによるのかを 15 字以内で答えよ。

問2 **反応2**の反応を化学反応式で記せ。

問3 **反応3**の反応を化学反応式で記せ。

問4 **反応2〜4**の反応を 1 つの化学反応式にまとめて記せ。

問5 **反応1**の収率（理論的に得られる生成物の質量に対する、実際に得られた生成物の質量の割合）が 70%、**反応2〜4**の収率が 70% とすると、28 kg の窒素から質量パーセント濃度が 70% の硝酸は何 kg 得られるか。有効数字 2 桁の数値で答えよ。

問6 （　**ア**　）〜（　**ウ**　）に入る適当な語句を記せ

問7 **反応5**で気体 **A** が生成する反応を化学反応式で記せ。

第3問 次の文章を読み、**問い（問1、2）**に答えよ。

　ヒトや動物の病気の治療に使用する物質を医薬品という。プロントジル（**1**）は、赤色染料として開発された化合物であるが、1930年代に溶連菌感染マウスを生存させたことから抗菌作用が確認された。しかし、その抗菌作用はプロントジルそのものではなく、これの（　**ア**　）基の部分で分解して生じるアミノ基をもつ p アミノベンゼンスルホンアミド（化合物 **A**）であることがわかった。その後、同様の分子構造を持つ誘導体が次々と合成された。これらの一群の医薬品は（　**イ**　）と呼ばれている。

　プロントジル（**1**）は以下のように合成することができる。ニトロベンゼンに濃硝酸と濃硫酸の混合物を作用させた後、スズと塩酸で還元して得られた化合物 **B** を、氷冷下、塩酸酸性条件で化合物 **A** に亜硝酸ナトリウムを作用させて得た化合物 **C** と（　**ウ**　）反応させることでプロントジル（**1**）が得られる。

　一方、カビのような微生物によって作り出され、ほかの微生物の発育を阻害する医薬品もあり、（　**エ**　）と呼ばれている。たとえば、肺炎によく効くペニシリンは、その一例である。（　**エ**　）を多用していると、病原菌がその医薬品に対する抵抗力をもつことがある。このような菌を（　**オ**　）という。

プロントジル（**1**）

問1　（　**ア**　）〜（　**オ**　）に入る適当な語句を記せ。

問2　化合物 **A**、**B**、**C** の構造式を答えよ。構造式はプロントジル（**1**）にならって書け。

第4問 次の問い（問1～5）の文章を読み、化合物 **A** については示性式を、化合物 **B～E** については構造式を答えよ。さらに、（　**ア**　）～（　**オ**　）に入る適当な数値を記せ。構造式は例にならって、ベンゼン環以外は価標を省略しないで書け。また（　**イ**　）は有効数字2桁で答えよ。

構造式の例

問1 油脂はグリセリンと脂肪酸とのエステルである。$C_{21}H_{31}COOH$ の示性式で示される不飽和脂肪酸（ドコサヘキサエン酸）からなる油脂（化合物 **A**）に水素を完全に付加して飽和脂肪酸からなる油脂にすると、分子量は（　**ア**　）だけ増加する。

問2 芳香族化合物の多くは生体内で酸化されて安息香酸（分子量 122）になるが、安息香酸は水に溶けにくいので、不斉炭素原子をもたない α-アミノ酸であるグリシン（分子量 75）とアミド結合により結ばれてできた、水に溶けやすい馬尿酸（化合物 **B**）の形で尿中に排泄される。ある人が馬尿酸を1日当り 0.90 g 排泄するとすれば、この馬尿酸の量は（　**イ**　）$\times 10^{-3}$ mol に相当する。

問3 分子式 $C_8H_8O_2$ をもつ1置換の芳香族エステルは全部で（　**ウ**　）種類ある。そのうちの1種である化合物 **C** は、銀鏡反応を示し、希塩酸中で加熱すると、強い刺激臭を持つ化合物と芳香族アルコールを生じる。

問4 分子式 C_6H_{14} をもつアルカンは全部で（　**エ**　）種類ある。分子式 C_6H_{12} をもつアルケンは17種類と多くなるが、それらの構造を決めるのにオゾン分解が役立つ。オゾン分解はアルケンの二重結合を切断して2分子のカルボニル化合物を生成する反応である。たとえば、そのうちの1種である化合物 **D** は、オゾン分解するとアセトンとプロピオンアルデヒドを生じることから構造が決まる。

問5　有毒物質であるダイオキシン類は、トリクロロフェノールの加熱により生成する。ダイオキシン類のうち、化合物 **X** がもっとも毒性が強い。トリクロロフェノールには（　**オ**　）種類の異性体があるが、そのうちの化合物 **E** の2分子から塩化水素2分子がとれて化合物 **X** ができる。

化合物 **X** の構造

第5問　次の問い（問1、2）に対する答えを、記号と数字を使って記せ。

問1　水素、炭素（黒鉛）、メタンの燃焼熱は、それぞれ1 mol あたり X kJ、Y kJ、Z kJ である。メタンの生成熱（kJ/ mol）はいくらか。

問2　弱塩基 A の水溶液はモル濃度 X mol/l のときに、25℃で pH の値が Y であった。この水溶液における弱塩基 A の電離度はいくらか。

生 物

問 題 25年度

後期試験

第1問 体温の調節に関する次の文を読み，以下の各問いに答えよ。

　ヒトやラット（ネズミ）などの哺乳類では，外界の温度の変化に体温が左右されないように，体温を一定に保つしくみが備わっている。体温が低下すると，間脳の（　ア　）にある体温調節の中枢から，交感神経とホルモンを介して指令が出される。それらが協調してからだの反応を制御し，体温を上昇させるように働く。

　体温調節中枢により感知された体温低下の情報は，(1)交感神経を介して（　イ　）に伝えられ，（　ウ　）の分泌が促進される。（　ウ　）は心臓の拍動を速めたり，(2)肝臓や筋肉での代謝を促進することによってからだの発熱量を増加させる。一方，ホルモンによる制御では，体温調節中枢からの指令によって（　エ　）から（　オ　）が分泌され，（　カ　）が刺激されることにより(3)チロキシンの分泌が増加する。チロキシンも（　ウ　）と同様に，肝臓や筋肉での代謝を促進する。しかしながら，(4)血液中のチロキシンの量が多くなると（　ア　）や（　エ　）は，それに反応してチロキシンの分泌を抑制するように働く。このような調節により血液中のチロキシン濃度は適正な範囲に維持されている。

　チロキシンによる代謝の調節を調べるために，**実験1～3**を行った（**表1**）。ラットから（　カ　）を摘出し，10日後にラットの代謝量を調べたところ，何もしなかったラットに比べて代謝量の低下が観察された（**実験1，2**）。**実験2**のラットでは血液中にチロキシンは検出されなかった。一方，（　カ　）を摘出後5日目から，チロキシンを5日間注射したラットでは，10日後の代謝量の低下は観察されなかった（**実験3**）。チロキシンは生理食塩水に溶かしてラットに投与した。(5)これらの実験結果から，（　カ　）から分泌されるチロキシンは，ラットの代謝を促進するように働いていると推定した。

表1

	（　カ　）の摘出	注射	10日後の代謝量
実験1	しない	しない	変化なし
実験2	する	しない	低下した
実験3	する	チロキシンを5日間投与	変化なし
実験4	①	②	低下した
実験5	③	④	変化なし

問1 文中の（ ア ）～（ カ ）に適語を記せ。

問2 下線部（1）について，交感神経はここで記された反応の他に，体表面にある効果器に直接働きかけて体温の低下を防いでいる。体表面からの放熱量を減少させる効果器の反応を2つ記せ。

問3 下線部（2）について，
 ⅰ）肝臓や筋肉で熱の産生量を増加させる代謝にはどのようなものがあるか。そのような代謝の例を1つ記せ。
 ⅱ）チロキシンや（ ウ ）の他に，肝臓や筋肉の代謝を促進するホルモンを1つ記せ。

問4 下線部（3）について，
 ⅰ）チロキシンは，チロシンというアミノ酸2つが縮合したものに，ある元素が3～4個付加した構造をしている。この元素の名称を記せ。
 ⅱ）チロキシンが過剰に分泌されるために起こる疾患の名称を記せ。

問5 下線部（4）について，このようなしくみを何と呼ぶか，その名称を記せ。

問6 下線部（5）について，ラットの代謝の調節に対する（ カ ）およびチロキシンの役割を明らかにするためには，**実験1～3**だけではまだ十分とはいえない。
 ⅰ）**実験3**に対する**実験2**のように，実験結果の原因を明らかにするために，目的とする条件以外は本実験と同一の条件で行う実験のことを何と呼ぶか，その名称を記せ。
 ⅱ）**実験1～3**で得られた推論を確かなものにするためには，さらに**実験4，5**を行う必要がある。**表1**の ① ～ ④ の空欄に適する語句を次の （a）～（e）から選び，それぞれ記号で記せ。記号は重複して選んでも構わない。

   （a）する   （b）しない   （c）チロキシンを5日間投与
   （d）生理食塩水のみ5日間投与   （e）水のみ5日間投与

問7 （ カ ）を摘出してから10日後に代謝量の低下が観察されたラットにおいて，
 ⅰ）（ カ ）の摘出前に比べて，血液中で最も増加していると推定されるホルモンは何と考えられるか，その名称を1つ記せ。
 ⅱ）ⅰ）で答えたホルモンが増加する理由を簡潔に記せ。

第2問 浸透圧に関する次の文を読み，以下の各問いに答えよ。

浸透圧の大きさを表すときに化学や物理学では，気圧 (atm) やパスカル (Pa) もしくはN/m²などの単位が用いられるが，医学や生物学ではオスモル (Osm) という単位が用いられることが多い。ある溶液の浸透圧が１Osmというとき，それは１モル/ℓの非電解質が溶けている理想的な水溶液の浸透圧を表している。この単位を用いて，ヒトの体液の浸透圧を表すと，0.3 Osmとなる。ヒトの体液の浸透圧はこの値でほぼ一定に保たれるように，血しょうの浸透圧を腎臓で調節するしくみがある。血しょうの浸透圧が変化した場合，血球細胞がどのような影響を受けるのかを知る目的で，以下の**実験A**（図１）と**実験B**を行った。

【実験A】
① 水と食塩水（0.6%，0.9%，1.2% いずれも重量%）を用意し，スポイトを用いてこれらの液をスライドガラスに１滴ずつたらす。
② 凝固阻止したヒトの血液を時計皿に取り，カバーガラスの角に少量の血液をつける。
③ ①のスライドガラス上の水，および各濃度の食塩水にカバーガラスの角につけた血液を触れさせることによって，各液に血液を混ぜる。
④ 各スライドガラスを軽く撹拌（かくはん）した後，カバーガラスをかけて顕微鏡で観察する。

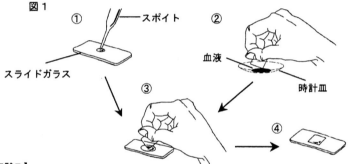

【実験B】
　0%から1.0%の間で，さまざまな濃度の食塩水を用意し，**実験A**と同様の方法で食塩水に血液を混ぜて観察した。各濃度の食塩水の中で，溶血した赤血球の割合を計測した。その結果をグラフにしたものが**図２**である。

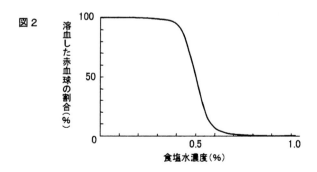

問1 **実験A**において，水と各濃度の食塩水の中で，赤血球はどのように観察されたか。その様子を簡潔に記せ。赤血球の体積に変化があった場合には，単に，膨らむ，縮む，と定性的に表現するだけではなく，（もとの体積の）何%に膨らむ，何%に縮む，のように赤血球の体積の変化も計算して定量的に記すこと。体積の変化は小数点以下を四捨五入して%で表せ。

  ⅰ） 水
  ⅱ） 0.6%食塩水
  ⅲ） 0.9%食塩水
  ⅳ） 1.2%食塩水

問2 **実験B**の結果から，およそ半分の赤血球が溶血するときの食塩水の濃度はどれくらいか，記せ。

問3 ヒトの場合，体液と等張である0.9%食塩水は生理食塩水と呼ばれている。ただし，水に溶けている食塩（NaCl）すべてが水溶液中で，Na^+とCl^-に解離しているわけではない。ヒトの体液の浸透圧を0.3 Osmとして，生理食塩水中のNaClの解離度を計算し，小数点以下2桁まで求めよ。ただし，NaとClの原子量はそれぞれ，23，35.5として計算せよ。

問4 ヒトの赤血球を食塩水ではなく，0.9%のスクロース液（重量%）につけると，**実験B**の結果から判断して赤血球はどのようになると予想されるか。**問1**と同様にその変化を記せ。ただし，スクロースの分子量は 342 として計算せよ。

問5 カエルの生理食塩水は0.65%である。カエルの赤血球を0.9%の食塩水につけた場合，赤血球はどのようになるか。**問1**と同様にその変化を記せ。

問6 ヒトの赤血球を70%のエタノールにつけると，どのようになると予想されるか，簡潔に記せ。

問7 ヒトの赤血球の細胞膜ではナトリウムポンプが絶えず働いており，細胞の浸透圧維持に重要な役割を果たしている。0.9%の食塩水につけたヒトの赤血球を，ナトリウムポンプの阻害剤で処理すると，赤血球はしだいに膨らみ，やがて溶血する。その理由を簡潔に記せ。

第3問 ヒトの免疫系に関する次の文を読み，以下の各問いに答えよ。

　ヒトは，ウイルスや細菌など病原体が体内に侵入しないように，いくつもの防御機構を備えている。

　第1の防御機構は，体表面における障壁である。直接外界と接する皮膚や消化管・気管の表面は，細胞どうしが密に結合した（　ア　）組織から形成され，体内への病原体の侵入を防いでいる。気管支の表面では，細胞表層にある（　イ　）の動きによって，異物を体外へ排出している。また，(1) 涙，汗，鼻汁には，細菌の細胞壁を破壊する酵素が含まれており，これも病原体の侵入を防ぐのに役立っている。

　第2の防御機構は，食作用を有する細胞（食細胞）が病原体を排除する機構である。これは，生まれながらにもっている機構で，（　ウ　）免疫という。皮膚の傷口などから病原体が体内に侵入すると，マクロファージや（　エ　）細胞は，病原体を食作用によって処理する。また，食細胞は病原体の侵入部位に炎症反応を生じさせ，結果として血液中から多数の免疫関連物質や白血球がそこに集まり，病原体の排除を促進するように働く。病原体を取り込んだ（　エ　）細胞は，その後，リンパ節などへ移動し，第3の防御機構を誘導する。

　第3の防御機構は，ヘルパーT細胞がかなめとなって，各種リンパ球が病原体を特異的に排除する機構で，（　オ　）免疫という。この防御機構は，（　エ　）細胞などが取り込んだ病原体の抗原を細胞表面に提示し，この抗原情報をヘルパーT細胞が受け取ることで始まる。抗原情報を受け取ったヘルパーT細胞がB細胞を活性化させ，抗体を産生して病原体を排除する機構を（　カ　）性免疫といい，またヘルパーT細胞がキラーT細胞を活性化させ，直接病原体を排除する機構を（　キ　）性免疫という。

　（　カ　）性免疫では，抗原情報を認識したB細胞は活性化を受け，抗体産生細胞となる。抗体は（　ク　）と呼ばれるY字状のタンパク質であり，(2) 図3に示すように，長い（　ケ　）と短い（　コ　）という2種類のポリペプチドから構成される。抗原結合部位を含む（　サ　）の領域は，抗体ごとに異なる構造をとり，100万種類以上存在するといわれる各抗原に対応することができる。B細胞から放出された抗体は，抗原と特異的に結合して抗原抗体複合体をつくり，その結果，病原体の感染性が弱くなったり，食細胞による食作用が高まったりすることで，病原体は排除される。この一連の過程が一次応答である。

　活性化を受けたリンパ球の一部は，免疫記憶細胞となって体内に残るため，再び同じ病原体が侵入した場合は，速やかに（　オ　）免疫反応が誘導される。この (3) 2回目以降の免疫反応を二次応答といい，このしくみを利用して感染症を予防する手段が，予防接種である。

　(4) 予防接種では，死滅させた，あるいは弱毒化した病原体などを接種することで，あらかじめ一次応答を起こさせて，体内に免疫記憶細胞をつくらせる。その結果，実際に病原体の侵入が起こったときには，速やかに強い二次応答が誘導されるため，感染症を防ぐことができる。

　(5) 予防接種を世界規模で実施することで，感染症を根絶させる努力が続けられている。

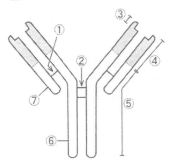

図3

図4

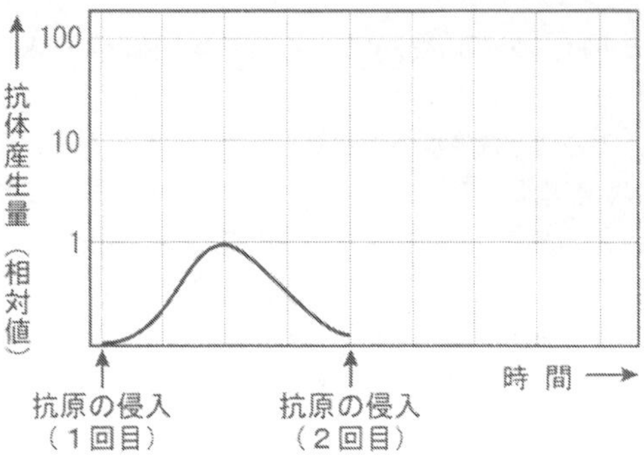

問1　文中の（ア）～（サ）に適語を記せ。

問2　下線部（1）について，この酵素の名称を記せ。

問3　下線部（2）について，（ケ）～（サ）の構造に相当する部位は，図3の①～⑦のどれに相当するか。それぞれ適当なものを1つずつ選び，その番号を記せ。

問4　下線部（3）について，一次応答における抗体の産生量変化を図4に示す。2回目に同じ抗原が体内に侵入した際における，抗体の産生量変化を解答欄のグラフに描け。

問5　下線部（4）に関連して，ツベルクリン反応について記した次の文の（　）の中から，それぞれ適当な語句を選び，その番号を記せ。

　　ツベルクリン反応とは，（ a：① 結核菌　② ジフテリア菌　③ 大腸菌　④ 破傷風菌 ）のタンパク質を（ b：⑤ 動脈　⑥ 静脈　⑦ 筋肉　⑧ 皮膚 ）に注射し，赤く腫れるかどうかで，（ a ）に対する免疫の有無を判断する検査法で，（ c：⑨ 即時型　⑩ 遅延型 ）アレルギーを利用している。結果が陰性の場合には，（ d：⑪ 死滅　⑫ 弱毒化 ）させた（ a ）を接種し，免疫をつける。

問6　下線部（5）について，1980年に世界保健機構(WHO)が根絶を宣言した感染症は何か，その名称を記せ。

第4問 炭素は地球規模で大きな循環をしている。**図5**は地球上の炭素循環における生物過程（ヒトの活動も含む）を模式的に示したものである。矢印は炭素の流れの方向，矢印につけられた A ～ O の記号は，それぞれの過程で放出または吸収される年間の炭素量を表す。ただし，MとNはヒトの活動によるものをさし，文中と図中の ① ～ ④ は同じものをさしている。次の文を読み，以下の各問いに答えよ。

大気中や水中に含まれる二酸化炭素は（ ① ）に吸収され，有機物の合成に利用される。この作用の代表的な例は，緑色植物による（ ア ）である。生産された有機物は，食物連鎖を通して，植物食性動物のような（ ② ），動物食性動物のような（ ③ ）へと移っていく。枯死体・遺体・排出物の有機物は，微生物のような（ ④ ）によって最終的に無機物に変えられる。

また，好気性の生物は（ イ ）によって体内の有機物を分解しているが，このとき生じる二酸化炭素は体外に排出され，大気中や水中などに戻される。したがって，(1)（ ア ）と（ イ ）という生物の代謝は，地球上の炭素の循環にとって極めて重要な役割を果たしている。

19世紀以降，(2)ヒトの活動により炭素循環に変化が見られるようになり，(3)大気中の二酸化炭素の濃度はしだいに増加してきている。

図5

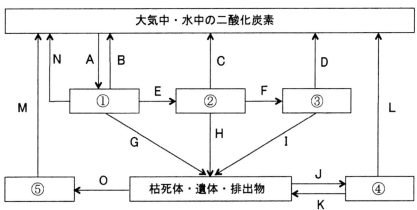

問1 文中の（ ① ）〜（ ④ ）に，生態系におけるそれぞれの役割を示す適語を記せ。

問2 文中の（ ア ）と（ イ ）の代謝をそれぞれ何と呼ぶか，その名称を記せ。

問3 下線部（1）について，（ ア ）と（ イ ）の代謝は化学反応式で示すと，それぞれ1つの反応式の逆反応とみなすことができる。（ ア ）と（ イ ）の代謝を示す反応式を1つの式で表せ。

問4 （ ア ）と（ イ ）の代謝で，二酸化炭素を取り込む回路名と，放出する回路名をそれぞれ1つずつ記せ。

問5 MとNの矢印で示される二酸化炭素の放出について，
 i ）⑤ は何か，適語を記せ。
 ii）Nの放出は何によるものか，適語を記せ。

問6 下線部（2）について，大気中の二酸化炭素の増加にはMとNの他に，もう1つのヒトの活動を無視できない。それは何か。図中の記号を使って簡潔に説明せよ。

問7 炭素循環では ② と ③ の両方に位置づけられる生物を，次の（a）〜（g）からすべて選び，記号で記せ。

　　　（a）クワガタムシ　　　（b）カマキリ　　　（c）フナ　　　（d）カラス
　　　（e）ウサギ　　　（f）シカ　　　（g）クマ

問8 下線部（3）について，現在の大気中の二酸化炭素濃度はどれくらいか。小数点以下2桁まで％で記せ。

問9 次の i ）〜 iv）に示す炭素量の総和はどのような式で表すことができるか。A 〜 O を用いて記せ。ただし，ヒトの活動も含めるものとする。

　　　 i ）　緑色植物の年間成長量に含まれる炭素量
　　　 ii）　植物食性動物の年間成長量に含まれる炭素量
　　　 iii）　大気中・水中に年間に蓄積される炭素量
　　　 iv）　④ が有機物を無機物にする年間の炭素量

英　語

解答　25年度

前期試験

第1問　出題者が求めたポイント

[全訳]

　群れの死んだメンバーと関わるイルカの報告は、クジラ目の動物は死の概念を理解するのかどうかについての問題提起をしている。ギリシャ西部のバンドウイルカは、群れのメンバーが急に死んだのか、長い病気の後で死んだのかによって、死に対する反応が違っていることが観察されている。

　仲間が死んだ後の動物の行動を解釈するのには困難が伴う。野生で死が観察されることはめったにないし、人間の感情を誤って動物に当てはめてしまうのは簡単だ。にもかかわらず、ゴリラやチンパンジーや象など、知能の高い社会的な動物のいくつかの種は、動物が死んだときに特定の行動を見せる。人によっては哀悼に近いと解釈するような行動である。死んだ動物と関わりを持つクジラ目の報告が増えていること、イルカは共感や直感と結びついた特化した神経細胞を持っていることを[あ]総合して、ギリシャの研究は、イルカは死に対して、複雑な洗練されているとさえ言える反応をすることを示唆している。

　イタリアのミラノに本拠を持つティティス研究所のジョアン・ゴンザルヴォは2006年以来ずっと、アンブラキコス湾でバンドウイルカの群れを観察している。2007年7月に、彼とアースウォッチ協会のボランティアのチームは、ある母親が自分の死んだ子どもイルカと関わりを持つのを見た。母イルカは子どもの死んだ体を水面に持ち上げた。《A》これは明らかに呼吸をさせようとする試みである。「観察していた2日間、これが何回も繰り返されました。ときどき半狂乱になりながら。」と、ゴンザルヴォは言う。「母親はわが子から決して離れませんでした。」

　子どもイルカには下あごに大きな傷があって、他のイルカに殺されたことが推測された。「この種には子殺しが報告されているのです。」と、ゴンザルヴォは言っている。彼は《B》動物の行動に人間の感情を投入するのは危険だと気をつけながらも、母親は突然の死を嘆き悲しんでいたのかもしれないと言っている。「母親は死を受け入れることができないように見えました。」

　1年後に彼は、泳ぐのに困難をかかえている2か月から3か月の子どもを囲むイルカの群れに遭遇した。子どもイルカには、おそらくは農薬か重金属の汚染にさらされたことからくる脱色痕があった。「群れは緊張しているように見え、さまよいながら泳いでいました。」と、彼は言う。「大人のイルカたちは、死にそうな子どもイルカを助けて浮かせておこうとするのですが、子どもイルカは沈んだままでした。」それは約1時間後に死んだ。

　以前の観察から、母親は死んだ子と一緒に留まるだろうとゴンザルヴォは予想した。[い]しかしそうはならないで、子どもイルカは沈むままにされ、群れはすぐにその場を去った。「私の仮説はこうです。この病気の動物は付き添われ、手助けを受けました。そして死んだ時には、群れはもうやるべきことはやっていたのです。この場合では、群れはすでに、最後には死がやってくるだろうとわかっていたのです。《C》彼らは心の準備ができていました。」ゴンザルヴォは、この解釈は推論にすぎず、基になるデータは限られていることを認めている。彼は観察したことを発表する前に、他の研究者からの事例を集めている。

　ニュージーランド、ツツカカにあるオルカリサーチトラストのイングリッド・ビサーは、バンドウイルカやシャチが死んだ子どもを運んでいるのを見たことがあるが、彼女もまた、嘆き悲しみながらと表現している。彼女は、このような行動は単に誤解してやっている行動かもしれないこと、この動物たちは子が死んでいることがわかっていないのだということを認めている。「でも、クジラ目の動物はフォン・エコノモ神経細胞を持っていることがわかっています。これは人間では悲嘆と関係があるのです。」[う]結論として、彼女はこの行為を、嘆き悲しみの1形態と考えている。

　ビサーはゴンドウクジラが岸に打ち上げられた際に、同じようなことを見たことがある。「1頭が死ぬと、他のクジラは通り過ぎる時にちょっと止まります。[え]まるで死んでいることを認識し確認するかのようです。私たちが止まらないで行かせようとしたら、彼らは死んだ仲間のところに戻ろうと必死で抵抗するでしょう。彼らが死を理解しているのかどうかはわかりませんが、確かに嘆き悲しんでいるように見えます。彼らの行動を見てそう思うのです。」

　象は象の骨を見つけた時にどういう行動をとるのかを研究してきた、イギリスのサセックス大学のカレン・マコームは、ゴンザルヴォの観察は他の知能の高い社会的哺乳類を思い出させるけれど、動物の心の中で何が起こっているのかを知るのは不可能だと言っている。

　「《D》これはなかなか魅力ある考えですが、私たち科学者の手の届くところではありません。」と彼女は言いつつ、推論は必然的に想像なのですがとつけ加えた。「でも、事例を積み重ねるのはすばらしいことです。多く集まれば集まるほど、より明確な絵が現れてくるでしょう。」

[解法のヒント]

問3の選択肢の意味

(1)人間の感情を念頭において動物の行動を批判する危険性

(2)人間の感情を念頭において動物の行動を混乱させる危険性

(3)人間の感情を念頭において動物の行動を賞賛する危険性

(4) 人間の感情を念頭において動物の行動を理解する
　　危険性
問7. 完成した英文は

as if /to / acknowledge and confirm / that / it was
dead

[解答]
問1.(2)　　問2. 明らかに呼吸をさせようとする試みで
問3.(4)　　問4.(4)　　問5.(3)
問6.(1)　　問7. 2番目—(5)　　4番目—(4)
問8.(4)
問9.(ア)離れようとしない　　(イ)すぐに離れる

第2問　出題者が求めたポイント

[全訳]

　相関関係は因果関係を含むという無意味な仮説は、おそらく、人間の推論のもっとも深刻でよくある3つの誤謬のうちの2つだろう。進化生物学者のステーヴン・ジェイ・グールドが1981年の著書「人間の測りまちがい」の中でこのよく知られた苦言を呈した時、彼は、巷に流布していた遺伝学と個体の知性との関連性のことを指して言っていたのだ。

　そこから30年、時を進めてみると、主だった遺伝学者と人類学者たちは、国の遺伝子の多様性によって経済的成功を予測することができると主張する経済研究者たちに、同じような《A》批判の矢を向けている。批判する人たちにとって、経済学者の論文は、国の貧困は国民の遺伝子的な構造の結果なのかもしれないと言っているように思え、論文は、遺伝子決定論、さらには人種差別だという非難を引き寄せているのである。しかし経済学者たちは、それは誤解されているのだ、歴史や文化のような、経済を牽引する別の要因の代用として、遺伝学を使っているにすぎないと訴えている。この議論は、遺伝学と経済学を混合する新しい、時に遺伝経済学と呼ばれる分野にとって、警鐘を鳴らす教訓を与えている。この研究には現実的な利益があるかもしれない。たとえば、政策立案者が、「国民のアイディアと革新の流れを止める障壁を少なくしようとするときに、役立つのです。」とタフツ大学の経済学者エンリコ・スポラオローレは言う。彼もまた自分の研究に、世界の遺伝的多様性データを使っている。

　だが、この分野の第一線にある経済学者たちは、彼らの方法と結論に対する厳しい視線に、備える必要があることは明らかである。嵐の中心にあるのは、ブラウン大学のオーデッド・ゲイラーとウィリアムズカレッジのカムラッド・アシュラフが書いた107ページの論文である。

　この論文は、145か国で調べられた遺伝的多様性と一人あたりの所得の間には、経済的理由による移住など無数の要因を考慮した後でも、強い関連性が認められると主張している。国民の遺伝的多様性のレベルが[あ]高いと、より大きな[い]革新性が見られると、論文は言っている。なぜなら多様な国民は、知的能力と知性のスタイルの守備範囲がより広いからである。それと

引き比べて、遺伝的多様性のレベルが[う]低いと、[え]国民間の信頼はより大きくなる。なぜなら、人々の間の違いがより小さいからである。アメリカのように多様性のレベルが中くらいの国々では、これらの要因のバランスが取れ、結果として、最も生産性の高い経済になる。論文はこのように結論づけている。

　[お]一方で、ハーバード大学医学部の遺伝学者デイヴィッド・ライヒとハーバード大学の古人類学者ダニエル・リーバーマンを始めとする卓越した科学者たちは、経済学者たちが、それぞれ別の国の遺伝的多様性を、本質的には人々の移住や共有の歴史に結びついているのに、独立したデータとして扱うという大きな誤りを犯したのだと言っている。ライヒは「これはデータの誤用だ。」と言うが、そうなると論文の最大の結論がくつがえる。

　東アジア諸国の人々は共通の遺伝的な歴史を持ち、文化的慣習を持っている。だが、前者が後者の原因ではない。「このようなでたらめな方法を使い、統計的に独立しているものを誤って仮定すれば、箸の使用にも、同じように遺伝的原因が発見できることになるだろう。」と、批判者たちは記した。

　彼らは要点を踏まえていないのだと、現代の経済的要因の起源をさぐる研究をしている、著名な経済学者ゲイラーは応酬する。「批判はすべて、われわれの研究に対するひどい解釈違いから、そしていくつかの点で、使われた経験的方法を表面的に理解してしまうことから発しています。」と彼は言う。ゲイラーとアシュラフは「ネイチャー」紙に、[き]自分たちは遺伝的多様性が経済発展に直接影響していると主張しているのではなく、経済に影響する文化的、歴史的、生物学的な、計測できない要因を測るための代用品として、それを使っているのだと語った。「われわれの研究は、生まれか育ちかの議論ではないのです。」と、アシュラフは言っている。

　ゲイラーとアシュラフは、遺伝的多様性のデータを使った最初の経済学者ではない。スポラオーレもまた、国家間の遺伝的多様性の違いによって、経済発展のレベルの相違を予測できることを発見した。しかし彼は明確に、これは必ずしも因果関係ではないとしている。「私の考えでは、この関連性の原因となっているのは、遺伝的多様性それ自体ではありません。多くは文化である可能性があります。」

　この分野には少し厳密さが必要だと言う人たちもいる。遺伝的相違を経済の特徴と結びつける多くの研究は、基本的な方法論的間違いをしていると、コーネル大学の行動経済学者ダニエル・ベンジャミンは言う。彼は、社会科学者、疫学者、遺伝学者を束ねてそれらの研究を発展させようとする団体、社会科学遺伝学協会コンソーシアムの一員である。医学的遺伝学者たちには昔からわかっている、サンプルの数が少ないことに起因する問題のような問題が、経済学者たちがこのデータで研究を始めるとあまりにも頻繁に起こりすぎると、彼は言っている。

たとえば、ベンジャミンとそのチームは、2349人のアイスランド人の研究で、幸福感や収入のような要因との遺伝的関連性を調査して、学業成績と、神経伝達物資分子を壊すことに関係のある遺伝子の変種との間に、統計的に有意な関連性があるのを見つけた。しかし彼らは、これと同じ関連性を他の3つの人口サンプルで再現することができなかった。これは偽陽性のためのテストで、医学的遺伝学では標準的な実験である。そこで、《B》チームは今、関連性については保留にしている。もしこの分野が発展して結果を出せるようになれば、「私たちにとって、遺伝学者に参加してもらうのは重要なことになるでしょう。」と、ベンジャミンは言っている。「われわれは、彼らの助けと洞察なしにはやっていけないのです。」

[解法のヒント]
問1.選択肢の意味
　(1)建築業者は新しい駅のために地面を平らにし始めた。
　(2)その政党は国のさまざまな階級を平等にしようとした。
　(3)他国の指導者たちに非難が向けられた。
　(4)彼はリングで、あごに一発当てて対戦相手を倒した。
問5.完成した英文は
　...far from claiming that genetic diversity directly influences economic development...
問8.選択肢の意味
　(1)アメリカは他の国に比べて、国民の知的能力はより広く多岐にわたり、社会は人と人との信頼関係がより大きい社会なので、経済は最も生産的であると、経済学者たちは結論づけた。（第4パラグラフの記述に合わない。）
　(2)批判者たちは、経済学者たちはデータを誤用したと言っている。なぜなら、いろいろな国の遺伝的多様性が、国が人間の移住や共通の歴史によって結びついている時に、独立的でないデータと見なされたからだ。（第5パラグラフの記述に合わない。）
　(3)ゲイラーとアシュラフは、経済発展に効果を及ぼす、計測できない文化的、歴史的、生物学的要因の代用として、遺伝的多様性を使ったと答えた。（第6パラグラフに記述あり。）
　(4)スポラオーレは、遺伝的多様性の違いだけでなく、文化の違いも、経済発展のレベルの相違を引き起こすと、言っている。（第7パラグラフの記述に合わない。）
　(5)遺伝子の違いを経済の特徴と結びつけるときに経済学者が抱えがちな問題を避けるために、経済学者たちは遺伝学者たちに助けと洞察力を求めるべきだと、ベンジャミンは言っている。（第9パラグラフに記述あり。）

[解答]
問1. (3)

問2. ㋐予測　㋑原因　㋒相関　㋓因果
問3. (2)　　　問4. (4)
問5. 2番目：(5)　　5番目：(1)
問6. (3)
問7.「チームは今、関連性については保留にしている」
問8. (3)　(5)

第3問　出題者が求めたポイント

[全訳]
　痛みがまたやって来た時、リザは脚を上げて家で休んだ。それから数週間にわたって、その箇所を冷やし、新しい機能回復訓練を受けた。だが、痛みは少しも改善しなかった。彼女は外科医のところに再度行った。
　「私は驚きませんね。」リザが医師に病状を話すと彼は言った。「手術が必要です。前にお話しましたよね。」
　リザと娘は2、3週間以内にヨーロッパに旅行に行くことになっていた。旅行はずっと前から計画されていたもので、手術で行けなくなると困ると、彼女は医師に言った。
　「痛みは骨棘やガングリオン嚢胞や、その関節のたくさんの関節炎から来ているんです。」
と、医師は重ねて言った。「旅行で困ることになるでしょう。私がそれを全部治しますから、2週間も経てば旅行に行けるくらい元気になりますよ。」
　「またコーチゾンの注射を打っていただきたいのです。」リザは答えた。
　医師は少し考え、それから、ひとつひとつの単語を強調するようにゆっくりと話した。リザにはまるで、悪いことをした子どもに話しているように聞こえた。「注射はしましょう。でも、それは治療ではありません。手術の予定を立てておきましょうね。」リザは同意した。
　ヨーロッパ旅行はすべて、リザと娘が期待していた通りだった。ふたりとも美術が大好きで、パリでは美術館に長居して数日を過ごした。何時間も足をつかって歩いたが、何の不都合も感じなかった。また注射が効いたのだ。しかし彼女の手術はすでに予定されていた。だから、彼女は帰国してから、手術前検査を受けるために病院に行った。
　検査室で、リザは、手術準備の担当の看護師を待ちながら、うつらうつらと眠りそうだった。時差ぼけは治っていなかった。看護師は温かいほほえみを浮かべてリザにあいさつし、チェックリストをざっと見て、リザの過去の病歴を見直し、薬に対してアレルギーや反応があるかどうかを尋ねた。通常の最新心電図と胸部X線検査の結果を書きとめたが、それはリザが手術を受けられるくらい元気であることを示していた。
　「あのう…」とリザは言った。「脚は今いい状態なんです。こんな大きな手術を本当に受けなければいけないのでしょうか。」
　看護師は書き物から目を上げて、いぶかしげな面持ちでリザを見た。「そういうことは本当はお医者さんと話していただくといいんですが、でも、とにかくここ

藤田保健衛生大学（医）25年度　（63）

にいらっしゃるわけですから、手術前血液検査をやりましょう。看護師はリザに一連の検査が区切られて載っているシートを渡し、血を採る採血士のところにどうやって行けばいいかを教えてくれた。

私たちがリザと話し合った時、彼女はこの時の会話を振り返って言った。「私は医師と1対1で向き合うのが恐かったのだろうと思います。」彼女はいまだに、どうして医師に脚が良くなったと言わなかったのか、はっきりとは分からない。「私はただ、医師とやり取りをしたくなかったのでしょう。彼には冷たく独断的な雰囲気がありました。それに、私の中に、彼が一番よく知っているのだと信じたい気持ちがあったのも事実です。」

リザは手術を受けた。外科医は骨棘とガングリオン嚢胞を取り除き、それから関節炎の関節を溶かして小さいチタンのねじを入れて、痛みの原因となっている動きが起こらないようにした。手術の次の日、医師はリザを呼んで、手術後X線の結果が「思わしくなかった」と言った。ねじが正しく調整されていないように見えた。そしてリザは2度目の手術を受けた。

4か月ほど後で、私たちはリザと話をした。「脚に常に痛みがあるんです。」と彼女は言った。「歩行が困難になりました。それで今は腰も痛いんです。」リザ・ノートンは失望し、心を痛め、後悔にかられていた。

[解答]
問1. (1)　(3)　　問2. (4)　(5)
問3. (2)　(3)　　問4. (1)　(4)

後期試験

第1問　出題者が求めたポイント

[全訳]

レイノルズ氏は心臓病だ。血管造影図は、《A》心臓の左心室に血液を送る主動脈のひとつの短い部分が狭くなっていて、心筋への血液の流れを圧迫していることを示している。彼のドクターは、心臓発作の重大な危険があると彼に言う。ドクターの説明によると、心臓への血の流れを回復させるのに使える方法は、少なくとも3つあると言う。1)バルーン血管形成術と2)冠動脈ステント設置と3)冠動脈バイパス移植(CABG)である。レイノルズ氏にはどれが一番いいのだろうか。《B》彼らは選択肢を一緒に検討するが、レイノルズ氏にとっては、りんごとオレンジを比べるに等しく思われ、理解しているのか確信がない。彼は決断を、25年来の知り合いである医師に委ねる。ついに医師は、以前の患者に一番うまくいった方法を選ぶ。

医学文献の主要部分は今や膨大で急速に広がりつつあるので、最も優秀な医師でさえ、全部を知ることはできない。ここに、「CER ＝ Comparative Effectiveness Research(比較による効果の研究)」という比較的新しい医学の分野が入り込んでくる。CERは、特定の医学検査、治療、病気予防の方針の価値(あるいは無価値)について科学的に正しい判断をするために、すでに適用されている医学文献を分析することに絞って行われる。本質的に言うと、CERは現代の知識に基づいて、最良の医療行為を決定することを目指すのである。

CERはレノズル氏の医師(そしてもちろんレイノルズ氏自身)にどんな利益があるのか、考えてみよう。CERを調べてレイノルズ氏の医師は、ステントは中年の白人男性には最も効果的だと考えられているかもしれないが、そこには転換点があることを知るだろう。それは、患者が55歳を超えている場合には、バルーン血管形成術を選ぶほうがよいというものだ。(うーん、レイノルズ氏は今年いくつなのだろう。)CERはまた、ベストな治療は血管狭窄の深刻さ次第だと医師に教えることができるかもしれない。たとえば、もし冠状動脈の狭窄の程度が80％以上なら、一番いい選択は(ここでも中年の白人男性にとってだが)、バルーン血管形成術よりも冠状動脈バイパス移植だろう。(ところで、レイノルズ氏の狭窄度はどれほどなのだろう。)性別、人種、身体の健康度、体重、喫煙者かそうでないかなど、他の要因の中に放り込まれて初めて、あなたはCERの威力に目覚めるかもしれない。理論上は、CERはたくさんの要因をたちどころに分析し、要因の独自の組み合わせとして《D》表現された患者にとって、どの治療が最も良いか《C》結論を出すことができるのだ。どんなに経験豊かな医師といえども、これほど多くの知識を頭の中に詰め込んでおくことはできない。

今のCERへのわずかな投資は、将来の医療費削減の中で元がとれると考える政治家もいる。国のCERプロ

グラムの開始に勢いをつけるために、議会は「2009年
CER法」を通し、景気刺激策の一環として11億ドルの
資金提供をした。プログラムの偏りを避けるために、
有名な全米科学アカデミーの医学院が、CER基金のた
めの優先項目100のリストを《E》提供するよう求めら
れた。項目に含まれたものとしては、多くの心血管系
の病気を治療あるいは予防するための最も効果的な医
療行為を、そして、高血圧、冠状動脈の病気、心不全、
不整脈などのリスク要因を、比較検討する項目である。
これは別に驚くようなことではない。というのも、心
血管性の病気はアメリカの死因の第1位であるからだ。
(2位はがん)
　CERは医療の質の改善や経費節減に強力な武器と
[あ]なるかもしれない。しかし、2009年のCER法は、
それによって医療のあり方が[い]変わるかもしれない
ということで、医師、患者、政治家、医療産業に強い
賛否両論を巻き起こしている。医師や患者弁護団が心
配するのは、もし最良の治療がCERによって規定され
るようになれば、医師と患者は治療法の選択において、
決定を[え]下す権利を[う]失うようになるかもしれな
いということだ。彼らは、医療の決定事項がなにより
もまず、官僚や保険会社によって命令されるのかもし
れないと恐れているのだ。
[解答]
問1.「心臓の左心室に血液を送る主動脈のひとつの短
　　い部分が狭くなっていて、心筋への血液の流れを
　　圧迫している」
問2. Mr. Reynolds and his doctor
問3. (1)　(4)
問4. α：(1)　　β：(3)
問5.《C》arrival　　《D》description
　　《F》inclusion
問6. (3)　　問7. (1)　(4)
問8. [あ](1)　[い](2)　[う](3)　[え](4)

第2問　出題者が求めたポイント
[全訳]
　日常の言語で最もよく使われる言葉は進化のスピー
ドが最も遅いと、「ネイチャー」誌に発表された新しい
2つの研究が言っている。
　ひとつの論文では、バーバード大学の研究者たちが、
1200年間にわたる動詞活用の進化に焦点を当てた。も
うひとつ別の論文では、イギリスのレディング大学の
チームが、すべてのインドーヨーロッパ語族がどのよ
うにして6000年から10000年前にあった共通の祖先か
ら発展してきたのかを見るために、同族語(違う言語で
同じ物、同じ意味を表す音の似ている語。たとえば英
語のwaterとドイツ語のwasserなど。)を調べた。
　「頻度効果を使ってできることは、《A》超伝統的
な言語要素を特定することです。」と、レディング大学
の進化生物学教授マーク・ペイゲルは、研究を指して言
っている。「つまり、私たちが常に使っている言葉のこ
とです。」

　同族語の研究で、ペイゲルとそのチームは、87のイ
ンドーヨーロッパ語族の200あまりの語を調べた。これ
には「water」「to die」「where」にあたる語が含まれ
ている。それぞれの語にあたる同族語の明確な種類は、
数など頻繁に使われる概念の場合の1つ(すべての語が
同じような発音)から、birdのような単体の実在物を表
す場合の46もの異なる基本音[ア]まであった。たとえ
ば、すべてのインドーヨーロッパ語族で、数字の3にあ
たる言葉は、英語とよく似ていて、スペイン語では
tres、ドイツ語でdrei、ヒンディー語でtheenである。
[イ]これに対して、birdに当たる語と結びついている
音は、スペイン語でpajaro、フランス語でoiseauのよ
うに、さまざまである。
　それから研究者たちは、インドーヨーロッパ語族の4
つ、英語、スペイン語、ギリシャ語、ロシア語におけ
るそれぞれの語の、使用頻度に焦点を絞った。研究チー
ムが発見したのは、同じ意味を持つ語が、たとえ同
族語でなくても、一律に同じような頻度で使われてい
るということだった。「スペイン語で使用頻度の高い語
は、英語でも同じくらい使用頻度が高いのです。」と、
ペイゲルは言っている。「これは、インドーヨーロッ
パ語使用頻度のようなものを作ってもいいかもしれない
ということです。」
　研究者たちはデータを組み合わせて、[あ]使用頻度
が少ない語は置き換わるのに750年しかかからず、[い]
もっとも使用頻度の多い語に代わって新しい語が進化
するのには10000年もかかるだろうと断定した。
　ハーバード大学の研究者たちは、特に、1200年前の
ベオウルフの時代から16世紀のシェイクスピアを経て
現代の形に至るまでの、英語の中の動詞の活用の変遷
をたどって、英語のルーツの研究をした。時が経つう
ちに、英語では動詞の過去時制の形のいくつかは消え、
今は文法としてはただ一つの形が残っているだけであ
る。語尾にedを加えるというものだ。(過去形がedで
終わる動詞は、現代英語では「規則動詞」となってい
る。)
　研究者たちは古英語の時代にまでさかのぼって文法
書を調べ、[ウ]そこで出くわしたすべての不規則動詞
を分類した。その中には、今でも不規則動詞である
「sing / sang」「go / went」、後に規則動詞化した
「smite」(これは古英語では「smote」だったが、後
に「smited」になった。)そして、「slink」(これは
今は「slinked」となっているが1200年前は「slunk」
だった。)などがある。彼らは古英語で不規則動詞だっ
た177の動詞と、中英語でもまだ不規則動詞だった145
の動詞を《B》発見した。今日では177の動詞の内の98
の動詞がまだ「規則化」されていない。
　研究者たちは古英語の177の不規則動詞それぞれの使
用頻度を数えて、規則活用の形態にもっともすばやく
進化した語は、時がたっても変化しなかった語に比べ
て、使用頻度がかなり少なかったと断定した。実は、
彼らの統計学的分析では、2つの動詞があってひとつの
使用頻度が他の10倍[う]少ないと、それは使われるこ

との[え]多い動詞の10倍の速さで進化するというのだ。彼らの予測では、これに連なる次の候補動詞は「wed」である。これの過去形は「wed」から「wedded」に規則化するだろう。

　「頻繁に使われることによって、動詞はより《C》安定するのです。」と、共同研究者であるハーバード大学の応用数学の大学院生エレズ・リーバーマンは言う。ハーバードの論文もレディング大学の論文も、言語学的進化とミラーシステムの生物学的進化に作用する一種の自然選択説をとっているのだと、彼はつけ加えている。「どちらの研究も、語の生き残りにおいて頻度というものの持つ、この大きな効果を例証しています。」

　「The Computational Nature of Language Learning and Evolution(言語学習と進化のコンピュータ的性質)」の著者であり、シカゴ大学のコンピューターサイエンスと統計学の教授パーサ・ニヨギは、これらの経験的な発見は語彙進化の理論的モデルと一致していると言う。「言語はたえず変化している。生物学的進化では、この事実は多くの注目を浴びてきた。だが実は言語においても、これは常に起こっているのだ。ダーウィンは「人間の起源」の中で、言語は時を経て変化している、そしてそれはちょうど、種分化のようなものだと論じた。」と、彼は記している。

[解法のヒント]
問5の完成した英文
　cataloguing all the irregular verbs they came across
問8の選択肢の訳(下線部が記述に合っていないところ)
　(1)バーバード大学の研究チームは、すべてのインドーヨーロッパ語族が共通の祖先からどのように派生したかを明らかにするために、英語の動詞活用の進化を研究した。
　(2)ペイゲルと彼のチームによると、birdを表す基本の音は、この実体を指すのにしょっちゅう使われているので、さまざまに異なっている。
　(3)さらに調べられた4つのインドーヨーロッパ語族の言語の間では、同族語であるなしにかかわらず、同じ概念を表す語の使用頻度には違いはほとんどない。
　(4)現代英語において、過去時制で使う時に動詞の終わりにedをつけるという法則は、古英語の177の動詞のうちの79の動詞に適用されている。(177の内、今でも不規則動詞であるのは98だから、他の79の動詞はedをつける規則動詞になった。)
　(5)使用頻度は、言語学的進化において、語の生き残りに決定的な影響を持つが、2つの論文の発見は、生物学的進化の性質とは矛盾している。

[解答]
問1.数を表す言葉やbirdなどの言葉のように、私たちが日常使っている語。
問2. to　　　問3. (4)　　　問4. (4)
問5. 2番目：(2)　　4番目：(5)
問6. (2)

問7.不規則動詞から規則動詞へと変化しにくい。
問8. (3)　(4)

第3問　出題者が求めたポイント

[全訳]
　大学で医学を勉強する決心をするときには、医者の現実の生活をいろいろと考えたり調べたりすることなしに決断してはならない。17歳では、果たして大学に行きたい(ア)のか、ましてや少なくとも5年間勉強したいのかを決めるのは難しいかもしれない。将来の仕事について家族や友人と話し合うべきだが、(イ)最終的な決断は自分個人で決めることが必要だ。あなたの周りの人々はさまざまな考えを持っているだろう。親や先生は(ウ)医者は尊敬される職業であると思い、おそらくその道を志すように励ますだろうが、(エ)先輩の医者は思い止まらせようとするかもしれない。できるだけたくさんの意見を聞くために、できるだけたくさんの、学生、医者、(オ)その他の医療関係者と話をしなさい。それぞれの人に、医者を職業に(カ)選ぶ理由を言ってもらい、なぜそれを勧めるのかあるいは勧めないのかを説明してもらいなさい。医者の生活の経験が(キ)ないと、本当はどういうものなのかを知るのは難しい。私たちはみな、親の片方あるいは両方が医者である自分の経験から医学の道を(ク)避けている友人を知っている。それとは逆に、多くの学生は、(ケ)自分自身の家庭生活を経験した上で、親の道を進もうと決心する。割とよくあることだが、家族に説得されたり強要されたりして医学を勉強するのはやめなさい。あなたの決断であり、あなたの(コ)一生の仕事なのだ。

　もっと年のいった医者志望者にとって、決断はさらに(サ)難しくなる。成人学生は、医学を勉強する決意は正しい(シ)選択なのだと確信を持っていなければならない。彼らには賭けるものがより多いことが、しばしばあるからだ。個人的な事情はいろいろあるだろうが、学生の生活に戻ることで、稼ぎのある仕事を離れたり、家族を転居させたりすることもあるかもしれない。

[解答]
(ア) whether　　(イ) final　　　(ウ) medicine
(エ) senior　　 (オ) other　　　(カ) for
(キ) without　　(ク) who　　　 (ケ) their
(コ) rest　　　 (サ) difficult　 (シ) option

数　学

解答　25年度

前期

1 出題者が求めたポイント（数学A・確率・数学Ⅱ・三角関数, 複素数と方程式）

〔解答〕

(1)$\sin^2\theta = 1 - \cos^2\theta$ を代入して整理すると

$2(1-\cos^2\theta) - 3\cos\theta - 3 \geqq 0$

$(\cos\theta + 1)(2\cos\theta + 1) \leqq 0$

$-1 \leqq \cos\theta \leqq -\dfrac{1}{2}$　　$\therefore \dfrac{2}{3}\pi \leqq \theta \leqq \dfrac{4}{3}\pi$ ……((1)の答)

このとき$\tan\theta$の最大値は$\tan\dfrac{4}{3}\pi = \sqrt{3}$　………((2)答)

(2)期待値Eとする。総枚数は$1+2+2+b = b+5$枚

$E = 1 \times \dfrac{1}{b+5} + 3 \times \dfrac{2}{b+5} + a \times \dfrac{2}{b+5} + 6 \times \dfrac{b}{b+5}$

　$= \dfrac{2a+6b+7}{b+5}$

$E = \dfrac{9}{2}$より　　$4a+3b=31$

aは1, 3, 6以外との条件に注意すると

a	2	4	5	7
$4a$	8	16	20	28
$3b$	23	15	11	3
b		5		1

$(a, b) = (4, 5), (7, 1)$ …((3)の答)

(3)$x^6 - 2x^4 - x^2 + 2 = x^2(x^4-1) - 2(x^4-1)$

　$= (x^4-1)(x^2-2) = (x-1)(x+1)(x^2-2)(x^2+1)$

　　　　　　　　　　　　………………((4)の答)

複素数の範囲で因数分解すると

$(x-1)(x+1)(x-\sqrt{2})(x+\sqrt{2})(x-i)(x+i)$

　　　　　　　　………………((5)の答)

2 出題者が求めたポイント（数学Ⅲ・微分積分）

〔解答〕

(1)任意の実数a, bを使って、$f(x) = ax+b$とおく。

$\displaystyle\int_0^{\frac{\pi}{2}} f(\sin x)dx = \int_0^{\frac{\pi}{2}} (a\sin x + b)dx$

　$= [-a\cos x + bx]_0^{\frac{\pi}{2}} = a + \dfrac{b}{2}\pi$

$Af(0) + Bf\left(\dfrac{\pi}{2}\right) = Ab + B\left(\dfrac{a}{2}\pi + b\right) = (A+B)b + \dfrac{a}{2}B\pi$

ここで, , $a=0$のとき, $b=0$, $f(x)=0$となる

任意のa, bについて, 次の等式が成り立つ

$\left(\dfrac{\pi}{2}B - 1\right)a + \left(A+B-\dfrac{\pi}{2}\right)b = 0$

よって

$\begin{cases} \dfrac{\pi}{2}B - 1 = 0 & \cdots\cdots\cdots\cdots① \\ A+B-\dfrac{\pi}{2} = 0 & \cdots\cdots\cdots\cdots② \end{cases}$

①よりB$= \dfrac{2}{\pi}$を①へ代入すると　A$= \dfrac{\pi^2-4}{2\pi}$

よって, $(A, B) = \left(\dfrac{\pi^2-4}{2\pi}, \dfrac{2}{\pi}\right)$　………((6)の答)

(2)任意の実数p, q, rを用いて

　$f(x) = px^2 + qx + r$ とおく。

$\displaystyle\int_0^1 f(x)dx = \left[\dfrac{p}{3}x^3 + \dfrac{q}{2} + rx\right]_0^1 = \dfrac{p}{3} + \dfrac{q}{2} + r$

$Af(0) + Bf\left(\dfrac{1}{2}\right) + Cf(1) = Ar + B\left(\dfrac{1}{4}p + \dfrac{1}{2}q + r\right)$
　　　　　　　　　　　　　　　$+ C(p+q+r)$

$= \left(\dfrac{B}{4} + C\right)p + \left(\dfrac{B}{2} + C\right)q + (A+B+C)r$

よって$\begin{cases} \dfrac{1}{4}B + C = \dfrac{1}{3} \\ \dfrac{1}{2}B + C = \dfrac{1}{2} \\ A+B+C = 1 \end{cases}$

これを解いて$(A, B, C) = \left(\dfrac{1}{6}, \dfrac{2}{3}, \dfrac{1}{6}\right)$………((7)の答)

3 出題者が求めたポイント（数学Ⅲ・微分積分）

〔解答〕

(1)$f(t) = b \cdot (e^a)^t$

　$f'(t) = be^{at}\log e^a = abe^{at} = af(t)$……………((8)の答)

(2)時刻tの速度を$v(t)$とすると

　$\dfrac{d}{dt}f(t) = v(t) = c_0 f(t)$

　(1)より$f(t) = be^{c_0 t}$

　$f(0) = x_0$ より　$x_0 = f(0) = b$　$\therefore f(t) = x_0 e^{c_0 t}$…((9)の答)

(3)条件より　$\dfrac{d}{dt}g(t) = v(t) = -c_1(t-T)$

　$g(t) = -c_1\left(\dfrac{1}{2}t^2 - Tt\right) + C$

　このとき　$g(T) = x_1$より　$-c_1\left(\dfrac{1}{2}T^2 - T^2\right) + C = x_1$

　　　　　　　　　　　　$\therefore C = x_1 - \dfrac{1}{2}c_1 T^2$

　よって, $g(t) = -\dfrac{1}{2}c_1 t^2 + c_1 Tt + x_1 - \dfrac{1}{2}c_1 T$

　　　　　$= -\dfrac{1}{2}c_1(t-T)^2 + x_1$　　　　　…((10)の答)

4 出題者が求めたポイント（数学Ⅲ・微分積分）

〔解答〕

(1)原点からPまで距離を$f(t)$とすると

　$f(t) = \sqrt{\sin^2 t + \sin^2 2t}$

　ここで$g(t) = \sin^2 t + \sin^2 2t$ とおき$g(t)$の最大値を求める

　$g(t) = \dfrac{1-\cos 2t}{2} + 1 - \cos^2 2t$

$$= -\left(\cos 2t + \frac{1}{4}\right)^2 + \frac{25}{16}$$

$0 \leq t \leq \frac{1}{2}\pi$　より　$0 \leq 2t \leq \pi$

$g(t)$は$\cos 2\alpha = -\dfrac{1}{4}$のとき最大値$\dfrac{25}{16}$

よって, 距離$f(t)$の最大値は$\dfrac{5}{4}$…………((11)の答)

このとき　$\cos 2\alpha < 0$より　$\dfrac{1}{2}\pi < 2\alpha < \pi$

$\dfrac{\pi}{4} < \alpha < \dfrac{\pi}{2}$　より　$\cos\alpha > 0$

よって　$\cos^2\alpha = \dfrac{1+\cos 2\alpha}{2} = \dfrac{1+\left(-\dfrac{1}{4}\right)}{2} = \dfrac{6}{16}$

また, $\dfrac{dx}{dt} = \cos t$, $\dfrac{dy}{dt} = 2\cos 2t$

$\vec{v} = (\cos\alpha, 2\cos 2\alpha) = \left(\dfrac{\sqrt{6}}{4}, -\dfrac{1}{2}\right)$

………………((12)の答)

(2)$\cos^2 t = 1 - \sin^2 t = 1 - x^2$

$\cos t > 0$より　$\cos t = \sqrt{1-x^2}$

よって, $y = 2\sin t \cos t = 2x\sqrt{1-x^2}$ …………((13)の答)

xの範囲は, $0 \leq x \leq 1$ ………………((14)の答)

(3)求める面積をSとおく

$$S = \int_0^1 2x\sqrt{1-x^2}\,dx$$

$t = 1-x^2$とおくと

$dt = -2x\,dx,$

x	$0 \to 1$
t	$1 \to 0$

$$S = \int_1^0 \sqrt{t}\,(-dt) = \int_0^1 \sqrt{t}\,dt = \left[\frac{2}{3}t^{\frac{3}{2}}\right]_0^1 = \frac{2}{3}\cdots((15)の答)$$

後　期

1 出題者が求めたポイント

(数学 I・方程式と不等式)

〔解答〕

(1)条件式より$a+b>0$

$x < \dfrac{-(2a-3b)}{a+b}$　より　$\dfrac{2a-3b}{a+b} = \dfrac{1}{3}$　∴$a=2b$

すると, aとbは同符号となり$a+b>0$　より

求める条件は　$a>0, b>0, a=2b$…………((1)の答)

(2)$a=2b$を代入して整理すると

$4b(b-1)(x-3)(x+1)>0$

条件より$0<b<1$　$b(b-1)<0$

よって$(x-3)(x+1)<0$　∴$-1<x<3$………((2)の答)

2 出題者が求めたポイント (数学B・数列)

〔解答〕

(1) 第k項をa_kとすると

$$a_k = k^2 + 4k + 3 = (k+1)(k+3)$$

すると, $k+1$と$k+3$はともに偶数か, または, ともに奇数になるので, 2の倍数と3の倍数の積になることはない。また, $k+1$が6の倍数のとき$k+3 = (k+1)+2$は6の倍数ではない。同様に, $k+3$が6の倍数のとき, $k+1$は6の倍数にはならない。よって, $k+1$と$k+3$が同時に6の倍数となることはない。

以上から6の倍数は

$6\times8, 12\times14, 18\times20$………, 96×98

$4\times6, 10\times12, 16\times18$………, 100×102

よって, $16+17 = 33$(個) ……………((3)の答)

(2)$\tan 2\alpha = \dfrac{2\tan\alpha}{1-\tan^2\alpha} = \dfrac{2\times\dfrac{1}{3}}{1-\left(\dfrac{1}{3}\right)^2} = \dfrac{3}{4}$

$$\tan\left(2\alpha - \frac{5}{6}\pi\right) = \frac{\tan 2\alpha - \tan\dfrac{5}{6}\pi}{1+\tan 2\alpha \tan\dfrac{5}{6}\pi}$$

$$= \frac{\dfrac{3}{4}+\dfrac{\sqrt{3}}{3}}{1+\dfrac{3}{4}\times\left(-\dfrac{\sqrt{3}}{3}\right)} = \frac{48+25\sqrt{3}}{39}$$ ……………((4)の答)

3 出題者が求めたポイント (数学 II・図形と方程式

数学C・行列)

〔解答〕

(1) 2点P, Qの中点の座標は $\left(\dfrac{a+\alpha}{2}, \dfrac{b+\beta}{2}\right)$

　$y=mx$に代入すると　$b+\beta = m(a+\alpha)$ ………((5)の答)

(2)線分PQの傾き　$\dfrac{b-\beta}{a-\alpha} = -\dfrac{1}{m}(m\neq0)$

$$b-\beta = \frac{1}{m}(a-\alpha)$$ ………………((6)の答)

(3)$b+\beta = m(a+\alpha)\cdots$①, $b-\beta = -\dfrac{1}{m}(a-\alpha)\cdots$②

①+②より $2b = \left(m - \dfrac{1}{m}\right)a + \left(m + \dfrac{1}{m}\right)\alpha$

この式を変形して

$$\alpha = -\dfrac{m^2-1}{m^2+1}a + \dfrac{2m}{m^2+1}b$$

①$-m^2\times$②より $(1-m^2)b + (m^2+1)\beta = 2ma$

$$\beta = \dfrac{2m}{m^2+1}a + \dfrac{m^2-1}{m^2+1}b$$

すると

$$\begin{pmatrix} -\dfrac{m^2-1}{m^2+1} & \dfrac{2m}{m^2+1} \\ \dfrac{2m}{m^2+1} & \dfrac{m^2-1}{m^2+1} \end{pmatrix}\begin{pmatrix}a\\b\end{pmatrix}=\begin{pmatrix}\alpha\\\beta\end{pmatrix}$$

よって求める行列は

$$\dfrac{1}{m^2+1}\begin{pmatrix}1-m^2 & 2m \\ 2m & m^2-1\end{pmatrix} \quad\cdots\cdots((7)\text{の答})$$

4 出題者が求めたポイント(数学Ⅲ・微分積分)
〔解答〕
(1) $(uv)' = u'v + uv'$,
$(uvw)' = u'vw + uv'w + uvw'$ を利用する
rとθはtの関数に注意して, $x = r\cos\theta$ を微分する

$\dfrac{dx}{dt} = r'\cos\theta + r(-\sin\theta)\theta' = r'\cos\theta - r\theta'\sin\theta$

$\dfrac{d^2x}{dt^2} = r''\cos\theta + r'(-\sin\theta)\theta'$
$\quad -r'\theta'\sin\theta - r\theta''\sin\theta - r\theta'\cos\theta\times\theta'$
$\quad = \{r'' - r(\theta')^2\}\cos\theta - (2r'\theta' + r\theta'')\sin\theta$
$\quad\quad\quad\quad\cdots\cdots((8)\text{の答})$

同様に

$\dfrac{dy}{dt} = r'\sin\theta + r\cos\theta\times\theta' = r'\sin\theta + r\theta'\cos\theta$

$\dfrac{d^2y}{dt^2} = r''\sin\theta + r'\cos\theta\times\theta'$
$\quad + r'\theta'\cos\theta + r\theta''\cos\theta + r\theta'(-\sin\theta)\theta'$
$\quad = \{r'' - r(\theta')^2\}\sin\theta + (2r'\theta' + r\theta'')\cos\theta$
$\quad\quad\quad\quad\cdots\cdots((9)\text{の答})$

(2) 条件より(1)で求めた$\sin\theta$の係数および$\cos\theta$の係数が0になることから $2r'\theta' + r\theta'' = 0 \cdots\cdots$①

すると①より

$\dfrac{d}{dt}\left(r^2\dfrac{d\theta}{dt}\right) = (r^2\theta')' = 2rr'\theta' + r^2\theta''$
$\quad\quad\quad = r(2r'\theta' + r\theta'') = 0 \quad\cdots\cdots((10)\text{の答})$

5 出題者が求めたポイント(数学B・空間ベクトル)
〔解答〕
(1) $\overrightarrow{OP_R}$を$\overrightarrow{OR}$, $\overrightarrow{OQ}$ および 実数kを用いて表わす
$\overrightarrow{OP_R} = \overrightarrow{OR} + k\overrightarrow{RQ} = \overrightarrow{OR} + k(\overrightarrow{OQ} - \overrightarrow{OR})$
各ベクトルを成分で表わす。
$\overrightarrow{OR} = (0, d, e)$, $\overrightarrow{RQ} = (q_1, q_2-d, q_3-e)$
これらを代入してP_kのz座標を求めると
$z = e + k(q_3 - e)$

$z = s$ となるから $k = \dfrac{s-e}{q_3-e}$ を得る

代入して, P_Rの座標を求める。dを$-d$としてP_Lを求める

$P_R\left(\dfrac{(s-e)q_1}{q_3-e}, \dfrac{(s-e)q_2 + (q_3-s)d}{q_3-e}, s\right)\cdots\cdots((11)\text{の答})$

$P_L\left(\dfrac{(s-e)q_1}{q_3-e}, \dfrac{(s-e)q_2 + (s-q_3)d}{q_3-e}, s\right)\cdots\cdots((12)\text{の答})$

(2) 2点P_R, P_Lは平面$z=0$にあり, x座標も等しいことから,

$h = \dfrac{(s-e)q_2 + (q_3-s)d}{q_3-e} - \dfrac{(s-e)q_2 + (s-q_3)d}{q_3-e}$

$\quad = \dfrac{2d(q_3-s)}{q_3-e} \quad\cdots\cdots((13)\text{の答})$

$h = 2d\left(1 + \dfrac{e-s}{q_3-e}\right)$

$e-s > 0$, $c-r \leq q_3 \leq c+r < s$

よって, hの最大値は$q_3 = c-r$の時

$\dfrac{2d(c-r-s)}{c-r-e} \cdots\cdots((14)\text{の答})$

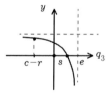

(3) $h = \dfrac{d}{2}$, $e = 2s$, $c = \dfrac{s}{3}$を上記(13)に代入して整理すると $q_3 = 2c$

この点は球面$(x-a)^2 + (y-b)^2 + (z-c)^2 = r^2$と平面$z = 2c$との共有点となる。すなわち, 中心$(a, b, 2c)$半径$r_1$の円となる。

$r_1^2 = r^2 - 2c$

求める球面上の円の周の長さは

$2\pi\sqrt{r^2 - c^2}\cdots\cdots((15)\text{の答})$

物理

解答　25年度

前期試験

第1問

問1, 2

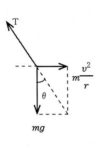

張力をT, 回転半径を$r(=L\sin\theta)$とすると水平方向および鉛直方向の力のつりあいより

$$\begin{cases} T\sin\theta - m\dfrac{v^2}{r}=0 & \cdots ① \\ T\cos\theta - mg=0 & \cdots ② \end{cases}$$

①÷②からTを消して, $\dfrac{\sin\theta}{\cos\theta}-\dfrac{v^2}{gr}=0$

$\therefore v^2=gr\tan\theta=gL\sin\theta\tan\theta\cdots③$

$U_1=mgh=mgL(1-\cos\theta)$　…（答え）

$K_1=\dfrac{1}{2}mv^2=\dfrac{1}{2}mgL\sin\theta\tan\theta$ …（答え）

問3　②式より　$6T\cos 2\theta - mg=0$　…④

②, ④式より

$mg=T\cos\theta=6T\cos 2\theta$　$\therefore \cos\theta=6\cos 2\theta$　…⑤

⑤式より　$6(2\cos^2\theta-1)=\cos\theta$

$\therefore 12\cos^2\theta-\cos\theta-6=0$

$(3\cos\theta+2)(4\cos\theta-3)=0$

$\therefore \cos\theta=-\dfrac{2}{3}, \dfrac{3}{4}$

$0°<\theta<45°$　だから　$\cos\theta>0$

$\therefore \cos\theta=\dfrac{3}{4}$…（答え）

問4. $\dfrac{U_2}{U_1}=\dfrac{mgL(1-\cos 2\theta)}{mgL(1-\cos\theta)}=\dfrac{1-\frac{1}{6}\cos\theta}{1-\cos\theta}$

$=\dfrac{1-\frac{1}{6}\times\frac{3}{4}}{1-\frac{3}{4}}=\dfrac{7}{2}=3.5$　…（答え）

問5. $\dfrac{K_2}{K_1}=\dfrac{\frac{1}{2}mgL\sin 2\theta\tan 2\theta}{\frac{1}{2}mgL\sin\theta\tan\theta}=\dfrac{2\sin\theta\cos\theta}{\sin\theta}$

$\times\dfrac{\left(\frac{\sin 2\theta}{\cos 2\theta}\right)}{\left(\frac{\sin\theta}{\cos\theta}\right)}=2\cos\theta\times\dfrac{2\sin 2\theta\times\cos\theta}{\sin\theta\times\cos 2\theta}$

$=2\cos\theta\times\dfrac{2\sin\theta\cos\theta\times\cos\theta}{\sin\theta\times\frac{1}{6}\cos\theta}$

$=24\cos^2\theta=24\times\left(\dfrac{3}{4}\right)^2=\dfrac{27}{2}=13.5$…（答え）

第2問

問1　題意より$BP-AP≒2d\dfrac{y}{L}$と近似できるから,

弱めあう条件は$m=1,2,\cdots$に注意して

$2d\dfrac{y}{L}=\left(m-\dfrac{1}{2}\right)\lambda$　$\therefore \lambda=\dfrac{2dy}{L\left(m-\dfrac{1}{2}\right)}$ …（答え）

問2　ガラス中の光の波長$=\dfrac{\lambda}{n}$　…（答え）

問3　もっとも明るい明線は, AとBからの光学距離が等しくなる点で生じる。ガラス中の光学距離は空気中のn倍となるので, Bからの光学距離も長くなる。したがって, 移動した方向はy軸の正側である。

AO'の光学距離$=nR+(AO'-R)$だから,

$nR+(AO'-R)=BO'$

$\therefore BO'-AO'=R(n-1)$

ずれをΔy とすると, $BO'-AO'=2d\dfrac{\Delta y}{L}$ だから

$\Delta y=\dfrac{(n-1)LR}{2d}$　　正, $\dfrac{(n-1)LR}{2d}$…（答え）

問4. SAOとSBOの光学距離は等しいので, AOの光学距離$>BO$の光学距離より, $SA<SB$ となるy方向の正側に移動させた。

光学距離について

$S'A+AO=S'B+BO$

$\therefore (S'B-S'A)+BO-AO=0$

スリットSの移動距離をxとして, 幾何学距離で表すと

$2d\dfrac{x}{h}+BO-\{(AO-R)+nR\}=0$

$\therefore 2d\dfrac{x}{h}=(n-1)R$　　$\therefore x=\dfrac{(n-1)hR}{2d}$

正, $\dfrac{(n-1)hR}{2d}$…（答え）

問5.

SからQ_1までの光路

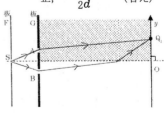

SからQ_2までの光路

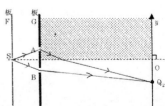

第3問

問1. $V+10I_1=12$ と $V-I$ 図との交点を求める。
　　$I_1 = 0.32 [A]$ …（答え）

問2. 電球が n 個つながれているとすると
$$\begin{cases} (nI_2) \times r + V = 12 & \cdots ① \\ P = (nI_2)V + (nI_2)^2 r = \dfrac{66}{5} & \cdots ② \end{cases}$$

$r=10 [\Omega]$ として、①、②より nI_2 を消去すると

$$\left(\dfrac{12-V}{10}\right)V + \left(\dfrac{12-V}{10}\right)^2 \times 10 = \dfrac{66}{5}$$

整理して、$12-12V=0$ を得る。
これより $V=1.0 [V]$ …③
③と $V=100I_2^2$ より $I_2=0.10 [A]$ …④
　　　　　　　　　　　　　$0.10 [A]$ …（答え）

問3. ①③④より $n \times 0.10 \times 10 + 1 = 12$
　　　　　　∴ $n=11$　　11個…（答え）

問4. 電球B、電池を通る回路に対して
　　$12 = V + 10(I_3 + 0.1)$
　　∴ $V = 11 - 10I_3$ が成り立つ。
$V-I$ 図との交点を求めるが、$I_3 \geqq 0.2$ なので
$V = 40I_3 - 4$ と連立させて
$I_3 = 0.30 [A]$, $V = 8.0 [V]$ を得る。$0.30 [A]$ …（答え）

問5. 電球AとRの両端の電圧の和＝電球Bの電圧 だから
$1.0 + 0.10R = 8.0$ より $R=70$　$70 [\Omega]$ …（答え）

問6. $\dfrac{P_B}{P_A} = \dfrac{I_3 \times V_B}{I_2 \times V_A} = \dfrac{0.30 \times 8}{0.10 \times 1} = 24$　　24倍…（答え）

第4問

問1.

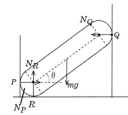

棒と床との接点をR、O_1O_2 と水平面となす角を θ とすると、点Rのまわりの力のモーメントの和＝0 だから

$$-N_p r - mg \times \dfrac{L}{2}\cos\theta + N_Q(L\sin\theta + r) = 0$$

また、水平方向の力のつりあいより、$N_p = N_Q$

∴ $-\dfrac{1}{2}mgL\cos\theta + N_p L \sin\theta = 0$

∴ $N_Q = \dfrac{1}{2}mg\left(\dfrac{\cos\theta}{\sin\theta}\right) = \dfrac{1}{2}mg \times \dfrac{1}{\tan\theta}$ …①

左図より

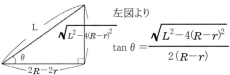

$\tan\theta = \dfrac{\sqrt{L^2-4(R-r)^2}}{2(R-r)}$

∴ $N_Q = \dfrac{mg(R-r)}{\sqrt{L^2-4(R-r)^2}}$ …（答え）

問2.

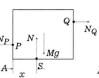

円筒にはたらく垂直抗力を N、作用点SとAとの距離を x とすると、点Pのまわりの力のモーメントの和＝0 より

$$Nx - MgR - N_Q L\sin\theta = 0 \cdots ②$$

力のつりあいより $N=Mg$ と①式を②式に代入して

$$Mgx - MgR - \dfrac{mgL\sin\theta}{2\tan\theta} = 0$$

$$Mgx - MgR - \dfrac{1}{2}mgL\cos\theta = 0$$

$\cos\theta = \dfrac{2(R-r)}{L}$ を代入して

$$Mgx - MgR - \dfrac{1}{2}mgL \times \dfrac{2(R-r)}{L} = 0$$

∴ $x = \dfrac{MR + m(R-r)}{M}$

作用点Sは円筒上になければならないから $0 \leqq x \leqq 2R$

∴ $\dfrac{M}{m} \geqq \dfrac{R-r}{R}$　　$\left(\dfrac{R-r}{R}\right)$ 倍以上…（答え）

問3.

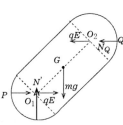

倒れるということは、O_1 の周りに時計まわりの力のモーメントが生じるということであるから、静止させるためには O_2 においた $+q$ に反時計まわりの力のモーメントを生じさせなければならない。したがって、電場の向きは左。

点 O_1 のまわりの力のモーメントの和＝0 より

$$-mg \times \dfrac{1}{2}R + (qE + N_Q)L\sin\theta = 0 \cdots ③$$

$r/R = 1/2$ であるから

$$\sin\theta = \dfrac{\sqrt{L^2-4(R-r)^2}}{L} = \dfrac{\sqrt{L^2-R^2}}{L} \cdots ④$$

$M/m = 1/4$ も考慮すると ③より

$$qE + N_Q = \dfrac{2MgR}{\sqrt{L^2-R^2}} \quad ∴ N_Q = \dfrac{2MgR}{\sqrt{L^2-R^2}} - qE$$

②式と $N=Mg$ より

$$x = \dfrac{MgR + N_Q L\sin\theta}{Mg}$$

$$= R + \dfrac{1}{Mg} \times \left(\dfrac{2MgR}{\sqrt{L^2-R^2}} - qE\right) \times L \times \dfrac{\sqrt{L^2-R^2}}{L}$$

$$= 3R - \dfrac{qE}{Mg}\sqrt{L^2-R^2}$$

$x \leqq 2R$ でなければならないから

$3R - \dfrac{qE}{Mg}\sqrt{L^2-R^2} \leqq 2R$ より

$E \geqq \dfrac{MgR}{q\sqrt{L^2-R^2}}$　　$\dfrac{MgR}{q\sqrt{L^2-R^2}}$ …（答え）

後期試験

第1問

問1

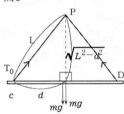

ひもCPの張力＝ひもDPの張力である。棒の鉛直方向の力のつりあいより

$$2T_0 \times \frac{\sqrt{L^2-d^2}}{L} = 2mg$$

$$\therefore T_0 = \frac{mgL}{\sqrt{L^2-d^2}} \cdots (答え)$$

問2

点Pのまわりの力のモーメントの和$=0$ より

$$-F \times \sqrt{L^2-d^2} + mgx = 0$$

$$\therefore F = \frac{mgx}{\sqrt{L^2-d^2}} \cdots (答え)$$

問3 鉛直方向, 水平方向の力のつりあいより

$$\begin{cases} T_1 \times \dfrac{\sqrt{L^2-d^2}}{L} + T_2 \times \dfrac{\sqrt{L^2-d^2}}{L} - 2mg = 0 \cdots ① \\ T_1 \times \dfrac{d}{L} - T_2 \times \dfrac{d}{L} - F = 0 \qquad\qquad \cdots ② \end{cases}$$

①,②と問2の答えより

$$T_1 = \frac{mgL}{\sqrt{L^2-d^2}}\left(\frac{x}{2d}+1\right),\ T_2 = \frac{mgL}{\sqrt{L^2-d^2}}\left(1-\frac{x}{2d}\right)$$

$\cdots (答え)$

問4

AB方向の力のつりあいの式は

$$T_3 \times \frac{d}{L} - T_4 \times \frac{d}{L} - 2mg\sin\theta = 0 \cdots (答え)$$

PQ方向の力のつりあいの式は

$$T_3 \times \frac{\sqrt{L^2-d^2}}{L} + T_4 \times \frac{\sqrt{L^2-d^2}}{L} - 2mg\cos\theta = 0$$

$\cdots (答え)$

問5 点Pのまわりの力のモーメントはつりあいの式は

$$-2mg\sin\theta \sqrt{L^2-d^2} + mg\cos\theta \times x = 0 \cdots (答え)$$

問6 問4の答えの2式より

$$T_3 = mgL\left(\frac{\sin\theta}{d} + \frac{\cos\theta}{\sqrt{L^2-d^2}}\right),$$

$$T_4 = mgL\left(\frac{\cos\theta}{\sqrt{L^2-d^2}} - \frac{\sin\theta}{d}\right) \text{を得る。}$$

おもりと棒をあわせた全体の重心は点Pを通る鉛直線上にある。この鉛直線とABとの交点をRとすると $QR = \dfrac{1}{2}x$

$$\therefore \sin\theta = \frac{\frac{1}{2}x}{\sqrt{L^2-d^2+\frac{x^2}{4}}},\ \cos\theta = \frac{\sqrt{L^2-d^2}}{\sqrt{L^2-d^2+\frac{x^2}{4}}}$$

したがって, $T_3 = mgL\left(\dfrac{1}{d} \times \dfrac{x}{2\sqrt{L^2-d^2+\dfrac{x^2}{4}}}\right.$

$$\left. + \frac{1}{\sqrt{L^2-d^2}} \times \frac{\sqrt{L^2-d^2}}{\sqrt{L^2-d^2+\frac{x^2}{4}}}\right)$$

$$= \frac{mgL}{\sqrt{L^2-d^2+\frac{x^2}{4}}}\left(\frac{x}{2d}+1\right)$$

$$T_4 = mgL\left(\frac{1}{\sqrt{L^2-d^2}} \times \frac{\sqrt{L^2-d^2}}{\sqrt{L^2-d^2+\frac{x^2}{4}}} - \frac{1}{2d}\right.$$

$$\left. \times \frac{x}{\sqrt{L^2-d^2+\frac{x^2}{4}}}\right)$$

$$= \frac{mgL}{\sqrt{L^2-d^2+\frac{x^2}{4}}}\left(1-\frac{x}{2d}\right) \cdots (答え)$$

問7 問5の答えより,

$$x = \frac{2\sin\theta}{\cos\theta}\sqrt{L^2-d^2} = 2\tan\theta \sqrt{L^2-d^2} \cdots (答え)$$

問8.

$$U = -mg\sqrt{L^2-d^2}\cos\theta - mg(\sqrt{L^2-d^2}\cos\theta + x\sin\theta)$$

$$= -2mg\sqrt{L^2-d^2}\cos\theta - mgx\sin\theta$$

$$= -2mg\sqrt{L^2-d^2}\cos\theta - mg\sin\theta \times 2\tan\theta\sqrt{L^2-d^2}$$

$$(\because 問7)$$

$$= -2mg\sqrt{L^2-d^2}(\cos\theta + \sin\theta\tan\theta)$$

$$= -2mg\sqrt{L^2-d^2} \times \left(\frac{\cos^2\theta + \sin^2\theta}{\cos\theta}\right)$$

$$= -\frac{2mg\sqrt{L^2-d^2}}{\cos\theta} \cdots (答え)$$

第2問

問1 $m_{AB} = \rho \widehat{AB} = \rho r \theta \cdots (答え)$

問2 向心力$F = 2 \times T\cos\left(\dfrac{\pi}{2} - \dfrac{\theta}{2}\right)$

$$= 2T\sin\frac{\theta}{2} \cdots (答え)$$

問2

$\left(\dfrac{\pi}{2}-\dfrac{\theta}{2}\right)$ rad

向心力 $F=2\times T\cos\left(\dfrac{\pi}{2}-\dfrac{\theta}{2}\right)$

$=2T\sin\dfrac{\theta}{2}$ …(答え)

問3 $\theta\ll1$ のとき, $F=2T\sin\dfrac{\theta}{2}\fallingdotseq2T\times\dfrac{\theta}{2}=T\theta$ だから

運動方程式 $m\dfrac{v^2}{r}=F$ より $\rho r\theta\times\dfrac{v^2}{r}=T\theta$

$\therefore v^2=\dfrac{T}{\rho}$ $\qquad$ $\therefore v=\sqrt{\dfrac{T}{\rho}}$ …(答え)

問4

3倍振動だから, 定常波の波長 $\lambda=2\times\dfrac{L}{3}$

弦を伝わる波の速さ $v=\sqrt{\dfrac{w}{\rho}}$

したがって $f=\dfrac{v}{\lambda}=\dfrac{\sqrt{\dfrac{w}{\rho}}}{\left(\dfrac{2L}{3}\right)}=\dfrac{3}{2L}\sqrt{\dfrac{w}{\rho}}$ …(答え)

第3問

問1 電気容量 $C=\varepsilon\dfrac{S}{d}$, 極板間の電圧 $V=dE_1$ であるから

蓄えられる電気量 $Q=CV=\varepsilon\dfrac{S}{d}\times dE_1$

$=\varepsilon E_1 S$ …(答え)

問2 $\sigma=\dfrac{Q}{S}=\varepsilon E_1$ …(答え)

問3 静電エネルギー $U=\dfrac{1}{2}QV=\dfrac{1}{2}\times\varepsilon E_1 S\times dE_1$

$=\dfrac{1}{2}\varepsilon E_1^2 Sd$ …(答え)

問4 単位体積あたりの静電エネルギー

$=\dfrac{U}{Sd}=\dfrac{1}{2}\varepsilon E_1^2$ …(答え)

問5 $R=\rho\dfrac{d}{S}$ …(答え)

問6 流れる電流 $I=JS=\dfrac{V}{R}$

$\therefore J=\dfrac{V}{SR}=\dfrac{E_2 d}{S\times\rho\dfrac{d}{S}}=\dfrac{E_2}{\rho}$ …(答え)

問7 $\dfrac{J}{\sigma}=\dfrac{E/\rho}{\varepsilon E}=\dfrac{1}{\varepsilon\rho}$ …(答え)

第4問

問1 ピストンにはたらく力のつりあいより

$k\left(x_0-\dfrac{x_0}{4}\right)=p_0 S$ $\therefore k=\dfrac{4p_0 S}{3x_0}$ …(答え)

問2 このとき, 気体の圧力 $=p_0$ であるから, 理想気体の状態方程式 $PV=nRT$ より

$T=\dfrac{PV}{nR}=\dfrac{p_0\times Sx_0}{1\times R}=\dfrac{p_0 Sx_0}{R}$ …(答え)

問3 $pV^\gamma=$ 一定より $p_0(sx_0)^\gamma=p\{S(x_0+x)\}^\gamma$

$\therefore p=\left(\dfrac{x_0}{x_0+x}\right)^\gamma p_0$ …(答え)

問4 $p=\left(\dfrac{x_0}{x_0+x}\right)^\gamma p_0=\left\{\dfrac{1}{1+\dfrac{x}{x_0}}\right\}^\gamma p_0$

$=\left\{1+\left(\dfrac{x}{x_0}\right)\right\}^{-\gamma}p_0$

$\therefore p\fallingdotseq\left\{1-\gamma\left(\dfrac{x}{x_0}\right)\right\}p_0$

ピストンにはたらく合力 $F=-p_0 S-kx+pS$

$\fallingdotseq-p_0 S-\dfrac{4p_0 S}{3x_0}x+\left(1-\dfrac{\gamma}{x_0}x\right)p_0 S$

$\fallingdotseq-\left(\dfrac{4p_0 S}{3x_0}+\dfrac{\gamma p_0 S}{x_0}\right)x$

$F=-Ax$ だから $A=\dfrac{p_0 S}{x_0}\left(\dfrac{4}{3}+\gamma\right)$ …(答え)

問5 $T=2\pi\sqrt{\dfrac{m}{A}}=2\pi\sqrt{\dfrac{m}{\dfrac{p_0 S}{x_0}\left(\dfrac{4}{3}+\gamma\right)}}$

$=2\pi\sqrt{\dfrac{mx_0}{\left(\dfrac{4}{3}+\gamma\right)p_0 s}}$ …(答え)

問6 問5の答えより $\left(\dfrac{T}{2\pi}\right)^2=\dfrac{mx_0}{\left(\dfrac{4}{3}+\gamma\right)p_0 S}$

$\therefore\dfrac{4}{3}+\gamma=\dfrac{mx_0}{p_0 S}\times\left(\dfrac{2\pi}{T}\right)^2$

$=\dfrac{4.0\times5.0\times10^{-1}}{1.0\times10^5\times3.0\times10^{-3}}\times\left(\dfrac{2\pi}{\pi/10}\right)^2$

$=\dfrac{8}{3}$

$\therefore\gamma=\dfrac{4}{3}$ …(答え)

化 学

解答 25年度

前 期 試 験

1 出題者が求めたポイント……溶解度積

問1. ハロゲン化銀は，AgF 以外は水に難溶である。

〈1〉の電離平衡は，

$$K = \frac{[Ag^+][Cl^-]}{[AgCl(固)]}$$

$[AgCl(固)]$ は一定であるから，

$K[AgCl(固)] = K_{sp} = [Ag^+][Cl^-]$　となる。

$[Ag^+][Cl^-] > K_{sp}$　のとき沈殿を生じる。

$[Ag^+][Cl^-] < K_{sp}$　のとき沈殿を生じない。

問2.

① $HCl \rightarrow H^+ + Cl^-$　と電離しているので，$[Cl^-]$ が増加し，平衡は左向きに移動する。共通イオン効果により $AgCl$ の沈殿が増える。

② $AgCl(固)$ が反応し，消失する。

問3. $AgCl(固)$ の溶解度を $S(mol/L)$ とする。

$S^2 = 1.0 \times 10^{-10}$, $S = 1.0 \times 10^{-5}$

したがって，溶けている $AgCl$ は，

$$1.0 \times 10^{-5} \times \frac{100}{1000} = 1.0 \times 10^{-6}\ mol$$

この質量は，$1.0 \times 10^{-6}(mol) \times 143.5(g/mol)$

$= 1.435 \times 10^{-4}(g) \fallingdotseq 0.14(mg)$

問4. $[Ag^+] = [Cl^-] = 1.0 \times 10^{-5}(mol/L)$

水溶液 100ml 中に，

Ag^+；$1.0 \times 10^{-5} \times 0.10 = 1.0 \times 10^{-6}(mol)$

Cl^-；$1.0 \times 10^{-5} \times 0.10 = 1.0 \times 10^{-6}(mol)$

溶けている。

99%の Ag^+ を沈殿させると，

$1.0 \times 10^{-6} - 1.0 \times 10^{-6} \times 0.99 = 0.010 \times 10^{-6}(mol)$

溶けている。この濃度は，

$$\frac{0.010 \times 10^{-6}}{0.10} = 1.0 \times 10^{-7}(mol/L)$$

したがって，

$[Ag^+][Cl^-] = 1.0 \times 10^{-7} \times [Cl^-] = 1.0 \times 10^{-10}$

$[Cl^-] = 1.0 \times 10^{-3}(mol/L)$

加えた Cl^- の物質量を $x(mol)$ とすると，

$x + 1.0 \times 10^{-6} = 1.0 \times 10^{-3} \times 0.10$

$x = 9.9 \times 10^{-5}(mol)$

問5. ジアンミン銀(I)イオンを形成し溶ける。

[解答]

問1. (ア)白　(イ)黄　(ウ)溶解度積　(エ)大きい

　　(オ)共通イオン　(カ)溶解する

問2. ①a　②c　　問3. 0.14(mg)　問4. 9.9×10^{-5} mol

問5. $AgCl + 2NH_3 \rightarrow [Ag(NH_3)_2]^+ + Cl^-$

2 出題者が求めたポイント……化学結合，水溶液の性質，電気分解，pH

問1. Cl^- の電子配置は，K-2, L-8, M-8

問2. それぞれのモル濃度は，

$NaCl$；$\dfrac{10}{58.5} = 0.17$,　　　$0.17(mol/L)$

$C_6H_{12}O_6$；$\dfrac{50}{180} = 0.28(mol)$,　　　$0.28(mol/L)$

$NaCl$ は完全に電離するので，イオンの総モル濃度は，

$0.17 \times 2 = 0.34(mol/L)$

浸透圧は，

$\pi = CRT$, $C(mol/L)$ に比例する。

したがって，食塩水の方が大きい。

沸点上昇度は，質量モル濃度に比例する。薄い水溶液では，　$C(mol/L) \fallingdotseq m(mol/kg)$

食塩水の方が濃度が高くなるので，沸点も高い。

問3.

陽極では，$2Cl^- \rightarrow Cl_2 + 2e^-$

電子を失う変化である酸化反応が起こる。

問4.

この電気分解では，全体で次の反応が起こる。

$2NaCl + 2H_2O \rightarrow 2NaOH + H_2 + Cl_2$

$NaCl$ 1 mol から $NaOH$ 1 mol を生成する。

$NaCl$；$\dfrac{20}{58.5} = 0.34(mol)$　$NaOH$；$\dfrac{8}{40} = 0.20(mol)$

これより，$NaCl$ は過剰に存在することがわかる。

陰極の変化は，

$2H_2O + 2e^- \rightarrow H_2 + 2OH^-$

2 mol の電子が流れると，2 mol の $NaOH$ を生じる。

したがって，0.20 mol の $NaOH$ を生じるには，0.20 mol の電子が流れる必要がある。今，t 秒間電気を流したとすると，

$$\frac{20 \times t}{9.65 \times 10^4} = 0.20,\ t = 965 = 9.65 \times 10^2(秒)$$

発生した H_2 は，

$$0.20 \times \frac{1}{2} = 0.10(mol)$$

問5. 陽極で発生した Cl_2 は，$NaOH$ と反応しないと仮定する。

反応した水は，

$18 \times 0.20 = 3.6(g)$　と少ないので，水溶液は 1 (L) と考えてよい。

$NaOH$ が 0.20 mol 生成するので，

$[OH^-] = 0.20(mol/L)$

$$[H^+] = \frac{1.0 \times 10^{-4}}{0.20} = 5 \times 10^{-14}$$

$\therefore pH = -\log 5 \times 10^{-14} = 14 - \log 5 = 14 - 0.70 = 13.3$

ここで，$\log 5 = \log \dfrac{10}{2} = 1 - \log 2 = 1 - 0.30 = 0.70$

[解答]

(ア)イオン　(イ)8　(ウ)大き　(エ)高　(オ)酸化　(カ)塩素

(キ)9.65×10^2　(ク)水素　(ケ)0.10　(コ)13.3

3 出題者が求めたポイント……有機物質の存在と特徴

(1) カゼイン；リンタンパク質……リン酸がエステル結合したもの
(2) ヘモグロビン；色素タンパク質……ヘム（色素）とグロビン（タンパク質）が結合したもの。ヘムは鉄原子を含む。
(3) ポリイソプレン；天然ゴム(生ゴム)はこの物質で構成されている。ラテックスを酢酸などで処理して得られるのが生ゴム。
(4) ケラチン；単純タンパク質で繊維状タンパク質に分類される。システインが多くて硬い。
(5) グリセリド；油脂はトリグリセリドである。油脂からセッケンが得られる。
$$C_3H_5(OCOR)_3 + 3NaOH \rightarrow C_3H_5(OH)_3 + 3RCOONa$$
高級脂肪酸のナトリウム塩がセッケンである。
(6) アミロペクチン；デンプンはアミロースとアミロペクチンより成る。アミロペクチンは，枝分かれ構造が多くヨウ素デンプン反応は赤紫色になる。
(7) アミラーゼ；唾液などに含まれるデンプンの加水分解酵素。二糖類のマルトースが得られる。
(8) チマーゼ；酵母に含まれ酵素でアルコール発酵を行う。
$$C_6H_{12}O_6 \rightarrow 2C_2H_5OH + 2CO_2$$

[解答]
A；(1) (2) (3) (4) (5) (6) (7) (8)
B；ウ サ エ シ ア イ ク カ
C；j h a i b m e k

4 出題者が求めたポイント……有機化合物の反応に伴う構造の変化

・アニリン

NHCOCH$_3$+ CH$_3$COOH

・エチレン
$$C_2H_4 + H_2O \rightarrow C_2H_5OH$$ 水の付加，$-\overset{|}{\underset{O}{C}}-\overset{|}{\underset{OH}{C}}-$の形成

・ナフタレン

炭素数 $10 \rightarrow 8$ に減少

・ベンゼン

塩素の付加
環の構造は残る

・メタン
$$CH_4 + Cl_2 \rightarrow CH_3Cl + HCl$$ 4本のC-Hは全く同じ

[解答]

A	アニリン	エチレン	ナフタレン	ベンゼン	メタン
B	オ	イ	ケ	コ	カ
C	a	d	c	e	b

5 出題者が求めたポイント……可塑剤の構造決定，合成洗剤

文章中に示されている二つの反応は，

(1) A $\xrightarrow{LiAlH_4}$ $\underset{(B)}{C_4H_7(OH)_3}$ + $\underset{(C)}{C_2H_5OH}$ + $\underset{(D)}{C_nH_{2n+1}-OH}$

(2) A $\xrightarrow{加水分解}$ $\underset{(C)}{C_2H_5OH}$ + $\underset{(D)}{C_nH_{2n+1}-OH}$ + $\underset{(F)}{CH_3COOH}$ + G

(3) G $\xrightarrow{加熱}$ H　酸無水物で $\overset{}{>}C=C\overset{}{<}$ をもつ

(3)の反応からGは，
－COOHを2個，－OHを1個
を持っていると推定できる。

(1) の反応で，エタノールは，2つのエステル結合が切断されて生成しているので，このエステルは，

　点線の右側が還元されて切断し，C$_2$H$_5$OHになる。

または

また，この部分が加水分解すると，CH$_3$COOHとC$_2$H$_5$OHを生じるので，Aの構造の一部が推定できる。
Dの高級脂肪酸は，(1)と(2)のどちらの反応でも生じているので，

のエステルになっていると考えられる。
Aは3つのエステル結合をもち，Bが3個の-OHをもっていることから，次の構造が推定される。

　分子量は $14n + 204$

分子式からAの分子量は，372
∴ $14n + 204 = 372$, $n = 12$

問1. Bの構造式は不斉炭素原子を1つもつ。
右図のようにCに番号をつける。
C$_2$が不斉炭素原子。

問2. 解答欄参照

問3. $C_{12}H_{25}OH + H_2SO_4 \rightarrow C_{12}H_{25}OSO_3H + H_2O$
$\underset{(E)}{C_{12}H_{25}OSO_3H + NaOH \rightarrow C_{12}H_{25}OSO_3Na + H_2O}$

Eは高級アルコール系合成洗剤である。

[解答]
問1. HO-CH₂-CH-CH₂-CH₂-OH
           |
           OH
 名称；1,2,4-ブタントリオール

問2. A.
C₁₂H₂₅-O-C-CH₂-CH-C-O-C₂H₅
        ‖ | ‖
        O   O
               |
               C-CH₃
               ‖
               O

G.
    O
    ‖
CH₂-C-OH
|
HO-CH-C-OH
       ‖
       O

H.
    O
    ‖
HC C
‖   \
HC   O
    /
    C
    ‖
    O

問3. 硫酸ドデシルナトリウム

後期試験

1 出題者が求めたポイント……凝固点降下，物質の融点，化学式の推定，平衡定数，実在気体と理想気体

問1. それぞれの質量モル濃度は，式量をMすると，
$$\frac{10}{M} \text{ (mol/kg)}$$
式量は，a＜b＜cであるから濃度は，
c＜b＜a
a，bは電解質であるから
　a；KCl→K⁺ + Cl⁻
　b；MgCl₂→Mg²⁺ + 2Cl⁻
したがって，イオンの総モル濃度は，
　a；$\frac{10}{74.6} \times 2 = 0.27$ (mol/kg)
　b；$\frac{10}{95.3} \times 3 = 0.31$ (mol/kg)
凝固点は，
b＜a＜c の順になる。

問2. 一般に，有機化合物の融点は低い。イオン結晶の融点はかなり高いが，SiCは共有結合結晶で融点は，極めて高い。SiCは2200℃以上で分解する。

問3. Xは酸素原子，Yはゲルマニウムである。Geは，14族元素であるから，GeO₂の化学式で表される。
従って，YX₂

問4. 化合物Bをn(mol)加えて反応させたとする。
$$K = \frac{[C][D]}{[A][B]} = \frac{0.9 \times 0.9}{(1.0-0.9)(n-0.9)} = 2.0$$
n = 4.95 ≒ 5.0

問5. 低圧，高温ほど理想気体に近い。
a. 分子間力が最も強い。故に，CO₂と考えられる。
bとcを比較すると，cの方が理想気体に近い。故にcの方が高温と考えられる。

[解答]
問1.ウ　問2.イ　問3.ク　問4.エ　問5.イ

2 出題者が求めたポイント……アンモニアの合成，硝酸の合成，金属と硝酸の反応，反応収率

反応1；N₂ + 3H₂ → 2NH₃
触媒は，Fe-K₂O-Al₂O₃ (Fe₃O₄を主成分とする触媒という言い方をするが，実際には還元されたFeが触媒作用をする)

問1. 触媒は活性化エネルギーを低下させ反応速度を増大する。

問2. aNH₃ + bO₂ → cNO + dH₂O
a = 1とすると，c = 1
H原子に注目すると，3a = 2d ∴ d = $\frac{3}{2}$
O原子の数を合わせると，2b = c + d
∴ 2b = 1 + $\frac{3}{2}$ = $\frac{5}{2}$
b = $\frac{5}{4}$　と決まる。

両辺を4倍すると，
$$4NH_3 + 5O_2 \rightarrow 4NO + 6H_2O$$
問3. NO(無色)$\rightarrow NO_2$(褐色)と変化する。
問4. 反応2～4をまとめて示すと。
$$4NH_3 + 5O_2 \rightarrow 4NO + 6H_2O \qquad \cdots\cdots(1)$$
$$2NO + O_2 \rightarrow 2NO_2 \qquad \cdots\cdots(2)$$
$$3NO_2 + H_2O \rightarrow 2HNO_3 + NO \qquad \cdots\cdots(3)$$
$[(1)+(2)\times3+(3)\times2]$辺々加えると
$$4NH_3 + 8O_2 \rightarrow 4HNO_3 + 4H_2O$$
従って，$NH_3 + 2O_2 \rightarrow HNO_3 + H_2O$
問5. N_2の物質量は，
$$\frac{28 \times 10^3}{28} = 1.0 \times 10^3 \text{ (mol)}$$
これから得られるNH_3は，
$$1.0 \times 10^3 \times 2 \times 0.70 = 1.4 \times 10^3 \text{ (mol)}$$
これから得られるHNO_3は，
$$1.4 \times 10^3 \times 0.70 = 0.98 \times 10^3 \text{ (mol)}$$
この質量は，
$$0.98 \times 10^3 \times 63 \text{ (g)}$$
70%の硝酸がx(g)得られたとする。
$$0.70 \times x = 0.98 \times 10^3 \times 63$$
$$x = 88.2 \times 10^3 \text{ (g)} \fallingdotseq 88 \text{ (kg)}$$
問6. Cuと
・濃硝酸の反応　NO_2　を生じる
・希硝酸の反応　NO　を生じる
Alと
・濃硝酸の反応　Alの表面にAl_2O_3を生成し，内部の
Alは反応しない。
問7. 解答欄の化学反応式を覚えておけばそれでよいが，
2つの半反応式から導けるようにする。
$$Cu \rightarrow Cu^{2+} + 2e^- \qquad \cdots\cdots(1)$$
$$HNO_3 + 3H^+ + 3e^- \rightarrow 2H_2O + NO \qquad \cdots\cdots(2)$$
$[(1)\times3+(2)\times2]$を計算すると，
$$3Cu + 2HNO_3 + 6H^+ \rightarrow 3Cu^{2+} + 4H_2O + 2NO$$
両辺に$6NO_3{}^-$を加え，化学式にすると，
$$3Cu + 8HNO_3 \rightarrow 3Cu(NO_3)_2 + 4H_2O + 2NO$$
(2)式はややむつかしいが，Nの酸化数に注目すると
$+5 \rightarrow +2$　つまり3減少している。e^-によって減少
するので，$3e^-$　となる。電荷保存を考えると，$3H^+$
が決まる。

[解答]
問1.活性化エネルギーを下げる働き。(15字)
問2.$4NH_3 + 5O_2 \rightarrow 4NO + 6H_2O$
問3.$2NO + O_2 \rightarrow 2NO_2$
問4.$NH_3 + 2O_2 \rightarrow HNO_3 + H_2O$
問5.88 [kg]
問6.(ア)低　(イ)酸化アルミニウム　(ウ)不動態
問7.$3Cu + 8HNO_3 \rightarrow 3Cu(NO_3)_2 + 4H_2O + 2NO$

3 出題者が求めたポイント……サルファ剤，抗
生物質，サリチル酸誘導体
問1. 化合物Aは，スルホンアミド剤で別名サルファ剤で
ある。p-アミノベンゼンスルホンアミド(スルファニ

ルアミド)の構造が分かればプロントジルのどの部分
で分解したかが判断できる。
　抗生物質は生物(微生物に限らず，高等植物，昆虫類
などを含む)によって産生される化学物質であって，
他の微生物を殺すか，またはその発育を阻害するもの
である。
問2.プロントジルの合成経路を示す。

(B)と(C)のカップリングにより(1)になる。
[解答]
問1.(ア)アゾ　(イ)サルファ剤　(ウ)カップリング
　(エ)抗生物質　(オ)耐性菌
問2.

4 出題者が求めたポイント……油脂，馬尿酸と
物質量，芳香族エステル，アルケンとオゾン分
解，ダイオキシン
問1. ドコサヘキサエン酸は，物質名から6個の$\diagup C=C \diagdown$
をもつことが分かるが，以下のように確認する。
炭素数21の飽和脂肪酸は，$C_{21}H_{43}COOH$
これとドコサヘキサエン酸を比べると，H原子が
$43 - 31 = 12$個差がある。したがって，$\dfrac{12}{2} = 6$個の
$\diagup C=C \diagdown$を含むことがわかる。
$$C_3H_5(OCOC_{21}H_{31})_3 + 18H_2 \rightarrow C_3H_5(OCOC_{21}H_{43})_3$$
したがって，分子量は，$18 \times 2.0 = 36$増加する。
問2. 馬尿酸の構造式は下図のように表わされる。

分子量は，
$$122 + 75 - 18 = 179$$
馬尿酸　0.90 (g)は，
$$\frac{0.90 \text{ (g)}}{179 \text{ (g/mol)}} = 5.02 \times 10^{-3} \fallingdotseq 5.0 \times 10^{-3} \text{ (mol)}$$
問3. 次の3種類

(C)は，分子内に$-\underset{O}{\overset{}{C}}-H$(アルデヒド基)をもつので還
元性がある。
(C)を加水分解すると，

藤田保健衛生大学（医）25年度（77）

$\text{C}_6\text{H}_5\text{CH}_2\text{-O-CHO} + \text{H}_2\text{O} \rightarrow \text{C}_6\text{H}_5\text{CH}_2\text{OH} + \text{HCOOH}$

（ベンジルアルコール）　（ギ酸）

問4. C_6H_{14} の異性体を炭素骨格で示す。

C-C-C-C-C-C　，　C-C-C-C-C

C-C-C-C-C　，　C-C-C-C　，　C-C-C-C

以上5種類

条件に合うDは，

（アセトン）　　（プロピオンアルデヒド）

問5. トリクロロフェノールの異性体は，

以上6種類

化合物Xは，

$\rightarrow$ 　+ 2HCl

[解答]

A. $\text{C}_3\text{H}_5(\text{OCOC}_{21}\text{H}_{31})_3$

B.

C.

D.

E.

ア. 36　イ. 5.0　ウ. 3　エ. 5　オ. 6

5 出題者が求めたポイント……熱化学方程式，電離度

問1.

$\text{H}_2 + \dfrac{1}{2}\text{O}_2 = \text{H}_2\text{O} + X\text{kJ}$ 　……①

$\text{C}(\text{黒鉛}) + \text{O}_2 = \text{CO}_2 + Y\text{kJ}$ 　……②

$\text{CH}_4 + 2\text{O}_2 = \text{CO}_2 + 2\text{H}_2\text{O} + Z\text{kJ}$ 　……③

CH_4 の生成熱を $Q\text{ kJ/mol}$ とする。

$\text{C}(\text{黒鉛}) + 2\text{H}_2 = \text{CH}_4 + Q\text{kJ}$ 　……④

[①×2＋②－③]を計算すると，

$\text{C}(\text{黒鉛}) + 2\text{H}_2 = \text{CH}_4 + (2X + Y - Z)\text{kJ}$

④式が導ける。　$\therefore Q = 2X + Y - Z$

問2. $[\text{H}^+]$ は，$\text{pH} = Y$ であるから

$[\text{H}^+] = 1 \times 10^{-Y}$

したがって，$[\text{OH}^-] = \dfrac{1.0 \times 10^{-14}}{1 \times 10^{-Y}} = 1 \times 10^{Y-14}$

弱塩基Aの電離度を α とすると，

$X\alpha = 1 \times 10^{Y-14}$，　$\alpha = \dfrac{1 \times 10^{Y-14}}{X}$

[解答]

問1. $2X + Y - Z \,(\text{kJ/mol})$

問2. $\dfrac{10^{Y-14}}{X}$

生　物

解答　25年度

前期試験

1　出題者が求めたポイント(Ⅰ・Ⅱ・筋肉、呼吸)

骨格筋の構造、種類から呼吸に関する内容までを含んだ問題。

問1.加圧トレーニングは、血流量を抑制することで、軽い負荷でも大きな負荷をかけた状態にすることができる。酸素が不足することで解糖によって乳酸が生じ成長ホルモンが分泌される。

問2. i)運動時のATP供給は「クレアチンリン酸→解糖→呼吸」の順である。ii)グラフの横軸は対数表示、縦軸の2目盛目が10秒である。①の30 Kcal/分と②の27 Kcal/分の合計が供給される。

問4.内臓は内臓筋(平滑筋)である。張力が大きく疲労しやすいのは速筋。加齢で減少しやすいのも速筋といわれている。

【解答】

問1.ア. 筋原繊維　　イ. ミオシン

　　ウ. 筋節(サルコメア)　エ. 酸素　　オ. 乳酸

　　カ. 成長ホルモン

問2. i)a.③　　b.②　　c.①

　　ii) a.38　　b.2　　c.1

　　iii) 57 Kcal/分

問3.ミオグロビン

問4.①、③

問5.b、鍛えることで太くなるのは速筋であるから。

2　出題者が求めたポイント(Ⅰ・窒素化合物)

脊椎動物の生活場所と窒素化合物の排出形態に関する問題。

問1.水中生活をする魚類と両生類の幼生はアンモニアで、陸上生活をするほ乳類(胎生)と両生類(水中に産卵)は尿素で、陸上生活で殻をもつ卵を産む鳥類とは虫類は尿酸で排出する。

問3.尿素は毒性こそ弱いが水に溶けるため、濃縮されると浸透圧を上昇させることになり危険である。

問4.水に溶かして濃縮させる尿素より、結晶となり水をほとんど必要としない尿酸のほうが体重を増やさない。

問7.アデニン、グアニンはプリン($C_5N_4H_4$)と呼ばれる基本構造をもち、プリン塩基と呼ばれる。プリン塩基を含む物質が代謝されると尿酸が生じる。

【解答】

問1. A.アンモニア　　B.尿素　　C.尿酸

問2. i)オルニチン回路　　ii)肝臓

問3.尿素が水に溶け、浸透圧が高まることが危険である。

問4.飛ぶために体を重くしたくない鳥にとって、尿酸を蓄えるのに多くの水を必要としないことが有利と

なる。

問5.発生反復説

問6.a)B　　b)A

問7. i)痛風　　ii)核酸

3　出題者が求めたポイント(Ⅱ・ミトコンドリア)

ミトコンドリアに関する総合的な問題。教科書の範囲を超えた内容を含んでいる。

問1.クエン酸回路はマトリックス③で行われる。内膜②に存在する電子伝達系のタンパク質の間で電子が受け渡される際に、水素イオンが内膜と外膜①の間にくみ出される。水素イオンは濃度勾配に従って内膜に存在するATP合成酵素を通過する。その際ATPが合成される。

問4.①ミトコンドリアDNAの複製はミトコンドリア分裂時に起こる。②1つのミトコンドリアに2〜10コピーのDNA分子が存在する。③ミトコンドリアDNAはミトコンドリア内で転写され、ミトコンドリアのリボソームで翻訳される。⑥ミトコンドリアの維持に必要な遺伝情報の一部は核DNAに含まれる。

問5.複製の際に変異が生じることが多い。

問6. i)①受精卵のミトコンドリアは母親から伝わるので父性遺伝はしない。②血液の遺伝子検査だけでは変異が見つからないということから、体中の細胞のミトコンドリアが欠失型になっているわけではない。⑥ミトコンドリアの活性が低下するが失われるわけではない。ii)神経や筋肉の細胞は、エネルギーを大量に必要としており、ミトコンドリアの活性が高い細胞である。そのため、不具合も現れやすい。

問7.ミトコンドリアは細胞内で融合と分裂を繰り返している。

【解答】

問1.ア.③　　イ.②　　ウ.③　　エ.④

問2. $C_3H_4O_3 + 3H_2O \rightarrow 3CO_2 + 10[H]$

問3.酸化的リン酸化

問4.④、⑤

問5. i)①

　　ii)遺伝子がのっていない領域に生じる変異は生存に影響しないため残りやすいから。

問6. i)①、②、⑥

　　ii)神経組織や筋組織の細胞はミトコンドリアが多く、その活性が高いため。

問7.赤色のミトコンドリアと緑色のミトコンドリアが融合した。

4　出題者が求めたポイント(Ⅰ・視覚)

ヒトの視覚に関する問題。一部は教科書の範囲を超えた思考問題である。

問1.視交叉までを視神経、それ以降を視索と呼ぶ。

問2.空気(気体)と接する角膜のほうが屈折率は大きくなる。

問6.両目とも、耳側にある物体は鼻側の網膜に、鼻側にある物体は耳側の網膜に像を結ぶ。

問7.6つの筋肉はそれぞれが、次のように図の①～⑥方向に瞳孔を移動させる筋肉と考えられる。①外側直筋、②上斜筋、③上直筋、④内側直筋、⑤下直筋、⑥下斜筋。6方向への力のバランスで考えるとよい。

【解答】

問1.ア.視細胞　イ.視神経　ウ.視交叉
　　エ.視索　　オ.後

問2.①

問3.a.①　　b.④　　c.⑤

問4.a.①　　b.③　　c.⑥

問5.②

問6.B.⑬　　C.⑤　　D.⑮

問7.i)③　　ii)④　　iii)a.②　　b.⑦

```
┌─────────────┐
│　後 期 試 験　│
└─────────────┘
```

1　出題者が求めたポイント(Ⅰ・恒常性)

体温調節に関する標準的な問題。

問3.代謝を促進するホルモンには、脳下垂体前葉から分泌される成長ホルモンや副腎皮質から分泌される糖質コルチコイドもある。

問4.チロキシンは甲状腺から分泌されるヨウ素を含んだホルモンである。分泌過剰ではバセドウ病、分泌不足ではクレチン病となる。

問5.結果が原因に働きかけて調節するしくみをフィードバック(フィードバック調節)という。

問6.実験3で投与したチロキシンは生理食塩水に溶かしているので、生理食塩水のみを投与することでチロキシンのはたらきであることがわかる。

問7.多いときに減らすようにはたらくだけでなく、少ないときに増やすはたらきもフィードバック調節である。どちらも負のフィードバックという。

【解答】

問1.ア.視床下部　　イ.副腎髄質
　　ウ.アドレナリン　　エ.脳下垂体前葉
　　オ.甲状腺刺激ホルモン　　カ.甲状腺

問2.・立毛筋を収縮させる。
　　・毛細血管を収縮させる。

問3.i)グリコーゲンを分解する。
　　ii)グルカゴン

問4.i)ヨウ素　　ii)バセドウ病

問5.フィードバック

問6.i)対照実験
　　ii)①a　　②d　　③b　　④d

問7.i)甲状腺刺激ホルモン
　　ii)低下した血液中のチロキシン濃度を高めようと脳下垂体前葉から分泌される。

2　出題者が求めたポイント(Ⅰ・浸透圧)

赤血球を題材にした浸透圧に関する問題。オスモル(Osm)という単位を用いることで難易度を高めている。

問1.i)水に入れたものは溶血しており赤血球は観察できない。ii)ヒトの赤血球は0.9％食塩水と等張である。iii) 0.9％食塩水が0.3 Osmであるから、0.6％食塩水は0.2 Osmとなる。細胞の浸透圧(P)と体積(V)の関係は反比例することからPV＝一定となり、次の式が成り立つ。$0.3 \times 1 = 0.2 \times X$　よって、X＝1.5となる。iv)同様に1.2％食塩水は0.4 Osmとなる。$0.3 \times 1 = 0.4 \times X$より、X＝0.75。

問3.1 Osmは1モル/Lの非電解質が溶けている理想的な水溶液の浸透圧。NaClは水溶液中でNa^+とCl^-となるので、1モル/Lで2O smとなる。0.9％食塩水に溶けているNaClは9 gである。一方、0.3 OsmのNaCl水溶液は0.15モル/Lであり、溶けているNaClは$58.5 \times 0.15 = 8.775$ gとなる。したがって解離度は8.775/9＝0.975となる。

問4.1 Osmのスクロース液1Lには342 gのスクロース

が溶けている状態である。0.9％のスクロース液(重量％)に溶けているスクロースは9gなので、9/342≒0.026 Osmとなる。図2では0.3％の食塩水(0.1 Osm)において100％溶血していることから、0.9％スクロース液では溶血してしまう。

問5.0.9％食塩水が0.3 Osmなので、0.65％食塩水は$(0.3/0.9 \times 0.65)$ Osmとなる。問1同様にPV＝一定で考える。$(0.3/0.9 \times 0.65) \times 1 = 0.3 \times X$からX≒0.722。

問6.高濃度のエタノールは細胞膜を壊してしまう。

【解答】
問1.ⅰ)溶血している　ⅱ)150％に膨らむ
　　　ⅲ)正常通り観察　ⅳ)75％に縮む
問2.0.5％
問3.0.98
問4.溶血している
問5.72％に縮む
問6.細胞膜が壊れ溶血する。
問7.赤血球内のNa^+が増え、細胞内の浸透圧が上昇し吸水が起こるから。

3 出題者が求めたポイント(Ⅱ・免疫)
　免疫に関する基本的な内容を多く含んだ問題。
問3.①②S-S結合、③の窪みが抗原結合部位、⑤定常部。
問4.二次応答は急速に多量の抗体がつくられる。
問5.ツベルクリン反応は結核菌に対する細胞性免疫の反応である。

【解答】
問1.ア．上皮　　イ．繊毛　　ウ．自然
　　エ．樹状　　オ．獲得　　カ．体液性
　　キ．細胞性　ク．免疫グロブリン　ケ．H鎖
　　コ．L鎖　　サ．可変部
問2.リゾチーム
問3.ケ.⑥　コ.⑦　サ.④

問4.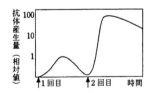

問5.a.①　b.⑦　c.⑩　d.⑫
問6.天然痘

4 出題者が求めたポイント(Ⅱ・炭素循環)
　炭素循環に関する標準的な問題。
問5.ヒトの活動による大気中のCO_2増加には化石燃料の燃焼が大きく影響している(M)。その他、(N)として考えられるのは、植物体に貯られたCを大気中に放出することであるから、焼畑がよいのではないか。森林伐採だけでは大気中のCO_2増加にはならない。

問6.大気中のCO_2増加に関わるMとNの他に、もうひとつのヒトの活動はAの増加と考えられる。
問7.一次消費者と二次消費者の両方に位置づけられる生物なので、植物食性と動物食性の両面をもった生物を選ぶ。

【解答】
問1.①生産者　　②一次消費者　　③二次消費者
　　④分解者
問2.ア．光合成　　イ．呼吸
問3.$6CO_2 + 12H_2O$　$C_6H_{12}O_6 + 6O_2 + 6H_2O$
問4.ア．カルビン・ベンソン回路
　　イ．クエン酸回路
問5.ⅰ)化石燃料　　ⅱ)焼畑(森林伐採)
問6.森林減少によるAの減少。
問7.d、g
問8.0.04％
問9.ⅰ)A－(B＋E＋G＋N)
　　ⅱ)E－(C＋F＋H)
　　ⅲ)(B＋C＋D＋L＋M＋N)－A
　　ⅳ)L

平成24年度

問題と解答

平成24年度

英　語

問題

第1問　次の英文を読んで設問に答えなさい。

The 2003 WHO report concluded that the benefits of acupuncture were either 'proven' or 'had been shown' in the treatment of ninety-one conditions. It was mildly positive or equivocal about a further sixteen conditions. And the report did not exclude the use of acupuncture for any conditions. The WHO had given acupuncture a ringing endorsement, reinforcing their 1979 report.

It would be natural to assume that this was the final word in the debate over acupuncture, because the WHO is an international authority on medical issues. It would seem that acupuncture had shown itself to be a powerful medical therapy. In fact, the situation is not so clear cut. (　ア　), as we shall see, the 2003 WHO report was shockingly misleading.

The WHO had made [A]two major errors in the way that it had judged the effectiveness of acupuncture. The first error was that they had taken into consideration the results from too many trials. This seems like a perverse criticism, because it is generally considered good to base a conclusion on lots of results from lots of trials involving lots of patients — the more the merrier. If, however, (　イ　), then those particular results will be misleading and may distort the conclusion. Hence, (　ウ　) had it implemented a certain level of quality control, such as including only the most rigorous acupuncture trials. Instead, the WHO had taken into consideration almost every trial ever conducted, because it had set a relatively low quality threshold. Therefore, (　エ　).

The second error was that the WHO had taken into consideration the results of a large number of acupuncture trials originating from China, whereas it would have been better to have excluded them. At first sight, this rejection of Chinese trials might seem unfair and discriminatory, but there is a great deal of suspicion surrounding acupuncture research in China. For example, let's look at acupuncture in the treatment of addiction. Results from Western trials of acupuncture include a mixture of mildly positive, equivocal or negative results, with the overall result being negative on balance. By contrast, (　オ　). This does not make sense, because (　カ　). Therefore, (　キ　). The crude reason for blaming Chinese researchers for the discrepancy is that their results are simply too good to be true. This criticism has been confirmed by careful statistical analyses of all the Chinese results, which demonstrate beyond all reasonable doubt that Chinese researchers are guilty of so-called [B]publication bias.

Before explaining the meaning of publication bias, it is important to stress that this is not necessarily a form of deliberate fraud, because it is easy to conceive of situations when it can occur due to an unconscious pressure to get a particular result. Imagine a Chinese researcher who conducts an acupuncture trial and achieves a positive result. Acupuncture is a major source of prestige for China, so the researcher quickly and proudly publishes his positive result in a journal. He may even be promoted for his work. A year later he conducts a second similar trial, but on this occasion the result is negative, which is obviously disappointing. The key point is that this second piece of research might never be published for a whole range of possible reasons: maybe the researcher does not see it as a priority, or he thinks that nobody will be interested in reading about a negative result, or he persuades himself that this second trial must

藤田保健衛生大学（医）24 年度（2）

have been badly conducted, or he feels that this latest result would offend his peers. Whatever the reason, the researcher ends up having published the positive results of the first trial, while leaving the negative results of the second trial buried in a drawer. This is publication bias.

When this sort of phenomenon is multiplied across China, then we have dozens of （　ク　） positive trials, and dozens of （　ケ　） negative trials. Therefore, when the WHO conducted a review of the （　コ　） literature that relied heavily on Chinese research its conclusion was bound to be skewed — such a review could never take into account the （　サ　） negative trials.

(Simon Singh & Edzard Ernst, *Trick or Treatment?*)

注　acupuncture：はり治療　　equivocal：はっきりしない　　ringing endorsement：明確な是認
　　reinforce：強化する　　perverse：ひねくれた　　distort：ゆがめる　　rigorous：厳格な
　　threshold：閾値、最低基準　　discriminatory：差別的　　addiction：中毒、依存症
　　discrepancy：くい違い　　fraud：詐欺行為　　skew：ゆがめる

問 1. 空所（　ア　）に入る表現を (a)〜(f) の中から 1 つ選び、その記号を答えなさい。

(a)　As a rule　　　　(b)　Continuously　　　(c)　For instance

(d)　Fortunately　　　(e)　Regrettably　　　(f)　Sooner or later

問 2. 空所（　イ　）〜（　エ　）にはそれぞれ次の 3 つのいずれかが入る。各空所に入るものの記号を答えなさい。

(a) some of the trials have been badly conducted

(b) the final report was heavily influenced by untrustworthy evidence

(c) the sort of overview that the WHO was trying to gain would have been more reliable

問 3. 空所（　オ　）〜（　キ　）にはそれぞれ次の 3 つのいずれかが入る。各空所に入るものの記号を答えなさい。

(a) Chinese trials examining the same intervention always give positive results

(b) either Eastern researchers or Western researchers must be wrong — as it happens, there are good reasons to believe that the problem lies in the East

(c) the efficacy of acupuncture should not depend on whether it is being offered in the Eastern or Western hemisphere　　（注　efficacy：効力）

問 4. 空所（　ク　）〜（　サ　）にはいずれも 'published' か 'unpublished' のいずれかが入る。'published' が入る空所名をすべて◯で囲みなさい。

問 5. WHO が 2003 年に発表した報告書に関して適切なものを次の中から 1 つ選び、その記号を答えなさい。

(a) 1979 年の報告書の結論をくつがえして、はり治療が多くの症状に有効であることを認めた。

(b) 1979 年の報告書にも述べられていたはり治療に対する懐疑的な態度を、より明確な否定にまで強めた。

(c) 従来の多くの研究を検討した結果、はり治療の有効性は広範に認められるという肯定的な評価を下した。

(d) はり治療の効果を強調しすぎる傾向に対して、有効ではないケースがあることを示して注意を喚起した。

(e) はり治療はどのような症状に対して有効であり、どのような症状に対しては有効ではないかを示した。

問6. 下線部 A の「2つの間違い」とは何か。次の中から2つ選び、その記号を答えなさい。

(a) 行われた研究の質を十分考慮することなく、ただ数を多く集めて結論を出してしまったこと。

(b) 肯定的な結果だけを重視して、否定的な結果を軽視してしまったこと。

(c) 欧米で行われた研究を重視して、中国での研究を十分に考慮しなかったこと。

(d) 中国で行われた研究を欧米で行われた研究と平等に扱ってしまったこと。

(e) わずかな数の研究の結果から性急に一般的な結論を導き出してしまったこと。

問7. 下線部 B の publication bias とはなにか。次の中から適切なものを1つ選び、その記号を答えなさい。

(a) 同じ内容の論文でも、有力な雑誌に発表されると高く評価され、無名の雑誌に掲載されると無視されてしまう傾向。

(b) 肯定的な結果が出た場合には論文として発表されるが、否定的な結果が得られた場合には発表されずに終わってしまうという傾向。

(c) 肯定的な内容の発表は注目されるが、否定的な内容の発表は無視されがちであるという傾向。

(d) 最初に行った研究の結果は発表するが、確認のために二度目に行った研究の結果は発表されないことが多いという傾向。

(e) 雑誌の編集者の考えが影響して、掲載される論文の内容に偏りが生じてしまうという傾向。

第2問　次の英文を読んで設問に答えなさい。

Hara hatchi bu, the Okinawan people's habit of eating only till they are 80 percent full, is thought to be one of the secrets of their extraordinary health and longevity. (ア) having one of the highest percentages of people in the world who live past 100, Okinawans [A]appear to be less prone to heart disease, diabetes and obesity.

Indeed, ever since it was discovered in the 1930s that laboratory rats fed a caloric-restricted (CR) diet 《 あ 》, scientists have [B]pursued caloric restriction research in the hopes of finding novel strategies for extending human life and preventing disease. Given the growing older population at risk for memory problems and the rising rates of obesity, the role of diet in maintaining peak brain performance has taken on added importance.

(イ) the links between caloric restriction and longevity are still not fully proven in humans, short-term human trials have clearly shown that CR can improve many vital surrogate health markers, such as body weight, blood pressure, blood sugar and insulin levels, blood cholesterol and triglyceride levels, and measures of inflammation. High insulin levels and inflammation have both been linked to cognitive problems. In mice, reducing calories also promotes neurogenesis and slows certain Alzheimer's-related changes in parallel with reductions seen in blood insulin and inflammation. (ウ), there is great interest in examining the effects of CR on brain health in humans and in comparing its effects with those of other diets (for example, diets rich in healthier unsaturated fats) that may also help memory.

A recent study on caloric restriction and memory led by the neurologist Agnes Floel and her colleagues at the University of Munster took the first step in examining this issue. They recruited 50 older (ages 50 to 80 years) adults with a normal memory. Subjects on average were slightly overweight. The researchers [C]assigned the volunteers to three groups, based on their age, gender and weight. Group 1 got a diet with 30 percent reduced daily calories and normal levels of other essential nutrients; the minimal level was set at 1,200 calories daily to [D]prevent malnourishment. Group 2's diet had 20 percent increased unsaturated fatty acids with no increase in total fat — thus boosting the ratio of healthy (unsaturated) to unhealthy (saturated) fats. The control was Group 3 — who had a diet as usual. None of the participants were advised to change their exercise habits. The researchers gave subjects in the first two groups individualized dietary plans and monitored their diet via self-reports. All subjects underwent memory and blood tests before and after the three months in the trial.

At the end of three months, the reduced-calorie diet group showed a small reduction in body weight (by 2.4 kilograms), whereas the other two diet groups showed a slight increase in weight (by about one kilogram). There was, however, a highly significant (about 20 percent above baseline) improvement in the CR group's ability to recall words they had on a list (called delayed recall), and they also made fewer errors. Their memory improvement tended to be correlated with reductions in blood insulin and markers of inflammation (C-reactive protein and TNF-alpha). Memory did not change in the other two diet groups.

This study is commendable because it is the first prospectively planned trial in older adults to demonstrate memory benefits of a low-calorie diet. The replication in humans of some of the findings seen in earlier animal studies provides an important proof of concept step that will encourage and guide the design of larger future studies. (エ), it demonstrated improvements in the type of memory (delayed recall) that is typically the first to fail in very early stages of Alzheimer's disease.

As with any single center pilot study, this study also has some limitations (many of which the authors acknowledge), such as: small sample size, considerable differences in baseline characteristics of the three groups, unreliability of diet self-reports, the possibility of chance findings from multiple comparisons, greater social contact with subjects in diet groups, and highly variable adherence to diet as evidenced by the small weight loss in the CR group. (オ), the results should be considered preliminary, but promising.

(http://www.scientificamerican.com/article.cfm?id=caloric-restriction-intelligence)

注　longevity：長寿　　prone to：〜に罹りやすい　　diabetes：糖尿病　　obesity：肥満
　　surrogate：代理の　　inflammation：炎症　　cognitive：認知の　　neurogenesis：神経発生
　　unsaturated fat：不飽和脂肪　　neurologist：神経学者　　malnourishment：栄養不良
　　boost：押し上げる　　commendable：称賛に値する　　replication：再現　　adherence：厳守

問1. 空所（　ア　）〜（　オ　）に入れるのに最もふさわしい語句を選び、それぞれ番号で答えなさい。

　ア：(1) As for　　　　(2) Because of　　　(3) In addition to　　(4) In spite of

　イ：(1) Although　　　(2) As　　　　　　(3) Because　　　　(4) If

　ウ：(1) For instance　　(2) Fortunately　　　(3) However　　　　(4) Thus

　エ：(1) Further　　　　(2) In other words　　(3) Nevertheless　　(4) Unfortunately

　オ：(1) All the same　　(2) For these reasons　(3) Similarly　　　　(4) Sooner or later

問2. 下線部 A〜D の各語について、次に指示するそれぞれの形を書きなさい。

　　A: appear の名詞形　　　　　　　　B: pursue の名詞形

　　C: assign の名詞形　　　　　　　　D: prevent の形容詞形

問3. 空所《　あ　》には次の6つを並べ替えた表現が入る。(1)〜(6) の番号を適切な順序に並べなさい。

　　(1) almost　　　　(2) as long as　　　(3) lived

　　(4) their　　　　　(5) twice　　　　　(6) well-fed counterparts

問4. 二重下線部の 'this issue' が指していることは何かを述べた次の記述の空所に入る適当な日本語を答えなさい。ただし空所（　a　）には5〜10文字、空所（　b　）には5文字まで、空所（　c　）には5〜10文字の表現を入れること。

　　人間の場合、（　a　）は（　b　）に対してどのような影響を与えるのか、そしてその影響は（　c　）の場合にも同じかどうか、という問題

問5. Agnes Floel らの実験結果をまとめた次の表の (1)〜(6) の欄を埋めて完成させたい。その効果が見られた欄には○を、見られなかった欄には×を記入するものとしたとき、○の入る欄の番号をすべて答えなさい。

	体重の減少	記憶力の向上
Group 1	(1)	(2)
Group 2	(3)	(4)
Group 3	(5)	(6)

第3問 次の英文を読んで設問に答えなさい。

Although it's risky and hard, seek first to understand, or diagnose before you prescribe, is a correct principle manifest in many areas of life. It's the mark of all true professionals. It's critical for the optometrist, it's critical for the physician. You wouldn't have any confidence in a doctor's prescription unless you had confidence in the diagnosis.

When our daughter Jenny was only two months old, she was sick one Saturday, the day of a football game in our community that dominated the consciousness of almost everyone. It was an important game — some 60,000 people were there. Sandra and I would like to have gone, but we didn't want to leave little Jenny. Her vomiting and diarrhea had us concerned.

The doctor was at that game. He wasn't our personal physician, but he was the one on call. When Jenny's situation got worse, we decided we needed some medical advice.

Sandra dialed the stadium and had him paged. It was right at a critical time in the game, and she could sense an officious tone in his voice. "Yes?" he said briskly. "What is it?"

"This is Mrs. Covey, Doctor, and we're concerned about our daughter, Jenny."

"What's the situation?" he asked.

Sandra described the symptoms, and he said, "Okay. I'll call in a prescription. Which is your pharmacy?"

When she hung up, Sandra felt that in her rush she hadn't really given him full data, but that what she had told him was adequate.

"Do you think he realizes that Jenny is just a newborn?" I asked her.

"I'm sure he does," Sandra replied.

"But he's not our doctor. He's never even treated her."

"Well, I'm pretty sure he knows."

"Are you willing to give her the medicine unless you're absolutely sure he knows?"

Sandra was silent. "What are we going to do?" she finally said.

"Call him back," I said.

"You call him back," Sandra replied.

So I did. He was paged out of the game once again. "Doctor," I said, "when you called in that prescription, did you realize that Jenny is just two months old?"

"No!" he exclaimed. "I didn't realize that. It's good you called me back. I'll change the prescription immediately."

If you don't have [A]confidence in the diagnosis, you won't have confidence in the prescription. This principle is also true in sales. An effective sales person first seeks to understand the needs, the concerns, the situation of the customer. The amateur salesman sells (ア); the professional sells (イ). It's a totally different approach. The professional learns how to diagnose, how to understand. He also learns how to relate (ウ). And, he has to have the integrity to say, "My product or service will not meet that need" if it will not.

(Stephen R. Covey, *The 7 Habits of Highly Effective People*)

注 optometrist：検眼士　　prescription：処方　　diagnosis：診断　　vomiting：嘔吐
diarrhea：下痢　　page：呼び出す　　officious：横柄な　　briskly：ぶっきらぼうに

問 **1.** 本文の内容と一致するものを 2 つ選び、その記号を答えなさい。

 (a) 電話で医師と話したとき伝え忘れたことがあったかと思ったが、医師は分かっていた。

 (b) フットボール場の医師に電話で連絡をして、娘の状態を話して薬を処方してもらった。

 (c) 娘の具合が悪かったので、かかりつけの医師に電話をして薬を処方してもらった。

 (d) 娘の具合が悪かったので、フットボールの試合に行くことをあきらめた。

 (e) 娘の具合は良くなかったが、医師に連絡してからフットボール場に出かけた。

問 **2.** 本文の内容と一致するものを 2 つ選び、その記号を答えなさい。

 (a) 調査して考えているばかりではことが進まないので、恐れずに果敢に実践することが必要だ。

 (b) プロの営業マンは、自分の扱う商品が客の求めに合致していない場合には、そのことを客に告げて、無理に売ろうとはしない。

 (c) まず最初に「理解」し、次に「診断」して、最後に「処方」するという 3 段階で進めることが重要だ。

 (d) まず第一に理解することが必要だ、という原則はさまざまな分野に共通して適用可能である。

 (e) 問題点の理解は試行錯誤によって進むので、「診断」と「処方」の繰り返しによって一歩一歩進むことが大切だ。

問 **3.** 下線部 A の confidence in the diagnosis のために Covey 夫妻がしたことは何か。20 字〜30 字の日本語で答えなさい。

問 **4.** 筆者は、本文中の Covey 夫妻と医師とのやりとりにどのような役割をもたせているか。適切なものを 1 つ選び、その記号を答えなさい

 (a) 十分な情報がなければ正しい診断を下すことができず、適切な治療ができないことを例に、十分な情報に基づく診断の大切さを述べようとしている。

 (b) 電話での会話であったために医師と患者との間のコミュニケーションがうまくいかなかった例として挙げて、コミュニケーションに必要な要件を説明する導入にしている。

 (c) 夫婦の間での意思疎通がうまくいかなかった例として挙げ、意思疎通をうまくやって人間関係を円滑にする技術を述べようとしている。

 (d) 娘の急病であわててしまい十分な情報を提供することができずに混乱した体験を紹介して、冷静な情報伝達の秘けつを述べようとしている。

問 **5.** 空所 （ ア ）〜（ ウ ）にはそれぞれ次の 3 つのいずれかが入る。各空所に入るものの記号を答えなさい。

 (a) people's needs to his products and services

 (b) products

 (c) solutions to needs and problems

問6. 次の (a), (b) 2つの会話の中から、'diagnose before you prescribe' という原理に則している
ものを選び、その記号をすべて書きなさい。ひとつもない場合は「なし」と書きなさい。

(a)　　"Put these on," he says. "I've worn this pair of glasses for ten years now and
they've really helped me. I have an extra pair at home; you can wear these."

So you put them on, but it only makes the problem worse.

"This is terrible!" you exclaim. "I can't see a thing!"

"Well, what's wrong?" he asks. "They work great for me. Try harder."

"I am trying," you insist. "Everything is a blur."

"Well, what's the matter with you? Think positively."

"Okay. I positively can't see a thing."

"Boy, are you ungrateful!" he chides. "And after all I've done to help you!"

（注　blur：ぼやけた状態　chide：たしなめる）

(Stephen R. Covey, *The 7 Habits of Highly Effective People*)

(b)　　"Come on, honey, tell me how you feel. I know it's hard, but I'll try to understand."

"Oh, I don't know, Mom. You'd think it was stupid."

"Of course I wouldn't! You can tell me. Honey, no one cares for you as much as
I do. I'm only interested in your welfare. What's making you so unhappy?"

"Oh, I don't know."

"Come on, honey. What is it?"

"Well, to tell you the truth, I just don't like school anymore."

"What?" you respond incredulously. "What do you mean you don't like school?
And after all the sacrifices we've made for your education! Education is the foun-
dation of your future. If you'd apply yourself like your older sister does, you'd do
better and then you'd like school. Time and time again, we've told you to settle
down. You've got the ability, but you just don't apply yourself. Try harder. Get a
positive attitude about it."

（注　incredulously：疑うように）

(Stephen R. Covey, *The 7 Habits of Highly Effective People*)

数 学

問題 24年度

問題 1.

座標平面上の点 A を通る 2 つの曲線 C_1, C_2 の点 A における接線に対して, これらの接線のなす角 θ $\left(\text{ただし } 0 \leqq \theta \leqq \dfrac{\pi}{2}\right)$ を点 A における 2 曲線 C_1 と C_2 のなす角と呼ぶことにする.

(i) 2 次方程式 $x^2 - 1 = ax + b$ が重解をもつとき, a と b の間に $b = \boxed{\text{(1)}}$ の関係式が成り立つ.

(ii) 放物線 $y = x^2 - 1$ の点 $(1,0)$ における接線の方程式は $y = \boxed{\text{(2)}}$ である.

(iii) 点 $(1,0)$ における 2 曲線 $y = x^2 - 1$ と $y = x^3 + 3x^2 - 3x - 1$ のなす角 θ に対して, $\tan\theta$ の値は $\boxed{\text{(3)}}$ である.

問題 2.

糸の長さ L, おもりの質量 m の振り子の振れの角 (水平面に垂直な直線と糸がなす角) の大きさを θ とすると, θ は時刻 t の関数として

$$mL\frac{d^2\theta}{dt^2} = -mg\theta \tag{$*$}$$

を満たす. ただし重力加速度 g は一定とする.

(i) $\theta = a\cos(2\pi\nu t + \delta)$ (ただし ν, a, δ は定数で $\nu > 0$, $a \neq 0$) が時刻 $t = t_1$ で極大値をとり, その後初めて極小値をとる時刻を $t = t_2$ とするとき, $t_2 - t_1 = \boxed{\text{(4)}}$ である.

(ii) (i) の θ が $(*)$ を満たすとき, ν を求めると $\nu = \boxed{\text{(5)}}$ である.

(iii) (ii) の θ に対して時刻 t におけるこの振り子のエネルギー $E(t)$ を

$$E(t) = \frac{1}{2}mL^2\left(\frac{d\theta}{dt}\right)^2 + \frac{1}{2}mgL\theta^2$$

で与えるものとする. このとき $\dfrac{dE(t)}{dt} = \boxed{\text{(6)}}$ である.

問題 3.

(i) 連立 1 次方程式

$$\begin{cases} 5x - y = kx \\ 6x - 2y = ky \end{cases}$$

が $(x,y) = (0,0)$ 以外の解をもつような k を k_1, k_2 (ただし $k_1 < k_2$) とおくと, $k_1 = \boxed{\text{(7)}}$, $k_2 = \boxed{\text{(8)}}$ である.

(ii) (i) で求めた k_1 に対して $(x,y) = (1,a)$, k_2 に対して $(x,y) = (b,1)$ が各々上の連立 1 次方程式を満たすとき, 行列 A と P を

$$A = \begin{pmatrix} 5 & -1 \\ 6 & -2 \end{pmatrix}, \qquad P = \begin{pmatrix} 1 & b \\ a & 1 \end{pmatrix}$$

とおくと $P^{-1}AP = \boxed{(9)}$ となる．これより自然数 n に対して $A^n = \boxed{(10)}$ である．

(iii) 自然数 n に対して漸化式

$$\begin{cases} a_{n+1} = 5a_n - b_n \\ b_{n+1} = 6a_n - 2b_n \end{cases}, \qquad a_1 = 1, b_1 = 2$$

を満たす数列 $\{a_n\}, \{b_n\}$ の一般項を求めると，$a_n = \boxed{(11)}$，$b_n = \boxed{(12)}$ である．

問題4．

次は，下図で示されたような原子力発電所等でみられる冷却塔のモデルである．

$$f(x) = \frac{x-3}{2} + \frac{2}{x-5}, \qquad 0 \leqq x \leqq \frac{7}{2}$$

とするとき $y = f(x)$ のグラフを x 軸のまわりに1回転させてできる図形を考える．

(i) $f(x)$ は $x = \boxed{(13)}$ において最大値 $\boxed{(14)}$ をとり，$x = \boxed{(15)}$ において最小値 $\boxed{(16)}$ をとる．

(ii) この図形の内部の体積は $\boxed{(17)}$ である．

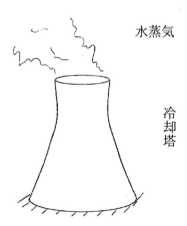

物　理

問題

第1問　水平な床に台AとBを鉛直に立てる。台AとBの上に、それぞれ質量 m、M の質点 a、b が置かれている。質点と床、および質点どうしの反発係数（はねかえり係数）はともに e である。重力加速度を g、空気抵抗・台の幅は無視できるとして、以下の問に答えよ。ただし、台Aの高さは h で、台Bよりも高いものとする。

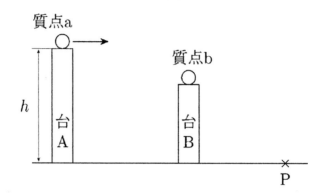

質点 a を台 A の上から台 B の方向に初速度 v で水平に投げ出したところ、質点 a は床上の点 P に到達した。質点 a が点 P に到達するまでに、床・質点 b・台 B のいずれにも接触することはなかったという。

問1　質点 a が投げ出されてから点 P に到達するまでの時間を求めよ。
問2　台 A から点 P までの水平距離はいくらか。

質点 a を台 A の上から台 B の方向に初速度 $v/2$ で水平に投げ出したところ、質点 a は床で1回弾んだ後に、台 B の上にある質点 b と水平に衝突した。その後、質点 b は点 P に到達した。質点 b が点 P に到達するまで、床には接触しなかったという。

問3　台 B の高さはいくらか。
問4　衝突直後の質点 a、b の速度はそれぞれいくらか。
問5　質点 a が投げ出されてから、質点 b が点 P に到達するまでの時間を求めよ。
問6　台 A から台 B までの水平距離はいくらか。
問7　問1と問5で得られた時間の比が 2.5 であったときの e と M/m の値を数値で答えよ。

第2問　鉛直上向きの一様な磁場（磁束密度 B）の中に、単位長さあたりの電気抵抗が ρ の導線を折り曲げて、図1のABCDEFのような形状を作り、面BCDEが水平になるように置いた。長さ $2L$ のBCとDEは、間隔 L で平行になっており、CDは両辺と垂直である。長さ $3L$ のABとEFは、間隔 L で平行になっており、水平面から角度 θ だけ傾いている。導体棒（質量 m、単位長さあたりの電気抵抗 ρ）は、導線CBAとDEFの上をCDと常に平行なまま滑ることができる。導体棒と導線CBA、DEFとの接点をそれぞれP、Qとする。導線と導体棒の間の摩擦・空気抵抗・回路のインダクタンスは無視できるものとして、

以下の問に答えよ。ただし重力加速度を g とする。

DQ の距離が L になるように導体棒を置き、時刻 0 以降は導体棒が一定の速さ $v(\neq 0)$ で CD から遠ざかる方向へ滑るよう、水平かつ導体棒に垂直な外力を与える(図1)。

問1 導体棒を流れる電流の向きは、P→Q・Q→P のどちらか？
問2 時刻 $t(<L/v)$ で、外力の向きは導体棒を CD に近づける方向・CD から遠ざける方向のどちらか？
問3 時刻 $t(<L/v)$ で、閉回路の電気抵抗を求めよ。
問4 時刻 $t(<L/v)$ で、導体棒を流れる電流の大きさを求めよ。
問5 時刻 $t(<L/v)$ で、導体棒に与える外力の大きさを求めよ。

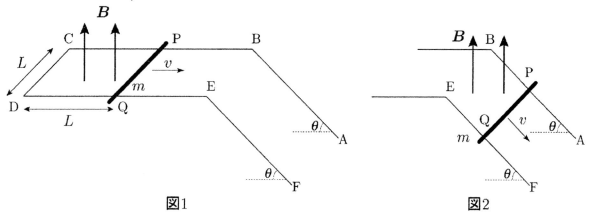

図1　　　　　　　　　　　　　図2

時刻 L/v 以後は、導体棒が一定の速さ v で斜面に沿って滑り下りるよう、斜面に平行かつ導体棒に垂直に外力を与える(図2)。導体棒は BE をなめらかに通過することができるとする。

問6 時刻 $t(>L/v)$ で、導体棒を流れる電流の大きさを求めよ。
問7 $t=2L/v$ のとき、導体棒に与える外力の大きさがゼロになった。B、L、ρ、m、g、θ の中から必要な記号を用いて、v の値を表せ。
問8 時刻 $0 \sim 3L/v$ で、導体棒を流れる電流の大きさが変化する様子をグラフに描け。その際に、軸との交点などの特徴的な値も明記すること。

第3問 大気圧 P_0 [Pa] の室内に図のような装置を用意する。内側の高さ H [m]、容積 V [m³] の容器の下部に断面積 A [m²] のピストンが付いていて、ピストンは外側に置かれた質量 M [kg] の物体と軽くて丈夫な棒でつながっている。ピストンの棒につながった面は大気に接している。容器は床に固定されていて、ピストンは摩擦なくなめらかに動く。一方、物体と床との間には摩擦がある。物体と床との間の静止摩擦係数を μ、重力加速度を g [m/s²] とする。容器上部にはフタがあり、容器内の気体や水などを入れ換えることができる。このフタを閉めると完全に密閉することができる。また、容器の熱容量は無視でき、容器と外部との熱の出入りはなく、容

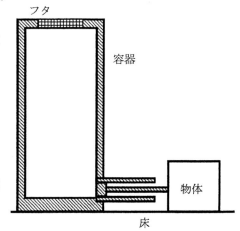

器内の気体を加熱できるように作られている。水の密度をρ[kg/m³]とし、水の密度の温度変化は無視できるものとする。

問1 容器上部のフタを開け水を注入し容器の中を水で満たしたとき、物体がピストンから受ける力の大きさを求めよ。ただし、物体は動かなかったとする。

次に、容器から水を全て抜き、容器の中を圧力P_0[Pa]、温度T_0[K]の気体で満たした後、フタをしてから加熱する。ただし、この気体は理想気体とみなせるものとする。気体定数をR[J/(K·mol)]、気体の定積モル比熱を$\frac{3}{2}R$[J/(K·mol)]として、以下の問に答えよ。

問2 気体の温度がT_1[K]より高くなったときピストンが動いた。このT_1をP_0、T_0、M、A、g、μを用いて表せ。

問3 気体の温度をT_1[K]にするために気体に加えた熱量Q[J]をM、A、V、g、μを用いて表せ。

次に、ピストンと物体をもとの位置に戻してから容器に深さh[m]($h<H$)まで熱湯(T_0[K]より高温だが沸点より低い温度の水)を入れる。容器内の残りの部分は前問と同じ種類の気体で満たしてフタをする。ただし、熱湯の蒸発は無視でき、熱湯を入れた直後の気体の圧力をP_0[Pa]、温度をT_0[K]とする。

問4 気体の温度が上昇し、T_2[K]より高くなったときピストンが動いた。(T_1-T_2)を求めよ。

第4問 図のように、直方体で質量Mの台を水平でなめらかな床の上に置く。質量m_Pの物体Pを台の上面に置き軽くて丈夫なひもをつないで、そのひもを台の角に固定した軽い滑車に通し、ひもの他端に質量m_Qの物体Qをつける。そして台の側面に接するように物体Qをぶら下げる。ただし、物体Pと滑車を結ぶひもは水平で、滑車と物体Qを結ぶひもは鉛直になっているものとする。重力加速度をgとする。

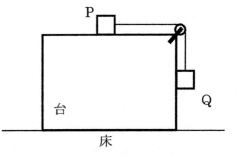

まず、台と床、台と物体Pおよび台と物体Qとの間に摩擦がない場合について考える。

問1 台を右向きにある大きさの力で押したところ、物体Pと物体Qは台に対して滑らずに台と一体になって動いた。台と物体の床に対する加速度をm_P、m_Q、gを用いて表せ。

問2 問1の台を押す力の大きさをM、m_P、m_Q、gを用いて表せ。

次に、台の側面と物体Qとの間だけに摩擦(静止摩擦係数μ)がある場合を考える。

問3 台を問2で求めた力で右向きに押すとき、台と物体Qとの間にはたらく摩擦力の大きさはいくらになるか。

問4　台を押す右向きの力を次第に大きくしていくと、力の大きさが F_0 を超えた直後に物体 Q が上がり始めた。F_0 を M、m_P、m_Q、g、μ を用いて表せ。

問5　台と物体 P、物体 Q を一旦静止させる。物体 Q の質量を k 倍にしてから、台を右向きにある大きさの力で押したところ物体 P と物体 Q は台に対して滑らなかった。その後、この右向きの力をどんなに大きくしても物体 Q が上がらないためには k がいくら以上である必要があるか。M、m_P、m_Q、μ の中から必要な記号を用いて答えよ。

化 学

問題

24年度

第1問 次の問い（**問1〜3**）の文章の空欄①〜④にもっとも適する答えを、下の**ア〜ス**のなかから一つだけ選び、**ア、イ、ウ、・・・**の記号で答えよ。

問1 同じモル濃度の（A）塩酸、（B）硫酸、（C）酢酸の水溶液がある。A、B、Cの pH 値をそれぞれ a、b、c とすると、それらの間には（ ① ）の関係がある。また、同じ体積のA、B、Cを水酸化ナトリウム水溶液で中和するとき、生成する塩のモル数をそれぞれ a、b、c とすると、それらの間には（ ② ）の関係がある。

問2 同じ体積で同じモル濃度の（A）硫酸銅、（B）塩酸、（C）硫酸の水溶液にアンモニアを通じたとき吸収されるアンモニアの質量をそれぞれ a、b、c とすると、それらの間には（ ③ ）の関係がある。

問3 同じ体積で同じモル濃度の（A）水酸化カルシウム、（B）炭酸ナトリウム、（C）塩化ナトリウムの水溶液に二酸化炭素を通じたとき、吸収される二酸化炭素の質量を a、b、c とすると、それらの間には（ ④ ）の関係がある。

ア $a > b > c$	**イ** $a > c > b$	**ウ** $b > a > c$	**エ** $b > c > a$
オ $c > a > b$	**カ** $c > b > a$	**キ** $a = b > c$	**ク** $c > a = b$
ケ $a = c > b$	**コ** $b > a = c$	**サ** $b = c > a$	**シ** $a > b = c$
ス $a = b = c$			

第2問 つぎの（1）〜（5）の文章中の下線を引いた物質の**化学式**を記せ。

（1）鉄(Ⅱ)イオンを作用させると有用な青色顔料を生じる<u>化合物</u>

（2）固体は黒紫色で、加熱すると紫色の気体になる<u>単体</u>

（3）炭酸水素ナトリウムを加熱すると生じる<u>固体</u>

（4）銅に希硝酸を注ぐと生じる<u>気体</u>

（5）二酸化ケイ素を侵す有毒な<u>気体</u>

第3問 次の文章を読んで、下の**問い**（**問1〜6**）に答えよ。

漂白剤中に含まれる次亜塩素酸ナトリウム（NaClO）の濃度を、以下の (a) 〜 (e) の操作を行って求めた。なお、チオ硫酸ナトリウム（$Na_2S_2O_3$）の酸化還元反応における半反応式は $2\,S_2O_3^{2-} \rightarrow S_4O_6^{2-} + 2\,e^-$ で、その水溶液は酸化還元反応の前後で無色である。

必要ならば H = 1.0、C = 12.0、O = 16.0、Na = 23.0、S = 32.1、Cl = 35.5、I = 126.9 の値を用いよ。

(a) 漂白剤 10.0 ml を正確にとり、精製水で正確に 100 ml に希釈した。

(b) コニカルビーカーに 1 mol/l ヨウ化カリウム水溶液 10 ml をとり、(a) で希釈した漂白剤 10.0 ml と 1 mol/l 塩酸 2 ml を加えた。その際に（ ア ）が生成したので、溶液の色は（ イ ）色になった。

(c) (b)の溶液に 0.1 mol/l チオ硫酸ナトリウム水溶液を少しずつ加えた。その際に（ ア ）が減少し、溶液の色が薄くなった。

(d) (c)の溶液に反応の終了を確認するために少量の（ ウ ）溶液を加えた後、チオ硫酸ナトリウム水溶液をさらに加えた。その際に溶液の色が（ エ ）色から無色になったので、反応の終了が確認された。

(e) (d)の反応終了時点まで加えたチオ硫酸ナトリウム水溶液の量は 16.00 ml であった。

問1 文章中の（ ア ）〜（ エ ）に適当な語句を入れよ。

問2 (a)における漂白剤の採取と希釈にもっとも適した器具の名称を記せ。

問3 (b)における酸化還元反応式を記し、この反応で酸化剤として働いているものを〇で囲め。

問4 (c)と(d)でチオ硫酸ナトリウム水溶液を加えるのにもっとも適した器具の名称を記せ。

問5 (c)における酸化還元反応式を記せ。

第4問 次の文章を読んで、下の問い（問1〜5）に答えよ。

ペプチドは、$H_2N-CHR^1-CO-NH-CHR^2-CO-\cdots\cdots-NH-CHR^n-COOH$ で示される α–アミノ酸が縮合したものであり、ペプチドの α–アミノ基側を N 末端、α–カルボキシル基側を C 末端という。

アミノ酸7個からなる直鎖のヘプタペプチド **X** について、以下の実験を行った。なお、ヘプタペプチド **X** を構成するアミノ酸は、グリシン（Gly）、グルタミン酸（Glu）、システイン（Cys）、チロシン（Tyr）の4種である。

実験1 ペプチドのC末端側からアミノ酸を順次切り離していくカルボキシペプチダーゼを使って、ヘプタペプチドXのアミノ酸の配列順を決定する実験を行った。1 molヘプタペプチドXをこの酵素で加水分解し、切り離されたアミノ酸A、B、C、Dの物質量を反応時間を追って測定すると、右のグラフに示す結果が得られた。

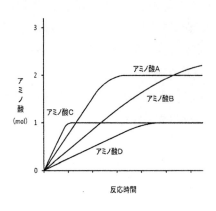

実験2 アミノ酸A〜Dの各水溶液をpH 8.6で電気泳動すると、アミノ酸Aが最も速く陽極側に移動した。

実験3 アミノ酸A〜Dの各水溶液中に平面偏光を通過させると、アミノ酸Bのみ振動面が回転しなかった。

実験4 アミノ酸A〜Dの各水溶液に濃水酸化ナトリウム水溶液を加えて加熱後、酢酸鉛(Ⅱ)水溶液を加えると、アミノ酸Cの水溶液で黒色沈殿を生じた。

実験5 アミノ酸A〜Dの各水溶液に濃硝酸を加えて加熱すると、アミノ酸Dの水溶液が黄色になった。さらに、これにアンモニア水を加えて塩基性にすると橙黄色になった。

問1 実験1の結果について、次の文章の（ **ア** ）〜（ **ウ** ）に入るアミノ酸をA〜Dの記号で答えよ。
  (a) カルボキシペプチダーゼでC末端から最初にアミノ酸（ **ア** ）が切り離される。
  (b) C末端から2番目にあるアミノ酸は、アミノ酸（ **イ** ）である。
  (c) ヘプタペプチドXのN末端のアミノ酸は、アミノ酸（ **ウ** ）である。

問2 アミノ酸A〜Dに相当するアミノ酸の名称を記せ。

問3 ヘプタペプチドXのアミノ酸配列を、N末端を左にしてGly-Glu-Cys-のように記せ。

問4 ヘプタペプチドXに、ペプチドの芳香族アミノ酸のカルボキシル基側を加水分解するキモトリプシンを作用させると、2つのペプチド断片が得られた。その切断で生ずるN末端側のペプチドと同じアミノ酸組成をもつ直鎖のペプチドは、得られたペプチドを含めて何種類あるか。ただし、すべてα位のカルボキシル基とα位のアミノ基の間でペプチド結合しているものとする。

問5 アミノ酸Bの結晶中および酸性溶液中での構造を示性式で記せ。

第5問 次の文章を読んで、下の**問い（問1～7）**に答えよ。構造式は右の例にならって価標を省略せずに書け。

$$H-\overset{\overset{\displaystyle H}{|}}{\underset{\underset{\displaystyle H}{|}}{C}}-\overset{\overset{\displaystyle H}{|}}{\underset{\underset{\displaystyle H}{|}}{C}}-O-H$$

　触媒と希硫酸の存在下でアセチレンに酢酸を作用させると化合物 **A** が生じる。少量の酸を加えた多量の水に化合物 **A** を加え、よくかきまぜながら温めて加水分解し、その反応液を蒸留すると、最初に留出する刺激臭のある化合物 **B** が得られる。ₐこの化合物 **B** にヨウ素と水酸化ナトリウム水溶液を加えて温めると、特異臭のある黄色沈殿が生ずる。また、化合物 **B** は化合物 **A** の加水分解によって生じた化合物 **C** が不安定であるため、その化合物 **C** が異性化することによって生ずる。

　ᵦ触媒と塩化アンモニウムの存在下でアセチレンにシアン化水素を作用させると化合物 **D** が生じる。化合物 **D** を加水分解すると化合物 **E** とアンモニアが生じ、その化合物 **E** にメタノールを濃硫酸の存在下で反応させると、化合物 **F** が生じる。化合物 **F** は、化合物 **A** と異性体の関係にある。ᵪ化合物 **D** と塩化ビニルを共重合させると、合成繊維ができる。

問1　化合物 **A** と化合物 **D** はアセチレンとの共通の反応で生ずる。その反応の名称を書け。

問2　化合物 **A** と化合物 **F** はどのような異性体の関係にあるか。その異性体の名称を書け。

問3　化合物 **A** と化合物 **F** の構造式を書け。

問4　化合物 **C** の化学式と名称を書け。

問5　下線 **a** の反応で得られた沈殿の化学式を書け。

問6　下線 **b** の反応を反応式で示せ。

問7　下線 **c** の反応で生ずる合成繊維の共重合体の構造式を書け。

生 物

問題　24年度

第1問　タンパク質に関する次の文を読み、以下の各問いに答えよ。

　タンパク質は（　ア　）種類の (1)アミノ酸が鎖状に結合したものであり、その配列がタンパク質ごとに決まっている。タンパク質の (2)アミノ酸配列を規定している設計図はDNA上にある。タンパク質の構造は、いくつかの階層に分けることができる。アミノ酸配列そのものを一次構造とよび、このアミノ酸配列によって決められる (3)特徴的な構造を二次構造とよぶ。さらに二次構造がいくつか組み合わされてできる全体的な構造を三次構造とよぶ。また、複数のタンパク質が集まって1つの機能的なタンパク質を形成する場合、この構造を（　イ　）とよぶ。タンパク質の構造には、システイン間の酸化によってつくられる（　ウ　）結合のほか、構成するアミノ酸間の電荷の引き合いや、(4)アミノ酸の水に対する溶けやすさ（親水性）や溶けにくさ（疎水性）の違いなども関与している。

　薬品、あるいは熱やpHの変化などで、タンパク質の機能が失われることを（　エ　）とよぶが、これはタンパク質の構造が変化することによる。アンフィンセンは、RNAを分解するリボヌクレアーゼの溶液に尿素を加えることで、リボヌクレアーゼの活性が失われることを示した。しかし、(5)透析により尿素を除くと、リボヌクレアーゼの活性が元に戻ることを見つけ、条件によってはタンパク質の構造変化が可逆的であることを明らかにした（**図1**）。

　タンパク質は、生体内の化学反応を触媒する（　オ　）として機能するもののほかにも、さまざまな生命現象に関わっている。(6)皮膚や臓器などの構造を支える細胞外の繊維状タンパク質や、細胞膜で特定の物質の輸送に関与するタンパク質、さらに細胞外からのシグナルを細胞内に伝えるタンパク質もある。

　それではシグナルはいったいどのようなしくみで細胞内に伝わっていくのだろうか。ホルモンなどのシグナル分子が細胞表面の受容体タンパク質に結合すると、受容体の構造の一部が変化する。すると、この変化した構造が細胞内の別の伝達タンパク質によって認識される（**図2**）。その伝達タンパク質自身も受容体タンパク質に結合したことにより構造変化を起こし、この変化がまた次のタンパク質に認識されていく。このような構造の変化のリレーが、細胞のシグナル伝達のしくみになっている。すなわち、タンパク質は複数の相手との結合部位をもっており、ある部位に標的物質が結合することで、別の結合部位の構造が微妙に変化して、次の標的物質が結合できるようになったり、逆にそれまであった結合がはずれるようになったりするのである。(7)このような調節様式は（　オ　）でも使われている。

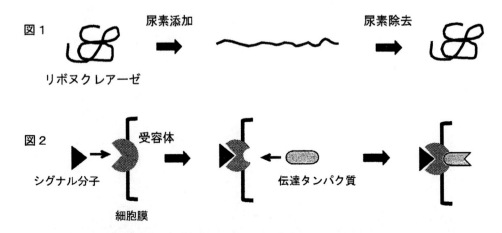

藤田保健衛生大学（医）24年度 (20)

問2 下線部（1）の結合は何とよばれるか。その名称を記せ。

問3 下線部（2）について、RNAに転写されるDNAの領域のことを遺伝子とよぶが、転写されたRNAからタンパク質がつくられない遺伝子の例を2つ記せ。

問4 下線部（3）について、代表的な二次構造を2つ記せ。

問5 下線部（4）について、水溶性タンパク質を構成しているアミノ酸の配置に関して、一般にどのようなことがいえるか。次の ① ～ ⑥ から適当なものをすべて選び、その番号を記せ。

① 親水性アミノ酸はタンパク質の内側に多く、水を保持している。
② 疎水性アミノ酸はタンパク質の内側に入り込みやすい。
③ 親水性アミノ酸はタンパク質の外側に多く、イオン化しているものもある。
④ 疎水性アミノ酸はタンパク質の外側に多く、表面張力を発揮する。
⑤ 親水性アミノ酸は加水分解されやすいので、タンパク質の内側に多い。
⑥ 疎水性アミノ酸同士は互いに反発し合い、離れて存在することが多い。

問6 下線部（5）の結果から、（ エ ）の状態でも変化しない構造はどれか。一次、二次、三次構造のうち、変化しない構造をすべてあげよ。

問7 下線部（6）のタンパク質としてどのようなものがあるか。主要なタンパク質を1つあげ、その名称を記せ。

問8 下線部（7）について、このような調節様式を何とよぶか。その名称を記せ。

問9 図2において、シグナル分子が結合した受容体は、このままだとシグナルを伝え続けることになる。シグナルを伝えた後、そのシグナルはどのようにして解除されると考えられるか。考えられる方法を40字程度で記せ。

第2問 細胞分裂を扱った実験に関する次の文を読み、以下の各問いに答えよ。

　DNAはヌクレオチドが多数つながった2つの分子が、相補的な塩基同士で水素結合をした二重らせん構造をとっている。(1) DNAの二重らせんはタンパク質と複合体を形成し、これがさらに規則正しく折りたたまれて1本の染色体となる。ヒトの細胞の核の中には46本の染色体が存在している。細胞が分裂するのに先立ってDNAは倍加するが、その際に (2) DNAの二重らせんはほどけて、それぞれの分子を鋳型として新しいDNA鎖の合成が行われる。DNAを構成しているヌクレオチドは、デオキシアデノシン、デオキシグアノシン、デオキシシチジン、デオキシチミジンの4種類のヌクレオシドにそれぞれリン酸が結合したものである。デオキシチミジンと構造がよく似ているブロモデオキシウリジン（BrdU）というヌクレオシドを細胞に与えると、DNA合成時にデオキシチミジンと間違えてBrdUがDNAに取り込まれる。そのようにして細胞を標識し、一定時間後、BrdUに対する特異的な染色を行うことで、DNA合成が行われた細胞を判別することができる。ヒトの神経細胞は、幼児期に増殖が停止した後は、再び分裂することはないと長い間考えられてきた。ところが、末期がんの患者の了解を得て

BrdUの注射を行い、患者が亡くなった後、脳の組織を調べてみると、BrdUで標識された神経細胞が見つかった。この研究から、(3)脳の一部の組織では、成人になってからでも分裂を続ける神経細胞が存在していることが明らかになった。

このような標識方法を利用することによって、細胞周期の各期間の長さを算出することもできるようになった。一定周期で分裂をくり返しているヒトの培養細胞を用いて以下の実験を行った。この細胞の細胞周期は24時間であることがわかっている。

【実験1】培養しているヒト細胞の培養液にBrdUを添加し、その1時間後にBrdUを含まない培養液と交換し、培養を続けた。BrdUを添加してから24時間後に細胞を固定し、培養皿にあった1,200個の細胞を観察したところ、50個が分裂期にあった。さらにBrdUの染色を行ったところ、300個の細胞でBrdUの染色が観察された。このうち間期の細胞では、図3のように核で染色が見られ、分裂期の細胞では、染色体にBrdUの染色を見ることができた。

【実験2】実験1と同様に、最初の1時間だけBrdUの標識を行い、培養液を新しいものと交換した後、48時間後に細胞を固定し、BrdUの染色を行った。その結果、一部の細胞で染色が観察され、そのうち分裂期にある細胞では、染色体にBrdUの染色が確認された。

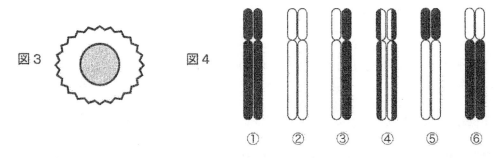

問1 下線部(1)について、DNAと結合して染色体を形成するタンパク質の名称を記せ。

問2 下線部(2)について、このようなやり方でDNAを倍加する合成の様式を何とよぶか。その名称を記せ。

問3 下線部(3)について、このように各組織にあってたえず分裂を続けている細胞を何とよぶか。その名称を記せ。

問4 実験1において、BrdUで標識された分裂期の染色体は、どのように観察されるか。図4の①～⑥の中からもっとも適当なものを1つ選び、その番号を記せ。ただし、BrdUが含まれていた部分が黒く染色されているものとする。

問5 実験1で、染色された細胞や染色体では、細胞ごとにBrdUの染色の強さに差が見られた。その理由を40字程度で記せ。

問6 実験1の結果から、この細胞株におけるi) DNA合成期と、ii) 細胞分裂期の長さはそれぞれ何時間と算出されるか。ただしDNA合成準備期の長さは、1時間以上あるものとせよ。

問7　実験2において、BrdUの染色が見られた細胞は、最初の1時間の標識の間にBrdUを取り込んだ細胞で、その後少なくとも2回の分裂を行ったものと考えられる。解答欄に描かれた2つの細胞は、2回目の分裂を終えたばかりの2つの娘細胞を示している。この2つの細胞はどのように染色されると予想されるか。図3にならってBrdU染色されている部分を塗りつぶせ。

問8　実験2において、BrdUの染色が観察された細胞の染色体の様子として、適当なものを図4の①～⑥の中からすべて選び、その番号を記せ。

第3問　カエルツボカビ症に関する次の文を読み、以下の各問いに答えよ。なお図5は、カエルの皮膚の構造を示したものであり、文中の記号は図中のものに対応する。

　カエルツボカビが感染して発症するカエルツボカビ症は、世界的なカエル減少の原因とされている。カエルツボカビは、カエルなどの (1) 皮膚に含まれるタンパク質を分解して生きている生物であり、水を介して他の両生類にも感染する。これまで、カエルツボカビ症を発症したカエルが死に至るのは、皮膚が侵されることによって、体内の浸透圧調節や (2) 皮膚呼吸が妨げられるためと考えられてきた。ところが最近の研究から、発症したカエルでは皮膚における電解質の輸送が阻害され、結果として心不全が引き起こされることが明らかにされた。そのようなカエルでは、（　ア　）の細胞での電解質輸送が50％以上も抑制され、(3) 血しょう中のNa^+やK^+濃度が20～50％減っていることがわかった。その結果、こうした異常から (4) 心拍が遅くなり、心停止も引き起こされた。また、(5) 発症したカエルに電解質溶液を飲ませると、飲ませない場合より生存期間をのばすことができた。

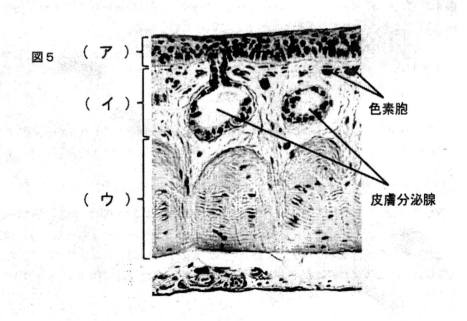

問1 図中の（ ア ）～（ ウ ）に適する組織名を記せ。

問2 下線部(1)について、このタンパク質の名称を記せ。ただし、このタンパク質は脊椎動物の爪の成分としても知られている。

問3 カエルツボカビは次の分類の中でどこに属するか。各分類の中から適当なものをそれぞれ1つずつ選び、その番号を記せ。

  分類1：① ウイルス ② 原核生物 ③ 真核生物
  分類2：④ 原生生物界 ⑤ 植物界 ⑥ 菌界
  分類3：⑦ 真正細菌 ⑧ 真菌 ⑨ 粘菌

問4 下線部(2)について、両生類にとって皮膚呼吸は重要である。カエルではどのようにして皮膚でガス交換を行っていると考えられるか。40字程度で記せ。

問5 下線部(3)について、カエルの血しょうのNa^+濃度が50%減少すると、心臓の活動電位はどのように変化すると考えられるか。解答欄には、正常なカエル心臓の活動電位の波形が示されているので、それを参考にしてその上に太い実線で描け。

問6 下線部(4)について、カエルでは心拍が遅くなるとどうして心停止に至るのか。その理由を40字程度で記せ。

問7 心臓の興奮を引き起こすきっかけをつくっている細胞の集まりを何とよぶか。その名称を記せ。

問8 下線部(5)について、電解質はすみやかに体内に吸収される。この場合、電解質は主にどこのどのような細胞から吸収されるか。その名称を記せ。

第4問 ヒトの腎臓に関する次の文を読み、以下の各問いに答えよ。ただし、文中の記号はそれぞれ図中の記号に対応している。なお、**図6**はヒトの腎臓の断面を示し、**図7**は**図6**の□の部分を拡大したものである。

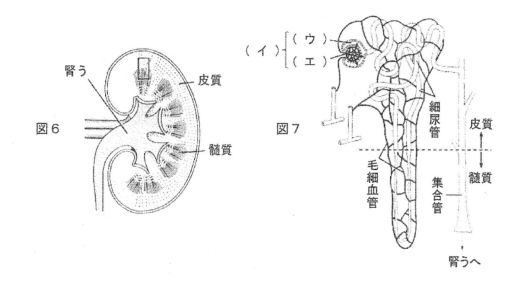

　腎臓は尿をつくることで老廃物の排出を行うとともに、体液の浸透圧を調節する上でも重要なはたらきをしている。体液の浸透圧が低下すると、腎臓は塩濃度の低い尿を大量に出すことによって、体液の浸透圧を上げるようにはたらく。一方、体液の浸透圧が高くなったときには、腎臓はさらに塩濃度の高い尿を排出して水分の減少を抑える。腎臓はいったいどのようにして、塩濃度が体液と異なる尿をつくり出すことができるのだろうか。

　ヒトの腎臓は、図7に描かれている（　ア　）とよばれるユニットが100万個ほど集まってできている。（　ア　）は（　イ　）と細尿管（尿細管あるいは腎細管ともよぶ）からなり、（　イ　）はさらに、（　ウ　）と（　エ　）からできている。腎臓に入った血液が、毛細血管からなる（　エ　）を通る際に、血球と（　オ　）を除く大部分の成分が（　ウ　）へろ過される。(1)ろ過されたものを原尿という。その後、(2)老廃物を除く原尿のほとんどの成分が細尿管で再吸収されるが、このうち水と塩では再吸収の起こる部位が異なっている。図7に見られるように、再吸収が起こる過程で細尿管は腎臓の皮質と髄質を行き来している。髄質へ向かう細尿管と皮質へ向かう細尿管ではそのはたらきが異なっている。(3)塩の再吸収は細尿管が髄質から皮質に向かう過程で起こる。塩が細尿管の中から外へくみ出されることによって、細尿管の内外に浸透圧の差ができるが、水の再吸収はこの浸透圧の差を利用して行われている。(4)細尿管が皮質から髄質へ向かう過程で徐々に水の再吸収が起こるので、原尿は髄質へ向かうほど浸透圧が高くなっていく。次に細尿管が髄質から皮質に向かう過程で徐々に塩の再吸収が起こるので、逆に原尿は皮質へ向かうほど浸透圧が低くなっていく。このようにして、腎臓の浸透圧は髄質が高く、皮質で低い、という勾配ができあがる。(5)最終的に集合管は浸透圧の高い髄質を通るので、このときに集合管からの再吸収を調節することによって、さまざまな浸透圧の尿を排出することができる。

　体内の水分が不足しているときには、（　カ　）から分泌される（　キ　）のはたらきで、集合管からさらに水が再吸収され、浸透圧の高い尿が排出される。逆に、体液の浸透圧が低いときには、（　ク　）から分泌される（　ケ　）のはたらきで、集合管からさらに塩の再吸収が起こり、体液の浸透圧を下げないようにしている。

問1 文中の（ ア ）〜（ ケ ）にあてはまる適語を記せ。

問2 下線部（1）について、ヒトの成人で1日あたりにつくられる原尿の量はどれくらいか。次の ① 〜 ⑥ の中からもっとも適当なものを1つ選び、その番号を記せ。

① 0.5ℓ   ② 1.5ℓ   ③ 5ℓ   ④ 15ℓ   ⑤ 50ℓ   ⑥ 150ℓ

問3 下線部（2）について、細尿管でほぼ完全に再吸収される物質を2つあげ、その名称を記せ。

問4 下線部（3）について、塩の再吸収は能動輸送によって行われている。
i）細尿管の上皮細胞で、塩の再吸収に用いられている膜タンパク質の名称を1つ記せ。
ii）そのタンパク質では、どのようなエネルギー物質が使われているか、その名称を記せ。
iii）そのエネルギー物質をつくり出すために、細尿管の上皮細胞では、ある細胞小器官が非常に発達している。その細胞小器官の名称を記せ。

問5 下線部（4）について、水を効率的に再吸収するために、細尿管の上皮細胞の細胞表面では、ある特徴的な構造が発達している。その名称を記せ。

問6 下線部（5）について、もし水が細胞膜を自由に行き来できるとすると、集合管が髄質を通過する過程で尿の浸透圧はいつでも高くなってしまう。集合管で尿の浸透圧を調節できるようにするために、細胞膜には水を通すための特別なタンパク質（チャネル）が存在している。
i）このタンパク質の名称を記せ。
ii）浸透圧の低い尿を排出するために、集合管の上皮細胞にはどのようなしくみがあると考えられるか。 i）で答えたタンパク質がホルモンの作用により細胞内でどのようにふるまうか予想して、そのしくみを40字程度で記せ。

英　語

解答

24年度

1 出題者が求めたポイント

[全訳]

　2003年のWHOのレポートは、鍼治療の効果は91の病状の治療において「証明された」か「明らかにされた」と結論づけた。さらなる16の病状については、ややポジティブ(効果あり)またははっきりしないものだった。そしてレポートはどんな病状に対しても鍼治療が使用できるとした。WHOは1979年のレポートを強化して、鍼治療に明確な是認を与えていた。

　これが鍼治療をめぐる議論の最終的な結論だったと思うのは当然だろう。なぜなら、WHOは医学問題の国際的権威だからである。鍼治療は力強い医学的治療だということをみずから公言したように思われる。実際のところは、状況はそれほど明白ではない。㋐残念ながら、見ればわかるように、2003年のWHOレポートは驚くほど誤解を招きやすいものであった。

　WHOは鍼治療の効果を評価する方法で(A)2つの大きな誤りをおかしていた。一つ目の誤りは、あまりにも多くの試験結果を考慮に入れたことである。これはひねくれた批判のように思われる。というのも、多くの患者が参加したたくさんの試験からたくさんの結果を得て、それを基に結論を出すのは、一般的にはいいことだと思われているからだ。多ければ多いほど喜ばしいというわけだ。しかし、もし㋑その中にやり方がおかしい試験があったとすれば、殊にその結果は誤解を招きやすいものとなり、結論をゆがめるものであるかも知れない。したがって、㋒WHOが得ようとしていた概観の種類が最も厳格な鍼治療しか含めないなど、あるレベルのクォリティーコントロールを満足させるものであったなら、それはもっと信頼の置けるものとなっていただろう。WHOはそれをしないで、それまでに行われたほとんどすべての鍼治療を考慮に入れた。比較的低い基準を設定していたからである。よって、最終レポートは信頼性のない証拠の影響を強く受けた。

　2番目の誤りは、数多くの中国発の鍼治療の結果を、外した方がよかったのに考慮に入れてしまったことである。一見すると、この中国の試験を拒絶することは不公平で差別的に見えるかもしれないが、中国での鍼治療の調査研究をめぐっては多くの疑惑があるのだ。たとえば依存症の治療での鍼治療を見てみよう。西洋の鍼治療試験の結果は、ややポジティブ(効果あり)、どちらともいえない、ネガティブ(効果なし)の混在であり、全体としては結局ネガティブである。それとは対照的に、㋔同じ施術を調べた中国の試験は、常にポジティブの結果である。これは意味をなさない。なぜなら、㋕鍼治療の効力は、東半球で行なわれたか西半球で行なわれたかに左右されるはずはないからである。よって、㋖東の研究者か西の研究者のどちらかが間違っているに違いない。そしてあいにく、問題は東洋にあると信じるに足るもっともな理由がある。この食い違いで中国の研究者たちを責めるおおざっぱな理由としては、彼らの結果が単に良すぎて本当だとは思えないということである。この批判は中国の結果をすべて慎重に統計学的分析をして確認されている。このことは、中国の研究者たちにいわゆる(B) publication biasの責任があることを疑いようもなく表している。

　publication biasの意味を説明する前に、これは必ずしも意図的な詐欺行為というようなものではないことを強調しておくことが大事だ。なぜなら、ある特定の結果を得なければならないという無意識のプレッシャーのせいでそれが起こり得るという状況が、簡単に考えられるからである。鍼治療の試験をやってポジティブな結果を得る中国の研究者を想像してみよう。鍼治療は中国に名声を与える大きな源であるので、その研究者は彼のポジティブな結果をすぐにそして誇りを持って専門誌に発表する。彼は業績で昇進さえするかもしれない。1年後に彼は2回目の同じような試験をするが、今回は結果はネガティブであり、これには明らかに失望させられる。大事なポイントは、この2番目の研究は、思いつく広範な理由 ── たとえば、研究者はおそらくそれを優先事項だとは思わなかったとか、ネガティブな結果を読むのに興味のある人は誰もいないだろうと彼は考えたとか、この2番目の試験はやり方が悪かったに違いないと彼は自分を納得させたとか、この最新の結果は同僚を怒らせる感じがしたとか ── をつけられて決して発表されないだろうということだ。理由がどうであれ、その研究者はポジティブな最初の結果を発表する一方で、2番目のネガティブな結果は引き出しにしまったままにしておく。これがpublication biasである。

　この種の現象が中国中で繰り返されると、私たちはいくつもの㋗発表されたポジティブな試験結果といくつもの㋘発表されていないネガティブな試験結果を手にする。だから、WHOが大幅に中国の調査に頼った㋙発表された論文の検討を行なったとき、結果はどうしても歪められることになった。そのような検討は、(サ)発表されていないネガティブな試験結果を決して考慮に入れることはできなかったのだ。

[解答]

問1.㋐—(e)

問2.㋑—(a)　　㋒—(c)　　㋓—(b)

問3.㋔—(a)　　㋕—(c)　　㋖—(b)

問4.○で囲むのは㋘と㋙

問5.(c)

問6.(a)　と　(d)

問7.(b)

出題者が求めたポイント

[全訳]

　「腹八分」という満腹の80パーセントまでしか食べ

ないという沖縄の人々の習慣は、彼らの並外れた健康と長生きの秘訣のひとつだと思われている。100歳を過ぎている人々の割合が世界でもっとも高い場所のひとつ(ア)というのに加えて、沖縄の人々は心臓病や糖尿病や肥満になりにくいように [A]見える。

実は、カロリー制限(CR)食を与えられた実験室のラットは、《あ》食事が良かった対照群のラットより2倍近く長生きしたということが1930年代に発見されて以来、科学者たちは、人間の寿命を延ばし病気を防ぐための目新しい方法を発見したいと、カロリー制限の研究を[B]推し進めてきた。記憶の問題をかかえる危険性のある高齢者が増えているのと、肥満の割合が増えていることから、最盛期の脳の活動を維持することにおける食事の役割が重要性を増している。

カロリー制限と長寿との関連はまだ完全には人間で証明されていない(イ)けれども、短期間の人間の実験は、CRが体重、血圧、血糖値、インスリンレベル、血中コレステロール、トリグリセリドのレベル、炎症の値など、多くの生命に関する代理的な健康指標を改善することができることをはっきりと示している。高いインスリンのレベルと炎症はどちらも認知の問題と結び付けられてきた。マウスではカロリー減量はまた、神経発生を促進し、血中インスリンと炎症に見られる減少と並行して、アルツハイマーに関連するある変性の速度を緩める。こうして、人間の脳に与えるCRの効果を調べること、そして記憶の助けとなる他の食事(たとえば健康にもっといい不飽和脂肪を多く含む食事)の効果と比べることに、大きな関心が寄せられることになった。

Munster大学の神経学者Agnes Floelたちに率いられたカロリー制限と記憶に関する最近の研究は、この問題を調べようと最初の一歩を踏み出した。彼らは50人の普通の記憶力を持つ年配者(50歳から80歳)を募った。被験者たちは平均してわずかに太り気味であった。研究者たちは彼らを年齢、性別、体重を基に3つのグループに[C]割り振った。第1グループは1日のカロリーが30％減で他の必須栄養が通常レベルの食事を食べた。栄養不良を[D]避けるために最低レベルは1日1200カロリーに設定された。第2グループの食事は不飽和脂肪酸は20％増だが全体の脂肪の増加はない－こうして健康に良くない(飽和)脂肪に対する健康にいい(不飽和)脂肪の割合を押し上げた－ものだった。対照群は第3グループで、普通の食事を食べた。参加者のだれも運動の習慣を変えるようには言われなかった。研究者たちは最初の2つのグループの被験者に個別の食事プランを与え、彼らの食事を自己申告によってチェックした。すべての被験者は実験中3ヶ月の間をおいて前と後に記憶と血液の検査を受けた。

3か月が終わるとき、カロリー減の食事のグループは体重に少しの減少(2.4キログラム)を見せたが、他の2つのグループは体重がわずかに増加(約1キログラム)した。だがしかし、CRグループのリストにあった言葉を思い出す(「後からの思い出し」と呼ばれる)能力には、高い有意の上達が見られ、そしてまた間違いも他より

少なかった。彼らの記憶力の増加は、血中インスリンと炎症指標(C-反応性たんぱく質とTNF-アルファ)の減少と関連する傾向にあった。記憶力は他の2つの食事グループでは変化はなかった。

この研究は賞賛に値する。なぜならこれは、低カロリー食が記憶力にとって良いということを示すために先を見越して計画された、高齢者における初めての実験だからである。それ以前の動物研究で発見されたことが人間で再現されることは、もっと大きな将来の研究の立案を奨励しガイドする概念証明の重要な段階となる。(エ)さらに言えば、実験は、アルツハイマー病のごく初期の段階で最初になくなるタイプの記憶力が、改善したことを表していた。

単一施設パイロット試験と同様に、この試験にはいくつか限界がある(そのうちの多くはそれぞれの著者自身が認めている)。たとえば、サンプルのサイズが小さい、3つのグループの基本となる性格がかなり違う、食事の自己申告が信用できない、多くの実例からの偶然の発見の可能性、食事グループ内の被験者どうしの社会的つながりが強くなること、CRグループのわずかな体重減少によって証明されたような、人によってかなり違う食事への執着などである。(オ)これらの理由から、結果は予備段階ではあるが有望であると考えるべきである。

[解答]
問1.(ア)3　(イ)1　(ウ)4　(エ)1　(オ)2
問2. A：appearance　　B：pursuit
　　 C：assignment　　D：preventive
問3.(3)(1)(5)(2)(4)(6)
　(lived almost twice as long as their well-fed counterparts)
問4.(a)カロリー制限食　(b)脳の健康
　(c)健康に良い他の食事
問5.(1)(2)

③　出題者が求めたポイント
[全訳]
危険で困難であっても、理解する前にまず探しなさい、または処方する前にまず診断しなさい、というのは人生の多くの局面で正しい原理の表明である。これは本物のプロフェッショナルならみんな持っている目標である。これは検眼医にとって大事である。内科医にとって大事である。あなたは診断に信頼が置けなかったとしたら、医師の処方に信頼は置けないだろう。

私たちの娘ジェニーが生後わずか2か月だったとき、ある土曜日に病気になった。それはほとんどすべての人たちの意識を独占してしまう町のフットボール試合の日だった。大事な試合で、60000人くらいがそこにいた。サンドラと私は行きたかったが、小さいジェニーを置いて行きたくはなかった。彼女の嘔吐と下痢が心配だった。

医師はその試合に行っていた。彼は私たちのかかりつけではなかったが、待機している医師だった。ジェ

ニーの状態が悪くなった時、私たちは何らかの医学的アドバイスが必要だと決断した。

サンドラはスタジアムに電話をし、彼を呼び出してもらった。それはちょうど試合の重大な時で、彼女は彼の声に横柄な響きを感じ取ることができた。「はい？」と彼はぶっきらぼうに言った。「どうしましたか？」

「コウヴィーです、先生。娘のジェニーが心配なんです。」

「どういう状態ですか。」と彼は尋ねた。

サンドラが症状を説明すると、「わかりました。処方を電話しましょう。薬局はどちらですか。」と彼は言った。

電話を切った時サンドラは、急いでいて本当は全部の症状は告げなかった、でも言ったことは適切だったと感じた。

「ジェニーが生まれたばかりだということを、彼はわかっていると思う？」と私は彼女に訊いた。

「きっとわかっているわ。」サンドラは答えた。

「でも彼はかかりつけの医者じゃないんだ。彼女を診たことは一度もないんだよ。」

「知ってるはずよ。」

「きみは絶対に彼は知っているとの確信もなくジェニーに薬を与える気になる？」

サンドラは黙った。「私たちどうすればいい？」彼女はついに言った。

「また彼に電話するんだ。」と私は言った。

「あなたが電話してよ。」とサンドラは答えた。

そして私が電話した。彼はもう一度試合会場から呼び出された。「先生、処方を電話された時、ジェニーは生後2か月だとおわかりでしたか？」

「いいや！」と彼は叫んだ。「それはわかってなかった。また電話をくれてよかったです。すぐに処方を変えましょう。」

あなたは[A]診断に自信がなければ処方にも自信が持てないだろう。

この原則はセールスにもあてはまる。成績のいいセールスマンは客のニーズや関心や状況を理解するために、まず探す。素人のセールスマンは(ア)商品を売る。プロのセールスマンは(イ)ニーズと問題の解決法を売る。これは全く違うアプローチのしかたである。プロは診断のしかた、つまり理解の仕方を学ぶ。彼はまた、(ウ)人々をどうやって彼の商品に結びつけるかも学ぶ。そして彼は、もし商品やサービスがニーズに合わないならば、「私の商品やサービスは、そのようなニーズには合いません。」と言うだけの誠実さを持っていなければならない。

[問6の全訳]
(a)「これをかけてごらん。」と彼は言う。「今まで10年この眼鏡をかけてきたんだ。本当に助けになったよ。家にもうひとつ持ってるから、これかけていいよ。」

それであなたはかけるが、問題はもっと悪くなるだけだ。

「ひどい！」とあなたは叫ぶ。「物が見えない。」

「どうした？私にはすばらしい物だったんだ。もっと試してごらん。」

「やってるよ。」とあなたは言い張る。「みんなぼんやりしてる。」

「どうかした？ポジティブに考えようよ。」

「オーケー、僕はポジティブに物が見えない。」

「きみ、感謝が足りないね。」と彼はたしなめる。

「ま、いずれにしても、私はきみを助けようとしたんだからね。」

(b)「さあ、気持ちを話してみて。難しいだろうけど、理解するようにするから。」

「うん、わからないけど、ママ、きっとばかなことだと思うだろうけど。」

「もちろんそんなことないわよ。話していいわよ。私くらいあなたを思っている人はいないのよ。あなたの幸せだけを考えてるわ。どうしてそんな浮かない顔してるの？」

「わからないの。」

「さあ話してみて。どうしたの？」

「うん、正直言って、もう学校好きじゃないの。」

「何ですって？」とあなたは疑うように尋ねる。「学校好きじゃないってどういうこと？ これまであなたの教育のためにどれだけ犠牲にしてきたか！ 教育はあなたの将来の基礎なのよ。お姉ちゃんのようにがんばったら、成績も良くなって学校が好きになるわ。何度も何度も落ち着きなさいと言ってきたわよね。力はあるんだけどがんばってないのよ。もっとがんばってよ。前向きになるのよ。」

[解答]
問1. (b) (d)
問2. (b) (d)
問3. 医師が娘の年齢を認識しているか確認するために再び電話をした。
問4. (a)
問5. (ア) b　　(イ) c　　(ウ) a
問6. なし

数　学

解答　24年度

1 出題者が求めたポイント（数学II・二次関数，数学II・三角関数，微分積分）

〔解答〕

（i）重解をもつことから判別式D=0が成り立つ。

$x^2-1=ax+b \quad x^2-ax-(b+1)=0$

$D=(-a)^2-4\times1\times(-1)(b+1)=0$

$a^2+4(b+1)=0 \qquad \therefore b=-\dfrac{1}{4}a^2-1$ ……（(1)の答）

（ii）$y=x^2-1 \quad y'=2x$

$x=1$における接線の傾きは$y'=2\times1=2$

よって，$(1, 0)$を通る接線の方程式は

$y-0=2(x-1) \qquad \therefore y=2x-2$ …………（(2)の答）

（iii）（ア）$y=x^2-1$ の$x=1$における接線とx軸とのなす角をθ_1とおく。

すると(ii)より $\tan\theta_1=2$

（イ）$y=x^3+3x^2-3x-1$の$x=1$

における接線とx軸とのなす角をθ_2とおく。

$y'=3x^2+6x-3$

$y'_x=1=3+6-3=6$

すると $\tan\theta_2=6$

（ア），（イ）より点$(1, 0)$における2曲線のなす角をθとすると $\theta=\theta_2-\theta_1$

よって，加法定理より

$\tan\theta=\tan(\theta_2-\theta_1)=\dfrac{\tan\theta_2-\tan\theta_1}{1+\tan\theta_2\tan\theta_1}$

$=\dfrac{6-2}{1+6\times2}=\dfrac{4}{13}$ ………………（(3)の答）

2 出題者が求めたポイント（数学II・三角関数，数学III・微分積分）

〔解答〕

（i）このθの周期関数でその周期は $\dfrac{2\pi}{2\pi v}=\dfrac{1}{v}(>0)$

よって，最大値と最小値の時刻の差はこの周期の半分となるから

$t_2-t_1=\dfrac{1}{2}\times\dfrac{1}{v}=\dfrac{1}{2v}$ …………（(4)の答）

〈別解〉$a>0$のとき条件より

$2\pi vt_1+\delta=0$……①

$2\pi vt_2+\delta=\pi$……②

①より $t_1=-\dfrac{\delta}{2\pi v}$

②より $t_2=\dfrac{\pi-\delta}{2\pi v}$

よって $t_2-t_1=\dfrac{\delta}{2\pi v}-\dfrac{\pi-\delta}{2\pi v}=\dfrac{1}{2v}$ …………（答）

$a<0$のときも同様に計算する。

（ii）（i）より $\dfrac{d\theta}{dt}=-a\times2\pi v\times\sin(2\pi vt+\delta)$

$\dfrac{d^2\theta}{dt^2}=-a\times2\pi v\times2\pi v\times\cos(2\pi vt+\delta)$

$=-a(2\pi v)^2\cos(2\pi vt+\delta)$

（＊）に代入して整理すると

$mL(-a)(2\pi v)^2\cos(2\pi vt+\delta)=$
$\qquad\qquad -mga\cos(2\pi vt+\delta)$

$L\times(2\pi v)^2=g \quad v^2=\dfrac{4\pi^2L}{g}$

$v>0$より $v=\dfrac{1}{2\pi}\sqrt{\dfrac{g}{L}}$ ………………（(5)の答）

（iii）計算しやすくするため(ii)より

$2\pi v=\sqrt{\dfrac{g}{L}}=\omega$ とおくと $g=L\omega^2$

すると

$\theta=a\cos(\omega t+\delta)$

$\dfrac{d\theta}{dt}=-a\omega\sin(\omega t+\delta)$

$\left(\dfrac{d\theta}{dt}\right)^2=a^2\omega^2\sin^2(\omega t+\delta)$

$\theta^2=a^2\cos^2(\omega t+\delta)$

これらを代入すると

$E(t)=\dfrac{1}{2}mL^2\times a^2\omega^2\sin^2(\omega t+\delta)$

$\qquad +\dfrac{1}{2}mgL\times a^2\cos^2(\omega t+\delta)$

$=\dfrac{1}{2}ma^2L^2\omega^2\{\sin^2(\omega t+s)+\cos^2(\omega t+\delta)\}$

$=\dfrac{1}{2}ma^2L^2\times\dfrac{g}{L}=\dfrac{1}{2}a^2mgL$

よって $\dfrac{dE(t)}{dt}=0$ ……………（(6)の答）

3 出題者が求めたポイント（数学B・数列，数学C・行列）

〔解答〕

（i）条件式を変形する。

$\begin{cases}(5-k)x-y=0 \\ 6x-(k+2)y=0\end{cases}$

この方程式が$(x, y)=(0, 0)$以外の解を持つためには

行列$\begin{pmatrix}5-k & -1 \\ 6 & -(k+2)\end{pmatrix}$が逆行列を持たないとき

$\triangle=-(k+2)(5-k)-(-1)\times6=k^2-3k-4=0$

$(k+1)(k-4)=0 \qquad \therefore k=-1, 4$

$k_1<k_2$より$k_1=-1, k_2=4$ ………………（(7)(8)の答）

（ii）（ア）$k=k_1=-1$のとき

$\begin{cases}5x-y=-x \\ 6x-2y=-y\end{cases} \quad \begin{cases}6x-y=0 \\ 6x-y=0\end{cases} \qquad \therefore y=6x$

条件より$(x, y)=(1, a)$ よって $y=a=6$

（イ）$k=k_2=4$ のとき

$\begin{cases} 5x-y=4x \\ 6x-2y=4y \end{cases}$ $\begin{cases} x-y=0 \\ 6x-6y=0 \end{cases}$ $\therefore y=x$

条件より $(x, y)=(b, 1)$ よって $y=b=1$

（ア）（イ）より $P=\begin{pmatrix} 1 & b \\ a & 1 \end{pmatrix}=\begin{pmatrix} 1 & 1 \\ 6 & 1 \end{pmatrix}$

$\triangle=1\times1-1\times6=-5$

$\qquad P^{-1}=-\dfrac{1}{5}\begin{pmatrix} 1 & -1 \\ -6 & 1 \end{pmatrix}$

すると $P^{-1}AP=-\dfrac{1}{5}\begin{pmatrix} 1 & -1 \\ -6 & 1 \end{pmatrix}\begin{pmatrix} 5 & -1 \\ 6 & -2 \end{pmatrix}\begin{pmatrix} 1 & 1 \\ 6 & 1 \end{pmatrix}$

$\qquad\qquad =\begin{pmatrix} -1 & 0 \\ 0 & 4 \end{pmatrix}$ …………………（(9)の答）

ここで, $M=P^{-1}AP=\begin{pmatrix} -1 & 0 \\ 0 & 4 \end{pmatrix}$ とおくと

$M^n=\begin{pmatrix} (-1)^n & 0 \\ 0 & 4^n \end{pmatrix}$ と推定できる。

〈数学的帰納法で証明する〉

（Ⅰ）$n=1$のとき, $M=\begin{pmatrix} -1 & 0 \\ 0 & 4 \end{pmatrix}$ となり成り立つ。

（Ⅱ）$n=k$のとき成り立つと仮定すると

$M^{k+1}=MM^k=\begin{pmatrix} -1 & 0 \\ 0 & 4 \end{pmatrix}\begin{pmatrix} (-1)^k & 0 \\ 0 & 4^k \end{pmatrix}$

$\qquad\qquad =\begin{pmatrix} (-1)^{k+1} & 0 \\ 0 & 4^{k+1} \end{pmatrix}$

これは$n=k+1$のときも成り立つことを示している。
（Ⅰ）（Ⅱ）より数学的帰納法から全ての自然数について成り立つ。
このとき

$M^n=(P^{-1}AP)^n=(P^{-1}AP)(P^{-1}AP)\cdots(P^{-1}AP)$

$\qquad =P^{-1}A^nP$

左側よりP, 右側よりP^{-1}をかけると

$A^n=PM^nP^{-1}=\begin{pmatrix} 1 & 1 \\ 6 & 1 \end{pmatrix}\begin{pmatrix} (-1)^n & 0 \\ 0 & 4^n \end{pmatrix}\left(-\dfrac{1}{5}\right)\begin{pmatrix} 1 & -1 \\ -6 & 1 \end{pmatrix}$

$=-\dfrac{1}{5}\begin{pmatrix} (-1)^n-6\times4^n & (-1)^{n+1}+4^n \\ 6\{(-1)^n-4^n\} & 6(-1)^{n+1}+4^n \end{pmatrix}$ …（(10)の答）

（iii）条件より $a_2=5a_1-b_1=5\times1-2=3$

$b_2=6a_1-2b_1=6\times1-2\times2=2$

また, $\begin{cases} a_{n+1}=5a_n-b_n\cdots\cdots① \\ b_{n+1}=6a_n-2b_n\cdots\cdots② \end{cases}$

①より $b_n=5a_n-a_{n+1}$ すると

$\qquad b_{n+1}=5a_{n+1}-a_{n+2}\cdots\cdots③$

①×2-②より $2a_{n+1}-b_{n+1}=4a_n$

③を代入して整理すると $a_{n+2}-3a_{n+1}-4a_n=0$

次に隣接3項の漸化式を解く。

$\quad \alpha^2-3\alpha-4=0$ $(\alpha-4)(\alpha+1)=0$ $\therefore \alpha=4, -1$

これより次の2通りに変形できる。

$\quad a_{n+2}+a_{n+1}=4(a_{n+1}+a_n)\cdots\cdots④$

$\quad a_{n+2}-4a_{n+1}=(-1)(a_{n+1}-4a_n)\cdots\cdots⑤$

④より $a_{n+1}+a_n=4^{n-1}(a_2+a_1)$

$\qquad\qquad =4^{n-1}(3+1)=4^n\cdots\cdots⑥$

⑤より $a_{n+1}-4a_n=(-1)^{n-1}(a_2-4a_1)$

$\qquad\qquad =(-1)^{n-1}(3-4)=(-1)^n\cdots\cdots⑦$

⑥-⑦ より $a_n=\dfrac{1}{5}\{4^n-(-1)^n\}$…………（(11)の答）

①に代入する

$b_n=5a_n-a_{n+1}=\{4^n-(-1)^n\}-\dfrac{1}{5}\{4^{n+1}-(-1)^{n+1}\}$

$\qquad =\dfrac{1}{5}\{4^n-6(-1)^n\}$ …………………（(12)の答）

4 出題者が求めたポイント（数学Ⅲ・微分積分）

〔解答〕

（i）$f'(x)=\dfrac{1}{2}+2(-1)(x-5)^{-2}=\dfrac{(x-5)^2-4}{2(x-5)^2}$

$\qquad =\dfrac{(x-5+4)(x-5-4)}{2(x-5)^2}=\dfrac{(x-3)(x-7)}{2(x-5)^2}$

増減表をかくと

x		3		5		7	
$f'(x)$	+	0	−		−	0	+
$f(x)$	↗	−1	↘		↘	3	↗

$f(0)=-\dfrac{3}{2}-\dfrac{2}{5}=-\dfrac{19}{10}$

$f\left(\dfrac{7}{2}\right)=\dfrac{1}{2}\left(\dfrac{7}{2}-3\right)+\dfrac{2}{\dfrac{7}{2}-5}=-\dfrac{13}{12}$

よって, $0\leqq x\leqq\dfrac{7}{2}$において

$x=3$のとき最大値-1…………………（(13)(14)の答）

$f(0)-f\left(\dfrac{7}{2}\right)=-\dfrac{19}{10}+\dfrac{13}{12}=-\dfrac{228}{120}+\dfrac{130}{120}<0$

よって $f\left(\dfrac{7}{2}\right)>f(0)$

$\quad x=0$のとき最小値 $-\dfrac{19}{10}$……（(15)(16)の答）

（ii）$\left(\dfrac{x-3}{2}+\dfrac{2}{x-5}\right)^2=\dfrac{1}{4}(x-3)^2+2\times\dfrac{x-3}{2}$

$\qquad\qquad\qquad\qquad\qquad \times\dfrac{2}{x-5}+\dfrac{4}{(x-5)^2}$

$\qquad =\dfrac{1}{4}(x-3)^2+2+\dfrac{4}{x-5}+\dfrac{4}{(x-5)^2}$

求める回転体の体積をVとおくと

$V=\pi\displaystyle\int_0^{\frac{7}{2}}\left\{\dfrac{1}{4}(x-3)^2+2+\dfrac{4}{x-5}+\dfrac{4}{(x-5)^2}\right\}dx$

$=\pi\left[\dfrac{1}{4}\times\dfrac{1}{3}(x-3)^3+2x+4\log|x-5|-4\times\dfrac{1}{x-5}\right]_0^{\frac{7}{2}}$

$=\pi\left[\dfrac{1}{12}\left\{\left(\dfrac{7}{2}-3\right)^3-(0-3)^3\right\}+2\left(\dfrac{7}{2}-0\right)\right.$

$\qquad +4\left\{\log\left|\dfrac{7}{2}-5\right|-\log|0-5|\right\}-4\left.\left(\dfrac{1}{\dfrac{7}{2}-5}-\dfrac{1}{0-5}\right)\right]$

$=\pi\left(\dfrac{5341}{480}+4\log\dfrac{3}{10}\right)$ …………………（(17)の答）

物理　解答　24年度

第1問　出題者が求めたポイント…水平投射と床との非弾性衝突，直線上の2物体の衝突

(問1) $h = \frac{1}{2}gt^2$ より　$t = \sqrt{\frac{2h}{g}}$ …(答)

(問2) $vt = v\sqrt{\frac{2h}{g}}$ …(答)

(問3) 床と1回目の衝突をする直前，
鉛直方向の速さ $v_y = gt = \sqrt{2gh}$ であるから，
衝突直後の速さ $= ev_y = e\sqrt{2gh}$ である。
質点aとbは水平に衝突したので，aは最高点でbと衝突したことになる。したがって，$\frac{1}{2}m(ev_y)^2 = mgh_B$

$\therefore h_B = \frac{(ev_y)^2}{2g} = \frac{(e\sqrt{2gh})^2}{2g} = e^2 h$ …(答)

(問4) 衝突直前のaの速さ $= \frac{v}{2}$, 衝突直後のa, bの速度を v_a, v_b とすると

$\begin{cases} m \times \frac{v}{2} = mv_a + Mv_b \\ e = -\frac{v_a - v_b}{\left(\frac{v}{2}\right) - 0} \quad \therefore \frac{ev}{2} = v_b - v_a \end{cases}$

2式より　$\begin{cases} v_a = \frac{(m - eM)}{2(m+M)}v \\ v_b = \frac{(1+e)m}{2(m+M)}v \end{cases}$ …(答)

(問5) 初速度 ev_y の投げ上げで，質点bにあたるまでの時間 t' は $0 = ev_y - gt'$ より　$t' = \frac{ev_y}{g} = et$

水平方向の速度変化は鉛直方向の運動に影響を与えないから

求める時間 $= t + 2t' = t + 2et = (1+2e)\sqrt{\frac{2h}{g}}$ …(答)

(問6) $\frac{v}{2} \times (t + t') = \frac{v}{2} \times (1+e)\sqrt{\frac{2h}{g}}$ …(答)

(問7) 題意より　$\frac{t + 2t'}{t} = 2.5$　$\therefore \frac{t'}{t} = \frac{3}{4}$

$\frac{t'}{t} = \frac{\frac{e\sqrt{2gh}}{g}}{\sqrt{\frac{2h}{g}}} = e = \frac{3}{4}$

aとbが衝突後, bはPに到達したことと $BP = AP - AB$ より

$v_b t' = vt - \frac{v}{2}(1+e)\sqrt{\frac{2h}{g}}$

$e = \frac{3}{4}$ だから　$v_b = \frac{7mv}{8(m+M)}$

2式より　$\frac{7mv}{8(m+M)} \times \frac{3}{4}t = vt - \frac{v}{2} \times \frac{7}{4}t$

$\therefore \frac{M}{m} = \frac{17}{4}$　　$e = \frac{3}{4}, \frac{M}{m} = \frac{17}{4}$ …(答)

第2問　出題者が求めたポイント…斜面を下る導体棒に生じる誘導起電力と電流の変化

(問1) レンツの法則より, $P \to Q$ …(答)

(問2) 導体棒にはCDに近づく方向に磁場からの力を受けるので, 外力の向きはCDから遠ざける方向になる。…(答)

(問3) 閉回路の長さは $4L + 2vt$ だから,
電気抵抗 $= 2\rho(2L + vt)$

(問4) 導体棒に生じる電圧の大きさはファラデーの電磁誘導の法則より

$V_{pQ} = \frac{d\Phi}{dt} = B\frac{dS}{dt} = BvL$

$\therefore$ 電流 $I = \frac{BvL}{2\rho(2L+vt)}$ …(答)

(問5) 外力 $F = IBL = \frac{(BL)^2 v}{2\rho(2L+vt)}$ …(答)

(問6) $V_{pQ} = B\frac{dS}{dt} = BL \times v\cos\theta$ だから

$I' = \frac{BvL\cos\theta}{2\rho(2L+vt)}$ …(答)

(問7) 電流が磁場から受ける力 F' は水平方向である。

$F' = I'LB = \frac{(BL)^2 v\cos\theta}{2\rho(2L+vt)}$

$t = \frac{2L}{v}$ のとき, F' の斜面方向成分が $mg\sin\theta$ とつりあう

$\frac{(BL)^2 v\cos\theta}{2\rho\left(2L + v \times \frac{2L}{v}\right)} \times \cos\theta = mg\sin\theta$

$\therefore v = \frac{8\rho mg\sin\theta}{B^2 L\cos^2\theta}$ …(答)

(問8) $t = 0$ のとき $I = \frac{Bv}{4\rho}$, $t \to \frac{L}{v} - 0$ のとき $I \to \frac{Bv}{6\rho}$

$\frac{L}{v} \to \frac{L}{v} + 0$ のとき $I \to \frac{Bv\cos\theta}{6\rho}$　$t \Rightarrow \frac{3L}{v} - 0$ のとき

$I \Rightarrow \frac{Bv\cos\theta}{10\rho}$

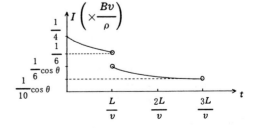

藤田保健衛生大学（医）24年度 （32）

第3問 出題者が求めたポイント…液体のおよぼす圧力，気体の状態変化

(問1) 高さH[m]の水がピストンに及ぼす力は
$$\rho gH \times A \text{[N]} \cdots \text{(答)}$$

(問2) T_1[K]になったときの気体の圧力をP_1[Pa]とすると
$$(P_1 - P_0)A = \mu Mg$$
が成り立つ。また，ボイル・シャルルの法則より
$$\frac{P_0 V_0}{T_0} = \frac{P_1 V_0}{T_1} \qquad \therefore T_1 = \frac{P_1 \times T_0}{P_0}$$
2式より $T_1 = \frac{T_0}{P_0}\left(P_0 + \frac{\mu Mg}{A}\right) = \frac{\mu Mg}{AP_0}T_0 + T_0 \cdots \text{(答)}$

(問3) 状態方程式より $P_0 V = nRT_0$ $\therefore n = \dfrac{P_0 V}{RT_0}$

定積変化だから，$Q = n \times \dfrac{3}{2}R \times (T_1 - T_0)$
$$= \frac{3P_0 V}{2T_0} \times \left(T_0 + \frac{\mu Mg}{AP_0}T_0 - T_0\right)$$
$$= \frac{3P_0 V}{2T_0} \times \frac{\mu Mg}{AP_0}T_0 = \frac{3\mu MgV}{2A} \qquad \cdots \text{(答)}$$

(問4) T_2[K]になったときの気体の圧力をP_2[Pa]とすると
$$(P_2 + \rho gh)A = \mu Mg + P_0 A \quad \cdots ①$$
シャルルの法則より
$$\frac{P_0}{T_0} = \frac{P_2}{T_2} \qquad \therefore P_2 = \frac{T_2}{T_0}P_0 \cdots ②$$
①，②よりP_2を消去する。
$$\left(\frac{T_2}{T_0}P_0 + \rho gh\right)A = \mu Mg + P_0 A$$
(問2)の答を用いて，μMgを消去する。
$$\left(\frac{T_2}{T_0}P_0 + \rho gh\right)A = \frac{AT_1 P_0}{T_0} \quad \frac{P_0}{T_0}(T_1 - T_2) = \rho gh$$
$$\therefore T_1 - T_2 = \frac{\rho ghT_0}{P_0} \qquad \cdots \cdots \cdots \cdots \cdots \text{(答)}$$

第4問 出題者が求めたポイント…慣性力を含む力のつりあいと運動方程式，摩擦力の扱い方

(問1) このときの加速度をαとすると，P, Qに対する運動方程式は，
$$\begin{cases} T = m_P \alpha \\ m_Q g - T = 0 \end{cases} \qquad \therefore \alpha = \frac{m_Q g}{m_P} \qquad \cdots \text{(答)}$$

(問2) P, Q, 台が一体となって動くので
$$(M + m_P + m_Q)\alpha = F$$
$$F = \frac{(M + m_P + m_Q)m_Q}{m_P}g \qquad \cdots \text{(答)}$$

(問3) このとき，摩擦力がない状態でつりあっている。
$$0 \cdots \text{(答)}$$

(問4) 台を基準にした非慣性系で考える。水平右向きにx軸，鉛直上向きにy軸をとる。
摩擦力fは最大摩擦力μNになる。
Pに対する運動方程式
$$T' - m_P \alpha = 0 \cdots ①$$
Qに対する運動方程式
$$\begin{cases} T' - m_Q g - \mu N = 0 \cdots ② \\ N - m_Q \alpha = 0 \cdots ③ \end{cases}$$
台に対する運動方程式
$$F_0 - T' - N - M\alpha = 0 \cdots ④$$

①，②，③より $\alpha = \dfrac{m_Q g}{m_P - \mu m_Q}$

だから ④ より
$$F_0 = m_P \alpha + m_Q \alpha + M\alpha$$
$$= \frac{m_Q(m_P + m_Q + M)}{m_P - \mu m_Q}g \qquad \cdots \text{(答)}$$

(問5) (問4)と同様にP, Q, 台に対する運動方程式をたてて考える。
$$\begin{cases} T'' - m_P \beta = 0 & \cdots ⑤ \\ T'' - km_Q g - f = 0 & \cdots ⑥ \\ N'' - km_Q \beta = 0 & \cdots ⑦ \\ F' - T'' - N' - M\beta = 0 & \cdots ⑧ \end{cases}$$
また，$f \leqq \mu N' \cdots ⑨$
⑧より
$$M\beta = F' - m_P \beta - km_Q \beta$$
$$\therefore \beta = \frac{F'}{M + m_P + km_Q} \qquad \cdots ⑨$$
⑤，⑥，⑨より
$$f = m_P \beta - km_Q g = \frac{m_P F'}{M + m_P + km_Q} - km_Q g \cdots ⑩$$
⑧，⑨，⑩より
$$\frac{m_P F'}{M + m_P + km_Q} - km_Q g \leqq \mu \times \frac{km_Q F'}{M + m_P + km_Q}$$
$$\frac{1}{M + m_P + km_Q}(m_P - \mu km_Q)F' \leqq km_Q g$$
F'がどんなに大きくても上の不等式が成り立つ条件は
$$m_P - \mu km_Q \leqq 0 \qquad \therefore \frac{m_P}{\mu m_Q} \leqq k$$
$$\frac{m_P}{\mu m_Q} \qquad \cdots \text{(答)}$$

化 学

解答　24年度

1 出題者が求めたポイント……化学変化と反応量，pH

問1. 仮に 0.10 mol/L の水溶液とする。

(A) $[H^+] = 0.10$ mol/L　∴ pH = 1.0

(B) $H_2SO_4 \rightarrow 2H^+ + SO_4^{2-}$ と電離する。

　$[H^+] = 0.10 \times 2 = 2 \times 10^{-1}$ mol/L(ただし，電離度1)

　∴ $pH = -\log 2 \times 10^{-1} = 1 - \log 2 = 0.7$

(C) $[H^+] = 0.10 \times 0.01 = 1 \times 10^{-3}$ mol/L

　電離は1よりかなり小さい。ここでは，0.01とする。

　$pH = -\log 1 \times 10^{-3} = 3$

以上から，c＞a＞b

中和反応は，それぞれ次のようになる。

(A) $HCl + NaOH \rightarrow NaCl + H_2O$

(B) $H_2SO_4 + 2NaOH \rightarrow Na_2SO_4 + 2H_2O$

(C) $CH_3COOH + NaOH \rightarrow CH_3COONa + H_2O$

同じモル濃度で，同じ体積であるから，酸の物質量は等しい。したがって生成する塩の物質量は，上記の反応式からわかるように，a＝b＝c

問2.(B)と(C)は，中和反応である。

(B) $HCl + NH_3 \rightarrow NH_4Cl$

(C) $H_2SO_4 + 2NH_3 \rightarrow (NH_4)_2SO_4$

したがって，b＜c　の関係がある。

(A)に NH_3 を吸収させると次の二段階の反応が起こる。

　$CuSO_4 + 2NH_3 + 2H_2O \rightarrow Cu(OH)_2 + (NH_4)_2SO_4$

　$Cu(OH)_2 + 4NH_3 \rightarrow [Cu(NH_3)_4]^{2+} + 2OH^-$

したがって，c＜a　の関係がある。

以上から，a＞c＞b

問3.(A)の変化は，二段階で起こる。

　$Ca(OH)_2 + CO_2 \rightarrow CaCO_3 + H_2O$ (沈殿の生成)

　$CaCO_3 + H_2O + CO_2 \rightarrow Ca(HCO_3)_2$ (沈殿の溶解)

(B)の変化は，

　$Na_2CO_3 + H_2O + CO_2 \rightarrow 2NaHCO_3$

(C)は反応しない。CO_2 が溶解するだけである。

水溶液の濃度は，$Ca(OH)_2$ の溶解度が一番小さいので，この石灰水($Ca(OH)_2$ の飽和水溶液)の濃度とみてよい。

$Ca(OH)_2$ の溶解度は，0.165 g/100 g水である。

このモル濃度は，

$$\frac{1.65}{74} = 2.2 \times 10^{-2} \text{(mol/L)}$$

他の水溶液もこれ以下の濃度と考えてよい。

以上から，a＞b＞c

[解答]

問1.①オ　②ス　問2.イ　問3.ア

2 出題者が求めたポイント……化学式

(1) Fe^{2+} 水溶液に $K_3[Fe(CN)_6]$ ヘキサシアノ鉄(III)酸カリウム水溶液を加えると濃青色の沈殿を生じる。この沈殿物が青色顔料である。

(2) ヨウ素は昇華性が大きい。

(3) $2NaHCO_3 \rightarrow Na_2CO_3 + H_2O + CO_2$

　炭酸ナトリウムが固体として生じる。

(4) $3Cu + 8HNO_3 \rightarrow 3Cu(NO_3)_2 + 2NO + 4H_2O$

　無色の気体NOを生じる。水上置換で捕集する。

(5) $SiO_2 + 4HF \rightarrow SiF_4 + 2H_2O$

[解答]

(1) $K_3[Fe(CN)_6]$　(2) I_2　(3) Na_2CO_3　(4) NO　(5) HF

3 出題者が求めたポイント……酸化還元滴定，実験器具

問1.(エ)は濃青色でもよい。

問2, 問4.これらの実験器具は，使用目的，使い方，器具名を理解しておく必要がある。

問3.$2KI + NaClO + 2HCl \rightarrow 2KCl + NaCl + I_2 + H_2O$

I；$-1 \rightarrow 0$(酸化されている)

したがって，KIは還元剤である。

NaClO；Clの酸化数に注目する。$+1 \rightarrow -1$と変化。

自らは還元されているので，NaClOは酸化剤である。

問5.$I_2 + 2e^- \rightarrow 2I^-$

　$2S_2O_3^{2-} \rightarrow S_4O_6^{2-} + 2e^-$

この2式を辺々加えると，

　$I_2 + 2S_2O_3^{2-} \rightarrow 2I^- + S_4O_6^{2-}$

両辺に，$4Na^+$ を加えると，

　$I_2 + 2Na_2S_2O_3 \rightarrow 2NaI + Na_2S_4O_6$

問6.(c)及び(d)で反応したチオ硫酸ナトリウムは，

$$0.10 \times \frac{16.00}{1000} = 1.6 \times 10^{-3} \text{ mol}$$

問5の反応式より反応した I_2 は，

$$1.6 \times 10^{-3} \times \frac{1}{2} = 8.0 \times 10^{-4} \text{ mol}$$

さらに，問3の反応式より，反応したNaIOは，I_2 と等物質量だから，原液には，

$8.0 \times 10^{-4} \times 10 = 8.0 \times 10^{-3}$ mol　含まれている。

したがって，NaClOの質量パーセント濃度は，

$$\frac{8.0 \times 10^{-3} \text{(mol)} \times 74.5 \text{(g/mol)}}{10.0 \text{(cm}^3) \times 1.00 \text{(g/cm}^3)} \times 100 = 5.96\%$$

[解答]

問1.(ア)ヨウ素　(イ)褐　(ウ)デンプン　(エ)青紫

問2.(採取)ホールピペット　(希釈)メスフラスコ

問3.$2KI + NaClO + 2HCl \rightarrow NaCl + 2KCl + I_2 + H_2O$

問4.ビュレット

問5.$I_2 + 2Na_2S_2O_3 \rightarrow 2NaI + Na_2S_4O_6$

問6.5.96%

4 出題者が求めたポイント……アミノ酸，ペプチドの構造

問1. グラフより，アミノ酸Cが最も早く1 molに達していることが分かるので，最初に切り離されるアミノ酸はCである。次にアミノ酸Aが早く2 molに達するの

で，2番目にあるアミノ酸はAである。アミノ酸Bはまだ一定になっていないので，N末端のアミノ酸とわかる。

問2.実験3よりアミノ酸Bはグリシンと推定できる。

実験4よりアミノ酸CはSを含むことがわかるので，システインと推定できる。

実験5よりアミノ酸Dは，ベンゼン環をもつことがわかるので，チロシンと推定できる。

実験2は，pH8.6で陰イオンで，その価数が最も大きいことを意味している。実験3～5で他のアミノ酸が特定できるので，アミノ酸Aはグルタミン酸と判断できる。

問3.実験1から，ヘプタペプチドXは，

アミノ酸C，アミノ酸D——1個

アミノ酸A——2個

アミノ酸B——3個

から成ることがわかる。一定の物質量になるまでの時間を考慮するとアミノ酸配列がわかる。

問4.N末端側のペプチドは，Gly-Gly-Tyr である。これと同じアミノ酸組成をもつ直鎖のペプチドは，

Gly-Tyr-Gly，Tyr-Gly-Gly

の2つ。光学異性体を考慮し，$3 \times 2 = 6$ 種類。

問5.結晶中では，双性イオンになっている。酸性溶液中では，

$H_3\overset{+}{N}-CH_2-COO^- + H^+ \rightarrow H_3\overset{+}{N}-CH_2-COOH$

となる。

[解答]

問1.(ア) C　(イ) A　(ウ) B

問2.A；グルタミン酸　B；グリシン　C；システイン

　　D；チロシン

問3.Gly-Gly-Tyr-Glu-Gly-Glu-Cys

問4.6種類

問5.結晶中；$CH_2(\overset{+}{N}H_3)COO^-$

　　酸性溶液中；$CH_2(\overset{+}{N}H_3)COOH$

5 出題者が求めたポイント……アセチレン誘導体，高分子化合物

問1.$CH \equiv CH + CH_3COOH \rightarrow CH_2 = \underset{OCOCH_3}{CH}$　(A)

　　$CH \equiv CH + HCN \rightarrow CH_2 = \underset{CN}{CH}$　(D)

この反応は，付加反応である。

問2.$CH_2 = CHOCOCH_3$(A)，$CH_2 = CHCOOCH_3$(F)

このような異性体を構造異性体という。原子のつながり方が異なっている。

問4.$CH_2 = \underset{OCOCH_3}{CH} \xrightarrow{\text{加水分解}} CH_2 = \underset{OH}{CH} \xrightarrow{\text{異性化}} CH_3 - \underset{O}{\overset{}{C}} - H$

　　　　(A)　　　　　　　(C)　　　　　　(B)

(B)と(C)は異性体の関係にある。

問5.ヨードホルム反応である。

問7.化合物Dはアクリロニトリルである。

$nCH_2 = \underset{CN}{CH} + nCH_2 = \underset{Cl}{CH} \rightarrow \left(CH_2 - \underset{CN}{CH} - CH_2 - \underset{Cl}{CH} \right)_n$

ここでは，両者が1：1で共重合したとして示す。なお，化合物Eは，$CH_2 = CHCOOH$ アクリル酸で，化合物Fは，$CH_2 = CHCOOCH_3$アクリル酸メチルである。

[解答]

問1.付加反応　問2.構造異性体

問3. A; $\underset{H}{\overset{H}{C}} = \underset{H}{\overset{H}{C}} - O - \underset{O}{\overset{H}{C}} - \underset{H}{\overset{H}{C}} - H$

　　F; $\underset{H}{\overset{H}{C}} = \underset{H}{\overset{H}{C}} - \underset{O}{\overset{}{C}} - O - \underset{H}{\overset{H}{C}} - H$

問4.化学式；$CH_2 = CH(OH)$

　　名称；ビニルアルコール

問5.CHI_3

問6.$CH \equiv CH + HCN \rightarrow CH_2 = CH(CN)$

問7. $\left(\underset{H}{\overset{H}{C}} - \underset{C \equiv N}{\overset{H}{C}} - \underset{H}{\overset{H}{C}} - \underset{Cl}{\overset{H}{C}} \right)_n$

生　物

解答　24年度

1 出題者が求めたポイント（Ⅱ・タンパク質）
タンパク質の構造、変性、機能に関する問題。標準的内容の問題。
問1. タンパク質の種類によって、三次構造までのものと、4次構造までもつものがある。S-S結合はシステインどうしがSH基のHを失って結合する。熱やpH、薬品などでタンパク質の立体構造が変化することを変性という。
問3. rRNAやtRNAの遺伝子はDNAから転写され、タンパク質にならずに機能する。
問5. 疎水性アミノ酸の側鎖は内側に入り込みやすく疎水結合する。

【解答】
問1. ア．20　イ．四次構造　ウ．S-S(ジスルフィド)
　　　エ．変性　オ．酵素
問2. ペプチド結合
問3. rRNAの遺伝子、tRNAの遺伝子
問4. αヘリックス(らせん構造)
　　　βシート(ジグザグ構造)
問5. ②、③　問6. 一次構造
問7. コラーゲン　問8. アロステリック効果
問9. シグナル分子を酵素により分解することや回収することによってシグナルを解除する。(39字)

2 出題者が求めたポイント（Ⅱ・DNAの複製）
DNAの複製を中心とした問題。計算や論述などを含め難易度を高めている。
問1. ヒストンにDNAが巻きついた構造をヌクレオソームという。染色体まではさらに折りたたまれていく。
問5. BrdUは分裂期にチミンの代わりに取り込まれる。
問6. i. 細胞周期は24時間、1200個の細胞のうち染色されたのが300個。よって、300／1200×24＝6(時間)。
　　ii. 細胞周期は24時間、1200個の細胞のうち分裂期は50個。よって、50／1200×24＝1(時間)。
問7, 8. BrdUを取り込んだDNA鎖は2本鎖のうちの片側で、そのまま保存される。

【解答】
問1. ヒストン　問2. 半保存的複製
問3. 組織幹細胞　問4. ③
問5. 細胞毎に細胞周期の時期が違うから1時間のうちに取り込んだチミンの量が異なるため。(40字)
問6. i. 6時間　　ii. 1時間
問7.

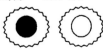

問8. ②、③

3 出題者が求めたポイント（Ⅰ・Ⅱ・カエルツボカビ）
カエルツボカビ症を題材に、皮膚の組織、分類、心臓の構造とはたらきなどを総合的に扱った問題。一部に詳細な内容も含んでいる。
問2. ケラチンは髪の成分でもある。
問5. 心筋の活動電位はCa^{2+}の関与がある。細胞膜には電位依存性CaチャネルとNa-Ca交換輸送体が存在する。静止電位はK^+の平衡電位とほぼ等しい。血しょう中のNa^+が不足すると、心筋細胞へのNa^+の流入が起こりにくくなり、活動電位の立ち上がり速度が遅くなる。電位存性CaチャネルからのCa^{2+}の流入量が増大し、Na-Ca交換輸送体におけるCa^{2+}の流出が困難になる。そのため、細胞内のCa^{2+}が高いまま維持する。
動電位はNa^+が流入し閾値に達すると生じる。
問6. 皮膚呼吸が妨げられ、さらに心拍が低下することで酸素不足に陥る。
問7. 洞房結節は右心房にありペースメーカーとも呼ばれ心拍の歩調をとる。
問8. カエルは通常、電解質も皮膚を介して吸収できるが、カエルツボカビに感染すると皮膚が厚くなり困難になる。問6. 皮膚呼吸が妨げられ、さらに心拍が低下することで酸素不足に陥る。
問7. 洞房結節は右心房にありペースメーカーとも呼ばれ心拍の歩調をとる。
問8. カエルは通常、電解質も皮膚を介して吸収できるが、カエルツボカビに感染すると皮膚が厚くなり困難になる。

【解答】
問1. ア．表皮　イ．真皮　ウ．皮下組織
問2. ケラチン　問3. ③、⑥、⑧
問4. 体の表面近くにある毛細血管から皮膚を介してO_2の吸収とCO_2の放出を行っている。(40字)
問5.

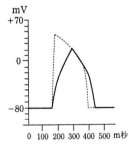

問6. カエルの心臓は2心房1心室であり、動脈血と静脈血が混じるので酸素不足になるため。(40字)
問7. 洞房結節　問8. 小腸の上皮細胞

4 出題者が求めたポイント（Ⅰ・腎臓）
腎臓に関する問題。一部に詳細な内容も含み、やや難易度の高い問題である。
問3. 再尿管でほぼ完全に再吸収される物質なので水やNa^+、Cl^-となる。グルコースや脂肪は通常100％再

吸収される。

問4.上皮細胞の血管側にNa^+／Ka^+ポンプが存在している。ATPのエネルギーを要する能動輸送である。

問5.尿細管(腎細管)のボウマンのうに近い側には、表面積を増やすために微じゅう毛(刷子縁)がある。これは表皮細胞の細胞質の突起である。

問6.集合管の細胞は水透過性が低い。水分子を通すタンパク質のアクアポリンはバソプレシンの作用で活性が高まり、水の透過性が高まる。

【解答】
問1.ア.ネフロン(腎単位)
　　イ.マルピーギ小体(腎小体)　ウ.ボーマンのう
　　エ.糸球体　オ.タンパク質　カ.脳下垂体後葉
　　キ.バソプレシン　ク.副腎皮質
　　ケ.鉱質コルチコイド
問2.⑥　　問3.水、ナトリウムイオン
問4.ⅰ.Na^+/Ka^+ポンプ(ナトリウム-カリウムポンプ)
　　ⅱ.ATP(アデノシン三リン酸)
　　ⅲ.ミトコンドリア
問5.刷子縁(微じゅう毛)
問6.ⅰ.アクアポリン
　　ⅱ.集合管上皮に存在するアクアポリンは通常閉じており、バソプレシンの作用で開く。(38字)

平成23年度

問 題 と 解 答

平成23年度

藤田保健衛生大学（医）23 年度　(1)

英　語

問題

23 年度

第1問　次の英文を読んで設問に答えなさい。

On 28 February 2003, the French Hospital of Hanoi, Vietnam, a private hospital of fewer than 60 beds, consulted the Hanoi office of the World Health Organization (WHO). A business traveller from Hong Kong had been hospitalized on 26 February for respiratory symptoms resembling influenza that had started three days before. The WHO medical officer, Dr Carlo Urbani, an infectious diseases epidemiologist and a previous member of Médecins sans Frontières, answered the call. Within days, in the course of which three more people fell ill with the same symptoms, he recognized the aggressiveness and the highly contagious nature of the disease. It looked like influenza but it wasn't. Early in March the first patient died, while similar cases started to show up in Hong Kong and elsewhere. Dr Urbani courageously persisted working in what he knew to be a highly hazardous environment. After launching a worldwide alert via the WHO surveillance network, he fell ill while travelling to Bangkok and died on 29 March. A run of new cases, some fatal, was now occurring not only among the staff of the French Hospital, but in Hong Kong, Taiwan, Singapore, mainland China, and Canada. Public health services were confronted with [あ]two related tasks: to build an emergency worldwide net of containment, while investigating the ways in which the contagion spread in order to pinpoint its origin and to discover how the responsible agent, most probably a micro-organism, was propagated. It took four months to identify the culprit of the new disease as a virus of the corona-virus family that had jumped to infect humans from wild small animals handled and consumed as food in the Guangdong province of China. By July 2003, the worldwide propagation of the virus, occurring essentially via infected air travellers, was blocked. The outbreak of the new disease, labelled SARS (Severe Acute Respiratory Syndrome), stopped at some 8,000 cases and 800 deaths. The toll would have been much heavier （　ア　） a remarkable international collaboration to control the spread of the virus through isolation of cases and control of wildlife markets. Epidemiology was at the heart of this effort, combining investigations in the populations hit by SARS with laboratory studies that provided the knowledge required for the disease-control interventions.

Epidemiology owes its name to 'epidemic', derived from the Greek *epi* (on) and *demos* (population). Epidemics like SARS that strike as unusual appearances of a disease in a population require immediate investigation, but essentially the same investigative approach applies to diseases in general, whether unusual in type or frequency or present all the time in a population in an 'endemic' form. In fact, the same methods are used to study normal physiological events such as reproduction and pregnancy, and physical and mental growth, in populations. Put concisely, *epidemiology is the study of health and disease in populations*.

The [い]population aspect is the distinctive trait of epidemiology, while health and disease are investigated at other levels as well. In fact, when 'medicine' is referred to, without specification, one thinks spontaneously of clinical medicine that deals with health and disease in individuals. We may also imagine laboratory scientists carrying out biological experiments, the results of which may hopefully be translated into diagnostic or treatment innovations in clinical medicine. By contrast, the population dimension of health and disease, and with it epidemiology, is less prominent in the minds of most people. In the past, introduced to someone as an epidemiologist, I was not infrequently greeted with the remark 'I see you are a specialist treating skin diseases'. (Clearly the person thought of some fancy 'epidermology', alias dermatology. Now I introduce myself as a public health physician, which works much better.)

(Rodolfo Saracci, *Epidemiology: A Very Short Introduction*, 2010)

注　respiratory: 呼吸の　　　epidemiologist: 疫学者　　Médecins sans Frontières: 国境なき医師団
　　contagious: 伝染性の　　containment: 封じ込め　　propagate: まん延させる　　culprit: 原因
　　toll: 犠牲　　　　　　　epidemic: 伝染病　　　　physiological: 生理学的　　endemic: 風土病
　　spontaneously: 自然に　　alias: 別名　　　　　　dermatology: 皮膚科

問 1. 本文中に波線を付した次の２つの動詞の名詞形を書きなさい。

(a) resemble　　　　　　　　　　(b) recognize

問 2. 下線部 [あ] の two related tasks とは次の ① ～ ④ のうちのどれとどれか。最も適当な組み合わせを (a)～(f) より１つ選び、記号で答えなさい。

① 感染源を突き止めること
② 世界的な封じ込め網を作り上げること
③ 治療法を見つけること
④ 病気がどのように広がっていったかを調査すること

(a) ① と ②　　　　　　(b) ① と ③　　　　　　(c) ① と ④

(d) ② と ③　　　　　　(e) ② と ④　　　　　　(f) ③ と ④

問 3. 空所 （　　ア　　） には次の４語がある順序で入る。記号(a)～(d)をその順序に並べなさい。

(a) for　　　　　　(b) it　　　　　　(c) not　　　　　　(d) were

問 4. 下線部 [い] の 'population aspect' と**反対の意味**をもつものを次の中から１つ選び、記号で答えなさい。

(a) disease aspect　　　　　　　　(b) human aspect

(c) individual aspect　　　　　　　(d) investigation aspect

問 5. 本文中に二重下線を付した次の４つのうち、epidemiology ないし epidemiologist と最も関係が深い意味をもつものはどれか。１つ選び、記号で答えなさい。

(a) clinical medicine　　　　　　　(b) laboratory scientists

(c) dermatology　　　　　　　　　(d) public health physician

問6. Dr Urbani について正しいものを1つ選び、記号で答えなさい。

    (a) 国境なき医師団のメンバーとして活動中に死亡した。

    (b) 世界で最初の SARS 患者と確認された。

    (c) WHO の職員として感染症の防止活動中に死亡した。

    (d) ハノイの病院の医師として SARS 患者の診察をした。

問7. 病原体を突き止めることができた時期として最も適当なものを1つ選び、記号で答えなさい。

    (a) 2003年2月末頃　　　(b) 2003年3月末頃　　　(c) 2003年4月末頃

    (d) 2003年5月末頃　　　(e) 2003年6月末頃　　　(f) 2003年7月末頃

問8. この病気はどのようにして人間界に入ってきたのか。最も適当なものを1つ選び、記号で答えなさい。

    (a) 環境の変化によって、病原体をもった動物と人間との接触の機会が増えて人にも感染するように。

    (b) 病原体をもった動物にかまれたことによって人に感染した。

    (c) 病原体をもった動物を食用にしたことによって人間に感染した。

    (d) もともと人には感染しなかった病原体が、突然変異によって人にも感染するようになった。

問9. この病気はどのようにして世界各地へ広まっていったのか。最も適当なものを1つ選び、記号で答えなさい。

    (a) 大気中に浮遊した病原体が風に乗って各地へ広まった。

    (b) 感染者が旅行することによって各地へ広めた。

    (c) 病原体をもった渡り鳥が各地へ飛んで行って広めた。

    (d) 病原体に汚染された食べ物が各地へ輸送されて広まった。

第2問　次の英文を読んで設問に答えなさい。

Creativity is commonly thought of as a personality trait that resides within the individual. We [あ]count on creative people to produce the songs, movies, and books we love; to invent the new gadgets that can change our lives; and to discover the new scientific theories and philosophies that can change the way we view the world. Over the past several years, (　ア　), social psychologists have discovered that creativity is not only a characteristic of the individual, but may also change depending on the situation and context. The question, of course, is what those situations are: what makes us more creative at times and less creative at others?

One answer is psychological distance. According to the construal level theory (CLT) of psychological distance, anything that we do not experience as occurring now, here, and to ourselves falls into the "psychologically distant" category. It's also possible to induce a state of "psychological distance" simply by changing the way we think about a particular problem, such as attempting to take another person's perspective, or by thinking of the question as if it were unreal and unlikely. In this new paper, by Lile Jia and colleagues at Indiana University at Bloomington, scientists have demonstrated that increasing psychological distance so that a problem feels farther away can actually increase creativity.

Why does psychological distance increase creativity? According to CLT, psychological distance affects the way we mentally represent things, so that distant things are represented in a relatively （　イ　） way while psychologically near things seem more （　ウ　）. Consider, for instance, a corn plant. A(n) （　エ　） representation would refer to the shape, color, taste, and smell of the plant, and connect the item to its most common use—a food product. A(n) （　オ　） representation, on the other hand, might refer to the corn plant as a source of energy or as a fast growing plant. These more （　カ　） thoughts might lead us to contemplate other, less common uses for corn, such as a source for ethanol, or to use the plant to create mazes for children. What this example demonstrates is how （　キ　） thinking makes it easier for people to form surprising connections between seemingly unrelated concepts, such as fast growing plants (corn) and fuel for cars (ethanol).

In this most recent set of studies, Jia and colleagues examined the effect of （　ク　） distance on creativity. [い]Participants in the first study performed a creative generation task, in which they were asked to list as many different modes of transportation as possible. This task was introduced as having been developed either by Indiana University students studying in Greece (distant condition) or by Indiana University students studying in Indiana (near condition). As predicted, participants in the distant condition generated more numerous and original modes of transportation than participants in the near condition.

Similar results were obtained in the second study, in which performance on three insight problems was gauged. Here's a sample problem:

A prisoner was attempting to escape from a tower. He found a rope in his cell that was half as long enough to permit him to reach the ground safely. He divided the rope in half, tied the two parts together, and escaped. [う]How could he have done this?

This is known as an insight problem since the solution — the prisoner unraveled the rope lengthwise and tied the remaining strands together — typically arrives in a flash of insight, or what's commonly referred to as an Aha moment.

For the insight problems, participants were told that the questions were developed either by a research institute located in California, "around 2,000 miles away" (distant condition), or in Indiana, "2 miles away," (near condition). In a third, control group no information regarding location was mentioned. As expected, participants in the distant condition solved more problems than participants in the proximal condition and in the control condition. Because the problems seemed farther away, they were easier to solve.

This pair of studies suggests that even minimal cues of psychological distance can make us more creative. （　ケ　） the geographical origin of the various tasks was completely irrelevant — it shouldn't have mattered where the questions came from — simply telling subjects that they came from somewhere far away led to more creative thoughts.

These results build on previous studies which demonstrated that distancing in time — projecting an event into the remote future — and assuming an event to be less likely (that is, distancing on the probability dimension) can also enhance creativity. In a series of experiments that examined how （　コ　） distance affects performance on various insight and creativity tasks, participants were first asked to imagine their lives a year later (distant future) or the next day (near future), and then to imagine working on a task on that day in the future. Participants who imagined a distant future day solved more insight problems than participants who imagined a near future day.

This research has important practical implications. It suggests that there are several simple steps we can all take to increase creativity, such as traveling to faraway places (or even just thinking about such places), thinking about the distant future, communicating with people who are dissimilar to us, and considering unlikely alternatives to reality.

(Oren Shapira and Nira Liberman: An Easy Way to Increase Creativity, *Scientific American Mind Matters, July 21, 2009*)

注　trait: 特徴　　　　　　　　reside: 備わっている　　　　gadget: 装置
　　CLT: 解釈レベル理論　　　　maze: 迷路　　　　　　　　unravel: 解く、ほどく
　　proximal: 近い

問1. 下線部 [あ] の 'count on' とほぼ同じ意味をもつものを1つ選び、記号で答えなさい。

(a) consider　　　　(b) make　　　　(c) provide for　　　　(d) rely on

問2. 空所（　ア　）に入れるのに最もふさわしいものを1つ選び、記号で答えなさい。

(a) however　　　　(b) in other words　　　　(c) of course　　　　(d) therefore

問3. 空所（　イ　）〜（　キ　）には 'abstract' か 'concrete' のいずれかが入る。'abstract' が入る空所名をすべて○で囲みなさい。

問4. 空所（　ク　）に入れるのに最もふさわしいものを1つ選び、記号で答えなさい。

(a) social　　　　(b) spatial　　　　(c) temporal　　　　(d) visual

問5. 下線部 [い] の 'Participants' に置き換えるのに最もふさわしいものを1つ選び、記号で答えなさい。

(a) Patients　　　　(b) Researchers　　　　(c) Students　　　　(d) Subjects

問6. 下線部 [う] の問い 'How could he have done this?' が insight problem である理由として最も適当なものを1つ選び、記号で答えなさい。

(a) さまざまな脱獄方法を自由な発想とひらめきによって考え出させる問いだから。

(b) 脱獄犯の心の中を見抜かねばならない、洞察力を必要とする問いだから。

(c) 出題者の意図を深く洞察することが必要な問題であるから。

(d) ロープを「半分にする」分け方が思いつきにくく、ひらめきが必要だから。

問7. 空所 (ケ) に入れるのに最もふさわしいものを1つ選び、記号で答えなさい。

    (a) Although   (b) Because   (c) If   (d) Unless

問8. 空所 (コ) に入れるのに最もふさわしいものを1つ選び、記号で答えなさい。

    (a) social   (b) spatial   (c) temporal   (d) visual

問9. 本文にしたがえば、創造力が最も発揮できそうなものは次のうちどれか。1つ選び、記号で答えなさい。

    (a) 問題を、身近な具体的状況に当てはめてみて考える。
    (b) 問題を、類似した他の問題と比較してみて考える。
    (c) 問題を、単純ないくつかの基本的要素に分解して考える。
    (d) 問題から一歩身を引いて、第三者の目で見てみる。

問10. 本文の内容と合致するものを1つ選び、記号で答えなさい。

    (a) 現代人は、発達した情報社会の中で創造的に考える力を失ってきている。
    (b) 現代人は、昔の人より創造的に考えることができやすい環境に住んでいる。
    (c) 創造力は、先天的な側面もあるが、心の持ち方によって強めることができる。
    (d) 創造力は小さいころからの教育によって身に付くものであるから、幼児教育が大切だ。

第3問 次の英文を読んで設問に答えなさい。

Person A: I believe heroic medical interventions should not be made (ア) the doctors and nurses have the permission of the patient or the patient's family members.

Person B: So you believe that extending life with technology should not be done unless a patient or his family wants his life extended?

Person A: That's right.

Person B: Well, it's my opinion that sometimes there isn't time for a discussion with the patient or the family members about the patient's chances for survival. The medical experts have to act or there is no decision to be made because the patient is dead!

Person A: (イ)

Person B: (ウ)

Person A: (エ)

Person B: That's right. You got it.

Person A: Well, I don't have a real problem with that. But I believe that if the patient doesn't want to be kept alive through technology, and if he or his family members tell the doctors that, then the doctors have to abide by his wishes and "pull the plug."

Person B: So, basically, you believe the patient should decide whether he will live or die — or, if he can't decide, then his family should decide for him.

Person A: That's not exactly it. He may live or die whether he's hooked up to life-supports or not. But it's his choice — or his family's choice — whether he will be hooked up.

Person B: Okay, then it's （　オ　）, or secondly, （　カ　）and not （　キ　）to continue him on life-supports.

Person A: Exactly.

Person B: I believe it is part of a doctor's job to assess a patient's chances for survival; the patient or the family can get too emotional and decide to let someone die rather than be uncomfortable; and meanwhile, the doctor may know there's a good chance for recovery. Also, doctors are trained to save life at all costs. If we train them to take the patient's advice, then they could let him die just so they could take off early to play golf!

Person A: That's a lot for me to paraphrase. You believe, if I have it right, that （　ク　）are more objective and less emotional than （　ケ　）, and they have more of an expert opinion about chances for recovery. And also you think it's dangerous to let （　コ　）decide to pull the plug because then （　サ　）don't have to worry about whether the patient could have lived a full life or not.

Person B: You said it better than I did!

Person A: Well, what I really think is that doctors should give their expert opinion to the patient and the family members. If they then decide, for whatever reason, not to prolong life with technology, then the doctors would have to abide by their decision.

Person B: （　シ　）

Person A: That's exactly right.

（ Sherry Diestler, *Becoming A Critical Thinker: a user-friendly manual,* 1998 ）

注　heroic medical intervention: ここでは延命処置を意味している　　　abide by 〜: 〜に従う

問1. 空所 （　ア　） に入れるのに最もふさわしいものを1つ選び、記号で答えなさい。

(a) for　　　　　　(b) but　　　　　　(c) unless　　　　　　(d) when

問2. 空所 （　イ　）〜（　エ　）にそれぞれ ① 〜 ③ のいずれかを入れるとき、最も適当な組み合わせはどれか。 (a)〜(f)より1つ選び、記号で答えなさい。

① I didn't mean that. I mean, if the patient is going to die if he's not hooked up to the machines, then he needs to be hooked up first and consulted later.

② So you think in an emergency the doctors should be allowed to treat the patient in any way that will save his life and talk to him or his family members later.

③ So you think that using technology is totally up to the doctors?

(a) イ: ①　　ウ: ②　　エ: ③　　　(b) イ: ①　　ウ: ③　　エ: ②

藤田保健衛生大学（医）23 年度　(8)

(c) イ：②　　ウ：①　　エ：③　　(d) イ：②　　ウ：③　　エ：①

(e) イ：③　　ウ：①　　エ：②　　(f) イ：③　　ウ：②　　エ：①

問3.　空所（　オ　）〜（　キ　）に入る語句の組み合わせとして最も適当なものを1つ選び、記号で答えなさい。

(a)　オ：his family's choice　　　カ：the doctor's choice　　　キ：the patient's choice

(b)　オ：his family's choice　　　カ：the patient's choice　　　キ：the doctor's choice

(c)　オ：the doctor's choice　　　カ：his family's choice　　　キ：the patient's choice

(d)　オ：the doctor's choice　　　カ：the patient's choice　　　キ：his family's choice

(e)　オ：the patient's choice　　　カ：his family's choice　　　キ：the doctor's choice

(f)　オ：the patient's choice　　　カ：the doctor's choice　　　キ：his family's choice

問4.　空所（　ク　）〜（　サ　）に入る語句の組み合わせとして最も適当なものを1つ選び、記号で答えなさい。

(a)　ク：doctors　　　　　　　　　　ケ：patients and family members
　　　コ：doctors　　　　　　　　　　サ：patients or family members

(b)　ク：doctors　　　　　　　　　　ケ：patients and family members
　　　コ：patients or family members　サ：doctors

(c)　ク：patients and family members　ケ：doctors
　　　コ：doctors　　　　　　　　　　サ：patients or family members

(d)　ク：patients and family members　ケ：doctors
　　　コ：patients or family members　サ：doctors

問5.　空所（　シ　）に入れるのに最も適当なものを1つ選び、記号で答えなさい。

(a) So you think that the doctor should be an advisor or counselor and give them all the information he can, and have the final power to decide what will be done.

(b) So you think that the doctor should be an advisor or counselor and give them all the information he can, but the family should have the final power to decide what will be done.

(c) So you would choose not to use life-supports until the patient is completely beyond hope of recovery.

(d) So you would choose to use life-supports until the patient is completely beyond hope of recovery.

問6.　Aさんの主張に最も近い内容のものを1つ選び、記号で答えなさい。

(a) 医師は医療の専門家であり客観的に見ることのできる立場にいるのだから、積極的な延命処置をするか否かに関しては医師の判断が優先すべきだ。

(b) 医師は、患者の延命可能性について専門家としての的確な助言ができるよう、もっと十分な訓練を受けるべきだ。

(c) 医師は、積極的な延命処置をするか否かについての患者本人やその家族の意思が告げられた場合には、自分の意見を押し通すべきではない。

(d) 第1に優先すべきは患者本人の意思であるが、その意思が不明である場合には、家族の意見より専門家である医師の判断の方が優先すべきだ。

数　学

問題 　　　　　　　　　　　　　　　　23年度

問題 1.

k を定数とする. 方程式 $x^2 - |x| - 6 = k$ を満足する実数 x がちょうど 3 個あるのは $k = $ [　(1)　] のときであり, この方程式を満足する実数 x が存在しないのは k の範囲が [　(2)　] のときである.

問題 2.

ある動物の染色体 10 種類の中から無作為に 1 つ選ぶ作業を 5 回行った. ただし何度この作業を行っても, これら 10 種類の染色体の選び易さは常に同様であるものとする.

(i) 5 回ともすべて異なる種類の染色体を選ぶ確率は [　(3)　] である.

(ii) 5 回中ある 1 種類の染色体が 3 回, それと異なるもう 1 種類の染色体が 2 回それぞれ選ばれる確率は [　(4)　] である.

問題 3.

(i) $y = 3\cos x$ のグラフ上の 1 点 $\left(\dfrac{\pi}{6}, \dfrac{3\sqrt{3}}{2}\right)$ における接線に平行な単位ベクトルを $\vec{a} = (a_1, a_2)$, 垂直な単位ベクトルを $\vec{b} = (b_1, b_2)$ とすると, $(a_1, a_2) = $ [　(5)　], $(b_1, b_2) = $ [　(6)　] である.

(ii) $a_1 > 0$, $\sqrt{13}(a_1, a_2) = (A_1, A_2)$ とおくとき, 行列 $\boldsymbol{A} = \begin{pmatrix} A_1 + 2 & A_2 - 2 \\ A_1 & A_2 \end{pmatrix}$ に対し, 連立方程式 $\boldsymbol{A} \begin{pmatrix} x \\ y \end{pmatrix} = m \begin{pmatrix} x \\ y \end{pmatrix}$ が $(x, y) = (0, 0)$ 以外の解をもつとき, 定数 m の値は [　(7)　] である. 次に行列 $\boldsymbol{A}$ で表される 1 次変換によって, 点 P(x, y) が点 Q(X, Y) に移り, ベクトル $\overrightarrow{\text{OP}}$ とベクトル $\overrightarrow{\text{OQ}}$ が同じ向きになったという. ただし点 O$(0, 0)$ であり, $x \neq 0$ とする. このとき $\overrightarrow{\text{OQ}} = k\overrightarrow{\text{OP}}$ となる定数 k の値は [　(8)　] である. さらにこのとき直線 PQ の方程式は $y = $ [　(9)　] である.

問題4.

(i) $m(x) = \dfrac{m_0}{\sqrt{1 - \frac{x}{c^2}}}$ とする. ただし m_0, c は正の定数である. また c^2 より十分小さい正の定数 ε に対して $0 < x < \varepsilon$ とする.

     1) $m'(x) = \boxed{\quad (10) \quad}$ である.

     2) $m(x) - m_0$ を平均値の定理を用いて表すと $\boxed{\quad (11) \quad}$ である. ただし (11) を書き表わす際, 新たに必要となる実数があれば k を用い, k が満たすべき条件も明記せよ.

     3) $\varepsilon \to 0$ とすると (11) の値は $\boxed{\quad (12) \quad}$ に近づく.

(ii) a, b を正の実数とするとき, 積分 $\displaystyle\int_0^1 \dfrac{1}{\{ax + b(1-x)\}^2}\, dx$ の値は $\boxed{\quad (13) \quad}$ である. またこの値を a について微分すると, $\boxed{\quad (14) \quad}$ となる.

物 理

問題　　23年度

第1問 図のように3つの領域に分けられた実験装置を用意する。領域Iには帯電した小球を放出する箱を置く。領域IIには磁束密度 B の一様磁場を紙面裏から表向きにかける。領域IIIでは小球が摩擦抵抗を受けるようにする。領域Iと領域IIIでは磁束密度の値はゼロである。

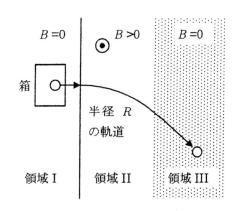

領域Iに置いた箱からは $-q$, 0, $+q$ （ただし、$q>0$）のいずれかの電荷をもつ小球がランダムに放出される。また、箱から放出される小球の質量と速さは未知である。

ある時、放出された小球が領域IIを通過する際の軌道が図のような半径 R の円軌道（の一部）になった。そして、その小球が領域IIIに進入した後、停止するまでの間に摩擦によって E の熱が発生した。

以下の量を答えよ。

問1 小球の電荷

問2 小球の質量

問3 箱から放出されたときの小球の速さ

第2問

問1 屈折率 n_1 の媒質中を紙面に沿って直進してきた光が、屈折率 n_2 の媒質中を進んだ。屈折率 n_2 の媒質中を進む光の進路の概略として正しいものを図1の(a)〜(f)より選べ。ただし $n_1<n_2$ で、媒質は一様であるとする。また、図1中の点線は屈折率 n_1 の媒質中を進んできた光の進路を延長したものである。

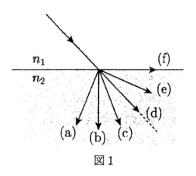

図1

次に、屈折率 n_1 の液体 L 中に、屈折率 n_2 の素材でできた球形の物体 R が静止している場合を考える。物体 R の半径は光の波長よりも十分に大きく、液体 L と物体 R はいずれも一様であるとして、以下の問に答えよ。尚、n_1 および n_2 の値は問1と同じで、光は紙面に平行な方向にのみ進むものとする。

問2 図2のように液体 L から物体 R に入射した光が、物体 R を通り、再び液体 L へ出て行くまでの経路の概略を解答用紙の図に描き込め。境界面での反射は考えなくて良い。

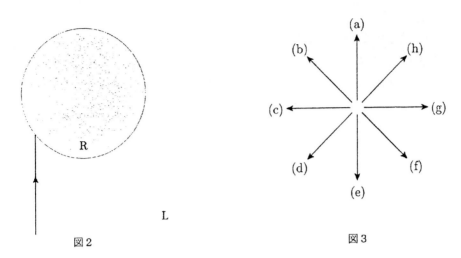

図2　　　図3

問3 質点などと同じく光もその進行方向に運動量を持つ。また同じ媒質中では、進行方向に関わらず光の運動量の大きさは一定である。光が問2の経路を通るとき、物体 R に入射する前と物体 R から出て行った後で、光の運動量の変化分を表すベクトルはどちら向きか。図3の (a)〜(h) より適切な方向を選べ。

問4 問2の経路を通る光により、物体 R はどの方向に力を受けることになるか。運動量と力積の関係を考慮して、図3の (a)〜(h) より最も適切な方向を選べ。

第3問　天井と床の間に突っ張らせた棒を重量 $3W$ のサルが登っていく。棒は均質で、長さを L、重量を W、棒が水平面となす角度を $\theta(0°<\theta<90°)$ とする。床から $2/3$ の地点までサルが登ったときに、天井と床に働く摩擦力がともに最大になったものとして、以下の問に答えよ。ただし、床と棒の間の静止摩擦係数を 0.5、天井と棒の間の静止摩擦係数を 0.8 とし、床も天井も水平であるとする。また、解答は既約分数で答えること。

問1 棒が天井から受ける垂直抗力の大きさは W の何倍か。
問2 棒が床から受ける垂直抗力の大きさは W の何倍か。
問3 $\tan\theta$ の値はいくらか。

第4問　質量 m の単原子分子 N 個からなる理想気体を、一辺の長さが L の立方体の容器に封じ込める。重力による影響が無視できない場合に、この気体分子が容器の上面と下面に与える圧力差について考える。気体分子は器壁と完全弾性衝突をするが、気体分子同士の衝突は考えないものとして、以下の問に答えよ。ただし重力加速度の大きさを g とし、容器の上面と下面は常に水平であるとする。

問1　鉛直方向に速さ v_z で運動する気体分子1個が1回衝突するときに容器上面が受ける力積の大きさを求めよ。

問2　気体分子が容器上面に当たってから容器下面に達するまでの時間を T とするとき、上面に速さ v_z で衝突した気体分子は重力で加速される。下面と衝突する直前の速さを v_z、g、T を用いて表せ。

問3　ここまでの結果を考慮すると、容器上面での圧力 P_u と容器下面での圧力 P_d の大きさが求められる。以下の空欄 (A)(B) に当てはまる数式を、m、g、L、N、v_z、T のうちの必要な記号を用いて答えよ。尚、$\langle x \rangle$ は x の平均を表すものとする。

$$P_u = \frac{容器上面が受ける力}{容器上面の面積} = \boxed{(A)} \times \left\langle \frac{v_z}{T} \right\rangle$$

$$P_d - P_u = \boxed{(B)}$$

第5問　図のように、水平でなめらかな床の上に半径 R の半円状のくぼみのある台を置く。はじめ、台を静止させておき、質量 m の小球を点 A（台のくぼみの最下点）に置いてから、小球に大きさ v_0 の初速度を図中の右向きに与えた後の運動について考える。ただし床と台との間、台と小球との間はいずれも摩擦は無いものとし、台の質量を M、重力加速度の大きさを g とする。

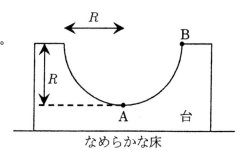

v_0 を適当な値にすると、小球は台の内側の右側斜面を上り、ちょうど点B（右側斜面の上端）に達してから斜面を下りはじめた。この場合について以下の問に答えよ。

問1　小球が点Bに達したとき、床に対する台の速さはいくらか。v_0、m、M を用いて表せ。

問2　v_0 を R、m、M、g を用いて表せ。

問3　小球が台を下りて初めて点Aに戻ってきたときの、床に対する台の速さ、および、床に対する小球の速さを求め、v_0、m、M を用いて表せ。

この後、小球は点Aを通り過ぎて左側斜面を上り、ある高さまで上ってから点Aに戻る。

問4　小球が左側斜面を上りきった時点での、床に対する台の速さを、v_0、m、M を用いて表せ。

問5　小球は左側斜面をどこまで上るか？点Aを鉛直方向の高さの基準として、高さを答えよ。

問6　小球が左側斜面を下りて点Aに戻ってきたときの、床に対する台の速さ、および床に対する小球の速さを求め、v_0、m、M を用いて表せ。

問7 小球が点Aおよび点Bにあるとき、台が小球から受ける力の水平成分は各々いくらか。

問8 横軸を時間、縦軸を床に対する台の速度にとって、台の速度のグラフの概形を描け。ただし、小球に初速度を与えた時点を時刻ゼロとし、その後、はじめて小球が左側斜面を下りて点Aに戻ってくるまでの間について、グラフの概形を描くこと。

化 学

問題

23年度

第1問 次の問い（問1〜6）にもっとも適する答えを、それぞれの問いの下にあるもののなかから一つだけ選び、**ア、イ、ウ・・・**の記号で答えよ。

問1 第3周期の元素について、第一イオン化エネルギー、電子親和力、電気陰性度を、値のもっとも大きい元素を100として次の表にした。**a〜c**の組み合わせのうち、正しいものはどれか。

性質	Na	Mg	Al	Si	P	S	Cl	Ar
a	15	-66	13	34	21	58	100	-10
b	33	49	38	52	67	66	83	100
c	30	40	50	60	70	83	100	なし

組み合わせ	a	b	c
ア	イオン化エネルギー	電子親和力	電気陰性度
イ	イオン化エネルギー	電気陰性度	電子親和力
ウ	電子親和力	イオン化エネルギー	電気陰性度
エ	電子親和力	電気陰性度	イオン化エネルギー
オ	電気陰性度	イオン化エネルギー	電子親和力
カ	電気陰性度	電子親和力	イオン化エネルギー

問2 化合物の性質に関する記述のうち、誤りを含むものはどれか。

ア 硫酸水素ナトリウムの水溶液は酸性を示し、炭酸水素ナトリウムの水溶液は塩基性を示す。

イ 炭酸水素ナトリウムの粉末を加熱すると、二酸化炭素の気体を発生して炭酸ナトリウムになる。

ウ 酸性水溶液中で過酸化水素は酸化剤として働けば水となり、還元剤として働けば酸素となる。

エ 亜硫酸は塩素に対しては還元剤として、硫化水素に対しては酸化剤として働く。

オ 硝酸銀は水酸化ナトリウム水溶液には溶けないがアンモニア水には溶ける。

カ 硫酸バリウムは水には溶けないが塩酸には溶ける。

問3 物質の精製法についての記述のうち、誤りを含むものはどれか。

ア 少量の安息香酸を含むナフタレンの結晶を純粋にするために、昇華を行う。

イ タンパク質とアミノ酸を含む水溶液からタンパク質を除くために、透析を行う。

ウ ジエチルエーテルに含まれる少量のエタノールを除くために、蒸留を行う。

エ 少量の食塩を含む硝酸カリウムの結晶を純粋にするために、再結晶を行う。

オ 海水を純水にするために、陽イオン交換樹脂と陰イオン交換樹脂に通す。

カ ニトロベンゼンに含まれるアニリンを除くために、酸性でジエチルエーテルに抽出する。

問4　水で薄まった食酢の濃度を求めるため、中和滴定を行った。まず、0.050 mol/l のシュウ酸標準液 10.0 ml を中和するのに、濃度未知の水酸化ナトリウム水溶液 9.0 ml を要した。つぎに、水で薄まった食酢 10.0 ml を中和するのに、この水酸化ナトリウム水溶液 13.5 ml を要した。この水で薄まった食酢 100 ml に含まれる酢酸（分子量60）のグラム数はいくらか。

ア　0.36 g　　イ　0.45 g　　ウ　0.49 g　　エ　0.73 g　　オ　0.90 g
カ　3.6 g　　キ　4.5 g　　ク　4.9 g　　ケ　7.3 g　　コ　9.0 g

問5　$C_XH_YO_Z$ という分子式をもつ有機化合物 1 mol を完全に燃焼するのに必要な酸素 O_2 の mol 数として、正しいものはどれか。

ア　$2X + Y/2 - Z$　　イ　$2X + Y - Z$　　ウ　$2X + Y/2 - 2Z$
エ　$X + Y/4 - Z/2$　　オ　$X + Y/2 - Z/2$　　カ　$X + Y/4 - Z$

問6　弱酸の電離定数を 10^{-X} mol/l とする。1 mol/l の濃度の弱酸について、X の値を横軸、pH の値を縦軸にとったとき、両者の関係を示すグラフのうち、もっとも適切なものはどれか。

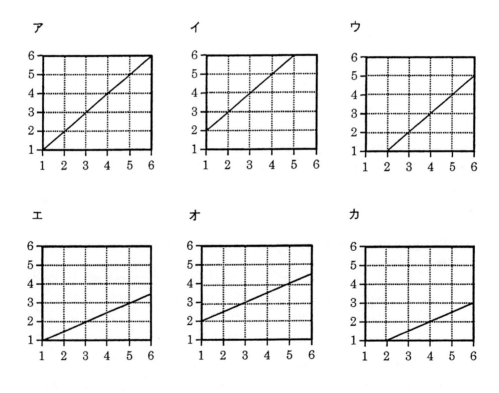

第2問　次の文章を読んで、文中の問い（アとイ）に答えよ。

　　0.10 mol/l 塩酸 100 ml に 0.10 mol/l 水酸化ナトリウム水溶液 200 ml を加えていくとき、ア）H^+、イ）Na^+ の各イオンのモル濃度がどのように変化するか。下のグラフの書き方[例]を参考に、NaOH の滴下量が 0、50、100、150、200 ml におけるイオンのモル濃度（mol/l）の値を黒丸で表示して変化を図示

せよ。ただし、縦軸はイオンのモル濃度（mol/l）、横軸は水酸化ナトリウム水溶液の滴下量（ml）である。

[例]

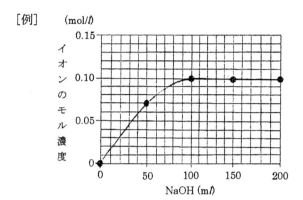

第3問　次の文章を読んで、下の問い（問1〜4）に答えよ。

　V l の容器（体積一定）中に x mol の二酸化硫黄と $0.5x$ mol の酸素を入れ、T K に保つと次の反応が平衡に達し、全体の圧力が P atm になり、$x\alpha$ mol の三酸化硫黄が生成した。α は反応したものの割合を表す。気体定数を R、気体はすべて理想気体とする。

$2SO_2$（気） $+$ O_2（気） $\rightleftarrows$ $2SO_3$（気）

$2SO_2$（気） $+$ O_2（気） $=$ $2SO_3$（気） $+$ 198 kJ

問1　平衡定数 K を x、α、V を用いて表せ。

問2　反応が起こる前の圧力を P_0 とすると、α が0.5の場合における P/P_0 の値はいくらか。小数点以下2桁で答えよ。

問3　SO_3 の分圧を x、α、V、R、T を用いて表せ。

問4　温度を上昇させたとき、全体の圧力は増加する。その理由を20字以内で説明せよ。

第4問 次の文章を読んで、下の**問い**（**問1～4**）に答えよ。

グルコース（ブドウ糖）は水溶液中ではごくわずか
だけ右の図の構造式で示される鎖状構造をしているが、
大部分は鎖状構造の C1 位が C（**ア**）位の OH 基と結合
して閉環し、六員環構造をとり、新たに〔**A**〕と〔**B**〕
の2つの異性体が生じる。異性体〔**A**〕はデンプンや
グリコーゲンの構成単位であり、異性体〔**B**〕はセル
ロースの構成単位である。デンプンには異性体〔**A**〕
が分子間で C1 位と C（**イ**）位の OH 基から H_2O が
とれて（**ウ**）結合と呼ばれるエーテル結合により縮合
した（**エ**）と、（**エ**）と同様に縮合した部分と分子間で
C1 位と C（**オ**）位の OH 基から H_2O がとれて（**ウ**）結合した部分とからなる
（**カ**）がある。a（**エ**）と（**カ**）についてヨウ素デンプン反応を行うと、（**エ**）
では濃青色を、（**カ**）では赤紫色を呈し、（**エ**）と（**カ**）で呈色が異なっている。
b デンプンは、消化酵素のアミラーゼにより二糖類である（**キ**）にまで加水分
解される。

右図の構造式：

```
       1CHO
H —2C— OH
HO —3C— H
H —4C— OH
H —5C— OH
      6CH2OH
```

問1 文章中の**ア～キ**の（ ）内に適当な語句や数値を記入せよ。

問2 文章中の異性体〔**A**〕と異性体〔**B**〕はそれぞれ何と呼ばれるか。また、異性
体〔**A**〕の構造式を**炭素番号**も付記して書き、その構造式中に存在するすべての
不斉炭素原子を○で囲め。

問3 文章中の**下線 a** に述べられた（**エ**）と（**カ**）のヨウ素デンプン反応に関して、
（**カ**）が（**エ**）と異なる呈色をする理由を 25 字以内で書け。

問4 文章中の**下線 b** に述べられたアミラーゼによるデンプンの加水分解において、
デンプンのどのような結合がアミラーゼにより切断されるのか。切断される結合
名を書け。

第5問 次の文章を読んで、下の**問い**（**問1～3**）に答えよ。

A、B 二つの有機化合物の結晶がある。A の分子式は $C_9H_8O_4$ で、B の分子
式は C_8H_9NO である。次の諸性質（**ア**）～（**オ**）を読み、下の問い（**問1～3**）
に答えよ。構造式は、例にならって書け。

構造式の例：

```
 H  OH
  |  |
H-C-C-C-H
  |     |
  |     H
  ⬡ (ベンゼン環)
```

構造式の例

（**ア**）A、B ともにアルコールに溶けやすいが、水には溶けにくい。A は酸性を呈し
水酸化ナトリウムの水溶液によく溶ける。

（イ）A、B を希硫酸と煮沸すると、ともに物質 C（分子式 $C_2H_4O_2$）を生ずるため、強い刺激臭を発生する。一方、A からは D、B からは E が同時に生成する。

（ウ）C はエタノールと濃硫酸を加えて加熱すると果実様の香気を発する液体を生成する。

（エ）D は塩化鉄(III) の水溶液で紫色を呈する。E はさらし粉と温めると紫色を呈する。

（オ）D は無色の結晶であるが、E は特有の臭気を有する水よりも重い液体である。D はわずかに水に溶けて酸性を示すが、水酸化ナトリウムの水溶液に溶ける。E は水にはわずかしか溶けないが希塩酸にはよく溶ける。

問1　A および B の構造式を書け。

問2　C、D および E の名称を書け。

問3　（オ）の下線部における E のイオン構造式を書け。

生　物

問題　　23年度

第1問　次の文を読み、以下の各問いに答えよ。

　弾性の法則で有名な（　ア　）はコルクの薄片を顕微鏡で観察し、それが細かい小部屋からなることを知り、コルクが弾性を示す意味を理解した。そして、(1) この小部屋を cell（細胞）と名づけた。「生物は細胞より成り立つ」という、現在ではあたりまえになったこのような考えを最初に提唱したのは（　イ　）と（　ウ　）であり、（　A　）説とよばれる。しかし、細胞が生命の基本単位として本当に認識されるようになったのはそれほど古いことではない。

　真核生物の細胞は、核と細胞質が細胞膜に包まれた構造をもつ。細胞膜は細胞を外界と仕切る重要な膜で、栄養の吸収や老廃物の排出において特定の物質を選択的に透過させることが可能である。(2) 細胞膜の構造は（　エ　）と（　オ　）によって提唱された（　B　）モデルが基本になっており、これにより細胞内外での物質移動のしくみが理解されている。(3) 核膜で囲まれた核は、細胞の遺伝物質のほとんどを含み、形質の決定に重要な役割を果たしている。ここでは遺伝情報発現の初期段階が起きる。細胞質には膜で囲まれた細胞小器官が多数存在している。細胞小器官は、細胞質基質とは異なる環境を細胞内につくり出し、さまざまな反応の場を提供している。このうちミトコンドリアと植物細胞の葉緑体は、進化の過程で原核細胞が真核細胞に取り込まれたものと考えられている。この考えは（　カ　）によって提唱され、（　C　）説とよばれる。(4) 細胞質基質には細胞骨格とよばれるタンパク質でできた繊維が網目状に張りめぐらされており、細胞の形態維持や細胞運動にはたらいている。

　近年は、(5) 細胞そのものを操作する技術が進歩し、いわゆる万能細胞とよばれる細胞がつくり出されている。

問1　文中の（　ア　）ー（　カ　）に適する人物名を次の① ー ⑫から選んで番号で記せ。
　　　① シュライデン　② シュワン　　③ シンガー　　　④ ダーウィン
　　　⑤ ニコルソン　　⑥ パスツール　⑦ フィルヒョー　⑧ フック
　　　⑨ ブラウン　　　⑩ マーグリス　⑪ メンデル　　　⑫ レーウェンフック

問2　文中の（　A　）ー（　C　）に適する説、またはモデルの名称を記せ。

問3　下線部(1)に関して、（　ア　）が観察したものは厳密には細胞そのものではなかった。
　　ⅰ）実際には何を観察したものか。
　　ⅱ）ⅰ）の主成分である高分子物質の名称を記せ。

問4　下線部(2)に関して、
　　ⅰ）細胞膜の構造モデルはどのようなものか、2種の物質名を用いて簡単に説明せよ。
　　ⅱ）細胞膜をへだてて、濃度の低い方から高い方へ物質を透過させる現象を何というか。
　　ⅲ）ⅱ）が起きるときに消費される物質の名称を記せ。

問5 下線部（3）に関して、

  ⅰ）核は通常、細胞に１個存在するが、例外となるヒトの細胞を２つ記せ。

  ⅱ）核膜孔を通って細胞質から核内へ移動するタンパク質の名称を２つ記せ。

  ⅲ）遺伝情報発現の初期段階とはどのような過程をいうのか、最もふさわしい用語で示せ。

問6 下線部（4）の細胞骨格を形成する繊維は、その直径の違いから(a)太い繊維、(b)中間の繊維、(c)細い繊維の３種類に分類されている。

  ⅰ）(a)と(c)の名称と、それぞれの繊維を構成しているタンパク質の名称を記せ。

  ⅱ）(a)と(c)の両方がともに関与する細胞運動を１つ記せ。

  ⅲ）(a)はその上を動くモータータンパク質といっしょになって、細胞内での物質の移動や細胞小器官の配置に役立っている。そのようなモータータンパク質の名称を１つ記せ。

問7 下線部（5）の万能細胞とよばれるもののうち、次の細胞の名称を記せ。

  ⅰ）初期胚から分離され、多分化能を維持し続ける細胞

  ⅱ）培養した体細胞にいくつかの遺伝子を導入するなどして、多分化能をもたせた細胞

第２問　次の文を読み、以下の各問いに答えよ。

　すい臓は（　ア　）胚葉に由来する、（　イ　）器官系に属する器官である。食物として口から取り込まれたタンパク質は、胃の中で胃酸とともに消化酵素（　ウ　）のはたらきでペプトンにまで消化されたあと、十二指腸に送られる。食物とともに送り込まれた胃酸の刺激を受けて、(1)十二指腸の粘膜からはセクレチンとよばれるホルモンが分泌され、すい液の分泌を促す。すい液の中には弱アルカリ性の（　エ　）が大量に含まれており、これが胃酸を中和することによって、(2)すい臓から分泌される消化酵素が十分にはたらけるようになる。すい液の中にはタンパク質分解酵素である（　オ　）などが含まれており、これらの酵素によりペプトンはさらに細かく分解され、最終的にはペプチダーゼのはたらきでアミノ酸となり小腸から吸収される。すい液の中にはこの他に、胆管から分泌された胆汁とともに脂肪の分解にはたらく酵素（　カ　）も含まれている。またデンプンをマルトースに分解する（　キ　）など、すい液の中には多くの消化酵素が存在する。(3)すい臓の外分泌細胞はからだの中でも最もタンパク質合成の盛んな細胞のひとつであり、(4)すい臓から分泌されるタンパク質の量は１日に約 50 g にもなる。マルトースはその後、小腸から分泌される（　ク　）でグルコースにまで分解されたあと、小腸で吸収される。グルコースは小腸の血管に入ったあと、からだの中をめぐり、やがて(5)すい臓の（　ケ　）に存在するＢ細胞に作用して（　コ　）を分泌させるようになる。

問1　文中の（　ア　）－（　コ　）に適語を記せ。

問2　下線部（1）に関して、セクレチンの分泌は内分泌とよばれ、すい液の分泌は外分泌とよばれる。次の①－⑫のうち、(a)内分泌として分泌されるものと、(b)外分泌として分泌されるものをそれぞれすべて選び出し、番号で記せ。

① 汗　　　　② アドレナリン　　③ アルブミン　　④ アンドロゲン
⑤ エストロゲン　⑥ オキシトシン　　⑦ だ液　　　　⑧ 涙
⑨ フィブリノーゲン ⑩ 尿　　　　　　⑪ 乳汁　　　　⑫ リンパ液

問3 下線部(2)に関して、すい臓から分泌される消化酵素は酸性条件下で活性が低く、中性から弱アルカリ性付近で最も活性が高くなる。一方、胃ではたらく酵素は強い酸性の条件で活性が高い。このように酵素の活性が溶液のpHによって影響を受けるのはなぜか。その理由を簡単に記せ。

問4 下線部(3)に関して、このためにすい臓の外分泌細胞で特によく発達している細胞小器官のうち、膜構造を有するものを2つ記せ。

問5 下線部(4)に関して書かれた次の文には誤りがある。誤っている理由を簡単に記せ。
「ヒトが生きていくためには1日に約60gのタンパク質が必要である。ところが、すい臓から1日に約50gのタンパク質が放出されるため、実際には110g以上のタンパク質を食べる必要がある。」

問6 下線部(5)に関して、（コ）のはたらきにより血中のグルコース濃度は低下する。
　ⅰ）（コ）は、どのような細胞にはたらきかけるか。
　ⅱ）ⅰ）の細胞のどのようなはたらきで、血中のグルコース濃度は低下するか、簡単に記せ。

第3問 次の文を読み、以下の各問いに答えよ。ただし、文中の（ア）ー（オ）の記号は図1の記号と対応している。

われわれは手にトゲが刺さったり、熱いものに触れたりすると、思わず手を引っ込める。(1)この反応には、図1に示した神経経路が関与している。この中で脊髄は脳とともに中枢神経に分類され、主に神経軸索からなる周辺部の（ア）と、神経細胞体を多数含む中央部の（イ）から構成される。(2)皮膚からの情報を脊髄に伝える経路は脊髄の（ウ）を通る。この経路の途中には、神経細胞体を多く含む（エ）とよばれる膨らみが見られる。一方、(3)骨格筋を支配する運動神経は脊髄の（オ）を通る。

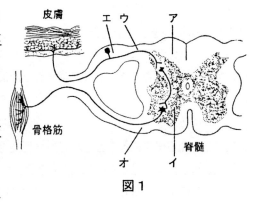

図1

図2に示すように、骨格筋を支配する運動神経の軸索の束に強い電気刺激を与えると、興奮が軸索に沿って末梢側へ伝わり、通常、骨格筋で収縮が起きるときと同じように、骨格筋でM波とよ

ばれる活動電位が記録される。ところが一方で、(4)軸索を中枢側へ伝わった興奮は、脊髄にある運動神経の細胞体まで到達し、その10ミリ秒後、そこにある運動神経群の一部の細胞体を興奮させる。さらにこの興奮が運動神経の軸索に沿って骨格筋に伝わり、筋で再び活動電位を発生させる。この活動電位をF波とよぶ。図2のグラフに示すように、神経が刺激されてからM波やF波が発生するまでの時間のことを潜時という。(5)刺激部位を脊髄側に近づけるほど、M波の潜時は長くなり、逆にF波の潜時は短くなる。(6)F波を誘導するのに必要な刺激の強さは、M波のものよりずっと強く、またF波の活動電位の振幅（反応の大きさ）はM波の5％程度でしかない（図2に示されているF波の振幅は、M波のものに対して20倍に拡大してある）。

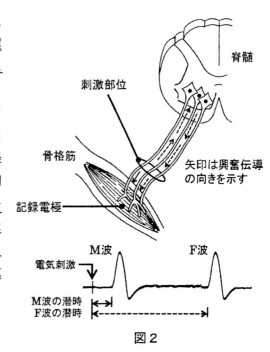

図2

問1　図1を参考にして、文中の（　ア　）～（　オ　）に適語を記せ。
問2　下線部(1)に関して、この一連の興奮が伝わる経路を何とよぶか。
問3　下線部(2)に関して、
　ⅰ）皮膚からの情報を脊髄に伝える神経を何とよぶか。
　ⅱ）その末端から放出される神経伝達物質は何か。
問4　下線部(3)に関して、運動神経の末端から放出される神経伝達物質は何か。
問5　図2において、もし運動神経が1本しか存在しなかったとすると、その運動神経の軸索を電気刺激したときに発生した興奮は、中枢側へ進行して脊髄にある細胞体に到達したあとに、再び末梢側へは伝わらない。その理由を簡単に記せ。
問6　図2で運動神経の軸索の束に強い電気刺激を与えた場合、下線部(4)に記したように脊髄にある運動神経が興奮する。しかしその興奮は一部の神経に限られる。その理由として適するものを、次の①～⑦から3つ選び、その番号を記せ。
　① 神経軸索を中枢側へ進行した興奮が、脊髄にある運動神経の細胞体で跳ね返るから
　② 神経軸索を中枢側へ進行した興奮が、隣り合う軸索の間で短絡（ショート）するから
　③ 脊髄にある運動神経の間にシナプスが存在するから
　④ 興奮が運動神経の軸索を中枢側へ進行したあとに、介在神経を経由して再び運動神経に戻ってくるから
　⑤ 神経軸索で発生した興奮が、細胞体に到達するまでの間に減衰してしまうから
　⑥ 神経軸索に与えられた刺激の強さによって、興奮する運動神経の数が異なるから
　⑦ 神経細胞が興奮するためには、同時に多数のシナプスがはたらく必要があるから

問7 図2で、運動神経の軸索の束に、細胞体群の中心部から70 cmの部位で電気刺激を与えたところ、3.5ミリ秒後にM波が記録され、さらに24.5ミリ秒後にF波が記録された。刺激部位から運動神経の細胞体へ興奮が伝わる伝導速度を求め、m/秒の単位で答えよ。ただし、末梢側に興奮が伝わる速度と中枢側へ興奮が伝わる速度は、同じであるとみなしてよい。また、脊髄内での運動神経の細胞体群の大きさは考慮しなくてよい。解答は小数点以下を四捨五入して整数で記せ。

問8 下線部(5)に関して、細胞体群の中心部から30 cmの部位で電気刺激を与えた場合に、F波の潜時はいくらか。解答は四捨五入して小数点以下第一位まで求め、ミリ秒の単位で記せ。ただし、興奮伝導速度は**問7**で求めた結果を用いること。

問9 下線部(6)に関して、F波の振幅がM波のものに較べて小さくなるのはなぜか。その理由を簡単に記せ。

第4問 次の文を読み、以下の各問いに答えよ。

(1) 現在地球上には3,000万種を超える生物が生息していると考えられているが、これらの生物は食物連鎖を形成していたり、生息環境をつくり上げたりすることで、お互いに密接な関連を保っている。昨年、生物多様性条約締結国会議（COP10）が名古屋で開催され、(2) 多様な生き物や生息環境を守り、その恵みを将来にわたって利用するための国際的な話し合いがもたれた。生物の多様性という言葉の意味の中には、種の多様性だけでなく、同一種の内部における多様性も含まれている。まもなく70億人を超えるといわれているヒトという種についてみても、地球上に自分と同じ人間は2人といない。これはひとりひとりが持っている遺伝情報がみな異なっているためである。

(3) 生物の遺伝情報はDNA上の塩基配列として記されていることが明らかになり、その塩基配列が自然に起こるさまざまな偶発的影響により変化してきたことで、生物の多様性が生じたと考えられている。しかし一方で、生物が子孫を残していくやり方それ自身の中にも、生物多様性を生み出すしくみが内包されている。同じ両親から生まれてくる兄弟（姉妹）は、似ていることはあっても全く同じ遺伝形質を持つ兄弟（姉妹）が生まれてくることは、一卵性双生児でない限りまず起こり得ない。ヒトは細胞の核の中に46本の染色体を持っているが、これは両親からそれぞれ23本ずつ受け継いだものである。(4) ヒトが生きていくために必要な遺伝子は、この23本の染色体の上にすべてのっている。配偶子がつくられるときに、減数分裂という特別な細胞分裂が起きるが、その際に46本の染色体の中から23本の染色体のセットが選び出される。(5) このセットを選び出す組み合わせは (A) 通り存在する。従って両親からの配偶子が受精してできる接合子の染色体の組み合わせは $(A)^2$ となり、この数は現在の世界人口をはるかに超える値となる。そればかりではない。減数分裂をおこなう際に、(6) 相同染色体の間で、少なくとも1回は染色体の乗換えという現象が起きる。乗換えが起きる場所は決まっていないので、事実上ほぼ無限といってもよい接合子の組み合わせが、一組の両親から生じることになる。このようにして (7) 同一種内で生み出される生物の多様性が、新たな種を生み出すきっかけになるものと考えられている。

問1　下線部(1)に関して、これまで同定されてきた生物にはすべて、リンネの提唱した方法で固有の名称（学名）が与えられている。
　ⅰ）この命名法を何とよぶか。
　ⅱ）実際にどのように表記されるか。その方法を簡単に記せ。
　ⅲ）われわれヒトはこの方式に従うと、どのように表記されるか記せ（カタカナでもよい）。

問2　下線部(2)に関して、生物多様性が失われると、ヒトにとってどのような不都合が生じると考えられるか。具体的な例をあげて簡単に記せ。

問3　下線部(3)に関して、DNAの塩基配列が変化する原因として考えられるものを3つ記せ。

問4　現在地球上で見つかっている生物は、すべて共通の祖先から進化してきたと考えられている。その最も有力な根拠とされる事実を1つ記せ。

問5　下線部(4)に示すような、ある生物が生きていくために必要な遺伝情報の組み合わせのことを何とよぶか。

問6　下線部(5)に関して、Aにあてはまる数値を入れよ。べき乗で答えてもよい。

問7　下線部(6)の染色体の乗換えが起こっている部位を何とよぶか。

問8　下線部(7)に関して、どのようなことが起きたときに、新しい種が誕生したと判断してよいか。その判断基準を示せ。

問9　減数分裂に関して、図3に示すような4本の染色体を持っている生物がいたとすると、次の分裂時における染色体と紡錘糸の様子はどのようになるか、解答欄に描け。ただし、解答欄のわくはそれぞれ1個の細胞を示しており、中央の点線は細胞の赤道面を示すものとする。
　ⅰ）第一減数分裂の中期
　ⅱ）第二減数分裂の中期

ある生物種（2n = 4）の染色体模式図

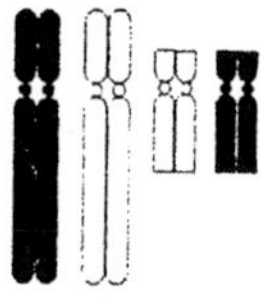

図3

問10　減数分裂が起きる際の、細胞あたりのDNA量の変化を解答欄に実線で記入せよ。

英　語

解答　　23年度

1　出題者が求めたポイント
[全訳]

　2003年2月28日、ベッド数60床以下の民間病院であるヴェトナムのハノイフランス病院は、世界保健機構(WHO)のハノイ支局に問い合わせをした。ひとりの香港からのビジネス客が、2月26日にインフルエンザに似た呼吸器系の症状で入院していたのだ。症状は3日前から始まっていた。伝染病疫学者であり、国境なき医師団の前のメンバーだったWHOの医療官、カルロ・アーバニー医師が電話を受けた。数日中に、その間さらに3人が同じ症状の病気になったのだが、彼はこの病気の症状の激しさと伝染力の強い性質に気づいた。インフルエンザのように見えたがそうではなかった。3月初めに最初の患者が死亡する一方で、同じ症状が香港や他の地域で現れ始めた。アーバニー医師は極めて危険な環境だと彼にもわかっていた状況の中で果敢にも働き続けた。WHOの監視ネットワークを通じて世界に警告を発した後、彼はバンコクに行く間に病気に倒れ3月29日に亡くなった。致命的にもなる新たな感染の続きは、今や、フランス病院のスタッフだけでなく、香港、台湾、シンガポール、中国本土、カナダでも起こった。公衆衛生機関は(あ)2つの関連する課題に直面した。それは、緊急の世界的封じ込めの包囲網を作ること、そして、病気の感染源を特定して、おそらくは微生物の可能性が高いこの病原菌がどのようにして蔓延するのかを見つけるために、感染の広がり方を調べることである。この新しい病気の元凶をコロナウィルス族と特定するのに4か月かかった。これは中国の広東省で触られたり食料として消費されたりした小動物から、飛んで人間に感染するようになっていたウィルスであった。特に感染者が飛行機で旅行することで広がったウィルスの世界的な蔓延は、2003年までに封じられた。SARS(Severe Acute Respiratory Syndrome 急性呼吸器症候群)と名づけられたこの新しい病気は、8000人あまりが罹り800人が死亡したところで止まった。発病者を隔離し野生動物の市場を制限してウィルスの拡散を抑えるという、めざましい国際的な協力態勢が(ア)なかったら、この犠牲者数ははるかに多くなっていただろう。疫学がこの活動の中心にあって、SARSに倒れた人々の調査と、疫病抑制介入に必要な知識を提供する実験室での研究とを結びつけたのだった。

　疫学 epidemiology という名前は、ギリシャ語のepi(〜の上に)とdemos(人々)から来た伝染病 epidemic に由来する。人々の中で尋常ではない発生のしかたをするSARSのような伝染病は、即座の検討を必要とするが、本質的には、同じ対処が病気一般にあてはまる。めずらしいタイプであろうと、頻度が少なかろうと、「風土病」という形で人々の中に常時存在する病気であろうと同じである。事実、同じ方法が、生殖と妊娠、身体的精神的成長など、人々の通常の生理学的現象を研究するのに使われる。簡潔に言うと、「疫学は人々の健康と病気の研究である。」

　この(い)人々という側面というのが、疫学の際立った特徴である。もう片方の健康と病気というのは他の地平においても研究される。実際、「医学」と聞くと、特に説明がない限り、人は自然に臨床医学を思い浮かべる。個人の健康と病気を取り扱う医学である。私たちはまた、生物学的実験をする実験室の科学者を想像するかもしれない。実験の結果は臨床医学の診断や治療の革新に役立つことが期待されるのである。これとは対照的に、人々という規模で捉えた健康と病気は、そしてまた同様に疫学も、人々の頭の中にはっきりと思い浮かぶことはない。過去において私が epidemiologist(疫学者)と人に紹介された時、「ああ、皮膚の病気を扱う専門家なのですね。」という言葉で挨拶を返されたことは一度や二度ではない。(明らかにその人は、すてきな「epidermology」、別名 dermatology (皮膚科)を思い浮かべたのだ。)　今は自分を公衆衛生医と紹介している。この方がはるかにうまく通じるのである。

[解答]

問1. (a) resemblance　(b) recognition　問2. (e)
問3. (d)(b)(c)(a)　問4. (c)　問5. (d)
問6. (c)　問7. (e)　問8. (c)　問9. (b)

2　出題者が求めたポイント
[全訳]

　創造性はその人の内に備わっている個人的な特徴として普通は考えられている。私たちは創造的な人たちが私たちの愛する歌や映画や本を創り出すことを、生活を変える装置を発明することを、私たちの世界の見方を変えるかもしれないような科学理論や哲学を発見することを(あ)当てにしている。しかし、過去数年にわたって、社会心理学者は、創造性は個人の資質というだけでなく、状況と文脈によって変わるものであることを発見している。問題はもちろん、この状況とはどのようなものなのか、時に創造的であり時に創造的でないのはなぜかということである。

　ひとつの答えは、心理的距離である。心理的距離の解釈レベル理論(CLT)によると、今、ここで、自分自身に、起こっているものとして経験するもの以外はどれも、「心理的に遠い」カテゴリーに入っていく。たとえば他の人の考え方をしてみるなど、単にある問題についての考え方を変えることによって、あるいはまた、問題をまるで現実ではないとかありそうにないとか考えることによって、「心理的距離」の状態を誘発するのも可能である。ブルーミントンのインディアナ大学のライル・ジャイアらによるこの新しい論文の中で研究者たちは、問題が遠くにあると感じられるくらいに心理的距離が大きくなると、実は創造性も大きくなるこ

とを、明らかにしている。

なぜ心理的距離が創造性を増大させるのか。CLTによれば、心理的距離は私たちが心の中で物事を表現するその仕方に影響を及ぼし、だから、遠くのものは比較的(イ)抽象的な方法で表現され、心理的に近いものはもっと(ウ)具体的であるように思われるのというのだ。トウモロコシを例にとって考えてみよう。(エ)具体的表現はこの植物の形、色、味、においを取り上げ、このアイテムを最も一般的な使用、すなわち食料と結びつけるだろう。一方(オ)抽象的表現は、エネルギー源あるいは成長の早い植物としてトウモロコシを見る。こちらのより(カ)抽象的思考のほうが、トウモロコシの他のもっとユニークな使い方、たとえばエタノールの原料などを私たちに思いつかせ、この植物を使って子どもたちのための迷路を作らせたりする。この例が示していることは、(キ)抽象的思考によって、一見無関係な概念－成長の早い植物(トウモロコシ)と車の燃料(エタノール)－の間に驚くべきつながりを創り出すのが、人々にとっていかに易しくなるかということである。

この最新の組み研究の中で、ジャイアたちは創造性に与える空間的距離の影響を調べた。最初の研究の(い)被験者たちは創造的な表出課題を行ったのだが、そこではさまざまな輸送方法をできるだけたくさん挙げることが求められた。この課題は、ギリシャで勉強しているインディアナ大学の学生たちが開発したもの(遠い状況)、あるいはインディアナで勉強しているインディアナ大学の学生たちが開発したもの(近い状況)として、紹介された。予想されたように、遠い状況の被験者たちは近い状況の被験者たちよりも数多くの独創的な輸送手段を案出したのだ。

2番目の研究でも同じような結果が得られた。ここでは3つの洞察力問題の出来具合いが測られた。以下が問題の例である。

ひとりの囚人が塔から逃げ出そうとしていた。彼は独房で1本のロープを見つけたが、それは地面に安全に到達できる長さの半分の長さであった。彼はロープを半分に分けて2つの部分を結んで脱出した。(う)彼はどのようにしてこれができたのだろうか。

これは洞察力問題として知られている。というのも、解法－囚人はロープを縦にほぐして分け、できた子縄を結んだ－が典型的に洞察力の閃き、あるいはアハ瞬間と言い習わされているものの瞬間に生まれるからである。

洞察力問題では、被験者たちは、問題は「約2000マイル離れた」カリフォルニアの研究機関によって開発された(遠い状況)、あるいは「2マイル離れた」インディアナの研究機関によって開発された(近い状況)と言われた。3番目の対照グループは場所に関して何の情報も与えられなかった。予想されたように、遠い状況の被験者たちは、隣接状況そして対照状況の被験者たちより多くの問題を解いた。問題が遠くにあるように思われたので、解くのが易しかったのである。

このふたつの研究が示唆しているのは、心理的距離を置くきっかけがほんの少し与えられれば、私たちはもっと創造的になれるということだ。さまざまな課題の地理的な発祥の地は全く関係ない－問題がどこから来たのかが大事であったはずはない－のに、被験者たちに問題がどこか遠いところから来たと単に言うだけで、より創造的な思考が生まれたのだ。

これらの結論は先行の研究に基づいて出されているが、その研究とは、時間的に隔たっていること－つまり出来事を離れた未来へと押しやること－と、出来事をありそうにないものと仮定すること－つまり可能性の次元で距離をとること－が、創造性を高めることもあることを明らかにするものだった。さまざまな洞察力と創造力の課題を解く時に(コ)時間的な隔たりがどのように影響するかを調べた一連の実験では、被験者は初め、1年後の生活(遠い未来)を想像しなさい、あるいは次の日(近い未来)の生活を想像しなさいと言われ、それから、未来のその日に課題に取り組むことを想像しなさいと言われた。遠い未来の日を想像した被験者は、近い未来の日を想像した被験者より、多くの洞察力問題を解いた。

この研究は重要な実際的意味合いを持っている。これは、創造性を高めるために私たちみんながやれるいくつかの簡単な方法があることを示唆している。それはたとえば、遠い場所に旅行すること(あるいはそんな場所を思い浮かべるだけでも良い)、遠い未来のことを考えること、自分と違っている人たちと話すこと、現実とはかけ離れたことを考えることなどである。

[解答]
問1. (d)　問2. (a)　問3. (イ)(オ)(カ)(キ)
問4. (b)　問5. (d)　問6. (d)　問7. (a)
問8. (c)　問9. (d)　問10. (c)

③　出題者が求めたポイント

[全訳]

Aさん：医師と看護師が患者あるいは患者の家族の許可を得て(ア)いなければ、大胆な医療介入はすべきではないと思います。

Bさん：では、テクノロジーで生命を延ばすことは、患者とその家族が延命を望まない限りするべきではないと思うんですね。

Aさん：そうです。

Bさん：患者の延命のチャンスについて患者やその家族と話し合う時間がない場合もあるというのが私の意見です。

Aさん：(イ)だから、テクノロジーを使うことは全部医師任せだと考えるのですか。

Bさん：(ウ)そういう意味ではありません。患者を機械につなげなければ死ぬだろうという場合、必要なのは、まず機械につないで、それから後に話し合うということです。

Aさん：(エ)つまり、緊急の場合は、医師は患者の命を救うやり方で患者を治療するのが許されるべきであり、患者や家族に話すのはその後だと

考えるのですね。

Bさん：そうです。その通りです。

Aさん：私はそれを現実問題として抱えているわけではないのですが、もし患者がテクノロジーを使って生かされるのを望まなければ、そしてその人や家族が医師にそう言ったのなら、医師は望みをかなえて「プラグを引き抜かなければ」ならないと私は思います。

Bさん：それでは、基本的に、患者は自分で生死を決めるべきであり、もしそれができなければ家族がその人に代わって決めるべきだと思うのですね。

Aさん：正確にはそうではありません。患者は生命維持装置につながれようとつながれまいと、死ぬかもしれないし死なないかもしれない。でも装置につながれるかどうかはその人の選択、あるいは家族の選択であるということです。

Bさん：わかりました。では、生命維持装置をつけておくのは、㈠患者の選択であり、次に㈡家族の選択であって、㈢医師の選択ではないということですね。

Aさん：そうです。

Bさん：私は、患者の生存のチャンスを査定するのは医師の仕事の一部だと思います。患者や家族は感情的になって、苦しむよりは死なせようと決めてしまうかも知れません。一方で医師はかなり快復のチャンスはあるとわかっているかも知れない。また、医師はどんなことがあっても命を救うよう訓練されています。もし患者の言うことを聞くように訓練されていたら、ちょうど早朝にゴルフに出かけることができるように！、患者を死なせることができるでしょう。

Aさん：わかりやすく言い換えたほうがいいでしょう。私が正しく理解しているとすれば、あなたは、㈠医師は㈡患者とその家族よりも客観的で感情に走らないし、快復のチャンスについて専門家の意見を持っていると思っている。それにまた、プラグを引き抜くことを㈢患者かその家族に決めさせるのは危険だ、なぜならそうすれば㈣医師は患者またはその家族が充実した生を生きたかどうかを心配する必要はないのだからと思っている。

Bさん：私よりもうまく言ってくれましたね。

Aさん：私が本当に思っていることは、医師は専門家の意見を患者とその家族に言うべきだということです。それから彼らが、どんな理由からであれ、生命をテクノロジーによって延ばすことはしないと決意したのなら、医師は彼らの決定を尊重しなければならないでしょう。

Bさん：㈤つまり、医師は助言者または相談役であるべきで、できる限りすべての情報を彼らに与えるべきだ、しかし、どうするかを決める最終的な決定権は家族が持つべきだと考えているのですね。

Aさん：まさにそうです。

[解法のヒント]

問5. 選択肢の意味

(a) つまりあなたは、医師は助言者または相談役であるべきで、できる限りすべての情報を彼らに与えるべきだ、そして、どうするかを決める最終的な決定権を持つべきだと考えているのですね。

(b) つまりあなたは、医師は助言者または相談役であるべきで、できる限りすべての情報を彼らに与えるべきだ、しかし、どうするかを決める最終的な決定権は家族が持つべきだと考えているのですね。

(c) だから、あなたは、患者の快復の望みが完全になくなるまでは生命維持装置を使わないことを選ぶでしょう。

(d) だから、あなたは、患者の快復の望みが完全になくなるまでは生命維持装置を使うことを選ぶでしょう。

[解答]

問1.(c)　問2.(e)　問3.(e)　問4.(b)　問5.(b)　問6.(c)

数　学

解答　23年度

1 出題者が求めたポイント（数学Ⅰ・2次関数）
〔解答〕
$y = |x^2-x| - 6$ ……①と $y = k$
との交点を調べる。
$x \geqq 0$ のとき①は
$y = x^2 - x - 6 = (x+2)(x-3)$
頂点 $\left(\dfrac{1}{2}, -\dfrac{25}{4}\right)$
$x < 0$ のとき①は
$y = x^2 + x - 6 = (x-2)(x+3)$
頂点 $\left(-\dfrac{1}{2}, -\dfrac{25}{4}\right)$

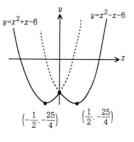

よって，交点が3個となるのは　$k = -6$ ………(1) の答
　　　　交点が存在しないのは，$k < -\dfrac{25}{4}$ ……(2) の答

2 出題者が求めたポイント（数学A・確率）
〔解答〕
(1) 各回10種類の選び方があるから，選び方の総数は
　　　10^5 通り

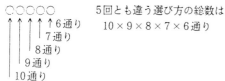

5回とも違う選び方の総数は
　　　$10 \times 9 \times 8 \times 7 \times 6$ 通り

よって求める確率は
$$\dfrac{10 \times 9 \times 8 \times 7 \times 6}{10^5} = \dfrac{189}{625} \quad \cdots\cdots\cdots\cdots (3) \text{の答}$$

(2) 3回と2回の染色体の選び方は $_{10}P_2 = 90$ 通り
その1つの組合せについての確率を求める。
$$_5C_3 \left(\dfrac{1}{10}\right)^3 \left(\dfrac{1}{10}\right)^2$$
よって求める確率は
$$_{10}P_2 \times {}_5C_3 \left(\dfrac{1}{10}\right)^3 \left(\dfrac{1}{10}\right)^2 = \dfrac{9}{1000} \quad \cdots\cdots\cdots (4) \text{の答}$$

3 出題者が求めたポイント（数学C・ベクトル，行列）
〔解答〕
(1) $f(x) = y = 3\cos x$ とおくと，$f'(x) = -3\sin x$
$x = \dfrac{\pi}{6}$ を代入すると，$f'\left(\dfrac{\pi}{6}\right) = -\dfrac{3}{2}$
よって，平行なベクトルは $(2, -3)$ または $(-2, 3)$
単位ベクトルは $\left(\pm \dfrac{2}{\sqrt{13}}, \mp \dfrac{3}{\sqrt{13}}\right)$ ……… (5) の答
次に $(2, -3)$ に垂直な単位ベクトルを $\vec{b} = (b_1, b_2)$
とおくと
$\begin{cases} 2b_1 - 3b_2 = 0 \\ b_1^2 + b_2^2 = 1 \end{cases}$ $\therefore \vec{b} = \left(\pm \dfrac{3}{\sqrt{13}}, \pm \dfrac{2}{\sqrt{13}}\right)$ …… (6) の答

(2) 条件式より
$$A\begin{pmatrix} x \\ y \end{pmatrix} - mE\begin{pmatrix} x \\ y \end{pmatrix} = 0$$
$$(A - mE)\begin{pmatrix} x \\ y \end{pmatrix} = \begin{pmatrix} A_1+2-m & A_2-2 \\ A_1 & A_2-m \end{pmatrix}\begin{pmatrix} x \\ y \end{pmatrix} = \begin{pmatrix} 0 \\ 0 \end{pmatrix}$$
この方程式が $(x, y) = (0, 0)$ 以外の解をもつときの条件
は
$\triangle = (A_1+2-m)(A_2-m) - A_1(A_2-2) = 0$
$m^2 - \{2+\sqrt{13}(a_1+a_2)\}m + 2\sqrt{13}(a_1+a_2) = 0$
$(m-2)\{m-\sqrt{13}(a_1+a_2)\} = 0$　$\therefore m = 2, \sqrt{13}(a_1+a_2)$
$a_1 > 0$ より　$a_1 = \dfrac{2}{\sqrt{13}}, a_2 = -\dfrac{3}{\sqrt{13}}$
$\therefore m = 2, -1$ ………… (7) の答

条件より
$\begin{pmatrix} X \\ Y \end{pmatrix} = A\begin{pmatrix} x \\ y \end{pmatrix} = \begin{pmatrix} (A_1+2)x + (A_2-2)y \\ A_1x + A_2y \end{pmatrix}$
次に $\overrightarrow{OQ} = k\overrightarrow{OP}$ より
$\begin{cases} (A_1+2)x + (A_2-2)y = kx \cdots\cdots\cdots\cdots\cdots ① \\ A_1x + A_2y = ky \cdots\cdots\cdots\cdots\cdots\cdots\cdots ② \end{cases}$
①より　$(A_1+2-k)x + (A_2-2)y = 0$ ………③
②より　$A_1x + (A_2-k)y = 0$ ………④
③－④より　$(2-k)x + (k-2)y = 0$　$(k-2)(x-y) = 0$
$\therefore k = 2, y = x$
ここで，$y = x$ を③に代入すると
$(A_1+2-k)x + (A_2-2)x = 0$　$(A_1+A_2-k)x = 0$
$x \neq 0$ より　$k = A_1 + A_2$
$a_1 > 0$ より
$A_1 + A_2 = \sqrt{13}(a_1+a_2) = \sqrt{13}\left(\dfrac{2}{\sqrt{13}} - \dfrac{3}{\sqrt{13}}\right) = -1$
$\therefore k = 2, -1$
しかし，$\overrightarrow{OP}$ と $\overrightarrow{OQ}$ は同じ向きなので $k > 0$
$\therefore k = 2$ ………… (8) の答
$k = 2$ のとき $P(x, y), Q(2x, 2y)$
直線PQは原点を通り，傾き $\dfrac{y}{x}$ の直線となる。
すると③より　$A_1x + (A_2-2)y = 0$
$\dfrac{y}{x} = \dfrac{2-A_2}{A_1} = \dfrac{2-(-3)}{2} = \dfrac{5}{2}$
よって，直線PQの方程式は　$y = \dfrac{5}{2}x$ ………… (9) の答

4 出題者が求めたポイント（数学Ⅲ・微分積分）
〔解答〕
(ⅰ)(1) 条件式の分母と分子に $c > 0$ をかける。
$$m(x) = \dfrac{cm_0}{\sqrt{c^2-x^2}}$$
$$m'(x) = cm_0 \left(-\dfrac{1}{2}\right)(c^2-x^2)^{-\frac{3}{2}}(-1)$$

$$= \frac{1}{2}cm_0(c^2-x)^{-\frac{3}{2}} = \frac{m_0}{2c^2\sqrt{\left(1-\frac{x}{c^2}\right)^3}} \quad \cdots(10)\text{の答}$$

(2) $\lim\limits_{x \to 0} m(x) = \frac{m_0}{\sqrt{1-0}} = m_0 = m(0)$ より

$y = m(x)$ は $x = 0$ において連続となる

すると $y = m(x)$ は閉区間 $(0, x)$ において連続, 開区間 $[0, x]$ において微分可能となる。

よって平均値の定理から

$\frac{m(x)-m(0)}{x-0} = m'(k)$ $0 < k < x$ となる実数 k が存在する。よって

$m(x) - m_0 = (x-0) m'(k)$

$$= \frac{m_0}{2c^2\sqrt{\left(1-\frac{k}{c^2}\right)^3}} x \quad (0 < k < x)$$

$\cdots\cdots$ (11)の答

(3) $\varepsilon \to 0$ のとき $x \to 0$, $k \to 0$ となるから,

$\lim\limits_{k \to 0} f'(x) = \frac{m_0}{2c^2}$

よって $(x-0)f'(k) \to 0 \cdots\cdots\cdots\cdots\cdots\cdots$ (12) の答

(ii) $a \neq b$ のとき $I = \int_0^1 \frac{dx}{\{(a-b)x+b\}^2}$ とおく。

$t = (a-b)x + b$ とおくと $dt = (a-b)dx$

x	$0 \to 1$
t	$b \to a$

よって, $I = \int_b^a \frac{1}{t^2} \times \frac{dt}{a-b} = \frac{1}{a-b}\left[-t^{-1}\right]_b^a$

$$= \frac{1}{a-b}(-1)\left(\frac{1}{a} - \frac{1}{b}\right) = \frac{1}{ab}$$

$a = b$ のとき

$I_1 = \int_0^1 \frac{dx}{b^2} = \frac{1}{b^2}$

これから I_1 は I に含まれる

$\therefore I = \frac{1}{ab}$ $\cdots\cdots\cdots\cdots\cdots\cdots\cdots\cdots\cdots$ (13) の答

$y = \frac{1}{ba}$ とおくと

$\frac{dy}{da} = \frac{1}{b} \cdot (-1)a^{-2} = -\frac{1}{a^2 b}$ $\cdots\cdots\cdots$ (14) の答

物　理

解　答　23年度

1 出題者が求めたポイント……磁場中の荷電粒子の運動、ローレンツ力による円運動の運動方程式

問1.小球はローレンツ力を受けて円運動するが、(フレミングの左手の法則を適用してみると)
この場合は　+q[c] である。

問2.問3. 領域IIで円運動するので小球の質量をm、箱から放出されたときの小球の速さをvとして運動方程式を求めると

$$m\frac{v^2}{R} = qvB \quad ①$$

領域IIIでEの熱が発生したことにより

$$\frac{1}{2}mv^2 = E \quad ②$$

①②を解くと

$$\therefore v = \frac{2E}{qRB} \quad \cdots 問3.$$

$$\therefore m = \frac{q^2R^2B^2}{2E} \quad \cdots 問2.$$

2 出題者が求めたポイント……光の屈折、光の光路変化から力積を求める

問1. $n_1 < n_2$なので、光の進路は(c)となる。

問2.

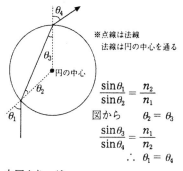

$$\frac{\sin\theta_1}{\sin\theta_2} = \frac{n_2}{n_1}$$

図から　$\theta_2 = \theta_3$

$$\frac{\sin\theta_3}{\sin\theta_4} = \frac{n_1}{n_2}$$

$$\therefore \theta_1 = \theta_4$$

問3. 右図より　(f)

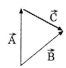

$\vec{B} - \vec{A} = \vec{C}$

問4.物体Rは光が受けた運動量変化と逆向きの力積を受けることになるので解答は　(b)
(問3.の図の$\vec{C}$と逆向き)

3 出題者が求めたポイント……物体の静止の条件；力のモーメントの和とベクトル和が0を利用して解く

問1.問2. 棒にはたらく力のつりあいを考える
床からの垂直抗力をN、天井からの垂直抗力をRとすると力のつりあいより

鉛直方向　$W + 3W + R = N$ …①

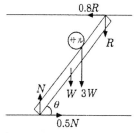

水平方向　$0.5N = 0.8R$ …②

これを解くと

$R = \frac{40}{6}W = \frac{20}{3}W$ → $\frac{20}{3}$倍 …問1.

$N = \frac{8}{5} \cdot \frac{20}{3}W = \frac{32}{3}W$ → $\frac{32}{3}$倍 …問2

問3. 棒が床と接している部分の周りの棒にはたらく力のモーメントのつりあいより

$$W \times \frac{1}{2}L\cos\theta + 3W \times \frac{2}{3}L\cos\theta + \frac{20}{3}W$$
$$\times L\cos\theta = \frac{16}{3}W \times L\sin\theta$$

これを解くと　$\tan\theta = \frac{55}{32}$

＊数値は分数でよいのか？
→一般的には、数値は有効数字を考えた数値で表すことになっているが、この問題では、問題文に『床から2/3の地点〜』とあるので、分数が適切であると判断できる。

4 出題者が求めたポイント……動力を考えた気体の分子運動

問1. 完全弾性衝突なので　　　$2mv_z$
問2. $v_z + gT$
問3. 1個の分子が$2T$ごとに1回上面に衝突する。

$2mv = F\Delta t$より　$P = \frac{F}{S} = \frac{2m}{L^2} \times \left\langle \frac{v_z}{2T} \right\rangle$

$P_u = \frac{2m}{L^2} \times \left\langle \frac{v_z}{2T} \right\rangle \times N = \boxed{\frac{Nm}{L^2}}(A) \times \left\langle \frac{v_z}{T} \right\rangle$

P_dではv_zが$v_z + gT$になるので

$P_d - P_u = \boxed{\frac{Nmg}{L^2}}(B)$

5 出題者が求めたポイント……動く台上を運動する物体と台の運動；運動量保存則、力学的エネルギー保存則

※最下点と最高点では小球の速度は鉛直成分が0なので水平方向の成分のみとなる→水平方向の運動量保存則の式を立てることができる(水平方向には外力がはたらかないので)

問1. Bに達したときは台上で小球は静止であるから、

小球と台は一体の運動となる。そのときの速度をVとすれば、水平方向の運動量保存則より
$$mv_0 = (m+M)V \quad \cdots ①$$
$$\therefore V = \frac{m}{m+M}v_0$$

問2. 摩擦がないので力学的エネルギー保存則が成立するので$E_A = E_B$より
$$\frac{1}{2}mv_0^2 = \frac{1}{2}(m+M)V^2 + mgR \quad \cdots ②$$
問1.の結果を代入すると
$$\therefore v_0 = \sqrt{\frac{(m+M)}{M}2gR} \quad 速度$$

問3. 床に対する台の速度、床に対する小球の速度をそれぞれ、V_A、v_Aとすると運動量保存則と力学的エネルギー保存則より
$$mv_0 = mv_A + MV_A \quad \cdots ③$$
$$\frac{1}{2}mv_0^2 = \frac{1}{2}mv_A^2 + \frac{1}{2}MV_A^2 \quad \cdots ④$$
これを解くと
$$v_A = \frac{m-M}{m+M}v_0 \quad v_0 \quad \cdots ⑤$$
$A \to B \to A$では小球は、台から左向きの力を受けているので
$$v_A = \frac{m-M}{m+M}v_0 \quad V_A = \frac{2m}{m+M}v_0$$

床に対する台の速さ $= |V_A| = \dfrac{2mv_0}{m+M}$

床に対する小球の速さ $= |v_A| = \dfrac{|m-M|v_0}{m+M}$

問4. 問1.と同様に台と小球が一体となった運動なので①と同様の運動量保存則が成り立つので
$$V = \frac{m}{m+M}v_0$$
問5. 摩擦力が働かないので力学的エネルギー保存則が成立する。従ってRの位置まであがる。
問6. $A \to$左の最高点$\to A$では、小球は$A \to B \to A$と同じ大きさで逆向きの力を台から受けるのでAに戻ると始めの状態にもどる。よって、
　　小球は$v_A' = v_0$
　　台は$V_A' = 0$
(また、問3.の③④が成り立ち⑤からも考えることができる。)

問7. A及びBにあるとき台が小球から受ける水平成分はともに0
　　Aでは摩擦力がないから
　　Bでは円運動速度が0なので杭力が0となるから

問8. 小球が台から受ける垂直抗力の反作用の力の水平成分で台が加速されるので台の右側を小球が運動するときは、台は右向きに加速され、左側を運動するときは左向きに加速される。摩擦がないので運動量と力学的エネルギーが保存されるので、対称的な運動となる。小球がAからBまで上昇するときと、BからAまで下降するときは台は等しい加速度運動を

する。また、最高点での小球は鉛直下方にしか力が働かないので、台からの垂直効力は0になり、台の加速度は0となる。

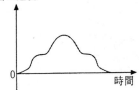

化 学

解答

23年度

1 出題者が求めたポイント……集合問題

問1. 元素の性質として，イオン化エネルギー，電子親和力及び電気陰性度の理解は重要である。定義を理解するとともにその傾向，つまり数値の違いについて周期表の中で把握する必要がある。数値を暗記する必要はなく，傾向を何故そうなるのかを理解した上でつかんでおけばよい。

a：電子親和力
17族の塩素が最大で，族番号が小さくなるにつれ小さくなる傾向がある。マイナスがついているのは，電子を取り入れる変化が吸熱反応を意味する。

b：第一イオン化エネルギー
18族つまり希ガスのArが最も陽イオンになりにくいのでこの値が最大である。族番号が小さくなるにつれて小さくなる傾向があり，1族のNaが最小になる。この値が小さいほど陽イオンになりやすい。

c：電気陰性度
Arは単原子分子で，共有結合を形成しない。したがって電気陰性度は存在しないことになる。この値は，Fが最大で，ポーリングの値によれば，Clは3.0，Naは0.9で，表の相対値と一致する。

問2. 各物質について，性質を理解しておく必要がある。

ア．$NaHSO_4 \rightarrow Na^+ + HSO_4^-$，$HSO_4^- \rightarrow H^+ + SO_4^{2-}$ と電離し，酸性を示す。$NaHCO_3 \rightarrow Na^+ + HCO_3^-$，$HCO_3^- + H_2O \rightleftharpoons H_2CO_3 + OH^-$ と電離し，弱塩基性を示す。

イ．$2NaHCO_3 \rightarrow NaCO_3 + H_2O + CO_2$ と変化する。

ウ．酸化剤として，$H_2O_2 + 2H^+ + 2e^- \rightarrow 2H_2O$
還元剤として，$H_2O_2 \rightarrow O_2 + 2H^+ + 2e^-$

エ．Cl_2 との反応は，
$$\underset{+4}{H_2SO_3} + Cl_2 + H_2O \rightarrow \underset{+6}{H_2SO_4} + 2HCl$$
還元剤として作用している。

H_2S との反応は，
$$\underset{+4}{SO_2} + 2H_2S \rightarrow 3\underset{0}{S} + 2H_2O$$
酸化剤として作用している。

オ．水酸化ナトリウム水溶液との反応は，
$$2Ag^+ + 2OH^- \rightarrow Ag_2O + H_2O$$
褐色の沈殿を生じ，溶けない。

アンモニア水との反応は，
$$2Ag^+ + 2OH^- \rightarrow Ag_2O + H_2O$$
$$Ag_2O + 4NH_3 + H_2O \rightarrow 2[Ag(NH_3)_2]^+ + 2OH^-$$
錯イオンを形成し，溶ける。

カ．$BaSO_4$ は，塩酸にも溶けない。この記述は誤り。

問3. 物質の精製法は，その操作により何故不純物が除かれるのかを理解することが大切である。

ア．ナフタレンは昇華性が大きい。

イ．半透膜を用いて透析を行うと，小さい分子であるアミノ酸が除かれ，タンパク質と分離できる。

ウ．蒸留では除けない。この記述は誤り。

エ．硝酸カリウムは温度により溶解度が大きく異なるので，再結晶を行うと食塩は容易に除ける。

オ．海水中には，$NaCl$ や $MgCl_2$ などが溶けている。陽イオンと陰イオンを除く必要があるので2種類のイオン交換樹脂が必要になる。

カ．アニリンは酸性にすると，

⬡—NH_2 + H^+ → ⬡—NH_3^+

と変化し，水によく溶けるようになる。
ニトロベンゼンはジエチルエーテルに溶ける。

問4. 中和滴定である。計算は中和の公式を使えば簡単であるが，それぞれの中和を化学反応式で書けることが前提である。その反応式における酸と塩基の物質量の関係から中和の公式が得られることを理解しておく必要がある。

(1)シュウ酸標準液による水酸化ナトリウム水溶液の濃度決定は，
$$(COOH)_2 + 2NaOH \rightarrow (COONa)_2 + 2H_2O$$
$NaOH$ 水溶液の濃度を $x\,(mol/l)$ とすると，
$$0.050 \times \frac{10.0}{1000} : x \times \frac{9.0}{1000} = 1 : 2 \quad (物質量比)$$
$$\therefore \quad 2 \times 0.050 \times 10.0 = 1 \times x \times 9.0 \quad (中和の公式)$$
$$x = 0.11\,(mol/l)$$

(2)水で薄まった食酢の濃度を $y\,(ml/l)$ とすると，
$$1 \times y \times 10.0 = 1 \times 0.11 \times 13.5$$
$$\therefore \quad y = 0.1498 \fallingdotseq 0.15\,(mol/l)$$

(3)水で薄まった食酢 100 ml に含まれる酢酸の質量は，
$$0.15(mol/l) \times \frac{100}{1000}(l) \times 60(g/mol) = 0.90\,(g)$$

問5. 燃焼式は，
$$C_XH_YO_Z + aO_2 \rightarrow XCO_2 + \frac{Y}{2}H_2O$$
Oの数を等しいとおくと，
$$Z + 2a = 2X + \frac{Y}{2} \quad \therefore a = X + \frac{Y}{4} - \frac{Z}{2}$$

問6. 弱酸を HA，濃度を $c\,mol/l$ とする。
$$HA \rightleftharpoons H^+ + A^-$$
電離度を α とすると，$K_a = c\alpha^2$
ここでは，$c = 1\,mol/l$ であるから
$\alpha^2 = 10^{-X}$ とおける。
$\alpha = 0.01$ とすると，$X = 4$ となり，
$[H^+] = 1 \times 10^{-2}$ $\therefore$ pH = 2
$\alpha = 0.1$ とすると，$X = 2$ となり，
$[H^+] = 1 \times 10^{-1}$ $\therefore$ pH = 1 グラフはカになる。

[解答]
問1. ウ 問2. カ 問3. カ 問4. オ 問5. エ 問6. カ

2 出題者が求めたポイント……中和反応，モル濃度，グラフの作成

中和反応であるから，水酸化ナトリウム水溶液を加

えるにつれて，$[H^+]$は小さくなり，$[Na^+]$は大きくなる。
中和反応は，
$$HCl + NaOH \rightarrow NaCl + H_2O$$

(1) NaOHaq 0 ml
0.10 mol/l 塩酸の$[H^+]$は，電離度1であるから，
$[H^+] = 0.10$ (mol/l)
$[Na^+] = 0$ (mol//l)

(2) NaOHaq 50 ml 加えたとき
HCl： $0.10 \times \dfrac{100}{1000} = 1.0 \times 10^{-2}$ (mol)
NaOH： $0.10 \times \dfrac{50}{1000} = 5.0 \times 10^{-3}$ (mol)
溶液中の HCl の濃度は，
$\dfrac{1.0 \times 10^{-2} - 5.0 \times 10^{-3}}{\dfrac{100 + 50}{1000}} = 0.033$ (mol/l)
∴ $[H^+] = 0.033$ (mol/l)
Na^+ 濃度は
$\dfrac{5.0 \times 10^{-3}}{\dfrac{100 + 50}{1000}} = 0.033$ (mol/l)

(3) NaOHaq 100 ml 加えたとき
完全に中和するので，$[H^+] = 1 \times 10^{-7}$ (mol/l)
Na^+ 濃度は，
$\dfrac{0.10 \times \dfrac{100}{1000}}{\dfrac{100 + 100}{1000}} = 0.050$ (mol/l)

(4) NaOHaq を150ml 加えたとき
HClは中和し，NaOHの溶液になる。溶けているNaOHの物質量は，
$0.10 \times \dfrac{150}{1000} - 0.10 \times \dfrac{100}{1000} = 5.0 \times 10^{-3}$ (mol)
その濃度は，
$\dfrac{5.0 \times 10^{-3}}{\dfrac{100 + 150}{1000}} = 0.020$ (mol/l)
よって，$[H^+] = \dfrac{1.0 \times 10^{-14}}{0.020} = 5.0 \times 10^{-13}$ (mol/l)
Na^+ 濃度は
$\dfrac{0.10 \times \dfrac{150}{1000}}{\dfrac{100 + 150}{1000}} = 0.060$ (mol/l)

(5) NaOHaq を200 ml 加えたとき，
HClは中和し，NaOHの溶液になる。溶けているNaOHの物質量は，
$0.10 \times \dfrac{200}{1000} - 0.10 \times \dfrac{100}{1000} = 1.0 \times 10^{-2}$ (mol)
その濃度は，
$\dfrac{1.0 \times 10^{-2}}{\dfrac{100 + 200}{1000}} = 0.033$ (mol/l)

∴ $[H^+] = \dfrac{1 \times 10^{-14}}{\dfrac{1}{30}} = 3.0 \times 10^{-13}$ (mol/l)

Na^+ 濃度は，
$\dfrac{0.10 \times \dfrac{200}{1000}}{\dfrac{100 + 200}{1000}} = 0.066$ (mol/l)

[解答]

ア) H^+

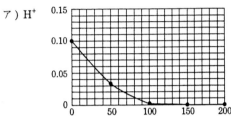

イ) Na^+

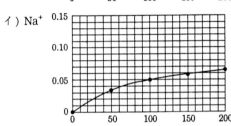

3 出題者が求めたポイント……平衡定数，分圧，平衡移動

問1．　　　$2SO_2 + O_2 \rightleftarrows 2SO_3$　　単位：mol
反応前： 　x 　　$0.5x$ 　　0
平衡状態：$x - x\alpha$ 　$0.5x - \dfrac{1}{2}x\alpha$ 　$x\alpha$

$K = \dfrac{[SO_3]^2}{[SO_2]^2[O_2]} = \dfrac{\left(\dfrac{x\alpha}{V}\right)^2}{\left(\dfrac{x - x\alpha}{V}\right)^2 \cdot \left(\dfrac{0.5x - \dfrac{1}{2}x\alpha}{V}\right)}$

$= \dfrac{\alpha^2}{(1-\alpha)^3} \cdot \dfrac{2V}{x}$

問2．反応前の全物質量は，$x + 0.5x = 1.5x$ (mol)
平衡状態における全物質量は，
$1.5x - \dfrac{x}{2}\alpha = 1.5x - \dfrac{x}{2} \times 0.5 = 1.25x$ (mol)
圧力は一定体積の下で物質量に比例するので，
$\dfrac{P}{P_0} = \dfrac{1.25x}{1.5x} = 0.833 ≒ 0.83$

問3．SO_3の分圧をP_{SO_3}とすると，
$P_{SO_3} \cdot V = x\alpha RT$　が成り立つ。
したがって，分圧は，　$x\alpha \cdot \dfrac{RT}{V}$ (atm)

問4．$2SO_2(気) + O_2(気) = 2SO_3(気) + 198$ kJ
この熱化学方程式からSO_3を生成する反応は発熱反応

である。したがって，温度を上昇させると，吸熱反応がより多く起り，平衡は左に移動する。この結果，容器内の物質量が増加し，全体の圧力も増加する。

[解答]

問1. $K = \dfrac{\alpha^2}{(1-\alpha)^3} \cdot \dfrac{2V}{x}$

問2. 0.83

問3. $\dfrac{x\alpha RT}{V}$

問4. 平衡が左に移動し，全物質量が増えるため。(20字)

4 出題者が求めたポイント……糖の構造と性質

　糖の中でも最も基本的なグルコース，マルトース，デンプン及びセルロースについて問われている。グルコースの構造式を書くことやヨウ素デンプン反応のかなり詳しい問いなどやや難しい内容になっている。
　グルコースの鎖状構造を元に六員環構造を示すと下図のようになる。これは，α-グルコースである。手前の結合は太く記したが，答案には書く必要はない。

問1. 上図で……で示した部分が切断し，鎖状構造になる。C_1位に結合している -OH が下になっているのが α-グルコース，上になっているのが β-グルコースである。まずこの異性体の区別をする必要がある。
デンプンには
・C_1位とC_4位の -OH 基から H_2O がとれて高分子になったアミロース
・上記の1,4-結合以外に，C_1位とC_6位の -OH 基から H_2O がとれて高分子になったアミロペクチン
の2種類がある。このためアミロペクチンは枝分かれ構造をしている。
　デンプンの加水分解は，酵素により以下のように進行する。

$$(C_6H_{10}O_5)_n \xrightarrow{\text{アミラーゼ}} C_{12}H_{22}O_{11} \xrightarrow{\text{マルターゼ}} C_6H_{12}O_6$$
デンプン　　　　　　マルトース　　　　　グルコース

問2. 環状構造では，$C_1 \sim C_5$ の炭素原子，鎖状構造では，$C_2 \sim C_5$ の炭素原子が不斉炭素原子である。

問3. デンプは，6個のグルコース分子で1巻となるらせん構造をしている。アミロースはこのらせん構造が長いため，この中に入り込んだヨウ素分子が長く並び濃青色を呈する。これに対してアミロペクチンは多数の枝分かれ構造をもち，その枝分かれした部分はアミロースほど長くない。このためその中に入ったヨウ素分子はそれほど長く並ばない。その結果，赤紫色を呈する。

問4. α-1,4グリコシド結合が切断され，低分子に変化していく。

[解答]

問1. ア. 5　イ. 4　ウ. グリコシド　エ. アミロース
オ. 6　カ. アミロペクチン　キ. マルトース(麦芽糖)

問2. 異性体A：α-グルコース
　　　異性体B：β-グルコース

構造式：

問3. 枝分かれした部分が多くらせんの長さが短いため。
(22字)

問4. α-1,4グリコシド結合

5 出題者が求めたポイント……有機化合物の推定

(ア)より，Aは-COOHをもつと推定できる。また水に溶けにくいことからエステルが考えられる。

(イ)加水分解によりCを生じ，(ウ)の性質から，Cは酢酸とわかる。したがって，A，Bはともにアセチル基(CH_3CO-)をもっていると推定できる。

(エ)及び(オ)より，Dはフェノール性 -OH 基をもち，Eはアニリンと推定できる。
　以上から文中に記された反応を化学反応式で示すと次のようになる。

・

・

・ $CH_3COOH + C_2H_5OH \xrightarrow{\text{希硫酸}} CH_3COOC_2H_5 + H_2O$
(C)

Aはアセチルサリチル酸，Bはアセトアニリドである。

[解答]

問1. A：　　　　　　　　B：

問2. C：酢酸　D：サリチル酸　E：アニリン

問3.

生　物

解答　23年度

① 出題者が求めたポイント(Ⅰ・細胞)

細胞の研究史から細胞の構造とはたらき，幹細胞まで含めた総合的な問題。一部に詳細な内容も含んでいる。

問1.⑧フックはロバート・フック(イギリス)。⑫レーウェンフック(オランダ)と混同しないように。

問2.シュライデンは植物細胞で，シュワンは動物細胞で細胞説を提唱した。

問4.流動モザイクモデルは1972年に提唱された。細胞膜はリン脂質の2重層にタンパク質が点在し，その分子は固定されず自由に動き回ることができると考えられている。

問5.例外とは多核もしくは無核である。肝細胞や破骨細胞も複数の核をもつ細胞である。タンパク質は核外のリボソームで合成される。

問6.bは中間径フィラメント。動物細胞の細胞分裂では微小管が紡錘糸となり染色体を移動させ，マイクロフィラメント(アクチンフィラメント)が収縮環となって細胞質を分裂させる。微小管上を動くタンパク質にはキネシンも知られる。ダイニンとは移動する方向が逆である。

問7.ES細胞はEnbryonic Stem Cell，胚盤胞の内部細胞塊を培養して得る。iPS細胞はinduced pluripotent stem cell，2006年に山中伸弥教授が作成に成功した。

【解答】

問1.ア.⑧　イ.①　ウ.②(イとウは順不同)
　　エ.③　オ.⑤(エとオは順不同)　カ.⑩

問2.A.細胞　B.流動モザイク　C.共生(細胞共生)

問3.i.細胞壁　ii.セルロース

問4.i.リン脂質が疎水性部分を内側にして向かい合う形で二層に並び，ところどころにタンパク質が入り込む。　ii.能動輸送　iii.ATP

問5.i.骨格筋細胞，赤血球　ii.ヒストン，DNAポリメラーゼ　iii.転写

問6.i.(a)微小管，チューブリン
　　　(c)マイクロフィラメント(ミクロフィラメント)，アクチン
　　ii.細胞分裂　iii.ダイニン

問7.i.ES細胞(胚性幹細胞)
　　ii.iPS細胞(人工多能性幹細胞)

② 出題者が求めたポイント(Ⅰ・内分泌，外分泌)

すい液を中心とした消化酵素の問題に，酵素の性質と，外分泌と対比させて内分泌やホルモンのはたらきを出題している。標準的な内容の問題。

問2.内分泌は内分泌腺から血液(体液)に放出される。外分泌は外分泌腺から導管を通って体外(消化管内)へ放出される。フィブリノーゲンは血しょう中に含まれるタンパク質。尿は外分泌とは言わない。

問5.体内の窒素量は平衡状態にある。1日に放出する窒素と吸収する窒素の量が等しくなればよいので，110g以上食べる必要はない。消化酵素として分泌されたタンパク質自身も消化され小腸から再び吸収されている。

【解答】

問1.ア.内　イ.消化　ウ.ペプシン
　　エ.炭酸水素ナトリウム　オ.トリプシン
　　カ.リパーゼ　キ.アミラーゼ
　　ク.マルターゼ　ケ.ランゲルハンス島
　　コ.インスリン

問2.a.②，④，⑤，⑥　b.①，⑦，⑧，⑪

問3.酵素の主成分であるタンパク質の立体構造がpHによって変化するから。

問4.小胞体，ゴルジ体

問5.体内の窒素量が平衡状態になるように，放出した分の窒素を吸収できればよい。

問6.i.肝細胞
　　ii.血液中のグルコースからグリコーゲンを合成する。

③ 出題者が求めたポイント(Ⅰ・神経，Ⅱ・筋収縮)

前半は反射の基本的な問題。後半は神経における興奮の伝導と伝達に関する問題。一部に高校での学習範囲を超える内容を含む。

問5.運動神経の束に電気刺激を与えると，興奮が筋肉に伝わりM波が生じる。すべての運動神経が興奮する閾値以上の刺激を与えると，脊髄の細胞体へ伝わった興奮により，一部の運動神経が自己興奮し，興奮が順行性で筋肉に伝わることでF波が生じる。F波は刺激部位より中枢側の異常を診断することに用いられる。

問6.介在神経と運動神経の間にはシナプスが存在する。運動神経の細胞体(シナプス後膜)から他のニューロンへは興奮は伝達しない。軸索を伝わる興奮は他の軸索へ影響を与えない。閾値以上の興奮は減衰しない。

問7.電気刺激のあと，24.5ミリ秒後にF波が記録されたとすると，細胞体までの70cmを往復するのに21ミリ秒(24.5－3.5)かかったこととなる。細胞体で興奮が生じるまでに10ミリ秒を要するので，140cmの伝導にかかった時間は11ミリ秒となる。1400/11≒127

問8.問7に比べて伝導する距離が40cm短くなる。
　　400/127≒3.1　24.5-3.1＝21.4

【解答】

問1.ア.白質　イ.灰白質　ウ.背根
　　エ.脊髄神経節　オ.腹根

問2.反射弓

問3.i.感覚神経　ii.アセチルコリン

問4.アセチルコリン

問5.ニューロンの興奮には不応期があるため。

問6. ①③⑥　　問7. 127 m/秒　　問8. 21.4ミリ秒
問9. 軸索からの興奮が伝わった運動神経のうち,細胞体が興奮するのは一部の細胞だから。

4 出題者が求めたポイント(Ⅰ・生殖,Ⅱ・分類,進化)

　生物の多様性ということを中心に据え,命名法,突然変異,減数分裂などを扱う総合的な問題。標準的な内容の問題。

問3. DNAの塩基配列が変化する原因は,DNAの複製,組換え,修復のミスで起きる自発的な場合と,X線や紫外線,さまざまな化学薬品など突然変異を誘発する物質(変異原)による場合がある。

問8. 種の定義では,代々子孫を残せる集団を同一種と考える。

問9. 減数分裂の第一分裂では二価染色体を生じる。②は第一分裂で生じた細胞のどちらか一方になる。二価染色体の向きが逆になれば,第二分裂では白と黒の組み合わせもあり得る。

【解答】
問1. i. 二名法　ii. 属名＋種小名(＋命名者名)
　　　iii. ホモ・サピエンス(Homo sapiens)
問2. 多様性を失うと絶滅する生物種が増加し,有用資源の減少や食糧減などが生じる。
問3. 紫外線, X線, γ線
問4. 地球上の生物は遺伝子の本体としてDNAを使っている。
問5. ゲノム　　問6. 2^{23}　　問7. キアズマ
問8. 交配により誕生した子ども同士で子孫を残せない。
問9.

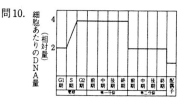

問10.

平成22年度

問 題 と 解 答

平成22年度

英　語

問題　　　　　　　　　　　　22年度

第1問　次の英文を読んで設問に答えなさい。

CORRELATION AND CAUSATION

One of the most common mistakes in statistical reasoning is inferring the existence of a causal connection directly from a known correlation. This mistake continues to be made（　ア　）the fact that standard textbooks are full of examples illustrating the dangers of such reasoning. A few of these examples are worth repeating.

CORRELATION WITHOUT CAUSATION

【Ⅰ】　Comparing lung cancer patients with people without lung cancer, we find that a history of using ashtrays is positively correlated with having lung cancer. That is, there is a much higher percentage of former or current ashtray users among lung cancer patients than among others. But using ashtrays, obviously, does not cause lung cancer. Rather, cigarette smoking causes lung cancer, most lung cancer patients are former cigarette smokers, and most people who smoke use ashtrays.

【Ⅱ】　Again, among small children there is a positive correlation between exhibiting red spots associated with measles and having a fever. But the spots do not cause the fever. Nor does the fever cause the spots. Both are produced independently by the measles virus.

More interestingly, anthropologists studying a tribe in the South Seas found the islanders believed that having body lice promotes good health. [a]It turns out that this was not just superstition. Almost every healthy person had some body lice, but many sick people did not. So the incidence of body lice among healthy people was clearly greater than the incidence of lice among sick people. Thus, there was a clear positive correlation between having body lice and being healthy.

The reason for the correlation, however, is not that having lice makes you healthy. It is that being sick causes you not to have lice. Lice are not stupid. They prefer healthy bodies to sick ones, particularly feverish ones. When a person's temperature gets much higher than normal, the lice start looking for cooler surroundings.

In a more serious vein, researchers at a hospital connected with a major state university began comparing the recovery rates of patients. [b]_____

In fact, there was no such causal relationship to be explained. The source of the correlation involved the simple fact that the（　A　）hospital had the best facilities in the state. Thus, seriously ill patients from all over the state were brought to this hospital. Less seriously ill patients, of course, were not. They were treated at their（　B　）hospitals, as were all those for whom the university hospital was their local hospital. So, of course, the recovery rate at the（　C　）hospital for patients living farther away was lower. These patients were, on the average, already much more seriously ill when they were admitted to the hospital.

CAUSATION IS NOT SYMMETRIC

These examples are instructive, but they fail to reveal the underlying nature of the difference between correlations and causal connections. A more enlightening difference is revealed by recalling that correlation is a *symmetrical* relationship. If A is positively correlated with B, then B will be positively correlated with A, and vice versa.

（　イ　）. Speeding causes accidents, but obviously accidents do not cause speeding. Taking poison may cause death, but death certainly cannot cause the taking of poison. （　ウ　）, if being an A causes you to be a B, it does not follow that being a B would cause you to be an A. So causation and positive correlation are fundamentally different kinds of relationships.

What is the source of the asymmetry of most causal relationships? Here both philosophers and statisticians disagree. （　エ　）（　オ　）（　カ　）

Could one generate the required asymmetry using temporal order plus a more complex pattern of correlations involving other variables besides the two in the initial simple correlation? Some philosophers and statisticians think so, but we will not pursue this idea here.

注　causal connection：因果関係　　measles：はしか，麻疹　　virus：ウイルス
　　anthropologist：人類学者　　South Seas：南太平洋　　lice：louse(シラミ)の複数形
　　incidence：発生率

問1. 空所（　ア　）に入れるのに最も適当なものを1つ選び，番号で答えなさい。

　　　(1) by
　　　(2) considering
　　　(3) depending on
　　　(4) despite

問2. パラグラフ【Ⅰ】における「肺がん」，「灰皿使用」，「喫煙」とパラグラフ【Ⅱ】の「赤い発疹」，「はしか」，「発熱」の間にはどのような対応付けが可能か。次の6つから可能な対応付けを2つ選び，番号で答えなさい。

　　　(1) 喫煙－赤い発疹，　　肺がん－はしか，　　　灰皿使用－発熱
　　　(2) 喫煙－赤い発疹，　　肺がん－発熱，　　　　灰皿使用－はしか
　　　(3) 喫煙－はしか，　　　肺がん－赤い発疹，　　灰皿使用－発熱
　　　(4) 喫煙－はしか，　　　肺がん－発熱，　　　　灰皿使用－赤い発疹
　　　(5) 喫煙－発熱，　　　　肺がん－赤い発疹，　　灰皿使用－はしか
　　　(6) 喫煙－発熱，　　　　肺がん－はしか，　　　灰皿使用－赤い発疹

問3. 下線部 [a] の 'It turns out that this was not just superstition.' が表す内容と考えることのできるものを1つ選び，番号で答えなさい。

　(1) 身体にシラミがいることと健康であることの間には何の関係もない。

(2) 身体にシラミがいることと健康であることの間には相関関係がある。

(3) 身体にシラミがいることが健康であることの原因である。

(4) 身体にシラミがいることは健康であることの原因であるとともに結果でもである。

問4. 下線部 [b] の空所には次の3つの文がある順序で入る。最も適切な順序のものを1つ選び，番号で答えなさい。

① Many different hypotheses were suggested in an attempt to explain why living near the university hospital causally promoted recovery.

② That is, among the university hospital's patients, there was a positive correlation between recovering and living within 50 miles of the hospital.

③ They discovered that among all patients treated in the university hospital, those patients living within 50 miles of the university hospital had a higher recovery rate than patients from farther away.

(1) ① - ② - ③

(2) ① - ③ - ②

(3) ② - ① - ③

(4) ② - ③ - ①

(5) ③ - ① - ②

(6) ③ - ② - ①

問5. 空所 (Ａ), (Ｂ), (Ｃ) にはそれぞれ 'local' か 'university' のいずれかが入る。'local' が入る空所の記号をすべて答えなさい。ひとつもない場合は「なし」と書きなさい。

問6. 空所 (イ) に入れるのに最も適当なものを1つ選び，番号で答えなさい。

(1) Now whatever else may be true of causation, it is certainly a symmetrical relationship

(2) Now whatever else may be true of causation, it is certainly not a symmetrical relationship

(3) Now whatever else may be true of correlation, it is certainly not a symmetrical relationship

(4) Now whatever else may be true of correlation, it is certainly a symmetrical relationship

問7. 空所 (ウ) に入れるのに最も適当なものを1つ選び，番号で答えなさい。

(1) In advance

(2) In general

(3) In no case

(4) In particular

問8. 空所 (エ), (オ), (カ) に入れるのに最も適当なものをそれぞれ1つ選び，番号で答えなさい。

(1) After all, the onset of lung cancer typically precedes using ashtrays.

(2) After all, using ashtrays typically precedes the onset of lung cancer.

(3) Some emphasize temporal order. Causes, it is widely believed, operate only backward in time. You cannot cause something to happen in the future.

(4) Some emphasize temporal order. Causes, it is widely believed, operate only forward in time. You cannot cause something to happen in the past.

(5) Temporal order, however, can be the sole source of the asymmetry of causation.

(6) Temporal order, however, cannot be the sole source of the asymmetry of causation.

第2問　16才未満の少女への避妊薬提供の可否に関する訴訟について述べた次の英文を読んで，設問に答えなさい。

The facts

In England, in the early 1980s the government department responsible for the National Health Service (NHS) — the Department of Health and Social Security (DHSS) — issued written advice for doctors about family planning services. This advice included two statements.

(a) That a doctor would not be acting unlawfully if he prescribed contraceptives for a girl under 16 years old, provided that he was acting in good faith to protect her against the harmful effects of sexual intercourse.

(b) That a doctor should normally only give contraception to a girl under 16 with the consent of the parents and that he should try to [a]persuade the girl to involve her parents. Nevertheless, in exceptional cases a doctor could prescribe contraceptives without consulting the parents or obtaining their consent if in the doctor's clinical judgement it was desirable to prescribe contraceptives.

A private citizen, Mrs Victoria Gillick, sought assurance that none of her daughters would be given contraception without her knowledge and consent while they were under 16 years. The relevant NHS authority [b]refused to give such assurance, saying that the issue was part of the clinical judgement for doctors. Mrs Gillick then brought legal action against the DHSS on the grounds that the advice to doctors was unlawful in allowing doctors to provide contraception to girls under 16 years without parental consent.

The case was eventually heard in England's highest court (equivalent to the US Supreme Court): the House of Lords. Five judges heard the case. There is no requirement that the judges [c]agree. The final decision goes with the majority of judges. Each judge delivers his judgement, giving not only his decision but also the reasoning for it. Although the judges are answering the question of what is the correct legal position, and not the question: what is ethically right, the judgements are superb examples of ethical reasoning.

The judgements

Lord Brandon

Lord Brandon came down on the side of Mrs Gillick. Indeed he went further. He concluded that to give contraception to a girl under 16 years, even with the knowledge and consent of the parent(s), was unlawful. His argument, in a nutshell, was as follows :

1. It is a legal fact (because of a statute in English law) that a man who has sexual intercourse with a girl under 16 years, even with the consent of the girl, commits a criminal act.
2. It is also a criminal act to encourage or facilitate a criminal act.
3. Giving a girl contraception or advice about contraception involves encouraging the girl to have sexual intercourse with a man. It amounts to encouraging a criminal act. (ア)
4. Some might argue that [d]some girls will have intercourse whether or not they are given contraception, and in such a case the giving of contraception is not encouraging the girl to have intercourse. But this is mistaken for two reasons. First, the fact that the girl is seeking contraception shows that she is aware of, and potentially discouraged from intercourse by, the risk of unwanted pregnancy. Thus, Brandon argues, she and her partner are more likely to 'indulge their desire' if contraception is given. Second, if the law allows a girl under 16 years to get contraception if she convinces her parents and doctor that she will have (unlawful) intercourse anyway, then the girl can essentially blackmail or threaten her parents and doctor to get her own way. Brandon writes:'The only answer which the law should give to such a threat is,"Wait till you are 16"'.

注　　prescribe：処方する　　contraceptive：避妊薬，避妊具　　sexual intercourse：性交渉
　　　hear the case：審理する　　superb：すばらしい　　in a nutshell：簡単に言えば
　　　statute：法令　　pregnancy：妊娠　　blackmail：恐喝する

問1．下線部 [a]'persuade'，[b]'refuse'，[c]'agree' それぞれの名詞形を書きなさい。

問2．DHSSの勧告(a)，(b)にしたがえば，医師による避妊薬の処方に関して正しいのはどれか。最も適当なものを1つ選び，番号で答えなさい。

(1) 医師がどうしても必要と判断すれば，16歳未満で親の同意がなくても可能。
(2) 原則的には，16歳以上で親の同意が必要だが，医師の判断によっては，親の同意がなくても可能。
(3) 子供が16歳以上で，親の同意があるときに限る。
(4) 子供が16歳未満である場合には，親の同意がなければ処方できない。
(5) 子供が16歳以上でありさえすれば，医師の判断に一任される。

問3．次の文の空所 （ あ ）と（ い ）に各々15から20文字までの日本語を入れなさい。

「Gillickさんは（ あ ）ことの保証を要求したが，NHSの当局は（ い ）だとしてその要求を退けた。」

問4. Gillickさんはどのような考えに基づいてDHSSを訴えたのか。最も適当なものを1つ選び，番号で答えなさい。

(1) 16歳未満の少女にまで避妊薬の処方をすることを可能にすると，社会の風紀を乱すことになる。
(2) Gillickさんの娘が，16歳未満にもかかわらず親の同意なく避妊薬を処方されてしまった。
(3) 親の同意なしに16歳未満の少女に避妊薬を処方する権利を医師に与えることは法に反する。
(4) このような問題は親に一任すべきで，医師が介入すべきことではない。
(5) そもそも避妊自体が宗教的・倫理的に認められないことである。

問5. Brandon卿はGillickさんの訴えに対してどのような立場をとったのか。最も適当なものを1つ選び，番号で答えなさい。

(1) Gillickさんの訴えに心情的な理解は示したが，法的には認められないとして退けた。
(2) 医師の裁量権を侵害することになるとして、Gillickさんの訴えを退けた。
(3) Gillickさんの訴えは倫理的な側面が強く，法的な判断にはなじまないものだとした。
(4) Gillickさんの訴えを認めて，その損害に対する賠償を行うべきであるとした。
(5) 16歳未満の少女への避妊薬処方は親の同意の有無にかかわらず違法だとして、Gillickさんの訴えを認めた。

問6. 本文中の空所（　ア　）に1文を追加するとすれば次のうちどれよいか。最も適当なものを1つ選び，番号で答えなさい。

(1) Nevertheless, giving a girl contraception or advice about contraception is a criminal act.
(2) Nevertheless, giving a girl contraception or advice about contraception is a lawful act.
(3) Therefore giving a girl contraception or advice about contraception is a criminal act.
(4) Therefore giving a girl contraception or advice about contraception is a lawful act.

問7. 下線部 [d] のような議論に対してBrandon卿がおこなった反論として適当なものを2つ選び，番号で答えなさい。

(1) 16歳未満の少女の避妊薬入手を禁止すれば，一部の少女たちは親や医師を脅してでも入手しようとするだろう。
(2) 16歳未満の少女の避妊薬入手を禁止しなければ，快楽にふけろうとする少女たちが増えるだろう。
(3) どんなに禁止してみても，その裏をかくような仕方で避妊薬の入手をする者がでてくるであろうから，法的な禁止は無意味だ。
(4) 望まない妊娠をする可能性があることを十分に認識させる教育をしなければ，快楽に走ろうとする少女はなくならないだろう。
(5) もし16歳未満の少女の避妊薬入手を可能にすれば，親や医師を脅して説き伏せて入手しようとする少女もでてくるだろう。

第 3 問　次の英文を読んで設問に答えなさい。

A man fifty-two years of age （　ア　） me. He was in great despondency. He revealed utter despair. He said he "was all through." He （　イ　） me that everything he had built up over his lifetime had been swept away.

"Everything?" I asked.

"Everything," he （　ウ　）. He was through, he reiterated. "I have nothing left at all. Everything is gone. There is no hope, and I am too old to start all over again. I have lost all faith."

Naturally I felt sympathetic toward him, but it was evident that his chief trouble was the fact that dark shadows of hopelessness had entered his mind and discolored his outlook, distorting it. Behind this twisted thinking his true powers had retreated, leaving him without force.

"So," I said, "suppose we take a piece of paper and write down the values you have left."

"There's no use," he sighed. "I haven't a single thing left. I thought I told you that."

I said, "Let's just see anyway." Then asked, "Is your wife still with you?"

"Why, yes, of course, and she is wonderful. We have been married for thirty years. She would never leave me no matter （　エ　）."

"All right, let us put that down － your wife is still with you and she will never leave you no matter what happens. How about your children? Got any children?"

"Yes." he replied, "I have three and they are certainly wonderful. I have been touched by the way they have come to me and said, 'Dad, we love you, and we'll stand by you.'"

"Well, then," I said, "that is number two － three children who love you and who will stand by you. Got any friends?" I asked.

"Yes," he said, "I really have some fine friends. I must admit they have been pretty decent. They (A) (B) and said (C) (D), but (E) (F) (G) do? They can't do anything."

"That is number three － you have some friends who would like to help you and who hold you in esteem. How about your health?"

"My health is all right," he answered. "I have had very few sick days and I guess I am in pretty good shape physically."

"So let's put down as number four － good physical health."

I shoved the list across the table at him. "Take a look at that. （　オ　）. I thought you told me everything had been swept away."

He grinned ashamedly. "I guess I didn't think of those things. （　カ　）. Perhaps things aren't so bad at that," he said pensively. "Maybe （　キ　） if I can just get some confidence, if I can get the feel of some power within me."

注　　despondency：落胆　　　reiterate：重ねて言う　　　pensively：考え込んで

問1. 空所（　ア　），（　イ　），（　ウ　）に入れるのに最も適当なものをそれぞれ1つ選び，番号で答えなさい。

    (1) consulted

    (2) informed

    (3) repeated

問2. 空所（　エ　）に入れるのに最も適当なものを1つ選び，番号で答えなさい。

    (1) how bad things are

    (2) how good things are

    (3) how much I love her

    (4) how much she loves me

問3. 下線部の空所（　A　）～（　G　）にはそれぞれ次の (1) ～ (7) のいずれかが入る。（　A　），（　D　），（　F　）に入るものの番号を答えなさい。

    (1) can

    (2) come around

    (3) have

    (4) help me

    (5) they

    (6) they would like to

    (7) what

問4. 空所（　オ　），（　カ　），（　キ　）にはそれぞれ次の3つの文のいずれかが入る。最も適当な組み合わせを1つ選び，番号で答えなさい。

    ① I can start all over again

    ② I guess you have quite a total of assets

    ③ I never thought of it that way

    (1) オ‐①，　　カ‐②，　　キ‐③

    (2) オ‐①，　　カ‐③，　　キ‐②

    (3) オ‐②，　　カ‐①，　　キ‐③

    (4) オ‐②，　　カ‐③，　　キ‐①

    (5) オ‐③，　　カ‐①，　　キ‐②

    (6) オ‐③，　　カ‐②，　　キ‐①

数　学

問題 22年度

問題1.

2つの実数 a, b のうち小さくない方を $\max\{a, b\}$ と表すことにする.

(i) $\max\{x, x^2 - 1\} = 1$ を満足する x をすべて求めると $x = \boxed{}$ である.

(ii) $x \cdot \max\{x, 4 - x\} - 6x + 5 = 0$ を満足する x のうち最小のものを α, 最大のものを β とするとき, $\alpha = \boxed{}$, $\beta = \boxed{}$ である.

問題2.

円 $O_1, O_2, O_3, \cdots$ があり, すべての $n = 1, 2, 3, \cdots$ に対して

(a) O_n の中心の座標は $(x_n, 0)$ であり, $x_n > x_{n+1}$ である

(b) O_n と O_{n+1} は外接している

(c) O_n は原点を端点とする2本の半直線 $y = \pm\dfrac{1}{\sqrt{3}}x \ (x \geqq 0)$ に接している

とする. このとき

(i) O_n の半径 r_n を x_n で表すと $r_n = \boxed{}$ である.

(ii) x_n を x_1 と n で表すと $x_n = \boxed{}$ である.

(iii) $x_1 = 4$ とする. O_1 から O_m までの面積の和を S_m とすると $\displaystyle\lim_{m \to \infty} S_m = \boxed{}$ である.

問題3.

楕円 A: $\dfrac{x^2}{4} + y^2 = 1$ を原点を中心に反時計回りに $\dfrac{\pi}{3}$ 回転させて得た楕円を B とする. この回転により, 点 $\left(-\sqrt{3}, \dfrac{1}{2}\right)$ を接点とする A の接線 $y = \boxed{}$ は, B に対する接線 $y = \boxed{}$ に移される.

問題 4.

半径 r の球に内接する直円錐の体積は，その円錐の底面の半径が _____(9)_____ のときに最大値をとり，その値は球の体積の _____(10)_____ 倍に等しい．

問題 5.

関数 $f(x) = \dfrac{1 - \cos x}{x^2}$ （ただし $x \neq 0$）において

(i) $\displaystyle \lim_{x \to 0} f(x) =$ _____(11)_____ である．

(ii) $f'(x) =$ _____(12)_____ である．

(iii) $f(0) =$ _____(11)_____ と定義したとき，$f(x)$ の最大値は _____(13)_____ であり，最小値は $x =$ _____(14)_____ のとき _____(15)_____ である．

物　理

問　題　　22年度

第1問　断面積が S、高さが h、密度が ρ の一様な円柱と、深さが $3h$ で十分に広い水槽があり、水槽は密度が 3ρ の液体で満たされている。以下の文章は、円柱を水槽の底まで沈めたあと、静かに手を放してからの運動について記したものである。[　]には適当な数式を、（　）内からは適当な選択肢を選び記号を解答用紙に記せ。また、最後の問にも答えよ。ただし円柱には重力と浮力以外は作用しないものとし、重力加速度の大きさを g とする。尚、円柱の底面は常に水平で、円柱は鉛直方向にのみ運動するものとする。

　　円柱の質量 M の大きさは $M =$ (1)[　　] と表される。水槽の底まで沈められ、時刻 0 で静かに手を放された円柱は、円柱の上面が液面に一致するまで (2)（{a}等速度運動、{b}等加速度運動、{c}単振動）をする。円柱の上向きの加速度を A とすれば、円柱が満たす運動方程式は $MA =$ (3)[　　] となる。円柱の上面が液面と一致する時刻を t_1 とすると、時刻 0 から t_1 までの間に円柱は鉛直上向きに $2h$ だけ進むことになる。したがって、時刻 t_1 における円柱の速度は (4)[　　] となり、そのときに円柱が持つ運動エネルギーは (5)[　　] となる。

　　一方、円柱の上面と液面が一致してから円柱の底面と液面が離れるまでの間、円柱は単振動をする。液面よりも上にある円柱の高さを x、円柱の上向きの加速度を B とすれば、円柱が満たす運動方程式は $MB =$ (6)[　　] となる。つりあいの位置は $x =$ (7)[　　] で、振動の周期は (8)[　　] である。円柱の底面が液面と一致する時刻を t_2 とすると、そのときの円柱の速度は (9)[　　] となる。そのあと円柱は液面を飛び出して (10)（{a}等速度運動、{b}等加速度運動、{c}単振動）をする。最高点に達したとき、円柱の底面から液面までの距離は (11)[　　] である。円柱の底面は時刻 t_3 のときに再び液面と接した。

問　時刻 0 で円柱から手を放した後、時刻 t_3 で円柱の底面が再び液面と接するまでの、円柱の速度が変化する様子をグラフに描け。ただし、速度は鉛直上向きを正とする。グラフには t_1、t_2、t_3 のときの速度の値も書き込むこと。

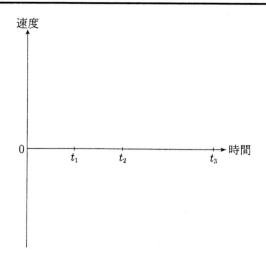

第2問 ある容器の中に単原子分子理想気体を封じ込め、体積と圧力を図のようにA→B→C→Aと変化させる。各状態の体積と圧力は図に示した通りで、C→Aは等温変化であるとする。以下の問に答えよ。ただし、P_1、P_2、V_1、V_2の中から必要な記号を用いて答えること。

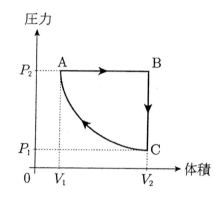

問1 A→B の定圧変化において、気体の内部エネルギーの変化量 ΔU_1、気体が得た熱量 Q_1 をそれぞれ求めよ。

問2 B→C の定積変化において、気体の内部エネルギーの変化量 ΔU_2、気体が得た熱量 Q_2 をそれぞれ求めよ。

問3 C→A の等温変化において、気体の内部エネルギーの変化量 ΔU_3、気体が得た熱量 Q_3 をそれぞれ求めよ。ただし、このプロセスで、気体は外界から $W_3 = P_1 V_2 \log_e \left(\dfrac{V_2}{V_1} \right)$ の仕事をされることを使ってよい。

問4 $V_2 = 2V_1$ のとき、状態 A から始めて、状態 B、状態 C を経て再び状態 A に戻るまでのサイクルの熱効率 η の値を有効数字2桁で答えよ。
ただし、$\log_e 2 = 0.693$ とする。

第3問 右図のように、屈折率が n_1、n_2 の2種類のガラス板を重ねて作ったくさび形の薄膜へ、波長 λ の平行光線を AC に対して垂直に上から入射させるときの光の干渉について考える。以下では、AC の長さを L、大気の屈折率を1とし、各々の屈折率は $1<n_1<n_2$ を満たすものとする。

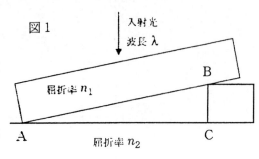

また、屈折率が小さい物質から大きい物質に入射して反射される場合、光の位相は π ずれる。

まず、図1のようにくさび形の部分が空気で満たされている場合、

問1 くさび形の隙間の厚さが d の部分で、点 A から数えて m 番目の明線ができた。d が満たす条件を λ、m の式で表せ。

問2 明線の間隔を測ったところ、間隔は D であった。BC の長さを λ、D、L で表せ。ただし、BC は AC に対して垂直になっているとする。

つぎに、図2のように隙間が完全に埋まるように屈折率 n_3 の透明な物質で隙間を満たした。$n_1<n_3<n_2$ であるとき、

問3 点 A では明線、暗線のどちらになるか？

問4 屈折率 n_3 の透明な物質で隙間を満たしたあとの明線の間隔 D' を求めよ。λ、D、L、n_1、n_2、n_3 の中から必要な文字を用いて表すこと。

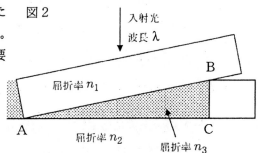

第4問 図のように、水平でなめらかな床の両側に、距離 $2L$ 離れて壁がある。床の中央に質量 m の物体 Q を置き、図中で物体 Q の左側に質量 m の物体 P を置く。物体 P に右向きに速さ v を与えたあとの運動について考える。物体 P、Q が衝突する場合のはねかえり係数を e（$0<e<1$）とし、

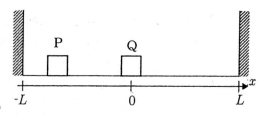

物体が壁ではねかえるときには完全弾性衝突（弾性衝突ということもある）をする。物体の位置を表すため、壁に挟まれた部分の中央を x 軸の原点とし、右向きを正にとる。はじめ物体 Q は x 軸の原点 ($x = 0$) で静止している。また、物体の大きさは無視できるものとする。

問1　1回目の衝突直後の物体 P の速度 V_{P1} と物体 Q の速度 V_{Q1} を求めよ。

問2　1回目の衝突後、物体 Q は右側の壁ではねかえって左向きに進み再び物体 P と衝突する。1回目の衝突が起きてから2回目の衝突が起きるまでの時間 t_1 を求めよ。

問3　2回目の衝突が起こる位置の座標 x_1 を求めよ。

問4　2回目の衝突直後の物体 P の速度 V_{P2} と物体 Q の速度 V_{Q2} を求めよ。

問5　2回目の衝突が起きてから3回目の衝突が起きるまでの時間 t_2 を求めよ。

問6　3回目の衝突が起こる位置の座標 x_2 を求めよ。

問7　衝突が起こる位置についての説明として正しいのはどれか？
以下の選択肢の中から正しい説明を全て選び記号で答えよ。

(a) はねかえり係数の値によらずに、2回目以降の衝突で、偶数回目の衝突は常に x 軸正の位置で起こり、奇数回目の衝突は常に x 軸負の位置で起こる。

(b) 2回目の衝突は x 軸正の位置で起こるが、3回目以降の衝突は、はねかえり係数の値によって、正負どちらの位置で起こる場合もある。

(c) はねかえり係数の値によらずに、2回目以降の衝突は常に x 軸正の位置で起こる。

(d) 十分に時間が経過すると、物体 P と Q は同じ速度で動くので衝突しなくなる。

(e) 十分に時間が経過すると、次第に衝突点は決まった2点になり、この2点で交互に衝突が起こる。

(f) 十分に時間が経過すると、衝突位置の x 座標は限りなく $x = L$ に近づく。

第5問　コンデンサーの極板の面積が S、極板の間隔が D のとき、

問1　極板の間の空間を誘電率 ε の誘電体で満たしたときの電気容量はいくらか。

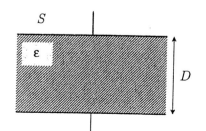

問2 問1の場合、コンデンサーに電荷 Q を充電すると、極板間の電場の強さはいくらになるか。

問3 極板の間の空間を、厚さが $d = D/2$ の2種類の誘電体で満たす。各々の誘電率を ε_1、ε_2 とするとき、電気容量はいくらか。S、D、ε_1、ε_2 を用いて答えよ。

問4 極板の間の空間を、厚さが $d = D/n$ の n 種類の誘電体で満たす。各々の誘電率を ε_1、ε_2、$\cdots$、ε_n とするとき、電気容量はいくらか。S、D、ε、n を用いて答えよ。ただし、$\varepsilon_k = \varepsilon/k$ $(k = 1, 2, \cdots, n)$ とする。

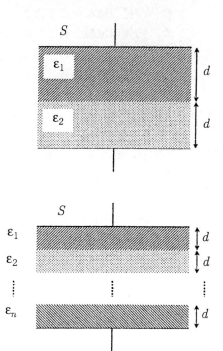

化　学

問題　22年度

必要があれば、H=1、C=12、O=16 の原子量を用いよ。

第1問　次の問い（問1〜6）にもっとも適する答えを、それぞれの問いの下にあるもののなかから一つだけ選び、ア、イ、ウ、・・・の記号で答えよ。

問1　次の物質の $10\,g$ を水に溶かして $1\,l$ としたもののうち、浸透圧がもっとも高いものはどれか。ただし、（　　）内はその物質の式量である。なお、電解質については、電離度を1.0とする。

ア　エタノール（46）　　　　　イ　塩化ナトリウム（58.5）
ウ　炭酸水素ナトリウム（84）　エ　塩化マグネシウム（95）
オ　硫酸アンモニウム（132）　カ　グルコース（180）

問2　分子量 X のある物質 Y g を水に溶かして $1\,l$ とした溶液の密度は $Z\,g/cm^3$ である。この溶液の質量パーセント濃度はどれか。

ア　$\dfrac{10Y}{XZ}$　　　　イ　$\dfrac{Y}{XZ}$　　　　ウ　$\dfrac{Y}{10XZ}$

エ　$10YZ$　　　　オ　YZ　　　　カ　$\dfrac{YZ}{10}$

キ　$\dfrac{10Y}{Z}$　　　　ク　$\dfrac{Y}{Z}$　　　　ケ　$\dfrac{Y}{10Z}$

問3　食酢を10倍に薄めて、正確な濃度の分かっている水酸化ナトリウム水溶液で中和滴定を行いたい。使用するホールピペット、メスフラスコ、ビュレットは水でぬれたまま用いてもよいか。

ア　いずれもぬれたままでもよい。
イ　いずれもぬれていてはいけない。
ウ　ホールピペットはぬれていてもよいが、メスフラスコ、ビュレットはいけない。
エ　メスフラスコはぬれていてもよいが、ホールピペット、ビュレットはいけない。
オ　ビュレットはぬれていてもよいが、ホールピペット、メスフラスコはいけない。
カ　ホールピペット、メスフラスコはぬれていてもよいが、ビュレットはいけない。
キ　ホールピペット、ビュレットはぬれていてもよいが、メスフラスコはいけない。
ク　メスフラスコ、ビュレットはぬれていてもよいが、ホールピペットはいけない。

問4　周期表についての次の記述のうち、正しいものはどれか。

ア　第3族から第11族の元素を遷移元素といい、金属元素と非金属元素がある。
イ　原子量は炭素の相対質量を12として定められている。
ウ　周期表は質量数の順に元素を並べたものである。
エ　希ガスを除き、周期表で左下の元素ほど陽性が強く、右下の元素ほど陰性が強い。
オ　水、アンモニア、フッ化水素は、それぞれ第3周期の同族の水素化合物よりも沸点が高い。

問5　$KMnO_4$ は硫酸中で酸化剤として働くと $MnSO_4$ に変化し、H_2O_2 は還元剤として働くと O_2 を発生する。10.0 ml の H_2O_2 水溶液に 0.10 mol/l の $KMnO_4$ 水溶液を作用したところ、8.0 ml 加えたところで反応が起らなくなった。H_2O_2 水溶液のモル濃度 (mol/l) はどれか。

ア　0.016　イ　0.02　ウ　0.04　エ　0.08　オ　0.125　カ　0.16　キ　0.20　ク　0.40

問6　次のグラフは、0.10 mol/l の塩化ナトリウム 100 ml に 1.0 mol/l の硝酸銀水溶液を少しずつ、よくかき混ぜながら加えたとき、反応液中に存在する H^+、Na^+、Cl^-、Ag^+、NO_3^- イオンの量の変化を表したものである。これらのグラフのうち、それらのイオンのいずれにも当てはまらないものはどれか。ただし、グラフの縦軸はイオンの量 (mol)、横軸は硝酸銀の量 (mol) である。

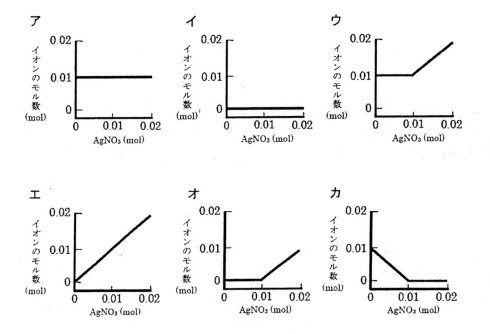

第2問 次の文章（1）～（3）を読んで、下の問い（問1～3）に答えよ。

ただし、以下の反応で温度変化はないものとし、25℃でのギ酸の電離定数を $K_a = 1.8 \times 10^{-4}$ mol/l、$\sqrt{10} = 3.2$ とする。

（1）ギ酸に水を加えて希釈した時、以下の電離平衡が成立する。

$$HCOOH \ \underset{\longleftarrow}{\longrightarrow} \ HCOO^- + H^+ \qquad (1)$$

濃度 c mol/l のギ酸水溶液について、電離度 α と K_a との関係を表すと式（　Ａ　）になる。したがって、濃度 c mol/l のギ酸水溶液を水で希釈すると、電離度 α は希釈前に比べて（　ア　）。この時 $[HCOO^-]$ は希釈前の濃度に比べて（　イ　）。また、ギ酸水溶液に水酸化ナトリウムを加えると、式(1)の平衡は（　ウ　）。この時、$[HCOO^-]$ は水酸化ナトリウムを加える前の濃度に比べ（　エ　）。

（2）ギ酸 0.018 mol に水を加え 100 ml に希釈したときの電離度 α は（　①　）になる。

（3）0.70 mol/l のギ酸水溶液 100 ml に、0.20 mol/l の水酸化ナトリウム水溶液を 100 ml 加えた時、この混合溶液のナトリウムイオン濃度は（　②　）mol/l となり、この濃度は $[HCOO^-]$ と等しいとみなすことができる。このときの混合溶液の $[HCOOH]$ は（　③　）mol/l となり、酸の電離定数を用いることにより水素イオン濃度（　④　）mol/l を求めることができる。

問1 文章（1）中のＡに当てはまる式を書け。ただし、α は1に比べて著しく小さいとする。

問2 文章（1）中のア～エに当てはまる語句を次の（a）～（e）から選び、記号で答えよ。ただし、同じ語句を何度使ってもよい。

（a）右に移動する　（b）左に移動する　（c）変わらない　（d）小さくなる
（e）大きくなる

問3 文章（2）～（3）中の（①）～（④）に入る数値を有効数字2桁まで求めよ。

第3問 次の文章を読んで、下の問い（問1〜6）に答えよ。

構造式は例にならって書け。　　　$HO-CH_2-CH_2-CHO$
構造式の例

　化合物 A は分子式 $C_{10}H_{19}NO_3$ を持ち、α-アミノ酸 B の誘導体である。A を希硫酸と加熱し、冷却後にジエチルエーテルで抽出すると、化合物 C と化合物 D が得られた。化合物 C は分子量 60 の酸性物質であり、化合物 D は分子量 46 の中性物質である。残る反応液を水酸化ナトリウム水溶液で中和すると、α-アミノ酸 B の結晶が沈殿した。B の分子式は $C_6H_{13}NO_2$ であり、不斉炭素原子を 2 個持っている。

問1 α-アミノ酸 B が結晶状態で存在するときの構造式を書け。

問2 α-アミノ酸 B には3種類の構造異性体がある。その構造式を書け。

問3 化合物 A、化合物 C、化合物 D の構造式を書け。

問4 α-アミノ酸 B は、中性では水に溶けにくいが、酸性および塩基性では水に溶けやすい。化学式を用いないで、その理由を25字以内で述べよ。

問5 化合物 A において化合物 C と α-アミノ酸 B を結ぶ結合の名称を答えよ。

問6 α-アミノ酸 B には、それ自身を含め、何種類の光学異性体があるか。

第4問 次の（1）〜（5）の「化合物群」には、ひとつだけ他と性質の異なった化合物がある。その化合物を選び、名称を記せ。さらに、他の4つに共通した性質を「性質欄」から選び、ア、イ、ウ、・・・の記号で答えよ。なお、同じ記号は1回しか用いてはならない。

「化合物群」
（1）　グルコース　　スクロース　　セロビオース　　フルクトース　　マルトース

（2）　アセチレン　　塩化ビニル　　シクロヘキサン　　スチレン　　フマル酸

（3）　アセチルサリチル酸　　　p-クレゾール　　サリチル酸
　　　　サリチル酸メチル　　フェノール

（4）　絹　　セルロース　　ナイロン　　ポリエチレン
　　　　ポリエチレンテレフタラート

（5）　アセトン　　エタノール　　酢酸　　酢酸エチル　　メタノール

「性質欄」
ア　水といかなる割合でも混じり合う。

イ　これらの化合物に臭素水を加えてよく振ると、臭素の赤褐色が消える。

ウ　これらの水溶液に塩化鉄(III)水溶液を加えると、液の色は赤紫～青紫色になる。

エ　希塩酸と長時間加熱すると、加水分解して溶解する。

オ　炭酸水素ナトリウム水溶液にこれらの化合物を加えると、気体を発生して溶ける。
　　この気体を石灰水に通じると白濁する。

カ　これらの水溶液にフェーリング液を加えて加熱すると、酸化銅(I)の赤色の沈殿を生
　　じる。

生　物

問題　22年度

第1問 カエルとイモリの初期胚を用いた実験に関する次の文を読み、以下の各問いに答えよ。

　図1に示すように、カエルの胞胚から予定外胚葉域のAと予定内胚葉域のBを切り出し、単独で培養した。その結果、Aは外胚葉性の組織に、Bは内胚葉性の組織に分化した。次にAとBを接触させて培養すると、Aは中胚葉性の組織に分化した。このような現象は中胚葉誘導とよばれる。実験をおこなう際に、(1)AとBの間に薄いガラス板を挟んでおくと誘導は起きないが、多孔質のフィルターを挟んでおいても誘導に影響を与えないことが分かった。また、図2に示すように、(2)Bと接している領域CとDを切り出して、それぞれをAと接触させて培養すると、Cと接触させたAからは脊索や筋肉が、Dと接触させたAからは血液や間充織が分化した。(3)フォークトはカエルと同じ両生類であるイモリの初期原腸胚を使って、予定運命図（原基分布図；図3）を作製し、初期原腸胚の各領域が後期神経胚（図4）でどのような組織に分化していくのかを示した。しかしながら、その後のシュペーマンの実験によって、(4)細胞の運命はあらかじめ決まっているものではなく、誘導によって変更可能であることが明らかにされた。

図1

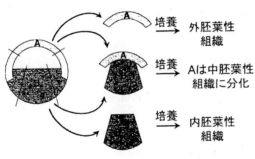

図2

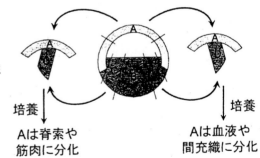

図3

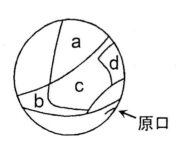

図4

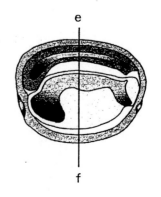

問1　図１の実験から、中胚葉誘導が起こる前に、胞胚ではすでに予定外胚葉域と予定内胚葉域のそれぞれが、異なった細胞へと分化していたと考えられる。この分化はどのようにして起こったか。簡潔に記せ。

問2　下線部（１）と（２）の実験結果から、中胚葉誘導のしくみについてどのようなことがいえるか。次の（ア）～（カ）のうちから適当と思われるものをすべて選び、記号を記せ。
（ア）中胚葉誘導が起きるためには、細胞同士の接触が必要である。
（イ）予定外胚葉域を中胚葉に誘導する能力は、予定外胚葉域と直接接触している、予定内胚葉域の背側と腹側にのみ存在する。
（ウ）中胚葉誘導は、予定内胚葉域から出される何らかの分泌性の因子によって起こる。
（エ）予定内胚葉域の背側と予定内胚葉域の腹側では、異なった誘導物質が分泌されている。
（オ）予定内胚葉域の背側と予定内胚葉域の腹側からは同じ誘導物質が分泌されているが、その濃度が異なっている。
（カ）予定内胚葉域の細胞は、中胚葉を誘導する能力をもっているが、中胚葉に分化する能力はもっていない。

問3　ⅰ）図２のCとDはどちらが背側か。記号で記せ。
　　ⅱ）シュペーマンが発見したオーガナイザーとよばれる領域は、CとDのどちらからの誘導を受けてできると考えられるか。記号で記せ。

問4　産み落とされた直後のカエルの卵には、すでに動物極から植物極に向かう細胞の極性（動植軸）が存在するが、背腹軸はまだ決まっていない。胚の背腹軸は、いつどのようにして決まるのか。簡潔に記せ。

問5　下線部（３）に関して、予定運命図は何とよばれる実験方法により作成されたか。

問6　図３に記された、a～dの領域は後期神経胚でどのような組織に分化する予定になっているか。それぞれについてその組織の名称を記せ。

問7　下線部（４）に関して、発生が進むにつれて、細胞の運命は変更がきかなくなる。このことを何とよぶか。

問8　図４はカエルの後期神経胚の正中を通る縦断面を示している。縦線e－fの位置における後期神経胚の横断面の模式図を解答欄に描け。さらにその図の中で中胚葉にあたる部分をすべて黒く塗りつぶせ。また、図３のa～dの領域が模式図中のどの組織に分化したか分かるように、それぞれの組織を線で指し示し、a～dの記号をつけよ。

第2問 カエルの筋収縮と神経支配に関する次の文を読み、以下の各問いに答えよ。

 (1)カエルから取り出した、座骨神経をつけたままのふくらはぎの筋肉（ひふく筋）と(2)心臓の心室筋（心筋）を使って、神経の伝導と筋肉の収縮に関する実験をおこなった。図5と図6はそれぞれ、ひふく筋と心筋を用いた実験装置の配置図である。図5のA、B、Cと図6のDは、刺激電極の位置を示している。B－C間は4cm離れている。また、図5のaと図6のdは、筋肉の収縮を記録する用具の位置で、その用具は張力変換器（筋肉の収縮などの物理的な張力を電気信号に変換する装置）を介して張力記録装置につながれている。図5のbとcは、活動電位の記録装置に接続された記録電極の位置を示している。図7のA'、B'、C'は、図5のAで筋肉に直接電気刺激を与えたときと、BあるいはCで神経に電気刺激を与えたときに、それぞれ、aで記録されたひふく筋の収縮を示している。いずれの場合も電気刺激したときを0ミリ秒とした。図8は、ひふく筋と心筋に直接電気刺激を加えたときに発生した収縮を、時間軸を同一にして並べたものである。A"は図5のAで筋肉に直接刺激を加えたときに、aで記録されたひふく筋の収縮を示し、D"は図6のDで筋肉に直接電気刺激を与えたときに、dで記録された心筋の収縮を示している。図9は、図5のCを電気刺激したときに記録された活動電位である。

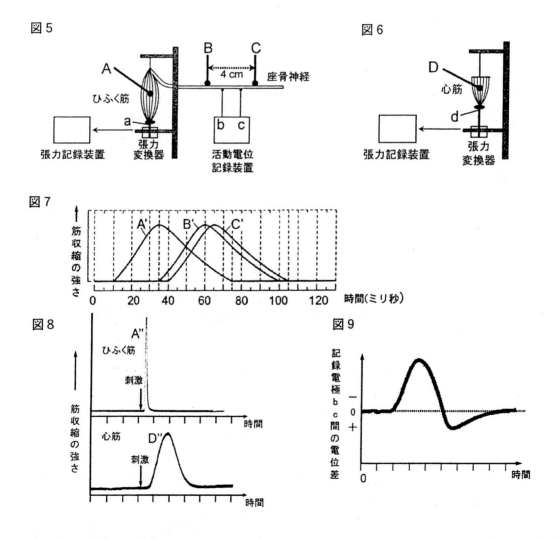

問1 下線部（1）について、座骨神経とひふく筋との間の接合部で放出される神経伝達物質名を記せ。

問2 下線部（2）について、心臓は神経からの刺激がなくても自分自身で拍動する。この能力は何とよばれるか。その名称を記せ。

問3 心臓の拍動は自律神経によって調節されている。（Ⅰ）交感神経と（Ⅱ）迷走神経の末端から放出される、（ⅰ）神経伝達物質の名称と（ⅱ）心臓に対する作用を、それぞれ記せ。

問4 図5と図7を参照して、筋収縮をひき起こす神経の伝導速度を計算せよ。単位はm/秒で記せ。

問5 図5と図7を参照して、座骨神経上のBから筋肉の接合部までの長さを計算せよ。単位はmで記せ。ただし、座骨神経末端からの神経伝達物質の放出と、その反応に要する時間は考慮しなくてもよい。

問6 図8で示されるように、ひふく筋と心筋では収縮の性質に違いが見られるが、筋収縮の強さ以外に両者で違っている点を3つあげよ。

問7 図5のBに電気刺激を加えたとき、活動電位の記録装置での応答は図9と比較してどうなるか。予想される応答を、解答欄に示された図9の波形を参照して、上書きせよ。

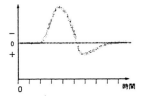

問8 図5のCで加える電気刺激を強くすると、活動電位の波形は図9で示した波形と比較してどうなるか。次の（ア）～（カ）に示した波形のうちから適当なものを1つ選び、記号で記せ。ただし、各グラフの縦軸、横軸のスケールはすべて共通であり、（ア）のグラフは図9と同一のものを示している。また、電気刺激は時間0でおこなうものとする。

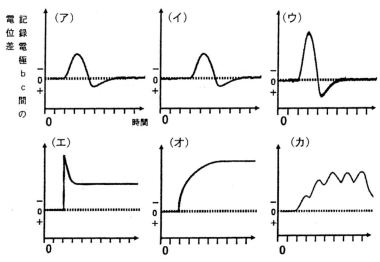

問9 図5のBとCの間の座骨神経を生理的塩類溶液で満たした容器に浸し、Cに電気刺激を与えたところ、筋収縮が観察された。この容器中の液を次の（ア）～（オ）に

置換した後、Cに電気刺激を与えた場合、筋収縮が起こると考えられるのはどれか。
(ア)～(オ)のうちから適当と思われるものをすべて選び、記号で記せ。
　(ア) 蒸留水　(イ) 等張のグルコース溶液　(ウ) カエルの血清
　(エ) 等張の塩化カリウム溶液　(オ) 等張の塩化ナトリウム溶液

第3問　次の文を読み、以下の各問いに答えよ。

　細胞内の代謝は、ATP分子の中に蓄えられたエネルギーが動力源となる。エネルギーがなければ細胞は機能しない。
　ヒトでは、食物から得られたグルコースは最終的に二酸化炭素と水にまで分解されるが、この過程で多くのATPが生成される。(1)この反応は酸素を利用するので好気呼吸とよばれる。好気呼吸は1回の化学反応で起こるのではなく、図10に示すように順序正しい一連の反応によって、グルコースのエネルギーが次々に取り出され、ATPなどのエネルギー担体分子に蓄えられる。(2)これらの連続した反応は、それぞれ独自の酵素のはたらきで進んでいく。
　好気呼吸の最初の一連の反応を解糖系といい、解糖系では1分子のグルコースが分解されて2分子のピルビン酸になる。(3)嫌気的な条件下、すなわち酸素欠乏状態では、解糖系がATPの主な供給源となる。

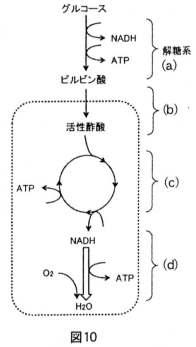

図10

問1　下線部（1）の反応式を示せ。ただし、燃焼とは異なることが分かるように記すこと。

問2　問1で答えた反応式の二酸化炭素はどの過程で出てくるか。図10の(a)～(d)から適当と思われるものをすべて選べ。ただし、(a)は解糖系を表すものとする。

問3　図10の点線で囲まれた部分はミトコンドリアを示している。(c)と(d)の反応系の名称と、それぞれの反応系がはたらいているミトコンドリア内の部位を記せ。

問4　好気呼吸において、1分子のグルコースから生成されるATPの分子数を(a)、(c)、(d)の各反応系ごとに数字で示せ。

問5　下線部（2）で、なぜ、それぞれ独自の酵素が必要なのか。その理由を説明する上で必要な用語を1つあげよ。

問6　下線部（3）の場合、解糖系でできたピルビン酸は、ⅰ) 筋肉では何に変化するか。また、ⅱ) 酵母では何に変化するか。物質名をそれぞれ記せ。

問7　問6の反応は、嫌気的条件下で解糖系を持続的にはたらかせるために必須のものである。なぜ、この反応が必要なのか。簡潔に説明せよ。

問8　ヒトにおいて、ATPのエネルギーはどのような生命現象に利用されているか。4つ記せ。

問9　ヒトはエネルギーを多糖や脂肪の形で蓄えている。後者が前者より貯蔵物質として優れている点を1つ記せ。

第4問　次の文を読んで、以下の各問いに答えよ。

　別の生物を細胞内に取り込むことによって、細胞構造を柔軟に変化させ、取り込んだ生物のはたらきを利用して生きている生物がいる。たとえば、(1)真核生物が、原核生物である藻類などを細胞内に取り込み、取り込まれた藻類が細胞内に居ついてしまうことがある。ミドリムシはこのような例だと考えられている。また、鞭毛虫の一種では、緑藻を取り込むことによって光合成ができるようになり、植物に変身することが知られている。この鞭毛虫は、口のような捕食器官をもち、特定の緑藻の仲間を細胞内に取り込む。無色であった鞭毛虫は、緑藻を細胞内に取り込むことによって緑色になり、口が消え、光合成ができるようになる。この緑色の鞭毛虫は2つの細胞に分裂して増殖するが、このとき緑藻を受け継いだ方の細胞だけが緑色になる。もう一方の無色の細胞には、やがて捕食器官が形成されて、再び緑藻を細胞内に取り込むようになる。
　一般の植物で(2)光合成をになっている細胞小器官は、かつては独立した藻類であったとの考えがある。(3)鞭毛虫のこの"ふるまい"から考えると、植物も太古の昔にこのような形で誕生したのかもしれない。

問1　下線部（1）のように、異物を細胞内に取り込むはたらきは、何とよばれるか。

問2　下線部（2）の細胞小器官は何か。

問3　下線部（3）に関して、ミドリムシや鞭毛虫は真核生物であるが、真核生物はもともとこのような共生によって、原核生物から進化してきたとする仮説が有力である。下線部（2）の細胞小器官の他に、共生によって生まれたと考えられている細胞小器官は何か。

問4　問2と問3で答えた細胞小器官が、共生によって生じたとする仮説を支持する根拠を2つ記せ。

問5　真核生物の細胞は原核細胞とは異なり、膜で構成されたさまざまな細胞小器官を
　　　もつことを特徴とする。真核細胞の細胞小器官のうち、膜で包まれていないものを
　　　２つあげ、そのはたらきをそれぞれ簡潔に記せ。

問6　下線部（1）は一種の共生と考えられる。生物の相互関係にはさまざまなものが
　　　存在するが、次の（ア）～（オ）に示す２種類の生物、ＡとＢの相互関係は何とよ
　　　ばれるか。語群Ⅰの（a）～（g）から最も適当と思われるものを選び、記号を記せ。
　　　また、そのような相互関係にある生物、ＡとＢの組み合わせとしてどのようなもの
　　　があるか。語群Ⅱの①～⑦から、最も適当と思われるものを選び、番号を記せ。

　　　（ア）ＡとＢは場所を分けあって生活する。
　　　（イ）ＢはＡのえさとなる。
　　　（ウ）ＡとＢは互いに共通のえさを取りあう。
　　　（エ）ＡとＢは互いに利益を与えあう。
　　　（オ）ＡはＢの体内で生活し、Ｂに害を与える。

【語群Ⅰ】
　　（a）中立　　　　（b）競争　　　（c）寄生　　　（d）すみわけ　　　（e）捕食
　　（f）相利共生　　（g）片利共生

【語群Ⅱ】
　　① イワナとヤマメ　　　② カツオとイワシ　　　③ アリとアブラムシ
　　④ シマウマとダチョウ　⑤ フジツボとカキ　　　⑥ カイチュウとヒト
　　⑦ イソギンチャクとクマノミ

英　語

解答
22年度

1 出題者が求めたポイント

[全訳]

相関関係と因果関係

　統計上の推論でもっともよくある誤りのひとつは、よく知られた相関関係から直ちに、因果関係があると類推してしまうことである。標準的な教科書がこのような推論の危険性を示す例に満ちているという事実から(ア)にもかかわらず、この間違いはいまだに後を絶たないのだ。このうちのいくつかの例を取り上げてみるだけの価値はある。

相関関係のない相関関係

　【I】肺がん患者を肺がんではない人たちと比べてみると、灰皿を使用していたという経歴が、肺がんになることと明らかに関係していると気づく。すなわち、肺がん患者の人たちの中には、過去あるいは現在において灰皿を使ったことのある人たちが、肺がんでない人たちの場合よりもかなり高い割合で存在する。しかし、明らかに、灰皿を使うことが肺がんを引き起こすのではない。そうではなくて、喫煙が肺がんの原因であり、ほとんどの肺がん患者はかつて喫煙者であって、喫煙者のほとんどは灰皿を使うのである。

　【II】また一方で、小さい子どもたちにおいては、はしかに起因する赤い発疹が現れることと、発熱することの間には正の相関関係が存在する。しかし、発疹が熱を出させるのではない。また、熱が発疹を出させるのでもない。どちらとも、はしかウィルスによって別々に出てくるのである。

　もっと面白いことに、南太平洋のある部族を研究している人類学者たちは、ヒトジラミがいると健康が増進すると島民たちが信じていることを発見した。(a)これがただの迷信ではなかったことがわかっている。ほとんどすべての健康な人たちにはヒトジラミがいたが、病気の人たちの多くにはいなかった。だから、健康な人たちの間のシラミの発生率は、病気の人たちの間のシラミの発生率より、明らかに大きいものだった。こうして、ヒトジラミを持っていることと健康であることの間には、はっきりした正の相関関係があったのだ。

　しかし、この相関関係の理由は、シラミを持っていることが人を健康にするということではない。病気であることによって、シラミがいなくなるのである。シラミはばかではない。彼らは病気の体、特に熱のある体よりも、健康な体の方を好む。人の体温が平常よりもかなり高くなると、彼らはより温度の低い環境を探し始める。

　もっと深刻な例としては、ある大きな州立大学の関連病院の研究者たちが、患者の治癒率の比較を始めたというのがある。(b)③彼らが発見したのは、大学病院で治療を受けたすべての患者のうちで、大学から50マイル以内に住んでいる患者たちの治癒率は、もっと遠くから来た患者たちの治癒率よりも高いということであった。②すなわち、大学病院の患者の間では、回復することと病院から50マイル以内に住むこととの間に、正の相関関係があったのである。①なぜ大学病院の近くに住んでいることが理由で回復が早まるのかを説明しようとして、多くの異なる仮説が提示された。

　実際には、説明できるような因果関係はなかった。相関関係の根源には、大学病院は州の最高の設備を持っているという単純な事実も含まれていた。だから、州全域の重篤な患者がこの病院に運ばれたのだ。もちろん、重症でない患者は運ばれてこなかった。彼らは地域の病院で治療を受けた。同じことは、大学病院が自分の地域の病院であるすべての人たちについて言えることであった。よって当然、遠くに住んでいる患者の、大学病院における治療率の方が低かったのである。このような患者は、概して、大学病院に入ったときにはもうすでにかなり重症だったのだ。

因果関係には対称性はない。

　これらの事例は教示的ではあるが、相関関係と因果関係の違いの、根本的な性質を明らかにするものではない。相関関係は「対称性のある」関係だということを思い出せば、もっとはっきりした違いが現れてくる。AがBと正の相関関係を持っているなら、BもAと正の相関関係を持っているだろう。逆のこともまた言える。(イ)他にどんなことが因果関係について言えたとしても、因果関係が対称性のある関係ではないということは確かに言える。スピードの出しすぎは事故を引き起こすが、明らかに、事故はスピードの出しすぎを引き起こすことはない。毒を飲むことが死の原因となることはあるが、確かに、死が毒を飲む原因となることはない。(ウ)要するに、Aが原因となってBになったとしても、だからと言って、Bが原因でAになることはない。よって、因果関係と、正の相関関係は、根本的に異なる種類の関係なのである。

　ほとんどの因果関係の持つ、非対称性のよりどころは何なのだろう。ここでは哲学者と統計学者は意見を異にする。(エ)時間的な順序を強調する人たちもいる。原因というのは、広く考えられているように、先の時間にのみ作用する。あなたは過去に何かを起こさせることはできない。(オ)しかし、時間的な順序は、因果関係の非対称性の唯一のよりどころになれない。(カ)結局のところ、灰皿使用は典型的に肺がんの始まりに先行している。

　時間的な順序プラス、初めの単純な相関関係にあるふたつの変数以外の変数を含む、もっと複雑な型の相関関係を使って、求められる非対称性を作りだすことはできるだろうか。できると考える哲学者や統計学者もいるが、この考えについてはここでは取り上げない。

[解法のヒント]

問2.　【I】では「喫煙」が【II】では「はしか」が、

あとの2つの事象の原因となっているので、「喫煙」と「はしか」が対応しているものを選ぶ。

問4. ①なぜ大学病院の近くに住むことが原因となって回復が早まるのかを説明しようとして、多くの異なる仮説が提示された。

②すなわち、大学病院の患者の間では、回復することと病院から50マイル以内に住むこととの間に、正の相関関係があった。

③彼らが発見したのは、大学病院で治療を受けたすべての患者のうちで、大学から50マイル以内に住んでいる患者たちの治癒率は、もっと遠くから来た患者たちの治癒率よりも高いということであった。

問6. (1)他にどんなことが因果関係について言えたとしても、それは確かに、対称性のある関係だということは言える。

(2)他にどんなことが因果関係について言えたとしても、それは確かに、対称性のある関係ではないということは言える。

(3)他にどんなことが相関関係について言えたとしても、それは確かに、対称性のある関係ではないということは言える。

(4)他にどんなことが相関関係について言えたとしても、それは確かに、対称性のある関係だということことは言える。

問7. 具体例をまとめて一般論を述べている文が後に続いている。

問8. (1)結局のところ、肺がんの始まりは典型的に、灰皿使用に先行している。

(2)結局のところ、灰皿使用は典型的に、肺がんの始まりに先行している。

(3)時間的な順序を強調する人たちもいる。原因というのは、広く考えられているように、過去の時間にのみ作用する。あなたは未来に何かを起こさせることはできない。

(4)時間的な順序を強調する人たちもいる。原因というのは、広く考えられているように、先の時間にのみ作用する。あなたは過去に何かを起こさせることはできない。

(5)しかし、時間的な順序は、因果関係の非対称性の、唯一のよりどころになれる

(6)しかし、時間的な順序は、因果関係の非対称性の、唯一のよりどころになれない。

[解答]
問1. (4)　問2. (3)と(4)　問3. (2)　問4. (6)　問5. (B)
問6. (2)　問7. (2)　問8. (エ)(4)　(オ)(6)　(カ)(2)

2　出題者が求めたポイント

[全訳]
事実
　イギリスにおいて、1980年代初期に、国民健康サービス(NHS)を担当する政府の省である健康社会保障省(DHSS)は、医師のために、家族計画政策に関しての文書勧告を出した。この勧告には2つの主張が含まれる。

(a) 医師が16歳未満の少女に避妊薬を処方する場合、性交渉の有害な結果から身体を保護するという善意で処方するならば、その医師は違法に行動したとはならない。

(b) 通常、医師は、両親の合意がある場合にのみ、16歳未満の少女に避妊薬を与えることができる。また、両親に知らせるよう少女を(a)説得する努力をしなければならない。しかしながら、医師としての臨床的判断で避妊薬の処方が望ましい場合には、例外的なケースとして、医師は両親に相談することなく、あるいは合意を得ることなしに避妊薬を処方できる。

　普通の市民であるヴィクトリア・ギリック夫人は、自分の娘たちのだれ一人として、16歳未満のうちは、彼女の知らないうちに合意もなく避妊薬を与えられることはないとする保証を求めた。関係するNHS当局は、勧告は医師のための臨床的判断の部分であるとして、そのような保証を与えることを(b)拒否した。するとギリック夫人は、医師への勧告は、医師が両親の同意なく、16歳未満の少女に避妊薬を与えることを可能にする点で違法であるということを根拠に、DHSSを相手取って訴訟を起こした。

　訴訟はついに、イギリスの最高の裁判所(アメリカでのSupreme Courtにあたる)House of Lordで審理された。5人の裁判官が審理にあたった。裁判官たちが(c)合意に達する必要はない。最終決定は多数決となる。ひとりひとりの裁判官が判決を述べるが、決定だけでなくその論証もする。裁判官が答えているのは何が正しい法的立場なのかという問題であって、何が倫理的に正しいのかという問題ではないのだが、判決は倫理的な推論のすばらしい例となっている。

判決
ブランドン卿
　ブランドン卿はギリック夫人の側に立った。いやむしろ、もっと先まで進んだと言える。16歳未満の少女に避妊薬を与えるのは、たとえ両親が知っていて同意していたとしても違法であると、彼は結論づけた。彼の主張は、要約すると次のようになる。

1. 16歳未満の少女と性交する男は、たとえ合意があったとしても、犯罪行為をしていることになるというのは、(イギリスの法律の中に法令があるので)法的な事実である。

2. 犯罪行為を奨励したり助長したりするのも犯罪行為である。

3. 少女に避妊薬を与えたり避妊薬に関する助言を与えたりすることは、少女に男との性交を奨励するという含みを持つ。これは犯罪行為を奨励することに等しい。(ア)よって、少女に避妊薬や避妊薬に関する助言を与えることは犯罪行為である。

4. 避妊薬があろうとなかろうと性交渉を持つ少女もいるのだから、こういう場合、避妊薬を与えることが

少女に性交渉を持つことを奨励しているわけではない、という意見の人もいるかも知れない。しかしこれは、2つの理由で誤りである。まず第1に、少女が避妊薬を求めているという事実は、その子が望まない妊娠の危険性に気づいていること、および、望まない妊娠の危険によって潜在的に性交が抑制されていることを示している。だから、とブランドン卿は主張する。彼女およびそのパートナーは、もし避妊薬が与えられたならば、もっと「快楽にふける」ようになるだろう。第2に、16歳未満の少女が、どうあっても(違法な)性交渉を持つつもりだと両親と医師に告げて避妊薬を手に入れることを、もし法律が許すならば、その少女は自分の勝手を通すために、両親と医師に恐喝あるいは脅迫同然のことをすることができるということである。ブランドン卿は記している。「このような脅迫に対して、法が与えるべき唯一の答えは、『16歳になるまで待ちなさい。』ということだ。」

[解答]
問1. [a] persuasion　[b] refusal　[c] agreement
問2. (1)
問3. (あ) 医師が合意なく娘たちに避妊薬を与えない
　　　　 (19字)
　　　(い) 勧告は医師としての臨床的判断の部分　(17字)
問4. (3)　　問5. (5)　　問6. (3)　　問7. (2)と(5)

❸　出題者が求めたポイント

[全訳]
　52歳の男性が、私のところに相談に来た。彼は大変に落ち込んでいた。完璧な絶望の様子だった。「もうだめだ」と彼は言った。生涯をかけて築き上げてきたすべてがすっかりなくなってしまったと、私に告げた。
　「すべてですか?」と、私は尋ねた。
　「すべてです。」と彼は反復した。だめなんだと、彼は重ねて言った。「私にはもう何も残っていません。すべてなくなってしまいました。希望もないし、またやり直すには歳をとりすぎています。信じるものをすべてなくしてしまったんです。」
　当然私は彼に対して同情を感じたが、彼の大きな悩みは、絶望の暗い影が彼の心に入り込み、前途を歪めて色あせたものにしていたという事実であることは明らかだった。このねじれた考え方の後ろに彼の本当の力が後退して、彼を無力な状態に置き去りにしていた。
　「それでは」と、私は言った。「紙を持ってきて、あなたに残されている大事なものを書き留めてみましょう。」
　「無駄ですよ。」と彼はため息をついた。「ひとつも残っていません。そうお話ししたと思いますが。」
　私は言った。「ともかくちょっと見てみましょう。」そして尋ねた。「奥さまとはまだ一緒に暮らしていますか?」
　「はい、もちろんですよ。それに彼女はすばらしい

んです。結婚して30年になります。(エ)どんなに悪いことが起こっても、私から去っていくことはないでしょうね。」
　「いいですね、書き留めましょう ― あなたの奥さまはまだあなたと暮らしていて、何が起ころうと決してあなたを置いて行かない、と。子どもたちはどうですか。お子さんはいらっしゃいますか。」
　「はい、3人います。子どもたちは本当にすばらしいです。私のところにやって来て、『パパ、愛しているわ。そばにいるからね。』と言ってくれたのには、感動させられました。
　「それでは」と、私は言った。「それが2番目ですね ― あなたを愛していてそばにいてくれる子どもが3人、と。友だちはいますか?」
　「はい。」と彼は言った。「実は、りっぱな友だちが数人います。彼らはかなり優しいと認めなければなりませんね。私のところにやって来て、私の力になりたいと言ってくれるんですが、彼らに何ができるでしょう。何もできませんよ。」
　「それが3番目 ― あなたの力になりたいと思い、あなたを尊重してくれる友だちがいる、と。健康はどうですか?」
　「健康は大丈夫です。」と彼は答えた。病気の日なんてほとんどないくらいですし、身体的にはかなり健康じゃないかと思います。」
　「では、4番目に書きましょう ― 健康状態良好、と。」
　私はこのリストを、テーブルの向こうの彼の方へ押しやった。「これを見てください。(オ)あなたには合計してかなり財産があるようですね。すべてなくなってしまったとおっしゃったように思いましたが。」
　彼は恥ずかしそうににやっとした。「私は、そんなもののことは考えていなかったように思います。(カ)そんなふうには考えたこともありませんでした。ひょっとしたら、物事はそんなに悪くないのかも知れません。」と、彼は考え込んで言った。「ちょっと自信を持ったら、自分の中になにかしら力を感じることができたら、(キ)私はもう一度やり直せるかも知れません。」

[解法のヒント]
問3. 完成した英文は
　They have come around and said they would like to help me,　but what can they do?
問4. 選択肢の意味は
　① 私はまたやり直せる。
　② あなたには合計してかなり財産があるようだ。
　③ 私はそれをそんなふうに考えたことはなかった。

[解答]
問1. (ア)(1)　(イ)(2)　(ウ)(3)
問2. (1)
問3. (A)(3)　(D)(4)　(F)(1)
問4. (4)

数　学

解　答　22年度

1 出題者が求めたポイント（数学Ⅰ・2次関数）
〔解答〕
(i) 交点を求める。
$y = x^2 - 1$ ……①
$y = x$ ……②
①を②へ代入して整理すると
$x^2 - x - 1 = 0$ ∴ $x = \dfrac{1 \pm \sqrt{5}}{2}$

(ア) $x < \dfrac{1-\sqrt{5}}{2}$ のとき
$x^2 - 1 = 1$ より $x^2 = 2$ $x = \pm\sqrt{2}$
ここで
$-\sqrt{2} < \dfrac{1-\sqrt{5}}{2} < \sqrt{2} < \dfrac{1+\sqrt{5}}{2}$ より $x = -\sqrt{2}$

(イ) $\dfrac{1-\sqrt{5}}{2} \leqq x \leqq \dfrac{1+\sqrt{5}}{2}$ のとき $x = 1$

(ウ) $\dfrac{1+\sqrt{5}}{2} < x$ のとき $x^2 - 1 = 1$ $x^2 = 2, x = \pm\sqrt{2}$
ここで $-\sqrt{2} < \sqrt{2} < \dfrac{1+\sqrt{5}}{2}$ より不適
以上（ア）（イ）（ウ）より $x = 1, -\sqrt{2}$ …（(1)の答）

(ii) $y = x$ と $y = 4 - x$ の交点の座標は $(2, 2)$
(ア) $x < 2$ のとき
$x(4-x) - 6x + 5 = 0$
$x^2 + 2x - 5 = 0$
∴ $x = -1 \pm \sqrt{6}$
$-1 - \sqrt{6} < -1 + \sqrt{6} < 2$ より
$x = -1 \pm \sqrt{6}$

(イ) $2 \leqq x$ のとき $x \cdot x - 6x + 5 = 0$
$(x-1)(x-5) = 0$ より ∴ $x = 1, 5$
条件より $x = 5$
以上（ア）（イ）より $\alpha = -1 - \sqrt{6}, \beta = 5$（(2)(3)の答）

2 出題者が求めたポイント（数学B・数列）
〔解答〕
(i) 三角形の辺の比が $1 : \sqrt{3} : 2$ となることから
$r_n : x_n = 1 : 2$
∴ $r_n = \dfrac{1}{2}x_n$
……（(4)の答）

(ii) 右図より
$r_n + r_{n+1} = x_n - x_{n+1}$ に $r_n = \dfrac{1}{2}x_n, r_{n+1} = \dfrac{1}{2}x_{n+1}$
を代入すると
$x_{n+1} = \dfrac{1}{3}x_n$

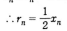

よって $x_n = \left(\dfrac{1}{3}\right)^{n-1} x_1$
………（(5)の答）

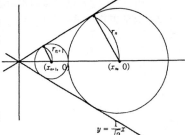

(iii) $x_1 = 4$ より
$x_n = 4\left(\dfrac{1}{3}\right)^{n-1}$
すると $r_m = \dfrac{1}{2} \times 4\left(\dfrac{1}{3}\right)^{m-1} = 2\left(\dfrac{1}{3}\right)^{m-1}$
半径 r_m の円の面積は
$\pi r_m^2 = 4\pi\left(\dfrac{1}{9}\right)^{m-1}$
すると
$S_m = 4\pi\left\{1 + \dfrac{1}{9} + \left(\dfrac{1}{9}\right)^2 + \cdots + \left(\dfrac{1}{9}\right)^{m-1}\right\}$
$= 4\pi \dfrac{1 - \left(\dfrac{1}{9}\right)^m}{1 - \dfrac{1}{9}} = \dfrac{9}{2}\pi\left\{1 - \left(\dfrac{1}{9}\right)^m\right\}$
よって $\displaystyle\lim_{n\to\infty} S_n = \dfrac{9}{2}\pi$ ……（(6)の答）

3 出題者が求めたポイント（数学C・行列）
〔解答〕
点 (x, y) を原点を中心に反時計回りに $\dfrac{\pi}{3}$ 回転した点を (X, Y) とおくと
$\begin{pmatrix} X \\ Y \end{pmatrix} = \begin{pmatrix} \cos\dfrac{\pi}{3} & -\sin\dfrac{\pi}{3} \\ \sin\dfrac{\pi}{3} & \cos\dfrac{\pi}{3} \end{pmatrix} \begin{pmatrix} x \\ y \end{pmatrix} = \begin{pmatrix} \dfrac{1}{2} & -\dfrac{\sqrt{3}}{2} \\ \dfrac{\sqrt{3}}{2} & \dfrac{1}{2} \end{pmatrix} \begin{pmatrix} x \\ y \end{pmatrix}$

よって $\begin{cases} X = \dfrac{1}{2}x - \dfrac{\sqrt{3}}{2}y \\ Y = \dfrac{\sqrt{3}}{2}x + \dfrac{1}{2}y \end{cases}$

点 (X, Y) を原点を中心に反時計回りに $-\dfrac{\pi}{3}$ 回転した点が (x, y) になるから
$\begin{pmatrix} x \\ y \end{pmatrix} = \begin{pmatrix} \cos\left(-\dfrac{\pi}{3}\right) & -\sin\left(-\dfrac{\pi}{3}\right) \\ \sin\left(-\dfrac{\pi}{3}\right) & \cos\left(-\dfrac{\pi}{3}\right) \end{pmatrix} \begin{pmatrix} X \\ Y \end{pmatrix} = \begin{pmatrix} \dfrac{1}{2} & \dfrac{\sqrt{3}}{2} \\ -\dfrac{\sqrt{3}}{2} & \dfrac{1}{2} \end{pmatrix} \begin{pmatrix} X \\ Y \end{pmatrix}$

よって $\begin{cases} x = \dfrac{1}{2}X + \dfrac{\sqrt{3}}{2}Y \\ y = -\dfrac{\sqrt{3}}{2}X + \dfrac{1}{2}Y \end{cases}$ …………（＊）

次に楕円 $\dfrac{x^2}{4} + y^2 = 1$ 上の点 $\left(-\sqrt{3}, \dfrac{1}{2}\right)$ における接線の方程式は
$\dfrac{-\sqrt{3}}{4}x + \dfrac{1}{2}y = 1$ $y = \dfrac{\sqrt{3}}{2}x + 2$ ………（(7)の答）
上記（＊）を代入すると

$$-\frac{\sqrt{3}}{2}X+\frac{1}{2}Y=\frac{\sqrt{3}}{2}\left(\frac{1}{2}X+\frac{\sqrt{3}}{2}Y\right)+2$$
$$\therefore Y=-3\sqrt{3}X-8$$
よって　求める接線の方程式は
$$y=-3\sqrt{3}x-8 \cdots\cdots ((8)の答)$$

4 出題者が求めたポイント（数学Ⅱ・微分積分）
〔解答〕
直円錐の頂点をA，底面の円の中心をH，球と底面が接する点の1つをBとおく。さらに BH=s, OH=t とおく。
底面の半径がsとなる直円錐は AH < AO の場合も考えられるが，体積の最大値を求めることから AH > AO とする。
すると $r^2=s^2+t^2$, AH=$r+t$
よって求める体積を V(t) とおくと

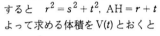

$$V(t)=\frac{1}{3}\pi s^2(r+t)$$
$$=\frac{1}{3}\pi(r^2-t^2)(r+t)$$
$$=\frac{1}{3}\pi(r-t)(r+t)^2=-\frac{\pi}{3}(t^3+rt^2-r^2t-r^3)$$
$$V'(t)=-\frac{\pi}{3}(t+r)(3t-r)$$
増減表をかくと

t		$-r$		$\frac{1}{3}r$	
$V'(t)$	−	0	+	0	−
$V(t)$	↘		↗		↘

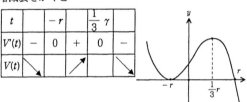

題意より $0 \leq t < r$
よって $t=\frac{1}{3}r$ のとき体積は最大となるのは
$$s^2=r^2-t^2=r^2-\left(\frac{1}{3}r\right)^2=\frac{8}{9}r^2$$
$s>0$ より $s=\frac{2\sqrt{2}}{3}r \cdots\cdots ((9)の答)$
このとき
$$V\left(\frac{r}{3}\right)=\frac{1}{3}\pi\left(r-\frac{r}{3}\right)\left(r+\frac{r}{3}\right)^2=\frac{32}{81}\pi r^3$$
ここで球の体積が $\frac{4}{3}\pi r^3$ だから
$$k\times\frac{4}{3}\pi r^3=\frac{32}{81}\pi r^3 \text{ より}$$
$$\therefore k=\frac{8}{27}（倍）\cdots\cdots ((10)の答)$$

5 出題者が求めたポイント（数学Ⅲ・微分積分）
〔解答〕
（ⅰ） $1-\cos x=2\sin^2\frac{x}{2}$ を使って式を変更する
$\theta=\frac{x}{2}$ とおくと $x\to 0$ のとき $\theta\to 0$
$$f(\theta)=\frac{2\sin^2\theta}{(2\theta)^2}=\frac{2}{4}\left(\frac{\sin\theta}{\theta}\right)^2\to\frac{1}{2}$$
よって $\lim_{x\to 0}f(x)=\frac{1}{2} \cdots\cdots ((11)の答)$

（ⅱ） $f'(x)=\frac{\sin x\cdot x^2-(1-\cos x)2x}{x^4}$
$$=\frac{x\sin x-2(1-\cos x)}{x^3} \cdots\cdots ((12)の答)$$

（ⅲ）① $y=f(x)$ は y 軸に関して左右対称なので $x>0$ の部分だけを調べる。
（証明） $f(-x)=\frac{1-\cos(-x)}{(-x)^2}=\frac{1-\cos x}{x^2}=f(x)$

② $\pi\leq x$ のとき $f(x)<\frac{1}{2}$ を示す。

（証明）このとき $\frac{1}{x^2}\leq\frac{1}{\pi^2}$, $1-\cos x\geq 0$ なので
$$f(x)=\frac{1-\cos x}{x^2}\leq\frac{1-\cos x}{\pi^2}\leq\frac{|1-\cos x|}{\pi^2}\leq\frac{2}{\pi^2}<\frac{1}{2}$$

③ $0<x<\pi$ において $y=f(x)$ は減少関数となることを示す。

$f'(x)$ の分子を $g(x)$ とおく。
$g(x)=x\sin x-2(1-\cos x)$
$g'(x)=x\cos x-\sin x$
$g''(x)=-x\sin x$
これより

x	0		π
$g''(x)$	0	−	0
$g'(x)$	0	↘	$-\pi$

x	0		π
$g'(x)$	0	−	−
$g(x)$	0	↘	

よって $0<x<\pi$ において $g(x)<0$ となる。
すると $f'(x)<0$ となり $y=f(x)$ は減少関数となる。
①，②，③より $f(x)$ の最大値は $\frac{1}{2} \cdots\cdots ((13)の答)$

④ $0\leq 1-\cos x\leq 1$ より 常に $f(x)\geq 0$ となる。
よって最小値は $x=2n\pi(n=\pm 1,\pm 2,\pm 3,\cdots\cdots)$
のとき $0 \cdots\cdots ((14)(15)の答)$

物　理

解答　22年度

1 出題者が求めたポイント
アルキメデスの原理, 運動方程式, 単振動, 鉛直上方投射

(1) $M = \rho Sh$　…（答）

(2) (b) 等加速度運動　…（答）

(3) $MA = 3\rho Shg - \rho Shg$
$= 2\rho Shg$　…（答）

(4) (1) (3) より　$A = 2g$
$\frac{1}{2}At_1^2 = 2h$
$t_1 = \sqrt{\frac{4h}{A}} = 2\sqrt{\frac{h}{A}}$
$v_1 = At_1 = 2\sqrt{Ah} = 2\sqrt{2gh}$　…（答）

(5) $K = \frac{1}{2}Mv_1^2 = \frac{1}{2}\rho Sh \times (2\sqrt{2gh})^2$
$= 4\rho Sh^2g$　…（答）

(6) $MB = 3\rho S(h-x)g - \rho Shg$
$= \rho S(2h-3x)g$　…（答）

(7) つりあいの位置は加速度 B が 0 のときなので
$2h = 3x$　∴ $x = \frac{2h}{3}$　…（答）

(8) (6) より　$MB = -3\rho Sg\left(x - \frac{2}{3}h\right)$
ここで　$X = x - \frac{2}{3}h$ とおけば, $B = \frac{d^2x}{dt^2} = \frac{d^2X}{dt^2}$
に注意して
$MB = -3\rho SgX$
とかける。これより　$M\omega^2 = 3\rho Sg$
∴ $\omega = \sqrt{\frac{3\rho Sg}{M}} = \sqrt{\frac{3\rho Sg}{\rho Sh}} = \sqrt{\frac{3g}{h}}$
∴ $T = \frac{2\pi}{\omega} = 2\pi\sqrt{\frac{h}{3g}}$　…（答）

(9) 円柱は $x = \frac{2}{3}h$ が振動の中心になる単振動をする。

(5)の答えを用いて力学的エネルギー保存則を適用すれば
$K + \frac{1}{2}(3\rho Sg)\left(\frac{2}{3}h\right)^2 = \frac{1}{2}Mv_2^2 + \frac{1}{2}(3\rho Sg)\left(\frac{h}{3}\right)^2$
$4\rho Sh^2g + \frac{2}{3}\rho Sh^2g = \frac{1}{2}\rho Shv_2^2 + \frac{1}{6}\rho Sh^2g$
∴ $v_2 = 3\sqrt{gh}$　…（答）

(10) 飛び出したあとは, 重力しか働かないので鉛直上方放射なる。従って, (b)等加速度運動　…（答）

(11) 最高点では, $v = 0$ だから, 力学的エネルギー保存則より　$\frac{1}{2}Mv_2^2 = MgH$
∴ $H = \frac{v_2^2}{2g} = \frac{9gh}{2g} = \frac{9}{2}h$　…（答）

問.

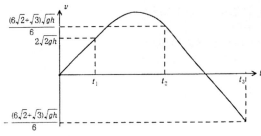

2 出題者が求めたポイント…気体の内部エネルギーと熱力学第一法則
単原子分子理想気体の内部エネルギー変化：
$$\Delta U = \frac{3}{2}nR\Delta T$$
気体のする仕事；$W = P\Delta V$
熱期間の熱効率；$\eta = \frac{W}{Q} \times 100$

問1. 気体の物質量を n モル, A, B, C の温度を T_A, T_B, T_C とすると
$P_2V_1 = nRT_A$　　$P_2V_2 = nRT_B$
∴ $\Delta T_1 = T_B - T_A = P_2\frac{1}{nR}(V_2-V_1)$　…（答）
$\Delta U_1 = \frac{3}{2}nR\Delta T = \frac{3}{2}P_2(V_2-V_1)$　…（答）
熱力学第1法則より　$\Delta U = Q - W$
∴ $Q_1 = \Delta U_1 + W_1 = \Delta U_1 + P_2(V_2-V_1)$
$= \frac{5}{2}P_2(V_2-V_1)$　…（答）

問2. $P_1V_2 = nRT_C$
∴ $\Delta T_2 = T_C - T_B = V_2\frac{1}{nR}(P_1-P_2)$
$\Delta U_2 = \frac{3}{2}nR\Delta T_2 = \frac{3}{2}V_2(P_1-P_2)$　…（答）
定積変化なので　$W = 0$
∴ $Q_2 = \Delta U_2 = \frac{3}{2}V_2(P_1-P_2)$　…（答）

問3. 等温変化なので　$\Delta U_3 = 0$　…（答）
$\Delta U_3 = Q_3 + W_3$ より
∴ $Q_3 = -W_3 = -P_1V_2\log_e\frac{V_2}{V_1}$　…（答）

問4. $C \to A$ で　$P_1V_1 = P_2P_1$　なので　$V_2 = 2V_1$ より
$V_2 = 2V_1$　∴ $P_2 = 2P_1$
気体が外部の光熱源から得た正の熱量 Q は
$Q = Q_1 = 5P_1V_1$
気体が外部にした正味の仕事 W は
$W = W_1 + W_2 + W_3 = 2P_1V_1 + 0 - 2P_1V_1 \cdot \log_e 2$
$= 2P_1V_1(1-0.693)$
$\eta = \frac{W}{Q} \times 100 = \frac{W_1+W_2+W_3}{Q_1} \times 100$

$$= \frac{2(1-0.693)}{5} \times 100 = (0.4 \times 0.307) \times 100$$
$$= 12.28 \fallingdotseq 1.2 \times 10^1 \ (\%) \quad \cdots \text{(答)}$$

3 出題者が求めたポイント…薄膜の干渉（くさび形）

問1. 反射時の位相のずれを考慮すると点Aは暗点なのでdの条件は
$$2d + \frac{\lambda}{2} = m\lambda \quad (m=1,2,\cdots) \text{ より}$$
$$d = \frac{1}{2}\left(m - \frac{1}{2}\right)\lambda \quad \cdots \text{(答)}$$

問2. m番目の明線の部分の隙間の厚さをd_mとすれば

問1の結果より $\Delta d = d_{m+1} - d_m = \frac{1}{2}\lambda$

題意より $\frac{\Delta d}{D} = \frac{\overline{BC}}{L} \quad \therefore \overline{BC} = \frac{L}{D}\Delta d = \frac{L\lambda}{2D} \quad \cdots \text{(答)}$

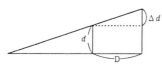

問3. 薄膜の上下で反射した光の位相は、ともにπずれるので位相差はなくなり点Aでは明点となる。 …（答）

問4. 明線の部分の隙間の厚さをd'とすれば
明線の条件式は $2n_3 d' = m\lambda \ (m=0,1,\cdots)$
$$d' = \frac{m\lambda}{2n_3}$$
$$\therefore \Delta d' = d'_{m+1} - d'_m = \frac{\lambda}{2n_3}$$

よって　問2と同様に $\frac{\Delta d'}{D'} = \frac{\overline{BC}}{L}$

$$\therefore D' = \frac{L\Delta d'}{\overline{BC}} = \frac{2D}{L\lambda} \times L \times \frac{\lambda}{2n_3} = \frac{D}{n_3} \quad \cdots \text{(答)}$$

4 出題者が求めたポイント…運動量保存則, 反発係数

問1. $mv = mV_{P1} + mV_{Q1} \quad \cdots ①$
$$\frac{V_{P1} - V_{Q1}}{v} = -e \quad \cdots ②$$
②より $V_{Q1} = V_{P1} + ev \quad \cdots ③$
①に代入 $v = V_{P1} + (V_{P1} + ev)$
$$V_{P1} = \frac{(1-e)v}{2} \quad \cdots \text{(答)}$$
③に代入 $V_{Q1} = \frac{(1+e)v}{2} \quad \cdots \text{(答)}$

問2. $(V_{P1} + V_{Q1}) \times t_1 = 2L$
$$t_1 = \frac{2L}{V_{P1} + V_{Q1}} = \frac{2L}{v}$$

問3. $x_1 = V_{P1} \times t_1 = (1-e)L \quad \cdots \text{(答)}$

問4. $mV_{P1} - mV_{Q1} = mV_{P2} + mV_{Q2} \quad \cdots ④$
$$\frac{V_{P2} - V_{Q2}}{V_{P1} - (-V_{Q1})} = -e \quad \cdots ⑤$$

⑤より $V_{Q2} = e(V_{P1} + V_{Q1}) + V_{P2}$
④に代入 $V_{P1} - V_{Q1} = V_{P2} + \{e(V_{P1}+V_{Q1}) + V_{P2}\}$
$$V_{P2} = \frac{1}{2}(-ev - ev) = -ev \quad \cdots \text{(答)}$$
$$V_{Q2} = ev - ev = 0 \quad \cdots \text{(答)}$$

問5. $|V_{P2}| \times t_2 = 2L + 2x_1$
$$t_2 = \frac{2L + 2x_1}{|V_{P2}|} = \frac{2(2-e)L}{ev} \quad \cdots \text{(答)}$$

問6. $x_2 = x_1 = (1-e)L \quad \cdots \text{(答)}$

問7. 2回目の衝突後にはQが静止し、Pがx軸負の方向の速度を得る。
3回目の衝突後には1回目と同様にPもQもx軸正方向の速度を得る。ただし、$V_P < V_Q$
4回目は3回目よりx軸正方向にずれた場所で衝突する。以下速度が小さくなりながらこれを繰り返すので奇数回目の衝突と次の回の衝突では衝突する場所がx軸正の方向にずれる。偶数回目の衝突と次の回の衝突では衝突する場所が変化しない。
従って衝突する場所はx軸正の位置で毎回正方向にずれる。十分時間が経つと衝突する場所は$x = L$に近く。よって (c) (f) …（答）

5 出題者が求めたポイント…コンデンサーの電気容量・直列接続, 等差数列の和

問1. $C = \varepsilon \frac{S}{D} \quad \cdots \text{(答)}$

問2. $Q = CV \quad \therefore E = \frac{V}{D} = \frac{QD}{\varepsilon S} \times \frac{1}{D} = \frac{Q}{\varepsilon S} \quad \cdots \text{(答)}$

問3. $C_1 = \varepsilon_1 \frac{S}{D/2} = \frac{2\varepsilon_1 S}{D}$
$$C_2 = \varepsilon_2 \frac{S}{D/2} = \frac{2\varepsilon_2 S}{D}$$
直列接続と見なせるので、合成容量をCとすると
$$\frac{1}{C} = \frac{1}{C_1} + \frac{1}{C_2} = \frac{D(\varepsilon_1 + \varepsilon_2)}{2S\varepsilon_1 \cdot \varepsilon_2}$$
$$\therefore C = \frac{2S\varepsilon_1 \cdot \varepsilon_2}{D(\varepsilon_1 + \varepsilon_2)} \quad \cdots \text{(答)}$$

問4. $C_k = \frac{\varepsilon}{k} \cdot \frac{S}{D/n} = \frac{\varepsilon n S}{kD}$

n種類の誘電体で満たしたときの合成容量をCとすると
$$\frac{1}{C} = \frac{1}{C_1} + \frac{1}{C_2} + \frac{1}{C_3} + \cdots + \frac{1}{C_n}$$
$$= \frac{D}{\varepsilon n S}(1 + 2 + \cdots + n) = \frac{D}{\varepsilon n S} \cdot \frac{n(1+n)}{2} = \frac{D(1+n)}{2\varepsilon S}$$
$$\therefore C = \frac{2\varepsilon S}{D(1+n)} \quad \cdots \text{(答)}$$

化　学

解答　22年度

1 出題者が求めたポイント……各分野からの小問集合

問1.電解質は電離後の粒子数で考える。炭酸水素ナトリウムは,炭酸水素イオンの電離度はごくわずかである。

問2.質量百分率に分子量は関係しない。

問3.メスフラスコは純水ならぬれていても差し支えない。他のふたつはぬれていれば,使用する溶液で数回すすいでから用いる。文句をつけたくなる人も多いのでは?

問4.(ア)金属元素のみである。(イ)原子量は同位体が関係している。(ウ)陽子の数である。(エ)右上の元素の陰性が強い。

問6.(ア)Na^+は不変である。(イ)H^+はほぼゼロで不変である。(ウ)NO_3^-は単調に増加する。(オ)Ag^+はCl^-と沈殿をつくる。(カ)Cl^-はAg^+と逆になる。

[解答]
問1.エ　問2.ケ　問3.エ　問4.オ　問5.キ　問6.ウ

2 出題者が求めたポイント……緩衝溶液

問2.(ア)問1の式を$\alpha =$の形にすれば自明である。

(イ)$[HCOO^-] = c\alpha$,αが増大しても,cの減少の方が大きい。(ウ)(エ)H^+が消費されるので,平衡は右へ移動する。よって,$[HCOO^-]$も増加する。

問3.① $\alpha = \sqrt{(1.8 \times 10^{-4})/(0.018 \times 1000/100)}$
$= 3.2 \times 10^{-2}$

② $0.20 \times 100/200 = 0.10[mol/L]$

③ $(0.70 - 0.20) \times 100/200 = 0.25[mol/L]$

④ $K_a = [HCOO^-][H^+]/[HCOOH]$
$= 0.10 \times [H^+]/0.25 = 1.8 \times 10^{-4}$
∴　$[H^+] = 4.5 \times 10^{-4}$

[解答]
問1.$K_a = c\alpha^2$
問2.(ア)e　(イ)d　(ウ)a　(エ)e
問3.① 3.2×10^{-2}　② 0.10　③ 0.25　④ 4.5×10^{-4}

3 出題者が求めたポイント……有機化合物の構造推定

問1.アミノ酸Bの分子式から,下記の構造が推定できる

$$H_2N-\overset{R}{\underset{H}{C}}-COOH$$

$R = C_4H_9$でこの中に不斉炭素原子が含まれることより,解答欄の構造式(結晶ではイオン結晶に近い構造をとるので双性イオンであり,融点が高く加熱すると多くは融解せずに分解する)が推定できる。

問2.アミノ酸Bのアルキル基の部分には不斉炭素原子を含まない構造が3種考えられる(解答欄)。

問3.分解生成物は,Cがカルボン酸,Dはアルコールであると推定できるから,以下のようになる。

化合物A　→　アミノ酸B＋化合物C＋化合物D

$$H-\overset{R}{\underset{NH-CO-R_1}{C}}-COO-R_2$$

$$\to H-\overset{R}{\underset{NH_2}{C}}-COOH + R_1-COOH + R_2-OH$$

分子量から考えて,$R_1 = CH_3$,$R_2 = C_2H_5$

[解答]
問1.
$$H-\overset{COO^-}{\underset{NH_3^+}{C}}-\overset{CH_3}{CH-CH_2-CH_3}$$

問2.
$$H-\overset{COOH}{\underset{NH_2}{C}}-CH_2-CH_2-CH_2-CH_3$$

$$H-\overset{COOH}{\underset{NH_2}{C}}-CH_2-\overset{CH_3}{CH-CH_3}$$

$$H-\overset{COOH}{\underset{NH_2}{C}}-\overset{CH_3}{\underset{CH_3}{C}}-CH_3$$

問3.
A. $CH_3-\overset{}{CH}-CH_2-CH_3$
$$H-\overset{}{\underset{NH-CO-CH_3}{C}}-COO-CH_2-CH_3$$
C. CH_3-COOH
D. CH_3-CH_2-OH

問4.酸とはアミノ基,塩基とはカルボキシル基で塩をつくる

問5.アミド結合　問6.4種類

4 出題者が求めたポイント……有機化合物の性質に関する基本的な知識

(性質欄の解答がそのまま解説になっている)

(2)ベンゼン環の二重結合は特別であり,容易には付加反応を起こさない。

(3)フェノール類(フェノール,p-クレゾール)は炭酸水素ナトリウムと反応しない。

[解答]
(1)スクロース　(カ)
(2)シクロヘキサン　(イ)
(3)アセチルサリチル酸　(ウ)
(4)ポリエチレン　(エ)
(5)酢酸エチル　(ア)

生　物

解　答　22年度

1 出題者が求めたポイント（Ⅰ・発生）
　発生のしくみと分化に関する総合的な問題。記述式や作図問題もあり、やや難しい問題である。
問1．両生類の卵は、もともと細胞質に含まれる物質が、動物極から植物極に向かって極性をもつ。
問2．(ア)多孔質のフィルターを挟んでも誘導は起こる。
　(イ)Ｂ領域の実験は下線部(1)と(2)の実験からはわからない。(エ)(オ)実験では誘導物質の種類を扱っていない。
問3．背側の予定内胚葉域をニューコープセンターと呼び、予定外胚葉域から形成体を誘導する。この形成体はシュペーマンが発見したオーガナイザーと呼ばれる領域で、自身は脊索となり、外胚葉から神経管を誘導する。
問4．両生類では、精子が進入すると受精卵の表層部が約30°回転する。このとき精子が進入した位置の反対側に生じるのが灰色三日月環であり、そちら側が将来背側になる。
【解答】
問1．卵割の進行によって、卵の細胞質に含まれている極性に関わる物質の濃度に違いが生じたため。
問2．(ウ)(カ)
問3．(i) C　(ii) C
問4．精子の進入により卵の表層にずれが生じ、精子が進入した位置の反対側に灰色三日月環が生じる。そちら側が将来背側、反対側が腹側となる。
問5．局所生体染色法
問6．(a)神経管　(b)側板　(c)体節　(d)脊索
問7．予定運命の決定
問8．

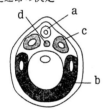

2 出題者が求めたポイント（Ⅰ・神経, 筋収縮）
　神経支配と筋収縮に関する問題。図やグラフが多く、作図問題もあり、難易度を高めている。標準からやや難しい問題。
問1．運動神経の神経伝達物質はアセチルコリン。
問3．迷走神経は代表的な副交感神経。心臓をはじめ、気管、肝臓、すい臓、胃、腸など多くの内臓のはたらきを調節している。
問4．$\dfrac{0.04}{0.04 - 0.035} = 8$（m/秒）
問5．座骨神経Ｂを刺激した場合と、ひふく筋を直接刺激した場合(A)との時間差から求める。
　$35 - 10 = 25$（ミリ秒）、$8 × 0.025 = 0.2$（m）
問7．神経細胞の軸索を刺激した場合、興奮は両側へ伝

わる。Ｃ点を刺激した場合と、Ｂ点を刺激した場合では、活動電位記録装置上を伝わる電位差は逆になる。
問8．刺激の強さで活動電位の大きさは変わらない。閾値以上の刺激で同じ活動電位を示す。神経全体で見ると、閾値の異なる神経細胞が存在する。刺激の強さは、神経細胞が興奮する頻度の違いと、興奮する神経細胞の数の違いで伝えている。
問9．神経細胞の活動電位は、細胞外から細胞内へナトリウムイオンが流入することで生じる。
【解答】
問1．アセチルコリン
問2．自動性
問3．(Ⅰ) i．ノルアドレナリン　ii．拍動の促進
　　　(Ⅱ) i．アセチルコリン　ii．拍動の抑制
問4．8m/秒　　問5．0.2 m
問6．①潜伏期の長さ
　　　②収縮期の長さ
　　　③収縮の持続時間
問7．

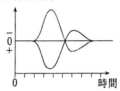

問8．(ア)
問9．(ウ)(オ)

3 出題者が求めたポイント（Ⅱ・呼吸）
　呼吸の反応過程に関する標準的な内容の問題。
問1．好気呼吸では水を必要とし、水が生成する。
問4．解糖系では2分子のATPが消費され、4分子のATPを生じる。
問7．好気呼吸では脱水素された[H]は電子伝達系へ送られる。乳酸発酵ではピルビン酸に2[H]を反応させることで乳酸が、アルコール発酵ではアセトアルデヒドに2[H]を反応させることでエタノールが生じる。
【解答】
問1．$C_6H_{12}O_6 + 6O_2 + 6H_2O \rightarrow 6CO_2 + 12H_2O$
問2．(b)(c)
問3．(c)名称：クエン酸回路　部位：マトリックス
　　　(d)名称：電子伝達系　部位：クリステ
問4．(a) 2　(c) 2　(d) 34
問5．基質特異性
問6．(i)乳酸　(ii)エタノール
問7．グルコースから離脱した水素を補酵素(NAD)が受け取ったままだと解糖系が止まってしまうから。
問8．①筋収縮　②生体物質の合成
　　　③細胞膜の能動輸送　④細胞内の物質輸送
問9．同じ質量の場合、脂肪のほうが多くのエネルギーを貯えることができる。

4 出題者が求めたポイント(Ⅱ・進化, 細胞, 動物の相互作用)

　細胞内共生説を中心に細胞小器官と動物の相互作用について出題している。標準的な内容。

問2.葉緑体とミトコンドリアの内膜は原核生物の細胞膜に似た構造である。葉緑体とミトコンドリアは1つの環状DNAをもつ。

問6.シマウマとダチョウは中立。イソギンチャクとクマノミは片利共生。

【解答】

問1.食作用

問2.葉緑体

問3.ミトコンドリア

問4.①独自のDNAをもつ　②二重膜につつまれる

問5.①中心体　はたらき：紡錘糸の起点となる。べん毛や繊毛の形成に関与する。

　　②リボソーム　はたらき：タンパク質合成の場となる。

問6.㋐d,①　㋑e,②　㋒b,⑤　㋓f,③　㋔c,⑥

平成21年度

問題と解答

平成21年度

英　語

問題

21 年度

第 1 問　次の英文を読んで設問に答えなさい。

Since 1995, some fifty thousand U.S. citizens have died waiting in vain for a suitable organ donor. [　ア　], a black market in kidneys and other organs has emerged as an illegal alternative. Although most Americans say they (a)approve of organ donation and in most states it is possible to register online, relatively few have actually signed a donor card. Why are only 28 percent of Americans but a striking 99.9 percent of French citizens potential donors? What keeps Americans [　イ　] signing and saving lives?

If moral behavior were the result of deliberate reasoning, then the problem might be that Americans are not aware of the need for organs. That would call for an information campaign to raise public awareness. Dozens of such campaigns have already been launched in the United States and in other countries yet have failed to change the consent rate. [　ウ　] the French apparently don't need to enlighten their citizens. One might speculate about national characters. Have the French reached a higher stage of moral development, or are they less anxious than the Americans about having their bodies opened postmortem? Perhaps Americans fear that, as several popular novels and films have suggested, [　エ　]. But why are only 12 percent of Germans potential donors, compared to 99.9 percent of Austrians? After all, Germans and Austrians share language and culture and are close neighbors. This striking difference shows that something very powerful must be at work, something that is stronger than deliberate reasoning, national stereotypes, and individual preferences. I call this force the *default rule*:

If there is a default, do nothing about it.

How would that rule explain why people in the United States die because there are too few donors, whereas France has plenty? In countries such as the United States, Great Britain, and Germany, the legal default is that nobody is a donor without registering to be one. You need to opt in. In countries such as France, Austria, and Hungary everyone is a potential donor unless they opt out. The majority of Americans, British, French, Germans, and other nationals seem to employ the same default rule. Their behavior is a consequence of both this rule *and* the legal environment, leading to the striking contrasts between countries.

An online experiment independently demonstrated that people tend to follow the default rule. Americans were asked to (b)assume they had just moved into a new state where the default was to be an organ donor and were given the choice to confirm or change this status. Another group was asked the same question, but the (c)status quo was not to be a donor, a third group was required to make a choice without a default. Even in this hypothetical situation, in which sticking with the default took exactly as much effort as departing from it, the default made a difference. (d)When people had to opt out, 80 percent were happy with their status as donors — a slightly higher proportion than arose with the no-default vote. Yet when people had to opt in, only half as many said they would change their status to become donors.

One possible rationale behind the default rule could be that the existing default is seen as a reasonable recommendation — primarily because it has been implemented in the first place — and following it relieves a person from many decisions. The default rule is not restricted to moral issues. For instance, the states of Pennsylvania and New Jersey offer drivers the choice between an insurance policy with an unrestricted right to sue and a cheaper one with suit restrictions. The unrestricted policy is the default in Pennsylvania, whereas the restricted one is the default in New Jersey. If drivers had preferences concerning the right to sue, one would expect them to ignore the default setting, leaving little variation between the neighboring states. If they instead followed the default rule, more drivers would buy the expensive policy in Pennsylvania. And indeed, 79 percent of the Pennsylvania drivers bought full coverage, whereas only 30 percent of the New Jersey drivers did the same. It was estimated that Pennsylvania drivers spend $450 million each year on full coverage they would not have spent if the default were the same as in New Jersey and (e)vice versa. Thus, defaults set by institutions can have considerable impact on economic as well as moral behavior. Many people would rather avoid making an active decision, even if it means life or death.

注：organ donor: 臓器提供者　　　kidney: 腎臓　　　　　enlighten: 啓蒙する　　　　postmortem: 死後に
default: デフォルト（あらかじめ選択されている状態で、とくに変更しなければその状態を認めたことに
なってしまう）　　　opt in: 登録する　　　opt out: 拒絶する　　　sue: 請求する　　　suit: 請求

問1．空所 ア に入れるのにもっとも適当なものを1つ選び，記号で答えなさい。

　　　A：As a consequence

　　　B：At any rate

　　　C：In spite of that

　　　D：On the contrary

問2．空所 イ に入れるのにもっとも適当な語を1つ選び，記号で答えなさい。

　　　A：by

　　　B：for

　　　C：from

　　　D：with

問3．空所 ウ に入れるのにもっとも適当な語を1つ選び，記号で答えなさい。

　　　A：Because

B : But

C : Similarly

D : So

問4. 空所 エ に，次の6つから適切なものを5つ選んで並べ替えて入れたとき，2番目と4番目にくるものの記号を答えなさい。

A : emergency room doctors won't

B : donate their organs

C : save patients

D : who have agreed to

E : who have not agreed to

F : work as hard to

問5. 下線部 (a) の 'approve' と (b) の 'assume' の名詞形を書きなさい（-ing や -er で終わる語は除く）。

問6. 下線部 (c) の 'status quo' に置き換えることができる本文中の別の表現を，英語のまま書きなさい。

問7. 下線部 (d) の80%，80%弱，40%は，それぞれ，同じパラグラフの前半で述べられている第1，第2，第3のどのグループのドナー登録の割合か。A〜Fから適切なものを1つ選び，記号で答えなさい。

A : 第1グループが80%，　　第2グループが80%弱，　　第3グループが40%

B : 第1グループが80%，　　第2グループが40%，　　　第3グループが80%弱

C : 第1グループが80%弱，　第2グループが80%，　　　第3グループが40%

D : 第1グループが80%弱，　第2グループが40%，　　　第3グループが80%

E : 第1グループが40%，　　第2グループが80%，　　　第3グループが80%弱

F : 第1グループが40%，　　第2グループが80%弱，　　第3グループが80%

問8. 下線部 (e) の 'vice versa' が意味している内容として最も適切なものを1つ選び，記号で答えなさい。

A : New Jersey drivers spend $450 million each year on full coverage they would not have spent if the default were the same as in Pennsylvania

B : New Jersey drivers do not spend $450 million each year on full coverage they would have spent if the default were the same as in Pennsylvania

C : Pennsylvania drivers spend $450 million each year on full coverage they would not have spent if the default were the same as in New Jersey

D : Pennsylvania drivers do not spend $450 million each year on full coverage they would have spent if the default were the same as in New Jersey

問9. 次の a～e と A～E を正しく組み合わせなさい。

a： 12%　　　　A：アメリカ人で臓器提供に同意している人の割合
b： 28%　　　　B：ドイツ人で臓器提供に同意している人の割合
c： 30%　　　　C：フランス人で臓器提供に同意している人の割合
d： 79%　　　　D：ニュージャージーのドライバーが全損害額補償の保険に
　　　　　　　　　　　入る割合
e： 99.9%　　　E：ペンシルバニアのドライバーが全損害額補償の保険に
　　　　　　　　　　　入る割合

問10. 本文の内容と合致しているものを 2 つ選び，記号で答えなさい。

A：アメリカで臓器提供者が少ないのは，臓器移植の重要性や提供者の必要性が十分知られていないからである。
B：国による臓器提供者数の違いの主な原因は，国民性の相違ではない。
C：臓器提供登録者の比率が高いフランス人はアメリカ人より道徳性が高い。
D：ひとは，能動的に選択する必要がないデフォルト状態があると，それを受け入れてしまいがちだ。
E：フランス人は，死後に自分の体が傷つけられることをあまり気にしない。

第2問　次の英文を読んで設問に答えなさい。

　The fruits of science are many and various. When science is first mentioned, many people think immediately of high technology. Such items as computers, nuclear energy, genetic engineering, and high-temperature superconductors are likely to be included. These are the fruits of ［　ア　］ science. Evaluating the benefits, hazards, and costs of such technological developments often leads to lively and impassioned debate.

　Here, however, we are going to focus on a different aspect of science, namely, the intellectual understanding it gives us of the world we live in. This is the fruit of ［　イ　］ science, and it is one we highly prize. All of us frequently ask the question "Why?" in order to achieve some degree of understanding with regard to various (a)phenomena. This seems to be an expression of a natural human curiosity. Why, during a (b)total lunar eclipse, does the moon take on a coppery color instead of just becoming dark when the earth passes between it and the sun? Because the earth's atmosphere acts like a prism, diffracting the sunlight passing through (c)it in such a way that the light in the red region of the spectrum falls upon the lunar surface. This is a rough sketch of a scientific explanation of that [ウ], and it imparts at least some degree of scientific understanding.

Our task is to try to say (d)with precision just what scientific explanation consists in. Before we embark on that enterprise, however, some preliminary points of clarification are in order.

The first step in clarifying the notion of scientific explanation is to draw a sharp distinction between explaining *why* a particular [ウ] occurs and giving reasons for believing *that* it occurs. My reason for believing *that* the moon turns coppery during total eclipse is that I have observed it with my own eyes. I can also appeal to the testimony of other observers. That is how the proposition that the moon turns coppery during a total eclipse (e)is confirmed, and it is entirely different from explaining *why* it happens.

注：superconductor: 超電導体　　impassioned: 熱のこもった　　coppery: 銅のような
diffract: 分散させる、回折する　　impart: 伝える　　embark on: 〜に着手する

問1．空所 ア と イ にはそれぞれどんな語が入るか。次の A〜F 中からもっとも適切な組み合わせを1つ選び，記号で答えなさい。

A： ア：ancient　イ：modern
B： ア：modern　イ：ancient
C： ア：applied　イ：pure
D： ア：pure　イ：applied
E： ア：natural　イ：social
F： ア：social　イ：natural

問2．2つの空所 ウ にはいずれも、下線部 (a) の単語 'phenomena' の単数形が入る。この単数形を書きなさい。

問3．下線部 (b) の total lunar eclipse は何と呼ばれる現象か。日本語で書きなさい。

問4．下線部 (c) の 'it' が指しているものを次の中から選び，記号で答えなさい。

A：a prism

　　　　B：the earth's atmosphere

　　　　C：the moon

　　　　D：the sunlight

問5．下線部 (d) の 'with precision' を1語に書きかえなさい。

問6．下線部 (e) の 'is confirmed' の主語を次の中から選び，記号で答えなさい。

　　　　A：That

　　　　B：the proposition

　　　　C：the moon

　　　　D：a total eclipse

問7．本文の内容と合致しているものを2つ選び、記号で答えなさい。

　　　　A：ある現象がなぜ起こるかの説明と、その現象が起こることの確認とは別問題である。

　　　　B：ある現象の科学的な説明は、結局はその現象の経験的確認に頼らなければならない。

　　　　C：技術の基礎には科学があり、まず科学の発達がなければ技術の進歩はありえない。

　　　　D：ある現象が起こると私が信じるのは、その現象を感覚的に経験したからである。

第3問　次の英文を読んで設問に答えなさい。

　"I was sitting there and suddenly my whole left side wasn't working. My arm, my leg, nothing. Even my mouth felt strange. Not painful, just not working. I figured it was probably a stroke. I just sat there; I didn't know what to do －"

　"You live alone?"

　"Yes."

　She sighs. "I could move my arm a little, that was all. I couldn't walk, even with Mary Ann to help me."

　I frown slightly. I thought she lived alone? But Mary Ann must be her daughter. She probably said that, and I just wasn't listening properly.

　"Are you able to walk on your own usually?"

　"Oh, yes. Mary Ann and I, we get along pretty well."

　Maybe she's a home health aide, not a daughter. I'm about to ask, but she goes on.

"I slept the whole night in the chair; I couldn't figure out how to get to the bed. So finally this morning, I gave my daughter a call and told her to come. She put me and Mary Ann in the car and drove us up here."

A different problem has caught my attention now. I try to formulate my next question carefully. "Did it occur to you at all to have someone bring you in last night, instead of waiting until this morning?"

"Well — my daughter's been in a bad mood, these past few days." She shakes her head. "I think maybe she's on her period." She glances up, as if to gauge the impact of this startling comment, then leans toward me and whispers conspiratorially: "I hate to say this, but she's a real bitch when she's on her period." She grins at me, giggles naughtily for a moment, then composes herself, folding her hands primly in her lap.

"So . . ." (a)I've completely lost my train of thought. "So."

After my exam, I explain that we'll be admitting her to the neurology floor upstairs. We'll be doing some tests, (b)keeping a close eye on her. Her daughters are welcome to visit.

"Can Mary Ann come up with me?" she asks promptly.

"I don't think there would be a problem with that," I say slowly, still not sure who this Mary Ann person is.

"Good," she says. She makes a gesture toward the corner of the room, which at first I don't understand. Then, in a sudden flash of comprehension, I realize that "Mary Ann" is her walker.

My God, I think. This woman is psychotic, and I didn't even realize it. This can happen. You're having what seems like a reasonable conversation with someone until some little thing strikes you as strange, and then you discover that she thinks it's 1962 and Nixon is president and two plus two is five.

注：stroke: 脳卒中　　　　frown: 顔をしかめる　　　be on one's period: 生理中である　　　　gauge: 測る
conspiratorially: 陰謀めかして　　bitch: 意地悪　　giggle: にやにや笑う　　naughtily: 下品に
compose oneself: 気を落ち着ける　　primly: きちんと　　neurology: 神経科　　psychotic: 精神病の

問１．下線部 (a) が意味しているものとしてもっとも適当なものを１つ選び，記号で答えなさい。

　　　A：すっきりと考えの筋道がついた
　　　B：何がなんだか分からなくなってしまった
　　　C：乗ろうと思っていた列車に乗り遅れてしまった
　　　D：列車のことをすっかり忘れてしまっていた

問２．下線部 (b) が意味しているものとしてもっとも適当なものを１つ選び，記号で答えなさい。

Ａ：患者から目を離さずよく注意しておく
　　Ｂ：患者に十分目を近づけて細部まで詳しく検査する
　　Ｃ：患者のことはとりあえず考えない
　　Ｄ：患者の目をずっと閉じさせておく

問３．患者はどのような症状で著者のもとにやってきたのか。主な症状を20字以内の日本語で書きなさい。

問４．著者は最初 Mary Ann のことを [　あ　] だと思ったが，その後 [　い　] なのかもしれないと思った。しかし最後には，[　う　] だと分った。
　　空所 あ，い，う に入れるのに適当なことばを，本文中より選び，英語のまま書きなさい。

問５．著者が Mary Ann についての患者の話の理解に手間どったのはなぜか。その理由を20字以内の日本語で書きなさい。

問６．本文の内容と合致しているものを２つ選び、記号で答えなさい。

　　Ａ：患者は Mary Ann のことで著者にうそをついていた。
　　Ｂ：患者は異常を感じた翌朝に著者のもとへやってきた。
　　Ｃ：患者はひとり暮らしをしている。
　　Ｄ：患者は娘に車で送ってもらうことができなかった。

数　学

問題

21 年度

問題 1. 座標平面上に 2 点 A $(0, 1)$, B $(0, b)$ がある. このとき放物線 $y = x^2$ 上に 1 点 P があって, 三角形 ABP が正三角形になるとき b の値は ____(1)____ であり, 点 P の座標は ____(2)____ である. ただし $b > 1$ とする.

問題 2. 関数 $y = (1+x) \log_e(1+x) - x$ のグラフが直線 $l : y = A + Bx$ $(B > 0)$ と $x \geqq 0$ で異なる 2 点を共有するとき, 定数 A の値のとる範囲は B を用いて, ____(3)____ $< A \leqq$ ____(4)____ と表される. 一方, 両者が接する場合, 直線 l の方程式は ____(5)____ となる.

問題 3. $0 \leqq \theta < 2\pi$ において $\cos\theta < \sin\theta < \sin 2\theta$ を満足する θ の範囲は ____(6)____ である.

問題 4. 箱の中にクジが 6 本以上入っていて, そのうち当たりクジが 5 本入っている. ある人が 2 本続けてクジを引いた.

(i) 最初に引いたクジを箱に戻してもう一度クジを引いたとき, 引いた 2 本のうち 1 本だけ当たりクジであった確率が $\dfrac{1}{4}$ 以下になるのは, 箱の中に ____(7)____ 本以上のはずれクジが入っている場合である.

(ii) 最初に引いたクジを箱に戻さずに, 次のクジを引いたとき, 引いた 2 本のうち 1 本だけ当たりクジであった確率が $\dfrac{1}{2}$ 以上になるのは, 箱の中に入っているクジが ____(8)____ 本以上 ____(9)____ 本以下の場合である.

問題5. 実数 a, b および 虚数単位 i に対して, 行列 $A = \begin{pmatrix} a & -b \\ b & a \end{pmatrix}$, 複素数 $z = a + bi$ とする.

(i) $A^3 = \boxed{}$ であり, $z^3 = \boxed{}$ である.

(ii) $a = -\dfrac{1}{2}$, $b = \dfrac{\sqrt{3}}{2}$ のとき, $z^{2009} = \boxed{}$ である.

問題6. $R > 0$ として

$$f(x, R) = \frac{1}{R} \int_{-R}^{R} \Omega(r) \cos(x + r)\, dr,$$

$$\Omega(r) = \begin{cases} -\dfrac{1}{R}, & -R \leqq r < 0, \\[2mm] \dfrac{1}{R}, & 0 \leqq r \leqq R \end{cases}$$

とおく. このとき次を求めよ:

(i) $f(x, R) = \boxed{}$.

(ii) $\dfrac{d}{dx}\left(\lim_{R \to 0} f(x, R) \right) = \boxed{}$.

物 理

問題

第1問 図のように、質量 M の物体 A を動滑車につるし、質量 m の物体 B を斜面上に置き、質量を無視できる軽いひもの一端を物体 B につけ、斜面の頂点にある滑車にひもをかけて、動滑車を通した後で天井に結ぶ。斜面上に物体 B を静かに置いて手を放す場合を考える。

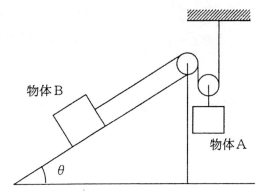

斜面と水平面との間の角度を θ、斜面と物体 B との間の静止摩擦係数を μ、動摩擦係数を μ'、重力加速度の大きさを g とする。斜面の頂点にある滑車、および動滑車の質量は無視できるものとして以下の問に答えよ。

問1 物体 B が斜面を滑り落ちるとき、質量の比 $\dfrac{M}{m}$ が満たす不等式を答えよ。

問2 物体 B が斜面を滑り上がるとき、質量の比 $\dfrac{M}{m}$ が満たす不等式を答えよ。

問3 問2の条件が満たされているとき、物体 B の加速度の大きさを α、物体 B につけたひもの張力を T として、物体 A と物体 B の運動方程式を各々書け。

第2問 図のように、半径 R、質量 M の一様な円柱を水平な床の上にねかせ、円柱が高さ h の段に接するように置く。この円柱の中心 C を通り水平方向（図中の右向き）に力 F を加える場合を考える。ここで、段差 h は半径 R より小さいものとする。また、円柱は一様なので円柱の重心は図中の点 C と重なっている。重力加速度の大きさを g として以下の問に答えよ。

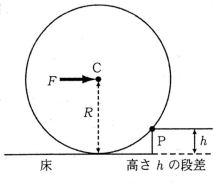

問1 力 F が小さい場合、円柱は高さ h の段差に引っかかって静止する。このとき、円柱が床からうける垂直抗力を N として、点 P の周りの力のモーメントのつり合いの式をかけ。

問2 円柱が高さ h の段差を上り始めるには、力 F がいくらより大きくなければならないか？力 F が満たすべき不等式を書け。ただし、点 P で円柱がすべることはないものとする。

第3問　滑らかに動くピストンの付いた容器に、293 [K] の水 90.0 [g] が封入されている。今、次の二つの段階を経て、熱源からこの容器に熱を与えたところ、容器内の水は全て蒸発した。

第一段階
　容器内の水が全て液体の状態で、容器及び容器内部の温度が 373 [K] になるまで、熱を与えた。
第二段階
　容器及び容器内部の温度が 373 [K] のまま、封入された水が全て蒸発するまで、熱を与えた。

熱源から熱を受け取るとき以外、容器の内部と外部に熱及び液体・気体の出入りはなく、温度変化による液体の水の体積変化も無視できるものとして、以下の問に答えよ。ただし容器内には水以外の成分は含まれておらず、容器と容器内部の温度は常に一様であるとする。また水の分子量を 18.0、水の比熱を 4.19 [J/g・K]、水の蒸発熱を 2.26×10^3 [J/g]、容器の熱容量を 200 [J/K]、大気圧を 1.01×10^5 [Pa]、気体定数を 8.31 [J/K・mol] とし、気体は理想気体とみなして良い。

問1　第一段階で、熱源から与えられた熱量は何 J か。
問2　第二段階で、容器内の水が全て蒸発してできた水蒸気の密度は何 g/m^3 か。
問3　第二段階で、熱源から与えられた熱量は何 J か。
問4　第二段階で、水の内部エネルギーは何 J 増加したか。

第4問　音源および長さ L_1 の管と長さ L_2 の管を用意する。長さ L_1 の管は片側が閉じ、もう一方が開いており、長さ L_2 の管は両端が開いている。この2つの管と音源を、図のように音源をはさむように配置する。音源の周波数を十分に小さい値から少しずつ大きくしていくと、図中、左側の長さ L_1 の管で一回目の共鳴が起きた。このとき右側の長さ L_2 の管では共鳴が起こらなかった。さらに、音源の周波数を大きくしていくと、長さ L_1 の管で二回目の共鳴が起き、このとき長さ L_2 の管では一回目の共鳴が起きた。音速を V とする。開口端補正は無視できるものとして以下の問に答えよ。

問1　長さ L_1 の管で一回目の共鳴が起きたときの周波数を L_1 と V で表せ。
問2　左右の管の長さの比 $L_1 : L_2$ はいくらか？

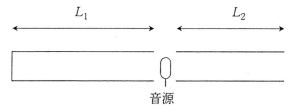

第5問 図のように、電源 E_1、E_2、抵抗 R、r、コンデンサー C、スイッチ S でできた回路がある。電源の E_1、E_2 の起電力を各々 E_1、E_2、抵抗 R、r の抵抗値を各々 R、r、コンデンサーの電気容量を C とする。はじめスイッチ S は開いていて、各抵抗には電流が流れていない状態になっているとする。

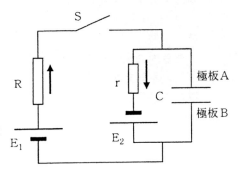

問1 スイッチ S が開いている状態で、コンデンサーに蓄えられている電気量 Q_0 はいくらか？

つぎにスイッチ S を閉じると回路に電流が流れ始める。各抵抗に流れる電流の正の向きを図中の矢印の向きとする。以下の問に答えよ。

問2 スイッチ S を閉じた直後に抵抗 R に流れる電流 I_0 と抵抗 r に流れる電流 i_0 は各々いくらか？

問3 十分に時間がたったあとの抵抗 r に流れる電流 i_1 はいくらか？

問4 十分に時間がたったあと、コンデンサーに蓄えられている電気量 Q_1 はいくらか？

問5 十分に時間がたったあと、極板 A に蓄えられた電荷が正になる条件を E_1、E_2、R、r、C の中から必要な記号を用いて表せ。ただし、正になることが無い場合には解答欄に「条件無し」と記入すること。

問6 スイッチ S を閉じたあと、十分に時間がたつまでスイッチ S を閉じた状態にしたとする。この場合の抵抗 r に流れる電流 i の時間経過を表すグラフの概形を描け。ただし、横軸を時間にとりスイッチ S を閉じた瞬間を時刻 $t=0$ とする。

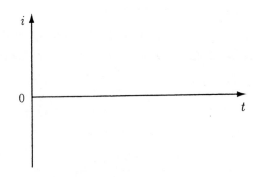

問7 一旦、スイッチ S を開き各抵抗に電流が流れていない状態に戻してから、再びスイッチ S を閉じる。その後、十分に時間がたつ前に、抵抗 r に流れる電流が i_c になった瞬間にスイッチ S を開くとする。この場合の抵抗 r に流れる電流 i の時間経過を表すグラフの概形を描け。ただし、横軸を時間にとりスイッチ S を閉じた瞬間を時刻 $t=0$ とする。

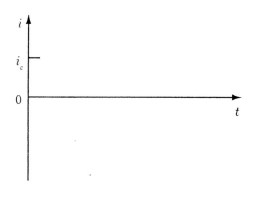

化　学

問題　21年度

必要があれば、H＝1.0、C＝12、O＝16、S＝32の原子量を用い、log2 ＝ 0.30とせよ。

第1問　次の問い（問1〜8）にもっとも適する答えを、それぞれの問いの下にある
もののなかから一つだけ選び、ア、イ、ウ・・・の記号で答えよ。

問1　水溶液が酸性のものとアルカリ性のものの組み合わせはどれか。

ア　CH_3COONa と Na_2CO_3　　イ　Na_2O と KCN　　ウ　Na_2SO_3 と $BaCl_2$
エ　NH_4Cl と $NaHCO_3$　　　　オ　$MgSO_4$ と $NaHSO_3$

問2　次の水溶液のうちで、金属イオンを電気分解により全部析出させるために必要な
電気量が最大のものはどれか。

ア　0.08 mol/lのAg^+溶液 50 ml に純水 50 ml を加えた水溶液

イ　0.04 mol/lのCd^{2+}溶液 70 ml に純水 30ml を加えた水溶液

ウ　0.05 mol/lのCu^{2+}溶液 60 ml に純水 40 ml を加えた水溶液

エ　0.02 mol/lのAl^{3+}溶液 80 ml に純水 20 ml を加えた水溶液

オ　0.03 mol/lのAl^{3+}溶液 30 ml に純水 70 ml を加えた水溶液

問3　0.1 mol/l の弱酸HXのpHは 2.30 であった。この濃度でのHXの電離度はいくらか。

ア　0.01　　イ　0.02　　ウ　0.05　　エ　0.1　　オ　0.2

問4　生理食塩水（0.15 mol/l 塩化ナトリウム水溶液）と同じ浸透圧をもつスクロース
（ショ糖）水溶液を作るにはどうしたらよいか。ただし、スクロースの分子量は 342
である。

ア　51 gを水1lに溶かす。　　　　　イ　103 gを水1lに溶かす。
ウ　51 gを水に溶かして 1lとする。　エ　103 gを水に溶かして1lとする。
オ　51 gを水に溶かして 1 kgとする。

問5　次の文章のうち、誤っているものはどれか。

ア　温度が 10℃上昇すると反応速度は 2 〜 3 倍になる。

イ 一般に、反応速度は反応物質の濃度に比例する。
ウ 平衡定数は、温度によらず一定である。
エ 触媒は、反応の活性化エネルギーを減少させる物質である。
オ 触媒作用をもつタンパク質を酵素という。

問6 0.2 mol/l の硫酸を1l調製するには市販の濃硫酸（純度96%、密度1.84 g/cm^3）が何ml必要か。

ア 5.55 ml　　イ 11.1 ml　　ウ 19.6 ml　　エ 22.2 ml　　オ 34.6 ml

問7 五酸化二窒素の分解反応では、反応の速さは反応物の濃度に比例している。反応時間 x と五酸化二窒素の濃度yとの関係について、正しいグラフはどれか。ただし、Tは反応温度で、$T_1 > T_2$ とする。

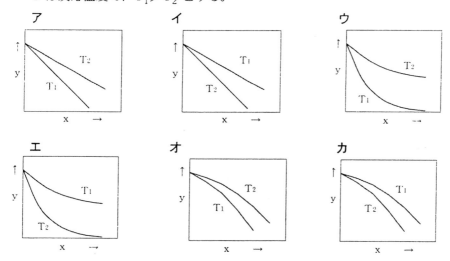

問8 窒素と水素からアンモニアを合成する反応の熱化学方程式は、$N_2 + 3H_2 = 2NH_3 + 92$ kJ である。窒素と水素を1:3の体積比で反応させて平衡に達したときのアンモニアの生成量（体積%）に対する温度Tと圧力Pの影響について、正しいグラフはどれか。ただし、$P_1 > P_2$ である。

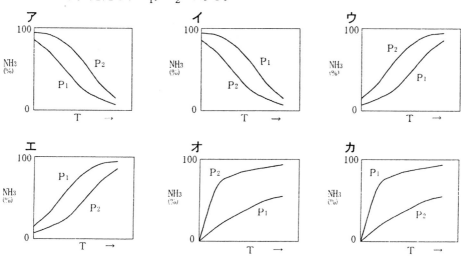

第2問　次の表は、人体を構成する主要な10元素（ア〜コ）の存在比を表したものである。これについての(1)〜(4)の説明を読んで、ア〜コの<u>元素記号</u>を答えよ。

元素	ア	イ	ウ	エ	オ	カ	キ	ク	ケ	コ
原子数(%)	63	26	9.4	1.4	0.31	0.22	0.06	0.05	0.03	0.03
質　量(%)	10	65	18	3.0	2.0	1.1	0.2	0.2	0.1	0.1

(1)　ア〜エはいわゆる四大元素であり、タンパク質、核酸、炭水化物、脂肪を構成している。

(2)　オとカは、骨、歯の主成分であり、カは核酸にも含まれる。

(3)　クは爪や毛を構成するタンパク質中に含まれる。

(4)　キとコは1価の陽イオンとして、ケは1価の陰イオンとして存在する。キは紫色の炎色反応を示す。

第3問　アルミニウム、銀、鉄、および銅の単体の粉末が混合された試料について、以下の［実験1］〜［実験4］を行った。この文章を読んで以下の問い（問1〜6）に答えよ。

［実験1］試料の一部を試験管にとり、よく振り混ぜながら濃硝酸を少量づつ加えた後、試験管を観察したら、溶けずに残ったものが認められたためろ過した。

［実験2］［実験1］で得られたろ液を水で薄め、よく振り混ぜながら希塩酸を加えたら沈殿が生じた。

［実験3］別の試験管に新たに試料の一部をとり、希硝酸を少量ずつ加え、気体の発生が終わった後に穏やかに加熱した。

［実験4］［実験3］の溶液が室温まで冷えた後、水酸化ナトリウム水溶液を沈殿が生じなくなるまで加えた。

問1　［実験1］で溶けずに残っていたものをすべて元素記号で答えよ。

問2　［実験1］で濃硝酸に溶けなかった理由を10文字以内で答えよ。

問3　［実験1］で濃硝酸に溶けたものすべてについて、その反応を化学反応式で書け。

問4　［実験2］で生じたすべての沈殿を化学式で書け。

問5　［実験3］で発生したすべての気体を化学式で書け。

問6　［実験4］で沈殿を生じなかったものすべてについて、その反応を化学反応式で書け。

第4問　次の文章を読んで以下の問い（問1～3）に答えよ。

鎖状構造のグルコース（ブドウ糖）は右の図の構造式で示され、
C1位～C6位の番号が付けられている。グルコースは水溶液中では
大部分が環状構造をとっている。グルコースが環状構造をとると、
C（ア）位とC（イ）位が酸素を介して結合する。その結合により
C（ア）位の炭素原子は（ウ）となり、新たに2つの異性体が生じ、
それらは（エ）体と（オ）体という。デンプン中にはC1位とC（カ）
位の間での脱水縮合で生ずるエーテル結合、すなわち（キ）結合に
より（エ）体のグルコースが多数縮合したアミロースが存在し、それは（ク）構造をして
いる。デンプン中には（エ）体のグルコースが多数縮合したアミロペクチンも存在して
いる。アミロペクチンはアミロースでみられた（キ）結合ばかりでなく、グルコース分
子間でC1位とC（ケ）位のOH基から水がとれた（キ）結合が形成されるので、（コ）構
造をしている。デンプンの水溶液にヨウ素溶液を加えると、青紫色を示す。この反応は
ヨウ素デンプン反応と呼ばれる。デンプンは食物として摂取されると、消化酵素のアミ
ラーゼによりデキストリンを経てマルトース（麦芽糖）にまで分解される。

問1　文章中の（ア）～（コ）にもっとも適する語句または数字を記入せよ。

問2　ヨウ素デンプン反応は、デンプンがどのような構造をしていることによって起きる
　　か。その構造の名称を書け。また、その形は分子内のどのような結合によって保持
　　されているか。その結合の名称を書け。

問3　デンプン162gにアミラーゼを作用させて完全に加水分解すると、何gのマルトー
　　スが生成するか。

以下の第5問と第6問における化合物の構造式は、
右の例にならって書け。

例：

第5問　次の文章を読んで以下の問い（問1と2）に答えよ。

分子量が56.0で構造が異なる4種類の炭化水素 A、B、C、D に硫酸の存在下で水を
付加すると、いずれの生成物も金属ナトリウムと反応して水素を発生した。炭化水素 A、
B、C に水を付加した生成物に硫酸酸性のニクロム酸カリウム水溶液を加えて加熱すると、

いずれも酸化されてケトンを生成した。しかし、この酸化条件下では炭化水素 D に水を付加した生成物は酸化されなかった。炭化水素 B と C はシス・トランス異性体の関係にあり、B はシス型、C はトランス型であった。

問1 炭化水素 A と B の構造式を書け。

問2 炭化水素 C と D に水が付加した生成物の示性式を書け。

第6問 次の文章を読んで以下の問い（問1〜4）に答えよ。

キシレンの異性体 X を過マンガン酸カリウムで酸化すると化合物 A が得られた。化合物 A を加熱すると容易に酸無水物 B が生成した。この酸無水物 B は、化合物 C を酸化バナジウム(V)を触媒として空気酸化しても得られる。酸無水物 B に無水エタノール（水分を含まないエタノール）を加え、穏やかに加熱すると酸性を示す化合物 D が得られた。キシレンの異性体 Y を過マンガン酸カリウムで酸化すると化合物 E が得られた。化合物 E は加熱しても変化しなかった。この化合物 E は、エチレングリコールと縮重合してポリエステル系合成樹脂を生じる。

問1 キシレンの異性体 X と Y の構造式を書け。

問2 化合物 C の名称を記せ。

問3 化合物 D の構造式を書け。

問4 化合物 A と E のそれぞれ1個の水素原子がある試薬と置換反応した化合物 F と G が得られるとすると、化合物 F と G にはそれぞれ何種類の異性体が存在するか。その数を記せ。ない場合は、なしと記せ。

生 物

問 題　21年度

第1問　次の文を読んで、下の各問いに答えよ。

　アカパンカビの野生株はグルコース、無機塩類、およびビタミンのみを含む寒天培地（最少培地）で増殖することができ、コロニー（1個の細胞が分裂して増えた結果できる細胞集団）を形成する。アカパンカビの生育には代謝産物Dが必要で、前駆物質からDが合成されるまでの間に3種の中間体（A、B、C）が生じる。また、(1)各段階の反応はそれぞれ1つの酵素で触媒されていることが分かっている。いま、野生株の胞子に(2)X線を照射し、無菌の水で希釈して、栄養素が豊富に含まれる完全培地にまいたところ、コロニーがいくつもできた。これらのコロニーを最少培地に移したところ、生育できないものがあった。そこで、最少培地にA、B、C、Dをそれぞれ加えた培地でのコロニーの生育の有無を調べたところ、次の表1の①〜⑥のタイプに分かれた。表中の＋は生育したこと、－は生育しなかったことを示す。

　ビードルとテータムはこのような実験をおこない、アカパンカビの変異株を解析することによって、「1つの遺伝子は1つの酵素を支配している」とする「一遺伝子一酵素説」を提唱した。

表1

培　　地	変異株					
	①	②	③	④	⑤	⑥
(i)　最少培地	－	－	－	－	－	－
(ii)　最少培地　＋　A	＋	－	＋	－	－	＋
(iii)　最少培地　＋　B	＋	＋	＋	－	－	＋
(iv)　最少培地　＋　C	－	－	－	－	－	＋
(v)　最少培地　＋　D	＋	＋	＋	＋	－	＋
(vi)　完全培地	＋	＋	＋	＋	＋	＋

注：変異株①と③は(i)〜(vi)の培地に対して同じ生育反応を示したが、交配の実験から
　　異なった変異株であることが分かっている。

問1　最少培地で生育できなくなった変異株は一般に何とよばれるか。

問2　表中の変異株①〜⑥のうち、Dの代謝経路とは無関係の変異をもつものを1つ選び、その記号を記せ。

問3　実験の結果より、アカパンカビが前駆物質からDを合成するまでの中間体の合成経路は次のように推察された。（　ア　）〜（　ウ　）にあてはまる中間体を、A〜Cの記号で記せ。

　　　　　前駆物質　→　（　ア　）　→　（　イ　）　→　（　ウ　）　→　D

問4　下線部（1）について、表中の変異株① ～ ⑥のうち、Dの代謝経路に変異が起きたものに関して、その変異によって障害を受ける酵素反応を、［ ①前駆物質→A ］のように記せ。また、Dの代謝経路に影響を与えない変異株の番号の欄には×印を記せ。

問5　変異株①の変異と変異株②の変異を同時にもつ二重変異株は、表1の実験で用いられた(i) ～ (vi)の培地のどの条件で生育できるか。生育可能な培地すべてを(i) ～ (vi) の記号で記せ。

問6　変異株①と変異株③で変異した遺伝子をそれぞれ単離して、塩基配列を解読した。その結果、その遺伝子の、アミノ酸を指定している領域内に野生株と比較して、変異株①は1塩基対の置換が、変異株③は1塩基対の挿入が見つかった。これらの変異遺伝子にはどのようなことが考えられるか。それぞれの変異株について、次のうちから可能性の高いものを4つずつ選び、記号で記せ。

　　（ア）変異タンパク質は、もとのタンパク質とアミノ酸が1か所異なっている。
　　（イ）変異タンパク質は、もとのタンパク質とアミノ酸が2か所異なっている。
　　（ウ）変異タンパク質は、もとのタンパク質とアミノ酸が3か所異なっている。
　　（エ）変異タンパク質は、タンパク質内のある場所を境に、もとのタンパク質とほとんどのアミノ酸配列が異なっている。
　　（オ）変異タンパク質は、もとのタンパク質とアミノ酸数が変わらない。
　　（カ）変異タンパク質は、もとのタンパク質とアミノ酸数が異なっている。
　　（キ）この遺伝子からの転写は正常におこなわれている。
　　（ク）この遺伝子からの転写が全くおこなわれなくなっている。
　　（ケ）この遺伝子からの翻訳は正常におこなわれている。
　　（コ）この遺伝子からの翻訳が全くおこなわれなくなっている。

問7　アカパンカビでは上の実験例のように、1つの遺伝子の異常がそのまま表現型として現れる。一方、ヒトの場合、1つの遺伝子に異常があっても、それが劣性であれば表現型として現れないことが多い。両者の生活環の違いから、その理由について簡単に記せ。

問8　下線部（2）について、X線照射後、なぜ水で希釈するのか。考えられる理由を簡単に記せ。

問9　X線のほかにも突然変異の誘発によく用いられるものを、次のうちから2つ選び、記号で記せ。
　　（ア）赤外線　　（イ）ATP　　（ウ）尿酸　　（エ）亜硝酸　　（オ）オーキシン
　　（カ）コルヒチン

第2問 DNAの複製に関する次の実験に関して、下の各問いに答えよ。

実験1 図1のように、窒素の同位体である^{15}Nを含む培地中で大腸菌の培養をおこない、その一部からDNAを抽出し、これを①とした。残りの大腸菌は^{14}Nを含む培地に切り替えて培養を続け、1回だけ大腸菌が分裂した直後にその一部を回収してすぐにDNAを抽出し、これを②とした。さらに、もう1回分裂させたあと一部を回収してすぐにDNAを抽出し、これを③とした。残りの大腸菌をふたたび^{15}Nを含む培地に戻して1回だけ分裂させたあとでDNAを抽出し、これを④とした。

実験2 リンパ球は特殊な条件下では細胞分裂を誘導したり、停止させたりすることができる。図2のように^{31}Pの他に^{32}Pを含む培地を入れた培養皿の中でリンパ球の分裂を誘導し、1回目の分裂期に入った細胞から分裂中期の染色体を取り出して、これを⑤とした。その後、分裂を停止しておいたリンパ球を、^{32}Pを含まない培地に移してもう一度分裂を誘導した。しばらくして、1回目の分裂期に入った細胞から分裂中期染色体を取り出し、これを⑥とした。さらに2回目の分裂期に入った細胞から分裂中期染色体を取り出し、これを⑦とした。

問1 実験1で抽出したDNAを特殊な溶液中で遠心分離機にかけると、図3のように比重によって軽いものと重いものに分けることができる。すなわち、^{14}Nからなる軽いDNAはAの位置に、^{15}Nからなる重いDNAはBの位置に集まり、バンドを形成する。①〜④のDNAを遠心分離機にかけると、どのような位置にバンドを形成すると考えられるか。図3のA、Bの位置を参考にして、図4の ⓐ 〜 ⓖ のうちから適当と思われるものをそれぞれ1つずつ選び、記号で記せ。

問2 ②と③の結果から、DNAの複製様式は半保存的であることが明らかにされた。もしDNAの複製が（全）保存的であったとしたら、どのような結果が得られるはずであろうか。②と③で予想されるバンドを図4の ⓐ 〜 ⓖ の中からそれぞれ1つずつ選び、記号で記せ。

問3 ③、④で観察されたバンドは、それぞれ2本であった。それぞれの場合で、軽い方のDNAと重い方のDNAの量比を示せ。

問4 大腸菌は30分で倍加する。10^3個の大腸菌を栄養が十分にある条件下で培養し始めると、10時間後には細胞数はX $\times$ 10^Y個となる。
1）有効数字を3桁として四捨五入し、X、Yを求めよ。
2）大腸菌の長径を2μmとして長径方向に一列に並べると、培養10時間後では何mになるか、整数で記入せよ。

問5 ³²Pは放射性同位元素である。実験2で得られた中期染色体をフィルムの上に置くと、染色体中に少しでも³²Pが含まれていれば、フィルムは放射線により感光するため、黒くなって識別できる。⑤～⑦の中期染色体では、³²Pはどこに含まれるか。解答欄の染色体の図を使って、³²Pが含まれると考えられる染色体部分を黒くぬりつぶせ。

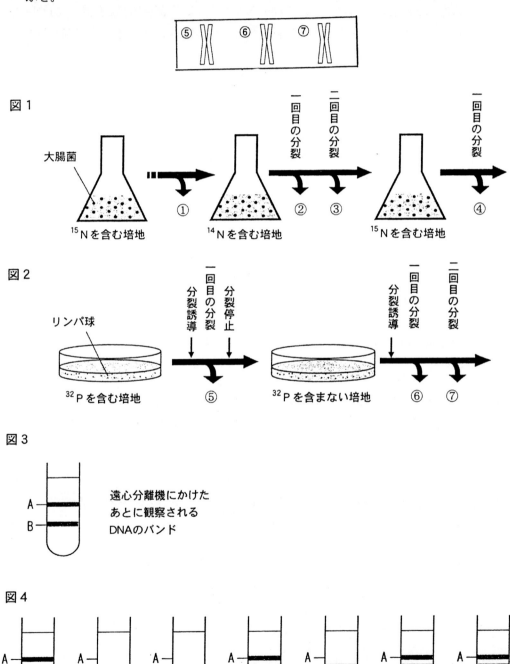

第3問　細胞の増殖に関する次の文を読み、下の各問いに答えよ。

　細胞は分裂をくり返すことによって増殖していく。分裂をおこなっている細胞において、細胞分裂をへて2つの娘細胞に分かれ、再び出発点に戻るまでのサイクルを細胞周期とよんでいる。細胞周期の中で、分裂期（M期）と分裂期の間を間期という。DNAの複製は間期のある時期におこなわれており、この時期をDNA合成期（S期）とよぶ。また、S期から次のM期までの間をG2期、M期からS期までの間をG1期とよんでいる。図5は増殖中の細胞における、細胞あたりのDNA量の変化を示している。哺乳類のある細胞を培養皿で増殖させたところ、培養皿中の細胞数は図6のように変化した。

問1　図5中の①～④はそれぞれM期、S期、G2期、G1期のいずれに相当するか。

問2　図6の㋐の時点において、この細胞の1回の細胞周期に要する時間は何時間か。

問3　図6の㋐の時点で、この細胞を8,000個採取し、1つ1つの細胞ごとにDNA量を測定した結果、それぞれのDNA量に対する細胞数の分布は、図7のようになった。また、このうちM期の細胞は全体の10％存在した。㋐の時点において細胞周期が全く同調していないとした場合、次の各期間の長さを問2の結果をもとにして計算せよ。解答は何時間何分と記すこと。
　　1）M期に要する時間
　　2）S期に要する時間
　　3）G2期に要する時間
　　4）G1期に要する時間

問4　図6の㋑の時点における細胞を4,000個採取し、1つ1つの細胞ごとのDNA量を測定したときに、どのようなグラフになると予想されるか。図7にならって解答欄に記せ。解答欄の目盛りは図7と同じものとする。

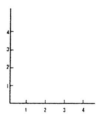

問5　生殖能力をもったマウスの精巣から、でたらめに8,000個の細胞を採取し、1つ1つの細胞ごとのDNA量を測定したときに、どのような結果になると予想されるか。図7にならって解答欄に記せ。解答欄の目盛りは図7と同じものとする。

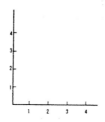

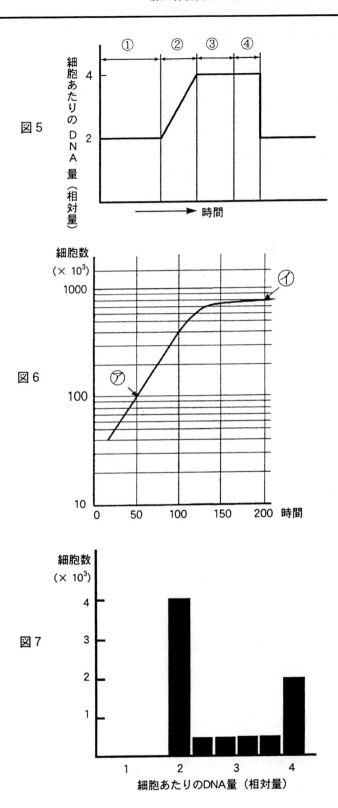

第4問 次の文を読んで、下の各問いに答えよ。

ヒトをはじめとする脊椎動物では、恒常性の維持をはかったり、環境からの刺激に応答したりするために、離れた組織や器官を構成する細胞の間で、さまざまな情報のやりとりをおこなっている。そのしくみには大きく分けて、(1)ホルモンを介するものと、神経伝達によるものがある。ホルモンは（　ア　）でつくられ、（　イ　）にのって特定の組織や器官に作用するが、神経伝達の場合、（　ウ　）を伝わる電気信号が最終的に（　ウ　）末端から放出される(2)化学物質に変換され、シナプスを介して特定の細胞に伝えられる。このようにホルモンを介するものと神経伝達によるものでは、そのしくみが異なるものの、(3)情報は最終的にはそれを受け取ることのできる細胞にのみ伝えられる。これら2つのはたらきの中枢はともに、間脳の（　エ　）にあるが、そこには、(4)神経細胞でありながらホルモンも産生することができる細胞が存在する。（　エ　）はその下位にある脳下垂体を介して、全身のホルモン分泌の調節をおこなっている。たとえば、（　エ　）からの放出ホルモンのはたらきによって、脳下垂体前葉から分泌された（　オ　）は、（　イ　）にのって甲状腺に達すると、そこで（　カ　）の分泌を促す。（　カ　）を受け取った細胞では、酸素やグルコースの消費量が増え、結果として呼吸数が増し、体温が上昇する。(5)血液中の（　カ　）量が多くなると、（　エ　）はそれに反応して、（　オ　）の分泌を抑制するようにはたらく。

問1　文中の（　ア　）～（　カ　）に適語を記せ。ただし、（　カ　）はすべてカタカナで記せ。

問2　下線部（1）に関して、ホルモンを介する情報伝達と、神経伝達のしくみの特徴を、対比させながら2つずつ簡単に記せ。

問3　下線部（2）に関して、自律神経のうち、i) 交感神経、および ii) 副交感神経の末端から分泌される物質名をそれぞれ記せ。

問4　下線部（3）に関して、i) このような細胞のことを何とよぶか。また、ii) 情報を受け取るための装置を何とよぶか。

問5　下線部（4）に関して、i) このような細胞を何とよぶか。また、ii) このような細胞がホルモンを分泌しているのは、脳下垂体前葉と後葉のいずれか。

問6　下線部（5）に関して、i) このようなしくみを何とよぶか。また、ii) 同様のしくみで制御を受け、脳下垂体前葉から分泌されるホルモン名を1つあげ、iii) そのホルモンにより刺激を受けて分泌されるホルモン名を記せ。

第5問 生物の進化に関する次の仮説を読み、下の各問いに答えよ。

　誕生したばかりの地球は高温で溶けた状態であったが、徐々に冷えて岩石ができる過程で、水蒸気や二酸化炭素が放出され、原始の大気ができたと考えられている。その後、水蒸気は雨となって降り注ぎ、海ができた。太陽からの強烈な紫外線や雷の放電のエネルギーによって、この原始の海には生命の材料となる有機物が蓄積していったものと考えられる。

　最初の生命体は周囲の有機物を取り込んで、嫌気呼吸で生活する従属栄養型生物であった。やがて周囲の有機物が少なくなると、(1)硫化水素と二酸化炭素から有機物を合成する、光合成細菌のような独立栄養型生物が出現した。その後、(2)水を利用して光合成をおこなうラン藻類が現れた。光合成をおこなう生物の出現により、大気中の二酸化炭素が消費され、大量の酸素が大気に放出されるようになった。酸素はその強い酸化作用のため、生物にとっては有害であったが、やがて(3)好気呼吸をおこなって、酸素を積極的に利用する従属栄養型生物が現れた。好気呼吸によって有機物からエネルギーを得るやり方は、(4)嫌気呼吸に比べてエネルギー効率がはるかに高いため、好気呼吸をおこなう生物は爆発的に発展した。また、(5)大気中の酸素が増加することによって、オゾン層が地球を取り巻くようになり、太陽からの紫外線を吸収するようになった。生物にとって有害な紫外線が減少したことで、生物はようやく陸上に進出できるようになった。

問1　下線部（1）に関して、i) 現存する生物の中で、このようなはたらきをもつ光合成細菌の名称を1つあげよ。また、ii) 硫化水素と二酸化炭素からグルコースを合成する反応を化学式で記せ。

問2　下線部（2）に関して、ラン藻がグルコースを光合成する反応を化学式で記せ。

問3　下線部（3）に関して、好気呼吸によってグルコースを異化する反応を化学式で記せ。

問4　下線部（4）に関して、グルコースを利用したときに、好気呼吸は嫌気呼吸の何倍のエネルギーを生み出すことができるか。

問5　下線部（5）に関して、現在の大気中の酸素濃度と二酸化炭素濃度はそれぞれ何％か。次のうちから適当な組み合わせを1つ選び、記号で記せ。

ⓐ（25％, 4％）　　ⓑ（25％, 0.4％）　　ⓒ（25％, 0.04％）
ⓓ（21％, 4％）　　ⓔ（21％, 0.4％）　　ⓕ（21％, 0.04％）

問6　独立栄養を営む生物の中には、太陽からの光エネルギーを使わずに、化学合成により炭酸同化をおこなうものがいる。i) このような生物の名称を2つあげよ。また、ii) これらの生物は炭酸同化に必要なエネルギーをどのようにして調達しているか、例を1つあげて説明せよ。

英　語

解答　　　　　　　　21年度

■1　出題者が求めたポイント

[語句]

・in vain：「無駄に　空しく」
・deliberate：「意図的な　故意の」
・aware of ～：「～に気づく」」
・call for：「要求する　必要とする」
・speculate：「思いめぐらす　推測する」
・national stereotype：「～人はこうだと国民性を決めつけること」
・stick with：「堅持する」
・make a difference：「重要である」
・implement：「履行する　実行する」
・restricted：「制限された　　unrestricted 無制限の」

[全訳]

　1995年以来、5万人くらいのアメリカ国民が、適合する臓器移植のドナーを求めながらも、かなえられずに空しく死んでいっている。[ア]その結果、代わりのものとして非合法に、腎臓その他の器官の闇市場が現われてきている。ほとんどのアメリカ人が、臓器提供に賛同すると言っているし、たいていの州では、ドナー登録をオンラインですることが可能なのだが、ドナーカードに実際にサインする人は比較的わずかだ。潜在的ドナー人口が、アメリカ人でたった28%、フランス人でなんと99.9%というのはなぜだろうか。サインをし命を救う行為[イ]から、アメリカ人を妨げているものは何か。

　もし道徳的な行為が、意識的な論理の結果だとすれば、問題は、アメリカ人には臓器の必要性がわかっていないということになるだろう。そうであれば、人々の関心を呼び起こすための宣伝キャンペーンが必要となるだろう。アメリカその他の国々ではこのようなキャンペーンがすでに数知れず行われてきたのだが、それでも同意率の変化には至っていない。しかし、フランス人は国民を啓発する必要はどうやらなさそうである。国民性の違いだと推測する人もいるかも知れない。フランス人は道徳的発達がより高いところにまで達しているのか。あるいは、死後に身体を切り開かれることを、アメリカ人より不安に思っていないのか。おそらくアメリカ人が恐れているのは、いくつかのよく知られた小説や映画が示唆しているように、[エ]救命救急のドクターが、ドナーに同意している患者を救うのには、それほど一生懸命にならないだろうということである。しかし、99.9%のオーストリア人に比べて、ドイツ人はわずか12%しか、潜在的ドナーでないのはどうしてか。なんといってもドイツ人とオーストリア人は、言語や文化を共有し近しい隣人であるのにである。この衝撃的な違いは、とても強力な何か、意識的な論理やステレオタイプ的な国民性や個々人の好みなどより強い何かが、作用していることを示している。私は

この力を「デフォルトルール」と呼んでいる。

　アメリカではドナーがあまりに少ないという理由で人々が死んでいく一方で、フランスにはドナーが多いのはなぜかを、このルールはどのように説明するのだろうか。アメリカ、イギリス、ドイツのような国々では、法的デフォルトは「登録しなければだれもドナーではない」というものである。登録が必要とされるのだ。フランス、オーストリア、ハンガリーのような国々では、だれでも拒否しない限り潜在的ドナーである。アメリカ人、イギリス人、フランス人、ドイツ人、その他の国の人々の大多数は、同じようにデフォルトルールを採用しているように見える。彼らの行為は、このルールおよび法的環境の両方の結果であり、国による衝撃的な違いへとつながっていく。

　これとは別に、あるオンラインの実験が、人々はデフォルトルールに従う傾向にあることを示した。アメリカ人に対して、臓器提供のドナーになることがデフォルトであるような、新しい状況に移ったと仮定するように言った上で、この立場を確認するか変更するかを選ばせた。別のグループにも同じ質問がなされたが、ここでの現状維持とはドナーになることではなかった。3番目のグループはデフォルトなしに選択を行うように言われた。デフォルトを堅持することが、それから離れることとちょうど同じくらいの努力を必要とするような、この仮定上の状況においてさえ、デフォルトは重要であった。拒絶しなければならないところでは、80%の人たちがドナーである状況に満足していた。これはデフォルトなしのグループで得られた割合よりわずかに高い。しかし、人々が登録しなければならない時には、たった半分の人たちしか、状況を変えてドナーになろうと言う人はいなかった。

　デフォルトルールの後ろにあるひとつの原理として考えられるのは、今あるデフォルトは理にかなった望ましいものと見なされるということである。この主な理由は、まず第一にそれがこれまで実施されてきたからであり、それに従うことは多くの決断から人を解放するからである。デフォルトルールは倫理的問題に限定されるわけではない。たとえば、ペンシルバニア州とニュージャージー州では、ドライバーは、無制限の請求権のある保険証券と、請求制限はあるが安い保険証券をどちらか選ぶようになっている。ペンシルバニアでは無制限の保険証券がデフォルトであるが、ニュージャージーでは制限のある証券がデフォルトである。もしドライバーに請求権に関する好みがあったとしたら、彼らはデフォルトの設定を無視し、この隣同士の州の間には違いはほとんどないことが予想されるだろう。そうではなく、ドライバーがデフォルトルールに従っているのなら、ペンシルバニアでは高額な証券を買うドライバーの方が多いだろう。そして実際、79パーセントのペンシルバニアのドライバーはすべてをカ

バーする証券を買い、一方で、このようにするドライバーはニュージャージーではわずか30パーセントしかいない。計算によると、ペンシルバニアのドライバーは、デフォルトがニュージャージーと同じであれば払うことのなかった年間4億5000万ドルを、フルカバーの保険に使っているわけであり、逆もまたしかりである。このように、制度によって定められたデフォルトは、道徳的な行動だけでなく、経済にもかなりの影響を与えることがあり得る。多くの人々は、たとえ生き死にの問題であっても、積極的に決定を下すことを避けようとするのである。

[解答]
問1. A　　問2. C　　問3. B
問4. 2番目：F　4番目：D
問5. (a) approval　(b) assumption
問6. default
問7. B
問8. B　（ニュージャージーのドライバーは、デフォルトがペンシルバニアと同じであったら支払うことになる、フルカバー保険の年間4億5000万ドルを、支払っていない。）
問9. a：B　b：A　c：D　d：E　e：C
問10. BとD　（順不同）

2　出題者が求めたポイント
[語句]
・genetic engineering：「遺伝子工学」
・hazard：「危険性　危機」
・prize：「評価する」
・with regard to：「～に関して」
・take on：「～を帯びる」
・consist in：「～に存在する」

[全訳]
　科学の成果は数多く多岐にわたっている。最初に科学と言われると、多くの人々はすぐに高度な科学技術を思い浮かべる。コンピューター、核エネルギー、遺伝子工学、高温超伝導体のようなものがこれに含まれるだろう。これらは[ア.応用]科学である。このような科学技術の発達の、利益と危険性とコストを評価しようとすると、活気のある熱のこもった議論となる。
　しかし、ここで、科学の別の側面、すなわち、科学によって私たちの住むこの世界を知的に理解することができるという側面に、焦点を当ててみよう。これは[イ.純粋科学]の成果であり、私たちが高く評価するものである。私たちはみな、さまざまな現象に対して一定レベルの理解に達するために、「なぜ？」という問いをしばしば発する。これは人間の持つ生まれつきの好奇心の表れのように思われる。皆既月食の間、地球が月と太陽の間を通るとき、なぜ月はただ暗くなるのではなく、銅のような色合いを帯びるのだろうか。なぜなら、地球の大気がプリズムのように作用し、中を通る太陽光を屈折させて、スペクトルの赤い部分の光が月の表面に落ちるような形になるからである。これが

その[ウ.現象]の科学的説明のおおまかなスケッチであり、これは少なくともある程度の科学的理解を伝えている。
　私たちのすべきことはただ、科学的説明とはどういうところに存在するのかを正確に言おうとすることだ。しかし、そのような試みに着手する前に、明確にするための前提となるいくつかのポイントがまずある。
　科学的説明の概念を明らかにする第一段階は、特定の現象が「なぜ」起こるのかを説明することと、それが起こると信じる理由を言うこととの間に、はっきりと区別の線引きをすることである。皆既月食の間、月が銅色に変わると私が信じる理由は、私が自分の目でそれを観察したことがあるからである。私はまた、ほかの観察者の証言に訴えることもできる。これが、月は皆既月食の間銅色になるという説を確認する方法であるが、それは、「なぜ」起こるのかを説明することとは完全に異なるものである。

[解答]
問1. C　問2. phenomenon　問3. 皆既月食　問4. B
問5. precisely　問6. B　問7. AとD　（順不同）

3　出題者が求めたポイント
[全訳]
　「そこに座っていたら、突然左側が全部動かなくなったんです。腕も脚もどこも。口さえ変な感じだったんです。痛くはない、ただ動かないだけ。たぶん脳卒中だと思いました。ただそこに座って、どうしたらいいかわかりませんでした。」
　「ひとりでお住まいですか。」
　「はい。」
　彼女はため息をつく。「腕は少し動かせましたが、それだけです。歩くことはできませんでした。私を助けてくれるメアリー・アンと一緒にでも。」
　私はかすかに顔をしかめる。ひとりで住んでいると思ったけど？でも、メアリー・アンは娘に違いない。彼女はおそらくそう言ったのに、私が正しく聞いていなかったんだ。
　「いつもは自分で歩けるんですか。」
　「ええ、メアリー・アンとわたしね。私たち、とてもうまくいっていますよ。」
　たぶん彼女は娘ではなくて介護者なんだ。私は訊こうとしたが、彼女はしゃべり続けた。
　「私は一晩中椅子の上で眠りました。どうしたらベッドまで行けるか考えつきませんでしたもの。そしていよいよ今朝になって、娘に電話して、来てくれるように言ったんです。娘は私とメアリー・アンを車に乗せて、ここまで連れてきてくれました。」
　いまや、別の問題が私の関心を引いてしまう。私は次の質問を細心の注意を払って組み立てようと試みる。「朝まで待つのではなくて、昨晩だれかに連れてきてもらうなんてことはできなかったのですか。」
　「そうですね、娘はここ数日不機嫌で。」彼女は首を振る。「たぶん生理中なんだと思いますよ。」彼女は

この衝撃的なコメントの効果を測るかのようにちらっと上を見て、私の方に体を傾けてきて、陰謀めかしてささやく。「わたし、こんなこと言いたくないんですけど、彼女生理中は、ほんとに意地悪になるんです。」彼女は私ににかっとし、しばし下品ににやにや笑い、やがて落ち着きを取り戻して、手を膝の上にきちんと組む。

「えーっとですね…」 (a)私は考えの道筋を完全に見失ってしまう。「さてと。」
問診の後で私は、上の神経科にかかるのを認めることになるでしょうと説明する。いくつか検査を行って、じっくりと見ましょう、お嬢さんたちも来られて結構ですよ。

「メアリー・アンも一緒に上に行けますか。」と、彼女は即座に尋ねる。

「それには問題はないと思いますよ。」 私はゆっくりと言うが、このメアリー・アンなる人物がだれなのか、いまだ確信がない。

「よかったわ。」と彼女は言い、部屋の隅に向かってある仕草をする。最初私には何のことだか理解できない。それから突然、理解の閃きがきて、私は気づく。「メアリー・アン」は彼女の杖なのだ。

なんてことだ、と私は思う。この女性は精神病なのだ。なのに私は気づきさえしなかった。こんなこともあり得る。あなたはだれかといかにも筋の通った会話をしている。と、なにか些細なことがあって、突然あなたは変だなと思う。そうしてわかるのだ。彼女は今が1962年であり、ニクソンが大統領であり、2たす2は5だと思っているのだということが。

[解答]
問1. B　問2. A
問3. 左の腕や脚が動かなくなり、口も変な感じ。
問4. [あ] daughter　[い] home health aide
　　[う] walker
問5. メアリー・アンが杖だと気づかなかった。
問6. B と C (順不同)

数　学

解答　21年度

1 出題者が求めたポイント（数学Ⅱ・図形と方程式）
〔解答〕
点P (t, t^2) とおく。
点Aと点Bの距離が正三角形の
1辺の長さsとなるから
　$s = b - 1$
また，点P のy座標は線分ABの
中点のy座標と一致するから
　$t^2 = \dfrac{b+1}{2}$, $t = \pm\sqrt{\dfrac{b+1}{2}}$
よってP$\left(\pm\sqrt{\dfrac{b+1}{2}}, \dfrac{b+1}{2}\right)$

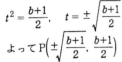

$AP^2 = s^2$ より
$\left(\pm\sqrt{\dfrac{b+1}{2}} - 0\right)^2 + \left(\dfrac{b+1}{2} - 1\right)^2 = (b-1)^2$
展開して整理すると
　$3b^2 - 8b + 1 = 0$, $b = \dfrac{4 \pm \sqrt{13}}{3}$
$b > 1$ より　$b = \dfrac{4+\sqrt{13}}{3}$ …………………（(1)の答）

このとき $t^2 = \dfrac{b+1}{2}$ に代入すると　$t^2 = \dfrac{7+\sqrt{13}}{6}$

$t = \pm\dfrac{\sqrt{7+\sqrt{13}}}{\sqrt{6}} = \pm\dfrac{\sqrt{14+2\sqrt{13}}}{2\sqrt{3}} = \pm\dfrac{\sqrt{3}(\sqrt{13}+1)}{6}$

$\therefore t = \pm\dfrac{\sqrt{3}(\sqrt{13}+1)}{6}$

以上からP$\left(\pm\dfrac{\sqrt{3}(\sqrt{13}+1)}{6}, \dfrac{7+\sqrt{13}}{6}\right)$ …………（(2)の答）

2 出題者が求めたポイント（数学Ⅲ・微分積分）
〔解答〕
曲線と直線が異なる2点を共有するためには
　$f(x) = (1+x)\log_e(1+x) - x - (A+Bx)$
が $x \geq 0$ において x軸と異なる2点で交わる条件を求めれば良い。
$y = f(x)$ のグラフを書く
　$f'(x) = \log_e(1+x) + (1+x) \cdot \dfrac{1}{1+x} - 1 - B$
　　　　$= \log_e(1+x) - B$
　$f'(x) = 0$ より $1 + \alpha = e^B$
　　$\therefore \alpha = e^B - 1$
また，$B > 0$ より $\alpha > 0$ となる

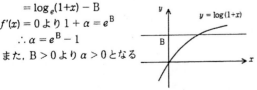

増減表をかくと

x		-1		0		α	
$f'(x)$				$-$	$-$	0	$+$
$f(x)$			↘	$-A$	↘	$f(\alpha)$	↗

$f(\alpha) = 1 + B - e^B - A$
よって，$y = f(x)$ が条件を満たす
ためには
　$-A \geq 0$ かつ $f(\alpha) < 0$
すなわち
　$A \leq 0$ かつ $1 + B - e^B < A$
　$\therefore 1 + B - e^B < A \leq 0$ …………………（(3)と(4)の答）

次に $A = 0$ と $A \neq 0$ ($A < 0$) の場合を考える
(ア) $A = 0$ のとき
　$f(x) = 0$ となる x がただ一つ存在するためには $\alpha = 0$
このとき，$\alpha = e^B - 1 = 0$ より $B = 0$
これは $B > 0$ という条件に反する
(イ) $A < 0$ のとき
$y = f(x)$ が x軸と接する場合を求めれば良い。
このとき $f(\alpha) = 1 + B - e^B - A = 0$ より
　$A = 1 + B - e^B$
(ア)(イ)より直線l の方程式は
　$y = 1 + B - e^B + Bx$ …………………（(5)の答）

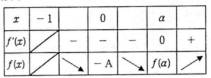

3 出題者が求めたポイント（数学Ⅱ・三角関数）
〔解答〕
グラフを利用して解く。

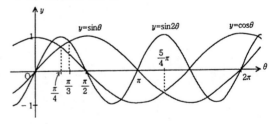

(ア) $\sin 2\theta = \sin\theta$ より
　$2\sin\theta\cos\theta = \sin\theta$
　$(2\cos\theta - 1)\sin\theta = 0$　$\theta = 0, \pi, \dfrac{\pi}{3}, \dfrac{3}{2}\pi$

(イ) $\sin\theta = \cos\theta$ より　$\theta = \dfrac{\pi}{4}, \dfrac{5}{4}\pi$

よって　$\dfrac{\pi}{4} < \theta < \dfrac{\pi}{3}$, $\pi < \theta < \dfrac{5}{4}\pi$ ……（(6)の答）

4 出題者が求めたポイント（数学A・確率）
〔解答〕
はずれクジの本数を n とする　$n \geq 1$

（ⅰ）題意の確率は $\dfrac{5}{n+5} \times \dfrac{n}{n+5} + \dfrac{n}{n+5} \times \dfrac{5}{n+5} = \dfrac{10n}{(n+5)^2}$

よって, $\dfrac{10n}{(n+5)^2} \leqq \dfrac{1}{4}$ を満たす自然数 n を求める

展開して整理すると
$n^2 - 30n + 25 \geqq 0$
$n^2 - 30n + 25 = 0$ より $n = 15 \pm 10\sqrt{2}$

ここで, $\sqrt{2} \fallingdotseq 1.41$ より
$n = 29.1, 0.9$

よって求める自然数 n は
$n = 30$ ……………（(7) の答)

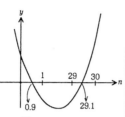

（ⅱ）題意の確率は
$\dfrac{5}{n+5} \times \dfrac{n}{n+4} + \dfrac{n}{n+5} \times \dfrac{5}{n+4} = \dfrac{10n}{(n+4)(n+5)}$

よって, $\dfrac{10n}{(n+4)(n+5)} \geqq \dfrac{1}{2}$ を満たす自然数 n を求める

展開して整理すると
$n^2 - 11n + 20 \leqq 0$
$n^2 - 11n + 20 = 0$ より $n = \dfrac{11 \pm \sqrt{41}}{2}$

ここで, $6.4^2 = 40.96$
$6.5^2 = 42.25$ より
$\sqrt{41} \fallingdotseq 6.4$

このとき $n = 8.7, 2.3$

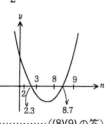

よって求める自然数 n は
8本以上13本以下 ……………（(8)(9) の答)

5 出題者が求めたポイント（数学Ⅱ・複素数, 数学C・行列）

〔解答〕

（ⅰ）$A^2 = \begin{pmatrix} a & -b \\ b & a \end{pmatrix} \begin{pmatrix} a & -b \\ b & a \end{pmatrix} = \begin{pmatrix} a^2-b^2 & -2ab \\ 2ab & a^2-b^2 \end{pmatrix}$

$A^3 = A^2 \times A = \begin{pmatrix} a^2-b^2 & -2ab \\ 2ab & a^2-b^2 \end{pmatrix} \begin{pmatrix} a & -b \\ b & a \end{pmatrix}$

$= \begin{pmatrix} a(a^2-b^2)-2ab^2 & -b(a^2-b^2)-2a^2b \\ b(a^2-b^2)+2a^2b & a(a^2-b^2)-2ab^2 \end{pmatrix}$

$= \begin{pmatrix} a^3-3ab^2 & b^3-3a^2b \\ 3a^2b-b^3 & a^3-3ab^2 \end{pmatrix}$ ……………（(10) の答)

次に, $Z^2 = (a+bi)(a+bi) = a^2 - b^2 + 2abi$
$Z^3 = Z^2 \times Z = (a^2-b^2+2abi)(a+bi)$
$= a(a^2-b^2) - 2ab^2 + \{2a^2b+b(a^2-b^2)\}i$
$= a^3-3ab^2 + (3a^2b-b^3)i$ ……………（(11) の答)

（ⅱ）$Z = -\dfrac{1}{2} + \dfrac{\sqrt{3}}{2}i$ より $Z^2 = \left(-\dfrac{1}{2}+\dfrac{\sqrt{3}}{2}i\right)^2 = -\dfrac{1}{2} - \dfrac{\sqrt{3}}{2}i$

$Z^3 = Z^2 \times Z = \left(-\dfrac{1}{2}-\dfrac{\sqrt{3}}{2}i\right)\left(-\dfrac{1}{2}+\dfrac{\sqrt{3}}{2}i\right) = 1$

また, $2009 = 3 \times 669 + 2$ より
$Z^{2009} = (Z^3)^{669} \times Z^2 = Z^2 = -\dfrac{1}{2} - \dfrac{\sqrt{3}}{2}i$ ……（(12) の答)

6 出題者が求めたポイント（数学Ⅲ・微分積分）

〔解答〕

（ⅰ）$f(x, R) = \dfrac{1}{R}\left\{\int_{-R}^{0}\left(-\dfrac{1}{R}\right)\cos(x+r)dr \right.$
$\left. + \int_{0}^{R}\dfrac{1}{R}\cos(x+r)dr\right\}$

$= -\dfrac{1}{R^2}\Big[\sin(x+r)\Big]_{-R}^{0} + \dfrac{1}{R^2}\Big[\sin(x+r)\Big]_{0}^{R}$

$= \dfrac{1}{R^2}\{\sin(x+R)+\sin(x-R)\} - \dfrac{2}{R^2}\sin x$

$= \dfrac{2}{R^2}\sin x \cos R - \dfrac{2}{R^2}\sin x$

$= \dfrac{2}{R^2}\sin x(\cos R - 1)$ ……………（(13) の答)

（ⅱ）$\cos R - 1 = -2\sin^2\dfrac{R}{2}$ より

$\lim_{R \to 0} f(x, R) = \lim_{R \to 0}\dfrac{2}{R^2}\sin x(-2)\sin^2\dfrac{R}{2}$

$= \lim_{R \to 0}(-\sin x)\dfrac{\sin^2\dfrac{R}{2}}{\left(\dfrac{R}{2}\right)^2} = -\sin x$

すると

与式 $\dfrac{d}{dx}(-\sin x) = -\cos x$ ……………（(14) の答)

物　理

解答 21 年度

---

1 出題者が求めたポイント……摩擦のある斜面上の物体の運動、動滑車

問1. 滑り落ちるとき、摩擦力の向きは斜面上方である。また、摩擦力の最大値は $\mu N = \mu mg \cos \theta$ であるから、ひもの張力を T とすれば、物体 B に対して

$$mg \sin \theta > T + \mu mg \cos \theta \quad \cdots ①$$

また、物体 A に対して

$$2T > Mg \quad \cdots ②$$

が成り立つ。

①、②式より、

$$mg \sin \theta - \mu mg \cos \theta > T > \frac{1}{2} Mg$$

$$\therefore \quad 2(\sin \theta - \mu \cos \theta) > \frac{M}{m} \quad \cdots (答)$$

問2. 摩擦力の向きは斜面下方であるから、物体 A, B に対して

$$2T < Mg \quad \cdots ③$$

$$mg \sin \theta + \mu mg \cos \theta < T \quad \cdots ④$$

③、④より、$2(\sin \theta + \mu \cos \theta) < \dfrac{M}{m}$ $\cdots$(答)

問3. 物体 A の移動距離は物体 B の $\dfrac{1}{2}$ であるから、物体 A の加速度は $\dfrac{1}{2}\alpha$ である。

したがって、物体 A、B の運動方程式はそれぞれ次の通りである。

$$(A) \quad M \times \frac{1}{2}\alpha = Mg - 2T$$

$$(B) \quad m\alpha = T - \mu'mg \cos \theta - mg \sin \theta \quad \cdots(答)$$

---

2 出題者が求めたポイント……力のモーメント

問1. 重力 Mg の作用線と点 P との距離 x は、ピタゴラスの定理を用いて、

$$R^2 = (R - h)^2 + x^2 \quad \therefore \quad x = \sqrt{2Rh - h^2}$$

したがって、$-F(R - h) + (Mg - N)\sqrt{2Rh - h^2} = 0$

$$\cdots(答)$$

問2. $N < 0$ であればよい。

問1の答えより、$N = Mg - \dfrac{F(R - h)}{\sqrt{2Rh - h^2}} < 0$

$$\therefore \quad \frac{Mg\sqrt{2Rh - h^2}}{R - h} < F \quad \cdots(答)$$

---

3 出題者が求めたポイント……温度変化と熱量、水蒸気の密度、熱力学の第一法則

問1. 与えられた熱量 $= (90.0 \times 4.19 + 200) \times (373 - 293)$

$$= 46160 \quad 4.62 \times 10^4 [J] \quad \cdots(答)$$

問2. 発生した水蒸気の圧力は大気圧に等しい。気体の体積を V、密度を ρ、分子量を M とすると、状態方程式より、$pV = \dfrac{m}{M}RT$

$$\therefore \quad \rho = \frac{m}{V} = \frac{pM}{RT} = \frac{1.01 \times 10^5 \times 18.0}{8.31 \times 373} = 586.5$$

$$\therefore \quad 5.87 \times 10^2 [g/m^3] \quad \cdots(答)$$

問3. 与えられた熱量 $= 2.26 \times 10^3 \times 90.0 = 2.03 \times 10^5 [J]$

$$\cdots(答)$$

問4. 水蒸気がした仕事 $= p\Delta V \fallingdotseq p \times \dfrac{m}{\rho}$

$$= 1.01 \times 10^5 \times \frac{90.0}{5.865 \times 10^2} = 1.549 \times 10^4$$

熱力学の第一法則より、求める内部エネルギーの変化量 ΔU は、

$$\Delta U = 2.03 \times 10^5 - 1.5 \times 10^4 = 1.88 \times 10^5 [J] \cdots(答)$$

---

4 出題者が求めたポイント……開管と閉管における共鳴

問1. 長さ L_1 の管は閉管であるから、共鳴が起きたときの音波の波長 $\lambda_1 = 4L_1$ である。

$$V = f\lambda \quad \text{より、} \quad f = \frac{V}{\lambda_1} = \frac{V}{4L_1} \quad \cdots(答)$$

問2. 長さ L_1 の管で2回目の共鳴が起きたときの音波の波長を λ' とすると、$\dfrac{3}{4}\lambda' = L_1$ $\therefore \lambda' = \dfrac{4}{3}L_1$

このときの音源の周波数 $= \dfrac{V}{\lambda'} = \dfrac{3V}{4L_1}$ $\cdots①$

また、長さ L_2 の管は開管であるから、最初の共鳴が起きたときの音波の波長は $2L_2$ で、

共鳴する周波数 $= \dfrac{V}{2L_2}$ $\cdots②$

①と②が等しいから、$\dfrac{3V}{4L_1} = \dfrac{V}{2L_2}$

$$\therefore \quad L_1 : L_2 = 3 : 2 \quad \cdots(答)$$

---

5 出題者が求めたポイント……コンデンサーと抵抗を含む電流回路

問1. コンデンサーに加わっている電圧 $= E_2$ だから、$Q_0 = CE_2$ $\cdots(答)$

問2. スイッチ S を閉じた直後、抵抗 r の両端の電圧 $= 0$ だから、$i_0 = 0$ $\cdots(答)$

抵抗 R には、$E_1 + E_2$ の電圧が加わるから、

$$I_0 = \frac{E_1 + E_2}{R} \quad \cdots(答)$$

問3. $i_1 = \dfrac{E_1 + E_2}{R + r}$ $\cdots(答)$

問4. コンデンサーの両端の電圧

$$V = |E_2 - i_1 r| = \frac{|E_2 R - E_1 r|}{R + r}$$

$$\therefore \quad Q_1 = C \times \frac{|E_2 R - E_1 r|}{R + r} \quad \cdots(答)$$

問5. 問4の V が負となればよい。$E_2 R - E_1 r < 0$ $\cdots(答)$

問6.

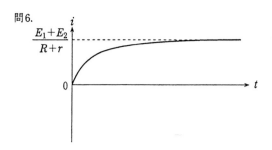

(注) $i = \dfrac{E_1+E_2}{R+r}\left(1-e^{-\frac{R+r}{rRc}t}\right)$

問7. スイッチを開くと、コンデンサーの電圧はE_2に戻る。抵抗rに電流が流れているとき、コンデンサーと電源E_2との間に電位差が生じているので、ここでスイッチを開くとコンデンサーの電圧がE_2になるまで充電されることになる。

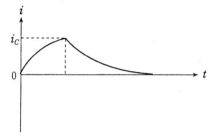

(注) $i=i_C$になった時刻を$t=0$とすると、$i=i_Ce^{-\frac{t}{r_c}}$

化 学

解答　21年度

1　出題者が求めたポイント……小問集合

問1.解がひとつであるのでエとするのがよい

問2.加えた純水の量は無関係である。

ウ：$0.05 \times 60 \times 10^{-3} \times 2 = 6 \times 10^{-3}$　が最大

問3.$pH = -\log[H^+] = \log(10^{-3}/2)$

∴$H^+ = 0.005 = 0.1\alpha$　よって、$\alpha = 0.05$

問4.$NaCl \rightarrow Na^+ + Cl^-$　　$342 \times (0.15 \times 2) \fallingdotseq 103(g)$

問6.$98 \times 0.2 = 0.96 \times 1.84 \times V$　∴$V \fallingdotseq 11.1(mL)$

問7.T_1の方が速く分解する。yが小さくなるにつれxも0に近づいていく。

問8.Tが高くPが低いほどNH_3の生成量は減少する

[解答]

問1.エ　問2.ウ　問3.ウ　問4.エ　問5.ウ　問6.イ

問7.ウ　問8.イ

2　出題者が求めたポイント……人体中の元素比

(1)原子数と質量からHCONの順と推定できる。

(2)CaとP、核酸に含まれるのはP(DNAに含まれる)

(3)S　(4)NaKCl、炎色反応が紫はK、陰イオンはCl^-

[解答]

(ア)H　(イ)O　(ウ)C　(エ)N　(オ)Ca　(カ)P　(キ)K　(ク)S

(ケ)Cl　(コ)Na

3　出題者が求めたポイント……金属と金属イオンの性質

問4.$Ag^+ + Cl^- \rightarrow AgCl$

問5.AlとFeからは主にH_2

$3Cu + 8HNO_3 \rightarrow 3Cu(NO_3)_2 + 4H_2O + 2NO$

$3Ag + 4HNO_3 \rightarrow 3AgNO_3 + 2H_2O + NO$

以上の反応の他、終了後に加熱しているので

$2NO + O_2 \rightarrow 2NO_2$(空気中でたやすく酸化される)

問6.Ag_2O、$Cu(OH)_2$、$Fe(OH)_3$は過剰の$NaOH$に不溶である

[解答]

問1.Al、Fe

問2.不動態を生じたため

問3.$Cu + 4HNO_3 \rightarrow Cu(NO_3)_2 + 2NO_2 + 2H_2O$

$Ag + 2HNO_3 \rightarrow AgNO_3 + NO_2 + H_2O$

問4.AgCl

問5.H_2、NO、NO_2

問6.$Al(OH)_3 + NaOH \rightarrow Na[Al(OH)_4]$

4　出題者が求めたポイント……糖類の性質

問3.マルトース($C_{12}H_{22}O_{11} = 342$)、$C_6H_{10}O_5 = 162$

$(162/162) \times 342/2 = 171(g)$

[解答]

問1.(ア)1　(イ)5　(ウ)不斉炭素原子　(エ)α　(オ)β

(カ)4　(キ)グリコシド　(ク)直鎖状　(ケ)6

(コ)枝分かれ

問2.らせん構造、水素結合

問3.171g

5　出題者が求めたポイント……構造推定・・・脂肪族炭化水素

水が付加し、付加生成物が金属ナトリウムと反応するので、炭化水素はブテン(C_4H_8)、付加生成物はアルコールである。

炭化水素B　　　　　　　炭化水素C

シス-2-ブテン　　　　　トランス-2-ブテン

CH_3〜$C=C$〜CH_3　　CH_3〜$C=C$〜H
H　　　　H　　　　　H　　　　CH_3

炭化水素A　　　　　　　付加生成物

$CH_2=CH-CH_2-CH_3 \xrightarrow{+H_2O} CH_3-\underset{OH}{CH}-CH_2-CH_3$

酸化生成物

$\xrightarrow{酸化} CH_3-\overset{O}{\underset{}{C}}-CH_2-CH_3$

炭化水素Dからの付加生成物は酸化されないから

炭化水素D　　　　付加生成物
(第三級アルコール…酸化されない)

$CH_2=\underset{CH_3}{C}-CH_3 \xrightarrow{+H_2O} CH_3-\overset{CH_3}{\underset{OH}{C}}-CH_3$

[解答]

問1.解説参照

問2.C：$CH_3CH(OH)CH_2CH_3$　D：$CH_3C(OH)(CH_3)_2$

6　出題者が求めたポイント……構造推定，芳香族炭化水素

異性体X　　化合物A　　化合物B　　　化合物D

化合物Aはカルボキシル基が隣接しているため加熱により脱水を受けるが、化合物E(テレフタル酸)は離れているため脱水されない。

[解答]

問1.解説参照

問2.フタル酸

問3.

問4.F：3種類　G：2種類

生　物

解答　21年度

1　出題者が求めたポイント(II・形質発現)

アカパンカビの突然変異による栄養要求株に関する問題。標準的な内容である。

問1.栄養要求性突然変異株という言い方もある。

問2.Dの代謝経路と関係がない変異株は、Dを加えても生育しない⑤である。

問3.4.5.表にして並べかえるとわかりやすい。

	⑥	①	③	②	④	⑤
(i) 最小培地	−	−	−	−	−	−
(iv) 最小培地＋C	＋	−	−	−	−	−
(ii) 最小培地＋A	＋	＋	＋	−	−	−
(iii) 最小培地＋B	＋	＋	＋	＋	−	−
(v) 最小培地＋D	＋	＋	＋	＋	＋	−

問6.変異株①、③とも、野生株と比較して中間体CをAにする酵素の遺伝子だけが変異している。そこで、これらの遺伝子からの転写・翻訳は正常に行われている。1塩基の置換では、置換によって終止コドンにならなければ、アミノ酸数に変化はない。塩基が置換された場所のアミノ酸だけが異なるか、場合によってはアミノ酸も変わらない。

　1塩基の挿入では、挿入された場所以降のコドンが変わってしまうため、それ以降ほとんどのアミノ酸配列が異なってしまう。そのため、終止コドンの位置も変わり、アミノ酸数も異なる可能性が高い。

問7.ヒトは生殖細胞の時だけが単相(n)である。アカパンカビは菌糸(n)から分生胞子をつくり、無性生殖で増えることができる。菌糸どうしの接合から接合子(2n)をつくり、減数分裂によって子のう胞子(n)をつくる有性生殖も行う。

問8.培地にまく胞子が多すぎると、コロニーどうしがつながってしまい単離するのが難しくなる。

問9.突然変異の誘発には、γ線や紫外線も用いられる。

[解答]

問1.栄養要求性株

問2.⑤

問3.(ア) C　(イ) A　(ウ) B

問4.①C→A　②A→B　③C→A　④B→D
　　⑤×　⑥前駆物質→C

問5.(iii) (v) (vi)

問6.①(ア)(オ)(キ)(ケ)　③(エ)(カ)(キ)(ケ)

問7.アカパンカビは単相(n)なので、持っている遺伝子がそのまま表現型として現れる。ヒトは複相(2n)なので2個の遺伝子を持ち、片方が劣性遺伝子であれば表現型として現れない。

問8.個々の胞子からできたコロニーが、培養後に独立して存在することで、単離しやすくなるように希釈した。

問9.エ、カ

2　出題者が求めたポイント(II・DNAの複製)

メセルソンとスタールが行った大腸菌の培養実験を取り上げ、DNAの半保存的複製について考える問題。内容は標準的。

問1.AとBの中間に形成するバンドは、DNAの2本鎖のうち1本が^{14}Nを含み、もう1本が^{15}Nを含む場合である。

問2.DNAの複製が保存的であるならば、^{15}Nだけを含むBのバンドはなくならない。

問4.10時間後には20回分裂したことになる。
$2^{20} \times 10^3 = 1048576000$(個)となる。$1m = 10^6 \mu m$。

問5.⑥の染色体は、^{32}Pを含む染色体(⑤)を鋳型として複製されるので、染色分体の両側が^{32}Pを含むDNA鎖と^{31}Pを含むDNA鎖でできている。

[解答]

問1.①b　②c　③f　④e

問2.②d　③d

問3.③軽：重＝1：1　④軽：重＝3：1

問4.1) X = 1.05　Y = 9　2) 2097

問5.
　⑤　　　　⑥　　　　⑦

3　出題者が求めたポイント(I・細胞分裂)

細胞周期に関する問題。計算や作図を取り入れ、難易度を高めている。

問2.⑦の時点で細胞数が倍になるのに要する時間を図6から求める。

問3.細胞周期が同調していないことから、各時期の細胞の割合を求め、分裂周期25時間に占める割合から要する時間を求める。

　図7から細胞数と全体に占める割合を求める。G1期(DNA量が2)は4000個で50%、S期(DNA量が2よりおおく4未満)は2000個で25%、G2期＋M期(DNA量が4)は2000個でM期は10%(800個)、G2期が1200個で15%となる。

　M期に要する時間は、$25 \times 0.1 = 2.5$(2時間30分)以下は同じ要領で求める。

問4.①の時点では増殖がほぼ止まっている。

問5.図7は、細胞あたりのDNA量が2となる細胞が、DNA量が4となる細胞の2倍あり、DNA量が2と4の中間となる細胞の合計数が、DNA量が4の細胞と同じになっている。

　減数分裂している細胞であるから、細胞あたりのDNA量が1となる細胞はDNA量が2となる細胞の2倍あることとして、他の部分が図7と同じ比率になるように考える。

[解答]

問1.①G1期　②S期　③G2期　④M期

問2. 25時間
問3. 1) 2時間30分　2) 6時間15分
　　　3) 3時間45分　4) 12時間30分
問4.　　　　　　　　　問5.

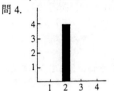
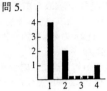

4　出題者が求めたポイント(Ⅰ・恒常性)
　ホルモンを介した情報伝達と神経伝達を対比させながら恒常性の維持について考える問題。標準的な内容。
問2. ホルモンは血流に乗って全身に運ばれる。作用はゆっくりであるが持続性がある。神経伝達は速く伝わるが、一時的であり、環境の変化に即反応する場合などに有効である。恒常性は、ホルモンの作用と神経の伝達を組み合わせることで維持されている。
問6. 脳下垂体前葉からは生殖腺刺激ホルモンも分泌される。このホルモンの刺激を受けて生殖腺から分泌されるホルモンに、エストロゲンとアンドロゲンがある。

[解答]
問1. (ア)内分泌腺　(イ)血液　(ウ)軸索　(エ)視床下部
　　(オ)甲状腺刺激ホルモン　(カ)チロキシン
問2. (ホルモン)　　全身に伝わる。
　　　　　　　　　ゆっくり持続的にはたらく。
　　(神経伝達)　　特定の器官に速く伝わる。
　　　　　　　　　即時的にはたらく。
問3. i)ノルアドレナリン　ii)アセチルコリン
問4. i)標的細胞　ii)受容体
問5. i)神経分泌細胞　ii)後葉
問6. i)フィードバック　ii)副腎皮質刺激ホルモン
　　iii)糖質コルチコイド(鉱質コルチコイド)

5　出題者が求めたポイント(Ⅱ・同化、異化)
　同化と異化に関する生物進化の仮説を読み。光合成、化学合成、好気呼吸、嫌気呼吸について答える問題。反応式を答えるものも多いが、標準的な問題である。
問1. 紅色硫黄細菌や緑色硫黄細菌はバクテリオクロロフィルという青色の色素をもつ。Hは水(H_2O)からではなく、硫化水素(H_2S)や水素ガス(H_2)から得ている。
問4. 好気呼吸では38ATP、嫌気呼吸では2ATPが生じる。
問6. 亜硝酸菌や鉄細菌なども知られる。いずれも無機物を酸化して得た化学エネルギーを用いてCO_2を固定する。

[解答]
問1. i)紅色硫黄細菌
　　ii) $6CO_2 + 12H_2S \rightarrow C_6H_{12}O_6 + 6H_2O + 12S$
問2. $6CO_2 + 12H_2O \rightarrow C_6H_{12}O_6 + 6H_2O + 6O_2$
問3. $C_6H_{12}O_6 + 6H_2O + 6O_2 \rightarrow 6CO_2 + 12H_2O$
問4. 19倍　　問5. f
問6. i)硝酸菌、硫黄細菌
　　ii)硫黄細菌は硫化水素を酸化する際に生じるエネルギーを利用して炭酸同化を行っている。

藤田保健衛生大学　医学部入試問題と解答

平成 30 年 7 月 25 日　初　版第 1 刷発行
平成 30 年 12 月 3 日　第二版第 1 刷発行

編　集　　みすず学苑中央教育研究所

発行所　　株式会社ミスズ　　　　　　　　　　定価　本体 4,700 円＋税

〒167－0053

東京都杉並区西荻南 2 丁目 1 7 番 8 号

ミスズビル 1 階

電　話　0 3（5 9 4 1）2 9 2 4（代）

印刷所　　タカセ株式会社

本書の一部又は全部の複製、転写、コピーは著作権に触れるので禁止する。

● 本シリーズ掲載の入試問題について、万一、掲載許可手続きに遺漏や不備があると思われる
　ものがありましたら、当社までお知らせ下さい。

● 乱丁・落丁等につきましてはお取り替えいたします。

● 本書の内容についてのお問合せは、具体的な質問内容を明記のうえ、ハガキ・封書を当社宛
　にお送りいただくか、もしくは下記のメールアドレスまでお問合せ願います。

〈 お問合せ用メールアドレス：info-mgckk@misuzu-gakuen.jp 〉